2020—2021 第35卷

中国药学年鉴

CHINESE PHARMACEUTICAL YEARBOOK

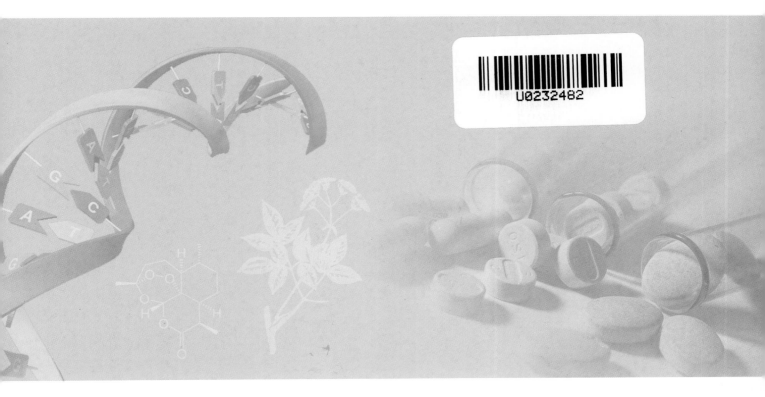

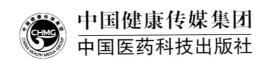

中国健康传媒集团

中国医药科技出版社

图书在版编目(CIP)数据

中国药学年鉴. 2020—2021/彭司勋主编.

—北京:中国医药科技出版社,2022.12

ISBN 978-7-5214-3698-3

Ⅰ. ①中… Ⅱ. ①彭… Ⅲ.①药物学—中国—2020—2021—年鉴 Ⅳ. ①R9-54

中国版本图书馆 CIP 数据核字(2022)第 240019 号

中国药学年鉴(2020—2021卷)

编　　辑:《中国药学年鉴》编辑委员会

责任编辑:赵　敏　李　娜　郑　民

地　　址:南京市童家巷 24 号　邮编:210009

电　　话:025—83271478　83271458(传真)

出　　版:中国健康传媒集团　中国医药科技出版社

地　　址:北京市海淀区文慧园南路甲 2 号　邮编:100082

电　　话:010—62227427(发行)　010—62236938(邮购)

网　　址:www.cmstp.com

印　　刷:三河市万龙印装有限公司

规　　格:889×1194mm　1/16

印　　张:正文:33　彩插:8

字　　数:1279 千字

版　　次:2022 年 12 月第 1 版

印　　次:2022 年 12 月第 1 次印刷

经　　销:全国各地新华书店

书　　号:ISBN 978-7-5214-3698-3

举报电话:010—62228771

定　　价:398.00 元

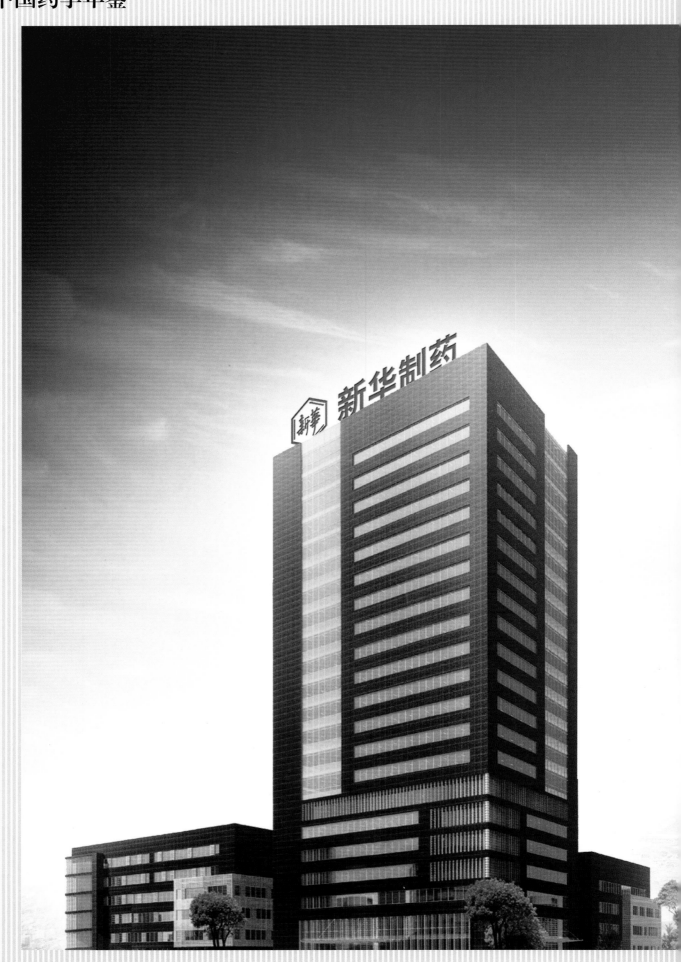

新华制药

中国医药**旗舰级**企业

◇ 亚洲最大的解热镇痛药生产基地

◇ 中国最大的化学合成药生产基地

◇ 中国心脑血管药物生产基地

网址：www.xhzy.com

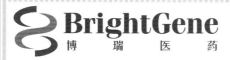

持续创新 护佑健康

博瑞生物医药（苏州）股份有限公司 | (688166.SH)

BrightGene Bio-Medical Technology Co., Ltd.

　　博瑞生物医药（苏州）股份有限公司（以下简称：博瑞医药）是一家参与国际竞争的创新型制药企业。公司依靠研发驱动，聚焦于首仿、难仿、特色原料药、复杂制剂和原创性新药，持续不断地打破高技术壁垒，致力于满足全球患者未被满足的临床需求。公司始终贯彻执行原料药与制剂一体，仿制药与创新药结合，国际市场与国内市场并重的业务体系。

　　公司的药品生产体系通过了中国、美国、欧盟、日本和韩国的官方 GMP 认证，产品覆盖了中国、欧盟、美国、日韩以及其他"一带一路"国家或地区。公司自主研发和生产的多个医药中间体和原料药产品已经在美欧日韩等主要的国际规范市场国家和中国进行了 DMF 注册并获得了客户的引用，建立起具有全球竞争优势的产品线。同时，公司积极布局全球化和完善产业链，在海外建厂、开发适销对路产品的同时，积极跟踪全球前沿科技，投资具有潜力的创新型科技公司，为未来的创新药管线布局。

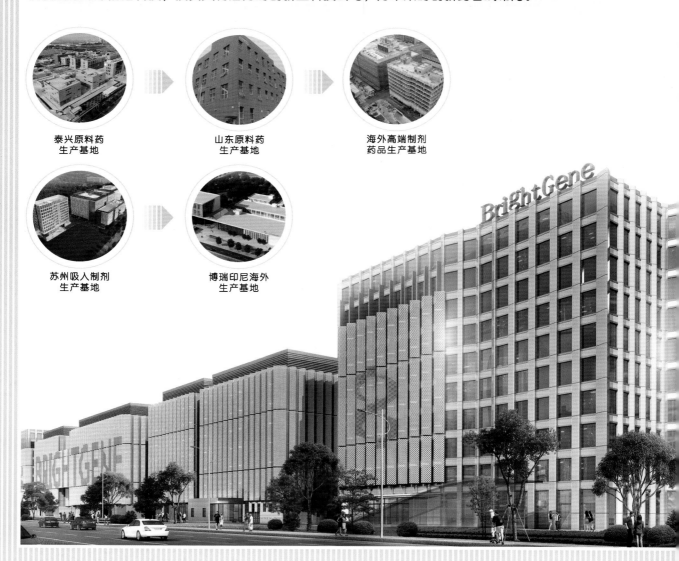

泰兴原料药
生产基地

山东原料药
生产基地

海外高端制剂
药品生产基地

苏州吸入制剂
生产基地

博瑞印尼海外
生产基地

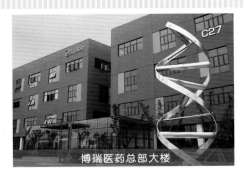

博瑞医药以强大的研发实力为发展基石，依靠与国际接轨的cGMP 生产质量体系，以及全球化的注册能力和商业化能力取得了快速发展，同时贯通了从"起始物料→高难度中间体→特色原料药→制剂"的全产业链，成为中国医药行业的领先企业和国际化先锋。

博瑞医药总部大楼

医药工业是关系国计民生的重要产业，是中国制造 2025 和战略性新兴产业的重点领域，是推进健康中国建设的重要保障。博瑞医药坚守"以人为本"，为各类人才提供广阔的发展空间，为患者提供品质卓越、疗效确切、安全可靠的高性价比药品，创造温馨、健康的社会生存环境。立足中国，放眼国际，博瑞医药倾力打造集研发、生产、技术服务、销售为一体的更具国际竞争力的高科技医药企业。

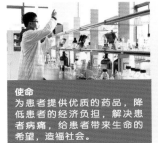

使命
为患者提供优质的药品，降低患者的经济负担，解决患者病痛，给患者带来生命的希望，造福社会。

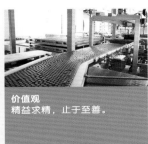

价值观
精益求精，止于至善。

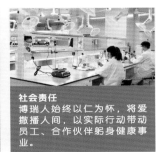

社会责任
博瑞人始终以仁为怀，将爱撒播人间，以实际行动带动员工、合作伙伴躬身健康事业。

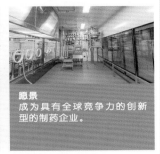

愿景
成为具有全球竞争力的创新型的制药企业。

博瑞医药以"持续创新，护佑健康"为目标，为患者提供价值卓越的产品。通过多年积累，目前已形成发酵半合成平台、多手性药物平台、非生物大分子平台、药械组合平台及偶联药物平台等药物技术研发平台，产品覆盖抗真菌、抗病毒、免疫抑制、抗肿瘤、心脑血管、呼吸、补铁剂、兽药、辅料等领域。公司先后获得"国家知识产权示范企业"（国家知识产权局授予）、"国家知识产权优势企业"（国家知识产权局授予）、"2017 年度中国专利优秀奖"（国家知识产权局授予）、"第十一届中国药学会科学技术奖一等奖"等多项荣誉。另外，公司专利申请和维护工作顺利开展，成功入选 2022 年江苏省高价值专利培育项目。

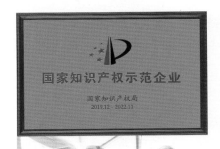

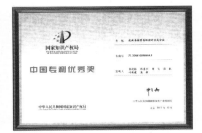

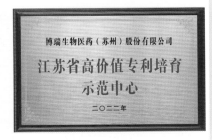

▍博瑞生物医药（苏州）股份有限公司

电 话：0512-62620988
传 真：0512-62551799
邮 编：215000

网 址：https://www.bright-gene.com
地 址：中国江苏省苏州工业园区星湖路 218 号 C25-28 号楼

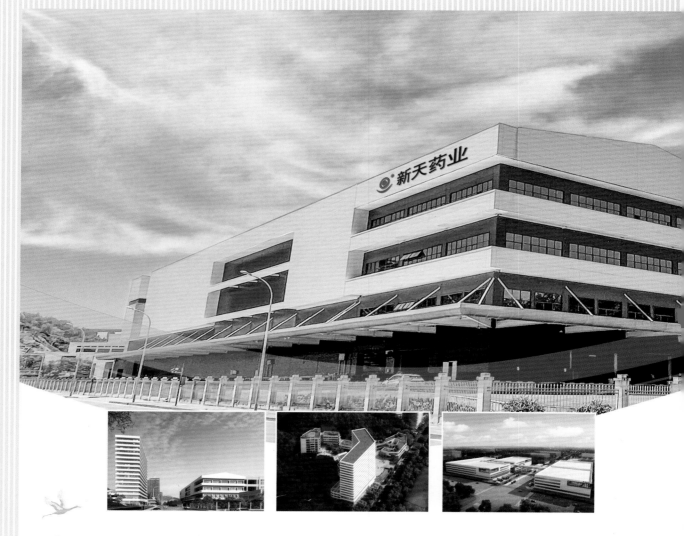

贵阳新天药业股份有限公司创建于1995年8月，是一家集新药研发、药品生产及销售为一体的国家高新技术企业、全国民族特需商品定点生产企业、农业产业化国家重点龙头企业。2017年5月在深交所中小板上市，股票简称：新天药业，股票代码：002873。

公司致力于中成药的研究和开发，依托贵州省丰厚的中药材资源，产品集中于泌尿系统疾病类、妇科类及其他病因复杂类疾病用药的中成药产品研究开发、生产与销售，公司主导产品和颜®坤泰胶囊、坤立舒®苦参凝胶、宁泌泰®宁泌泰胶囊、即瑞®夏枯草口服液均为国内独家品种，其中拥有国家医保目录品种10个，国家863计划药品1个，已获国家发明专利36项，实用新型专利2项，获得国家新药证书11个，药品批准文号32个。

500+
公司拥有近500人的销售队伍

30+
在全国30个省、自治区、直辖市进行学术推广活动

12000+
处方药产品覆盖12000余家县（区）及以上医院

1300+
覆盖三甲医院约1300家

1300+
与国内1300余家医药商业单位建立了长期稳定的业务关系

700+
OTC产品覆盖700余家连锁公司

80000+
OTC产品覆盖80000余家门店

300+
与300家连锁总部建立了长期稳定的业务关系

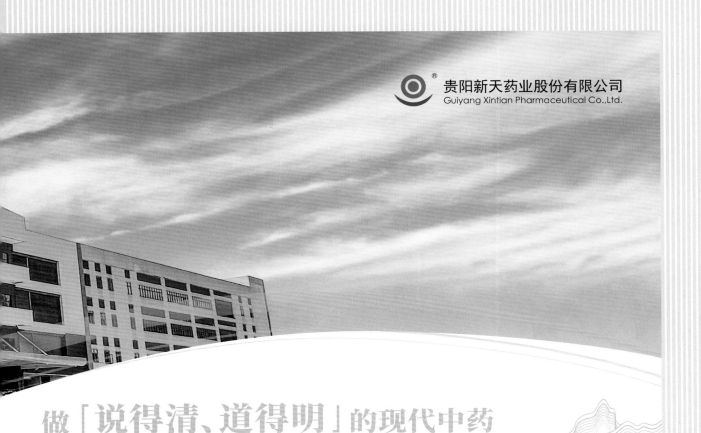

贵阳新天药业股份有限公司
Guiyang Xintian Pharmaceutical Co.,Ltd.

做「说得清、道得明」的现代中药

公司**拥有通过GMP认证的八个剂型生产线及两条饮片生产线**,建立了以学术推广为主线遍及全国30个省市自治区的销售网络,持续开展上市产品再评价研究,不断挖掘以经典名方为主的中药产品,形成了以知名专家领衔、青年博士和硕士为骨干的技术团队。

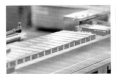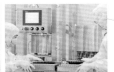

公司以独家创新专利药品开发为重点,构建完善的新品研发体系,按照**"生产一代、储备一代、开发一代"**的研发思路,不断提升公司新产品的开发能力。经过多年的发展,已形成了适合于公司技术创新和科学发展的机制与环境,发挥着行业示范性作用。

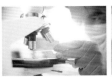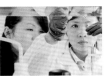

公司已获评"2020年全国药品不良反应监测评价"优秀单位、位居2020妇科中成药市场TOP3、"中国药店店员推荐率最高品牌"、"2019中国中药企业TOP100"、"贵州民营企业100强"、"农业产业化国家重点龙头企业"、"高新技术企业"等诸多荣誉。

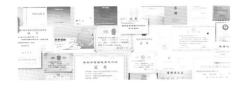

风雨兼程数十载,"新天人"形成了独特的新天文化。新天人谨遵共同的价值观:**诚信勤奋、快速创新、严谨务实、公平公正。**面对伟大的健康中国梦,传承中药文化,应用现代科技理念及成果,**做说得清、道得明的现代中药,**提供具有临床价值的产品。

公司地址:贵阳国家高新技术产业开发区新天园区高新北路3号　　电话:(0851)86317787(总机)
管理中心:上海市徐汇区东安路562号绿地中心22楼　　电话:(021)64222293　　传真:(021)64187103

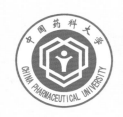

中國药科大学
CHINA PHARMACEUTICAL UNIVERSITY

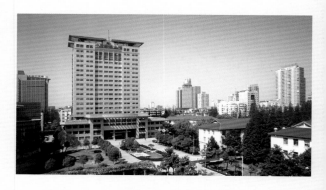

学校现有玄武门、江宁2个校区，占地2100余亩。设有16个院部，涵盖医学、理学、工学等7个学科门类，现有31个本科专业（类）、3个一级学科博士点（药学、中药学、生物学）、7个一级学科硕士学位授权点、2个博士后流动站。共有全日制在校生17969人，其中本专科生11576人、研究生5839人、留学生489人、预科生65人。在职教职工1726人，其中专任教师1074人。

学校坚持"学术第一、师生为本、共生共赢"的理念，培养造就药界英才。85年的办学历程中，先后培养了10万余名高素质药学专门人才，走出了10位院士和一大批药学领域著名专家学者。2000年以来，已4次获得我国教育领域政府类最高奖励——国家级教学成果奖（四年一届）一等奖。毕业生就业率长期位居教育部直属高校及江苏省高校前列。学校荟萃了医药领域众多知名专家，现有中国工程院院士1人、德国科学院院士1人，"国家杰出青年科学基金"获得者6人，享受国务院政府特殊津贴45人、"国家级教学名师"2人、"全国优秀教师"2人，以及一大批国家人才项目入选者。

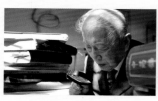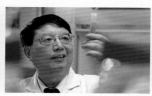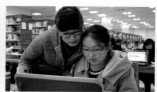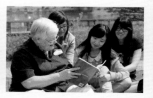

学校致力于构建多学科交叉融合的学科生态体系，以药学、中药学学科为龙头的药学学科群建设始终保持国内领先水平，国际影响力逐年大幅提升。在全国第四轮学科评估中，药学学科获评A+。中药学学科入选国家"双一流"建设学科。

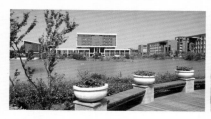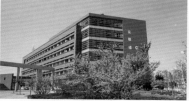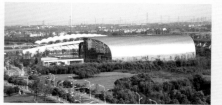

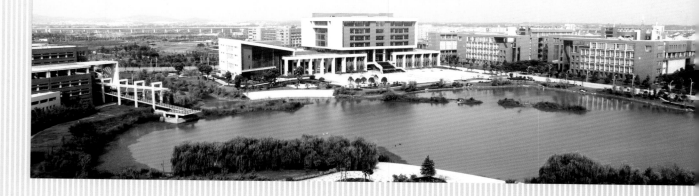

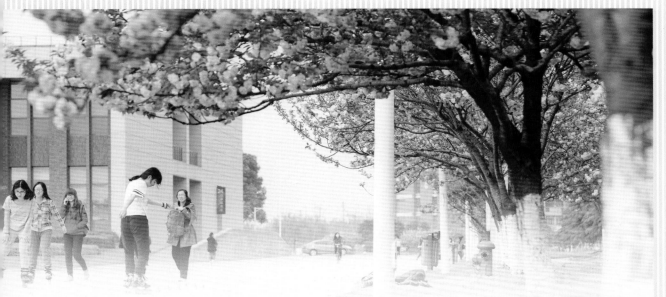

学校主动服务国家重大战略，不断提升新药研发自主创新能力。建有"天然药物活性组分与药效"国家重点实验室和省部级重点实验室、工程技术中心以及创新平台34个。与海外40多个国家和地区的院校及科研机构建立实质性学术合作关系。近年来，获国家科技进步二等奖4项、国家技术发明二等奖1项，获批国家"重大新药创制"科技重大专项项目数稳居全国高校之首。

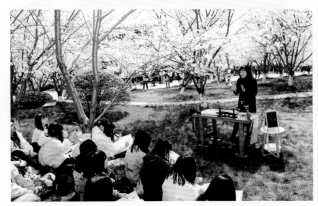

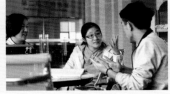
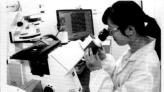
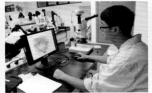
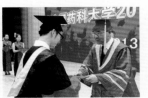

学校将始终坚持以习近平新时代中国特色社会主义思想为指导，坚持社会主义办学方向，落实立德树人根本任务，积极参与全球健康治理，以"培育药界精英、研发普惠良药、贡献幸福生活"为使命，朝着建设药学特色世界一流研究型大学的目标砥砺前行，为谱写全民健康新篇章不懈奋斗。

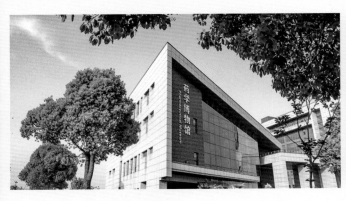

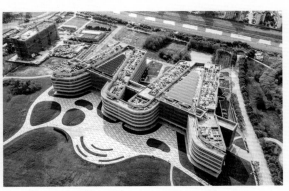

玄武门校区：南京市鼓楼区童家巷24号　　邮编：210009
江 宁 校 区：南京市江宁区龙眠大道639号　　邮编：211198

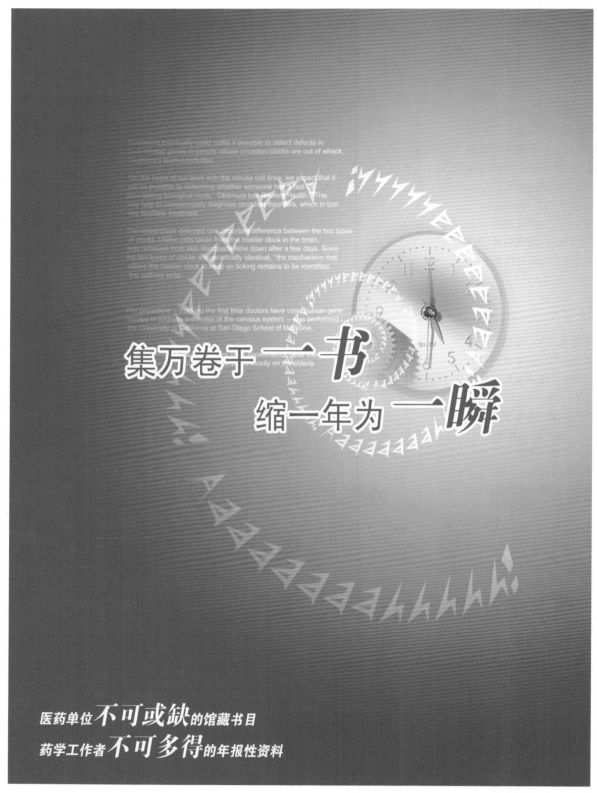

目　次

专　论

药物作用靶点研究进展 ………………………… 2
仿生药物分析新材料研究进展 ………………… 10
纳米联合给药系统在肿瘤治疗领域的研究进展 … 14
蛋白水解靶向嵌合体研究进展 ………………… 21
布鲁顿酪氨酸激酶及肿瘤药理学研究进展 …… 32
抗 2 型糖尿病药物研究进展 …………………… 39
抗病毒中药的研究进展 ………………………… 48
新型冠状病毒疫苗的研发与应用进展 ………… 53
中国药学发展研究报告(2020 年) …………… 61

药学研究

科研成果获奖项目 ………………………… 66
2019 年度国家自然科学奖(药学相关项目选录) … 66
2019 年度国家科学技术进步奖(药学相关项目选录)
　…………………………………………………… 66
2019 年度高等学校科学研究优秀成果奖(科学技术)
　(药学相关项目选录) …………………………… 66
2019 年度中华中医药学会科学技术奖(药学相关
　项目选录) ……………………………………… 67
2019 年度中华医学科技奖获奖项目(药学相关项目选录)
　…………………………………………………… 68
2019 年度中国中西医结合学会科学技术奖(药学
　相关项目选录) ………………………………… 69
第十五届中国药学会科学技术奖获奖项目(药学
　相关项目选录) ………………………………… 70
2020 年度国家自然科学奖(药学相关项目选录) … 71
2020 年度国家技术发明奖(药学相关项目选录) … 71
2020 年度国家科学技术进步奖(药学相关项目选录)
　…………………………………………………… 71
2020 年度高等学校科学研究优秀成果奖(科学技术)
　(药学相关项目选录) …………………………… 71
2020 年度中华中医药学会科学技术奖(药学相关
　项目选录) ……………………………………… 72
2020 年度中华医学科技奖获奖项目(药学相关项目
　选录) …………………………………………… 73
2020 年度中国中西医结合学会科学技术奖(药学
　相关项目选录) ………………………………… 74
第十六届中国药学会科学技术奖获奖项目(药学

相关项目选录) …………………………………… 75
医药卫生领域国家科技重大专项动态与进展 …… 75
2019 年工作动态 ………………………………… 75
2019 年重要进展 ………………………………… 76
　新药创制专项 ………………………………… 76
　传染病专项 …………………………………… 78
2020 年工作动态 ………………………………… 79
2020 年重要进展 ………………………………… 79
　新药创制专项 ………………………………… 79
　传染病专项 …………………………………… 81
国家自然科学基金资助项目 …………………… 82
2019 年面上项目(药学相关项目选录) ………… 82
2019 年重点项目(药学相关项目选录) ………… 85
2019 年重大项目(药学相关项目选录) ………… 86
2019 年国家杰出青年科学基金(药学相关项目选录)
　…………………………………………………… 86
2019 年国际(地区)合作与交流项目(药学相关项目
　选录) …………………………………………… 86
2019 年联合基金项目(药学相关项目选录) …… 86
2019 年青年科学基金项目(药学相关项目选录) … 86
2019 年地区科学基金项目(药学相关项目选录) … 90
2020 年面上项目(药学相关项目选录) ………… 91
2020 年重点项目(药学相关项目选录) ………… 95
2020 年国家杰出青年科学基金(药学相关项目选录)
　…………………………………………………… 95
2020 年国际(地区)合作与交流项目(药学相关项目
　选录) …………………………………………… 95
2020 年联合基金项目(药学相关项目选录) …… 96
2020 年青年科学基金项目(药学相关项目选录) … 96
2020 年地区科学基金项目(药学相关项目选录) … 99
2020 年海外及港澳学者合作研究基金(药学相关
　项目选录) ……………………………………… 100
2020 年优秀青年科学基金项目(药学相关项目选录)
　…………………………………………………… 100
科研机构简介 …………………………………… 101
"药物传输技术及新型制剂"北京市重点实验室
　…………………………………………………… 101
厦门大学药学院 ………………………………… 101
哈尔滨医科大学省部共建生物医药工程重点实验室
　…………………………………………………… 102
晶型药物研究北京市重点实验室 ……………… 103
湖南中医药大学药学院/创新药物研究所 …… 104

福建省药物靶点发现与结构功能研究重点实验室
……………………………………………… 105
创新药物非临床药物代谢及 PK-PD 研究北京市重点
实验室 …… 106
中药基础与新药研究实验室 ……… 107

药学教育

药学院校（系） ……… 109
设置药学相关专业的高等院校概况 ……… 109
中俄医科大学联盟理事会暨中俄国际医学教育校长
论坛在广东药科大学召开 ……… 119
科技部、卫健委和新药创制专项到中国药科大学调研
……………………………………………… 120
中国药科大学成立外国语学院 ……… 120
中国药科大学入选教育部第四届直属高校精准扶
贫精准脱贫十大典型项目 ……… 121
高等学校中药学类专业建设研讨会在河南中医药
大学召开 ……… 121
两所高校获批教育部工程研究中心建设立项 …… 122
教育部基础医学类教指委第三次工作会议在中国
药科大学召开 ……… 122
第十二届"全国大学生药苑论坛"在山东大学召开
……………………………………………… 122
上海交通大学药学院与大理大学推进对口合建 … 123
上海科技大学"揭示抗结核新药的靶点和作用机制及
潜在新药的发现"入选 2019 年度"中国高等学校
十大科技进展" ……… 123
第六届全国医药院校药学中药专业大学生实验技能
竞赛举办 ……… 123
教育部党组书记、部长陈宝生到中国药科大学调研
……………………………………………… 124
中国药科大学-天士力创新药物研究院揭牌成立 … 124
教育部 24365 平台推出医药卫生行业人才专场
招聘会 ……… 124
《关于深化医教协同进一步推动中医药教育改革与
高质量发展的实施意见》印发 ……… 125
专业建设 ……… 126
设置药学相关本科专业的高校专业点概况 …… 126
药学相关本科专业目录（2020 年版） ……… 130
2019 年新增药学相关本科专业名单 ……… 130
2019 年撤销药学相关本科专业名单 ……… 131
2020 年新增药学相关本科专业名单 ……… 131
2020 年撤销药学相关本科专业名单 ……… 132
新专业"生物医药数据科学"介绍 ……… 132
教材与师资建设 ……… 133

全国高等医药院校药学类专业第五轮规划教材会
召开 ……… 133
高等教育药学类专业试题库建设研讨会召开 …… 133
复旦大学药学院召开一流教材和课程建设研讨会…133
北京大学召开药剂学系列教材研讨会暨第二届编
委会 ……… 133
中西部高校生物医药类本科专业骨干师资高级研
修班举办 ……… 134
2019 全国药学院校教学学术研讨会暨高等学校药
学类专业青年教师教学能力大赛决赛在银川举行
……………………………………………… 134
学位与研究生教育 ……… 134
2020 年药学学术学位授权点名单 ……… 134
2020 年中药学学术学位授权点名单 ……… 136
2020 年药学专业学位授权点名单 ……… 136
2020 年中药学专业学位授权点名单 ……… 137
全国药学专业学位研究生教育指导委员会赴贵州
药学专硕培养单位指导 ……… 138
全国药学专业学位研究生教育指导委员会赴全国
药学专业学位研究生培养示范基地检查 ……… 138
第二届全国药学研究生学术研讨会召开 ……… 138
中国医药学研究生教育信息网正式发布运行 …… 139
全国医药学学位与研究生教育创新与发展研讨会
召开 ……… 139
中国医药学研究生在线教育平台引进医药学研究生
在线课程 ……… 139
北京大学应用型药学博士（Pharm. D）首批试点培
养学生毕业 ……… 139
药学博士专业学位设置行业专家论证会召开 …… 140
首届全国临床药学研究生药学服务学术与技能比赛
举办 ……… 140
国际交流 ……… 141
中外合作办学概况 ……… 141
瑞典乌普萨拉皇家科学院院士 Jan-Christer Janson
访问四川大学华西药学院 ……… 144
诺贝尔奖得主 Michael Levitt、美国科学院院士 Julius
Rebek 访问中国药科大学 ……… 144
日本东北大学药学院访问四川大学华西药学院并
签署合作协议 ……… 145
中国药科大学举办第六届来华药学留学生学术论坛
……………………………………………… 145
浙江大学药学院与莫斯科物理技术大学签署共建
协议 ……… 145
上海交通大学药学院首批国际博士研究生毕业 … 146
白俄罗斯、俄罗斯国家科学院院士代表团访问
广东药科大学 ……… 146

浙江大学-新加坡国立大学药学博士研究生暑期工作
坊举办 …………………………………………… 146
四川大学华西药学院举办美国北卡罗来纳大学 ITPS
学术交流项目 …………………………………… 146
CAR-T 细胞治疗开创者 Carl H. June 访问上海科技
大学 ……………………………………………… 146
印度德里药物科学与研究大学代表团访问中国药科
大学 ……………………………………………… 147
中国药科大学举办第二届海外合作院校教育展 … 147

职业与继续教育

职业与继续教育 ………………………………… 147
中国特色高水平高职学校和专业建设计划建设
名单(药学相关) ………………………………… 147
《高等职业教育创新发展行动计划(2015—2018 年)》
项目认定结果(药学相关) ……………………… 147
2019 年全国职业院校技能大赛获奖名单(高职中药
传统技能组) …………………………………… 149
"十三五"职业教育国家规划教材书目(药学相关)
………………………………………………… 150

药物生产与流通

医药工业

医药工业 ………………………………………… 153
2019 年概况 …………………………………… 153
2019 年中国制药工业百强情况 ……………… 154
2020 年概况 …………………………………… 155
2020 年中国制药工业百强情况 ……………… 157
医药商业 ………………………………………… 158
2019 年概况 …………………………………… 158
2020 年概况 …………………………………… 161
统计资料 ………………………………………… 165
2019 年全部工业企业法人单位资产总额 100 强 … 165
2019 年全部工业企业法人单位医药工业主营业务
收入 100 强 …………………………………… 166
2019 年全部工业企业法人单位利润总额 100 强
………………………………………………… 167
2019 年全部工业企业法人单位研究开发费用 100 强
………………………………………………… 168
2019 年医疗仪器设备及器械工业企业法人单位资产
总额 100 强 …………………………………… 169
2019 年医疗仪器设备及器械工业企业法人单位医药
工业主营业务收入 100 强 …………………… 170
2019 年医疗仪器设备及器械工业企业法人单位利润
总额 100 强 …………………………………… 171
2019 年卫生材料及医药用品工业企业法人单位资产
总额 100 强 …………………………………… 172

2019 年卫生材料及医药用品工业企业法人单位医药
工业主营业务收入 100 强 …………………… 173
2019 年卫生材料及医药用品工业企业法人单位利润
总额 100 强 …………………………………… 174
2019 年化学药品工业企业法人单位资产总额 100 强
………………………………………………… 175
2019 年化学药品工业企业法人单位医药工业主营业
务收入 100 强 ………………………………… 176
2019 年化学药品工业企业法人单位利润总额 100 强
………………………………………………… 177
2019 年中成药工业企业法人单位资产总额 100 强
………………………………………………… 178
2019 年中成药工业企业法人单位医药工业主营业务
收入 100 强 …………………………………… 179
2019 年中成药工业企业法人单位利润总额 100 强
………………………………………………… 180
2019 年中药饮片工业企业法人单位资产总额 100 强
………………………………………………… 181
2019 年中药饮片工业企业法人单位医药工业主营业
务收入 100 强 ………………………………… 182
2019 年中药饮片工业企业法人单位利润总额 100 强
………………………………………………… 183
2019 年生物药品工业企业法人单位资产总额 100 强
………………………………………………… 184
2019 年生物药品工业企业法人单位医药工业主营
业务收入 100 强 ……………………………… 185
2019 年生物药品工业企业法人单位利润总额 100 强
………………………………………………… 186
2019 年主要城市重点医院用药品种金额(前 200 名)
………………………………………………… 187
2019 年通过制剂国际认证企业 ……………… 191
2020 年全部工业企业法人单位资产总额 100 强
………………………………………………… 193
2020 年全部工业企业法人单位医药工业主营业务
收入 100 强 …………………………………… 194
2020 年全部工业企业法人单位利润总额 100 强 … 195
2020 年全部工业企业法人单位研究开发费用 100 强
………………………………………………… 196
2020 年化学药品工业企业法人单位资产总额 100 强
………………………………………………… 197
2020 年化学药品工业企业法人单位医药工业主营
业务收入 100 强 ……………………………… 198
2020 年化学药品工业企业法人单位利润总额 100 强
………………………………………………… 199
2020 年中成药工业企业法人单位资产总额 100 强
………………………………………………… 200

2020 年中成药工业企业法人单位医药工业主营业务 收入 100 强 ……… 201

2020 年中成药工业企业法人单位利润总额 100 强 ……… 202

2020 年中药饮片工业企业法人单位资产总额 100 强 ……… 203

2020 年中药饮片工业企业法人单位医药工业主营业 务收入 100 强 ……… 204

2020 年中药饮片工业企业法人单位利润总额 100 强 ……… 205

2020 年生物药品工业企业法人单位资产总额 100 强 ……… 206

2020 年生物药品工业企业法人单位医药工业主营 业务收入 100 强 ……… 207

2020 年生物药品工业企业法人单位利润总额 100 强 ……… 208

2020 年医疗仪器设备及器械工业企业法人单位资产 总额 100 强 ……… 209

2020 年医疗仪器设备及器械工业企业法人单位医药 工业主营业务收入 100 强 ……… 210

2020 年医疗仪器设备及器械工业企业法人单位利润 总额 100 强 ……… 211

2020 年卫生材料及医药用品工业企业法人单位资产 总额 100 强 ……… 212

2020 年卫生材料及医药用品工业企业法人单位医药 工业主营业务收入 100 强 ……… 213

2020 年卫生材料及医药用品工业企业法人单位利润 总额 100 强 ……… 214

2020 年主要城市重点医院用药品种金额（前 200 名） ……… 215

2020 年通过制剂国际认证企业 ……… 219

医院药学

医院药剂 ……… 222

试点城市带量采购政策对某三级综合医院门诊心血 管类原研药和仿制药利用状况的影响 ……… 222

某院调血脂药物"4 +7"带量采购模式 ……… 222

国家集中带量采购和使用试点工作执行中的"花洒 效应"及管理策略 ……… 222

"4 +7"带量采购对某医院 SSRI 类抗抑郁药使用的 影响 ……… 222

化学药品注射剂一致性评价与开展带量采购的思考 ……… 222

基于 SWOT 分析法的药品带量采购政策研究 ……… 222

某院药品集中带量采购和使用管理探索 ……… 223

南京地区 34 家医院 2016—2018 年国家谈判抗肿瘤 药应用分析 ……… 223

2018—2019 年福建省国家谈判药品患者用药可及性 调研分析 ……… 223

国家谈判药品对综合医院医保管理的影响及对策 ……… 223

药品不良反应（2019） ……… 223

概述 ……… 223

基本药物监测情况 ……… 224

化学药品、生物制品监测情况 ……… 224

中药监测情况 ……… 225

抗感染药用药监测情况 ……… 225

心血管系统用药监测情况 ……… 225

注射剂用药监测情况 ……… 225

老年人用药监测情况 ……… 226

药品风险控制 ……… 226

药品不良反应（2020） ……… 226

概述 ……… 226

基本药物监测情况 ……… 227

化学药品、生物制品监测情况 ……… 227

中药监测情况 ……… 227

抗感染药用药监测情况 ……… 228

心血管系统用药监测情况 ……… 228

诊断用药监测情况 ……… 228

注射剂用药监测情况 ……… 229

老年人用药监测情况 ……… 229

药品风险控制 ……… 229

用药评价与分析 ……… 229

我国单抗类药物的国内药物经济学评价研究现状 ……… 229

抗肿瘤药物的创新性评价研究 ……… 230

程序性细胞死亡蛋白-1 抑制剂致患者甲状腺功能 亢进的药物评价及不良反应分析 ……… 230

儿童患者磷酸肌酸钠合理用药评价标准的建立与 应用 ……… 230

基于"真实世界"的丹参酮ⅡA 磺酸钠注射液用药 合理性与安全性分析 ……… 230

华法林利用评价的构建 ……… 231

2016—2018 年成都市六家医疗机构呼吸系统药物 调查分析 ……… 231

疏血通注射液临床使用合理性与安全性再评价研究 ……… 231

2015—2018 年杭州市 12 家医院乳腺癌患者蒽环类 药物使用分析 ……… 231

深圳市实施重点监控药品管控政策的效果评价 ……… 231

2013—2017 年全国麻醉性镇痛药物利用分析 ……… 231

2017—2019 年天津市肿瘤医院抗肿瘤分子靶向药物
　的使用情况分析 ……………………… 232
2016—2018 年南京地区白蛋白及免疫球蛋白类生物
　制品利用分析 ………………………… 232
2016—2018 年南京地区下丘脑和腺垂体激素类药物
　应用分析 ……………………………… 232
2016—2018 年南京地区调脂药物利用分析 ……… 232
2016—2018 年南京地区 50 家医院免疫调节药物
　使用调查 ……………………………… 232
2019 冠状病毒病（COVID-19）重型、危重型患者用药
　管理经验 ……………………………… 232
重症新型冠状病毒肺炎患者抗病毒治疗的药物利用
　评价：洛匹那韦/利托那韦 …………… 233
重症新型冠状病毒肺炎患者抗病毒治疗的药物利用
　评价：α-干扰素 ……………………… 233
重症新型冠状病毒肺炎患者抗病毒治疗的药物利用
　评价：阿比多尔 ……………………… 233
重症新型冠状病毒肺炎患者抗病毒治疗的药物利用
　评价：利巴韦林 ……………………… 233
1 549 例患儿莲必治注射液应用合理性分析及药物
　利用研究 ……………………………… 233
蟾酥注射液在儿童患者中的合理用药分析及药物
　利用研究 ……………………………… 234
基于加权逼近理想解排序法人血白蛋白注射液药物
　利用评价 ……………………………… 234
基于加权 TOPSIS 法的香丹注射液药物利用评价标
　准的建立与运用 ……………………… 234
TOPSIS 属性分层法在红花黄色素注射液评价的适
　用性评估 ……………………………… 234
注射用帕瑞昔布钠药物利用评价标准的建立与应用
　………………………………………… 234
酮咯酸氨丁三醇注射液药物利用评价标准的建立及
　应用 …………………………………… 235
利伐沙班药物利用评价标准的建立与应用 ……… 235
华法林药物利用评价标准的建立与应用 ………… 235
运用药物利用研究指标评价药品对 DRGs 费用合理
　性影响——以抗菌药物和质子泵抑制剂为例的实
　证研究 ………………………………… 235
2012—2016 年浙江省 11 家医院肺癌合并感染患者
　碳青霉烯类药物利用分析 …………… 235
老年高血压患者口服一线降血压药物利用分析：
　全国多中心研究 ……………………… 235

门诊现状调查与用药咨询 ………………… 236
药师门诊现状调查与分析 ………………… 236
药学门诊的认知程度与收费情况 ………… 236
门诊用药咨询的情况分析 ………………… 237

临床药师参与门诊窗口药学咨询 ………… 237
门诊药房开展合理用药咨询的效果 ……… 238
药学门诊/用药咨询中的住院药房用药咨询 …… 238
药学门诊/用药咨询中的中药 & 中成药用药咨询
　………………………………………… 238
QCC 在提高医院药房药学服务质量中的应用 …… 238
基于互联网的药学门诊/用药咨询 ……… 238
非计划妊娠女性用药咨询 ………………… 239
妊娠期/哺乳期妇女的用药咨询 ………… 239
儿童用药咨询及回访效果 ………………… 240
呼吸系统疾病用药咨询 …………………… 240
社区用药咨询 ……………………………… 240

处方/医嘱审核 ………………………… 241
处方前置审核的综合分析 ………………… 241
医嘱前置审核的综合分析 ………………… 243
中药处方前置审核的综合分析 …………… 244
静脉用药处方/医嘱审核效益分析 ……… 244
静脉用药处方/医嘱审核模式探索 ……… 245
经过静脉用药处方/医嘱审核干预的对比分析 …… 245
静脉药物处方/医嘱审核综合回顾分析 … 246
静脉用抗肿瘤药的不合理医嘱审核分析 … 248
静脉用抗菌药物的不合理医嘱审核分析 … 249
中药注射剂不合理医嘱审核分析 ………… 249
儿科静脉药物处方/医嘱审核分析 ……… 249
成人肠外营养液医嘱审核的回顾性分析 … 250
新生儿肠外营养液医嘱审核的回顾性分析 …… 250
质量管理工具在静脉用药处方/医嘱审核中的应用
　………………………………………… 250

处方/医嘱点评 ………………………… 251
门/急诊处方的用药点评分析 …………… 251
医嘱用药的点评干预 ……………………… 256
处方/医嘱中的抗感染药物的点评分析 … 257
医嘱中的围手术期抗感染药物的点评分析 …… 260
处方/医嘱中的抗感染重点专科的用药点评分析
　………………………………………… 261
处方/医嘱中的抗菌药物专项点评 ……… 261
处方/医嘱中的消化专科用药的点评分析 … 261
处方/医嘱中的心血管专科用药的点评分析 …… 262
处方/医嘱中的呼吸科专科用药的点评分析 …… 263
处方/医嘱中的内分泌专科用药的点评分析 …… 263
处方/医嘱中的骨科专科用药的点评分析 … 263
处方/医嘱中的神经专科用药的点评分析 … 264
处方/医嘱中的眼科专科用药的点评分析 … 264
处方/医嘱中的妇科用药的点评分析 …… 265
处方/医嘱中的皮肤专科用药的点评分析 … 265
处方/医嘱中的抗凝药物的点评分析 …… 265

处方/医嘱中的非甾体抗炎药的点评分析 ………… 265
处方/医嘱中的抗肿瘤用药的点评分析 ………… 266
处方/医嘱中的麻醉用药的点评分析 ………… 267
医嘱中的重点监控药物与辅助用药的点评分析 … 268
医嘱中的肠外营养药物的点评分析 ………… 269
处方/医嘱点评中的老年患者用药干预 ………… 269
处方/医嘱中的儿科用药的点评分析 ………… 270
处方/医嘱中的中成药的点评分析 ………… 272
处方/医嘱中的中西药联用的点评分析 ………… 274
处方/医嘱中的中药饮片与中成药的点评分析 … 274
处方/医嘱中的中药饮片的专项点评 ………… 277

临床药师 ………… 277
临床药师参与感染性疾病药物治疗 ………… 277
临床药师参与肿瘤患者药物治疗 ………… 277
临床药师参与内分泌疾病药物治疗 ………… 277
临床药师参与呼吸疾病药物治疗 ………… 278
临床药师参与抗凝治疗及凝血相关疾病药物治疗
………… 278

其他 ………… 278

药品监督管理

· 2019 年 ·

药品监督管理 ………… 280
概况 ………… 280
习近平对中医药工作作出重要指示 ………… 280
习近平主持召开中央全面依法治国委员会第二次
会议 ………… 281
李克强对中医药工作作出批示 ………… 281
王勇调研药品监督管理工作 ………… 281
《中华人民共和国疫苗管理法》发布实施 ………… 281
《疫苗管理法》对疫苗实行的管理制度 ………… 282
加强疫苗上市后管理 ………… 282
《中华人民共和国药品管理法》修订实施 ………… 282
实行药品上市许可持有人制度 ………… 283
优化临床试验管理,提高临床试验审批效率 ………… 283
《药品管理法》对网络销售药品的规定 ………… 284
《药品管理法》规定药品实行附条件批准制度 ………… 284
《药品管理法》对假药、劣药作出新的界定 ………… 284
中共中央国务院关于促进中医药传承创新发展的
意见 ………… 285
国务院取消和下放一批行政许可事项 ………… 285
国务院办公厅印发《深化医药卫生体制改革2019年
重点工作任务》 ………… 285
国务院办公厅印发《关于建立职业化专业化药品检
查员队伍的意见》 ………… 286
国务院办公厅《关于进一步做好短缺药品保供稳价
工作的意见》印发 ………… 287
国家药监局对宣传贯彻《中华人民共和国疫苗管理
法》提出要求 ………… 287
国家药监局对宣传贯彻《中华人民共和国药品管理
法》提出要求 ………… 288
全国药品监督管理工作会议在北京召开 ………… 288
全国药品注册管理和上市后监管工作会议 ………… 289
全国药品不良反应监测评价工作会 ………… 289
国家药监局召开"4+7"集采中标品种监管工作调
度会 ………… 290
2019年全国药品监管政策法规工作会议召开 ………… 290
《执业药师职业资格制度规定》《执业药师职业资格
考试实施办法》发布实施 ………… 290
开展药品零售企业执业药师"挂证"行为整治工作
………… 291
《进口药材管理办法》发布 ………… 291
《药品质量抽查检验管理办法》印发 ………… 292
药监局印发推进药品智慧监管行动计划 ………… 293
国家药监局启动中国药品监管科学行动计划 ………… 293
启用新版《药品生产许可证》等许可证书 ………… 293
做好疫苗信息化追溯体系建设工作 ………… 294
国家市场监督管理总局公布药品、医疗器械等广告
审查管理暂行办法 ………… 294
2019年调整国家执业药师资格考试大纲部分内容
………… 295
2019年全国安全用药月活动在北京启动 ………… 295
2019年度药审中心药品审评工作 ………… 296

省市药监动态 ………… 296
天津市在全国率先成立疫苗实训基地 ………… 296
山东省药监局行政许可事项全部实行"电子证书"
………… 296
广东省药品研发机构获批全国第一家中药新药上
市许可持有人 ………… 297
广东省疫苗追溯监管平台上线试运行 ………… 297
北京市完成首例应用传统工艺配制中药制剂品种
备案 ………… 297
上海市药监局召开"上海药店"APP推广会 ………… 297
陕西省药监局大幅压缩药品再注册时间 ………… 297
江苏省药品上市许可持有人信息平台上线运行 … 297
青海省召开疫苗管理厅际联席会议 ………… 298
新疆维吾尔自治区药监局对全区第二类精神药品
经营企业进行全覆盖检查 ………… 298
河北药监局颁布《河北省中药材标准》 ………… 298
《广东药物临床试验蓝皮书》发布 ………… 298

长三角区域首次开展药品联合培训 …………… 298
江浙沪皖四地签署药品检查能力建设合作 3 + 1 研
　讨会谅解备忘录 ………………………………… 298
京津冀三地签署药品、医疗器械和化妆品安全监管
　区域联动合作框架协议 ………………………… 298
北京市药检所《药检人教您识中药》获 2019 年度北
　京市优秀科普产品一等奖 ……………………… 299
广东省出台疫苗安全事件应急预案 …………… 299

特殊药品管理 ……………………………………… 299
将含羟考酮复方制剂的品种列入精神药品管理 … 299
特殊药品生产流通信息报告系统正式运行 …… 299
《2019 年兴奋剂目录》发布 ……………………… 299

生物制品管理 ……………………………………… 300
脱细胞角膜植片产品获批上市 ………………… 300
长三角沪浙区域协作开展生物制品交流培训会 … 300
国家药监局增设重庆口岸药品监督管理局生物制品
　进口备案职能 …………………………………… 300

进出口药品管理 ………………………………… 300
国家药监局启用《药品进出口准许证》网络管理系统
　……………………………………………………… 300
对《进口药品通关单》《药品进口准许证》《药品出口
　准许证》扩大实施联网核查 …………………… 300

药品标准化工作 ………………………………… 301
国家药监局发布关于疫苗追溯管理的 5 项信息化
　标准 ……………………………………………… 301
2019 年药品说明书修订情况 …………………… 301

药品检验工作 …………………………………… 302
2019 年全国药监部门查处制售假劣药品概况 … 302
2019 年国家药监局颁布的药品补充检验方法汇总
　……………………………………………………… 302

新药审批 ………………………………………… 303
银屑病治疗药物本维莫德乳膏获批上市 ……… 303
糖尿病治疗药物聚乙二醇洛塞那肽注射液获批上市
　……………………………………………………… 303
我国首个贝伐珠单抗生物类似药获批上市 …… 303
我国首个阿达木单抗生物类似药获批上市 …… 304
慢性髓性白血病治疗药物甲磺酸氟马替尼获批上市
　……………………………………………………… 304
国家药监局有条件批准轻度至中度阿尔茨海默病药
　物甘露特钠胶囊上市 …………………………… 304
系统性红斑狼疮治疗药物贝利尤单抗获批上市 … 304
2019 年批准的新药（化学药品）……………… 304
2019 年批准的新药（中药）…………………… 304
2019 年批准的新药（生物制品）……………… 305

·2020 年·

药品监督管理 …………………………………… 305

概况 ………………………………………………… 305
全国人大常委会通过《中华人民共和国刑法修正案
　（十一）》 ………………………………………… 306
《中共中央国务院关于深化医疗保障制度改革的
　意见》……………………………………………… 307
李克强考察国家新冠肺炎药品医疗器械应急平台
　……………………………………………………… 307
《深化医药卫生体制改革 2020 年下半年重点工作
　任务》……………………………………………… 308
全国药品监督管理暨党风廉政建设工作会议在北京
　召开 ……………………………………………… 308
2020 年药品注册管理和上市后监管工作会议召开
　……………………………………………………… 309
国家药监局综合司印发首次药品进口口岸评估标准
　……………………………………………………… 309
国家药监局印发省级中药饮片炮制规范备案程序及
　要求 ……………………………………………… 309
国家药监局要求进一步加强监督检查确保疫情防控
　用药用械质量安全 ……………………………… 310
国家药监局党组研究部署药监部门疫情防控工作
　……………………………………………………… 310
国家药监局多措并举 …………………………… 310
国家市场监管总局公布《药品注册管理办法》…… 311
《药品注册管理办法》设立"药品加快上市注册程序"
　……………………………………………………… 311
调整生产药品批准文号的格式 ………………… 312
国家市场监管总局公布《药品生产监督管理办法》
　……………………………………………………… 312
《药品生产监督管理办法》对生产监督检查的主要
　内容和检查频次作出规定 ……………………… 312
《医药代表备案管理办法（试行）》发布 ……… 313
国家医疗保障局发布《基本医疗保险用药管理暂行
　办法》……………………………………………… 313
国家医疗保障局发布《零售药店医疗保障定点管理
　暂行办法》………………………………………… 313
国家市场监管总局等部门联合印发《粤港澳大湾区
　药品医疗器械监管创新发展工作方案》……… 314
国家市场监督管理总局发布《生物制品批签发管理
　办法》……………………………………………… 314
国家药监局发文规范药品零售企业配备使用执业
　药师 ……………………………………………… 315
2020 年执业药师职业资格考试启用新版考试大纲
　……………………………………………………… 315
《国家药监局关于促进中药传承创新发展的实施
　意见》发布 ……………………………………… 316
《药物临床试验质量管理规范》修订发布 …… 316

第十一届药典委员会执行委员会会议召开 ……… 317
开展国家组织药品集中采购和使用中选药品专项
　　检查 …………………………………………… 317
推进重点品种信息化追溯体系建设工作 ………… 317
国家药监局召开推进药品智慧监管电视电话会议
　　………………………………………………… 318
国家药监局召开药品监管科学工作座谈会 ……… 318
2020 年全国安全用药月活动 …………………… 319
2020 年度药审中心药品审评工作 ……………… 319
2020 年度药品不良反应(事件)报告情况 ……… 319

省市药监动态 ……………………………………… 320
全国首张科研机构持有人《药品生产许可证》落地
　　上海 ………………………………………… 320
粤港澳中医药政策与技术研究中心在粤澳合作
　　中医药科技产业园揭牌 …………………… 320
国家药监局药品审评检查大湾区分中心和医疗
　　器械技术审评检查大湾区分中心挂牌成立 … 321
福建省药监局组建"疫情应对应急突击队" ……… 321
上海新型冠状病毒核酸检测试剂盒日均产能约
　　22 万人份 ………………………………… 321
天津市开展药械化专项整治"2020 利剑行动" …… 321
广东省药品检验所药物安评中心(毒理研究中心)
　　揭牌 ………………………………………… 321
天津中药监管科学研究中心挂牌成立 ………… 321
陕西省启动药品安全放心工程行动 …………… 322
江苏省针对疫苗 NRA 评估工作召开疫苗管理省级
　　部门联席会议 ……………………………… 322
宁夏药监局六项机制做好疫情防控工作 ……… 322

特殊药品管理 …………………………………… 322
国家药监局督导检查特殊药品安全管理工作 … 322
国家药监局督导检查疫苗、血液制品等药品质量
　　安全监管工作 ……………………………… 322
国家药物滥用监测哨点(医疗机构)公布 ……… 322
《2020 年兴奋剂目录》发布 …………………… 324

生物制品管理 …………………………………… 324
国家药监局附条件批准国药中生北京公司新型
　　冠状病毒灭活疫苗(Vero 细胞)注册申请 …… 324
《药品生产质量管理规范(2010 年修订)》血液制品
　　附录修订稿的公告 ………………………… 324
《药品生产质量管理规范(2010 年修订)》生物制品
　　附录修订稿的公告 ………………………… 324

进出口药品管理 ………………………………… 324
国家药监局、海关总署增设无锡航空口岸、江阴港
　　口岸为药品进口口岸 ……………………… 324
国家药监局、海关总署、市场监管总局关于实施
　　《进口药材管理办法》有关事项的公告 …… 324

国家药监局试点启用麻醉药品和精神药物进出口
　　电子准许证 ………………………………… 325

药品标准化工作 ………………………………… 325
《中华人民共和国药典》2020 年版颁布实施 …… 325
国家药监局组织编制的 10 个药品追溯相关标准
　　汇总 ………………………………………… 325
《阿达木单抗注射液生物类似药临床试验指导原则》
　　发布 ………………………………………… 325
《贝伐珠单抗注射液生物类似药临床试验指导原则》
　　发布 ………………………………………… 326
《注射用曲妥珠单抗生物类似药临床试验指导原则》
　　发布 ………………………………………… 326
我国主导制定的《肠道病毒 71 型(EV71)灭活疫苗
　　指导原则》成为国际标准 ………………… 326
《古代经典名方关键信息考证原则》及《古代经典
　　名方关键信息表(7 首方剂)》印发 ………… 326
《急性细菌性皮肤及皮肤结构感染抗菌药物临床
　　试验技术指导原则》发布 ………………… 326
《社区获得性细菌性肺炎抗菌药物临床试验技术
　　指导原则》发布 …………………………… 326
2020 年药品说明书修订情况 ………………… 326

药品检验工作 …………………………………… 328
2020 年全国药监部门查处制售假劣药品概况 … 328
2020 年颁布的药品补充检验方法汇总 ……… 328
2020 年全国药品抽检工作电视电话会议召开 … 328
国家组织药品集中采购和使用中选药品专项检查
　　工作调度视频会召开 ……………………… 329

新药审批 ………………………………………… 329
《中药新药研究各阶段药学研究技术指导原则
　　(试行)》印发 ……………………………… 329
《中药新药用药材质量控制研究技术指导原则
　　(试行)》发布 ……………………………… 329
《中药新药用饮片炮制研究技术指导原则(试行)》
　　印发 ………………………………………… 329
《中药新药质量标准研究技术指导原则(试行)》
　　发布 ………………………………………… 329
2020 年在中国进口注册的境外已上市原研药汇总
　　………………………………………………… 329
2020 年批准的新药(化学药品) ……………… 331
2020 年批准的新药(中药) …………………… 331
2020 年批准的新药(生物制品) ……………… 332

药学人物

人物简介 ………………………………………… 334

周其林 ……………………………… 334
吴以岭 ……………………………… 334
黄璐琦 ……………………………… 335
刘红宁 ……………………………… 335
王振国 ……………………………… 336
张强 ………………………………… 337
陈代杰 ……………………………… 337
杜冠华 ……………………………… 338
李亚平 ……………………………… 338
秦勇 ………………………………… 339
商洪才 ……………………………… 339
刘昌孝 ……………………………… 340
张志荣 ……………………………… 340
石远凯 ……………………………… 341

获奖人物名录 …………………………… 341
2019 年度何梁何利基金科技奖 …………… 341
2019 年"吴杨奖" ………………………… 342
2019 年度"求是奖" ……………………… 342
2019 年"谈家桢生命科学奖" …………… 342
2019 年度"药明康德生命化学研究奖" … 342
2019 年度中华中医药学会科学技术奖·中青年创新
　人才及优秀管理人才奖 ………………… 343
2019 年度中华中医药学会科学技术奖·岐黄国际奖
　获奖 ……………………………………… 343
2019 年度李时珍医药创新奖获奖 ………… 343
2019 年度中国药学会-以岭生物医药奖 … 343
2019 年中国药学会-施维雅青年医院药学奖 … 343
2019 年中国药学会-施维雅青年药物化学奖 … 344
2020 年度何梁何利基金科技奖 …………… 344
2020 年"吴杨奖" ………………………… 344
2020 年度"求是杰出青年学者奖" ……… 344
2020 年"谈家桢生命科学奖" …………… 344
2020 年度"药明康德生命化学研究奖" … 345
2020 年度中华中医药学会科学技术奖·中青年创新
　人才及优秀管理人才奖 ………………… 345
2020 年度中华中医药学会科学技术奖·岐黄国际奖
　…………………………………………… 345
2020 年度李时珍医药创新奖 ……………… 345

学会与学术活动

·2019 年·

2019 年中国药学大会 …………………… 347
第十九届中国药师周大会 ………………… 347
第十一届中国药师大会 …………………… 347

2019 年第十三届中国药物制剂大会 ……… 347
第 29 届全国医院药学学术年会暨第 79 届世界药学
　大会卫星会 ……………………………… 348
中国药学会药物临床试验伦理学研究专业委员会
　成立大会暨第一次学术会议 …………… 348
中欧传统药监管与研发交流研讨会 ……… 348
第十一届药源性疾病与安全用药中国论坛 … 348
第三届中美双边药理学术会议 …………… 349
中国药学会医药信息专业委员会成立大会 … 349
中国药学会药学服务专业委员会学术年会 … 349
第十六届全国肿瘤药理与临床化疗学术会议 … 349
中华医学会临床药学分会 2019 年全国学术会议
　…………………………………………… 349
第十次全国麻醉药理学术会议 …………… 350
2019 年紫禁城国际药师论坛 ……………… 350
中华中医药学会医院药学分会 2019 年学术年会
　…………………………………………… 350
2019 年中国药品质量安全年会暨药品质量技术培
　训会 ……………………………………… 350
第三届中国药学会基层医院药学学术年会 … 351
第九届全国药物分析大会 ………………… 351
2019 年第九届药物毒理学年会 …………… 351
第十六届全国抗感染药物临床药理学术会议和第四
　届全国细菌耐药监测大会 ……………… 351
第七届中国药学会生物技术药物质量分析研讨会
　…………………………………………… 351
第十届中国医院药学政策论坛 …………… 352
第六届中国药学会药物检测质量管理学术研讨会
　…………………………………………… 352
2019 中国药物化学学术会议暨中欧药物化学研讨会
　…………………………………………… 352
第十六届全国生化与分子药理学学术会议 … 352
中华中医药学会第十二次全国临床中药学学术年会
　…………………………………………… 353
2019 年儿童合理用药大会 ………………… 353
第九届全国治疗药物监测学术年会 ……… 353
第八届中国药学会医院抗肿瘤药学大会 … 353
2019 年中国药学会药物分析专业委员会学术年会
　…………………………………………… 353
中华中医药学会中药炮制分会 2019 年学术年会
　…………………………………………… 354
第七届全国眼科药学学术会议 …………… 354
2019 全国药物流行病学学术年会 ………… 354
2019 中国(澳门)传统医药国际合作论坛 … 354
第三十届全国儿科药学学术年会暨第十一届全国
　儿科中青年药师论文报告会 …………… 354

第四届药品安全与政策国际论坛暨 ISPOR 中国西北
　分会成立大会 ·················· 354
第十九届中药和天然药物学术研讨会暨中药高等
　教育发展 60 年高峰论坛 ·········· 355
第四届中国临床合理用药大会 ·········· 355
第七届定量药理学与新药评价国际会议 ······ 355
2019 年中国药学会药物临床评价研究专业委员会
　年会 ···················· 355
世界中医药学会联合会中药鉴定专业委员会换届
　大会暨第六届学术年会 ·········· 355
第五届中国药物基因组学学术大会 ······· 356
第十四届海洋药物学术年会暨 2019 国际海洋药物
　论坛 ···················· 356
2019 第十七届国际新药发明科技年会 ······ 356
第二十届全国药学史本草学术研讨会 ······ 356
中华中医药学会中药鉴定分会第十六次学术交流会
　 ······················· 356
中华中医药学会中药临床药理分会 2019 年学术
　年会暨换届选举会议 ············ 356
2019 年第十九届中国生物制品年会 ······· 357
第五届《药学学报》药学前沿论坛暨第四届表观遗传
　与生物医药研发国际学术大会 ······· 357
2019 年中国药学会药物经济学专业委员会年会暨
　第三届中国药物经济学青年学者论坛 ····· 357
中国药学会 2019 年全国地方药学会改革创新发展
　研讨会 ··················· 357
第十二届全国抗炎免疫药理学学术交流会 ···· 358
中国药学会药学科技前沿座谈会 ········· 358

·2020 年·

2020 年中国药学大会 ·············· 358
第二十届中国药师周 ·············· 358
第十二届中国药师大会 ············· 359
30 届全国医院药学学术年会暨第 80 届 FIP 学术
　信息卫星会 ················· 359
中华医学会临床药学分会 2020 年全国学术会议
　 ······················· 359
中国——埃及药学领域专家抗击新冠疫情研讨会
　 ······················· 360
2020 年紫禁城国际药师论坛 ·········· 360
第十二届药源性疾病与安全用药中国论坛 ···· 360
第十一届中国医院药学政策论坛 ········· 360
第七届中国药学会药物检测质量管理学术研讨会
　 ······················· 360
第十七届全国抗感染药物临床药理学术会议和第五
　届全国细菌耐药监测大会 ·········· 361
2020 第十届中国药品质量安全大会 ······· 361

2020 年儿童合理用药大会 ··········· 361
2020 年中国儿童用药发展论坛 ········· 361
第五届中国临床合理用药大会 ·········· 362
中国药学会工业药剂学专业委员会成立大会暨第一
　届学术会议 ················· 362
2020 年中华中医药学会中药临床药理分会学术年会
　暨首届证候类中药创新发展高峰论坛 ····· 362
中国药学会医药生物分析专业委员会成立大会暨
　第一次学术会议 ·············· 362
2020 年全国药物化学研讨会 ·········· 362
第三十一届全国儿科药学学术年会暨第十二届
　全国儿科药学中青年药师论文报告会 ····· 362
第十届全国治疗药物监测学术年会 ······· 363
第八届中国药学会生物技术药物质量分析研讨会
　 ······················· 363
2020 中国制药工程大会 ············· 363
中华中医药学会李时珍研究分会换届选举会议暨
　第十三届李时珍医药论坛 ·········· 363
第三届中国中药资源大会 ············ 363
中华中医药学会第十三次全国临床中药学术年会
　 ······················· 364
第十届全国妇产科药学大会 ··········· 364
中华中医药学会首届基层中医药协同创新发展大会
　 ······················· 364
2020 年中国药学会药学服务专业委员会学术年会 ···
　 ······················· 364
2020 年中国药学会制药工程专业委员会学术年会
　暨工作年会 ················· 364
2020 中国生物制品年会 ············· 365
中华中医药学会中成药分会 2020 年学术年会 ······ 365
第十届全国药物分析大会 ············ 365
中华中医药学会中药炮制分会 2020 年学术年会
　 ······················· 365
第六届《药学学报》药学前沿论坛暨第十五届中国
　药学会青年药学论坛 ············ 365
2020 全国药物流行病学学术年会 ········ 366
中华中医药学会医院药学分会 2020 年学术年会
　 ······················· 366
第四届中国药学会基层医院药学学术年会 ····· 366
中国药学会 2020 年全国地方药学会改革创新发展
　研讨会 ··················· 366
世界中医药学会联合会中药鉴定专业委员会第七届
　学术年会、世界中医药学会联合会药用植物资源
　利用与保护专业委员会学术年会 ······· 366
第十七次全国临床药理学学术会议 ········ 366
2020 年中国药学会专业委员会工作会议暨学会创新

发展研讨会 ……………………………………… 367
中国药学会战略发展专家委员会座谈会 ………… 367

药学书刊

2019 年药学图书出版书目选录 ……………………… 369
2019 年药学期刊名录 ………………………………… 404
　2019 年药学期刊概览 …………………………… 404
　2019 年 CSCD 收录的药学期刊 ………………… 409
　2019 年北大核心收录的药学期刊 ……………… 409
　2019 年中信所药学期刊影响因子 ……………… 409
2020 年药学图书出版书目选录 ……………………… 412
2020 年药学期刊名录 ………………………………… 448
　2020 年药学期刊概览 …………………………… 448
　2020 年 CSCD 收录的药学期刊 ………………… 453
　2020 年北大核心收录的药学期刊 ……………… 453
　2020 年中信所药学期刊影响因子 ……………… 453

药学记事

·2019 年·

1 月 ……………………………………………………… 457
2 月 ……………………………………………………… 457
3 月 ……………………………………………………… 457
4 月 ……………………………………………………… 458
5 月 ……………………………………………………… 458
6 月 ……………………………………………………… 459
7 月 ……………………………………………………… 459
8 月 ……………………………………………………… 459
9 月 ……………………………………………………… 460
10 月 …………………………………………………… 460
11 月 …………………………………………………… 460
12 月 …………………………………………………… 461

·2020 年·

1 月 ……………………………………………………… 461

2 月 ……………………………………………………… 462
3 月 ……………………………………………………… 463
4 月 ……………………………………………………… 463
5 月 ……………………………………………………… 463
6 月 ……………………………………………………… 464
7 月 ……………………………………………………… 464
8 月 ……………………………………………………… 464
9 月 ……………………………………………………… 464
10 月 …………………………………………………… 465
11 月 …………………………………………………… 465
12 月 …………………………………………………… 465

附录

2019 年度中医药十大新闻揭晓 …………………… 467
2019 年度中国医药十大新闻 ……………………… 467
2019 年度卫生健康十大新闻 ……………………… 467
2019 年度药品审评报告 …………………………… 467
国家药品不良反应监测年度报告(2019 年) ……… 475
2020 年度中医药十大新闻揭晓 …………………… 479
2020 年度中国医药十大新闻 ……………………… 479
2020 年度卫生健康十大新闻 ……………………… 479
2020 年度药品审评报告 …………………………… 479
国家药品不良反应监测年度报告(2020 年) ……… 491

索引

1980—2021 卷企事业机构索引 …………………… 497
　科研、情报机构 ………………………………… 497
　学校 ……………………………………………… 503
　医药企业、药厂 ………………………………… 505
　药检、监察机构 ………………………………… 509
　医院药学部、药剂科 …………………………… 509
　药品经营机构 …………………………………… 510
1980—2021 卷药学人物索引 ……………………… 511

彩页目次

山东新华制药股份有限公司 …………………… 彩 1-2
博瑞生物医药技术(苏州)有限公司 …………… 彩 3-4
贵阳新天药业股份有限公司 …………………… 彩 5-6

中国药科大学 …………………………………… 彩 7-8
中国药学年鉴 …………………………………… 彩 9

专论

Review

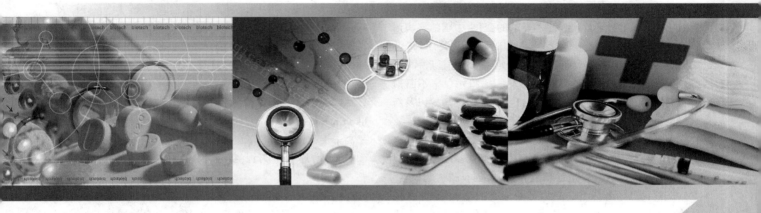

药物作用靶点研究进展

江振洲[1,2]，范书生[1]，刘家岐[1]，俞沁玮[1]，张陆勇[1,2,3]

（1. 中国药科大学新药筛选中心，南京 210009；2. 中国药科大学江苏省药效研究与评价服务中心，南京 210009；

3. 广东药科大学新药研发中心，广州 510006）

摘要 通过检索 2019—2020 年中国学者在国内外杂志上发表的关于恶性肿瘤、心脑血管疾病、神经退行性疾病、精神障碍性疾病、自身免疫性疾病、感染性疾病、代谢类疾病等重大疾病治疗靶点的相关论文，分类综述这些重大疾病药物作用靶点研究的新进展，为创新药物的研发提供参考。

中国药学年鉴

CHINESE PHARMACEUTICAL YEARBOOK 2020-2021

随着经济的发展，中国居民的生存环境、生活方式、人口老龄化等自然和社会环境发生了显著的变化，中国的疾病谱日趋复杂化和多样化。"国家重点基础研究发展计划"和"国家科技重大专项重大新药创制专项"指出，恶性肿瘤、心脑血管疾病、糖尿病等重大疾病的发病率和死亡率不断攀升，神经退行性疾病、精神性疾病、自身免疫性疾病等以及新老传染病危害严重，人民对新药产品的需求十分迫切。

国家通过鼓励和资助自主创新，针对十类（种）严重危害人民健康的重大疾病的创新药物研究取得众多成果。寻找重大疾病的间接或直接治疗靶点，是研发创新药物的根本。本文检索我国学者 2019—2020 年在恶性肿瘤、心脑血管疾病等重大疾病作用靶点研究方向发表的相关文献，对疾病靶点的研究进展进行总结分类综述，为创新药物的研发提供参考和依据。

1 抗肿瘤作用靶点

恶性肿瘤是由控制细胞生长增殖的机制失常而引起的疾病，具有细胞分化和增殖异常、浸润性和转移性等生物学特征。传统的放疗、化疗、手术等对其治疗作用效果有限。随着研究的不断深入，恶性肿瘤的靶向治疗和免疫治疗成为目前研究的热点。因此，对于新的药物作用靶点的研究尤为重要。

1.1 结直肠癌作用靶点

1.1.1 DCBLD2 盘状 CUC 和 LCCL 结构域的蛋白 2（discoid，CUC and LCCL domain containing protein 2，DCBLD2）的表达与 CRC 细胞的增殖、分化和转移呈正相关。高表达的 DCBLD2 显著降低了 CRC 患者的寿命，而下调 DCBLD2 表达可激活 JAK/STAT3 通路，显著降低了 CRC 细胞的增殖和侵袭能力，提示 DCBLD2 可作为结直肠癌新的治疗靶点[1]。

1.2 肾细胞癌作用靶点

1.2.1 ALPK2 alpha 蛋白激酶 2（heart alpha kinase，ALPK2）高表达与肾细胞癌（renal cell carcinoma，RCC）晚期和不良预后显著相关。抑制 ALPK2 激活 AKT 等多个信号通路，抑制 RCC 细胞增殖、集落形成和细胞迁移，促进细胞凋亡，提示 ALPK2 可作为 RCC 治疗的新靶点[2]。

1.2.2 ECHS1 烯脂酰辅酶 A 水合酶短链 1（enoyl-CoA hydratase，mitochondrial，ECHS1）过表达可通过抑制哺乳动物雷帕霉素靶蛋白（echanistic target of rapamycin kinase，mTOR）通路，抑制 RCC 细胞增殖和迁移，提示 ECHS1 可能是 RCC 治疗干预的新靶点[3]。

1.2.3 UHRF1 泛素样含 PHD 和环指域蛋白 1（ubiquitin-like ringfinger domains 1，UHRF1）在 RCC 肿瘤组织的表达明显高于正常肾组织。下调 UHRF1 的表达可抑制 RCC 迁移和侵袭，增加细胞凋亡，提示 UHRF1 可能是治疗 RCC 的靶点[4]。

1.2.4 RBCK1 RanBP C3HC4 型锌指蛋白 1（RBCC protein interacting with PKC 1，RBCK1）在 RCC 中表达增加，与 RCC 患者不良预后相关[5]。RBCK1 表达降低可通过恢复 p53 的功能，抑制 RCC 细胞增殖，提示 RBCK1 可能是 RCC 治疗的一个有希望的靶点。

1.3 肝癌作用靶点

1.3.1 SSH3 丝切蛋白磷酸酶 3（slingshot homolog 3，SSH3）在肝癌肿瘤组织中的表达明显高于正常组织。高表达 SSH3 的患者病理分级更高，肿瘤体积更大。沉默 *Ssh3* 后，显著抑制 FGF1/FGFR 通路相关基因 *Fgf*1（fibroblast growth factor 1）、*Fgfr*1（fibroblast growth factor receptor 1）和 *Fgfr*2（fibroblast growth factor receptor 2）的蛋白水平，肝癌细胞增殖能力减弱，凋亡能力增强，提示 SSH3 可能成为肝癌治疗的新靶点[6]。

1.3.2 3SRD5A3 甾体 5α-还原酶 3（steroid 5 alpha-reductase，3SRD5A3）是糖基化代谢和甾体激素形成的重要分子。SRD5A3 在 HCC 组织中上调，SRD5A3 高表达导致了 HCC 患者生存期缩短，而抑制 SRD5A3 的表达可抑制肝癌细胞的生长，提示 SRD5A3 可能是 HCC 预后的潜在生物标志物和治疗靶点[7]。

1.3.3 SLC46A3 溶质载体家族 46 成员 3（solute carrier family 46 member 3，SLC46A3）是 SLC46 家族的成员，在 HCC 组织中低表达。过表达 SLC46A3 可明显抑制 N-cadherin、Vimentin 等 EMT 激活转录因子的表达，并在体内外均能降低索拉非尼耐药性，改善药物应答，SLC46A3 可作为 HCC 潜在的预后标志物和治疗靶点[8]。

1.3.4 TMOD3 肝癌细胞和组织中原肌球调节蛋白3(tropomodulin 3,TMOD3)高表达,抑制 *TMOD3* 基因表达可抑制肝癌细胞的增殖、侵袭和迁移,*Tmod*3 基因的异位表达可促进肝癌细胞的增殖、侵袭和迁移。TMOD3 可通过 MAPK/ERK 信号通路促进肝癌细胞的生长、侵袭和迁移,TMOD3 可能成为肝癌的候选生物标志物和治疗的潜在靶点[9]。

1.3.5 MTMR14 肌小管蛋白相关蛋白14(myotubularin related protein 14,MTMR14)在肝癌细胞中过表达,与临床分期呈正相关。敲除 *Mtmr*14 可抑制 HCC 细胞迁移、促进细胞凋亡;抑制 MTMR14 表达导致 N-cadherin 和 E-cadherin 下调,并促进 caspase12、caspase9 和 caspase3 的激活,诱发细胞凋亡,提示 MTMR14 有望成为肝癌诊断和治疗靶点[10]。

1.4 食管鳞状细胞癌作用靶点

1.4.1 EphA5 在 ESCC 组织和细胞系中,促红细胞生成素产生肝细胞受体 A5(EPH receptor A5,EphA5)表达水平显著高于正常组织或细胞。*EphA5* 敲低后,激活 Wnt/β-catenin 信号转导,显著增强 ESCC 细胞的增殖、迁移和侵袭能力,提示 EphA5 可为 ESCC 治疗提供潜在的靶点[11]。

1.4.2 HMGB1 在 ESCC 组织中,高迁移率族蛋白 B1(high mobility group box 1,HMGB1)的表达明显高于癌旁正常组织。在 ESCC 细胞系中敲低 *HMGB*1 可有效抑制经放射处理的 ESCC 细胞的增殖,削弱 DNA 损伤修复能力,减少自噬并增加凋亡率,提示 HMGB1 可作为 ESCC 治疗的潜在靶点[12]。

1.5 宫颈癌作用靶点

1.5.1 TRIP4 甲状腺激素受体相互作用物4(thyroid hormone receptor interactor 4,TRIP4)在 CC 细胞和肿瘤组织中高表达。敲除 *TRIP4* 可抑制 PI3K/AKT 和 MAPK/ERK 信号通路,显著抑制 CC 细胞的增殖和转移。同时,TRIP4 通过调节启动子 hTERT 的结合靶向 hTERT 信号传导,促进肿瘤的发生,提示 TRIP4 可能是 CC 治疗的潜在靶点[13]。

1.6 胰腺癌作用靶点

1.6.1 LAMB3 层粘连蛋白亚基 β3(Laminin subunit beta-3,LAMB3)在胰腺导管腺癌(pancreatic ductal adenocarcinoma,PDAC)中高表达,抑制其表达可通过 PI3K/Akt 轴下调 N-cadherin、vimentin、Snail 和 Slug,减少 PDAC 细胞增殖、侵袭和迁移,提示 LAMB3 有望成为治疗 PDAC 的新靶点[14]。

1.6.2 ALKBH5 烷基化修复同源蛋白5(alkylation repair homolog protein 5,ALKBH5)通过抑制 Wnt 信号传导抑制 C-Myc、细胞周期蛋白 D1(Cyclin D1)、MMP-2 和 MMP-9 的表达,减弱了 PDAC 细胞的增殖、迁移、侵袭、肿瘤发生和转移,提示 ALKBH5 可能成为治疗 PC 的靶点[15]。

1.7 胃癌作用靶点

1.7.1 PSCA 前列腺干细胞抗原(prostate stem cell antigen,PSCA)是一种糖基化磷脂酰肌醇锚定的膜蛋白,在体外表现出较强的抗肿瘤细胞毒作用,在体内 PSCA 瘤周注射成功地抑制了肿瘤的进展,提示 PSCA 是治疗胃癌(gastric cancer,GC)的一个有效的潜在靶点[16]。

1.7.2 LSD1 组蛋白赖氨酸特异性脱甲基酶1(histone lysine specific demethylase 1,LSD1)参与细胞分化和免疫应答等生理过程。敲除 *LSD*1 抑制细胞内 miRNA-142-5p 的表达,可抑制 GC 细胞的迁移,进而导致 miRNA-142-5p 的靶点 CD9 的表达上调,提示 LSD1 可能成为 GC 细胞转移的一个潜在靶点[17]。

1.7.3 KIF3B 驱动蛋白家族成员3B(kinesin family member 3B,KIF3B)是一种微管运动蛋白,也是最普遍表达的驱动蛋白家族成员(kinesin family member,KIF)之一。KIF3B 参与多种肿瘤细胞过程,影响多种肿瘤的进展和转移。在 GC 组织中 KIF3B 高表达,其与肿瘤大小和不良预后显著相关。抑制 KIF3B 的表达则可以抑制 GC 细胞增殖能力,KIF3B 是治疗 GC 的一个有前途的治疗靶点[18]。

1.7.4 GPNMB 重组人非转移性黑色素瘤糖蛋白 B(recombinant human glycoprotein non-metastatic melanoma protein B,GPNMB)在 GC 组织中具有较高的表达水平。敲除 *GPNMB* 基因可以抑制 GC 细胞的增殖和迁移。GPNMB 可能通过磷脂酰肌醇 3 激酶(phosphatidylinositol-3-kinase,PI3K)/丝氨酸苏氨酸激酶(serine/threonine kinase,Akt)/趋化因子配体 4(chemokine ligand 4,CCL4)信号轴招募免疫抑制细胞,促进免疫细胞耗竭,从而增强 GC 的免疫抑制能力,提示 GPNMB 可能成为治疗 GC 的一个有希望的靶点[19]。

1.7.5 SHCBP1 SHC SH2 结构域结合蛋白1(SHC SH2 domain-binding protein 1,SHCBP1)是一种重要的细胞内信号转导蛋白,可介导 RAS、PI3K/AKT 等多种信号转导途径,具有调节细胞周期、促进细胞迁移和侵袭的作用。SHCBP1 在 GC 组织中高表达,抑制 SHCBP1 的表达可通过调节 CDK4-cyclinD1 级联通路,显著抑制 GC 细胞的增殖,促进 caspase-3、caspase-PARP 依赖的凋亡通路,提示 SHCBP1 可能是 GC 的靶向治疗新靶点[20]。

1.8 乳腺癌作用靶点

获得性他莫昔芬耐药是乳腺癌(breast cancer,BC)治疗成功的主要障碍之一,下调雌激素受体 α36(estrogen receptor alpha-36,ERα36)的表达可下调 EGFR mRNA 的表达,阻断 EGFR/ERK 信号转导通路,从而抑制获得性他莫昔芬耐药乳腺癌细胞的体外增殖、迁移和体内肿瘤生长能力,E 提示 Rα36 可能成为治疗他莫昔芬耐药 BC 的候选靶点[21]。

1.9 肺癌作用靶点

1.9.1 B3GNT3 3-*N*-乙酰氨基葡萄糖转移酶-3(betagal beta-1,3-*N*-acetylglucosaminyltransferase 3,B3GNT3)在肺癌(lung cancer,LC)组织中高表达,*B3GNT3* 基因敲除可抑制 LC 细胞的生长和侵袭,提示 B3GNT3 可能是 LC 的潜在治疗靶点[22]。

1.9.2 DHODH SCLC 细胞对嘧啶生物合成途径的敏感性

较强,二氢乳清酸脱氢酶(dihydroorotate dehydrogenase,DHODH)是该途径中的一个关键酶,抑制 DHODH 可以降低 SCLC 细胞的体外活性,并显著抑制人源性肿瘤异种移植模型和自体小鼠模型中的 SCLC 肿瘤生长,提示 DHODH 可能是治疗 SCLC 的潜在靶点[23]。

1.9.3 ZWINT *ZWINT* 基因敲除可通过调控 P53 和 PI3K 信号通路,抑制 LC 细胞的增殖、迁移、侵袭和集落形成,减小 LC 肿瘤体积,提示 ZWINT 可能成为 LC 治疗的新靶点[24]。

2 心脑血管疾病作用靶点

心血管疾病是全球健康威胁的首要因素,常见的心血管疾病有高血压、心力衰竭、心肌梗死、动脉粥样硬化(atherosclerosis,AS)等,明确心血管疾病的作用靶点以及研究其发病机制对于预防和治疗心血管疾病具有重大的意义。

2.1 心力衰竭作用靶点

抑制核受体辅助抑制因子 1(nuclear receptor corepressor 1,NCoR1)的高表达可促进大鼠心肌细胞肥大,加剧心力衰竭,其主要与肌细胞增强因子 2a(myocyte enhancer factor 2a,MEF 2a)和Ⅱa 类高密度脂蛋白受体相互作用,在生理和病理条件下调节心肌细胞的大小与数量,提示 NCoR1 可能成为抑制心衰的药物作用靶点[25]。

2.2 冠心病与心肌梗死作用靶点

2.2.1 CTRP9 β_1-肾上腺素受体(β_1-adrenoceptor,β_1-AA)阳性患者的 C1q 肿瘤坏死因子相关蛋白 9(C1q and TNF related 9,CTRP9)水平低于 β_1-AA 阴性患者。β_1-AA 单克隆抗体(β_1-AAmAb)处理的小鼠心肌细胞 CTRP9 的表达显著降低,而心脏特异性 CTRP9 的过表达可改善心脏功能,减轻不良重塑,并改善心肌细胞的凋亡和纤维化。同时,CTRP9 的过表达降低 G 蛋白偶联受体激酶 2 的水平,并促进 AMP 依赖性激酶途径的激活,提示 CTRP9 可能是针对 β_1-AA 阳性冠心病患者的新型治疗靶点[26]。

2.2.2 NFAM1 冠状动脉疾病状态下,单核细胞上含 ITAM 基序 1 的 NFAT 激活蛋白(NFAT activating protein with ITAM motif 1,NFAM1)的表达显著增加,*Nfam1* 的敲低显著减弱单核细胞的趋化性迁移,提示 NFAM1 可能是 CHD 治疗的一个潜在靶点[27]。

2.3 动脉粥样硬化作用靶点

泛素特异性肽酶 14(ubiquitin specific peptidase 14,USP14)与动脉硬化的发生密切相关,抑制 USP14 可下调 CD36 介导的脂质摄取来减少泡沫细胞形成,提示 USP14 是 AS 的潜在治疗靶标[28]。

2.4 脑血管疾病作用靶点

2.4.1 ATM 共济失调毛细血管扩张突变蛋白(ataxia telangiectasia mutated,ATM)缺失可导致神经系统的强氧化应激,减少神经元细胞的凋亡,改善小鼠脑缺血再灌注损伤,提示 ATM 可能是缺血性脑卒中的治疗潜在靶点[29]。

2.4.2 LCN2 人脂质运载蛋白-2(lipocalin 2,LCN2)在脑缺血后大量分泌,一定程度上促进了脑缺血再灌注损伤。靶向抑制 *LCN2* 基因,可显著减少脑卒中后 LCN2 和促炎介质(iNOS、IL-6、CCL2 和 CCL9)的表达。给予 LCN2 抑制剂,可显著减少小鼠神经功能障碍、脑梗死、水肿、血-脑屏障渗透性和中性粒细胞浸润,抑制 LCN2 可以减少卒中后再灌注损伤,提示 LCN2 是治疗脑血管疾病的潜在靶点[30]。

3 神经退行性疾病

神经退行性疾病(neurodegenerative disease,NDD)是症状多样化的慢性神经系统疾病,是一类以神经元缺失为主要特征的退行性疾病[31]。因 NDD 不可逆性和进行性加重性,目前尚无可靠方法完全逆转此类疾病,只能控制和延缓其疾病进程。

3.1 阿尔茨海默病作用靶点

3.1.1 MCL-1 诱导髓系白血病细胞分化蛋白(MCL1 apoptosis regulator,MCL-1)可通过降解受损的线粒体,减少 AD 中淀粉样蛋白 β(Aβ)斑块和炎性细胞因子的产生,提示 MCL-1 是治疗 AD 的潜在靶点[32]。

3.1.2 TDP-43 在许多 AD 患者中发现,转录激活反应 DNA 结合蛋白-43(transactive response DNA binding protein of 43kd,TDP-43)包涵体高表达可以促进疾病进展和脑萎缩。TDP-43 被注射到 AD 转基因小鼠后,诱导炎症,与 Aβ 相互作用,并加重 AD 样病理,提示 TDP-43 可能为治疗 AD 新的作用靶点[33]。

3.1.3 TREM2 人髓样细胞触发性受体 2(triggering receptor expressed on myeloid cells 2,TREM2)作为小胶质细胞中 Aβ 斑块的受体,在与 Aβ 结合后负责下游信号转导。完全敲除 TREM2 将导致 Aβ 诱导的细胞因子和下游信号通路的变化,从而损害小胶质细胞对病理产物的吞噬作用,TREM2 有望成为治疗 AD 的潜在靶点[34]。

3.2 帕金森病作用靶点

原颗粒蛋白(progranulin,PGRN)的缺乏与额颞叶痴呆、AD 和 PD 的发生有关。在 AD 和 PD 样疾病模型中,PGRN 的过表达提供了对病理性蛋白沉积和毒性的保护,并抑制了表型进展。FAM171A2(family with sequence similarity 171 member A2)是一种新的 PGRN 产生的遗传调控因子,靶向 FAM171A2 可能通过调节脑 PGRN 水平改变神经退行性疾病的风险,提示 FAM171A2 可能是治疗 PD 的潜在靶点[35]。

4 精神障碍性疾病作用靶点

随着社会的快速发展,当代人的生活压力不断增大,精神障碍性疾病的发病率也逐年增大。精神障碍性疾病的种类多种多样,常见的有精神分裂症、老年性痴呆、抑郁症等。

4.1 精神分裂症作用靶点

酪氨酸磷酸酶(protein tyrosine phosphatase1 B,PTP1B)的

内源性抑制剂 Lmo4 缺陷小鼠表现出类似焦虑的行为，通过局部 *shRNA* 敲除或抑制 PTP1B 可以减轻这种症状，提示 PTP1B 可能是改善精神分裂症（schizophrenia，SZ）的潜在靶标之一[36]。

5 自身免疫性疾病

自身免疫性疾病的特征是对自身抗原的免疫耐受性丧失，导致慢性炎症和对特定靶器官或多器官系统的不可逆转损害。自身免疫性疾病包括类风湿关节炎（rheumatoid arthritis，RA）、系统性红斑狼疮（systemic lupus erythematosus，SLE）、多发性硬化症（multiple sclerosis，MS）等各类复杂疾病，影响 5% 的世界人口，其中大约 80%～90% 是女性[37]。

5.1 类风湿关节炎作用靶点

5.1.1 RGS1 在类风湿关节炎（rheumatoid arthritis，RA）患者中，G 蛋白信号转导调节因子 1（regulator of G-protein signaling 1，RGS1）蛋白高表达，沉默 *RGS1* 可抑制 TLR 信号通路，降低血清 TNF-α、IL-1β 和 IL-17 水平、脾指数、血管密度及 Toll 样受体（Toll - like receptor，TLR）-3、血管内皮生长因子（vascular endothelial growth factor，VEGF）、MMP2、MMP9、白细胞介素 1 受体相关激酶-4（interleukin 1 receptor-associated kinase-4，IRAK4）的表达水平，提示 RGS1 是 RA 治疗的潜在新治疗靶点[38]。

5.1.2 CARD6 细胞凋亡蛋白募集结构域蛋白 6（caspase recruitment domain protein 6，CARD6）过表达可阻断 TNFR1/TRAF2/NF-κB 信号转导通路，下调促炎细胞因子和趋化因子的表达，减轻 CIA 小鼠的炎症，改善组织病理学损伤，提示 CARD6 有望成为治疗 RA 的新靶点[39]。

5.1.3 LPA1 溶血磷脂酸受体 1（lysophosphatidic acid receptor 1，LPA1）可介导的 p38/MAPK 通路，抑制成纤维细胞样滑膜细胞的增殖和炎症，提示 LPA1 对 RA 具有潜在的调脂、抗关节炎和抑制滑膜增生的活性，LPA1 是治疗 RA 合并心血管疾病的潜在靶点[40]。

5.1.4 CD147 CD147 在 RA 患者的 CD4$^+$CD45RO$^+$ 记忆 T 细胞（CD4$^+$CD45RO$^+$ memory T cell，TMC）中被上调，抗 CD147 mAb 5A12 特异性抑制 TMC 的活化和增殖，进而抑制破骨细胞的生成[41]，CD147 可能是 RA 治疗的潜在靶点。

5.2 系统性红斑狼疮相关靶点

5.2.1 IL-12/IL-23 IL-12/IL-23 p40 的抗体通过抑制滤泡辅助 T（follicular helper T，Tfh）细胞，可有效改善慢性移植物抗宿主病，同时，抗 IL-12/IL-23 p40 的抗体在体外可抑制人 Tfh 细胞的分化，在系统性红斑狼疮（systemic lupus erythematosus，SLE）的治疗中起重要作用，提示 IL-12/IL-23 信号可能是 SLE 治疗的关键靶点[42]。

5.2.2 HMGB1 高迁移率族蛋白 B1（high mobility group protein B1，HMGB1）在 SLE 患者骨髓中高表达，HMGB1 抑制剂丙酮酸乙酯可以减轻 LN 的临床症状，延长 MRL/lpr 小鼠的存活时间，HMGB1 也可能是 SLE 患者治疗的良好靶点[43]。

5.2.3 CD276 免疫调节分子 CD276 基因缺陷或 CD276 特异性抗体处理的小鼠产生的抗 DNA 自身抗体水平明显高于野生型小鼠，且肾小球肾炎程度更严重，而重组 CD276 融合蛋白治疗能有效改善小鼠 SLE 的进展，减轻肾小球肾炎，减少自身抗体和补体在肾脏中的沉积，表明 CD276 具有改善免疫失衡的作用，CD276 是治疗 SLE 的潜在靶点[44]。

5.3 原发免疫性血小板减少症

5.3.1 A2AR 在原发性免疫性血小板减少症（primary immunologic thrombocytopenic purpura，ITP）患者体内，Treg 细胞和 Teff 细胞中腺苷 A2A 受体（adenosine A2A receptor，A2AR）的表达减少，A2AR 激动剂 CGS21680 能部分恢复 Th1/Th2/Th17/Treg 细胞亚群之间的不平衡状态，提示 A2AR 可能是 ITP 的潜在治疗靶点[45]。

5.3.2 CD70 对 ITP 患者 DC 细胞上 *CD70* 的沉默会降低 CD4$^+$CD25$^-$ T 淋巴细胞增殖和 Tregs 分化，同时诱导较高的 IL-10 和较低的 IFN-c 水平，提示 CD70 可能是治疗 ITP 的潜在靶点[46]。

5.3.3 IRF4 ITP 患者的干扰素调节因子 4（interferon regulatory factor 4，*IRF4*）基因和 Treg 细胞蛋白的表达水平低于健康组。抑制 *IRF4* 基因的转录可以减弱 Treg 细胞对 Th17 细胞的抑制作用。*IRF4* 缺陷型 Treg 细胞表现出 CD4$^+$CD25$^-$ Teffs 过度激活，导致免疫抑制功能受损和抑制活性受损，提示 IRF4 可能是治疗 ITP 的靶标[47]。

6 感染性疾病作用靶点

6.1 细菌感染作用靶点

凝血因子 Ⅶ、Ⅸ 和 Ⅹ 对革兰阴性细菌具有较强的抑制特性，这些因子通过其轻链（light chains，LCS）发挥抗菌作用。凝血因子 Ⅶ、Ⅸ 和 Ⅹ 是抗击革兰阴性"超级细菌"的新靶标[48]。

6.2 病毒感染作用靶点

6.2.1 β-arrestin 2 β-arrestin 2 通过 G 蛋白偶联受体信号通路调节多种细胞反应，促进病毒诱导的干扰素 β（Interferon-β，IFN-β）的产生和巨噬细胞中病毒的清除。β-arrestin 2 与环磷酸腺苷合成酶（cyclic GMP-AMP synthase，cGAS）相互作用，增加双链 DNA（double-stranded DNA，dsDNA）与 cGAS 的结合，促进环磷酸腺苷（cyclic GMP-AMP，cGAMP）的产生、干扰素基因下游刺激物和天然免疫应答，提示 β-arrestin 2 是抗病毒指标的潜在靶点[49]。

6.2.2 PARP11 ADP-核糖基转移酶类聚合酶家族成员 11（ADP-ribosyltransferase polymerase family member 11，PARP11）是 IFN-I 抗病毒效果的有效调节剂。PARP11 通过单 ADP 核糖基化泛素 E3 连接酶 β-TrCP 调节干扰素抗病毒反应，并可能成为提高干扰素抗病毒疗效的潜在药物作用靶点[50]。

6.2.3 NLK Nemo 样蛋白激酶（nemo-like kinase，NLK）可通过靶向线粒体抗病毒信号蛋白（mitochondrial antiviral signaling protein，MAVS）的降解来抑制病毒感染期间的抗病毒免疫反应。NLK 在线粒体或过氧化物酶体上的多个位点与 MAVS 相互作用并磷酸化，从而诱导 MAVS 的降解和随后干扰素调节因子 3（interferon regulatory Ffactor 3，IRF3）的失活，提示 NLK 可能是抗病毒药物作用靶点[51]。

6.2.4 OTUD4 卵巢肿瘤家族双激酶 4（ovarian tumor family deubiquitinase 4，OTUD4）可靶向 MAVS 进行双激酶化。病毒感染导致 OTUD4 的干扰素调节因子 3/7（interferon regulatory factor 3/7，IRF3/7）依赖性上调，OTUD4 与 MAVS 相互作用以去除 K48 连接的多泛素链，从而保持 MAVS 稳定性并促进先天抗病毒信号转导，提示 OTUD4 是治疗病毒性感染的潜在靶点。

6.2.5 S-IgG[52] 新出现的病毒，如 SARS-CoV、MERS-CoV 和 H7N9，导致致命的急性肺损伤（acute lung injury，ALI）。抗尖峰抗体（anti-spike IgG，S-IgG）通过影响炎症消退反应导致严重的 ALI。此外 S-IgG 消除了伤口愈合反应，促进了单核细胞趋化因子-1（monocyte chemotactic protein-1，MCP-1）和 IL-8 的产生，并促进了促炎单核细胞/巨噬细胞的募集和聚集，S-IgG 可能成为治疗 SARS 冠状病毒或其他病毒介导的肺损伤的潜在靶点[53]。

6.2.6 TRPC1 哺乳动物瞬时受体电位 C1（mammalian transient receptor potential C1，TRPC1）在单纯疱疹病毒 1 型（herpes simplex virus type 1，HSV-1）进入细胞中发挥特殊作用。HSV-1 糖蛋白 D 与 TRPC1 的第 3 个胞外区相互作用，这种相互作用促进了病毒的进入[54]。TRPC1 在 HSV-1 感染中起到了关键作用，该通道是抗 HSV 治疗的潜在靶点。

6.2.7 CD147 宿主细胞受体 CD147 可与 SARS-CoV-2 刺突蛋白之间相互作用。抗 CD147 抗体美珀珠单抗（meplazumab）能够在 Vero E6 和 BEAS-2B 细胞中去除 CD147 或阻断 CD147 从而抑制 SARS-CoV-2 的扩增，为开发特异有效的抗新冠肺炎药物提供了一个重要的靶点[55]。

6.3 结核病作用靶点

当人体感染结核菌时，结核菌可以分泌出毒力蛋白 Rv0222，Rv0222 可与宿主机体中的一种 E3 泛素连接酶 2（anaphase promoting complex subunit 2，ANAPC2）相互作用，抑制机体促炎性细胞因子的表达，有效抵抗来自人体免疫系统的攻击，从而导致结核菌逃离人体免疫系统识别而致病，提示 ANAPC2 可为新型抗结核药物的开发提供潜在靶点[56]。

7 代谢性疾病作用靶点

代谢类疾病指在体内生物化学过程发生障碍时，某些代谢物质如糖、脂肪、蛋白质、嘌呤、钙、铜等堆积或缺乏而引起的疾病。先天和后天致病因素均可造成代谢类疾病，主要包括肥胖及血脂异常、脂肪肝以及糖尿病等。

7.1 肥胖和血脂异常作用靶点

7.1.1 FPR2 在高脂饮食（high fiber diet，HFD）诱导的肥胖小鼠和 *db/db* 小鼠的白色脂肪组织中，甲酰基肽受体 2（formyl peptide receptor 2，FPR2）表达升高。*Fpr2* 敲除可以减轻 HFD 诱导的肥胖、高血脂和肝脂肪变性。*Fpr2* 缺失还会升高 HFD 小鼠体温，减少脂肪量，减少代谢组织中的巨噬细胞浸润和 M1 极化而抑制炎症，表明 FPR2 通过调节肌肉能量消耗、巨噬细胞趋化性和 M1 极化在肥胖症和相关代谢紊乱中起关键作用，FPR2 可能成为治疗 HFD 的靶标[57]。

7.1.2 HSPA12A 肥胖患者的脂肪热激蛋白 12A（heat shock protein family A member 12A，HSPA12A）表达增加，与体质量指数的增长呈正相关。*Hspa12a* 敲除抑制了原代脂肪细胞前体的分化以及分化过程中过氧化物酶体增殖物激活受体（peroxisome proliferators-activated receptor，PPARγ）和目标脂肪形成基因的表达，而 HSPA12A 的过表达促进了这种作用，提示 HSPA12A 可能成为治疗肥胖症的新型靶点[58]。

7.2 脂肪肝作用靶点

7.2.1 Mst1 巨噬细胞刺激物 1（macrophage stimulating 1，Mst1）是一种新型的线粒体上游调节因子，在 HFD 处理的肝脏中明显上调。*Mst1* 敲除可减弱 HFD 导致的肝损伤和持续的肝细胞活力；*Mst1* 敲低可保护肝细胞免受 HFD 攻击，从而逆转 Parkin 相关的线粒体损伤。Mst1 可通过 AMPK 途径调节 Parkin 的表达，AMPK 的抑制可以减弱 Parkin 相关的线粒体吞噬，改善肝细胞线粒体的凋亡，Mst1 是肥胖相关性肝病患者肝保护的潜在靶标[59]。

7.2.2 OPN 骨桥蛋白（osteopontin，OPN）通过与其受体整合素 $\alpha_v\beta_3$ 和 $\alpha_v\beta_5$ 结合，在补充了游离脂肪酸（free fat acid，FFA）的 HepG2 细胞非酒精性脂肪肝疾病（nonalcoholic fatty liver disease，NAFLD）小鼠肝脏中抑制自噬体-溶酶体融合。沉默 *Opn* 可减轻自噬损伤并减少脂质积聚，而过表达 *Opn* 则显示相反的效果。抗 OPNAb 抗体的治疗可显著减轻肝脏中脂肪变性和自噬损伤，OPN 可能是 NAFLD 治疗的潜在靶点[60]。

7.3 糖尿病作用靶点

补体 C1q/肿瘤坏死因子相关蛋白 13（CTRP13）可以增加 GTP 环水解酶 1（GTP cyclohydrolase 1，GCH1）的表达和四氢生物喋呤（tetrahydrobiopterin，BH4）的水平，以改善内皮一氧化氮合酶（endothelial nitric oxide synthase，eNOS）的耦合。此外，CTRP13 可以激活 PKA，增强了 PPARα 的磷酸化，将其募集到 GCH1 启动子，最终激活了内皮舒张功能。CTRP13 可能是糖尿病性血管病的潜在治疗靶点[61]。

8 罕见病作用靶点

8.1 成骨不全症作用靶点

丝束蛋白 3（plastin 3，PLS3）广泛表达于固体组织中，其

6

参与细胞骨架中肌动蛋白束的动态组装和分解,在骨骼发育调控中具有一定作用。*PLS3* 突变会导致罕见的连锁 X 成骨不全的发生。*PLS3* 基因敲除导致肌肉变形,PLS3 过表达导致小鼠肌肉纤维尺寸增加。PLS3 可能是治疗成骨不全症的新靶点[62]。

8.2 杜氏肌营养不良症

8.2.1 血幼素 血幼素(hemojuvelin BMP co-receptor,HJV)是一种膜结合蛋白,在杜氏肌营养不良症(Duchenne muscular dystrophy,DMD)患者和 mdx 小鼠以及老年人肌肉中显著下调,*HJV* 基因敲除小鼠显示肌肉萎缩、纤维化、减少跑步耐力和肌肉力量,而 *HJV* 基因的过表达通过直接与转化生长因子 βII(transforming growth factor-βII,TGF-βII)受体作用于肌膜抑制 TGF-β1/Smad3 信号通路,从而减缓营养不良和年龄相关的肌肉萎缩。HJV 有望成为改善 DMD 及年龄相关的肌肉萎缩的可靠治疗靶点[63]。

8.2.2 MPM 定位于粒体中的微肽(micropeptide inmitochondria,MPM)在 C2C12 成肌细胞体外分化、体内出生后早期骨骼肌发育和心脏毒素损伤后的肌肉再生过程中上调。*MPM* 沉默会抑制 C2C12 成肌细胞向肌管的分化,而 MPM 过表达则能刺激 C2C12 成肌细胞向肌管的分化,*MPM* 敲除小鼠表现出骨骼肌纤维较小,肌肉性能更差,肌肉再生受到损害现象。MPM 可能是肌肉营养不良治疗的潜在靶点[64]。

8.3 重症肌无力作用靶点

小核糖核酸宿主基因 16(small nucleolar RNA host gene 16,SNHG16)作为 ceRNA 在免疫过程中发挥着重要作用。SNHG16 在重症肌无力(myasthenia gravis,MG)患者的外周血单个核细胞中表达上调,敲除 *SNHG16* 基因可以抑制 Jurkat 细胞的增殖,促进细胞凋亡,同时也发现 SNHG16 通过结合 let-7c-5p 来调控 MG 关键基因 *IL*-10 的表达,SNHG16 有望成为 MG 新的治疗靶点[65]。

9 结语

针对恶性肿瘤、心脑血管疾病、神经退行性疾病、糖尿病、精神性疾病、自身免疫性疾病、耐药性致病菌感染、结核病、乙型肝炎和艾滋病、人感染禽流感病 10 类(种)疾病,中国提出要自主创制疗效好、毒副作用小、市场前景大和具有自主知识产权的新药。随着生命科学和医药领域技术的发展,近年中国学者在疾病的发生机制和药物作用靶点研究领域取得众多的成果,在研究水平上大幅提高,逐步与国际接轨,接近发达国家的水平。

新药靶点研究属于技术范畴的基础研究,是原始创新的基础之一。药物靶点的研究虽然距离临床应用和产业化还有相当的距离,但这是原始创新的开端之一。创新药物的研究开发模式之一是始于新的药物作用靶点的发现,并在此基础上发现新药,历经临床前、临床的系统研究,直至产业化,是一个有机衔接的长达 10~15 年连续过程。通过国家在

"十三五"期间对于我国制药企业和药品研发机构的综合创新能力的大力培育,创新药物研究开发的重心不断前移,建立形成以企业为主体、产学研紧密结合的创新药物研究开发的新格局和新模式。但是在新药靶点相关的原创性基础研究领域,由于距离产业化距离尚远,因此在重视程度和资金投入方面还较为欠缺。今后,还需要国家和企业对于基础研究能有更多的前瞻性的投入与支持。随着新药靶点研究进一步深入和拓展,必将不断取得突破性进展,使创新药物研究开发的能力与我国创新药物研究开发快速发展的需求相适应。

参 考 文 献

[1] He J, Huang H, Du Y, *et al*. Association of DCBLD2 upregulation with tumor progression and poor survival in colorectal cancer[J]. *Cell Oncol(Dordr)*,2020,43(3):409-420.

[2] Jiang J, Han P, Qian J, *et al*. Knockdown of ALPK2 blocks development and progression of renal cell carcinoma[J]. *Exp Cell Res*, 2020,392(2):112029.

[3] Wang L, Qi Y, Wang X, *et al*. ECHS1 suppresses renal cell carcinoma development through inhibiting mTOR signaling activation[J]. *Biomed Pharmacother*,2020,123(109750).

[4] Jiao D, Huan Y, Zheng J, *et al*. UHRF1 promotes renal cell carcinoma progression through epigenetic regulation of TXNIP[J]. *Oncogene*,2019,38(28):5686-5699.

[5] Yu S, Dai J, Ma M, *et al*. RBCK1 promotes p53 degradation via ubiquitination in renal cell carcinoma[J]. *Cell Death Dis*,2019,10(4):254.

[6] Shi QS, Zhang YH, Long J, *et al*. SSH3 promotes malignant progression of HCC by activating FGF1-mediated FGF/FGFR pathway[J]. *Eur Rev Med Pharmacol Sci*,2020,24(22):11561-11568.

[7] Mai Q, Sheng D, Chen C, *et al*. Steroid 5 alpha-reductase 3 (SRD5A3) promotes tumor growth and predicts poor survival of human hepatocellular carcinoma (HCC)[J]. *Aging(Albany NY)*, 2020,12(24):25395-25411.

[8] Zhao Q, Zheng B, Meng S, *et al*. Increased expression of SLC46A3 to oppose the progression of hepatocellular carcinoma and its effect on sorafenib therapy[J]. *Biomed Pharmacother*, 2019, 114:108864.

[9] Jin C, Chen Z, Shi W, *et al*. Tropomodulin 3 promotes liver cancer progression by activating the MAPK/ERK signaling pathway[J]. *Oncol Rep*,2019,41(5):3060-3068.

[10] Li Z, Rong L, Lian H, *et al*. Knockdown MTMR14 promotes cell apoptosis and inhibits migration in liver cancer cells[J]. *Gene*,2019, 691:106-113.

[11] Zhang R, Liu J, Zhang W, *et al*. EphA5 knockdown enhances the invasion and migration ability of esophageal squamous cell carcinoma via epithelial-mesenchymal transition through activating Wnt/beta-catenin pathway[J]. *Cancer Cell Int*,2020,20:20.

[12] Di X, He G, Chen H, *et al*. High-mobility group box 1 protein mod-

ulated proliferation and radioresistance in esophageal squamous cell carcinoma[J]. *J Gastroenterol Hepatol*, 2019, 34(4):728-735.

[13] Che Y, Li Y, Zheng F, et al. TRIP4 promotes tumor growth and metastasis and regulates radiosensitivity of cervical cancer by activating MAPK, PI3K/AKT, and hTERT signaling[J]. *Cancer Lett*, 2019, 452:1-13.

[14] Zhang H, Pan YZ, Cheung M, et al. LAMB3 mediates apoptotic, proliferative, invasive, and metastatic behaviors in pancreatic cancer by regulating the PI3K/Akt signaling pathway[J]. *Cell Death Dis*, 2019, 10(3):230.

[15] Tang B, Yang Y, Kang M, et al. m(6)A demethylase ALKBH5 inhibits pancreatic cancer tumorigenesis by decreasing WIF-1 RNA methylation and mediating Wnt signaling[J]. *Mol Cancer*, 2020, 19 (1):3.

[16] Wu D, Lv J, Zhao R, et al. PSCA is a target of chimeric antigen receptor T cells in gastric cancer[J]. *Biomark Res*, 2020, 8:3.

[17] Zhao LJ, Fan QQ, Li YY, et al. LSD1 deletion represses gastric cancer migration by upregulating a novel miR-142-5p target protein CD9[J]. *Pharmacol Res*, 2020, 159:104991.

[18] Yao FZ, Kong DG. Identification of kinesin family member 3B (KIF3B) as a molecular target for gastric cancer[J]. *The Kaohsiung J Med Sci*, 2020, 36(7):515-522.

[19] Ren F, Zhao Q, Liu B, et al. Transcriptome analysis reveals GPNMB as a potential therapeutic target for gastric cancer[J]. *J Cell Physiol*, 2020, 235(3):2738-2752.

[20] Dong YD, Yuan YL, YU HB, et al. SHCBP1 is a novel target and exhibits tumorpromoting effects in gastric cancer[J]. *Oncol Rep*, 2019, 41(3):1649-1657.

[21] Li G, Zhang J, Xu Z, et al. ERalpha36 as a Potential Therapeutic Target for Tamoxifen-Resistant Breast Cancer Cell Line Through EGFR/ERK Signaling Pathway[J]. *Cancer Manag Res*, 2020, 12:265-275.

[22] Sun Y, Liu T, Xian L, et al. B3GNT3, a direct target of mir-149-5p, promotes lung cancer development and indicates poor prognosis of lung cancer[J]. *Cancer Manag Res*, 2020, 12:2381-2391.

[23] Li L, Ng SR, Colon CI, et al. Identification of DHODH as a therapeutic target in small cell lung cancer[J]. *Sci Transl Med*, 2019, 11 (517).

[24] Peng F, Li Q, Niu SQ, et al. ZWINT is the next potential target for lung cancer therapy[J]. *J Cancer Res Clin Oncol*, 2019, 145(3):661-673.

[25] Li C, Sun XN, Chen BY, et al. Nuclear receptor corepressor 1 represses cardiac hypertrophy[J]. *EMBO Mol Med*, 2019, 11:e9127.

[26] Du Y, Zhang S, Yu H, et al. Autoantibodies against beta1-adrenoceptor exaggerated ventricular remodeling by inhibiting ctrp9 expression[J]. *J Am Heart Assoc*, 2019. 8(4):e010475.

[27] Long J, Chen J, Wang Q, et al. NFAT activating protein with ITAM motif 1 (NFAM1) is upregulated on circulating monocytes in coronary artery disease and potentially correlated with monocyte chemotaxis[J]. *Atherosclerosis*, 2020. 307:39-51.

[28] Zhang FC, Xia XH, Chai RJ, et al. Inhibition of USP14 suppresses the formation of foam cell by promoting CD36 degradation[J]. *J Cell Mol Med*, 2020, 24(6):3292-3302.

[29] Xie G, Dai H, Liu F, et al. A dual role of ATM in ischemic preconditioning and ischemic injury[J]. *Cell Mol Neurobiol*, 2020, 40:785-799.

[30] Wang G, Weng Y, Chiang I, et al. Neutralization of lipocalin-2 diminishes stroke-reperfusion injury[J]. *Int J Mol Sci*, 2020, 21.

[31] 莫睿, 魏智民, 杨云生, 等. 抗衰老机制研究进展[J]. 解放军医学杂志, 2017, 42(008):743-748.

[32] Cen XF, Chen YY, Xu XY, et al. Pharmacological targeting of MCL-1 promotes mitophagy and improves disease pathologies in an Alzheimer's disease mouse model[J]. *Nat Commun*, 2020, 11:5731.

[33] Shih YH, Tu LH, Chang TY, et al. TDP-43 interacts with amyloid-β, inhibits fibrillization, and worsens pathology in a model of Alzheimer's disease[J]. *Nat Commun*.

[34] 李晓月, 倪赛佳, 姚增莹, 等. TREM2 在阿尔兹海默病中的研究进展[J]. 中国药理学通报, 2020, 36(08):1049-1053.

[35] Xu W, Han SD, Zhang C, et al. FAM171A2 the gene is a key regulator of progranulin expression and modifies the risk of multiple neurodegenerative diseases[J]. *Sci Adv*, 2020, 6.

[36] Qin ZH, Zhang L, Cruz SA, et al. Activation of tyrosine phosphatase PTP1B in pyramidal neurons impairs endocannabinoid signaling by tyrosine receptor kinase trkB and causes schizophrenia-like behaviors in mice[J]. *Neuropsychopharmacology*, 2020, 45:1884-1895.

[37] Wu Q, Cao F, Tao J, et al. Pentraxin 3: A promising therapeutic target for autoimmune diseases[J]. *Autoimmun Rev*, 2020, 19 (12):102584.

[38] Hu X, Tang J, Zeng G, et al. RGS1 silencing inhibits the inflammatory response and angiogenesis in rheumatoid arthritis rats through the inactivation of Toll-like receptor signaling pathway[J]. *J Cell Physiol*, 2019, 234 (11):20432-20442.

[39] Zhao M, He H, Yin J. CARD6 protects against collagen-induced rheumatoid arthritis in mice through attenuating the inflammatory response and joint destruction via suppression of TNFR1/TRAF2 signaling[J]. *Biochem Biophys Res Commun*, 2020, 526 (4):1092-1099.

[40] Wang H, Tu S, Yang S, et al. Berberine modulates lpa function to inhibit the proliferation and inflammation of FLS-RA via p38/ERK MAPK pathway mediated by LPA1[J]. *Evid Based Complement Alternat Med*, 2019:2580207.

[41] Guo N, Ye S, Zhang K, et al. A critical epitope in CD147 facilitates memory CD4 (+) T-cell hyper-activation in rheumatoid arthritis [J]. *Cell Mol Immunol*, 2019, 16 (6):568-579.

[42] Gao Y, Zeng Y, Xue W, et al. Anti-IL-12/23 p40 antibody attenuates chronic graft-versus-host disease with lupus nephritis via inhibiting Tfh cell in mice [J]. *Biomed Pharmacother*, 2020, 129:110396.

［43］ Ji J，Fu T，Dong C，et al. Targeting HMGB1 by ethyl pyruvate ameliorates systemic lupus erythematosus and reverses the senescent phenotype of bone marrow-mesenchymal stem cells［J］. Aging (Albany NY)，2019，11（13）：4338-4353.

［44］ Zheng X，Xiao ZX，Hu L，et al. Dendritic cell-associated B7-H3 suppresses the production of autoantibodies and renal inflammation in a mouse model of systemic lupus erythematosus［J］. Cell Death Dis，2019，10（6）：393.

［45］ Lu Y，Cheng L，Li F，et al. The abnormal function of CD39（+） regulatory T cells could be corrected by high-dose dexamethasone in patients with primary immune thrombocytopenia［J］. Ann Hematol，2019，98（8）：1845-1854.

［46］ Zhang X，Wang Y，Zhang D，et al. CD70-silenced dendritic cells induce immune tolerance in immune thrombocytopenia patients［J］. Br J Haematol，2020，191（3）：466-475.

［47］ Tang M，Cheng L，Li F，et al. Transcription factor IRF4 dysfunction affects the immunosuppressive function of treg cells in patients with primary immune thrombocytopenia［J］. Biomed Res Int，2019：1050285.

［48］ Chen J，Li X，Li L，et al. Coagulation factors VII, IX and X are effective antibacterial proteins against drug-resistant Gram-negative bacteria［J］. Cell Res，2019，29（9）：711-724.

［49］ Zhang Y，Li M，Li L，et al. beta-arrestin 2 as an activator of cGAS-STING signaling and target of viral immune evasion［J］. Nat Commun，2020，11（1）：6000.

［50］ Guo T，Zuo Y，Qian L，et al. ADP-ribosyltransferase PARP11 modulates the interferon antiviral response by mono-ADP-ribosylating the ubiquitin E3 ligase beta-TrCP［J］. Nat Microbiol，2019，4（11）：1872-1884.

［51］ Li SZ，Shu QP，Song Y，et al. Phosphorylation of MAVS/VISA by Nemo-like kinase（NLK）for degradation regulates the antiviral innate immune response［J］. Nat Commun，2019，10（1）：3233.

［52］ Liuyu T，Yu K，Ye L，et al. Induction of OTUD4 by viral infection promotes antiviral responses through deubiquitinating and stabilizing MAVS［J］. Cell Res，2019，29（1）：67-79.

［53］ Liu L，Wei Q，Lin Q，et al. Anti-spike IgG causes severe acute lung injury by skewing macrophage responses during acute SARS-CoV infection［J］. JCI Insight，2019，4（4）.

［54］ He D，Mao A，Li Y，et al. TRPC1 participates in the HSV-1 infection process by facilitating viral entry［J］. Sci Adv，2020，6（12）：eaaz3367.

［55］ Wang K，Chen W，Zhang Z，et al. CD147-spike protein is a novel route for SARS-CoV-2 infection to host cells［J］. Signal Transduct Target Ther，2020，5（1）：283.

［56］ Wang L，Wu J，Li J，et al. Host-mediated ubiquitination of a mycobacterial protein suppresses immunity［J］. Nature，2020，577（7792）：682-688.

［57］ Chen X，Zhuo S，Zhu T，et al. Fpr2 deficiency alleviates diet-induced insulin resistance through reducing body weight gain and inhibiting inflammation mediated by macrophage chemotaxis and M1 polarization［J］. Diabetes，2019，68（6）：1130-1142.

［58］ Zhang X，Chen X，Qi T，et al. HSPA12A is required for adipocyte differentiation and diet-induced obesity through a positive feedback regulation with PPARgamma［J］. Cell Death Differ，2019，26（11）：2253-2267.

［59］ Zhou T，Chang L，Luo Y，et al. Mst1 inhibition attenuates non-alcoholic fatty liver disease via reversing Parkin-related mitophagy［J］. Redox Biol，2019，21：101120.

［60］ Tang M，Jiang Y，Jia H，et al. Osteopontin acts as a negative regulator of autophagy accelerating lipid accumulation during the development of nonalcoholic fatty liver disease［J］. Artif Cells Nanomed Biotechnol，2020，48（1）：159-168.

［61］ Wang C，Chao Y，Xu W，et al. CTRP13 preserves endothelial function by targeting GTP cyclohydrolase 1 in diabetes［J］. Diabetes，2020，69（1）：99-111.

［62］ Hu J，Li LJ，Zheng WB，et al. A novel mutation in PLS3 causes extremely rare X-linked osteogenesis imperfecta［J］. Mol Genet Genomic Med，2020，8（12）：e1525.

［63］ Zhang P，He J，Wang F，et al. Hemojuvelin is a novel suppressor for Duchenne muscular dystrophy and age-related muscle wasting［J］. J Cachexia Sarcopenia Muscle，2019，10（3）：557-573.

［64］ Lin YF，Xiao MH，Chen HX，et al. A novel mitochondrial micropeptide MPM enhances mitochondrial respiratory activity and promotes myogenic differentiation［J］. Cell Death Dis，2019，10（7）：528.

［65］ Wang J，Cao Y，Lu X，et al. Identification of the regulatory role of lncRNA SNHG16 in myasthenia gravis by constructing a competing endogenous RNA network［J］. Mol Ther Nucleic Acids，2020，19：1123-1133.

仿生药物分析新材料研究进展

卜羽思,解笑瑜,王嗣岑

（西安交通大学医学部药学院,西安 710061）

摘要 近年来,基于细胞、细胞膜等生物材料所制备的材料备受关注,因为他们具有独特的仿生和生物界面的能力,已在药物递送、肿瘤化疗和免疫调节等方面应用广泛。将基于细胞、细胞膜等生物材料所开发的仿生材料应用于药物分析领域有助于推动中药现代化的进程。本文通过检索我国学者 2019—2021 年度发表的文献,综述了基于细胞或细胞膜等生物材料所开发的仿生材料在药物分析研究领域中所取得的新进展。

中药有效成分的发现是在中药资源中寻找候选药物的重要途径之一,如何快速准确地筛选有效成分是新药开发所面临的重要课题[1]。

近年来,来源于自然界的细胞基元材料,如细胞、细菌、噬菌体、细胞膜等生物材料,很好地弥补了合成材料在生物医学领域应用中的生物相容性、功能性和安全性等缺陷[2]。如,细胞膜涂层纳米技术是一种将天然来源的细胞膜涂覆在纳米粒子表面以此赋予纳米粒子生物界面能力的技术[3],将生物材料与合成材料的不同功能整合到一个系统,使合成的系统既继承了源细胞的天然性能及复杂的生物界面,又保持了无机合成材料的优良特性[4]。

因此,将基于自然界的细胞基元材料与合成材料所开发的仿生材料应用到药物分析领域,有助于提高从中药中筛选发现活性化合物的效率。本文通过检索我国学者 2019—2021 年度发表的相关文献,介绍我国在仿生材料应用于药物分析研究中所取得的进展。

1 基于细胞的仿生材料在中药活性化合物筛选中的应用

细胞作为生命活动的最小单位,为药物筛选提供了大量有关基本生物和疾病过程的信息,近年来基于细胞的药物筛选依然是研究的热点。基于细胞的药物筛选不仅为药物发现提供了有关药物活性、作用机制和成药性等相关数据,还具有准确、稳定且易于评价的优点。此外,基于细胞的药物筛选比基于分子水平的药物筛选更能反映被筛选化合物的生物活性。细胞资源易得且培养经济,因此基于细胞的药物筛选相比基于动物模型的药物筛选,更适合大规模药物筛选。

王菲等[5]基于细胞表型测定和分析,通过待测化合物对 MG-63、U2OS 和 HOS 骨肉瘤细胞和 O2 人正常细胞上的人乳酸脱氢酶 A 表达水平的对比分析等实验,确定了抗肿瘤细胞增值化合物,最终发现了 3 种细胞活性 hLDHA 抑制剂。目前基于细胞的筛选方法通常是简单地利用二维细胞微环境进行筛选,但二维细胞培养在细胞之间具有接触抑制,不能完全模拟体内的三维环境,因此可能出现误导性或假阳性结果。三维细胞培养则能很好地解决这一问题,可以更好地反映体内细胞行为和对药物的反应。因此,潘宇翔等[6]以动态、实时、高通量和无标记的方式建立了一种基于三维细胞的电池/基质胶-基板阻抗传感器以检测细胞活动,通过不同待测化合物检测器所给出的阻抗数据和电导率来评价所筛选的抗癌药物对 3D 培养的肿瘤细胞的疗效,这一检测方法灵敏度高,相关性好,将成为 3D 细胞监测和抗癌药物筛选的高通量和无创实时检测平台。

微流控技术是具有特殊功能性的微流体系统技术,它具有微通道和微结构,可将样品的前处理、反应、检测等多步骤集成在厘米大小的芯片中,具有高通量、损耗低和廉价的优点,可作为药物高通量筛选的平台。唐强强等[7]采用羟基磷灰石(HA)作为流控芯片组件来高度模拟骨骼环境,将具有微通道的 HA 基板由薄的聚二甲基硅氧烷(PDMS)层密封,制成 HA-PDMS 微流控芯片培养成骨细胞,用以高通量药物筛选。魏芬等[8]开发出基于色谱分析技术的细胞筛选模型,将细胞采用 3D 模型培养在为载体表面制备成色谱柱固定相,用以筛选目的活性化合物,所建立的 3D 细胞色谱模型实现了动态分析和生物分析的完美结合,为中药活性化合物的筛选方法拓展了思路。

2 基于细胞膜的仿生材料在中药活性化合物筛选中的应用

2.1 胞膜色谱

细胞膜色谱是一种仿生的亲和色谱技术,它是从动物或组织中提取细胞膜,然后将细胞膜通过自融合的方式包裹在活化后的硅胶表面制备色谱固定相,然后结合液相色谱技术,动态地研究药物与细胞膜上受体的相互作用。细胞膜色谱法兼具生物亲和特性和色谱分析特性,已被广泛用于中药活性成分的筛选工作。

闫向丽等[9]采用细胞膜色谱法联合网络药理学,探讨补阳还五汤促进缺血性脑卒中康复的作用机制。他们利用细胞膜色谱法从补阳还五汤供试液中筛选出 13 个与海马神经元细胞特异性结合的成分,并通过网络药理学分析确定了补阳还五汤可能通过调节叉头转录因子信号通路、腺苷酸激活蛋白激酶信号通路、核转录因子-κB 信号通路、细胞凋亡等信号通路促进缺血性脑卒中的康复。许晴等[10]运用 Western blotting 法检测筛选 VEGF 受体高表达细胞株并构建 VEGF 受体细胞膜色谱,利用构建好的色谱系统对人参皂苷 Rb1、Rb2、Rb3、Rc、Rd、Rg1、Rg2、Rg3、Rh1、Ro、F2、五味子甲素、五味子乙素、五味子醇甲、五味子醇乙进行 VEGF 受体结合强度的检测分析,最终发现人参皂苷 Rb2 能与 VEGF 受体结合,且显著促进 ECV304 细胞增殖。吴勇辉等[11]采用细胞膜色谱法筛选夏枯草中抗人乳腺癌细胞 MDA-MB-231 的效应成分,检测出结合于 MDA-MB-231 细胞膜上的成分有芦丁、迷迭香酸,并结合 CCK8 法检测出芦丁、迷迭香酸均在实验浓度对 MDA-MB-231 细胞有明显抑制作用。刘丽等[12-13]采用人牙周细胞膜制备成细胞膜色谱固定相,用于筛选能够治疗慢性牙周炎的中药活性化合物,从中药三七、豆子、甘草、丹参、续断、杜仲的提取物中筛选出了数种能够与人牙周细胞膜上受体相互作用的化合物。为探索不同温度下抗血小板聚集药物的效果,李欧等[14]建立了血小板细胞膜色谱模型,利用色谱系统的柱温箱控制细胞膜受体上的温度,首次研究了不同温度下抗血小板聚集药物的保留特性。

此外,细胞膜色谱还可与不同的分析方法联用。单纯使用细胞膜色谱,在从作用于特定受体的成分群中筛选鉴定目标活性组分时,存在柱使用寿命短、分析过程较慢等缺陷,将细胞膜色谱与质谱等手段联用可以解决以上问题。林园园等[15]构建了 MrgprX2-HEK293 细胞膜色谱模型并将其与 HPLC-ESI-IT-TOF-MS 二维在线联用,对苍耳子中抗过敏组分进行筛选鉴定,后续的 β-氨基己糖苷酶释放及组胺释放实验证明,筛选出的抗过敏组分噻嗪双酮苷具有一定的抗过敏活性。所建立的细胞膜色谱与 HPLC-ESI-IT-TOF-MS 二维在线联用系统具有实时和快速的生物分析和鉴定的功能。吴灿等[16]采用成骨细胞建立了细胞膜色谱/超高效液相色谱-飞行时间质谱(CMC/UPLC-TOF/MS)的分析方法,用以快速筛选中药方剂六味地黄汤中潜在的抗骨质疏松活性成分,所筛选出的成分通过细胞试验和斑马鱼骨质疏松模型试验验证了筛选结果梓醇的体内外药效作用。这种将细胞膜色谱与超高效液相色谱-飞行时间质谱联用的方法具有操作简便、快速、高效灵敏的优势。

为避免细胞膜上存在的额外受体与中药中其他化合物结合而引起假阳性,研究人员采用基因工程的策略控制细胞膜表面受体的表达。通过基因工程改造细胞可使细胞膜表达高水平的目标受体,为后续细胞膜色谱固定相特异性靶向提供保障,目前常用慢病毒转染等转基因方法在 HEK293 等细胞系上构建高表达载体。MRGPRX2 是一种与过敏反应密切相关的 G 蛋白偶联受体,它被认为是鉴定抗过敏化合物的理想药物靶点。谢一彤等[17]构建了以 MRGPRX2 受体高表达的细胞膜色谱固定相作为筛选主体的细胞膜色谱,并将其与质谱联用,从中药钩藤中筛选出 6 种生物碱,其中去氢钩藤碱和异钩藤碱的药理学实验证明其在体内外均能抑制类

过敏反应。贾倩倩等[18]构建了 MRGPRX2 受体高表达的细胞膜色谱模型,在线耦合高效液相色谱结合离子阱飞行时间多级质谱系统,用于抗过敏药物的筛选和鉴定,所建立的高表达受体模型成功地从中药防己中筛选出 3 个活性成分:prim-O-glucosylcimifugin、cimifugin 和 4′-O-β-d-glucosyl-5-O-methylvisamminol。后续的计算机分子模拟实验和组胺释放实验等均初步证明所筛选化合物的抗过敏活性。此外,吕艳妮等[19]利用血管紧张素转换酶 2(ACE2)作为药物识别靶蛋白,构建了 ACE2 过表达的 HEK293T 细胞系,获得了基因工程化的细胞膜。随后建立了 ACE2/CMC-HPLC-IT-TOF-MS 系统来筛选麻黄中潜在的抗病毒化合物,所筛选出的化合物麻黄碱、伪麻黄碱和甲基麻黄碱被鉴定为能够抑制 SARS-CoV-2 刺突假病毒进入 ACE2h 细胞的阻断剂,显示出所筛选化合物对 COVID-19 潜在的治疗能力。

尽管基因工程的策略能够提高目标靶蛋白在宿主细胞膜上的表达,但细胞膜上始终存在其他不相关受体和蛋白,所制备的细胞膜涂层药物筛选材料仍存在特异性不理想的缺点。为克服这一问题,付佳等[20]通过细胞膜表面功能化策略获得了纯化受体的细胞膜涂层材料作为细胞膜色谱固定相,通过在表皮生长因子受体(EGFR)的 N 端设计一个 SNAP 标签,构建了带有融合受体的 HEK293 细胞。同时在硅胶表面修饰了一种 SNAP-tag 底物:O^6-苄基鸟嘌呤(BG)衍生物,通过利用 BG 和位于 SNAP-tag 的活性位点 Cys145 之间的特异性结合亲和力,构建了带有 SNAP 标签的 EGFR/CMC-HPLC-IT-TOF-MS 系统,所构建的药物筛选系统具有稳定性和识别能力。细胞膜上 SNAP 标签的存在保证了 EGFR 细胞膜部分能够通过共价键吸附在载体上,通过 SNAP 标签策略所构建的药物筛选系统成功地从淫羊藿中筛选出 4 种 EGFR 拮抗剂,这种工程细胞膜策略可为增强药物发现中的细胞膜涂层平台提供选择。

目前,混合细胞膜涂层策略也被引入细胞膜色谱研究中,混合细胞膜的涂层赋予了细胞膜色谱固定相多种药物筛选靶点,并利用互补功能增强混合细胞膜涂层平台的识别能力。付佳等[21]利用 EGFR 和 FGFR4 双混合细胞膜同时筛选多种受体特异性生物活性化合物,建立的双混合细胞膜色谱模型同时联用 HPLC-ESI-IT-TOF-MS$_n$ 用于鉴定中药丹参中的抗肿瘤活性化合物:丹酚酸 C、丹参酮 I、丹参酮 IIA 和隐丹参酮。这种混合细胞膜涂层策略所开发的细胞膜色谱满足了细胞膜色谱的设计定制和个性化要求,未来可集中于研究如何提高混合细胞膜的精度和重现性。

2.2 胞膜涂层纳米粒子

磁性纳米粒子具有超顺磁性、比表面积大和生物相容性好等优势,因此在肿瘤化疗、药物靶向、临床诊断等生物医学领域获得了广泛关注[22-23]。磁性纳米粒子具有优异的磁分离优势,在中药活性化合物筛选方面可进行推广应用。将细胞膜涂层纳米粒子用于中药活性化合物的筛选可为目的化

合物的筛选提供一种快速分离且温和无损的方式,因此开发出了多种基于细胞膜生物材料的磁性纳米筛选系统,并将其用于中药中活性化合物的筛选工作。齐晴灵等[24]开发了一种能够实现目标蛋白低损耗和自动在线分析的亲和力研究系统,从鼠巨噬细胞系(RAW264.7细胞)提取细胞膜,将其固定在磁珠表面,并与HPLC结合,用于筛选黄精中的活性化合物,所筛选出的化合物的药理活性得到了确认,此分析系统避免了耗时的分离工作,大大地提高了分析效率。

除了磁性纳米粒子,磁性碳纳米材料如磁性碳纳米管、磁性氧化石墨烯等是近年来研究广泛的生物医学材料,这些磁性碳纳米材料也被引入细胞膜涂层技术的研究领域。碳纳米管具有优异的电化学性能和生物相容性,基于碳纳米管材料的生物材料具有灵敏度高、成本低、比表面积大和兼容性良好等独特优势[25]。胡琪等[26]建立了一种新型的细胞膜涂层的磁性碳纳米材料平台,并将其用于从中药附子中靶向和分离潜在活性化合物。他们将磁性纳米粒子和高表达α_{1A}受体的细胞膜修饰在磁性碳纳米材料表面,以此制备出双功能化碳纳米管,然后将其用于从中药附子中快速靶向和分离生物活性化合物,所制备的材料表现出高吸附容量和高特异性的特点,所筛选出的化合物拉帕乌碱和苯甲酰美沙乌碱的活性经后续药理实验得到了验证。此外,磁性氧化石墨烯是磁性纳米颗粒和氧化石墨烯的复合物,具有纳米级的尺寸,其比表面积大,超顺磁性和生物相容性好,是生物医学领域很有前途的生物材料,目前已经在生物成像、生物传感器、靶向药物递送、癌症治疗和生物提取和分离等领域广泛应用[27]。胡琪等[28]构建了基于磁性氧化石墨烯材料的高表达EGFR细胞膜涂层的仿生药物筛选体系,所制备的细胞膜涂层磁性氧化石墨烯材料表现出优良的选择性和吸附性能,并从蒲公英中筛选出木犀草素和咖啡酸2种化合物。无论是基于磁性碳纳米管,还是磁性氧化石墨烯的细胞膜涂层仿生平台,都表现出了快速分离的特性,具有超大的比表面积和良好的生物相容性。

虽然细胞膜涂层磁性纳米材料目前已有多项成功应用的案例,但是在实际研究中,这种材料往往会暴露出细胞膜涂层脱落损失的缺陷,究其原因可能是由于纯物理吸附结合力相对较弱,无法保证筛选过程细胞膜涂层的强有力附着。因此,研究人员提出引入更强的亲和作用如共价键结合以解决上述问题。卜羽思等[29]开发了基于动态共价键策略的新型高表达α_{1A}受体的细胞膜涂层磁性纳米粒子,将磁性纳米粒子表面修饰醛基,通过丰富的醛基与细胞膜表面的氨基相结合,大大地提高了所制备材料的稳定性,经历连续5次吸附-解吸循环后识别率下降了3.4%。此外,胡琪等[30]开发了另一种新型策略,即用N-乙基-N'-(3-(二甲基氨基)丙基)碳二亚胺盐酸盐(EDC)和N-羟基琥珀酰亚胺(NHS)改性磁性碳纳米管,并通过共价键与$ephrinb_2$/HEK293细胞膜相互作用,保证了细胞膜涂层在磁性碳纳米管表面的强吸附力,

所制备的材料表现出良好的稳定性,与原始材料(40mg/g)损失量相比减少了20mg/g,为仿生药物筛选系统增强稳定性提供了新思路。

仿生细胞膜包覆的纳米粒子因其优越的生化特性而被广泛应用,由内而外的细胞膜涂层方式为纳米粒子提供了体内免疫逃避隐身功能。然而,当药物靶标是跨膜受体的细胞内结构域时,这会成为药物发现的障碍。因此细胞膜外覆的涂层方式已不能满足以胞内激酶结构域为药物结合位点的小分子酪氨酸激酶抑制剂发现的需求。同时,细胞膜工程通过精准修饰细胞膜表面的蛋白质或磷脂,为生物材料赋予了新的功能。这种精准修饰的工程策略最近已被用于功能化由内向外定向的细胞膜涂层纳米粒子,并将其用于从马钱子中发现小分子酪氨酸激酶抑制剂[31]。卜羽思等[31]制造了新颖的由内向外定向的细胞膜涂层磁性纳米粒子,用于以高灵敏度(检测限=0.4×10^{-3}μg/ml)捕获潜在的生物活性表皮生长因子受体拮抗剂。研究中,精准生物素化的人肺腺癌上皮(A549)细胞膜以由内而外的方向涂在磁性纳米粒子表面上,并用所制备的材料筛选了10,11-二甲氧基士的宁和马钱素,药理学研究验证了所筛选出化合物的潜在生物活性。这些结果表明,基于细胞膜的精准修饰的工程策略是一种灵活且通用的方法,可以满足不同受体筛选的需求。

2.3 其他材料

纤维素滤纸具有预定的孔道,可以允许细胞膜插入,纤维素表面的羟基有助于滤纸载体和细胞膜之间形成强亲和力的分子间氢键,同时纤维素滤纸具有一定程度疏水的表面,有利于细胞膜具有疏水性质的磷脂双分子层在滤纸表面的涂层固定[32]。此外,纤维素滤纸廉价易得,基于细胞膜涂层纤维素滤纸亲和材料的药物筛选系统具有简单、廉价的优点。徐亮等[33]选择纤维素滤纸作为无机载体,用于制备新型细胞膜涂层纤维素滤纸亲和材料,从中药白芷中筛选出栓翅芹烯醇、佛手柑和欧前胡素3种活性化合物,并在后续药理学数据库分析中推导γ-氨基丁酸受体α-1亚基是潜在靶点。

3 结论与展望

中药活性化合物的筛选与发现是中药现代化进程中至关重要的研究内容,也是药物发现的重要途径。以细胞或细胞膜等生物材料为筛选工具的研究方法将生物亲和与药物筛选有机统一为一个整体,在未来的药物筛选研究中将发挥越来越重要的作用。但是生物材料对环境中的酸碱度、离子强度、温度等非常敏感,并且活性差,因此开发高稳定性和高活性的筛选方法是未来研究的重要方向。相信随着生物医学的不断发展,基于生物材料的药物筛选技术将会更好地推进药物分析学科的发展。

参 考 文 献

[1] 周亚杰,冯鹏,冯敏,等.中药标准化——中药现代化、国际化

的需要［J］.现代商贸工业,2020,41(33):46-47.

［2］陈嘉锌,郭秋岩,徐承超,等.中药现代化研究的崭新模式:单细胞药理学［J］.药学学报,2021,56(12):3300-3312.

［3］隆梅,张钟,张攀,等.巨噬细胞膜伪装纳米颗粒的制备和功能表征［J］.现代生物医学进展,2021,21(14):2601-2606.

［4］马微薇,骆芙瑶,宁宝入,等.基于细胞膜伪装的纳米药物传递系统的研究进展［J］.中国药剂学杂志,2019,17(03):58-68.

［5］Wang F,Zhao QH,Liu JZ,et al. Identification of human lactate dehydrogenase A inhibitors with anti-osteosarcoma activity through cell-based phenotypic screening［J］. Bioorg Med Chem Lett,2020, 30(4):126909.

［6］Pan YX,Hu N,Wei XW,et al. 3D cell-based biosensor for cell viability and drug assessment by 3D electric cell/matrigel-substrate impedance sensing［J］. Biosens Bioelectron,2019,130(344-351.

［7］Tang QQ,Li XY,Lai C,et al. Fabrication of a hydroxyapatite-PDMS microfluidic chip for bone-related cell culture and drug screening ［J］. Bioactive Materials,2021,6(1):169-178.

［8］Wei F,Zhang XX,Cui P,et al. Cell-based 3D bionic screening by mimicking the drug-receptor interaction environment in vivo［J］. J Mater Chem B,2021,9(3):683-693.

［9］闫向丽,贺颖颖,白明,等.细胞膜固相色谱法联合网络药理学探讨补阳还五汤促进缺血性脑卒中康复的作用［J］.中国实验方剂学杂志,2022,28(02):191-198.

［10］许晴,李智,万梅绪,等.基于细胞膜色谱技术的人参皂苷及五味子木脂素与血管内皮生长因子受体的作用分析［J］.药物评价研究,2021,44(11):2379-2384.

［11］吴勇辉,杨安平,刘辉.细胞膜固相色谱法筛选夏枯草抗人乳腺癌细胞效应成分［J］.今日药学,2021,31(11):844-846 +852.

［12］刘丽,俞海龙,李雅萍,等.HPLC-CMC筛选6种中药材治疗慢性牙周炎的活性成分［J］.宁夏医学杂志,2021,43(08):700-702+672.

［13］刘丽,张新,李成,等.牙周细胞膜色谱联用高效液相筛选三七有效成分的研究［J］.宁夏医学杂志,2021,43(01):35-37.

［14］李欧,付真真,刘康妮,等.血小板细胞膜色谱构建及柱温研究 ［J］.中国药学杂志,2020,55(15):1289-1294.

［15］林园园,贾倩倩,孙卫,等.细胞膜色谱与HPLC-ESI-IT-TOF-MS二维在线联用筛选苍耳子中抗过敏组分［J］.中南药学,2019, 17(09):1397-1401.

［16］吴灿,许平翠,姚伟宣,等.成骨细胞膜色谱/超高效液相色谱-飞行时间质谱法快速筛选六味地黄汤抗骨质疏松活性成分 ［J］.色谱,2019,37(03):305-312.

［17］Xie YT,Wei D,Hu T,et al. Anti-pseudo-allergic capacity of alkaloids screened from Uncaria rhynchophylla［J］. New J Chem,2020, 44(1):38-45.

［18］Jia QQ,Sun W,Zhang LY,et al. Screening the anti-allergic components in Saposhnikoviae Radix using high-expression mas-related G protein-coupled receptor X2 cell membrane chromatography online coupled with liquid chromatography and mass spectrometry［J］. J Sep Sci,2019,42(14):2351-2359.

［19］Lv YN,Wang SS,Liang PD,et al. Screening and evaluation of anti-SARS-CoV-2 components from Ephedra sinica by ACE2/CMC-HPLC-IT-TOF-MS approach［J］. Anal Bioanal Chem,2021,413 (11):2995-3004.

［20］Fu J,Jia QQ,Liang PD,et al. Targeting and covalently immobilizing the EGFR through SNAP-Tag technology for screening drug leads ［J］. Anal Chem,2021,93(34):11719-11728.

［21］Fu J,Lv YN,Jia QQ,et al. Dual-mixed/CMC model for screening target components from traditional Chinese medicines simultaneously acting on EGFR & FGFR4 receptors［J］. Talanta,2019,192: 248-254.

［22］黄秀香,罗贞媚,潘立卫,等.磁性纳米粒子固定α-葡萄糖苷酶的制备与应用［J］.化学研究与应用,2020,32(12):2148-2152.

［23］蔡涛,张春林.磁性纳米材料在肿瘤诊断及治疗领域的应用进展［J］.生物骨科材料与临床研究,2019,16(06):67-69.

［24］Qi QL,Yu YM,Tang C. Screening of the potentially active compounds from Polygonatum sibiricum using RAW264. 7 cellular membranes coated magnetic beads fishing followed by HPLC analysis［J］. Biomed Chromatogr,2020,34(2):e4763.

［25］Li WK,Shi YP. Recent advances and applications of carbon nanotubes based composites in magnetic solid-phase extraction［J］. TrAC Trends Anal Chem,2019,118(652-665.

［26］Hu Q,Bu YS,Zhen XY,et al. Magnetic carbon nanotubes camouflaged with cell membrane as a drug discovery platform for selective extraction of bioactive compounds from natural products［J］. Chem Eng J,2019,364(269-279.

［27］He Y,Yi C,Zhang XL,et al. Magnetic graphene oxide:Synthesis approaches,physicochemical characteristics,and biomedical applications［J］. TrAC Trends Anal Chem,2021,136(116191.

［28］Hu Q,Zhang XL,Jia LL,et al. Engineering biomimetic graphenenanodecoys camouflaged with the EGFR/HEK293 cell membrane for targeted capture of drug leads［J］. Biomater Sci,2020,8(20): 5690-5697.

［29］Bu YS,Hu Q,Zhang XL,et al. A novel cell membrane-cloaked magnetic nanogripper with enhanced stability for drug discovery ［J］. Biomater Sci,2020,8(2):673-681.

［30］Hu Q,Bu YS,Cao RQ,et al. Stability designs of cell membrane cloaked magnetic carbon nanotubes for improved life span in screening drug leads［J］. Anal Chem,2019,91(20): 13062-13070.

［31］Bu YS,Zhang XL,Zhu AH,et al. Inside-out-oriented cell membrane biomimetic magnetic nanoparticles for high-performance drug lead discovery［J］. Anal Chem,2021,93(22):7898-7907.

［32］熊诗丹,刘卓,文勇,等.基于化学交联法固定抗体的新型纸基酶联免疫吸附法的研究［J］.微生物学免疫学进展,2021,49 (06):38-44.

［33］Xu L,Tang C,Li X,et al. Ligand fishing with cellular membrane-coated cellulose filter paper:a new method for screening of potential active compounds from natural products［J］. Anal Bioanal Chem, 2019,411(10):1989-2000.

纳米联合给药系统在肿瘤治疗领域的研究进展

杜雅楠　王蔚芹　吕慧侠

（中国药科大学药学院,南京 210009）

摘要　纳米给药系统具有高渗透和精确靶向的特性,能够明显降低药物的副作用和不良反应,提升疗效并改善患者预后情况。纳米联合给药系统在肿瘤治疗领域呈现广阔的应用前景,可通过多途径、多靶点协同发挥抗肿瘤效果。本文通过检索近年来我国学者在国内外学术期刊发表的相关文章,总结我国纳米联合给药系统在肿瘤治疗领域中的主要研究进展。

根据世界卫生组织数据,2020 年全球癌症新增病例达 1930 万例,死亡近 1000 万例,是全球主要疾病死因之一[1]。预计至 2040 年,每年将有 2750 万新发癌症病例[2]。我国癌症发病形势严峻,发病率与死亡率呈持续上升趋势,每年新发癌症病例约 429.2 万,因癌死亡病例约 281.4 万。癌症的早期发现、精准诊疗和有效治疗是提高治愈率的关键因素,可通过手术、化学疗法、电离放射疗法、激素疗法、靶向疗法等进行治疗[3]。

尽管癌症的治疗方法不断推陈出新,联合治疗和个体化治疗逐渐兴起,对恶性肿瘤的治疗效果有了很大提高,但化学疗法依然是常规且广泛使用的治疗方法。即便是精准的靶向治疗,也存在诸多无法避免的不良反应,肿瘤的转移性和耐药性一直是癌症治疗的难题[4]。据报告,每年具有耐药性表型的新癌症病例超过 50 万,其中超 90% 的化疗失败病例与多药耐药性有关[5]。

为解决肿瘤转移性和耐药性所导致的治疗效果不佳问题,联合治疗在一定程度上可针对致癌途径以协同作用发挥出较佳的治疗效果[6],如主动免疫治疗与放疗相结合治疗非小细胞肺癌[7]、联合放疗与化疗治疗老年胶质母细胞瘤患者[8]、结合光疗与细胞免疫疗法治疗乳腺癌等[9]。

随着纳米技术的发展,纳米给药系统以其能够提高稳定性和生物相容性、增强渗透性、滞留效应和精确靶向的特定优势,在肿瘤的联合治疗中发挥着重要的作用[10]。目前用于肿瘤治疗联合递送的无机纳米颗粒、聚合物胶束、树枝状大分子、脂质体、量子点、碳纳米管、蛋白质纳米载体、超分子纳米载体和有机纳米离子等的相关研究越来越多[11]。本文通过检索国内外学术期刊上发表的相关研究论文,总结我国纳米联合给药系统在肿瘤治疗领域中的主要研究进展。

1　聚合物胶束在肿瘤联合治疗中的应用研究

聚合物胶束是一种自组装胶体颗粒,由两亲性聚合物组成,即亲水性头部和疏水性尾部,具有优异的生物降解特性、免疫原性和低毒性,被广泛用于抗肿瘤药物的递送。

联合化疗是解决肿瘤对化疗药物产生耐药性问题的有效策略,聚合物胶束可以通过协同给药提高化疗效果[12]。

两种化疗药物协同给药时,聚合物胶束可控制它们的释放,基于此建立了一种顺铂(CDDP)交联的喜树碱(CPT)前体药物胶束(CPTP/CDDP),体外和体内测试均显示,与游离药物(CPT 或 CDDP)相比具有惊人抗肿瘤疗效[13]。

研究表明,肿瘤中含量丰富的炎症因子——前列腺素 2(PGE2),能促进癌细胞的增殖和化学抵抗。Huang 等[14]开发了一种胶束聚合纳米球,将化疗药物紫杉醇(PTX)封装在核心中,并通过肽接头(PLGLAG)将抗炎药物塞来昔布(CXB)结合到壳中,CXB 可以抑制 PGE2 的产生,使癌细胞对化疗敏感。

近年来化学免疫疗法发展潜力巨大,由于存在癌症干细胞(CSC),转移性乳腺癌可能对化学免疫疗法产生抗药性。将化疗药物紫杉醇(PTX),抗 CSC 剂硫利达嗪(THZ)和 PD-1/PD-L1 抑制剂 HY19991(HY)掺入具有胶束-脂质体双层结构的酶/pH 双敏感纳米颗粒中,可提高小鼠肿瘤内的药物浓度,并表现出显著的抗癌功效,降低了 CSC 的比例并增强了肿瘤组织中 T 细胞的浸润,从而延长了小鼠的存活期[15]。肿瘤细胞接受化学免疫疗法治疗时,及时过度活化自噬不仅能导致更多的肿瘤细胞死亡,还能参与内源性抗原呈递和免疫刺激物分泌。研究表明,同时诱导自噬细胞死亡和细胞凋亡是一种有希望的抗癌方式[16]。Wang 等[17]将自噬诱导剂 STF-62247 封装在胶束中,随后静电结合奥沙利铂前体药物(HA-OXA),给药后可以显著增强奥沙利铂诱导的癌症免疫治疗。

由于能够特异性地根除全身性肿瘤和控制转移,免疫疗法成为一种有吸引力的癌症治疗方法。免疫疗法可增强化疗效果,使用胶束将化疗药物递送至肿瘤部位以启动肿瘤凋亡和抗肿瘤免疫应答,随后联用免疫检查点抑制剂,可以缓解抑制并进一步促进抗肿瘤反应[18]。微卫星稳定结直肠癌(CRC)对免疫疗法具有耐药性,Zhang 等[19]使用胶束将槲皮素(Q)和阿兰内酯(A)以摩尔比 1∶4(Q∶A)进行协同递送,Q、A 能够通过诱导免疫原性细胞死亡(ICD)重新激活抗肿瘤免疫,引起细胞毒性,调节免疫抑制肿瘤微环境。

肿瘤微环境(TME)的异常特性阻碍了使用纳米颗粒的化疗药物的递送,通过抑制 TME 中的基质细胞或免疫抑制细胞可以提高化疗效果。Feng 等[20]首先递送多酚 α-芒果素使 CAFs 失活，促进肿瘤血管正常化并增强血液灌注，随后使用酸度敏感胶束递送化疗药物，这有利于化疗药物在肿瘤部位的浸润和分布。Wan 等[21]设计了一种双 pH 敏感胶束系统（PAH/RGX-104@ PDM/PTX），可以分别将肝 X 核受体（LXR）激动剂 RGX-104 和紫杉醇（PTX）输送到血管周围区域和肿瘤细胞，通过消耗骨髓来源的抑制细胞团（MDSCs）增强细胞毒性 T 细胞的抗肿瘤作用，与化疗产生协同作用。

涉及对癌细胞中失调的氧化还原稳态进行特异性操作的化学动力学疗法（CDT），正迅速成为一种新颖的疗法，但是肿瘤微环境酸度不足和 H_2O_2 上调限制了其应用。Wen 等[22]构建了一种适配体-前体偶联物（ApPdC）胶束，用于改进 CDT 的疗效，ApPdC 胶束能够通过级联生物正交反应在肿瘤细胞中原位活化和自循环产生有毒的 C 中心自由基，而不依赖于 H_2O_2 或 pH 水平，同时通过消耗 GSH 抑制肿瘤细胞对自由基的清除，从而产生协同 CDT 效应。

阻断转移过程对于癌症治疗至关重要。Jiang 等[23]设计了一种转移前生态位靶向胶束，同时包封两种低毒性的抗炎剂，用于调节转移前微环境和抑制肿瘤转移，在与化疗联合使用时有效地抑制原发性肿瘤生长和转移形成。在转移性乳腺癌的治疗中，将化疗药物多西紫杉醇（DTX）和具有抗转移活性的阿司匹林（ASP）通过胶束共同递送至细胞内，在 4T1 肿瘤小鼠中具有抑制肿瘤生长和肺转移的作用[24]。

2 树枝状大分子在肿瘤联合治疗中的应用研究

树枝状聚合物是一类合成聚合物，具有内部疏水空腔，精确的多个外围官能团，高度支化。因树枝状聚合物具有独特的结构特性，已成为药物递送有前途的载体。

树枝状聚合物丰富的表面官能团使其能够与药物共价结合，根据外部条件来影响药物释放行为。Xiang 等[25]将聚氨基吲哚胺（PAMAM）树枝状聚合物接枝顺铂前体（PAM/Pt）封装在热敏脂质体内部，光敏剂 ICG 加载在外层，ICG 加热引爆热敏脂质体以释放小尺寸的 PAM/Pt 纳米颗粒，肿瘤细胞内化 PAM/Pt 后，顺铂前体药物与 PAMAM 之间的共价键被还原性肿瘤环境还原，释放游离顺铂杀死肿瘤细胞。

虽然免疫疗法在抗癌方面具有很大的前景，但免疫抑制肿瘤微环境和全身毒性而导致的有限疗效阻碍了癌症免疫疗法的更广泛应用。Huang 等[26]设计了一种树枝状聚合物载体（TT-LDCP NPs），将针对免疫检查点配体 PD-L1 的 siRNA 和编码免疫刺激性 IL-2 的质粒 DNA 共同递送至肝癌细胞。这种双重递送选择性地靶向和重新编程免疫抑制肿瘤微环境，可以改善癌症免疫治疗。

由于药物的协同作用和癌症治疗的最小药物剂量，临床上经常使用联合化疗。Guo 等[27]合成了透明质酸修饰的胺封端的第四代聚酰胺树枝状大分子纳米粒子，用于顺铂和多柔比星的全身共递送（HA@ PAMAM-Pt-Dox）。结果表明，HA@ PAMAM-Pt-Dox 在提高顺铂和多柔比星在乳腺癌中的化疗疗效方面具有巨大潜力。

树枝状聚合物通常可以与其他载体共递送发挥协同作用。Zhou 等[28]开发了一种狂犬病病毒糖蛋白（RVG）扩增的分级靶向杂合体，运输含有 2 种药物（硼掺杂石墨烯量子点（B-GQDs）/阿霉素和 pH 响应性树枝状聚合物（pH-Den）/帕博西尼）的双重肿瘤穿透剂。RVG 修饰的杂合体（RVG-hybrids）通过脊髓运输和 pH 诱导的分层靶向聚集部分绕过 BBB，增强了药物在肿瘤处的积累。通过将 B-GQDs 和 pH-Den 递送至原位肿瘤，实现了磁电药物穿透和化疗的协同作用，延长了宿主的存活时间。

3 基于脂质的纳米颗粒在肿瘤联合治疗中的应用研究

基于脂质的纳米颗粒主要可以分为脂质体和脂质纳米颗粒，通过利用增强的通透性和保留效应（EPR）优先向肿瘤输送药物，在抗癌药物的联合用药中被广泛地作为传送系统。目前的研究主要聚焦在通过化学合成和物理方法增加脂质体与纳米颗粒的靶向运输和长效循环。

Liu 等[29]成功地设计和开发了一系列生物素修饰的脂质体，作为乳腺癌治疗的主动靶向药物递送系统，特别是打破了传统的单支化配体修饰脂质体的设计理念，首次制备了双支化生物素修饰脂质体。在体外摄取和体内分布实验中，双支化生物素修饰脂质体（（Bio2-Chol）Lip）对乳腺癌具有良好的靶向性。相比之下，SMVT 阴性表达的细胞对（Bio2-Chol）Lip 的摄取非常少，因此确保了非常低的全身毒性。此外，细胞毒性和凋亡检测表明，PTX-（Bio2-Chol）Lip 对乳腺癌的治疗效果优于其他 PTX 脂质体。

Zhang 等[30]利用脂质膜包裹的前体脂质体微粒生成阳离子脂质体，用携带 CYP1A1 siRNA 的阳离子脂质体处理 PAH 诱导的人肺泡腺癌细胞系，利用 RNAi 策略抑制 CYP1A1 基因的过度表达，可在体外下调 CYP1A1 mRNA、蛋白质及其酶活性，触发细胞凋亡并抑制多细胞肿瘤球体的形成。这一研究结果表明，通过使用涂有脂质膜的糖颗粒将脂质体的基因传递技术用于靶向 CY1PA1 等致癌基因能够产生抗癌效果，是一种可行且稳定的方法，未来可用于干预肺癌治疗。

除了上述通过化学合成修饰脂质体表面，Gao 等[31]采用超声靶向微泡破坏系统，设计了一种微泡脂质体复合物（IRMB-OxLipo），该复合物携带 FOLFIRINOX 组合中 3 种细胞毒性药物中的 2 种，即伊立替康和奥沙利铂。在胰腺癌的 Panc-01 3D 球体和 BxPC-3 人类异种移植小鼠模型中，测定 UTMD 后 IRMB-OxLipo 复合物的疗效。结果显示，使用 IRMB-OxLipo 复合物和超声波治疗的肿瘤比使用相同浓度的伊立替康/奥沙利铂治疗的肿瘤小 136%。

除脂质体，固体脂质纳米颗粒也在抗癌领域显示出较高潜力。Wang 等[32]将 SRF + DHA 联合使用,以提高肝癌治疗的疗效。由于 ApopB-100 的生物学组成与低密度脂蛋白(LDL)相似,可以有效提高 LDL 受体(LDLR)过表达肝肿瘤中纳米颗粒的靶向效率。将 SRF + DHA 装载在经 LDL(ApoB)修饰的脂质纳米粒表面,以提高肿瘤靶向应用。Luo[33]制备了一种硫酸软骨素修饰的脂质纳米粒,用于靶向肝癌细胞。硫酸软骨素与 N-乙酰半乳糖胺基转移酶(GalN-AcTs)的相互作用靶向高尔基体,从而抑制肿瘤细胞外基质的产生,用硫酸软骨素修饰脂质纳米粒可以通过表面受体 CD44 介导的内化将药物导入肝癌细胞和肝星状细胞。Chen[34]研究合成了一种适配子共轭配体,并设计了一种适配子功能化姜黄素(CUR)和卡巴齐他塞尔(CTX)共递 LPN(APT-CUR/CTX-LPN)。姜黄素作为聚合物核包裹药物,卡巴齐他塞尔脂质壳覆盖聚合物核的外表面形成屏障,防止药物快速泄漏,延长药物释放时间。这种新型 LPN 有望在体内实现向前列腺癌细胞和肿瘤异种移植物的双重药物输送,显示出协同联合治疗前列腺癌的潜力。

4 无机纳米粒子在肿瘤联合治疗中的应用研究

在各种纳米载体中,无机纳米材料具有优良的载货能力、高生物相容性以及化学、热和机械稳定性等,独特的性能使其成为最受欢迎的材料之一[35]。近年来,许多新技术如光热疗法(PTT)、光动力疗法(PDT)、免疫疗法等,已经被开发出来,联合治疗得到了迅速发展,以更有效、更安全地治疗癌症。金纳米颗粒、铂纳米颗粒、介孔二氧化硅纳米颗粒和磁性纳米颗粒等无机纳米颗粒在癌症的联合治疗得到应用。

近红外光热疗法具有热消融能力强、创伤小等优点,已成为肿瘤治疗的有力手段。由于无机纳米材料具有表面等离子体共振(LSPR)等特殊性质,在近红外激光激发 LSPR 后,共振能量通过辐射和非辐射弛豫的方式衰减,从而对周围介质产生局部热量,这些热量可用于在递送系统中进行热疗或触发药物释放[36]。这一特性使得无机纳米材料在化疗与光热疗法的癌症联合治疗中得到了迅速发展。Li 等[37]开发了一种 pH 响应和 CD44 靶向的透明质酸涂层金纳米棒(AuNRs@ SM/LA-LMWHA),将 pH 敏感基团与 LMWHA 结合以在微酸性肿瘤微环境下诱导纳米复合材料的聚集,表面 LMWHA 涂层使得纳米复合材料可以被表达 CD44 的癌细胞选择性吸收,AUNRs 赋予纳米复合材料优异的光热能力,同时装载化学药物阿霉素(DOX),用于联合化疗和光热治疗癌症以提高肿瘤治疗效率并减少 AuNRs 的副作用。Feng 等[38]设计了一种基于功能性 Au-NCs 的 Erl 和 Dox 顺序释放的光疗与化疗联合给药策略,制备了 2 种分别覆盖 pH 响应性聚丙烯酸(pA)PAA 和热响应性硫醇端聚(N-异丙基丙烯酰胺-共-丙烯酰胺)(pN)的金纳米笼(Au-NCs)微容器,其中分别含有表皮生长因子受体(EGFR)抑制剂厄洛替尼(Erl)和抗 DNA 损伤剂多柔比星(Dox),通过酸性肿瘤微环境和近红外光照射可选择性激活 Erl 和 Dox 的释放。Fu 等[39]采用 Pluronic F127 作为结构导向剂合成了一种表面经聚乙二醇(PEG)修饰的负载阿霉素(Dox)的介孔铂纳米颗粒(PEG@Pt/Dox),可用于 CT 肿瘤的光热化疗,以治疗耐药性癌症。Wang 等构建了一种由用于光热转换的金纳米壳和用于化疗的一线抗癌药物索拉非尼(sorafenib,SO)组成的无毒的介孔二氧化硅纳米颗粒(SO-Au MSNs)用于肝癌的联合化疗/光热疗法,在近红外辐射下,SO-Au-MSNs 具有很高的细胞抑制率,这可能是由于在热疗和协同化学/光热疗法下 SO 的毒性增强所致。

肿瘤免疫疗法是一种很有前景的治疗方法,但由于它们在肿瘤组织中积累不足和致命的副作用,多种免疫治疗剂的有效反应受到限制[40]。近年的研究表明,将免疫疗法与纳米技术结合以更有效地抑制和消除肿瘤,是一个有吸引力的解决这些技术障碍的方案。由于目前大多数抗癌方案对远处肿瘤的生长和转移无效,Zhu 等[41]通过聚乙二醇(PEG)接枝的 AuNPs 与双 pH/GSH 响应性聚合物前药(PSN38VP)自组装,设计开发了含有免疫抑制剂和抗癌聚合物前药的双生物响应型金纳米颗粒囊泡(AuNNP@ PEG/PSN38VP),用于协同化疗与免疫治疗原发性和转移性肿瘤。免疫抑制剂 BLZ-945 被封装到囊泡中,随着 pH 响应性释放,用于靶向免疫治疗;随后囊泡被解离成单个 AuNNP@ PEG/PSN38VP,亲水性 AuNNP@ PEG/PSN38VP 纳米粒能深入肿瘤组织,在还原性环境下释放抗癌药物 SN38。这种智能纳米载体抑制了原发性肿瘤和转移性肿瘤的生长。Zhang 等[42]制备了一种吲哚青绿(ICG)/免疫刺激剂 R837 盐酸盐(R837)负载的和 DPA-PEG 涂层的以 Fe_3O_4 磁性纳米颗粒(MPs)为核心的磁性纳米颗粒输送系统(表示为 MIRD),该输送系统由静脉注射后,形成的 MIRDs 导致长循环、磁共振成像(MRI)引导和磁靶向。一旦靶向肿瘤,经近红外(NIR)照射的 MIRDs 会导致肿瘤消融,并导致肿瘤相关抗原释放,从而诱导机体的免疫反应,PTT 和免疫治疗的这种时空协同作用抑制了复发性、转移性和复发性肿瘤,产生了有效的抗癌治疗效果。Tsai 等[43]使用聚乙烯亚胺修饰的介孔二氧化硅纳米颗粒(PMSNs)作为纳米载体递送编码 HNF4α(肝细胞分化的重要调节因子)的 HNF4α 编码质粒和常规化疗药物顺铂,测试了基于纳米颗粒的递送系统作为化疗和基于基因的治疗剂。

CRISPR/Cas9 系统的快速发展,可利用有效的靶向基因组编辑使癌症对化疗敏感,但病毒载体的安全性问题和可能的脱靶效应仍是临床应用的主要障碍。Zhang 等[44]开发了一种聚酰胺胺适体包覆的中空介孔二氧化硅纳米颗粒,用于索拉非尼和 CRISPR/Cas9 的联合输送,能够实现超高载药量、靶向递送和基因药物的控制释放,是一种很有潜力的新型非病毒肿瘤靶向纳米给药系统。

与光热疗法相比,磁热疗对交变磁场穿透组织几乎没有限制,因此可以治疗各种实体肿瘤,甚至深部组织肿瘤。

Chen 等[45]提出构建磁性纳米复合物（Fe₃O₄@PDA@ZIF-90），利用 Fe₃O₄ 纳米颗粒作为磁加热种子，PDA 层作为 ZIF-90 壳生长的诱导剂，多孔 ZIF-90 壳作为药物纳米载体负载阿霉素（DOX），具有负载高容量 DOX 以及以 pH 响应方式触发药物释放的能力，用于协同磁热疗和化疗，显示出高效肿瘤治疗的巨大潜力。Ma 等[46]设计了具有双模磁共振成像/光声（MRI/PA）成像特性的 Fe₃O₄-Pd Janus 纳米颗粒（JNPs），同时用于磁光热疗和化疗动力学治疗。由于 Fe₃O₄ 纳米颗粒的磁性、光热性质和 Pd 纳米片的等离子体光热效应，组合的 Fe₃O₄-Pd JNPs 可以实现协同加热效应。癌症干细胞（CSCs）与癌症复发和治疗抵抗有关，Liu 等[47]提供了一种靶向 CSCs 治疗的基于硅基的多功能纳米系统，该系统封装了 Fe₃O₄ 纳米颗粒作为磁性材料核心和抗癌药物（热休克蛋白抑制剂，HSPI），并在表面涂有针对肺癌干细胞的特异性标记物（CD20）抗体。通过使用外部施加的交变磁场（AMF），系统地管理和激活这些 MNPs 用于靶向化疗和热疗，该基于 MNPs 的纳米给药系统具有良好的生物相容性和靶向性，有望为热疗和化疗的联合应用提供良好的临床平台。

5 基于碳基的纳米材料在肿瘤联合治疗中的应用研究

在过去几十年中，具有特殊性质和多种潜在应用的碳纳米同素异形体陆续被发现，如碳纳米管、石墨、碳点等。由于它们具有非凡的光子-热转换效率和超高比表面积，并且能够在纳米级平台上集成不同的生物分子和药物，产生先进的混合输送系统，用于生物医学应用的碳纳米材料的主要与生物成像和癌症治疗有关[36]。

碳纳米管（CNTs）由于高比表面积优异的导电性、生物相容性、光学性质等，使其被考虑用作新型药物和基因治疗药物的递送载体[48]。检查点抑制作为一种新的免疫治疗检测手段显示出巨大前景。为增强免疫检查点抑制剂的抗肿瘤功效，Li 等[49]构建了一种由新型免疫佐剂糖化壳聚糖（GC）修饰的单壁碳纳米管（SWNT）联合光热疗法用于治疗小鼠的转移性乳腺肿瘤，这一特殊组合 PTT + SWNT-GC + 抗 CTLA，能有效抑制原发肿瘤和转移，为转移性癌症提供新的治疗策略。

石墨烯（GO）是一种二维形状的碳纳米同素异形体，其中碳原子排列在一个单原子厚的薄片中，填充成蜂窝晶格[50]。石墨烯的独特特性提供了巨大的可调节表面，具有出色的机械杨氏模量、断裂强度、电学、热学和光学性能[36]。Wu 等[51]开发了一种 pH 敏感且电荷可转换的基于石墨烯的多合一纳米复合物，使用简便的逐层组装方法，聚 L-赖氨酸（PLL）改性石墨烯与 Cit 共轭，作为电荷可转换的内层；然后进一步组装低分子量聚酰胺胺（PAMAM）树枝状大分子得到 GPCP；GPCP 加载抗 miR-21 寡核苷酸（miR-21i）和吲哚菁绿

（ICG），获得的多功能纳米复合物 GPCP/miR-21i/ICG 可以有效地保护 miR-21i 免于降解，并表现出优异的光热/光化学活性氧（ROS）生成以及荧光成像能力，作为基因-光联合治疗癌症的方式潜力巨大，特别是对于难治性三阴性乳腺癌（TNBC）。

碳点（C-dots）是直径为 2～10nm 的准球形碳纳米颗粒，主要元素为碳、氢、氧、氮[52]。由于其高量子产率、优异的化学和光稳定性、低细胞毒性和低成本，常被认为是癌症治疗中有潜力的候选材料[36]。介孔碳纳米颗粒（MCNs）具有高比表面积、高光热转换效率、大孔容和明确的表面特性，在更高的负载能力和无细胞毒性的生物惰性的基础上提供了作为药物载体的显著优势，在碳纳米材料家族中受到了广泛关注。Wang 等[53]开发了一种结合细胞红外热成像和热化疗的肿瘤靶向和多刺激响应性药物递送系统（MC-CD_HA/DOX）。氧化介孔碳纳米颗粒（MCNs-COOH）在近红外（NIR）区域具有较高的光热转换能力，用其对阿霉素（DOX）进行了包封；利用柠檬酸（CA）、透明质酸（HA）聚合物和乙二胺（EA）的聚合反应，制备了具有自靶向能力的 CDs（标记为 CD_HA），然后在 MCNs-COOH 的外表面覆盖着 CD_HA，以进一步实现细胞特异性靶向、位置追踪和多刺激响应性药物释放，该纳米系统具有良好的化学-光热协同抗肿瘤作用。

6 基于蛋白质的纳米载体在肿瘤联合治疗中的应用研究

基于蛋白质的纳米载体满足了诸如低细胞毒性、丰富的可再生资源、高药物结合能力和对靶细胞的显著摄取等要求，是药物和基因递送高效的候选载体。此外，独特的蛋白质结构提供了使用各种配体修饰蛋白质纳米载体表面的位点特异性药物结合和靶向的可能性。基于蛋白质组分的纳米复合材料已经成为一种重要的纳米药物，由于其比合成聚合物具有更好的生物相容性，非常适合用于药物递送[54]。

肿瘤坏死因子相关凋亡诱导配体（tumor necrosis factor-related apoptosis inducting ligand，TRAIL）是最有前途的肿瘤治疗药物之一，它可以选择性地诱导肿瘤细胞凋亡，而不诱导正常细胞凋亡。Li 等[55]通过分子自组装，用 TRAIL 和二肽二苯丙氨酸（FF）构建了基于蛋白质的纳米颗粒。由于 TRAIL 和死亡受体之间的特异性相互作用，这些纳米粒子可以定位在 MCF-7 细胞膜周围，从而传递凋亡信号。TRAIL-FF 纳米粒可与其他化疗药物，如阿霉素、卡铂和氟尿嘧啶等结合，以实现协同抗癌效果。

整合素 α_vβ₃ 被报道为肿瘤发生的积极调节因子，在肿瘤干细胞和各种癌症中高度表达，因此整合素 α_vβ₃ 是一个有吸引力的肿瘤治疗靶点，RGD 肽能够靶向整合素。促凋亡蛋白 BAK 是唯一定位于线粒体外膜的促凋亡蛋白，激活后

在线粒体外膜上寡聚以调节膜通透性，促进细胞凋亡。设计以 BAK 中的 BH3 片段为活性域，RGD 肽为靶向配体的重组蛋白，将 RGD 与 BH3-BAK 联合给药，增强了纳米粒子的靶向性和抗肿瘤能力[56]。

蛋白质纳米载体还可以用于肿瘤的诊断，将一种名为 SMURP 的小型红外荧光蛋白从大肠埃希菌中表达，将荧光蛋白 SMURP 与牛血清白蛋白结合成荧光蛋白纳米粒[57]。远红色荧光蛋白纳米粒通过增强渗透和保留（EPR）机制对活体小鼠肿瘤进行无创成像，可针对原发性和转移性癌症的荧光蛋白质纳米颗粒的体内成像、与药物联合治疗，用于正电子发射断层扫描的双模成像。

7 其他纳米载体在肿瘤联合治疗中的应用研究

其他被证明有效的纳米载体类型，如逐层纳米载体（LBL）可以将两种或多种协同作用的治疗药物共同封装到一个单一的药物递送系统中，通过结合靶向和/或有效的内体/溶酶体等来实现 NPs 的多种功能[58]。Yuan 等[59]以顺铂（CDDP-PLGA）为前药，联合姜黄素（CUR）治疗非小细胞肺癌，构建了 CDDP-PLGA/CUR LBL NPs 逐层纳米粒子，通过细胞毒性等实验证明，其可以显著增强对 A549 细胞和肺癌动物模型的体外细胞毒性和体内抗肿瘤作用。

细胞膜纳米载体被称为下一代肿瘤治疗剂。由于肿瘤细胞具有归巢效应，经肿瘤细胞膜修饰的纳米颗粒可以增加肿瘤靶向功能[60]。Qian 等[61]在普鲁士蓝（PB）NPs 上包覆锆卟啉（PCN）壳层，用小鼠结肠癌细胞（CT26）膜进一步伪装，制备了（PB@PCN@MEM）核壳纳米杂化物。PB@PCN@MEM 可与磁共振成像（MRI）、荧光成像（FL）、光声成像（PAI）和红外成像（IR）等多种成像技术一起使用，提供有关肿瘤的详细信息和改善 PTT/PDT 的治疗作用。

8 结语

随着肿瘤学、生物工程学和纳米技术的不断发展，不同纳米封装系统所涉及的先进技术路线，在肿瘤的检测、诊断和治疗方面取得巨大进展和突破。自 1990 年代以来，FDA 批准的基于纳米技术的临床试验产品有所增加，其制剂形式包括：合成聚合物颗粒、脂质体、胶束纳米颗粒、蛋白质纳米颗粒、纳米晶体和许多其他通常与药物或生物制剂结合使用的产品[11]。由此可见，纳米联合给药系统以其肿瘤靶向性、控制药物释放、低毒性和克服耐药性等优势，在肿瘤治疗中具有广泛的应用前景。

参考文献

[1] Sung H, Ferlay J, Siegel RL, et al. Global cancer statistics 2020: globocan estimates of incidence and mortality worldwide for 36 cancers in 185 countries[J]. CA Cancer J Clin, 2021, 71(3): 209-249.

[2] Villela Zumaya AL, Mincheva R, Raquez JM, et al. Nanocluster-based drug delivery and theranostic systems: towards cancer therapy [J]. Polymers(Basel). 2022, 14(6): 1188.

[3] Wang JJ, Lei KF, Han F. Tumor microenvironment: recent advances in various cancer treatments[J]. Eur Rev Med Pharmacol Sci, 2018, 22(12): 3855-3864.

[4] Yao Y, Zhou Y, Liu L, et al. Nanoparticle-based drug delivery in cancer therapy and its role in overcoming drug resistance[J]. Front Mol Biosci, 2020, 7: 193.

[5] Liu S, Khan AR, Yang X, et al. The reversal of chemotherapy-induced multidrug resistance by nanomedicine for cancer therapy [J]. J Control Release, 2021, 335: 1-20.

[6] Leary M, Heerboth S, Lapinska K, et al. Sensitization of Drug Resistant Cancer Cells: A Matter of Combination Therapy[J]. Cancers (Basel), 2018, 10(12): 483.

[7] Shang S, Liu J, Verma V, et al. Combined treatment of non-small cell lung cancer using radiotherapy and immunotherapy: challenges and updates [J]. Cancer Commun (Lond), 2021, 41(11): 1086-1099.

[8] Rusthoven CG, Koshy M, Sher DJ, et al. Combined-modality therapy with radiation and chemotherapy for elderly patients with glioblastoma in the temozolomide era: a national cancer database analysis [J]. JAMA Neurol, 2016, 73(7): 821-828.

[9] Zhao P, Xu Y, Ji W, et al. Biomimetic black phosphorus quantum dots-based photothermal therapy combined with anti-PD-L1 treatment inhibits recurrence and metastasis in triple-negative breast cancer[J]. J Nanobiotechnol, 2021, 19(1): 181.

[10] Farooq MA, Aquib M, Farooq A, et al. Recent progress in nanotechnology-based novel drug delivery systems in designing of cisplatin for cancer therapy: an overview[J]. Artif Cells NanomedBiotechnol. 2019, 47(1): 1674-1692.

[11] Montané X, Bajek A, Roszkowski K, et al. Encapsulation for cancer therapy[J]. Molecules, 2020, 25(7): 1605.

[12] Li Y, Chen M, Yao B, et al. Dual pH/ROS-responsive nanoplatform with deep tumor penetration and self-amplified drug release for enhancing tumor chemotherapeutic efficacy[J]. Small (Weinheiman der Bergstrasse, Germany), 2020, 16(32): e2002188.

[13] Li Y, Lu H, Liang S, et al. Dual stable nanomedicines prepared by cisplatin-crosslinked camptothecin prodrug micelles for effective drug delivery[J]. ACS Applied Materials & Interfaces, 2019, 11 (23): 20649-20659.

[14] Huang J, Xu Y, Xiao H, et al. Core-shell distinct nanodrug showing on-demand sequential drug release to act on multiple cell types for synergistic anticancer therapy[J]. ACS Nano, 2019, 13(6): 7036-7049.

[15] Lang T, Liu Y, Zheng Z, et al. Cocktail strategy based on spatio-temporally controlled nano device improves therapy of breast cancer [J]. Adv Materials (Deerfield Beach, Fla), 2019, 31 (5): e1806202.

[16] Mei D, Chen B, He B, et al. Actively priming autophagic cell death

中国药学年鉴 CHINESE PHARMACEUTICAL YEARBOOK 2020-2021

with novel transferrin receptor-targeted nanomedicine for synergistic chemotherapy against breast cancer[J]. *Acta Pharm Sinica B*, 2019,9(5):1061-77.

[17] Wang X, Li M, Ren K, et al. On-demand autophagy cascade amplification nanoparticles precisely enhanced oxaliplatin-induced cancer immunotherapy[J]. *Adv Materials(Deerfield Beach, Fla)*,2020, 32(32):e2002160.

[18] Wei J, Long Y, Guo R, et al. Multifunctional polymeric micelle-based chemo-immunotherapy with immune checkpoint blockade for efficient treatment of orthotopic and metastatic breast cancer[J]. *Acta pharmaceutica Sinica B*,2019,9(4):819-831.

[19] Zhang J, Shen L, Li X, et al. Nano formulated codelivery of quercetin and alantolactone promotes an antitumor response through aynergistic immunogenic cell death for microsatellite-stable colorectal cancer[J]. *ACS nano*,2019,13(11):12511-12524.

[20] Feng J, Xu M, Wang J, et al. Sequential delivery of nanoformulated α-mangostin and triptolide overcomes permeation obstacles and improves therapeutic effects in pancreatic cancer[J]. *Biomaterials*, 2020,241:119907.

[21] Wan D, Yang Y, Liu Y, et al. Sequential depletion of myeloid-derived suppressor cells and tumor cells with a dual-pH-sensitive conjugated micelle system for cancer chemoimmunotherapy[J]. *J Controlled Release*,2020,317:43-56.

[22] Xuan W, Xia Y, Li T, et al. Molecular self-assembly of bioorthogonal aptamer-prodrug conjugate micelles for hydrogen peroxide and pH-independent cancer chemodynamic therapy[J]. *J Amer Chem Soc*,2020,142(2):937-944.

[23] Jiang T, Chen L, Huang Y, et al. Metformin and docosahexaenoic acid hybrid micelles for premetastatic niche modulation andtumor metastasis suppression[J]. *Nano Lett*,2019,19(6):3548-3562.

[24] Liu Y, Lang T, Zheng Z, et al. *In vivo* environment-adaptive nanocomplex with tumor cell-specific cytotoxicity enhances T cells infiltration and improves cancer therapy[J]. *Small (Weinheiman der Bergstrasse, Germany)*,2019,15(43):e1902822.

[25] Xiong X, Xu Z, Huang H, et al. A NIR light triggered disintegratable nanoplatform for enhanced penetration and chemotherapy in deep tumor tissues[J]. *Biomaterials*,2020,245:119840.

[26] Huang KW, Hsu FF, Qiu JT, et al. Highly efficient and tumor-selective nanoparticles for dual-targeted immunogene therapy against cancer[J]. *Sci Adv*,2020,6(3):eaax5032.

[27] Guo XL, Kang XX, Wang YQ, et al. Co-delivery of cisplatin and doxorubicin by covalently conjugating with polyamidoaminedendrimer for enhanced synergistic cancer therapy[J]. *Acta Biomaterialia*,2019,84:367-377.

[28] Su YL, Kuo LW, Hsu CH, et al. Rabies virus glycoprotein-amplified hierarchical targeted hybrids capable of magneto-electric penetration delivery to orthotopic brain tumor[J]. *J controlled release*, 2020,321:159-173.

[29] Lu R, Zhou L, Yue Q, et al. Liposomes modified with double-branched biotin:A novel and effective way to promote breast cancer targeting[J]. *Bioorg Med Chem*,2019,27(14):3115-3127.

[30] Zhang M, Wang Q, Wan KW, et al. Liposome mediated-CYP1A1 gene silencing nanomedicine prepared using lipid film-coated proliposomes as a potential treatment strategy of lung cancer[J]. *Int J Pharm*,2019,566:185-193.

[31] Gao J, Nesbitt H, Logan K, et al. An ultrasound responsive microbubble-liposome conjugate for targeted irinotecan-oxaliplatin treatment of pancreatic cancer[J]. *Eur J Pharm Biopharm*,2020 157: 233-240.

[32] Wang Z, Duan X, Lv Y, et al. Low density lipoprotein receptor (LDLR)-targeted lipid nanoparticles for the delivery of sorafenib and Dihydroartemisinin in liver cancers[J]. *Life Sci*, 2019, 239:117013.

[33] Luo J, Gong T, Ma L. Chondroitin-modified lipid nanoparticles·target the Golgi to degrade extracellular matrix for liver cancer management[J]. *Carbohydr Polym*,2020,249:116887.

[34] Chen Y, Deng Y, Zhu C, Xiang C. Anti prostate cancer therapy: Aptamer-functionalized, curcumin and cabazitaxel co-delivered, tumor targeted lipid-polymer hybrid nanoparticles[J]. *Biomed Pharmacother*,2020,127:110181.

[35] J. Parra-Nieto, M. A. G. Del Cid, I. A. de Carcer, et al. Inorganic porous nanoparticles for drug delivery in antitumoral therapy[J]. *Biotechnol J*,2021,16(2):e2000150.

[36] Li Z, Chen Y, Yang Y, et al. Recent advances in nanomaterials-based chemo-photothermal combination therapy for improving cancer treatment[J]. *Front Bioeng Biotechnol*,2019,7:293.

[37] Li Y, TM Le, Q. Nam Bui, et al. Tumor acidity and CD44 dual targeting hyaluronic acid-coated gold nanorods for combined chemo- and photothermal cancer therapy[J]. *Carbohydr Polym*,2019,226: 115281.

[38] Feng Y, Cheng Y, Chang Y, et al. Time-staggered delivery of erlotinib and doxorubicin by gold nanocages with two smart polymers for reprogrammable release and synergistic with photothermal therapy[J]. *Biomaterials*,2019,217:119327.

[39] B. Fu, M. Dang, J. Tao, et al. Mesoporous platinum nanoparticle-based nanoplatforms for combined chemo-photothermal breast cancer therapy[J]. *J Colloid Interface Sci*,2020,570:197-204.

[40] Liu J, Zhang R, Xu ZP. Nanoparticle-based nanomedicines to promote cancer immunotherapy:recent advances and future directions [J]. *Small*,2019,15(32):e1900262.

[41] Zhu R, Su L, Dai J, et al. Biologically responsive plasmonic assemblies for second near-infrared window photoacoustic imaging-guided concurrent chemo-immunotherapy[J]. *ACS Nano*, 2020, 14(4): 3991-4006.

[42] Zhang F, Lu G, Wen X, et al. Magnetic nanoparticles coated with polyphenols for spatio-temporally controlled cancer photothermal/immunotherapy[J]. *J Control Release*,2020,326:131-139.

[43] Tsai PH, Wang ML, Chang JH, et al. Dual delivery of HNF4alpha and cisplatin by mesoporous silica nanoparticles inhibits cancer pluripotency and tumorigenicity in hepatoma-derived CD133-

expressing stem cells［J］. *ACS Appl Mater Interfaces*, 2019, 11 (22):19808-19818.

［44］ Zhang BC, Luo BY, Zou JJ, *et al*. Co-delivery of sorafenib and CRISPR/Cas9 based on targeted core-shell hollow mesoporous organosilica nanoparticles for synergistic HCC therapy［J］. *ACS Appl Mater Interfaces*, 2020, 12(51):57362-57372.

［45］ Chen J, Liu J, Hu Y, *et al*. Metal-organic framework-coated magnetite nanoparticles for synergistic magnetic hyperthermia and chemotherapy with pH-triggered drug release［J］. *Sci Technol Adv Mater*, 2019, 20(1):1043-1054.

［46］ Ma X, Wang Y, Liu XL, *et al*. Fe_3O_4-Pd Janus nanoparticles with amplified dual-mode hyperthermia and enhanced ROS generation for breast cancer treatment［J］. *Nanoscale Horizons*, 2019, 4(6): 1450-1459.

［47］ Liu D, Hong Y, Li Y, *et al*. Targeted destruction of cancer stem cells using multifunctional magnetic nanoparticles that enable combined hyperthermia and chemotherapy［J］. *Theranostics*, 2020, 10(3): 1181-1196.

［48］ Zare H, Ahmadi S, Ghasemi A, *et al*. Carbon nanotubes: smart drug/gene delivery carriers［J］. *Int J Nanomed*, 2021, 16: 1681-1706.

［49］ Li Y, Li X, Doughty A, *et al*. Phototherapy using immunologically modified carbon nanotubes to potentiate checkpoint blockade for metastatic breast cancer［J］. *Nanomed*, 2019, 18:44-53.

［50］ Novoselov KS, Geim, AK, Morozov, SV, *et al*. Electric field effect in atomically thin carbon films［J］. *Science*, 2004, 306:666-669.

［51］ Wu C, Tian Y, Zhang Y, *et al*. Acid-triggered charge-convertible graphene-based all-in-one nanocomplex for enhanced genetic phototherapy of triple-negative breast cancer［J］. *Adv Healthc Mater*, 2020, 9(1):e1901187.

［52］ Baker, S. N., and Baker, G. A. Luminescent carbon nanodots: emergent nanolights［J］. *Angew Chem Int Ed*, 2010, 49:6726-6744.

［53］ X. Wang, X. Li, Y. Mao, *et al*. Multi-stimuli responsive nanosystem modified by tumor-targeted carbon dots for chemophototherapy synergistic therapy［J］. *J Colloid Interface Sci*, 2019, 552:639-650.

［54］ Elzoghby AO, Samy WM, Elgindy NA. Protein-based nanocarriers as promising drug and gene delivery systems［J］. *J Control Release*. 2012, 161(1):38-49.

［55］ Li H, Zhao J, Wang A, *et al*. Supramolecular assembly of protein-based nanoparticles based on tumor necrosis factor-related apoptosis-inducing ligand(TRAIL) for cancer therapy［J］. *Colloids and Surfaces A Physicochemical and Engineering Aspects*, 2020, 590:124486.

［56］ Lv X, Zhang C, Shuaizhen Q, *et al*. Design of integrin αvβ3 targeting self-assembled protein nanoparticles with RGD peptide［J］. *Biomed Pharmacother*, 2020, 128:110236.

［57］ An F, Chen N, Conlon WJ, *et al*. Small ultra-red fluorescent protein nanoparticles as exogenous probes for noninvasive tumor imaging *in vivo*［J］. *Int J Biol Macromol*, 2020:153.

［58］ Gao XJ, He ZX, Ni WF, *et al*. Layer-by-layer assembly of functional nanoparticles for hepatocellular carcinoma therapy［J］. *Advanced Function Materials*, 2019, 29, 10. 1002/adfm. 201904246

［59］ Hong Y, Che S, Hui B, *et al*. Combination therapy of lung cancer using layer-by-layer cisplatin prodrug and curcumin co-encapsulated nanomedicine［J］. *Drug Des Devel Ther*, 2020, 14:2263-2274.

［60］ Wang H, Zhang C, Zhang Y, *et al*. An efficient delivery of photosensitizers and hypoxic prodrugs for a tumor combination therapy by membrane camouflage nanoparticles［J］. *J Mater Chem B*, 2020, 8 (14):2876-2886.

［61］ Cheng Q, Li ZH, Sun YX, *et al*. Controlled synthesis of a core-shell nanohybrid for effective multimodal image-guided combined photothermal/photodynamic therapy of tumors［J］. *NPG Asia Materials*, 2019, 11:63

蛋白水解靶向嵌合体研究进展

赵宏义,辛敏行

（西安交通大学药学院,西安 710061）

摘要 近年来我国蛋白水解靶向嵌合体(PROTAC)研究较为活跃,发现了许多结构新颖、活性优良的 PROTAC 分子,证明了 PROTAC 技术具有广泛的靶点适用性。本文通过检索我国研究人员在国内外高水平期刊上发表的 PROTAC 的研究论文,针对不同靶点总结了具有代表性的 PROTAC 分子及其药理学活性数据,旨在为进一步研究开发高活性 PROTAC 提供参考和启示。

近年来,小分子蛋白降解剂成为药物化学领域的研究热点,其中研究最多是蛋白水解靶向嵌合体(PROTAC)技术。PROTAC 因其独特的作用模式,具有诸多优点,目前已有超过 70 种作用于不同靶点的 PROTACs 被报道。

PROTAC 可以靶向 tau、RAS、转录因子等难成药的靶点,也可以使 BTKC481S、ERY573S、ALKG1202R、BCR-ABLT315I、EGFRL858R/T790M、EGFRL858R/T790M/C7979S 等耐药突变体降解,发挥强效的抗肿瘤作用。目前已进入临床研究的 PROTACs 有雄激素、雌激素受体、BCL-XL、BTK 及 IRAK4 等,PROTACs 前景广阔,将在临床应用中发挥重要的作用。本文通过检索我国研究人员在国内外高水平期刊上发表的蛋白水解靶向嵌合体(PROTAC)的研究论文,针对不同靶点总结具有代表性的 PROTAC 分子及其药理学活性数据,为进一步研究和开发 PROTAC 提供参考和启示。

1 靶向激酶的 PROTACs

1.1 靶向渐变性淋巴瘤激酶(ALK)的 PROTACs

姜标团队在 ALK 抑制剂布格替尼(brigatinib)基础上合成了一系列 PROTAC 化合物,得到活性最强的化合物 **1**。**1** 对 SR 细胞中 ALK 的半数降解浓度(DC_{50})为 7. 0nmol/L,并且显示出较强的抗肿瘤细胞增殖的活性(SR 细胞:半数抑制浓度(IC_{50}) = 1. 7nmol/L,H2228 细胞: IC_{50} = 46nmol/L)。**1** 对携带 ALK^{G1202R} 耐药突变的 293T 细胞也显示出较强的抑制活性(IC_{50} = 165. 7nmol/L),且强于布格替尼(IC_{50} = 535. 7nmol/L),对 ALK^{G1202R} 的 DC_{50} 值小于 200nmol/L[1]。

该团队又利用泊马度胺作为 E3 连接酶配体发现了高活性的化合物 **2**。**2** 对 SR 细胞的 IC_{50} 值低至 2. 0nmol/L,与布格替尼相当(3. 3nmol/L)。化合物 **2** 在浓度低至 10nmol/L 时仍可促进 ALK 降解,且对 293T 细胞中 ALK^{G1202R} 表现出纳摩尔级别的降解活性。此外,**2** 可以促进耐药突变的表皮生长因子受体(EGFR$^{L858R/T790M}$)、黏着斑激酶(focal adhesion kinase,FAK)、丙酮酸激酶 2(pyruvate kinase 2,PYK2)以及 PYK6 的降解[2]。

李锐团队报道靶向 ALK 的 PROTAC 化合物 **3**。**3** 对携带 EML4-ALK 融合蛋白的 H3122 细胞的 IC_{50} 值为 300nmol/L。并且,**3** 在浓度为 100nmol/L 时,可诱导超过 80% 的 ALK 降解。此外,**3** 的血浆半衰期为 4. 09h,在剂量分别为 25 和 50mg/kg 时,H3122 细胞移植瘤模型中肿瘤生长抑制率分别为 37% 和 48%[3]。

徐盛涛团队利用第二代 ALK 抑制剂艾乐替尼(alectinib)合成了化合物 **4**。**4** 对 H3122 以及 Karpas 299 细胞中 ALK 的 DC_{50} 值分别为 27. 4 和 116. 5nmol/L,对两种细胞的 IC_{50} 值分别为 62 和 42nmol/L。剂量为 10mg/(kg·d)(I. V.)时,**4** 对 Karpas 299 细胞裸鼠移植瘤模型中肿瘤生长抑制率为 75. 82%,活性强于母体化合物艾乐替尼(20mg/(kg·d),P. O.,抑制率 63. 82%)[4]。

1

2

3

4

1.2 靶向 BCR-ABL 的 PROTACs

姜标团队合成了基于达沙替尼和 VHL 配体的化合物 **5**。**5** 对 BCR-ABL 展现出了纳摩尔级别的降解活性（DC_{50} = 8.5nmol/L），抑制 BCR-ABL 驱动的 K562 细胞增殖的 IC_{50} 值为 24nmol/L。值得注意的是，**5** 在剂量为 15mg/（kg·d）时能显著 K562 细胞移植瘤的生长[5]。

饶燏团队通过点击化学（click chemistry）合成了一系列含有不同 BCR-ABL 配体的 PROTACs，其中化合物 **6** 对 K562 细胞 IC_{50} 值为 7.5nmol/L，对 BCR-ABL 的 DC_{50} 为 20nmol/L。而且，**6** 对 T315I 突变的耐药型 BCR-ABL（BCR-ABL^{T315I}）也表现出了一定的降解活性，对携带 BCR-ABL^{T315I} 的 BaF3 细胞的 IC_{50} 值为 28.5nmol/L[6]。

陆小云团队在其开发的 BCR-ABL^{T315I} 抑制剂基础上合成

了一系列含有不用 E3 连接酶配体的 PROTACs。其中，可招募 CRBN E3 连接酶的化合物 **7** 的活性最佳，在浓度为 100nmol/L 时，**7** 对 BaF3 细胞中 BCR-ABL^{T315I} 的降解率可达 69.89%，对 BaF3（BCR-ABL^{T315I}）细胞的 IC_{50} 值为 26.8nmol/L。在 BaF3（BCR-ABL^{T315I}）细胞移植瘤模型中，**7** 的剂量为 20mg/kg 时，肿瘤生长抑制率高达 90.8%[7]。

与此同时，姜标团队合成了基于 CRBN 配体的叠氮化合物库，然后通过点击化学反应和靶蛋白配体连接，以快速筛选高活性的 PROTAC。其中化合物 **8** 对 BCR-ABL 表现出较高的活性，药物浓度为 10nmol/L 时可明显诱导 BCR-ABL 降解，且表现出很强的抗 K562 细胞增殖的活性（IC_{50} = 1.50nmol/L）[8]。

5

6

7

8

1.3 靶向布鲁顿氏酪氨酸激酶（BTK）的 PROTACs

潘峥婴团队报道了共价的 BTK PROTAC **9**。**9** 对 K562 细胞中 BTK 的 DC_{50} 值为 136nmol/L，最大降解率 D_{max} 为

88%。通过激酶实验证明，**9** 与 BTK 发生共价结合。另外，**9** 同样可诱导 Romas 细胞中 B 淋巴细胞酪氨酸激酶（BLK）的降解（DC_{50} = 220nmol/L，D_{max} = 75%）[9]。

9

王永辉团队为克服 BTK^{C481S} 突变导致的耐药，合成了可逆 PROTAC **10** 和 **11**。二者对套细胞淋巴瘤细胞 JeKo-1 中 BTK 的 DC_{50} 值分别为 8.1 和 41.9nmol/L，D_{max} 分别为 72.4% 和 93.0%，对 TMD8 细胞中耐药突变体 BTK^{C481S} 的 DC_{50} 值分

别为 80.4 和 42.9nmol/L。而且，**11** 能够有效抑制 TMD8（BTK^{C481S}）细胞的增殖（IC_{50} = 253.5nmol/L）。**10** 和 **11** 血浆半衰期分别为 320.2 和 212.8 min。此外，**11** 表现出中等的透膜性[10]。

专论

10

11

1.4 靶向周期蛋白依赖性激酶(CDK)的PROTACs

1.4.1 靶向CDK9的PROTAC

卞金磊团队报道了基于选择性CDK9抑制剂BAY 1143572[11]的PROTAC **12**,其对MV4；11细胞中CDK9的DC_{50}为7.62nmol/L,对MV4；11细胞的IC_{50}为25nmol/L。**12**在降解CDK9的同时,能够下调抗凋亡蛋白MCL-2的水平,并且,**12**能够抑制CDK9信号转导和促进MV4；11细胞凋亡。此外,**12**血浆半衰期超过了1.3h,在剂量为20mg/kg时,作用3h后,能显著降低MV4；11细胞裸鼠移植瘤中CDK9的水平[12]。

1.4.2 靶向CDK6的PROTAC

饶燏团队以帕博替尼为CDK配体,通过改变linker长度和变换E3连接酶配体种类,合成了一系列PROTACs分子,发现只有使用CRBN配体时才能使CDK6降解,并得到了活性好、亚型选择性高的PROTAC **13**。**13**诱导U251细胞中CDK6降解的DC_{50}为2.1nmol/L,对CDK6依赖的Mino细胞的IC_{50}为8nmol/L,且**13**能够有效诱导耐药突变体CDK6[D163G]和CDK6[S178P]的降解,并展示出克服CDK6过表达引起的细胞耐药的能力[13]。

12

13

1.4.3 靶向CDK2以及双重靶向CDK2和CDK9的PROTACs

陈元伟团队在研究中分别合成了基于泛CDK抑制剂AT-7519[14]和FN-1501[15]的PROTAC **14**和**15**。**14**在浓度为1000nmol/L时能特异性诱导CDK2降解,抗PC-3细胞增殖

的IC_{50}为840nmol/L,在细胞水平的活性与母体化合物AT-7519相当。**15**能同时诱导PC-3细胞中CDK2和CDK9降解,DC_{50}分别为62和33nmol/L,对PC3细胞的IC_{50}为120nmol/L[16]。

14

15

1.5 靶向表皮生长因子受体(EGFR)的PROTACs

1.5.1 基于第一代EGFR酪氨酸激酶抑制剂(EGFR-TKIs)的PROTACs

金健团队发现饥饿条件可以促进PROTAC诱导的EGFR[del19]的降解。以吉非替尼为EGFR配体,合成了化合物**16**。在饥饿条件下,**16**对HCC827细胞中EGFR[del19]的DC_{50}为5.0nmol/L,且能高效抑制降低下游效应分子的磷酸化水平,阻断信号转导。通过蛋白组学分析可知,**16**对EGFR有高度

的特异性。而且,**16**按50mg/kg剂量腹腔注射,血浆浓度可达5000nmol/L,并可维持该浓度超过8h[17]。

张三奇课题组以含嘌呤骨架的第一代EGFR-TKI为EGFR配体,发现了高效的EGFR突变体PROTAC **17**。**17**对HCC827中EGFR[del19]的DC_{50}值为0.51nmol/L。同时,**17**也可诱导H1975细胞中EGFR[L858R/T790M]的降解(DC_{50} = 126.2nmol/L)。而且,**17**能够抑制EGFR信号转导,能诱导HCC827细胞的凋亡,并能将HCC827和H1975细胞周期阻

中国药学年鉴 CHINESE PHARMACEUTICAL YEARBOOK 2020-2021

23

滞在 G_1 期。机制研究表明,**17** 诱导的 EGFR 降解与自噬-溶酶体系统有关[18]。

化合物 **18** 是李华团队报道的可同时诱导 EGFR 和聚二磷酸腺苷核糖聚合酶(PARP)双靶点降解的 PROTAC。将吉非替尼、PARP 抑制剂奥拉帕尼(olaparib)和 VHL 配体通过

分支的 linker 连接起来合成了 **18**,验证了 **18** 能够同时诱导 H1299 细胞中 EGFR 和 PARP 的降解,降解活性在微摩尔水平,对 H1299 细胞的 IC_{50} 值为 19920nmol/L。另外,**18** 能阻滞 H1975 细胞周期,并诱导细胞凋亡[19]。

中国药学年鉴

CHINESE PHARMACEUTICAL YEARBOOK

2020-2021

16

17

18

1.5.2 基于第二或第三代 EGFR-TKIs 的 PROTACs

丁克团队利用嘧啶并吡啶酮骨架的第三代 EGFR-TKI 作为 EGFR 配体,通过改变 E3 连接酶配体种类以及 linker 长度合成了一系列靶向 $EGFR^{L858R/T790M}$ 的 PROTACs,其中化合物 **19** 表现出较强的降解活性,对 H1975 细胞中 $EGFR^{L858R/T790M}$ 的 DC_{50} 为 5.9nmol/L。但是 **19** 表现出较弱的抗增殖活性(对 H1975 细胞的 IC_{50} 值为 510nmol/L)[20]。

最近,姜标团队报道了基于第二代 EGFR-TKI 卡奈替尼(canertinib)的 PROTAC **20**。**20** 对两种突变体 $EGFR^{del19}$(DC_{50} = 30 ~ 100nmol/L)和 $EGFR^{L858R/T790M}$(DC_{50} < 30nmol/L)均有效,抗 PC9 和 H1975 细胞增殖的 IC_{50} 分别为 3.942 和 26.52nmol/L。降解机制研究表明,**20** 能诱导 EGFR 通过泛素-蛋白酶体和自噬-溶酶体系统降解[21]。

19

20

1.5.3 基于第四代 EGFR-TKIs 的 PROTACs

化合物 **21** 是张三奇课题组报道的第四代 EGFR-TKI[22]。在此基础上继续合成了招募 CRBN 的 PROTAC **22** 和招募 VHL 的 PROTAC **23**。**22** 和 **23** 可有效诱导 HCC827 细胞中 $EGFR^{del19}$ 的降解(DC_{50} 分别为 45.2 和 34.8nmol/L),对 HCC827 细胞的 IC_{50} 值分别为 180 和 220nmol/L,但是对 $EGFR^{L858R/T790M}$ 仅表现出微弱的降解活性。此外 **22** 和 **23** 还能诱导 HCC827 凋亡并将其细胞周期阻滞在 G_1 期[23]。

1.6 靶向丝裂原活化蛋白激酶激酶 1/2(MEK1/2)的 PROTAC

金健团队首次报道了基于 MEK 变构抑制剂的 PROTAC **24**。**24** 对 HT29 细胞中 MEK1 和 MEK2 的 DC_{50} 值分别为 31 和 17nmol/L,对 SK-MEL-28 细胞中 MEK1 和 MEK2 的 DC_{50} 分别为 31 和 9.3nmol/L,对上述两种细胞的半数生长抑制浓度(GI_{50})分别为 130 和 83nmol/L,对 MEK1/2 表现出了高的选择性,并且能有效抑制 MEK 信号转导。此外,**24** 按 50mg/kg 剂量静脉注射 8h 后,血浆浓度仍高达 710nmol/L[24]。

21

22

23

24

1.7 靶向黏着斑激酶(FAK)的PROTAC

饶燏团队在通过改变 FAK 配体的结构和 linker 的种类,合成了一系列可招募 CRBN 的 PROTACs,其中化合物 **25** 对 FAK 的降解活性达到了皮摩尔水平,对四种细胞 TM3、PA1、MDA-MB-436、LNCaP、Ramos 中的 FAK 的 DC_{50} 分别 0.31、0.08、0.33、0.37、0.04nmol/L。但是,**25** 抗细胞增殖的活性并未超过其母体 FAK 抑制剂[25]。

26

2 靶向核受体的PROTACs

2.1 靶向雌激素受体(ER)的PROTACs

王少萌团队报道了基于雷洛昔芬(raloxifene)的可招募 VHL 的 PROTAC **28**。**28** 诱导 MCF-7 和 T47D 细胞中 ER 降解的 DC_{50} 分别为 0.17、0.43nmol/L,抑制 MCF-7 细胞增殖的 IC_{50} 为 0.77nmol/L[26]。对于耐药突变体 ER^{Y573S} 和 ER^{D538G},**28** 在浓度为 100nmol/L 时能显著促进其降解。此外 **28** 能够有效降低 ER 相关蛋白 pGR 和 GREB1 的 mRNA 水平[27]。

2.2 靶向雄激素受体(AR)的PROTACs

王少萌团队通过筛选一系列 VHL 配体,再利用与 VHL 亲和力高的配体和含四甲基环丁烷的 AR 拮抗剂连接合成

1.8 靶向蛋白激酶B(AKT)的PROTACs

金健团队探索了 PROTACs 分子中 AKT 配体部分、linker 以及 E3 连接酶配体部分的变化对 AKT 降解的影响,最终得到高活性的化合物 **26** 和 **27**,二者能以蛋白酶体依赖的方式诱导 BT474 细胞中 AKT 的降解,DC_{50} 分别为 78 和 32nmol/L,抗 BT474 细胞增殖的 IC_{50} 分别为 1500 和 1300nmol/L。而且,按 50mg/kg 的剂量腹腔注射 2 小时后,**26** 和 **27** 在小鼠血浆中的浓度可分别达 3500 和 1400nmol/L。

25

27

PROTACs 分子,其中含刚性 linker 的化合物 **29** 表现出最好的活性,其诱导 AR 阳性的 LNCaP 和 VCaP 细胞中 AR 降解的 DC_{50} 分别为 0.86、0.76nmol/L,而且对两种细胞的 IC_{50} 均小于 1nmol/L[28]。

28

该团队又发现用结合力较弱的 VHL 配体合成的 PRO-TAC 也能表现出优良的活性，其中化合物 30 与 29 活性相当[29]。然后在 30 的基础上，通过变换 VHL 配体结构得到 31。研究表明，31 能有效诱导 AR 降解（对 LNCaP 细胞中 AR 的 DC_{50} 为 8nmol/L），而且抗前列腺癌细胞 VCaP 增殖活性远强于恩杂鲁胺。值得注意的是，31 在对恩杂鲁胺耐药的细胞以及肿瘤移植瘤模型中均有效[30]。此外，31 可以促使 MDA-MB-453 细胞移植瘤模型中 AR 全部降解，而且剂

量为 25mg/(kg·d)时，可以完全抑制肿瘤的生长，效果和 50mg/(kg·d)剂量的恩杂鲁胺相当[31]。

王晓磊团队合成了化合物 32，证明了 32 在浓度为 2 000nmol/L时能以时间依赖的方式诱导 VCaP 细胞中 AR 的降解，抑制 VCaP 细胞增殖的 IC_{50} 小于 250nmol/L。而且，化合物 32 能够显著抑制 VCaP 细胞斑马鱼移植模型中肿瘤的生长[32]。

29

30

31

32

2.3 靶向雌激素相关受体 α(ERRα) 的 PROTACs

丁克团队用 ERRα 反向激动剂作为靶蛋白配体，合成了一批可招募 VHL 的 PROTAC 分子。通过活性评价筛选得到活性高的化合物 33，浓度为 30nmol/L 时，MDA-MB-231 细胞

中 ERRα 降解率高达 83%。浓度低至 3nmol/L 时，33 仍然能表现出明显的降解作用。降解机制研究表明，33 诱导了三元复合物的形成，并促使 AR 通过蛋白酶体降解[33]。

33

3 靶向其他蛋白的 PROTACs

3.1 靶向溴结构域和超末端结构域(BET)蛋白的 PROTACs

金健团队近期报道了可招募 keich 样 ECH 关联蛋白 1（KEAP1，一种 E3 连接酶）的 PROTAC34。研究表明，34 能有效诱导 MDA-MB-468 细胞中 BRD4（浓度为 500nmol/L 时，降

解率达 80%）和 BRD3 的降解，而不影响 BRD2 的水平。蛋白组学研究进一步表明，化合物 34 对 BRD1、BRD2、BRD7、BRD8、BRD9 的水平均没有显著性影响，表明 34 有高的亚型选择性。此外，34 能够有效抑制三阴性乳腺癌细胞 MDA-MB-468 和 MDA-MB-231 细胞的增殖，GI_{50} 分别为 280 和 130nmol/L[34]。

34

BET配体　　　　　　　　　　　KEAP1配体

3.2　靶向 B 细胞淋巴瘤 2 蛋白(BCL-2)家族的 PROTACs

张志超团队将 BCL-2/髓细胞白血病 1 蛋白(MCL-1)双重抑制剂 S1-6 和 Nap-1 分别与 CRBN 配体泊马度胺连接,得到了两种系列的 PROTACs。通过 linker 的构效关系研究,筛选得到了以 Nap-1 作为靶蛋白配体的化合物 **35** 和 **36**,二者可以分别选择性促进 MCL-1(DC_{50} = 700nmol/L)和 BCL-2(DC_{50} = 3000nmol/L)的降解。机制研究表明,PROTAC 诱导了三元复合物的形成,并以蛋白酶体依赖的方式促进蛋白降解,该研究也说明了通过改变 linker 的种类和长度可以提高靶点特异性[35]。

郑光荣团队以 BCL-2/BCL-X_L 双重抑制剂 ABT263 作为靶蛋白配体,合成了可招募 CRBN 的 PROTAC **37**,其对 WI38 细胞中 BCL-X_L 的 DC_{50} 为 46nmol/L,对 WI38 衰老细胞中 BCL-X_L 也有相同的活性,并且能清除年老小鼠的衰老细胞而不引起严重的血小板减少,毒性小于 ABT263[36]。

35

36

37

3.3　靶向组蛋白去乙酰化酶(HDACs)的 PROTACs

HDACs 中,靶向 HDAC6 的 PROTACs 研究最多。唐维平团队利用选择性 HDAC6 抑制剂 Nexturastat A[37]作为 HDAC6 配体合成了化合物 **38**。研究表明,**38** 能有效诱导 HDAC6 的降解(DC_{50} = 1.6nmol/L),抗 MM1S 细胞增殖的 EC_{50} 为 74.9nmol/L,并且保持着泊马度胺诱导 IKZFs 降解的能力[38]。

38

随后,该团队合成了一系列泊马度胺类似物,得到与 CRBN 亲和力强的化合物 **39** 和 **40**,然后分别合成了靶向 HDAC6 的 PROTAC **41** 和 **42**。**41** 和 **42** 的降解活性和 **38** 相当,并对 HDAC6 有高的选择性[39]。

化合物 **43** 是该团队报道的招募 VHL 的 PROTAC。**43** 可以快速诱导 HDAC6 的降解(4h 后降解率达到最大),对人 MM1S 细胞和鼠 4935 细胞中 HDAC6 的 DC_{50} 分别为 7.1 和 4.3nmol/L,最大降解率分别为 90% 和 57%[40]。

饶燏团队报道了基于 HDAC6 抑制剂 Nexturastat A 的 PROTAC **44**。**44** 能快速诱导 Hela 细胞中 HDAC6 的降解,并显示出较高的亚型选择性。**44** 对 MM1S 细胞中 HDAC6 的 DC_{50} 为 3.8nmol/L,抗 MM1S 细胞增殖的 GI_{50} 为 1210nmol/L。机制研究证明,**44** 能同时结合 HDAC6 以及 CRBN,并诱导 HDAC6 通过蛋白酶体降解[41]。

在 **44** 基础上该团队继续优化得到化合物 **45**,活性与 **44** 相当,对 MM1S 细胞中 HDAC6 的 DC_{50} 为 3.2nmol/L。同时,**45** 对 Mino、Jeko-1、HUVEC 和 MDA-MB-231 细胞中 HDAC6 均表现出了降解作用。**45** 同样对 HDAC6 展示出较高的亚型选择性[42]。

除 HDAC6 外,选择性靶向 HDAC3 的 PROTAC 也被报道。化合物 **46** 是郑光荣团队利用其实验室发现的 I 型 HDACs 抑制剂 SR-3558[43]合成的招募 VHL 的 PROTAC。**46** 能有效促进 MDA-MB-468 细胞中 HDAC3 的降解(DC_{50} = 42nmol/L),而对 HDAC1、HDAC2、HDAC6 的水平没有明显影响。并且,**46** 能有效抑制乳腺癌细胞(T47D,MDA-MB-468,HCC1143,BT549)的克隆形成和生长[44]。

39　**40**　**41**

42　**43**

44　**45**

46

3.4 靶向含 Src 同源区 2 结构域的磷酸酶 2（SHP2）的 PRO-TACs

王少萌团队设计并合成了 SHP2 抑制剂，并将其与 VHL 配体连接，通过改变 linker 类型与长度合成了一系列靶向 SHP2 的 PROTACs，其中化合物 **47** 活性最强，能以蛋白酶体依赖的方式促进 KYSE520 及 MV4；11 细胞中 SHP2 的降解（DC_{50} 分别为 6.0 和 2.6nmol/L），有效抑制 KYSE520（IC_{50} = 660nmol/L）及 MV4；11（9.9nmol/L）细胞的增殖，并抑制

ERK 的磷酸化[45]。

随后，周兵团队报道了基于 SHP2 变构抑制剂 TNO155[46]类似物并能招募 CRBN 的 PROTAC **48**。**48** 能以 CRBN 依赖的方式诱导 SHP2 降解，对 MV4；11 细胞中 SHP2 的 DC_{50} 为 6.02nmol/L，抗 MV4；11 细胞增殖的 IC_{50} 为 207nmol/L。另外，**48** 能够将 MV4；11 细胞周期组织在 G_1 期，并诱导细胞凋亡[47]。

47

48

3.5 靶向 3-羟基-3-甲基戊二酰辅酶 A 还原酶（HMGCR）的 PROTAC

饶燏团队将可与 HMGCR 结合的阿托伐他汀（atorvasta-

tin）与 CRBN 配体连接合成了一系列 PROTAC 分子。通过构效关系研究，筛选出了活性最高的化合物 **49**，其对 SRD15 细胞中 HMGCR 的 DC_{50} 为 100nmol/L，并能够抑制胆固醇的生

物合成。和抑制剂 atorvastatin 相比,**49** 能够有效抑制 HMGCR 的补偿性上调作用[48]。

49

3.6 靶向吲哚胺 2,3-双加氧酶(IDO1)的 PROTAC

谢永美团队首次报道了可以诱导 IDO1 降解的 PRO-TAC**50**。在 IDO1 诱导因子 IFN-γ 存在下,化合物 **50** 能以泛素-蛋白酶体系统依赖的方式诱导 IDO1 降解,对 Hela 细胞中 IDO1 的 DC_{50} 为 2840nmol/L,最大降解率为 93%。此外,**50** 表现出弱的抗增殖活性(IC_{50} = 37 430nmol/L)。

50

3.7 靶向鼠双微体基因 2 同源蛋白(MDM2)的 PROTAC

王少萌团队用其发现的 MDM2 抑制剂作为靶蛋白配体,合成了可招募 CRBN 的 PROTAC 分子。通过构效关系研究,筛选得到了高活性的 PROTAC **51**。在浓度小于 1nmol/L 时,化合物 **51** 仍可显著诱导 RS4;11 细胞中 MDM2 的降解,抗 RS4;11 细胞增殖的 IC_{50} 低至 1.5nmol/L。同时,**51** 能够有效抑制其他五种白血病细胞(MOLM-13,MOLM-14,SIG-M5,ML-2,OCL-AML-5)的增殖,活性均在纳摩尔水平。剂量为 25mg/kg 时,**51** 能够将 RS4;11 细胞移植瘤模型中肿瘤体积降低 50%[49]。

51

3.8 靶向 PARP1 的 PROTAC

陈元伟团队以奥拉帕尼为 PARP1 配体合成了可招募 CRBN 的 PROTAC **52**。**52** 抗 MDA-MB-436 及 Capan-1 细胞增殖的 IC_{50} 分别为 19 和 56nmol/L,对两种细胞中 PARP1 的 DC_{50} 分别为 1.26 和 6.72nmol/L。**52** 的血浆半衰期为 3.08h,单独使用 **52**,或与替莫唑胺(temozolomide)联用均可有效抑制 Capan-1 细胞移植瘤的生长[50]。

3.9 靶向多梳抑制复合物 2(PRC2)的 PROTAC

余洛汀团队将 PRC2 复合物中 EZH2 亚基的配体与泊马

度胺连接得到 PROTAC **53**。**53** 在浓度为 1000nmol/L 时,可使 WSU-DLCL-2 细胞中 PRC2 复合物组件 EZH2、SUZ12、EED 和 RbAp48 的降解率分别达 72%、81%、75% 和 74%。机制研究表明,**53** 能够促进 PRC2 组件的泛素化,并通过泛素-蛋白酶体系统降解。作者还通过研究推测,SUZ12 的降解与 EZH2 组件缺失导致 PRC2 复合物稳定性下降有关。

52

53

3.10 靶向信号转导子及转录激活子 3(STAT3)的 PROTAC

王少萌课题组在其前期发现的 STAT3 抑制剂基础上,通过环合策略优化得到了新的 STAT3 抑制剂,并以此为靶蛋白配体合成了可招募 CRBN 的 PROTAC **54**。**54** 对 MOLM-16 和 SU-DHL-1 细胞中的 STAT3 展示出纳摩尔水平的降解活性(DC_{50} 分别为 60 和 28nmol/L),抗两种细胞增殖的 IC_{50} 分别为 13 和 610nmol/L。此外,**54** 在浓度高达 10 000nmol/L 时,对 STAT 其他亚型仍未表现出或表现出很弱的降解活性,表明 **54** 有高的亚型选择性。在剂量为 25mg/kg 时,**54** 可引起 MOLM-16 移植瘤模型中肿瘤消退[51]。

54

参 考 文 献

[1] Sun N,Ren C,Kong Y,et al. Development of a brigatinib degrader (SIAIS117) as a potential treatment for ALK positive cancer resistance[J]. *Eur J Med Chem*,2020,193:112190.

[2] Ren C,Sun N,Liu H,et al. Discovery of a brigatinib degrader SIAIS164018 with destroying metastasis-related oncoproteins and a reshuffling kinome profile [J]. *J Med Chem*,2021,64(13):

中国药学年鉴 CHINESE PHARMACEUTICAL YEARBOOK 2020-2021

9152-9165.

[3] Yan G, Zhong X, Yue L, et al. Discovery of a PROTAC targeting ALK with invivo activity[J]. Eur J Med Chem, 2021, 212: 113150.

[4] Xie S, Sun Y, Liu Y, et al. Development of alectinib-based PRO-TACs as novel potent degraders of anaplastic lymphoma kinase (ALK)[J]. J Med Chem, 2021, 64(13): 9120-9140.

[5] Zhao Q, Ren C, Liu L, et al. Discovery of SIAIS178 as an effective BCR-ABL degrader by recruiting von Hippel-Lindau (VHL) E3 ubiquitin ligase[J]. J Med Chem, 2019, 62(20): 9281-9298.

[6] Yang Y, Gao H, Sun X, et al. Global PROTAC toolbox for degrading BCR-ABL overcomes drug-resistant mutants and adverse effects [J]. J Med Chem, 2020, 63(15): 8567-8583.

[7] Jiang L, Wang Y, Li Q, et al. Design, synthesis, and biological evaluation of Bcr-AblPROTACs to overcome T315I mutation[J]. Acta Pharm Sin B, 2021, 11(5): 1315-1328.

[8] Liu H, Sun R, Ren C, et al. Construction of an IMiD-based azide library as a kit for PROTAC research[J]. Org Biomol Chem, 2021, 19(1): 166-170.

[9] Xue G, Chen J, Liu L, et al. Protein degradation through covalent inhibitor-based PROTACs[J]. Chem Commun, 2020, 56(10): 1521-1524.

[10] Zhao Y, Shu Y, Lin J, et al. Discovery of novel BTK PROTACs for B-Cell lymphomas[J]. Eur J Med Chem, 2021, 225: 113820.

[11] Lücking U, Scholz A, Lienau P, et al. Identification of atuveciclib (BAY 1143572), the first highly selective, clinical PTEFb/CDK9 inhibitor for the treatment of cancer[J]. ChemMedChem, 2017, 12 (21): 1776-1793.

[12] Qiu X, Li Y, Yu B, et al. Discovery of selective CDK9 degraders with enhancing antiproliferative activity through PROTAC conversion[J]. Eur J Med Chem, 2021, 211: 113091.

[13] Su S, Yang Z, Gao H, et al. Potent and preferential degradation of CDK6 via proteolysis targeting chimera degraders[J]. J Med Chem, 2019, 62(16): 7575-7582.

[14] Wyatt PG, Woodhead AJ, Berdini V, et al. Identification of N-(4-Piperidinyl)-4-(2, 6-dichlorobenzoylamino)-1H-pyrazole-3-carboxamide (AT7519), a novel cyclin dependent kinase inhibitor using fragment-based X-ray crystallography and structure based drug design[J]. J Med Chem, 2008, 51(16): 4986-4999.

[15] Wang Y, Zhi Y, Jin Q, et al. Discovery of 4-((7H-Pyrrolo[2,3-d] pyrimidin-4-yl) amino)-N-(4-((4-methylpiperazin-1-yl) methyl) phenyl)-1H-pyrazole-3-carboxamide (FN-1501), an FLT3- and CDK-kinase inhibitor with potentially high efficiency against acute myelocytic leukemia[J]. J Med Chem, 2018, 61(4): 1499-1518.

[16] Zhou F, Chen L, Cao C, et al. Development of selective mono or dual PROTAC degrader probe of CDK isoforms[J]. Eur J Med Chem, 2020, 187: 111952.

[17] Cheng M, Yu X, Lu K, et al. Discovery of potent and selective epidermal growth factor receptor (EGFR) bifunctional small-molecule degraders[J]. J Med Chem, 2020, 63(3): 1216-1232.

[18] Zhao HY, Yang XY, Lei H, et al. Discovery of potent small mole-cule PROTACs targeting mutant EGFR[J]. Eur J Med Chem, 2020, 208: 112781.

[19] Zheng M, Huo J, Gu X, et al. Rational design and synthesis of novel dual PROTACs for simultaneous degradation of EGFR and PARP [J]. J Med Chem, 2021, 64(11): 7839-7852.

[20] Zhang X, Xu F, Tong L, et al. Design and synthesis of selective degraders of EGFRL858R/T790M mutant[J]. Eur J Med Chem, 2020, 192: 112199.

[21] Qu X, Liu H, Song X, et al. Effective degradation of EGFRL858R + T790M mutant proteins by CRBN-based PROTACs through both proteosome and autophagy/lysosome degradation systems[J]. Eur J Med Chem, 2021, 218: 113328.

[22] Zhang H, Wang J, Shen Y, et al. Discovery of 2, 4, 6-trisubstitued-pyrido[3,4-d]pyrimidine derivatives as new EGFR-TKIs[J]. Eur J Med Chem, 2018, 148: 221-237.

[23] Zhang H, Zhao HY, Xi XX, et al. Discovery of potent epidermal growth factor receptor (EGFR) degraders by proteolysis targeting chimera (PROTAC)[J]. Eur J Med Chem, 2020, 189: 112061.

[24] Wei J, Hu J, Wang L, et al. Discovery of a first-in-class mitogen-activated protein kinase kinase 1/2 degrader[J]. J Med Chem, 2019, 62(23): 10897-10911.

[25] Gao H, Wu Y, Sun Y, et al. Design, synthesis, and evaluation of highly potent FAK-targeting PROTACs[J]. ACS Med Chem Lett, 2020, 11(10): 1855-1862.

[26] Hu J, Hu B, Wang M, et al. Discovery of ERD-308 as a highly potent proteolysis targeting chimera (PROTAC) degrader of estrogen receptor (ER)[J]. J Med Chem, 2019, 62(3): 1420-1442.

[27] Gonzalez TL, Hancock M, Sun S, et al. Targeted degradation of activating estrogen receptor α ligand-binding domain mutations in human breast cancer[J]. Breast Cancer Res Treat, 2020, 180(3): 611-622.

[28] Han X, Wang C, Qin C, et al. Discovery of ARD-69 as a highly potent proteolysis targeting chimera (PROTAC) degrader of androgen receptor (AR) for the treatment of prostate cancer[J]. J Med Chem, 2019, 62(2): 941-964.

[29] Han X, Zhao L, Xiang W, et al. Discovery of highly potent and efficient PROTAC degraders of androgen receptor (AR) by employing weak binding affinity VHL E3 ligase ligands[J]. J Med Chem, 2019, 62(24): 11218-11231.

[30] Kregel S, Wang C, Han X, et al. Androgen receptor degraders overcome common resistance mechanisms developed during prostate cancer treatment[J]. Neoplasia, 2020, 22(2): 111-119.

[31] Zhao L, Han X, Lu J, et al. A highly potent PROTAC androgen receptor (AR) degrader ARD-61 effectively inhibits AR-positive breast cancer cell growth in vitro and tumor growth in vivo[J]. Neoplasia, 2020, 22(10): 522-532.

[32] Chen L, Han L, Mao S, et al. Discovery of A031 as effective proteolysis targeting chimera (PROTAC) androgen receptor (AR) degrader for the treatment of prostate cancer[J]. Eur J Med Chem, 2021, 216: 113307.

［33］ Peng L,Zhang Z,Lei C,*et al.* Identification of new small-molecule inducers of estrogen-related receptor α（ERRα）degradation［J］. *ACS Med Chem Lett*,2019,10（5）:767-772.

［34］ Wei J,Meng F,Park K-S,*et al.* Harnessing the E3 ligase KEAP1 for targeted protein degradation［J］. *J Am Chem Soc*,2021,143（37）:15073-15083.

［35］ Wang Z,He N,Guo Z,*et al.* Proteolysis targeting chimeras for the selective degradation of Mcl-1/Bcl-2 derived from nonselective target binding ligands［J］. *J Med Chem*,2019,62（17）:8152-8163.

［36］ He Y,Zhang X,Chang J,*et al.* Using proteolysis-targeting chimera technology to reduce navitoclax platelet toxicity and improve its senolytic activity［J］. *Nat Commun*,2020,11（1）:1996.

［37］ Bergman JA,Woan K,Perez-Villarroel P,*et al.* Selective histone deacetylase 6 inhibitors bearing substituted urea linkers inhibit melanoma cell growth［J］. *J Med Chem*,2012,55（22）:9891-9899.

［38］ Wu H,Yang K,Zhang Z,*et al.* Development of multifunctional histone deacetylase 6 degraders with potent antimyeloma activity［J］. *J Med Chem*,2019,62（15）:7042-7057.

［39］ Yang K,Zhao Y,Nie X,*et al.* A cell-based target engagement assay for the identification of cereblon E3ubiquitin ligase ligands and their application in HDAC6 degraders［J］. *Cell Chem Biol*,2020,27（7）:866-876. e868.

［40］ Yang K,Wu H,Zhang Z,*et al.* Development of selective histone deacetylase 6（HDAC6）degraders recruiting von hippel-lindau（VHL）E3 ubiquitin ligase［J］. *ACS Med Chem Lett*,2020,11（4）:575-581.

［41］ An Z,Lv W,Su S,*et al.* Developing potent PROTACs tools for selective degradation of HDAC6 protein［J］. *Protein Cell*,2019,10（8）:606-609.

［42］ Yang H,Lv W,He M,*et al.* Plasticity in designing PROTACs for selective and potent degradation of HDAC6［J］. *Chem Commun*, 2019,55（98）:14848-14851.

［43］ Wang Y,Stowe RL,Pinello CE,*et al.* Identification of histone deacetylase inhibitors with benzoylhydrazide scaffold that selectively inhibit class I histone deacetylases［J］. *Chem Biol*,2015,22（2）:273-284.

［44］ Xiao Y,Wang J,Zhao LY,*et al.* Discovery of histone deacetylase 3（HDAC3）-specific PROTACs［J］. *Chem Commun*,2020,56（68）:9866-9869.

［45］ Wang M,Lu J,Wang M,*et al.* Discovery of SHP2-D26 as a first,potent,and effective PROTAC degrader of SHP2 protein［J］. *J Med Chem*,2020,63（14）:7510-7528.

［46］ La Marche MJ,Acker M,Argintaru A,*et al.* Identification of TNO155,an allosteric SHP2 inhibitor for the treatment of cancer［J］. *J Med Chem*,2020,63（22）:13578-13594.

［47］ Yang X,Wang Z,Pei Y,*et al.* Discovery of thalidomide-based PROTAC small molecules as the highly efficient SHP2 degraders［J］. *Eur J Med Chem*,2021,218:113341.

［48］ Li M-X,Yang Y,Zhao Q,*et al.* Degradation versus inhibition:Development of proteolysis-targeting chimeras for overcoming statin-induced compensatory upregulation of 3-hydroxy-3-methylglutaryl coenzyme A reductase［J］. *J Med Chem*,2020,63（9）:4908-4928.

［49］ Li Y,Yang J,Aguilar A,*et al.* Discovery of MD-224 as a first-in-class,highly potent,and efficacious proteolysis targeting chimera murine double minute 2 degrader capable of achieving complete and durable tumor regression［J］. *J Med Chem*,2019,62（2）:448-466.

［50］ Cao C,Yang J,Chen Y,*et al.* Discovery of SK-575 as a highly potent and efficacious proteolysis-targeting chimera degrader of PARP1 for treating cancers［J］. *J Med Chem*,2020,63（19）:11012-11033.

［51］ Zhou H,Bai L,Xu R,*et al.* Structure-based discovery of SD-36 as a potent,selective,and efficacious PROTAC degrader of STAT3 protein［J］. *J Med Chem*,2019,62（24）:11280-11300.

布鲁顿酪氨酸激酶及肿瘤药理学研究进展

张林丽[1,2,3]，张 琪[1,2]，刘 莉[3]

（1. 上海华汇拓医药科技有限公司，上海 201203；2. 浙江华海药业股份有限公司，临海 317000；
3. 上海医药工业研究院，上海 201203）

摘要 布鲁顿酪氨酸激酶（BTK）是 B 细胞抗原受体（BCR）信号转导通路中的关键激酶，BTK 是自身免疫性疾病和 B 细胞恶性肿瘤中富有吸引力的治疗靶点。许多公司针对 BTK 的分子结构和功能，设计了具有选择性的抑制剂，目前上市的药物依鲁替尼和阿卡替尼，在对套细胞淋巴瘤和慢性淋巴细胞白血病治疗中显示出突出疗效，同时也有多个化合物进入临床研究，表现出较好的开发前景。本文通过检索我国学者 2018—2019 年在学术期刊上发表的文献，综述在 BTK 抑制剂的结构设计、药理机制、肿瘤免疫等方面所取得的研究进展，为合理开发 BTK 抑制剂提供参考。

中国药学年鉴

CHINESE PHARMACEUTICAL YEARBOOK 2020-2021

布鲁顿酪氨酸激酶（Bruton tyrosine kinase，BTK）是 Tec 家族的酪氨酸激酶，主要在 B 细胞中表达，分布于淋巴系统、造血及血液系统，是 B 细胞受体（B cell receptor，BCR）信号调节途径中的关键下游激酶。人和小鼠 BTK 基因的突变分别导致 X 连锁无球蛋白血症（X-linked agammaglobulinemia，XLA）和 X 连锁免疫缺陷病（X-linked immunodeficiency，XLD），所以 BTK 在 B 细胞的发育和功能维护中具有重要作用。

近年来，B 细胞非霍奇金性淋巴瘤和类风湿关节炎的临床研究发现了患者 BTK 的异常表达，开发的 BTK 靶向抑制剂在上述疾病的治疗中均取得了显著的效果，本文主要从 BTK 抑制剂的结构设计研究、活性探针研究及联合用药研究三个方面介绍我国学者的最新研究进展。

1 依鲁替尼的制剂研究

B 细胞白血病和淋巴瘤患者出现 BTK 高表达，BTK 抑制剂依鲁替尼（Ibrutinib，IBR）在上述疾病的治疗中表现出持久疗效和低毒性，于 2013 年被美国食品药品管理局（FDA）批准用于复发性套细胞淋巴瘤（mantle cell lymphoma，MCL）的治疗，2014 年被批准用于慢性淋巴细胞性白血病（chronic lymphocytic leukemia，CLL）的治疗[1]。

通过筛选一种多糖微晶纤维素（microcrystalline cellulose，MCC）来稳定 IBR，增强其药代动力学特性，但生物安全性不受影响，为临床应用提供了良好的理论依据[2]。将 IBR 装入平均直径为 277.9 nm、z 电位为 +19.1 mV 的壳聚糖/磺基丁基醚-β-环糊精纳米颗粒（nanoparticles，NPs）中，通过纳米载体递送 IBR。体外药物释放研究表明，载有 IBR 的 NPs 表现出明显较慢的胃释放速率，这种潜在的纳米制剂维持药物活性的同时呈现出持续释放的特性[3]。

Qiu 等[4] 开发了一种稳定的 IBR 磷脂复合物（IBR phospholipid complex，IBR-PC），使用蛋磷脂酰甘油（egg phosphatidylglycerol，EPG）作为赋形剂，溶解度测试表明，该新型制剂

可以在各种 pH 值下保持很好的溶解性和稳定性，相对生物利用度提高了 9.14 倍，体外细胞毒性活性增强和体内肿瘤生长抑制作用相关。因此，IBR-PC 系统是一种有前途的药物递送系统，可以增强 IBR 的口服生物利用度，从而改善其体内抗肿瘤作用。因此，BTK 抑制剂的制剂改善为临床治疗 B 细胞恶性肿瘤带来了进步。

2 BTK 抑制剂的合成及活性研究

2.1 BTK 抑制剂合成研究

迄今为止，已经研究报道了较多的小分子 BTK 抑制剂，包括不可逆（共价）和可逆（非共价）两大类。不可逆 BTK 抑制剂，如 IBR、阿卡替尼、GS-4059、spebrutinib（CC-292，AVL-292）和 HM71224，这些化合物在结构上与 BTK 酶非催化半胱氨酸残基（Cys481）形成共价键，一些已进入临床研究阶段。另一类非共价抑制剂，如 CGI-1746、GDC-0834、GDC-0853 和 RN-486，它们通过占据特定的 H3 口袋而呈现效能和选择性。

Li 等[5] 通过分子对接和三维定量结构-活性关系（three-dimensional quantitative structure-activity relationship，3D-QSAR）研究，建立了比较分子场分析/比较分子相似性指数分析模型（comparative molecular field analysis，CoMFA/comparative molecular similarity indices analysis，CoMSIA），用于预测新设计化合物的活性，为设计新型可逆抑制剂和克服不可逆 BTK 抑制剂的缺点提供参考。Gui 等[6] 设计了一系列以 XMU-MP-3 为代表的小分子非共价 BTK 抑制剂，通过直接靶向 B 细胞淋巴瘤中的 BTK 信号传导途径发挥其药理活性。这些发现确立了 XMU-MP-3 作为 BTK 的新型抑制剂，在体外和体内均显示出超越 BTKC481S 获得性突变的潜在临床效用。

Zheng 等[7] 设计了一系列 3-取代的吡唑并嘧啶衍生物作为 BTK 抑制剂，在体外对 BTK 和 B 细胞淋巴细胞白血病系都表现出良好的抑制活性（对 BTK 酶的半数抑制浓度

（half maximal inhibitory concentration, IC_{50}）为 7.95 nmol/L, 对 Ramos 人 B 淋巴细胞瘤细胞的抑制活性为 8.91 μmol/L, 对 Raji 淋巴瘤细胞的抑制活性为 1.80 μmol/L），同时具有很好的亲水性（ClogP = 3.33），这些探索为 3-取代的吡唑并嘧啶衍生物作为新型抗肿瘤抑制提供线索。

Wang 等[8]合成了带有氨基酸取代基的二苯基嘧啶衍生物的 BTK 抑制剂，分子模拟结果表明，化合物与 BTK 酶形成额外的强氢键，Western 印迹分析和流式细胞术分析表明这类化合物对 B 细胞淋巴瘤细胞的有效抑制作用，对正常外周单核细胞（peripheral blood mononuclear cell, PBMC）的细胞毒性低，所有这些研究为嘧啶支架作为有效的 BTK 抑制剂提供了新线索。

Guo 等[9]设计表征了一系列新的二苯基噻唑衍生物，生物化学和细胞测定数据表明，化合物可以有效抑制 C481S 突变的 BTK 活性，IC_{50} 值为 0.061 mmol/L, 对 Ramos 细胞和 Raji 细胞的抑制活性优于 IBR。化合物还可有效抑制 Raji 细胞中的 BTK Y223 磷酸化，阻止 Raji 和 Ramos 细胞中 G_0/G_1 期的细胞周期进程，这项研究扩大了 BTK 抑制剂的结构多样性。

Diao 等[10]设计了嘧啶并［4,5-d］嘧啶-2,4（1H,3H）-二酮衍生物的 BTK 抑制剂，体外 BTK 酶活性 IC_{50} 值为 0.8 ~ 996 nmol/L, 与表皮生长因子受体（epidermal growth factor receptor, EGFR）的选择性差值为 99 倍，优于 IBR。在抗增殖测定中，化合物对 Ramos 细胞的抑制活性 IC_{50} 值为 9.21 μmol/L, 对 BTK 依赖的 TMD8 细胞的 IC_{50} 值为 0.72 μmol/L。此外，化合物可以剂量依赖性地抑制 Ramos 和 TMD8 细胞中 BTK 活化，阻止 G1 期 TMD8 的细胞周期进程，这些研究结果为 B 细胞恶性肿瘤治疗的化合物结构优化提供参考。

Guo 等[11]合成了一种新的选择性共价抑制剂，化合物泽布替尼（Zanubrutinib, BGB-3111），研究表明其对 BTK 具有高活性，对其他 TEC 激酶家族、EGFR 和 Src 家族激酶（sarcoma gene）具有高选择性，化合物呈现理想的吸收分布代谢排泄特性，在体外多种 MCL 细胞系中产生多种效果，包括抑制蛋白激酶 βII（protein kinase βII, PKCβII）、核因子 κB（nuclear factor, NF-κB）和丝裂原活化蛋白激酶/细胞外调节蛋白激酶（mitogen-activated protein kinase, MAPK/extracellular regulated protein kinases, ERK）关键转导子，抑制蛋白激酶 AKT 和 AKT 底物糖原合成激酶（glycogen synthase kinase, GSK），下调哺乳动物雷帕霉素靶蛋白（mammalian target of rapamycin, mTOR）、Ras 家族激酶、P21 和磷酸化的 AMP 依赖的蛋白激酶（adenosine 5'-monophosphate AMP-activated protein kinase, p-AMPK）等。在细胞系异种移植模型，MCL 人源肿瘤异种移植模型（patient-derived tumor xenograft, PDX）等小鼠模型中均发现了 BGB-3111 能抑制肿瘤生长[12]。临床上，泽布替尼治疗后几乎所有患者均观察到 T 细胞上程序性死亡受体 1

（programmed death receptor, PD-1）的下调以及 B 细胞上趋化因子受体 5（C-X-C chemokine receptor type 5, CXCR5）和 CD19 的下调，编程的死亡配体 1 表达下调。泽布替尼主要通过改善 T 细胞衰竭，下调黏附/归巢受体来破坏 CLL 细胞迁移而改善免疫力[13]。

Yan 等报告了一种 BTK 抑制剂，阿维尼替尼（Abivertinib, AC0010）能抑制细胞增殖，降低集落形成能力，并诱导 AML 细胞（尤其是带有酪氨酸激酶 3-内部串联重复（fms-like tyrosine kinase-internal tandem duplication, FLT3-ITD）突变的细胞）凋亡和细胞周期停滞，以及 p-FLT3 和下游靶标磷酸化的信号传导及转录激活蛋白 5（signal transducer and activator of transcription, p-STAT5）表达。除了抑制 BTK 磷酸化，AC0010 同时抑制 MCL 细胞中的 BCR-BTK 和磷脂酰肌醇 3-激酶（phosphatidylinositol-3-kinases, PI3K）/蛋白质丝氨酸苏氨酸激酶（protein-serine-threonine kinase, AKT）信号通路。与 IBR 相反，AC0010 在体外对 MCL 细胞毒性更高，并诱导半胱天冬酶家族和 MCL 细胞系出现明显的凋亡，对正常外周淋巴细胞的细胞毒性没有增强。此外，AC0010 和高纯碱（一种中国常用的天然植物生物碱）之间的协同活性可用于治疗具有或不具有 FLT3-ITD 突变的 AML 细胞，临床前数据表明 AC0010 可能是有前途的新型 AML 药物，具有联合治疗的潜力[14-15]。

2.2 BTK 活性探针研究

设计合成 BTK 抑制剂时，需要开发能够精确检测其表达和功能的化学传感器或探针来检测其活性，或定量测定活细胞中的 BTK，或模仿药物在细胞中的真实作用。

Wang 等[16]开发了具有优异抑制活性（IC_{50} = 35 nmol/L）的两用探针 IB-4，证实其可用于内源性 BTK 活性同时成像并研究其在活细胞中与靶标的结合情况。独特的开启设计使该探针在体外和原位中对 BTK 都具有出色的灵敏度和选择性，并可以进一步扩展到其他不可逆抑制剂，用于蛋白质表征，进行定量和抑制活性研究。Chen 等[17]成功地为 BTK 开发了一种细胞可渗透的高度选择性的荧光探针，建立了一种快速、方便、准确的定量方法，可定量测定活细胞中内源性的 BTK，并成功检测了不同细胞系中 BTK 的变异情况，但对 Ramos 和 OCI-Ly7 人 B 淋巴瘤细胞中 BCR 活性无反应，这种方法不仅可用于 BTK 的测定，而且可以通过改变不同的识别基团和共价锚定位点成为生物学目标的通用方法。Wang 等[18]描述了一种基于免疫亲和力的测定策略，用于鉴定体内药物不可逆的结合靶点。以 IBR 为例，通过使用特异性识别 Cys-IBR 结合物的抗体，直接富集含 IBR 的细胞靶标，借助质谱进行表征，从而避免了药物的复杂化学修饰和探针的关键活性测试，可用于细胞和动物模型中靶点的鉴定。Cheng 等[19]通过 LASSO Cox 回归模型鉴定了与肿瘤微环境相关的差异表达基因，并构建了一个三基因（包括解整合素金属蛋白酶 12（adisintegrin and metalloprotease 12,

ADAM12)、BTK、EST 相关基因(ERG, ETS-related gene)信号靶标。研究结果表明,新型 BTK 异构体 P65BTK 在非小细胞肺癌中过表达,可能成为新型药物设计目标。Guo 等[20]开发了一系列针对不可逆抑制剂的新型简约连接子,将生物正交柄嵌入 α,β-不饱和酰胺中。实验证明,含有上述接头的探针引入阿法替尼和 IBR 后,显示出与母体化合物相似的生物活性,可同时用于蛋白质组分析和活细胞成像。这些连接子尤其是含叠氮化物和 TCO 的连接子(L8/10),可广泛用于多种不可逆抑制剂的药物筛选和靶标鉴定。

3 BTK 联合用药基础研究进展

IBR 长期使用会出现获得性耐药,现有的研究集中在下一代 BTK 抑制剂和针对多种蛋白激酶的选择性拮抗剂或抑制剂的组合用药,以提高治疗效力并降低激酶抑制剂抗性出现的风险[21]。

3.1 IBR 和 TrxR

研究发现 IBR 可以靶向哺乳动物的硫氧还蛋白还原酶(thioredoxin reductase,TrxR)而抑制 SMMC-7721 人肝癌细胞的生长,并诱导氧应激,促进 SMMC-7721 细胞凋亡。进一步的研究表明,IBR 可以引起细胞中活性氧的升高并诱导癌细胞凋亡。IBR 新靶标的发现为了解其抗癌机制提供了依据,并为其进一步的临床治疗应用提供理论基础[22]。

3.2 IBR 和 EGFR

研究发现金诺芬单用时呈现较弱的抗癌活性,对 EGFR 野生型 Calu3 人肺腺癌细胞和 H460 大细胞肺癌细胞的效果也较弱,与 IBR 联合使用后能显著增强 IBR 在 H1975 人肺腺癌细胞、PC9 人肺癌细胞和 H1650 人非小细胞肺癌细胞中的活性及抗 EGFR 活性。机制研究发现,IBR 抑制 H1975 和 H1650 细胞中的丝裂原活化的细胞外信号调节激酶(mitogen-activated extracellular signal-regulated kinase, MEK)/细胞外调节蛋白激酶(extracellular regulated protein kinases,ERK)的 MEK/ERK 通路,金诺芬抑制蛋白激酶 B(AKT)/哺乳动物雷帕霉素靶(mTOR)通路,两者联合使用后 AKT/mTOR 和 MEK/ERK 通路中多个关键节点的表达或磷酸化的抑制作用被显著增强,并在小鼠模型上显著抑制 H1975 异种移植肿瘤的生长,但不会引起明显的毒性作用。这些结果表明,与金诺芬联合治疗可改善 IBR 对非小细胞肺癌的抗 EGFR 活性[23]。

3.3 BTK 和 PROTAC

靶向嵌合蛋白水解(proteolysis targeting chimera, PROTAC)是利用细胞自身的蛋白质降解机制-泛素化蛋白酶体途径来靶向降解特定的蛋白。Sun 团队设计的 BTK 特异的 PROTAC 分子 L18I 不仅可靶向降解野生型 BTK 蛋白,同时也可高效降解对 IBR 耐受的突变型 BTK 蛋白。L18I 在体外能有效抑制表达 BTKC481S 突变体的弥漫大 B 细胞淋巴瘤(diffuse large B-cell lymphoma,DLBCL)和 MCL 细胞的增殖,

效果优于 IBR。同时阻断下游信号传导活性,有效浓度低于 10 nmol/L。在接种 C481S BTK HBL-1 人弥漫大 B 淋巴瘤细胞的小鼠异种移植模型中,L18I 也产生了明显的抗肿瘤作用,为 IBR 耐受的非霍奇金淋巴瘤(non-hodgkin lymphoma,NHL)患者提供了新的治疗思路[24]。Huang 等将高度混杂的激酶抑制剂与大脑结合配体偶联来设计多激酶降解剂,使用定量蛋白质组学发现了 28 种激酶,包括 BTK、蛋白酪氨酸激酶 2(protein tyrosine kinase,PTK2)、PTK2B、FLT3、人极光激酶 A(aurora kinase A,AURKA)、AURKB、TEC、ULK1(unc-51 like autophagy activating kinase 1)、IL-2 诱导的 T 细胞激酶(IL-2 inducible T-cell kinase,ITK)和周期蛋白依赖性激酶(cyclin-dependent kinases,CDK)家族的 9 名成员,他们进一步开发了针对 FLT3 和 BTK 的选择性降解剂,具有改善疾病治疗的潜力,可用于进一步的研究和临床前开发[25]。

3.4 BTK 和 PD-L1

Wang 等研究表明抑制 BCR 信号或 BCR 下调会进一步下调程序性死亡配体 1(programmed death ligand 1,PD-L1),失去 BCR 的 DLBCL 呈现 PD-L1 mRNA 和蛋白表达降低。在异种移植小鼠模型中,IBR 下调 PD-L1 的表达,抑制肿瘤生长。表达 PD-L1 的 DLBCL 会激活 B 细胞受体信号通路,而 BCR 和 PD-L1 抑制可能协同作用于靶向 DLBCL[26]。

3.5 BTK 和 ALK

Li 等通过蛋白质组学方法确定了 BTK 是新型的间变性大细胞淋巴瘤激酶(anaplastic lymphoma kinase,ALK)相互作用伴侣。BTK 在神经母细胞瘤细胞系和肿瘤组织中表达,它的高表达与成神经细胞瘤患者复发后低生存率直接相关。机制上也证明了 BTK 可增强神经母细胞瘤中 ALK 介导的信号传导,减少 ALK 泛素化而增加 ALK 稳定性,反之野生型 ALK(ALK^{WT})和 ALK 突变(ALK^{F1174L})均可诱导 BTK 磷酸化。IBR 可有效抑制裸鼠中神经母细胞瘤生长,IBR 和 ALK 抑制剂克唑替尼的组合可进一步增强抑制作用,为临床使用 IBR 和 ALK 抑制剂联合治疗 ALK 阳性神经母细胞瘤的临床试验提供了有力依据[27]。

3.6 BTK 和 KRAS-2

Liu 等通过 2 种细胞系亚型(cell-line-subtype 1/2,CS1/2)研究吸烟伴随的 KRAS-突变 2 种肺腺癌(KRAS-mutant lung adenocarcinomas,LUADs)情况,发现 CS2 型使用 BTK 抑制剂 QL-XII-61 的效果可以通过肿瘤浸润淋巴细胞(tumor-infiltrating lymphocyte,TIL)评分来预测,与腺癌 2 型患者的免疫原性结果一致,因此 BTK 抑制剂可能在免疫原性 KRAS 亚型中具有新作用[28]。

3.7 BTK 和 JAK3

Ge 等研究鉴定几类嘧啶衍生物作为双重抑制剂在 1nmol/L 的浓度显著抑制 BTK 和 JAK3 酶的磷酸化。与 IBR 相比,这些嘧啶衍生物对 B 细胞淋巴瘤细胞的抑制增殖活性更强,流式细胞结果和体内异种移植模型证实它们治疗 B 细

中国药学年鉴 CHINESE PHARMACEUTICAL YEARBOOK 2020-2021

胞淋巴瘤的功效和低毒性,这些发现为 B 细胞淋巴瘤药物的开发提供了新见解[29]。Ren 等发现了一类具有较强 BTK 抑制活性的化合物,并通过结构优化获得了针对 BTK 和 JAK3 双靶点的活性化合物($IC_{50} < 2nmol/L$)。细胞活性筛选显示,化合物活性比 CC292 和 IBR 高 10 倍,在人肝微粒体中的代谢稳定性也优于已知药物。作为双靶标抑制剂,这些化合物有望通过协同作用在血液和免疫疾病中发挥更好的作用[30]。

3.8 BTK 和 PI3Kδ

研究发现,BTK 抑制剂和 PI3Kδ 抑制剂在白血病的治疗中起着至关重要的作用。Liu 等[31]设计并合成了一系列新颖的苯并呋喃[3,2-b]吡啶-2-2(1H)-酮衍生物作为双 BTK/PI3Kδ 激酶抑制剂,在体外低浓度即可抑制多种白血病或淋巴瘤细胞(Raji、HL60、K562 细胞)的增殖,通过协同抑制作用获得最佳反应。

3.9 BTK 和 AKT-mTOR

Jiang 等[32]发现 IBR 耐药的 MCL 细胞株出现更多的线粒体 BH3 蛋白(bcl-2 homology domain only proteins)依赖的细胞凋亡作用,B 淋巴细胞瘤-2 基因/髓细胞白血病-1(B-cell lymphoma-2/myeloid cell leukemia-1,BCL2/MCL1)比值高。AKT-mTOR 抑制剂和 ABT-199 联合治疗产生了协同抑制和诱导凋亡的效果,成为 IBR 耐药的 MCL 细胞株的潜在策略。Guan 等[33]使用 PI3K 催化 p110a 亚基特异性抑制剂 BYL719 抑制 AKT 活性,可以克服 IBR 耐药性,在 MCL 细胞系和原代 MCL 细胞上都得到证实,同时在小鼠异种移植模型中也证实了其体内抑制 MCL 肿瘤生长的能力。这些结果表明,用 IBR 和 p110a 抑制剂联合治疗,可能通过破坏基质细胞与 MCL 细胞的相互作用,成为 IBR 耐药的一种有前途的治疗策略。Li 等[34]研究并证实了 mTOR 抑制剂依维莫司和新型 BTK 抑制剂 PLS-123 共同治疗在体外和体内 MCL 具有协同作用。基因表达谱分析显示,同时使用这些药物治疗可显著抑制 JAK2/STAT3、AKT/mTOR 信号通路和丝氨酸/苏氨酸蛋白激酶(serine/threonine proteinkinase,SGK1)表达。所以,同时抑制 BTK 和 mTOR 可能是潜在的 MCL 治疗方式。

3.10 BTK 和 TAK1

Wu 等研究发现 DLBCL 细胞的生长需要 MAP3K7(转化生长因子 β 活化激酶 1,transforming growth factor β-activated kinase 1,TAK1)的存在,一旦 TAK1 被抑制或基因沉默会诱导 DLBCL 细胞大量死亡,并显著降低 NF-κB 的活性,对 IBR 耐药的 DLBCL 细胞也有抑制效果。临床数据表明,DLBCL 患者如果 TAK1 高表达,其生存期较差。DLBCL 亚型患者,如果 TAK1 和 BTK 出现高表达,对化疗的反应也会较差。所以,同时靶向 TAK1 和 BTK 可以增加药物疗效,激酶 TAK1 是 DLBCL 的可治疗靶标[35]。

3.11 BTK 和 PKCβ

恩扎他汀(enzastaurin,PKCβ 选择性抑制剂)和 IBR 的组合对 DLBCL 细胞的存活和增殖产生持久的协同作用,包括减少增殖,促进凋亡,诱导 G1 期阻滞,防止细胞入侵、迁移以及下调下游信号传导的激活,联合治疗还可协同作用调节全转录组的表达,有效下调 BCR、NF-κB、JAK 和 MAPK 相关信号通路。此外,协同用药还显著降低了 NOTCH1 的 mRNA 水平,体内也产生了显著的抗肿瘤活性[36]。

3.12 BTK 和 IL-10/STAT3

BCR 介导的活化 T-细胞核因子 1(nuclear factor of activated T-cells 1,NFATc1)激活后刺激 DLBCL 细胞中免疫抑制性 IL-10/STAT3/PD-L1 信号通路。BTK 的小分子抑制剂可阻断 BCR 介导的 NFATc1 激活,从而下调 DLBCL 细胞中的 IL-10/STAT3/PD-L1 信号传导[37]。Wang 等收集了 202 例 ABC-DLBCL 患者的骨髓穿刺涂片,通过免疫细胞化学检测了骨髓分子标记蛋白的表达,发现 STAT3、NF-κB、脾酪氨酸激酶(spleen tyrosine kinase,Syk)、BTK 和 Bcl2 蛋白呈现高表达,同时共表达的阳性蛋白与抗药性直接相关,为耐药性合理的二线治疗提供理论依据[38]。

3.13 BTK 和核输出抑制剂

Ming 等比较了 Selinexor(一种核输出的选择性抑制剂)和 IBR 在 6 种 MCL 细胞系中的作用,发现 Selinexor 在 MCL 中具有更广泛的抗肿瘤活性,IBR 耐药的 MCL 细胞株对 Selinexor 仍然敏感。Selinexor 诱导细胞凋亡/细胞周期停滞,诱导 IκB 核保留,伴随 NF-κB 的 DNA 结合活性降低,表明 Selinexor 的核输出的抑制性。上述数据显示,使用 selinexor 可通过抑制 NF-κB 预防和克服固有的 IBR 耐药性[39]。

3.14 BTK 和 BMX

血液肿瘤屏障(blood-tumor barrier,BTB)是药物向恶性脑肿瘤输送的主要障碍,因此需要破坏 BTB,同时维持正常的血-脑屏障(blood-brain barrier,BBB)。研究显示,靶向神经胶质瘤干细胞(glioma stem cell,GSC)衍生的周细胞,能特异性破坏 BTB 并增强药物向脑肿瘤渗出,肿瘤血管的周细胞覆盖率与化疗后胶质瘤(Glioblastoma,GBM)患者的存活率呈现负相关,骨髓激酶 X(BMX)是维持 GSC 衍生周细胞的必要因素。所以,通过 IBR 抑制 BMX 选择性靶向肿瘤性周细胞并破坏 BTB,但不破坏 BBB,从而增加药物向已确定肿瘤中的渗出,并增强 BTB 渗透性差的药物的化学治疗功效,凸显靶向肿瘤性周细胞对脑肿瘤治疗的临床潜力[40]。

3.15 IBR 和 GSC

神经胶质瘤干细胞(glioma stem cells,GSCs)的存在会重新填充肿瘤组织并抵抗治疗,长期使用替莫唑胺(temozolomide,TMZ)治疗会增加 GSCs 数量,而 IBR 治疗可抑制 GSC 生成。生物发光成像无创监测肿瘤发现接受 IBR 治疗的小鼠显示出明显较低的肿瘤负荷,表明 IBR 是潜在的 GSC 抑制剂[41]。研究发现,IBR 显著破坏 GSC 中 BMX 介导的 STAT3 激活,但对缺乏 BMX 表达的神经祖细胞(neural progenitor cells,NPC)影响最小,表明 IBR 靶向 GSC 可以有效地控制

GBM 的生长[42]。

3.16 BTK 和自噬

研究发现,IBR 在 CCK8 试验中随着治疗时间和剂量的增加抑制皮肤癌细胞增殖。流式细胞仪检测结果表明 IBR 可诱导皮肤癌细胞凋亡,蛋白质印迹法表明,IBR 诱导皮肤癌细胞的自噬与治疗的时间和浓度有关。IBR 和 3MA(3-methyladenine)联合治疗皮肤癌细胞可显著增加细胞凋亡,为开发皮肤癌药物提供了新思路[43]。体外和体内一定浓度的 IBR 可显著降低 pEtk 表达。IBR 和抗癌药的联合治疗显著减少肿瘤体积,表明 IBR 与化学疗法协同促进小细胞肺癌细胞的化学敏感性,靶向 6-磷酸果糖-2-激酶/果糖-2,6-二磷酸酶 4(6-phosphofructo-2-kinase/fructose-2, 6-biphosphatase 4,PFKFB4)抑制自噬,可能成为治疗耐药小细胞肺癌的策略[44]。

3.17 BTK 和 ROR1

受体酪氨酸激酶样孤儿受体 1(receptor tyrosine kinase-like orphan receptor 1,ROR1)是一种存在于 CLL 上的癌胚抗原,会促进 CLL 细胞存活,在正常的成人组织上却不存在。ROR1 被确定为热激蛋白(heat shock protein 90,HSP90)的新成员。通过 GO/KEGG 富集分析发现,BTK、B 淋巴酪氨酸激酶(BLK)、淋巴细胞特异性蛋白酪氨酸激酶(LCK)、LCK/YES 相关的新型蛋白酪氨酸激酶(LYN)作为 HSP90 成员参与了 11 个生物过程和 6 个信号通路。免疫印迹证实,IBR 治疗显著影响 HSP90 抑制剂 17-DMAG、AUY922 或 PU-H71 诱导 BTK、BLK、LCK、LYN 的降解,但没有诱导 ROR1 的降解,表明靶向 HSP90 诱导的 ROR1 耗竭可能有助于增强 IBR 针对 CLL 的活性[45]。

3.18 BTK 和 ABCG2

作为 BTK 抑制剂,PCI29732 通过竞争性结合 ATP 接合盒转运蛋白 G2(ATP-binding cassette superfamily G member 2,ABCG2)的 ATP 结合位点,抑制 ABCG2 功能,在过表达 AB-CG2 的细胞中及在具有过表达 ABCG2 的 H460/MX20 细胞的异种移植模型中显著增强底物化疗效果,表明联合 BTK 和化学疗法有希望用于治疗过表达 ABCG2 的癌症患者[46]。

4 BTK 抑制剂和其他疾病

除肿瘤治疗外,BTK 抑制剂在自身免疫失调疾病中也呈现良好的研究和应用前景。

4.1 BTK 与炎症

设计合成一系列 7H-吡咯并[2,3-d]嘧啶衍生物作为可逆的 BTK 抑制剂,BTK 酶的 IC_{50} 值为 3.0 nmol/L,对 Ramos、Jeko-1 人套细胞淋巴瘤和 Daudi 人淋巴瘤细胞的抑制活性 IC_{50} 值分别为 8.52 mmol/L、11.10 mmol/L 和 7.04 mmol/L,同时抑制 BTK Y223 自磷酸化和磷脂酶 Cγ2(phospholipase c γ-1,PLCγ2)Tyr1217 磷酸化。体内对胶原蛋白诱导的关节炎(collagen induced arthritis,CIA)模型显示出有效的抗关节炎

作用,关节损伤和细胞浸润明显减少,而骨骼和软骨形态无任何变化[47]。TLR7 是 TLR 家族成员,在内体膜上表达,TLR7 刺激导致 BTK 活化,促进钙网蛋白(calreticulin,CRT)酪氨酸磷酸化和胞内运输,CRT 运输到细胞表面后将促进与低密度脂蛋白受体相关蛋白 1.7(low-density lipoprotein receptor-related protein-1.7,LRP1.7)的共定位。因此,刺激 TLR7 后会通过 BTK-CRT-LRP1 途径激活吞噬作用,TLR7 激动剂咪喹莫特可能通过调节 BTK-CRT-LRP1-Hx(血液结合素,Hemopexin)途径促进清除脑内出血后的血红蛋白 Hx 并发挥神经保护作用[48]。BTK 在难治性根尖周炎组织中的表达高于正常组织,免疫组织化学、酶组织化学和实时荧光定量 PCR 表明,从第 1 周到第 4 周,模型中的 BTK 表达曲线呈反向 V 形,表明 BTK 在难治性根尖周炎的进展中起重要作用,与难治性根尖周炎密切相关[49]。

4.2 IBR 与糖尿病

研究发现,高糖会刺激骨髓源性巨噬细胞(BMM)中 BTK、MAPKs、NF-κB 磷酸化及下游炎症细胞因子、单核细胞化学趋化蛋白 1(monocyte chemo-attractant protein-1,MCP-1)、TNF-α、IL-1β 的表达。BTK 抑制剂 PCI-32765 不仅下调 ERK1/2 磷酸化和 NF-κB 的激活,还降低了 BMMs 中 MCP-1、TNF-α 和 IL-1β 的分泌。研究结果表明,BTK 在 HG 诱导的炎症细胞因子表达发挥重要作用,并且 PCI-32765 可以用作针对高血糖引起的糖尿病性肾病(diabetic nephropathy,DN)炎症反应的免疫调节剂[50]。研究发现,Geniposide(GEN)改善了高脂饮食和链脲佐菌素(HFD + STZ)诱导的小鼠 BTK、Toll 样受体 4(Toll-like receptor 4,TLR4)、MyD88、NF-κB 和脑源性神经营养因子(brain-derived neurotrophic factor,BDNF)的改变,可能是通过调节 BTK/TLR4/NF-κB 信号传导对 STZ 诱导的认知障碍发挥保护作用[51]。应用糖尿病足模型证实,IBR 能降低血糖、血脂、肌酐、尿素氮水平,抑制炎症因子的分泌,促进溃疡愈合,降低 TLR2/4、糖基化终产物受体(receptor for advanced glycation endproducts,RAGE)和 NF-κB 的表达,并增加血管内皮生长因子(vascular endothelial growth factor,VEGF)表达,促进糖尿病足溃疡的愈合[52]。

4.3 IBR 与 GVHD

通过离体 $CD3^+ CD4^+$ 和 $CD3^+ CD8^+$ T 细胞模型证实,IBR 能抑制 PBMC(POD 14-42)增殖,抑制 IL-6、IL-2、IFN-γ 等细胞因子分泌。在同种异体皮肤移植模型中,IBR 减少了 T/B 细胞的数量和淋巴细胞浸润,延迟移植皮肤的排斥反应,IBR 在体内和体外的细胞因子调节和 T 细胞抑制中都表现出免疫抑制潜力[53]。

4.4 IBR 和肺纤维化

研究发现,IBR 不会通过增加上皮细胞凋亡和肺部炎症来抑制纤维化,反而加剧博来霉素诱导的肺纤维化,机制可能是转化生长因子-β(transforming growth factor-β,TGF-β)和上皮细胞-间充质转化(epithelial-mesenchymal transition,

中国药学年鉴 CHINESE PHARMACEUTICAL YEARBOOK 2020-2021

EMT)转化的上调增强成纤维细胞的分化和细胞外基质（extracellular matrix，ECM）沉积，揭示了 IBR 对博来霉素介导的纤维化的有害作用，并加深了对特发性肺纤维化发病机制的了解[54]。

4.5 BTK 和 SLE

通过流式细胞术确定了系统红斑狼疮（systemic lupus erythematosus，SLE）患者 Btk + B 细胞含量上调，显著高于无狼疮肾炎（lupus nephritis，LN）患者，并与 SLE 疾病活动指数、血浆抗 dsDNA 抗体水平、24 小时尿蛋白量、血浆 C3 水平相关。所以外周血中 Btk 表达的增加与 LN 相关，表明它可能成为 SLE 的治疗靶点[55]。小鼠诱发性狼疮模型（将 Gly390→Arg 转换）、半抗原免疫的 G390R 小鼠模型及接种流感疫苗的人 G396R 纯合子携带者都出现大量自身抗体，该变体增强了人免疫球蛋白 G1（IgG1）尾酪氨酸（ITT）基序的磷酸化，进而改变磷酸 ITT 诱导的长衔接蛋白 Grb2 停留时间，从而在抗原结合后诱发出现高-Grb2-BTK 信号。因此，hIgG1-G396R 变体在狼疮的发病机制和抗体反应中具有重要作用，并影响 BTK 信号的表达调节[56]。

5 结语

BTK 抑制剂给患者带来了曙光，但慢性疾病长期给药时也要关注其安全隐患及耐药性问题，需要开发 BCR 信号通路的其他靶点抑制剂或多靶点抑制剂来缓解上述问题。随着我国医疗技术的发展、肿瘤药理学队伍的扩大、科研水平的提升，BTK 抑制剂的作用机制、适应证仍在不断拓展中，会有更多的小分子靶向抑制剂逐步上市，为患者带来更多的福音。

参 考 文 献

[1] Zhang Z, Zhang D, Liu Y, et al. Targeting Bruton's tyrosine kinase for the treatment of B cell associated malignancies and autoimmune diseases: preclinical and clinical developments of small molecule inhibitors [J]. *Arch Pharm (Weinheim)*, 2018, 351 (7): e1700369.

[2] Zhang M, Suo Z, Peng X, et al. Microcrystalline cellulose as an effective crystal growth inhibitor for the ternary Ibrutinib formulation [J]. *Carbohydr Polym*, 2020, 229: 115476.

[3] Zhao L, Tang B, Tang P, et al. Chitosan/sulfobutylether-beta-cyclodextrin nanoparticles for Ibrutinib delivery: a potential nanoformulation of novel Kinase inhibitor [J]. *J Pharm Sci*, 2019, DOI: 10. 1016/j. xphs. 2019. 10. 007.

[4] Qiu Q, Lu M, Li C, et al. Novel self-Assembled Ibrutinib-phospholipid complex for potently peroral delivery of poorly soluble drugs with pH-dependent solubility [J]. *AAPS Pharm Sci Tech*, 2018, 19 (8): 3571-3583.

[5] Li R, Du Y, Shen J. Molecular modelling studies on cinnoline-based BTK inhibitors using docking and structure-based 3D-QSAR [J].

[6] Gui F, Jiang J, He Z, et al. A non-covalent inhibitor XMU-MP-3 overrides Ibrutinib-resistant Btk (C481S) mutation in B-cell malignancies [J]. *Br J Pharmacol*, 2019, 176 (23): 4491-4509.

[7] Zheng N, Pan J, Hao Q, et al. Design, synthesis and biological evaluation of novel 3-substituted pyrazolopyrimidine derivatives as potent Bruton's tyrosine kinase (BTK) inhibitors [J]. *Bioorg Med Chem*, 2018, 26 (8): 2165-2172.

[8] Wang C, Li S, Meng Q, et al. Novel amino acid-substituted diphenylpyrimidine derivatives as potent BTK inhibitors against B cell lymphoma cell lines [J]. *Bioorg Med Chem*, 2018, 26 (14): 4179-4186.

[9] Guo X, Yang D, Fan Z, et al, Discovery and structure-activity relationship of novel diphenylthiazole derivatives as BTK inhibitor with potent activity against B cell lymphoma cell lines [J]. *Eur J Med Chem*, 2019, 178: 767-781.

[10] Diao Y, Fang X, Song P, et al. Discovery and biological evaluation of pyrimido [4,5-d] pyrimidine-2,4 (1H,3H)-dione derivatives as potent Bruton's tyrosine kinase inhibitors [J]. *Bioorg Med Chem*, 2019, 27 (15): 3390-3395.

[11] Guo Y, Liu Y, Hu N, et al. Discovery of zanubrutinib (BGB-3111), a novel, potent, and selective covalent inhibitor of Bruton's tyrosine kinase [J]. *J Med Chem*, 2019. 62 (17): 7923-7940.

[12] Li CJ, Jiang C, Liu Y, et al. Pleiotropic action of novel Bruton's tyrosine kinase inhibitor BGB-3111 in mantle cell lymphoma [J]. Mol Cancer Ther, 2019, 18 (2): 267-277.

[13] Zou YX, Zhu HY, Li XT, et al. The impacts of zanubrutinib on immune cells in patients with chronic lymphocytic leukemia/small lymphocytic lymphoma [J]. *Hematol Oncol*, 2019, 37 (4): 392-400.

[14] Yan X, Zhou Y, Huang S, et al. Promising efficacy of novel BTK inhibitor AC0010 in mantle cell lymphoma [J]. *J Cancer Res Clin Oncol*, 2018, 144 (4): 697-706.

[15] Huang S, Pan J, Jin J, et al. Abivertinib, a novel BTK inhibitor: anti-leukemia effects and synergistic efficacy with homoharringtonine in acute myeloid leukemia [J]. *Cancer Lett*, 2019, 461: 132-143.

[16] Wang X, Ma N, Wu R, et al. A novel reactive turn-on probe capable of selective profiling and no-wash imaging of Bruton's tyrosine kinase in live cells [J]. *Chem Commun (Camb)*, 2019, 55 (24): 3473-3476.

[17] Chen J, Wang X, He F, Development of a selective labeling probe for Bruton's tyrosine kinase quantification in live cells [J]. *Bioconjug Chem*, 2018, 29 (5): 1640-1645.

[18] Wang X, Wang X, Pu X, et al. An unbiased immunoaffinity-based strategy for profiling covalent drug targets *in vivo* [J]. *Anal Chem*, 2019, 91 (24): 15818-15825.

[19] Yue C, Ma H, Zhou Y, et al. Identification of prognostic gene signature associated with microenvironment of lung adenocarcinoma [J]. *Peer J*, 2019, 7: e8128.

[20] Guo C, Chang Y, Wang X, et al. Minimalist linkers suitable for irreversible inhibitors in simultaneous proteome profiling, live-cell ima-

ging and drug screening[J]. *Chem Commun（Camb.）*,2019,55（6）:834-837.

[21] Liu L,Shi B,Wang X,et al Strategies to overcome resistance mutations of Bruton's tyrosine kinase inhibitor Ibrutinib[J]. *Future Med Chem*,2018,10（3）:343-356.

[22] HanX,Zhang J,Shi Dan,et al. Targeting thioredoxin reductase by Ibrutinib promotes apoptosis of SMMC-7721 cells[J]. *J Pharmacol Exp Ther*,2019,369（2）:212-222.

[23] Hu J,Zhang H,Cao M,et al. Auranofin enhances Ibrutinib's anti-cancer activity in EGFR-mutant lung adenocarcinoma[J]. *Mol Cancer Ther*,2018,17（10）:2156-2163

[24] Sun Y,Ding N,Song Y,et al. Degradation of Bruton's tyrosine kinase mutants by PROTACs for potential treatment of ibrutinib-resistant non-hodgkin iymphomas[J]. *Leukemia*,2019,33（8）:2105-2110.

[25] Huang HT,Dobrovolsky D,Paulk J,et al. A chemoproteomic approach to query the degradable kinome using a multi-kinase degrader[J]. *Cell Chem Biol*,2018,25（1）:88-99.

[26] Wang WG,Jiang XN,Sheng D,et al. PD-L1 over-expression is driven by B-cell receptor signaling in diffuse large B-cell lymphoma[J]. *Lab Invest*,2019,99（10）:1418-1427.

[27] Li T,Deng Y,Shi Y,et al. Bruton's tyrosine kinase potentiates ALK signaling and serves as a potential therapeutic target of neuroblastoma[J]. *Oncogene*,2018,37（47）:6180-6194.

[28] Liu K,Guo J,Liu K,et al. Integrative analysis reveals distinct subtypes with therapeutic implications in KRAS-mutant lung adenocarcinoma[J]. *eBioMedicine*,2018,36:196-208.

[29] Ge Y,Wang C,Song S,et al. Identification of highly potent BTK and JAK3 dual inhibitors with improved activity for the treatment of B-cell lymphoma[J]. *Eur J Med Chem*,2018,143:1847-1857.

[30] Ren J,Shi W,Zhao D,et al. Design and synthesis of boron-containing diphenylpyrimidines as potent BTK and JAK3 dual inhibitors [J]. *Bioorg Med Chem*,2019:115236.

[31] Liu,L,B Shi,X Li,et al. Design and synthesis of benzofuro[3,2-b]pyridin-2(1H)-one derivatives as anti-leukemia agents by inhibiting Btk and PI3Kdelta[J]. *Bioorg Med Chem*,2018,26（15）:4537-4543.

[32] Jiang H,Lwin T,Zhao X,et al. Venetoclax as a single agent and in combination with PI3K-MTOR1/2 kinase inhibitors against ibrutinib sensitive and resistant mantle cell lymphoma[J]. *Br J Haematol*,2019,184（2）:298-302.

[33] Guan J,Huang D,Yakimchuk K,et al. p110alpha inhibition overcomes stromal cell-mediated ibrutinib resistance in mantle cell lymphoma[J]. *Mol Cancer Ther*,2018,17（5）:1090-1100.

[34] Li J,Wang X,Xie Y,et al. The mTOR kinase inhibitor everolimus synergistically enhances the anti-tumor effect of the Bruton's tyrosine kinase（BTK）inhibitor PLS-123 on mantle cell lymphoma [J]. *Int J Cancer*,2018,142（1）:202-213.

[35] Wu Y,Yang R,Ming Y,et al. TAK1 is a druggable kinase for diffuse large B-cell lymphoma[J]. *Cell Biochem Funct*,2019,37（3）:153-160.

[36] He Y,Li J,Ding N,et al. Combination of enzastaurin and ibrutinib synergistically induces anti-tumor effects in diffuse large B cell lymphoma[J]. *J Exp Clin Cancer Res*,2019,38（1）:86.

[37] Li L,Zhang J,Chen J,et al. B-cell receptor-mediated NFATc1 activation induces IL-10/STAT3/PD-L1 signaling in diffuse large B-cell lymphoma[J]. *Blood*,2018,132（17）:1805-1817.

[38] Wang D,Liu P,Zhang Y,et al. Bone marrow molecular markers associated with relapsed/refractory activated B-cell-like diffuse large B-cell lymphoma[J]. *Biomed Res Int*,2018,2018:1042597.

[39] Ming M,Wu W,Xie B,et al. XPO1 inhibitor selinexor overcomes intrinsic ibrutinib resistance in mantle cell lymphoma via nuclear retention of IκB[J]. *Mol Cancer Ther*,2018,17（12）:2564-2574.

[40] Zhou W,Chen C,Shi Y,et al. Targeting glioma stem cell-derived pericytes disrupts the blood-tumor barrier and improves chemotherapeutic efficacy[J]. *Cell Stem Cell*,2017,21（5）:591-603.

[41] Tai PA,Liu YL,Wen YT,et al. The development and applications of a dual optical imaging system for studying glioma stem cells[J]. *Mol Imaging*,2019,18. DOI:10.1177/1536012119870899.

[42] Shi Y,Guryanova OA,Zhou W,et al. Ibrutinib inactivates BMX-STAT3 in glioma stem cells to impair malignant growth and radioresistance[J]. *Sci Transl Med*,2018,10（443）.

[43] Sun FD,Wang PC,Shang J,et al. Ibrutinib presents antitumor activity in skin cancer and induces autophagy[J]. *Eur Rev Med Pharmacol Sci*,2018,22（2）:561-566.

[44] Wang Q,Zeng F,Sun Y,Etk interaction with PFKFB4 modulates chemoresistance of small-cell lung cancer by regulating autophagy [J]. *Clin Cancer Res*,2018,24（4）:950-962.

[45] Liu Z,Liu J,Zhang T,et al. Destabilization of ROR1 enhances activity of ibrutinib against chronic lymphocytic leukemia *in vivo* [J]. *Pharmacol Res*,2019:104512.

[46] Ge C,Wang F,Cui C,et al. PCI29732,a Bruton's tyrosine kinase inhibitor,enhanced the efficacy of conventional chemotherapeutic agents in ABCG2-overexpressing cancer cells[J]. *Cell Physiol Biochem*,2018,48（6）:2302-2317.

[47] Zhang C,Pei H,He J,et al. Design,synthesis and evaluation of novel 7H-pyrrolo[2,3-d]pyrimidin-4-amine derivatives as potent,selective and reversible Bruton's tyrosine kinase（BTK）inhibitors for the treatment of rheumatoid arthritis[J]. *Eur J Med Chem*,2019,169:121-143.

[48] Wang G,Guo Z,Tong L,et al. TLR7（Toll-like receptor 7）facilitates heme scavenging through the BTK（Bruton tyrosine kinase）-CRT（calreticulin）-LRP1（low-density lipoprotein receptor-related protein-1）-Hx（hemopexin）pathway in murine intracerebral hemorrhage[J]. *Stroke*,2018,49（12）:3020-3029.

[49] Dong M,Jin H,Zuo M,et al. The potential effect of Bruton's tyrosine kinase in refractory periapical periodontitis[J]. *Biomed Pharmacother*,2019,112:108710.

[50] Fan Z,Wang Y,Xu X,et al. Inhibitor of Bruton's tyrosine kinases,PCI-32765,decreases pro-inflammatory mediators' production in

中国药学年鉴 CHINESE PHARMACEUTICAL YEARBOOK 2020-2021

high glucose-induced macrophages [J]. *Int Immunopharmacol*, 2018,58:145-153.

[51] Liu S,Zheng M,Li Y,et al. The protective effect of Geniposide on diabetic cognitive impairment through BTK/TLR4/NF-κB pathway [J]. *Psychopharmacology*,2020,237:465-477.

[52] Yang X,Cao Z,Wu P,et al. Effect and mechanism of the Bruton tyrosine kinase (Btk) inhibitor Ibrutinib on rat model of diabetic foot ulcers[J]. *Med Sci Monit*,2019,25:7951-7957.

[53] Zhang Q,Chen J,Gao H,et al. Drug repurposing:ibrutinib exhibits immunosuppressive potential in organ transplantation[J]. *Int J Med Sci*,2018,15(11):1118-1128.

[54] Gu Y,Huang B,Yang Y,et al. Ibrutinib exacerbates bleomycin-induced pulmonary fibrosis via promoting inflammation[J]. *Inflammation*,2018,41(3):904-913.

[55] Kong W,Deng W,Sun Y,et al. Increased expression of Bruton's tyrosine kinase in peripheral blood is associated with lupus nephritis[J]. *Clin Rheumatol*,2018,37(1):43-49.

[56] Chen X,Sun X,Yang W,et al. An autoimmune disease variant of IgG1 modulates B cell activation and differentiation[J]. *Science*, 2018,362(6415):700-705.

抗 2 型糖尿病药物研究进展

李冰艳,刘　婕,江　程

(中国药科大学药学院药物化学系,南京 210009)

摘要　我国药物化学工作者在抗 2 型糖尿病药物的研究领域进行了大量的研究与探索,设计并合成了一大批具有生物活性的小分子,本文通过检索和整理 2019 年度前后我国学者在国内外期刊上发表的论文以及申请的专利,对我国在抗 2 型糖尿病药物的主要研究情况进行综述。

近年来,我国药物化学工作者在抗 2 型糖尿病药物的研究领域进行了大量的研究与探索,设计并合成了一大批具有生物活性的小分子,在多个方向上取得了较大的研究进展。本文对我国抗 2 型糖尿病药物的研究进展情况进行综述。

1　作用于单一靶点的化合物

1.1　G 蛋白偶联受体 119(GPR119)激动剂

设计合成了一系列稠环嘧啶衍生物[1],四氢喹唑啉类化合物要比二氢环戊烷并嘧啶类和四氢吡啶并嘧啶类化合物拥有更大的 GPR119 激动活性。其中,化合物 **1** 和 **2** 对 GPR119 的 EC_{50} 值分别为 0.56μmol/L 和 0.27μmol/L,但都有较高的亲脂性,从而导致一些药代动力学问题。对化合物 **2** 进行 C57BL/6N 小鼠口服糖耐量测试,结果表明其降糖效果不显著。化合物 **3** 对 GPR119 的 EC_{50} 值为 1.2μmol/L,但相较化合物 **1** 和 **2** 有更低的亲脂性。

设计合成了一系列嘧啶并嘧啶衍生物[2],具有 GPR119 激动活性,其中化合物 **4** 对 GPR119 的 EC_{50} 值为 1.2 nmol/L。

设计合成了一系列含有对甲磺酰基苯基的衍生物[3],其中化合物 **5** 和 **6** 有较好的生物活性,对 GPR119 的 EC_{50} 值分别为 69nmol/L 和 99nmol/L。口服糖耐量测试结果表明,化合物 **6** 相比于阳性对照药 MBX-2982 具有更强的降糖效果。

1 X=C; R^1=F; R^2=CN
2 X=C; R^1=F; R^2=CH$_3$SO$_2$
3 X=NH; R^1=H; R^2=CH$_3$SO$_2$

4

设计合成了一系列稠杂嘧啶衍生物[4],对 GPR119 具有激动作用,其中代表化合物 **7** 和 **8** 对 GPR119 的 EC_{50} 值为 0.013μmol/L 和 0.012μmol/L,阳性对照药 GSK-1292263 的 EC_{50} 值为 0.0034μmol/L。口服糖耐量测试结果显示,化合物 **8** 和维格列汀的口服降糖率分别为 23.4% 和 17.9%。

5 R=CH₃
6 R=Cl

7 R=Boc
8 R= （异丙氧羰基结构）

以 MBX-2982 为先导物，运用骨架跃迁的思想，设计合成了一系列四氢吡啶衍生物[5]，其中化合物 9 对 GPR119 的激动作用最强，EC$_{50}$ 值为 4.9nmol/L，与先导物 MBX-2982（EC$_{50}$ 值为 3.9nmol/L）相当，但化合物 9 拥有更好的理化性质（clogP = 3.03）、更大的溶解度（0.056mg/ml）以及更高的膜通透性。

9

1.2 游离脂肪酸受体 1（FFAR1/GPR40）激动剂

设计合成了一系列酰胺类化合物[6]，用 CHO/GPR40 细胞进行体外活性测试，选用已报道的 TAK-875 和 LY2881835 作为阳性对照药，结果表明部分化合物的活性与 LY2881835 相当甚至更好，其中化合物 10 和 11 的 EC$_{50}$ 值达到 40nmol/L。血-脑屏障通透性实验结果显示，化合物 11 具有更高的血药浓度和更低的 B/P 值，表明其拥有更优的口服吸收性质，并且能降低对中枢神经系统的副作用。

10

11

设计合成了一系列苯丙炔酸类化合物[7]，以 TAK-875 为阳性对照药进行体外活性测试，计算各化合物的最大相对响

应率，其中化合物 12、13、14 具有较好的激动活性，相对响应率分别为 90%、120%、90%。化合物 12 在口服糖耐量测试中能显著降低 C57BL/6J 小鼠的血糖水平。

12 R¹=CH₃; R²=H
13 R¹=Cl; R²=H
14 R¹=CH₃; R²=CH₃

设计合成了一系列含有苯并五元杂环的化合物[8]，选用 293T 细胞进行体外活性测试，以阳性对照药 TAK-875 的活性为 100%，计算各化合物的相对活性，部分化合物的活性高于 TAK-875，其中化合物 15 具有最高的体外 GPR40 激动活性，相对活性达到 136.3%。

15

设计合成了一系列苯氧乙酸衍生物[9]，体外活性测试结果显示，代表化合物 16 对 GPR40 的 EC$_{50}$ 值为 15.7nmol/L。ICR 小鼠的口服糖耐量测试结果表明，相同剂量下化合物 16 比阳性对照药 TAK-875 具有更强的降糖作用。肝毒性测试结果表明，化合物 16（BEI：29.6%）比 TAK-875（BEI：29.6%）有更小的肝毒性，具有相对较大的治疗窗口。药代动力学测试结果表明，化合物 16 的血药浓度（AUC$_{0\sim120min}$ = 3 909.33μg/（ml·h））是 TAK-875（AUC$_{0\sim120min}$ = 1 064.23μg/（ml·h））的 3 倍。促胰岛素效应和低血糖风险实验结果表明，化合物 16 能促进葡萄糖依赖的胰岛素分泌，可减少低血糖风险。HF/STZ 小鼠的体内降糖实验结果表明，化合物 16 与 TAK-875 的降糖作用相当。急性毒性实验结果表明，化合物 16 具有较大的治疗窗口，目前化合物 16 已进入临床试验阶段。

16

设计合成了一系列苯氧乙酸衍生物[10]，体外活性测试结果显示，代表化合物 17 对 GPR40 的 EC$_{50}$ 值为 19.0nmol/L。HF/STZ 小鼠的口服糖耐量测试结果表明，化合物 17 的降糖作用略强于 TAK-875。

17

基于过去报道的化合物**18**，针对其苯丙酸结构易发生苯基的β氧化问题，设计合成了β氘代化合物**19**和**20**，从而改善其药代动力学性质[11]。三者对 GPR40 的 EC_{50} 值分别为 32.5nmol/L、37.4nmol/L、28.9nmol/L。SD 大鼠口服糖耐量测试结果表明，化合物**19**和**20**有更好的降糖作用。此外，分子对接结果预测，化合物**19**与 TKA-875 结合于靶标的同一个口袋，并且结合方式也几乎一致。

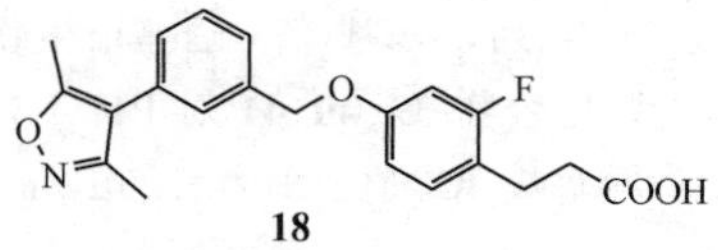

18

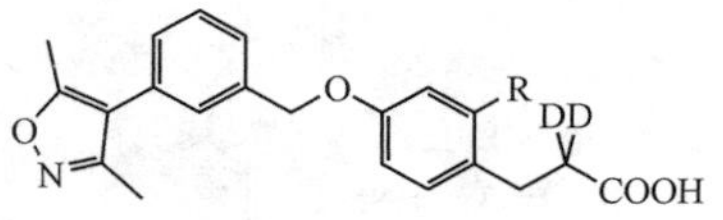

19 R=F
20 R=H

设计合成了一系列香豆素衍生物[12]，以 TAK-875 为阳性对照药进行小鼠口服糖耐量测试，结果表明化合物**21**和化合物**22**的效果与 TAK-875 相当。此外，这 2 个化合物对 LO2 细胞的细胞毒性均弱于 TAK-875。

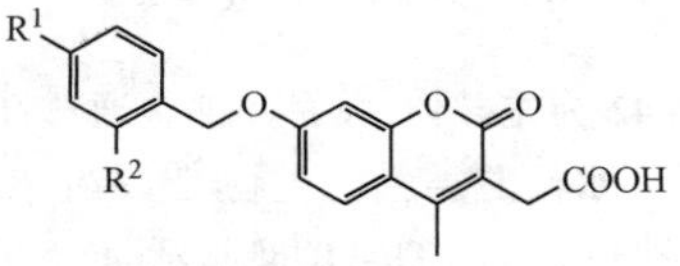

21 $R^1=CH_3$; $R^2=H$
22 $R^1=H$; $R^2=NO_2$

设计合成了一系列芳香丙酸类衍生物[13]，其中代表化合物**23**对 GPR40 的 EC_{50} 值为 0.061μmol/L，远优于内源性配体亚油酸的 22.69μmol/L。选择性实验结果表明，化合物**23**对 GPR40 的激动作用具有专一性。SD 大鼠的口服糖耐量测试结果表明，化合物**23**能显著增加大鼠糖耐量。化合物**23**的各项药动学参数都很理想，尤其是具有较长的半衰期（$T_{1/2}$ = 18.4h）。此外，与 TAK-875 相比，化合物**23**对胆汁分泌指数的影响更小，安全性更高。

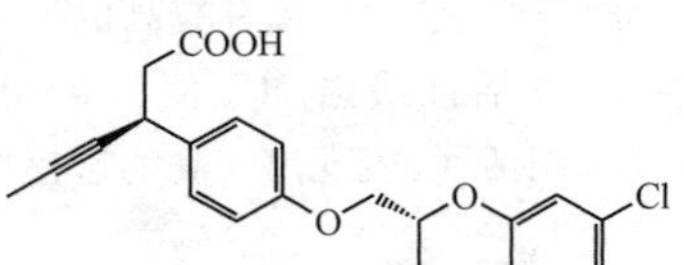

23

1.3 过氧化物酶体增殖因子活化受体（PPAR）激动剂

针对市场上 PPARγ 激动剂血-脑屏障穿透能力差的问题，设计合成了一系列新的 PPARγ 激动剂[14]。与经典药物吡格列酮和罗格列酮相比，代表化合物**24**在大脑中的药峰浓度和生物利用度提高了近一个数量级，血-脑屏障穿透能力大大提高。此外，化合物**24**对 PPARγ 基因的体外转录激活活性、对 Klotho 基因的体外激活活性以及脑部激活 PPARγ 和 Klotho 的活性也比吡格列酮和罗格列酮更强。

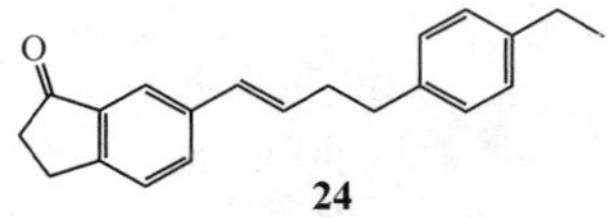

24

设计合成了一系列苯并咪唑类衍生物[15]，选用 PPARα、PPARδ、PPARγ 的选择性激动剂 GW7647、GW0742、罗格列酮为阳性对照药，体外活性测试结果表明，化合物**25**、**26**、**27**对 PPARα 和 PPARδ 的激动活性均大于阳性对照，对 PPARγ 的活性与阳性对照相当。体内活性测试结果表明，化合物**25**、**26**、**27**以及**26**的钠盐均表现出较好的降血糖和改善脂代谢的作用。

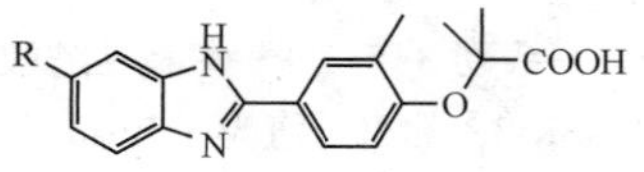

25 $R=CH_3$
26 $R=CF_3$
27 R=Cl

设计合成了一种吡咯烷衍生物**28**[16]，同时测定其对 PPAR 三种亚型的激动活性，结果显示化合物**28**对 PPARα 和 PPARδ 的激动活性小于 100nmol/L，对 PPARγ 的激动活性大于 250nmol/L。

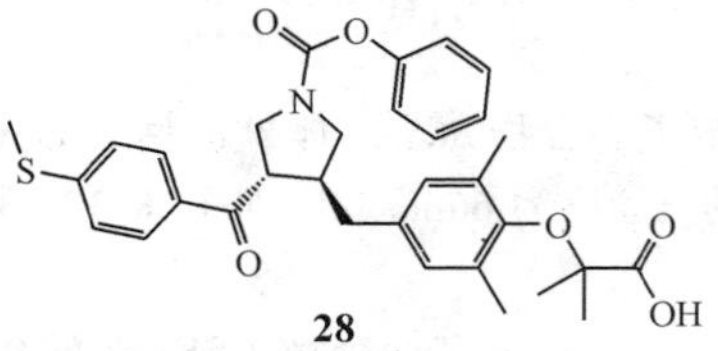

28

1.4 腺苷酸活化蛋白激酶（AMPK）激动剂

设计合成了一系列黄连素衍生物[17]，其中化合物**29**使 HepG2 细胞的糖消耗量增加了 16.76%，分别是黄连素、盐酸二甲双胍、罗格列酮的 3.23 倍、1.39 倍、1.20 倍，并通过蛋白质印迹法证明其活性是通过作用于 AMPK 通路实现的。

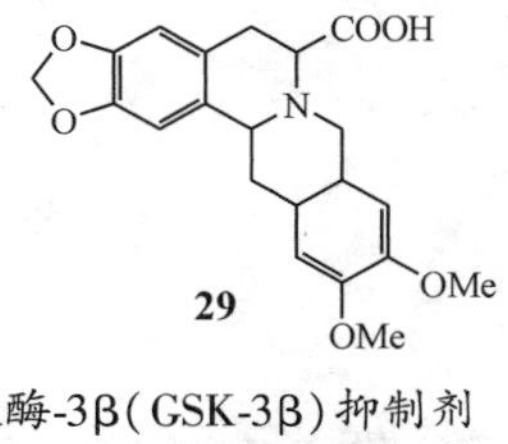

29

1.5 糖原合酶激酶-3β（GSK-3β）抑制剂

设计合成了一系列 2,3-二氨基吡啶衍生物[18]，其中化合物**30**和**31**对 GSK-3β 的 IC_{50} 值分别为 49nmol/L 和 38nmol/L。

设计合成了一系列 1,4-二取代-2-哌嗪酮类化合物[19]，其中代表化合物**32**和**33**对 GSK-3β 的 IC_{50} 值分别为 18.1μmol/L 和 18.5μmol/L。

30 X=CH
31 X=N

32   33

设计合成了一系列 3,5-二氨基苯甲酰胺衍生物[20]，其中化合物 **34** 对 GSK-3β 的 IC$_{50}$ 值为 5.2μmol/L。

34

设计合成了一系列 3,4-二氢-苯并[f][1,4]硫氮杂䓬-5(2H)酮类化合物[21]，其中化合物 **35** 对 GSK-3β 的 IC$_{50}$ 值为 4.4μmol/L。激酶谱测试结果表明，化合物 **35** 表现出较高的激酶选择性。

设计合成了化合物 **36**[22]，体外活性测试中，化合物 **36** 对 GSK-3β 的 IC$_{50}$ 值为 66nmol/L，对 GSK-3β 不同亚型的抑制率为 89.7%。

设计合成了一系列靶向降解 GSK-3β 的化合物[23]，其中化合物 **37** 在浓度为 20μmol/L 时能降解一半的 GSK-3β 蛋白。

35   **36**

37

设计合成了一系列 3-取代-1,5-苯并氮杂䓬类化合物[24]，其中代表化合物 **38** 对 GSK-3β 的 IC$_{50}$ 值为 7.6μmol/L。

38

1.6 蛋白酪氨酸磷酸酶-1B(PTP-1B)抑制剂

设计合成了一系列 4-苯基-1,3-硒唑衍生物[25]，体外活性测试结果显示，化合物 **39**、**40**、**41** 对 PTP-1B 的抑制作用强于阳性对照齐墩果酸，IC$_{50}$ 值分别为 1.25μg/ml、1.06μg/ml、1.22μg/ml。

39 R^1=⸺《》OMe   R^2=⸺《》Me

40 R^1=⸺《》Cl   R^2=⸺《》Me

41 R^1=⸺《》Cl   R^2=⸺《》OH

以化合物 **42** 为先导物，针对其细胞通透性差的问题，设计合成了一系列水杨酸类脂衍生物[26]，提高细胞通透性的同时，仍能保持较好的 PTP-1B 抑制活性。其中化合物 **43** 对 PTP-1B 的 IC$_{50}$ 值为 0.37μmol/L，细胞通透性参数 P 值为 1.5×10^{-6}cm/s。

42   **43**

基于计算机虚拟筛选，设计合成了一系列 4-取代噻唑啉酮衍生物[27]，大部分对 PTP-1B 具有较高的抑制活性和选择性，其中化合物 **44** 的活性最强，IC$_{50}$ 值为 0.92μmol/L，远高于对其他激酶的抑制活性，表现出较高的选择性。

44

以化合物 **45** 为先导物,设计合成了一系列 2-乙氧基-4-甲氧基甲基苯甲酰胺衍生物[28],能竞争性抑制 PTP-1B,其中化合物 **46** 的活性最强,IC$_{50}$ 值为 0.07μmol/L,是先导物 **45** 的 2 倍,也是化合物 **46** 对 TCPTP 活性的 4 倍,表现出良好的选择性。此外,化合物 **46** 具有较好的膜通透性,并能上调胰岛素水平从而达到降糖作用。

45

46

设计合成了一系列含有吲哚丙酸罗丹宁结构的化合物[29],其中化合物 **47~50** 对 PTP-1B 的抑制活性达到亚微摩尔级别,但对 PTP-1B 相关酶的选择性不显著。化合物 **48** 的酶动力学研究结果表明,其为 PTP-1B 的竞争型抑制剂。

47 R=CH$_3$
48 R=4-Br
49 R=4-F
50 R=2, 4-Cl

设计合成了一系列含有烯丙基结构的查耳酮衍生物[30],对 PTP-1B 具有一定抑制作用,其中化合物 **51** 表现出最强的活性,IC$_{50}$ 值为 0.57μmol/L,比阳性对照熊果酸的活性高出 6 倍。作用机制研究数据表明,化合物 **51** 可激活 IR 信号通路,从而保护小鼠免受肝损伤。分子对接结果表明,化合物 **51** 是催化位点特异性抑制剂,具有良好的亲和性和合理的结合模式。

51

设计合成了一系列双芳基磺酸酯类化合物[31],对 PTP-1B 有选择性抑制作用,并且有较高的膜通透性,其中反式构型的化合物具有更强的抑制活性。化合物 **52** 对 PTP-1B 的 IC$_{50}$ 值为 120nmol/L,膜通透性参数 P 值为 1.74 × 10^{-6}cm/s。分子模拟结果表明,四氢吡咯环上的两个芳基醚处于反式构型比顺式构型具有更强的键合作用力。

52

设计合成了一种苯甲酸衍生物锌配合物 [Zn(HL)Br$_2$] (化合物 **53**)[32],体外活性测试结果显示,该配合物对 PTP-1B 的 IC$_{50}$ 值为 0.29μmol/L,且对 TCPTP 的 IC$_{50}$ 值为 1.6μmol/L,表现出一定的选择性。用钒酸钠预处理 PTP-1B 进行机制研究,结果提示该配合物可能作用于 PTP-1B 的活性位点。

53

设计合成了一系列含羧甲基罗丹宁结构的查耳酮类化合物[33],体外活性测试结果表明,大部分化合物的活性高于阳性对照齐墩果酸,其中代表化合物 **54** 的 IC$_{50}$ 值为 0.59μmol/L。酶动力学实验结果表明,该类化合物为竞争型 PTP-1B 抑制剂。

54

设计合成了一系列含羧烷基罗丹宁结构的 1,3-二芳基吡唑类化合物[34],体外活性测试结果表明,部分化合物的抑制活性高于阳性对照齐墩果酸,其中代表化合物 **55** 对 PTP-1B 的 IC$_{50}$ 值为 0.67μmol/L。其他相关 PTP 酶选择性测试结果表明,化合物 **55** 对 PTP-1B 的抑制作用具有选择性。酶动力学实验结果表明,该类化合物为竞争型抑制剂。

1.7 蛋白酪氨酸磷酸酶-LAR(PTP-LAR)抑制剂

设计合成了一系列 4-取代噻唑烷酮化合物[35],对 PTP-LAR 有抑制作用,其中化合物 **56** 能选择性地抑制 PTP-LAR,对 PTP-LAR 的 IC$_{50}$ 值为 10.41μmol/L,远高于对 SHP2(IC$_{50}$ > 122.81μmol/L)和 CDC25B(IC$_{50}$ > 122.81μmol/L)的抑制

活性,对 PTP-1B 的 IC$_{50}$ 值为 44.40μmol/L。

55

56

1.8 二肽基肽酶-4(DPP-IV)抑制剂

基于先前的研究,为获得更好的药效,以化合物 **57** 为先导物,运用药效团融合的思想,将利格列汀包含的黄嘌呤环替换化合物 **58** 的尿嘧啶环,设计合成了一系列含苯甲酸结构的黄嘌呤衍生物[36],具有 DPP-4 抑制活性。其中化合物 **58** 活性最高,IC$_{50}$ 值为 0.1 nmol/L,但口服生物利用度较差(<7%),口服 12h 后的血浆浓度已不足 1.0ng/ml。采用前药设计思路,获得了化合物 **59**,为化合物 **58** 的甲酯,口服生物利用度得到了提高(19.46%),口服 36h 后的血浆浓度仍有 30ng/ml,且具有更持久的体内降糖活性。

57

58 R=H
59 R=CH$_3$

基于先前的研究,为提高亲脂性和口服生物利用度,同样以化合物 **57** 为先导物,设计合成了一系列靶向 S2′ 位点的化合物[37],其中化合物 **60** 表现出最强的 DPP-4 抑制活性,IC$_{50}$ 值为 1.6 nmol/L。体内活性测试结果表明,化合物 **60** 能提高正常小鼠的糖耐量。此外,化合物 **60** 表现出较好的药代动力学性质,并且对 LO2 细胞表现出较小的细胞毒性。

60

1.9 钠-葡萄糖协同转运蛋白-2(SGLT-2)抑制剂

设计合成了一系列 6-脱氧-O-螺酮-C-芳基葡萄糖苷衍生物[38],其中化合物 **61** 对 SGLT-2 的 IC$_{50}$ 值为 4.5 nmol/L。该类化合物在体外和体内均具有较高的 SGLT-2 抑制活性,并且在 C57BL/6J 小鼠和 Sprague-Dawley 大鼠体内表现出较好的药代动力学性质。

61

1.10 α-葡萄糖苷酶(α-Glucosidase)抑制剂

设计合成了一系列乙酰取代的苯酚酯类化合物[39],具有 α-葡萄糖苷酶抑制活性,其中化合物 **62** 的活性最高,IC$_{50}$ 值为 1.68μmol/L,其降低小鼠餐后血糖的作用是阿卡波糖的 32 倍。化合物 **62** 与酶结合后形成复合物,并改变酶的构象。

为研究亲脂性对 1-脱氧野尻霉素生物活性和药代动力学性质的影响,对其进行结构修饰,设计合成了 6-O-甲基-1-脱氧野尻霉素(化合物 **63**)[40],体外活性测试结果显示,化合物 **63** 对 α-葡萄糖苷酶的 IC$_{50}$ 值为 72.65mg/L,与 1-脱氧野尻霉素和阿卡波糖相比,它具有更强的抑制活性。

62

63

设计合成了一系列 N-苄基脱氧野尻霉素(NB-DN-JDs)[41],体外活性测试表现出对 α-葡萄糖苷酶不同程度的抑制活性,其中化合物 **64** 的活性最高,IC$_{50}$ 值为 0.207 mmol/L。分子对接结果显示,化合物 **64** 和 α-葡萄糖苷酶活性位点的氨基酸之间形成 3 个氢键,以及 π-π 相互作用。

64

2 针对多靶点作用的化合物

设计合成了一系列四氢吡啶并嘧啶衍生物[42]，运用药效团融合和骨架跃迁的思想，从已报道的 DPP-4 抑制剂中选取了 7 个片段，分别连接到四氢吡啶并嘧啶母核上，从而获得激动 GPR119 和抑制 DPP-4 的双效应。体外活性测试结果表明，化合物 65 有最强的 GPR119 激动活性，EC$_{50}$ 值为 8.7nmol/L，在 10μmol/L 浓度下对 DPP-4 的抑制率能达到 74.5%。口服糖耐量测试结果表明，化合物 65 比阳性对照药维达列汀具有更强的降糖作用。

65

以 GPR40 激动剂 AM-4668 和 PPARδ 激动剂 GW501516 为先导物，运用药效团融合的思想，设计合成了一系列化合物，产生双靶点激动活性[43]。其中代表化合物 66 对 hFFA1 的 EC$_{50}$ 值为 68nmol/L，对 hPPARδ 的 EC$_{50}$ 值为 102nmol/L。药代动力学测试结果显示，化合物 66 具有较大的血药浓度（C_{max} = 9.45μg/ml）、较低的代谢清除率［CL = 16.73ml/(h·kg)］和较长的半衰期（$t_{1/2}$ = 4.31h）。ob/ob 小鼠的降糖测试结果验证了化合物 66 的体内降糖作用。

设计合成了一系列 PPARδ/PPARγ 双靶点激动剂[44]，其中化合物 67 和 68 对 PPARδ/PPARγ 的激活率分别为 60.23%/63.59% 和 65.35%/58.76%。ob/ob 小鼠口服糖耐量测试结果表明，化合物 67、68 和 67 的钠盐具有较好的降血糖和改善脂代谢的作用。

66

67 R=Et
68 R=i-Pr

对先导物 69 的噻唑环进行结构替换，设计合成了一系列 GPR40/PPARδ 双靶点激动剂[45]，其中化合物 70 对 GPR40 和 PPARδ 的 pEC$_{50}$ 值分别为 6.33 和 6.18。对 ob/ob 小鼠的体内活性测试结果表明，化合物 70 能显著降低血糖，并在给药 5 天后表现出对胰岛素敏感性的提高。

3 天然产物及其结构修饰物

以化合物 71 为先导物，针对其药效维持时间不够长的

问题，设计合成了一系列异瑞香素衍生物[46]，得到化合物 72，并对其合成路线进行优化。药代动力学数据显示，化合物 72 具有较低的清除率和较长的半衰期。糖尿病小鼠单剂量（3mg/kg）口服 7 天后，对 DPP-4 的抑制率仍在 80% 以上。此外，与上市药曲格列汀和奥格列汀相比，化合物 72 表现出更优的长期抗糖尿病作用。

69

70

71 R=OMe
72 R=CN

设计合成了一系列甘草酸衍生物[47]，以罗格列酮为阳性对照药进行体外活性测试，结果表明化合物 73 增加 PPARγ 表达水平的能力比罗格列酮更强。

先前的研究发现，海洋红藻松节藻（*Rhodomela confervoides*）中的单体化合物 74 具有 PTP-1B 抑制活性，在此基础上进一步探索了该化合物的抗糖尿病作用[48]。受体选择性测试结果显示，化合物 74 对 PTP-1B 的 IC$_{50}$ 值为 2.4μmol/L，远小于对其他 PTP 蛋白的 IC$_{50}$ 值，表现出较好的选择性。MTT 测试结果表明，化合物 74 对 C2C12 细胞几乎不产生毒性。体外活性测试结果表明，化合物 74 能显著降低小鼠的血糖值，提高小鼠的胰岛素敏感性。

73

74

从柳叶五层龙（*Salacia cochinchinensis* Lour.）的茎叶中分离并鉴定了 5 个化合物[49]，包括 3 个新化合物和 2 个已知

化合物,其中新化合物 **75** 和 **76** 对 α-葡萄糖苷酶具有显著的抑制活性,IC_{50} 值分别为 0.32 μmol/L 和 0.59 μmol/L。

75　　**76**

从二色波罗蜜(*Artocarpus styracifolius*)的根中分离并鉴定了9个化合物[50],有3个新化合物和2个已知化合物对 PTP-1B 有显著的抑制活性,其中化合物 **77** 和 **78** 的活性最高,IC_{50} 值分别为 4.52 μmol/L 和 2.40 μmol/L。

77　　**78**

参 考 文 献

[1] Fang Y, Xiong L, Hu J, et al. Synthesis and evaluation of novel fused pyrimidine derivatives as GPR119 agonists [J]. *Bioorg Chem*, 2019, 86:103-111.

[2] 江西中医药大学. 一种嘧啶并嘧啶类衍生物及其制备方法和在医药上的应用:中国,10090320.3[P]. 20190517.

[3] Zhou Y, Wang Y, Zhang L, et al. Discovery and biological evaluation of novel G protein-coupled receptor 119 agonists for type 2 diabetes[J]. *Arch Pharm(Weinheim Ger)*, 2019, 352(4):e1800267.

[4] 江西中医药大学. 稠杂嘧啶衍生物及其制备方法和应用:中国, 10537029.6[P]. 20190920.

[5] Zuo Z, Chen M, Shao X, et al. Design and biological evaluation of tetrahydropyridine derivatives as novel human GPR119 agonists [J]. *Bioorg Med Chem Lett*, 2019:126855.

[6] 中国科学院上海药物研究所. 一类酰胺结构的 GPR40 激动剂化合物及其用途:中国, 10965178.3[P]. 20190423.

[7] 华东师范大学,上海邦耀生物科技有限公司. 苯丙炔酸类小分子有机化合物及其合成方法和用途:中国, 10853942.8[P]. 20190326.

[8] 中国医学科学院药物研究所. GPR40 受体激动剂、其制法和其药物组合物与用途:中国, 10234530.0[P]. 20191001.

[9] Li Z, Liu C, Yang J, et al. Design, synthesis and biological evaluation of novel FFA1/GPR40 agonists: new breakthrough in an old scaffold[J]. *Eur J Med Chem*, 2019, 179:608-622.

[10] Li Z, Ren Q, Zhou Z, et al. Discovery of HWL-088: a highly potent FFA1/GPR40 agonist bearing a phenoxyacetic acid scaffold[J]. *Bioorg Chem*, 2019, 92:103209.

[11] Liu B, Deng L, Chen H, et al. Design, synthesis and biological

activity of deuterium-based FFA1 agonists with improved pharmacokinetic profiles[J]. *Bioorg Med Chem Lett*, 2019, 29(12):1471-1475.

[12] 南京大学. 香豆素衍生物、其制备方法及其作为药物的用途:中国, 10659661.9[P]. 20190212.

[13] 中国科学院上海药物研究所. 芳香丙酸类衍生物、其制备方法和用途:中国, 10084723.2[P]. 20190806.

[14] 上海怡立舍生物技术有限公司. 作为 PPAR 激动剂的化合物及其应用:中国, CN072302[P]. 20190725.

[15] 广东药科大学. 苯并咪唑类衍生物、其制备方法及其作为药物的用途:中国, 11500134.4[P]. 20190312.

[16] 广东众生睿创生物科技有限公司. 作为 PPAR 激动剂的吡咯烷衍生物的无定形及其制备方法:中国, CN122423[P]. 20190627.

[17] Wang JT, Peng JG, Zhang JQ, et al. Novel berberine-based derivatives with potent hypoglycemic activity[J]. *Bioorg Med Chem Lett*, 2019:126709.

[18] Shi XL, Wu JD, Liu P, et al. Synthesis and evaluation of novel GSK-3β inhibitors as multifunctional agents against Alzheimer's disease[J]. *Eur J Med Chem*, 2019, 167:211-225.

[19] 复旦大学. 1,4-二取代-2-哌嗪酮类化合物及其药物用途:中国, 10376918.4[P]. 20191101.

[20] Zhou Y, Zhang L, Fu X, et al. Design, synthesis and in vitro tumor cytotoxicity evaluation of 3,5-diamino-N-substituted benzamide derivatives as novel GSK-3β small molecule inhibitors[J]. *Chem Biodiversity*, 2019, 16(9):e1900304.

[21] 复旦大学. 3,4-二氢-苯并[f][1,4]硫氮杂䓬-5(2H)-酮类化合物及其在医药上的应用:中国, 10391254.9[P]. 20191106.

[22] 山东大学. 化合物、制备方法及在制备 GSK-3β 抑制剂中的应用:中国, 10808373.4[P]. 20191122.

[23] 中国药科大学. 靶向泛素化降解 GSK-3β 蛋白的化合物及其应用:中国, 10374391.6[P]. 20190802.

[24] 复旦大学. 3-取代-1,5-苯并氮杂䓬类化合物及其药物用途:中国, 10391788.1[P]. 20191105.

[25] 张成路,王华玉,李奕嶙,等. 4-苯基-1,3-硒唑衍生物的合成及其对蛋白酪氨酸磷酸酯酶-1B 抑制活性[J]. 应用化学, 2019, 36(7):749-757.

[26] Li L, Tavallaie MS, Xie F, et al. Identification of lipid-like salicylic acid-based derivatives as potent and membrane-permeable PTP1B inhibitors[J]. *Bioorg Chem*, 2019, 93:103296.

[27] Liu WS, Wang RR, Yue H, et al. Design, synthesis, biological evaluation and molecular dynamics studies of 4-thiazolinone derivatives as protein tyrosine phosphatase 1B(PTP1B) inhibitors[J]. *J Biomol Struct Dyn*, 2020, 38(13):3814-3824.

[28] Xie F, Liang Y, Xia Y, et al. Discovery of 2-ethoxy-4-(methoxymethyl)benzamide derivatives as potent and selective PTP1B inhibitors[J]. *Bioorg Chem*, 2019, 92:103273.

[29] 延边大学. 一种含有吲哚丙酸罗丹宁结构的 PTP1B 抑制剂及其制备和应用:中国, 11561515.3[P]. 20190802.

[30] 温州医科大学. 一种含有烯丙基结构的查耳酮衍生物及其应

中国药学年鉴 CHINESE PHARMACEUTICAL YEARBOOK 2020-2021

用：中国，11451643．2［P］．20190322．

［31］ Xie F，Yang F，Liang Y，*et al*. Investigation of stereoisomeric bisarylethenesulfonic acid esters for discovering potent and selective PTP1B inhibitors［J］．*Eur J Med Chem*，2019，164：408-422．

［32］ 山西大学．一种苯甲酸衍生物锌配合物及其制备方法和应用：中国，10634668．4［P］．20191008．

［33］ 延边大学．含羧酸罗丹宁结构的查耳酮类化合物的应用：中国，11581279．1［P］．20190329．

［34］ 延边大学．一种含羧烷基罗丹宁结构的1，3-二芳基吡唑类PTP1B抑制剂及其制备和应用：中国，11577634．8［P］．20190521．

［35］ Wu JW，Zhang H，Li WY，*et al*. Design potential selective inhibitors for human leukocyte common antigen-related（PTP-LAR）with fragment replace approach［J］．*J Biomol Struct Dyn*，2020，**38**（18）：5338-5348．

［36］ Li Q，Meng L，Zhou S，*et al*. Rapid generation of novel benzoic acid-based xanthine derivatives as highly potent，selective and long acting DPP-4 inhibitors：scaffold-hopping and prodrug study［J］．*Eur J Med Chem*，2019，180：509-523．

［37］ Deng X，Wang N，Meng L，*et al*. Optimization of the benzamide fragment targeting the S2′ site leads to potent dipeptidyl peptidase-IV inhibitors［J］．*Bioorg Chem*，2020，94：103366．

［38］ Wang Y，Lou Y，Wang J，*et al*. Design，synthesis and biological evaluation of 6-deoxy O-spiroketal C-arylglucosides as novel renal sodium-dependent glucose cotransporter 2（SGLT2）inhibitors for the treatment of type 2 diabetes［J］．*Eur J Med Chem*，2019，180：398-416．

［39］ Dan WJ，Zhang Q，Zhang F，*et al*. Benzonate derivatives of acetophenone as potent alpha-glucosidase inhibitors：synthesis，structure-activity relationship and mechanism［J］．*J Enzyme Inhib Med Chem*，2019，34（1）：937-945．

［40］ Wang L，Liang T，Fang Z. Chemical synthesis and preliminary biological evaluation of C-6-O-methyl-1-deoxynojirimycin as a potent α-glucosidase inhibitor［J］．*J Carbohydrate Chem*，2020，39（1）：36-49．

［41］ Zeng F，Yin Z，Chen J，*et al*. Design，synthesis，and activity evaluation of novel N-benzyl deoxynojirimycin derivatives for use as alpha-glucosidase inhibitors［J］．*Molecules*，2019，24（18）：3309-3331．

［42］ Fang Y，Zhang S，Wu W，*et al*. Design and synthesis of tetrahydropyridopyrimidine derivatives as dual GPR119 and DPP-4 modulators［J］．*Bioorg Chem*，2019：Ahead of Print．

［43］ Li Z，Chen Y，Zhou Z，*et al*. Discovery of first-in-class thiazole-based dual FFA1/PPARδ agonists as potential anti-diabetic agents［J］．*Eur J Med Chem*，2019，164：352-365．

［44］ 广东药科大学．一类PPARγ/δ双重激动剂、其制备方法及其作为药物的用途：中国，11500133．X［P］．20190222．

［45］ Li Z，Hu L，Wang X，*et al*. Design，synthesis，and biological evaluation of novel dual FFA1（GPR40）/PPARδ agonists as potential anti-diabetic agents［J］．*Bioorg Chem*，2019，92：103254．

［46］ Li S，Qin C，Xu H，*et al*. Discovery of a natural-product-derived preclinical candidate for once-weekly treatment of type 2 diabetes［J］．*J Med Chem*，2019，62（5）：2348-2361．

［47］ Sun J，Lv CZ，Wu YF，*et al*. Modification，antitumor activity，and targeted PPARγ study of 18β-glycyrrhetinic acid，an important active ingredient of licorice［J］．*J Agric Food Chem*，2019，67（34）：9643-9651．

［48］ Li C，Luo J，Guo S，*et al*. Highly selective protein tyrosine phosphatase inhibitor，2，2′，3，3′-tetrabromo-4，4′，5，5′-tetrahydroxydiphenylmethane，ameliorates type 2 diabetes mellitus in BKS db mice［J］．*Mol Pharm*，2019，16（5）：1839-1850．

［49］ 张隽荣，尤慧梅，井宇星，等．柳叶五层龙正丁醇提取部分种的3个新酚性成分及其α-葡萄糖苷酶抑制活性［J］．高等学校化学学报，2019，40（3）：456-461．

［50］ Li W，Pu Z，Yi W，*et al*. Unusual prenylated stilbene derivatives with PTP1B inhibitory activity from artocarpus styracifolius［J］．*Planta Med*，2019，85（16）：1263-1274．

抗病毒中药的研究进展

丁 辉,贾 安

(黄河科技学院医学院,郑州 450005)

摘要 本文通过查阅近年我国学者在国内外主要学术期刊上发表的有关抗病毒中药研究方面的论文,综述了我国在抗病毒中药研究方面取得的进展,重点介绍抗呼吸道感染病毒、抗乙型肝炎病毒、抗艾滋病病毒和抗单纯疱疹病毒的中药及其作用机制。

我国中药资源十分丰富,具有悠久的研究和应用历史,尤其在某些慢性或复杂性疾病的治疗过程中,在患者临床症状的缓解、治愈率的提高和后遗症的减少等方面具有突出的优势[1]。在感染性疾病中,由病毒引起的疾病具有发病率高、致病性强以及容易产生耐药性等特点[2]。目前,临床所采用的抗病毒药物大部分为化学药,如核苷类或干扰素类等,大量使用后易出现耐药、停药后反复、疗程长、副作用大等情况,且价格昂贵[3]。因此,开发安全有效的抗病毒药物尤为迫切。近年来,中药因其毒副作用低、疗效显著、无污染、价格低廉等优点,逐渐掀起了国内外学者的研究热潮[4]。

中药有效成分的复杂性使其能够通过多层次、多靶点来发挥抗病毒作用[5]。迄今为止,已经有很多中药被开发用于呼吸道感染、乙型肝炎、艾滋病等抗病毒领域,且效果显著,应用前景十分广阔。

1 中药的抗病毒机制

中药的抗病毒机制可分为两种,一种为直接途径,即阻断病毒繁殖过程中的某一个环节如吸附、侵入、基因转录或蛋白质翻译等过程,直接抑制或杀灭病毒;一种为间接途径,即通过提高自然杀伤细胞和巨噬细胞的活性、调节细胞因子的分泌、诱导干扰素的形成等方法增强机体的免疫功能,减轻病毒感染引起的炎性反应[6]。由于中药的成分较多,其在发挥抗病毒作用时,往往并非通过单一机制起效,而是多种机制共同作用的结果,而相较于单味中药,中药复方因其活性成分更多,抗病毒效果通常更好,作用机制也更加复杂,故研究起来也愈加困难[7]。

2 抗呼吸道感染病毒的中药

急性呼吸道感染如急性支气管炎,病毒性肺炎、急性加重期慢性阻塞性肺疾病等,通常由不同种类的病毒引起,包括流感病毒、呼吸道合胞病毒、腺病毒、冠状病毒、肠道病毒等。其中,近年以抗冠状病毒和抗流感病毒的研究居多。

2.1 抗冠状病毒的中药

2002 年以前,冠状病毒(HCoVs)在人群中暴发频率较低,其并未受到广泛的关注,直到严重的非典型肺炎病例出现并通过人口流动在全球范围传播,导致了惊人的发病率和死亡率,随后被命名为严重急性呼吸综合征(SARS)。2012年,一种致死性人畜共患疾病——中东呼吸综合征(MERS)首次在沙特阿拉伯地区发现,并以间歇散发、社区聚集、医院暴发等形式连续传播。截至 2019 年 12 月,共有 2494 例MERS 确诊病例和 858 例死亡病例,病死率将近 34.4%[8]。2019 年 12 月下旬出现在武汉的新型冠状病毒肺炎病例,是由新型冠状病毒感染引起的,2020 年 1 月 12 日世界卫生组织(WHO)将其命名为 2019-nCoV,2 月 11 日国际病毒委员会(ICTV)将其命名为 SARS-CoV-2。该病毒蔓延十分迅速,严重影响公共卫生安全。

中药在疾病的防治方面作用突出,为探索具有抗 HCoVs作用的中药及相关活性成分,我国学者展开了积极的研究。从抗呼吸系统感染的常用中药中,筛选可能具有抑制 SARS-CoV-2 的活性中药,首先通过文献搜索具有抑制 SARS 和MERS 冠状病毒的天然活性化合物,并与中药药理学数据系统进行比对,将同时满足以上两种要求的化合物进行吸收、分布、代谢和排泄的评估(ADME)以验证其口服的有效性,并采用分子对接技术测试所得化合物是否能够直接作用于2019-nCoV 蛋白。其次,从中药库中筛选出含有满足上述条件的所有化合物的中药,并从经典的中药目录中选出同时含有两个或更多活性化合物的中药。最后,通过网络药理学预测所选中药在体内的作用效果。实验结果发现,在抗 SARS和 MERS 病毒的活性天然化合物中,有 13 个具有抗 SARS-CoV-2 的潜力,并存在于传统中药中。在筛选到的 13 个化合物中,含有两个及以上的化合物的中药有 125 种,其中 26 种为治疗病毒性呼吸道感染的传统中药,包括甘草、连翘、金银花、黄连等[9]。

邵仲柏等[10]对《新型冠状病毒肺炎诊疗方案(试行第六版)》中推荐使用的 16 种中药复方中出现的药材频数进行统计,发现甘草、麻黄、广藿香这 3 味药材出现的频数大于 7次,其中甘草出现的频数最多,为 10 次。

甘草是一味常见的中药,性平,味甘,含有多种活性成分,如甘草多糖、甘草酸、甘草次酸等,均具有较强的抗病毒作用。研究表明[11],2019-nCoV 进入细胞的方式与 SARS 相同,二者均可通过血管紧张素转化酶Ⅱ(ACE2)细胞受体进入细胞,而甘草酸能够与 ACE2 结合,发挥潜在的抗 2019-

nCoV 作用。

连花清瘟是我国传统中药复方,由连翘、金银花、炙麻黄等 13 味中药组成,其在 2019-nCoV 感染引起的肺炎的治疗过程中,可有效缓解患者症状,减缓疾病的进程[12],被收录到 2019-nCoV 新冠肺炎诊疗指南中[13]。连花清瘟具有广谱的抗病毒活性,能够抑制病毒繁殖,并调节机体的免疫功能[14]。研究显示,连花清瘟可显著抑制 2019-nCoV 在 Vero E6 细胞中的复制,明显减少 mRNA 水平促炎症细胞因子(TNF-α、IL-6、CCL-2/MCP-1、CXCL-10/IP-10)的产生,并导致病毒粒子的形态异常[15]。

接骨草为忍冬科接骨木属多年生草本植物,也称白龙骨,不仅能够活血化瘀,并且具有抗炎、抗病毒潜力。人类冠状病毒 NL-63(HCoV-NL63)是一种全球流行的主要人类冠状病毒之一,可引起流鼻涕、咳嗽、毛细支气管炎和肺炎等呼吸系统疾病。研究显示,接骨草的乙醇提取物和其中含有的酚酸类成分对于 HCoV-NL63 具有抑制作用,其中咖啡酸对病毒的抑制效果最好,IC$_{50}$ 值为 3.54μmol/L,其可以通过特异性地阻断病毒的吸附过程(IC$_{50}$ = 8.1μmol/L)发挥抗病毒作用[16]。

此外,具有抗 HCoVs 活性的中药及相关成分还有很多,如七叶素、蛇根碱、丹参酮等对 SARS-CoV 具有良好的抑制作用,IC$_{50}$ 值均在 0.8 ~ 30μmol/L,其中丹参酮的作用靶点为木瓜蛋白酶样蛋白酶(PLpro);汉防己甲素、汉防己乙素和千金藤素对 HCoV-OC43 的作用靶点为核衣壳蛋白和刺突蛋白,其 IC$_{50}$ 值分别为 0.33、0.10 和 0.83μmol/L,抑制效果显著[17]。

2.2 抗流感病毒的中药

流感病毒为具有囊膜的 RNA 病毒,可通过季节性或大流行导致高发病率或死亡率,全球每年约有 25 000 ~ 50 000 万人死于流感[18]。目前,抗流感药物主要分为两大类:一类为 M2 离子通道抑制剂,如金刚烷胺和金刚乙胺;另一类为神经氨酸酶抑制剂,如奥司他韦、扎那米韦、帕拉米韦等。这些药物因其耐药性和副作用等问题,导致临床应用发展受限。因此,开发低毒、广谱、低耐药的药物逐渐成为抗病毒药物领域的研究重点。越来越多的实验和临床疗效显示,中药在抗病毒的过程中发挥了独特优势。

白芍为毛茛科多年生植物,古时常用来治疗"瘟病",具有清热解毒、凉血的功效。从白芍水提取物中分离到三个鞣质类成分:没食子酸(GA)、没食子酸甲基酯(MG)、五没食子酰葡萄糖(PGG),对于甲型流感病毒具有抑制作用,其中 PGG 效果最好,对 WSN IC$_{50}$ 为 20μmol/L,可抑制病毒诱导的红细胞凝集[19]。三个化合物均能降低神经氨酸酶的活性,分子对接和反向遗传学表明,GA 可以和神经氨酸酶中 Arg152 发生相互作用。

麻黄性温、味辛、微苦,中医常用作解表药。研究发现,麻黄中含有的活性成分如甲基麻黄碱、l-麻黄碱和 d-伪麻黄

碱,能够通过抑制病毒复制、调节炎症反应、调节宿主的 Toll 样受体(TLRs)和视黄酸诱导基因蛋白 I(RIG-I)通路等作用显著抑制甲型流感病毒的体外增殖[20]。

板蓝根作为我国官方认可的抗病毒中药,可用于预防和治疗各种病毒感染,如季节性流感疫情、SARS、甲型 H1N1 流感暴发等。虽然板蓝根对不同病毒株及亚型引起的感染均具有一定的治疗效果,但其复杂的化学成分和作用机制依然尚待明确。在研究板蓝根抗病毒成分和作用机制时发现,通过手性分离得到的硫代葡萄糖苷同分异构体对甲型流感病毒 H1N1 的抑制作用表现出一定的剂量依赖性,IC$_{50}$ 值在 0.19 ~ 0.44μmol/L 之间。其中,在 0.625mg/ml 的最小测试浓度时,前告伊春对于 H1N1 病毒的抑制率可以达到 100%。药理学研究表明,该实验分离到的化合物对于神经氨酸酶和血球凝集素并没有抑制活性,其可能是通过与病毒包膜相结合来发挥抗病毒作用[21]。

人参产品作为一种应用广泛的营养补充剂,其含有的人参皂苷类化合物会在肠道菌群的作用下转化成具有药理活性的物质。研究表明,人参发酵提取物不仅具有抗菌、抗氧化、抗糖尿病等作用,还对不同亚型的流感病毒如 H1N1、H3N2、H5N1、H7N9 具有抑制作用,并呈现出一定程度的剂量依赖性[22]。人参发酵提取物能够使缺失 CD4、CD8、B 细胞、主要组织相容性复合体 MHC II 等不同遗传背景下的小鼠在同源病毒的二次感染时获得免疫力。体外细胞实验表明,人参发酵提取物可能通过抑制血球凝集素和神经酰胺酶的活性发挥抗病毒作用。

此外,中药还可以协同西药抗流感病毒,对西药具有一定的辅助作用。从中药复方银翘散和桑菊饮中筛选出 8 种与奥司他韦具有药代动力学和药效学相互作用的中药,分别为板蓝根、甘草、黄芩、连翘、金银花、桑叶、荆芥和牛蒡子,其中黄芩与奥司他韦的相互作用最为明显[23]。药代动力学研究显示,黄芩提取物可有效促进奥司他韦在体内的吸收并抑制其水解。

流感病毒在感染上皮细胞后,会导致炎症的产生,诱导机体的免疫反应,从而引起一系列临床症状。传统中药复方相比单药成分更加复杂,在作用机制上,除了具有直接抗病毒作用外,还可以通过诱导抗病毒细胞因子的产生或发挥抗炎作用来缓解呼吸道感染的症状。

麻黄汤可以降低 TH2 型免疫应答,即减少白细胞介素 IL-4、IL-5、肿瘤坏死因子 TNF-α 以及 T 细胞 CD3$^+$、CD8$^+$ 的表达水平,但却能够增强 TH1 型免疫应答,升高白细胞介素 IL-2、干扰素 IFN-γ 和 T 细胞 CD4$^+$ 的表达水平,进而提高 CD4$^+$/CD8$^+$ 的比率[24]。

葛根汤可以刺激机体产生白细胞介素 IL-12 和干扰素 IFN-β 来对抗病毒感染,并能够提高巨噬细胞的吞噬活性;小青龙汤能够减少呼吸系统炎症反应,降低嗜酸性粒细胞数量、免疫球蛋白 IgE 抗体和组胺的释放,调节 TH1/TH2 平衡,

从而减少 IL-4 并恢复 IFN-γ 的水平[25]。

生姜散是由大黄、僵蚕、蝉蜕和姜黄按照质量 4:2:1:3 配伍而成的一味中药复方，古时可用来治疗高热、口渴、焦虑等症，现常用于季节性流感的治疗。研究表明，生姜散具有广谱抗病毒作用，其对多种病毒株的抑制均表现出剂量依赖性。其中，生姜散抑制 A/WSN/33(H1N1)的 IC$_{50}$ 值为 35μg/ml，并可以提高 A/PR/8/34(H1N1)感染小鼠的存活率，浓度为 2mg/ml 的生姜散对于神经氨酸酶的抑制率为 80%。在 PR8 感染的小鼠中，生姜散可以显著下调 TNF-α 并上调 IL-2 水平，减少肺指数、肺病毒载量并缓解感染小鼠的肺组织病理变化，减少肺损伤[26]。

3 抗乙型肝炎病毒的中药

乙型肝炎病毒(HBV)慢性感染是全球主要的公共卫生问题之一，是引发罹患肝硬化和肝癌的主要因素。目前，干扰素和核酸类似物如拉米夫定、替比夫定、恩替卡韦等广泛用于抗乙肝病毒的治疗，但仍有很多局限性。其中，核苷类似物以病毒聚合酶作为靶点，抑制 HBV 的复制，但 HBeAg/抗-HBe 血清转换率低，长时间应用会导致耐药，且停药后容易反复。干扰素虽然不具有上述问题，但其副作用较大[27]。

研究发现，中药柴胡中含有的柴胡皂苷 C 可以刺激 IL-6 的表达，使得细胞核因子 HNF1α 和 HNF4α 表达减弱，抑制 HBV pgRNA 合成，且对野生型和耐药株均有效[28]。

茵陈蒿在我国广泛应用于流行性肝炎的治疗，具有抗炎、利胆、利尿的功效。以茵陈蒿为主的中药复方在临床上还被用来治疗病毒性肝炎，具有保肝护肝功效。其中含有的成分包括烯炔、香豆素类、黄酮类、木脂素类萜烯和酚酸等[29]。在研究茵陈蒿抗 HBV 活性成分时，从其乙醇提取物中分离到了 12 个烯炔类化合物，采用 HepG 2.2.15 细胞进行体外抗病毒活性测试，结果显示，化合物 4(3S-Hydroxyundeca-5,7,9-triynoic acid 3-O-β-D-glucopyranoside)能够显著抑制乙肝表面抗原(HBsAg)和 e 抗原(HBeAg)的分泌并降低 HBV 的 DNA 复制水平，IC$_{50}$ 值分别为 197.2、48.7 和 9.8μmol/L[30]。

鸢尾是我国传统中药的一种，早在《神农本草经》中便有记载，可用于治疗咽炎、咳嗽等症。现代研究表明，其中含有的醌类和三萜类化合物具有抗氧化、抗肿瘤、抗动脉粥样硬化等活性，可用于肝炎、肝硬化、肝癌等肝病的治疗[31]。当药黄素是从鸢尾的乙醇提取物中分离得到的化合物，抗 HBV 活性测试结果表明，其在浓度为 5μmol/L 时，对 HBsAg 和 HBeAg 的分泌具有抑制作用，抑制率分别为 70.82% 和 50.99%[32]。采用 HepG2.2.15 和 HBV 感染的 HepG2-NTCP 细胞进一步检测当药黄素对 HBV 体外复制的影响，发现该化合物可以降低细胞内 HBV 的 DNA 的水平，并呈现一定的剂量依赖性。体内实验表明，当药黄素能够显著抑制 HBV 感染的小鼠体内病毒的复制，与恩替卡韦联用时抑制效果会有所增强。

鸡骨草是广东、广西道地中药之一，又名相思子，具有清热解毒、疏肝止痛等功效。研究显示，鸡骨草中含有的总皂苷具有良好的抗 HBV 活性[33]。体内实验表明，鸡骨草总皂苷可以显著降低 rAAV 8-1.3 HBV 转染小鼠体内 HBsAg、HBeAg 以及 HBV 的 DNA 的水平，与体外实验结果一致。对乙肝核心抗原(HBcAg)进行免疫组织化学染色后，还观察到鸡骨草总皂苷可以减轻 HBV 诱导的肝部炎症。此外，经总皂苷处理后，小鼠血清中的 IFN-γ 水平以及脾细胞中 CD4$^+$ T 的百分率均有所提高。KEGG 通路分析显示，鸡骨草总皂苷还可以有效调节苯丙氨酸代谢途径和酪氨酸代谢途径。

老鼠簕生长于热带或亚热带潮汐能至的滨海地区，是红树林的重要组成部分，其根可入药，有清热凉血、解毒止痛等功效。排钱草，为豆科排钱树属植物排钱树的地上部分，其提取物具有抗纤维化的活性，可用于治疗肝脾扩大、感冒发热等症[34]。穿破石为桑科植物小柘树或柘树的根，具有祛风利湿、活血通经的作用。复方簕草石(LCS)由以上三味中药组成，对于病毒性肝炎具有良好的治疗效果。从该复方中鉴定了 130 个化合物，包括黄酮类、苯乙醇苷类、山奈酚等[35]。采用鸭乙型肝炎病毒(DHBV)模型，测试 LCS 的体内抗 HBV 活性，结果显示，LCS 可显著抑制血清 DHBV 抗原 DHBsAg 和 DHBeAg 的分泌，与体外实验结果一致，且效果优于拉米夫定，对 DHBV-DNA 复制的抑制活性优于肝炎模型组。此外，LCS 还可降低肝损伤标记物天冬氨酸、丙氨酸氨基转移酶(AST、ALT)水平。组织病理学研究表明，与肝炎模型组相比，LCS 可明显减少肝细胞坏死，炎性细胞浸润和气球样变性，降低肝脏纤维化水平。

4 抗其他病毒的中药

4.1 抗 HIV

艾滋病(AIDS)是由人类免疫缺陷病毒(HIV)感染引起的一种具有传染性的免疫缺陷性疾病，可损害全身免疫系统。迄今为止，全球对于抗 HIV 感染的手段仍然以高效抗逆转录治疗为主，但其不良反应较大，且价格昂贵。因此，很多学者把目光转向资源丰富的中药。

莲藕，中医常用来治疗腹泻、慢性消化不良、慢性肝硬化和痢疾等，还可用来提高免疫力。研究表明[36]，莲藕中含有的儿茶素、没食子酰儿茶素和硫酸多糖不仅具有抗氧化活性，还能够显著抑制 HIV-1 逆转录酶和整合酶。其中，硫酸多糖对逆转录酶的抑制活性 IC$_{50}$ 值为 33.7μmol/L，对 HIV-1 整合酶 3′ 端加工的抑制活性 IC$_{50}$ 值为 5.28μmol/L。儿茶素和没食子酰儿茶素均可以上调 IL-2 并下调 IL-10 的表达；而硫酸多糖对 IL-2、IL-4 和 IL-10 的表达水平却具有正向调控作用；此外，儿茶素和硫酸多糖还可能通过下调 TNF-α 的表达直接抑制病毒。

非核苷逆转录酶抑制剂(NNRTIs)能够特异性地结合

HIV-1 逆转录酶,因其显著的抗病毒活性、结构多样性、低毒性的特点在抗逆转录病毒联合疗法治疗艾滋病的过程中发挥着重要的作用。随着耐药株的不断出现,具有高活性、低耐药、低毒的新型 NNRTIs 的研发尤为重要。在寻找新型 NNRTIs 时,首先以分子量、氢键供体和氢键受体的数量、可旋转键数等参数作为筛选条件,对我国传统中药数据库中符合 NNRTIs 物理化学性质的中药进行筛选,得到 9043 个符合要求的化合物[37]。之后,采用分子对接技术,以来自野生型和耐药突变型的共 7 株 HIV-1 病毒的逆转录酶作为靶点,筛选能够与之结合的化合物。在得到的 23 个小分子化合物中,通过分子动力学模拟和结合自由能计算,发现其中的两个化合物(pallidisetin A、B)对于 HIV 逆转录酶具有高亲和力和稳定的结合能力,可作为 NNRTIs 的候选药物。

4.2 抗 HSV

单纯性疱疹病毒(HSV)是人类比较常见的病毒,根据其表面抗原类型不同,可分为Ⅰ型和Ⅱ型两大类。其中,Ⅰ型病毒(HSV-1)主要感染皮肤、口唇黏膜、眼睛、神经系统,可引起口唇疱疹、疱疹角膜炎、新生儿脑炎等疾病;Ⅱ型病毒(HSV-2)主要感染外生殖器,可引起生殖器疱疹。

中药抗 HSV-1 的作用机制主要表现在三个方面:抑制病毒复制或阻止其吸附、侵入过程;调节细胞自噬;提高免疫功能。例如,莲花提取物可以抑制感染细胞蛋白 ICP0 和 ICP4,通过阻止 αTIF/C1/Oct-1/GARAT 复合蛋白/DNA 复合物的形成,抑制病毒复制,其 IC_{50} 值为 21.3 μg/ml;鱼腥草黄酮槲皮素和异槲皮素可抑制核转录因子 NF-κB 活化,阻止病毒的吸附和侵入过程,IC_{50} 值分别为 52.9 和 0.42 μg/ml;荔枝花乙醇提取物可通过降低哺乳动物雷帕霉素靶蛋白(mTOR)的磷酸化水平以及下游靶点核糖体 p70S6 激酶(p70S6K)的表达水平,调节细胞自噬;狼毒大戟提取物可以上调干扰素调节因子(IRF7)水平,黄芪多糖可通过上调 TNF-α、IL-6、Toll 样受体(TLR3)、NF-κB 的表达水平,调节免疫功能[38]。

洁泽 1 号由黄柏、银杏果、龙葵、蒲公英等十味中药组成,可用来治疗会阴红肿、皮肤溃疡等症状。研究发现,洁泽 1 号可通过降低病毒包膜糖基化蛋白 gB、gD,被膜蛋白 VP16 以及感染细胞蛋白 ICP5、ICP4 的表达水平,提高细胞的自噬和存活力,增强宿主细胞的免疫功能,阻止 HSV-2 的吸附和穿透过程,发挥抗病毒作用,效果优于喷昔洛韦[39]。

4.3 抗 EBOV

埃博拉病毒(EBOV)是一种极具传染性的丝状病毒,在人和动物中能够引起致命的出血热疾病,目前依然没有临床批准的治疗药物。在筛选抗病毒中药的过程中发现,苦豆草中含有的苦豆碱对于 EBOV 具有一定的抑制作用。其以苦豆碱为母核,合成了 23 个苦豆碱衍生物,并测试这些化合物的抗 EBOV 活性。构效关系研究表明,12N-二氯苄基团的引入有利于增强化合物的抗病毒活性。其中,化合物 **2e**(12N-3′,4′-dichlorobenzyl aloperine dihydrochloride)在体内和

体外的抗病毒活性最为显著,且表现出良好的药代动力学和体内安全性,成药性相对理想[40]。药理学研究表明,化合物 2e 可以通过抑制宿主的半胱氨酸组织蛋白酶 B 的活性,在病毒入侵的后期阶段发挥抑制作用。

5 结束语

我国传统中药在抗病毒领域的研究十分活跃且取得了较大进展,但目前关于作用机制的研究仍多停留在细胞水平。由于中药的组成成分十分复杂,其作用机制也具有多样性。因此,需要借助新兴技术和方法充分探索其有效成分,提高有效成分的含量,从分子、细胞、机体水平开展实验研究和临床观察,开发低毒、有效、具有我国自主知识产权的抗病毒药物,并实现中药资源的可持续开发。

参 考 文 献

[1] 孙晓波. 来源于经典名方的中药新药高质量发展战略思考[J]. 中国药理学与毒理学杂志,2019,33(09):662.

[2] 黄天广,孙林,展鹏,等. 广谱抗病毒药物研究进展[J]. 药学学报,2020,55(04):679-693.

[3] 侯冠华,邱瑞桂,高春生. 抗病毒药物制剂新技术与作用新靶点研究进展[J]. 中国新药杂志,2018,27(02):147-153.

[4] 朱文凯,梁海燕,马平川,等. 中药抗病毒活性及其作用机制的研究进展[J]. 江苏中医药,2019,51(06):86-89.

[5] 陈玫伶,郝二伟,杜正彩,等. 具有抗病毒作用的海洋中药研究进展[J]. 中草药,2019,50(23):5653-5660.

[6] 陈冉,王婷婷,李开铃,等. 免疫调节抗病毒中药的特性与应用[J]. 中草药,2020,51(06):1412-1426.

[7] 樊启猛,潘雪,贺玉婷,等. 中药及其复方对病毒性肺炎的免疫调节作用研究进展[J]. 中草药,2020,51(08):2065-2074.

[8] WHO. MERS situation update. 2019,http://www.emro.who.int/pandemic-epidemic-diseases/mers-cov/mers-situation-update-november-2019.html.

[9] Zhang D,Wu K,Zhang X,et al. In silico screening of Chinese herbal medicines with the potential to directly inhibit 2019 novel coronavirus[J]. J Integr Med,2020,18(2):152-158.

[10] 邵仲柏,朱月霞,刘书豪,等. 临床使用治疗新型冠状病毒肺炎中药复方中高频数中药抗病毒研究概述[J]. 中草药,2020,51(5):1153-1158.

[11] Zhou P,Yang XL,Wang XG,et al. A pneumonia outbreak associated with a new coronavirus of probable bat origin[J]. Nature,2020,579:270-273.

[12] 姚开涛,刘明瑜,李欣,等. 中药连花清瘟治疗新型冠状病毒肺炎的回顾性临床分析[J]. 中国实验方剂学杂志,2020,26(11):8-12.

[13] 靳英辉,蔡林,程真顺,等. 新型冠状病毒(2019-nCoV)感染的肺炎诊疗快速建议指南(标准版)[J]. 解放军医学杂志,2020,45(01):1-20.

[14] Lu H. Drug treatment options for the 2019-new coronavirus(2019-

nCoV)［J］. *Biosci Trends*,2020,4（1）:1-3.

［15］ Li R,Hou Y,Huang J,*et al*. Lianhuaqingwen exerts anti-viral and anti-inflflammatory activity against novel coronavirus（SARS-CoV-2）［J］. *Pharmacol Res*,2020,156:104761.

［16］ Jing R,Chen SL,Hsueh CL,*et al*. Antiviral activity of *Sambucus FormosanaNakai* ethanol extract and related phenolic acid constituents against human coronavirus NL63［J］. *Virus Res*,2019,273:197767.

［17］ Zhang L,Yu J,Zhou Y,*et al*. Becoming a faithful defender:traditional Chinese medicine against coronavirus disease 2019（COVID-19）［J］. *Am J Chin Med*,2020,48（4）:1-15.

［18］ 修思雨,张健,鞠翰,等. 抗流感病毒药物靶标及其小分子抑制剂的研究进展［J］. 药学学报,2020,55（04）:611-626.

［19］ Zhang T,Lo C,Xiao M,*et al*. Anti-influenza virus phytochemicals from *Radix Paeoniae* Alba and characterization of their neuraminidase inhibitory activities［J］. *J Ethnopharmacol*,2020,253:112671.

［20］ Wei WY,Wan HT,Peng XQ,*et al*. Screening of antiviral components of Ma Huang Tang and investigation on the *Ephedra* alkaloids efficacy on influenza virus type A［J］. *Front Pharmacol*,2019,10:961.

［21］ Nie L,Wu Y,Dai Z,*et al*. Antiviral activity of *Isatidis Radix* derived glucosinolate isomers and their breakdown products against influenza A *in vitro/ovo* and mechanism of action［J］. *J Ethnopharmacol*,2020,251:112550.

［22］ Wang Y,Jung JY,Kim KH,*et al*. Antiviral activity of fermented *Ginseng* extracts against a broad range of influenza viruses［J］. *Viruses*,2018,10:471.

［23］ Zhang Y,Lyu C,Fong S,*et al*. Evaluation of potential herb-drug interactions between oseltamivir and commonly used anti-influenza Chinese medicinal herbs［J］. *J Ethnopharmacol*,2019,243:112097.

［24］ Wei W,Wan H,Peng X,*et al*. Antiviral efffects of Ma Huang Tang against H1N1 influenza virus infection *in vitro* and in an ICR pneumonia mouse model［J］. *Biomed Pharmacother*,2018,102:1161-1175.

［25］ Eng YS,Lee CH,Lee WC,*et al*. Unraveling the molecular mechanism of traditional Chinese medicine:formulas against acute airway viral infections as examples［J］. *Molecules*,2019,24:3505.

［26］ Zhang T,Xiao M,Wong CK,*et al*. Sheng Jiang San, a traditional multi-herb formulation,exerts anti-influenza effects *in vitro* and *in vivo* via neuraminidase inhibition and immune regulation［J］. *BMC Complement Altern Med*,2018,18:150.

［27］ 冯雪娇,黄勇,程平生,等. 抗乙肝病毒药物市场分析［J］. 中国生物工程杂志,2019,39（01）:90-98.

［28］ Pan Y,Ke Z,Ye H,*et al*. Saikosaponin C exerts antiHBV effects by attenuating HNF1α and HNF4α expression to suppress HBV pgRNA synthesis ［J］. *Inflammation Res*, 2019, 68（12）:1025-1034.

［29］ 刘玉萍,邱小玉,刘烨,等. 茵陈的药理作用研究进展［J］. 中草药,2019,50（09）:2235-2241.

［30］ Geng CA,Yang TH,Huang XY,*et al*. Anti-hepatitis B virus effects of the traditional Chinese herb *Artemisia capillaris* and its active enynes［J］. *J Ethnopharmacol*,2018,224:283-289.

［31］ 杨阳,董晓芳,申美伦,等. 膜苞鸢尾和中亚鸢尾中抑制脂多糖诱导小鼠 RAW264.7 细胞产生 NO 的活性成分研究［J］. 中草药,2018,49（23）:5503-5509.

［32］ Xu HY,Ren JH,Su Y,*et al*. Anti-hepatitis B virus activity of swertisin isolated from *Iris tectorum* Maxim［J］. *J Ethnopharmacol*,2020,257:112787.

［33］ Yao X,Li Z,Gong X,*et al*. Total saponins extracted from *Abrus cantoniensis* Hance suppress hepatitis B virus replication *in vitro* and in rAAV8-1. 3HBV transfected mice［J］. *J Ethnopharmacol*,2020,249:112366.

［34］ Fan YC,Yue,SJ,Guo ZL,*et al*. Phytochemical composition,hepatoprotective,and antioxidant activities of *Phyllodium pulchellum*（L.）［J］. *Molecules*,2018,23:1361.

［35］ Zhao Q,Ren X,Chen M,*et al*. Effects of traditional Chinese medicine formula Le-Cao-Shi on hepatitis B:*in vivo* and *in vitro* studies［J］. *J Ethnopharmacol*,2019,244:112132.

［36］ Chen G, Zhu M, Guo M. Research advances in traditional and modern use of *Nelumbo nucifera*:phytochemicals,health promoting activities and beyond［J］. *Crit Rev Food Sci Nutr*,2019,59（sup1）:S189-S209.

［37］ Wang Y, Wang X, Xiong Y, *et al*. New strategy for identifying potential natural HIV-1 non-nucleoside reverse transcriptase inhibitors against drug-resistance:an insilico study［J］. *J Biomolecular Structure and Dynamics*,2019,9:1-15.

［38］ Li W,Wang XH,Luo Z,*et al*. Traditional Chinese medicine as a potential source for HSV-1 therapy by acting on virus or the susceptibility of host［J］. *Int J Mol Sci*,2018,19:3266.

［39］ Duan Q,Liu T,Yuan P,*et al*. Antiviral effect of Chinese herbal prescription JieZe-1 on adhesion and penetration of VK2/E6E7 with herpes simplex viruses type 2［J］. *J Ethnopharmacol*,2020,249:112405.

［40］ Zhang X,Liu Q,Zhang N,*et al*. Discovery and evolution of aloperine derivatives as novel anti-filovirus agents through targeting entry stage［J］. *Eur J Med Chem*,2018,149:45-55.

新型冠状病毒疫苗的研发与应用进展

李　谦，张开元，柏燕琴，彭正康

（中国药科大学生命科学与技术学院，南京 210009）

摘要　2020 年 3 月 11 日，世界卫生组织宣布新冠肺炎疫情大流行开始。疫情极大地威胁人类生命健康和社会经济发展，同时也促成了史上最快速的疫苗开发。在此过程中，中国始终居于全球疫苗研发的第一方阵，在全球公认的核酸疫苗（包括 mRNA 疫苗、DNA 疫苗）、重组基因工程（蛋白重组）疫苗、灭活疫苗、减毒流感病毒载体疫苗、腺病毒载体疫苗 5 种新冠疫苗设计路线上均有布局，疫苗的使用在控制病毒传播和降低死亡率方面发挥着重要作用。本文全面地总结了我国新冠病毒疫苗的主要研究与应用情况。

新型冠状病毒肺炎（Coronavirus disease 2019，COVID-19）于 2019 年底暴发，目前新型冠状病毒即严重急性呼吸综合征冠状病毒-2（severe acute respiratory syndrome coronavirus 2，SARS-CoV-2）仍在全球蔓延，已经出现了 Alpha、Beta、Gamma、Delta、Omicron 等多种变异毒株，极大地威胁人类生命健康和社会经济发展。

世界卫生组织（WHO）一直与世界各国和地区合作制定公共卫生措施，以减缓或阻止病毒的传播。科技的发展让我们有更好地了解病毒变化的系统，有病毒检测工具、有疫苗、有治疗方法，有限制传播、拯救生命和保护公共卫生系统的手段和社会措施。同时，新型冠状病毒肺炎疫情的发生促成了历史上最快速的疫苗开发，疫苗在控制病毒传播和降低死亡率方面发挥着重要作用。

根据 WHO 最新的新冠疫苗紧急使用名单（status of COVID-19 vaccines within WHO EUL/PQ evaluation process），WHO 已批准了 10 种新冠疫苗的紧急使用，来自辉瑞、阿斯利康、强生、Moderna、Novavax、Bharat Biotech、北京生物、中国生物制药等企业。另外还有 20 种疫苗正在接受 WHO 紧急用途清单（EUL）和资格预审（PQ）评估，其中有 6 种来自中国，申请企业为国药中生武汉生物、康希诺、智飞生物、三叶草生物、威克斯生物、医院院生物所。迄今还有 WHO 备案的 349 种候选疫苗，其中 196 种在临床前阶段，153 种正在进行临床试验，17 种已达到 Ⅲ 期疗效研究。

全球新冠疫苗的预防接种工作也正在有序推进，但新冠病毒传染性极强，防控难度很大，世界范围内急剧增长的病患人数以及多种威胁性更强的突变株出现，迫使更多的科研团队加入新冠疫苗的研究以满足当前疫苗需求。

1　新冠病毒变异株进展

1.1　新冠病毒结构特征

SARS-CoV-2 是一种具有包膜的单链正义 RNA 病毒，基因组大小约为 29.9kB，属于冠状病毒科（coronaviridae）正冠状病毒亚科（orthocoronavirinae），该亚科包括 4 个属（α、β、γ 和 δ），通常只有 α、β 属会使人体致病。SARS-CoV-2 与近年流行的 SARS-CoV 和 MERS-CoV 的病毒结构极为相似，同为 β 属冠状病毒，与 SARS-CoV 的基因组同源性高达 82%[1]。基因组 RNA 有两个主要的开放阅读框（open reading frame，ORF）ORF1a 和 ORF1b，其中三分之二的基因组表达为 pp1a 和 pp1b 蛋白。三分之一的基因组具有重叠的 ORF，编码四种主要结构蛋白，包括刺突蛋白（spike protein，S 蛋白）、核衣壳蛋白（nucleocapsid protein，N 蛋白）、膜蛋白（membrane protein，M 蛋白）和包膜蛋白（envelope protein，E 蛋白）以及一些辅助蛋白等。S 蛋白是由 S1 亚基中的信号肽（signal peptide，SP）、受体结合域（receptor-binding domain，RBD）、融合肽（fusion peptide，FP）、S2 亚基等组成的一类跨膜蛋白，是病毒侵入宿主细胞的门户。其中，S 蛋白 S1 亚基的 N 端结构域（N-terminal domain，NTD）有助于病毒的附着，S2 亚基介导病毒在 C 端结构域（C-terminal domain，CTD）处的膜整合[2]。在 S1 和 S2 亚基的裂解上有一个富含氨基酸的碱性呋喃裂解位点（S2′），在病毒内吞过程中充当融合肽，是 SARS-CoV-2 的一个可识别特征，使其在起源上与其他病毒不同。

人体的血管紧张素转化酶-2（angiotensin-converting enzyme2，ACE2）蛋白是一个广泛分布于人类呼吸道细胞表面的膜蛋白，是 S 蛋白的受体蛋白，其中 RBD 是 S 蛋白中与 ACE2 蛋白识别的关键区域。由于 SARS-CoV-2 与 SARS 在 RBD 上的显著相似性，使得这两种病毒都表现出与人类宿主细胞受体相似的结合机制，但 S2′ 位点的显著特征使 SARS-CoV-2 的致病性和传播能力增强[3]。E 蛋白与 M 蛋白和 N 蛋白一起促进病毒样颗粒的形成，S 蛋白 RBD 能与细胞表面的 ACE2 结合，RBD 区域是目前多个国家和地区爆发的新冠病毒变异株的重要特征区域，成为疫苗设计的核心靶点[4-5]。

新冠病毒 RNA 变异的主要来源是 RNA 复制过程中的突变，以及病毒 RNA 之间的重组突变。突变影响新冠病毒 S 蛋白 RBD 区域的氨基酸组成，S 蛋白中只有与受体 ACE2 结合的 RBD 区域没有被糖链包裹，呈现为一个环状结构暴露在 S 蛋白的顶端，S 蛋白具有 3 个类似铰链结构的柔性区域，使 S 蛋白可以摇摆、旋转、轻松"扫描"更大面积的细胞表面，有更大的空间运动灵活性，可实现与受体细胞及受体蛋白的多位点结合,增强病毒的感染结合强度和速度。S 蛋白表面的大部分区域则完全被糖链包裹覆盖。S 蛋白的伪装能力主要体现在 S 蛋白的糖基修饰,使新冠病毒能够轻松躲过人体免疫系统的监视。

新冠病毒的变异不只影响 S 蛋白和病毒进入细胞的过程,还有超过 50% 的突变发生在新冠病毒的其他蛋白上,这些蛋白涉及病毒的复制、包装、释放等多个过程,例如新型冠状病毒 SARS-CoV-2 所编码的非结构蛋白 1(Nsp1),Nsp1 蛋白对宿主细胞具有破坏性的作用,其主要功能是帮助病毒蛋白在受体细胞内高效合成,在这个过程中 Nsp1 蛋白同时会阻断受体细胞自身蛋白质的合成,让受体细胞内的所有营养物质都为病毒的生产而服务,当病毒感染细胞内的营养物质被耗竭殆尽时,病毒就会释放感染更多的细胞,被感染的细胞裂解死亡。Nsp1 还通过抑制一个重要的信号转导级联反应,使得先天免疫反应失活[6]。

因此 Nsp1 蛋白或是抗新冠病毒药物研发的新靶点,Nsp1 抗体将有可能成为中和这种新型冠状病毒的方法,从而减轻它引起的呼吸道疾病的严重性。

1.2 新冠病毒突变株的分级

随着感染人数的增多,导致了多种 SARS-CoV-2 变体的演变,出现多种变异株。WHO 在新冠病毒突变株的分级中,主要分为两类,一类是需要留意的变异株(variant of interest,VOI),另一类是需要关注的变异株(variant of concern,VOC)。目前报道最多的是 5 种 VOC 变异突变株,即对疫情影响最大的新冠病毒突变株,分别为 2020 年 9 月首次在英国发现的 Alpha(B.1.1.7),2020 年 5 月首次在南非发现的 Beta(B.1.351),最初在巴西亚马逊返回的日本旅行者中报道发现的 Gamma(P.19(B.1.1.28 变异株的衍生)),2020 年 10 月在印度发现的 Delta(B.1.617.2),以及 2021 年 11 月 9 月在南非发现的 Omicron(B.1.1.529)新冠变异毒株[7]。

新冠病毒 Omicron 变异株的突变位点数量明显多于近两年流行的所有新冠病毒变异株,尤其在刺突蛋白(S 蛋白)发生了 30 多种变化,S 蛋白的快速进化和高频率突变可能会改变中和抗体表位的氨基酸序列,继而降低其对中和抗体的敏感性,这使奥密克戎有可能成为“超级毒株”。其中许多变化已存在于 alpha 和 delta 等变异株里,它们与病毒的传染性、逃避抗体中和的能力有关。

目前奥密克戎变异毒株已经出现 3 种亚型,分别是 BA.1、BA.2、BA.3。其中,奥密克戎 BA.2 变异株也被称为“隐形的奥密克戎”,是全球流行的主要变异株。奥密克戎变体 BA.2 继续进化出 2 个分支变种,这 2 个新变种被称为 BA.2.12 和 BA.2.12.1,是 BA.2 的新分支。美国至少有 50 个州和地区发现了 BA.2.12 和 BA.2.12.1。英国、印度、德国和加拿大也发现了它们的身影。

目前中国多地出现新冠肺炎疫情,主要是奥密克戎变异株,多地报告的感染者所感染的病毒均有奥密克戎变异株,病例基因分型主要为奥密克戎变体 BA.2 及 BA.2.3 进化分支。明确新冠病毒变异株,有助于新冠病毒的精准诊断、精准分型、致病机制研究、病毒溯源及流行病学调查,有助于新冠病毒疫苗及抗病毒药物的开发。

2 新冠病毒疫苗的研发现状与应用前景

疫情初始,为加快临床急需新冠疫苗的上市使用,国务院联防联控机制科研攻关组组建由中国科学技术部、国家卫生健康委员会、中国工业和信息化部、国家发展和改革委员会、国家药品监督管理局、国家中医药管理局等多部门组成疫苗研发专班,选择灭活疫苗、重组亚单位疫苗、腺病毒载体疫苗、减毒流感病毒载体疫苗和核酸疫苗等多条技术路线,遴选优势团队,全面推进新冠疫苗的开发。截至目前,我国已有 7 款疫苗获得了附条件上市或者紧急使用的批准,有 2 款已经纳入世界卫生组织紧急使用清单。

2.1 重组腺病毒载体疫苗

能够编码新冠病毒靶抗原基因的腺病毒载体疫苗,具有诱导体液免疫和细胞免疫反应的能力,此类疫苗不需要佐剂,被注射入人体后,载体将编码保护性抗原蛋白的基因输送至宿主细胞中,从而产生细胞免疫和体液免疫,产生的抗体包含腺病毒特异性和 SARS-CoV-2 特异性的两类抗体。

重组新型冠状病毒疫苗(5 型腺病毒载体)是康希诺生物与军事医学科学院生物工程研究所共同开发,商品名为“克威莎”。该疫苗是以改造过的腺病毒为载体,将含有组织型纤溶酶原激活剂信号肽基因的全长 S 基因克隆到复制缺陷型人 5 型腺病毒中构建而成,让人体产生对 S 基因的免疫记忆,通过复制而大量表达刺突蛋白,并诱导机体特异抗体的产生,单次接种 Ad5-nCoV 可以保护小鼠呼吸道和肺部免受 SARS-CoV-2 感染[8-9]。Ⅰ期临床试验结果显示,从接种疫苗后第 14 天开始观察到快速、特异性 T 细胞反应,特异性体液反应在接种疫苗后第 28 天达到高峰[8]。Ⅱ期临床试验结果显示,人体对腺病毒的免疫力水平也在影响着该疫苗的免疫原性。中剂量组不良反应率高达 24%,但具有自限性,一般在 72~96h 内消失[10-11]。国际多中心Ⅲ期临床试验中期结果显示,单针接种疫苗 14d 和 28d 后,疫苗对所有症状的总体保护效力分别为 63.7% 和 57.5%,对重症的保护效力分别为 96.0% 和 91.7%[12]。

2.2 核酸疫苗

核酸疫苗也被称为基因疫苗,包括 DNA 疫苗和 mRNA 疫苗,通过将某种抗原的 DNA 或者 mRNA 基因经肌内注射或微弹轰击等方法导入宿主体内,在宿主体内表达抗原蛋白,从而诱导宿主细胞产生对该抗原蛋白的免疫效应,以达到预防和治疗疾病的目的。在新冠疫情的疫苗研发中,核酸疫苗也作为一条重要的技术路线,此类疫苗操作简便、生产成本低,开发与生产周期短,可以快速响应疫情进入评价阶段[13]。

2.2.1 mRNA 新冠疫苗 mRNA 疫苗通过特定的递送系统将表达 S 蛋白的 mRNA 导入机体,在体内表达 S 蛋白并刺激机体产生 S 蛋白特异性的免疫反应。Moderna 新冠肺炎疫苗(mRNA-1273)由新型脂质纳米颗粒包裹,编码预融合稳定的 SARS-CoV-2S 蛋白(S-2P)。BioNTech/Pfizer 联合研发的新冠肺炎疫苗(BNT162b2)也是以脂质纳米颗粒的形式存在,结合了 1-甲基伪尿苷修饰的 RNA,编码 SARS-CoV-2 全长 S 蛋白抗原,这是国外已上市的 mRNA 疫苗。

国内 mRNA 疫苗的研发进度加速,石药和康希诺的 2 款疫苗相继进入临床阶段。2022 年 4 月 3 日,石药集团宣布其 mRNA 新冠疫苗 SYS6006 获批临床。临床前研究表明 SYS6006 对包含 Omicron 和 Delta 在内的当前主流突变毒株具有良好的免疫保护效力,可通过体液免疫和细胞免疫对机体提供免疫保护,并可产生记忆性 B 细胞,提供长效保护效力。2022 年 4 月 4 日,康希诺生物宣布其 mRNA 新冠疫苗获批临床。临床前研究结果显示,该疫苗可以诱导出针对多种新冠重要变异株的高滴度中和抗体,与以原型株为基础开发的现有新冠疫苗相比广谱性更强,可以更有效地保护机体免受现有变异株的感染。复星医药引进的 tozinameran(复必泰)已于 2021 年在港澳台上市。除复必泰外,复星医药还从 BioNTech 引进了另外 2 款针对新冠病毒感染的 mRNA 疫苗,分别是 abdavomeran(Ⅱ/Ⅲ期临床)、ganulameran(Ⅰ/Ⅱ期临床)。2021 年 9 月,云顶新耀从 Providence 引进(PTX-COVID19-B)。该疫苗目前处于 Ⅱ 期临床阶段,其 Ⅰ 期临床研究的中期数据表明,它具有强大的病毒中和能力,并在治疗组的参与者中产生了一定水平的抗体。

自主研发的国产新冠 mRNA 疫苗同样值得期待,进展最快的是艾博生物研发的 ARCoVaX,处于 Ⅲ 期临床阶段。另外国内还有 6 家企业布局了新冠 mRNA 疫苗。

1)艾博生物/沃森生物(ARCoVaX):ARCoVaX(ARCoV)是由艾博生物、军事科学院军事医学研究院和沃森生物共同开发的一款新型冠状病毒 mRNA 疫苗,2020 年 6 月获批临床,成为国内首个进入临床的 mRNA 疫苗。Ⅰ 期临床显示,ARCoV 在 5 种不同剂量下安全性和耐受性均良好,且能够诱导强烈的体液和细胞免疫反应。目前,该疫苗处于临床 Ⅲ 期阶段[14]。

2)斯微生物(SW0123):SW0123(DF104B1)是由斯微生物开发的一款 mRNA 新冠疫苗,2021 年 1 月在国内获批临床,成为国内第 2 款进入临床阶段的国产 mRNA 新冠疫苗。在第一代疫苗临床试验进行的同时,2021 年 3 月斯微生物还递交了迭代疫苗的资料,启动了迭代疫苗的申报。临床试验数据显示,迭代疫苗可诱导人体强效免疫应答反应。目前,斯微生物的新冠 mRNA 疫苗在海外启动了 Ⅰ/Ⅱ 期临床试验。

3)艾美疫苗(LVRNA009):LVRNA009 是由丽凡达生物开发的一款 mRNA 新冠疫苗,2021 年 3 月在国内获批临床,

2021 年 5 月,艾美疫苗收购丽凡达获得 LVRNA009。目前,该疫苗处于 Ⅱ 期临床阶段。2022 年 1 月,LVRNA009 的 Ⅰ 期临床数据公布,显示出良好的安全性和免疫原性。此外,艾美疫苗还有一款新型冠状病毒 delta 变异株 mRNA 疫苗在研,处于临床前阶段。

4)蓝鹊生物/沃森生物(RQ3013):RQ3013 是一款由蓝鹊生物基于阿尔法/贝塔 S 蛋白嵌合体设计的新型冠状病毒变异株双价疫苗,已申报临床。该疫苗在动物实验中对多种变异株均能产生高效价中和抗体,是一种广谱保护的新冠变异株 mRNA 疫苗。

5)冠昊生物(Z-VacciRNA):2020 年 2 月,冠昊生物与美国的参股公司 ZY 共同开发新型肺炎冠状病毒 mRNA 疫苗(Z-VacciRNA)。目前,该疫苗仍处于临床前阶段。ZY 公司的新型聚合物纳米药物递送平台技术可批量生产具有靶向性的、可生物降解、无毒性的核酸递送聚合物(ZY-030)。该聚合物与选择性 mRNA 药物经过制剂加工后,可以帮助(mRNA)靶向输送到树突状细胞中,使得 mRNA 在树突状细胞中表达出相关的抗原,产生人体的免疫反应来预防新型冠状病毒肺炎。

6)本导基因(ShaCoVacc):ShaCoVacc(BD131)是由本导基因基于自主研发的 mRNA 递送核心平台技术 virus-like particle(VLP)开发的一款 mRNA 新冠疫苗,具备成为通用型疫苗的潜力。ShaCoVacc 通过 mRNA 表达 spike 蛋白仿生病毒内部的核酸 mRNA,并在疫苗表面装饰具有 3D 结构的 spike 蛋白,从而自内而外最大程度地模拟新冠病毒。此外,疫苗表面同时装饰有具有泛细胞偏好性的 VSV-G 膜蛋白,可以促进疫苗被抗原呈递细胞吸收,提高免疫效果。

2.2.2 新冠 DNA 疫苗 DNA 疫苗是将编码抗原蛋白质的 DNA 做成疫苗,输入人体并在体内表达抗原,诱导人体产生免疫应答,从而获得相应的免疫保护能力,达到预防疾病的目的。DNA 疫苗还具有巨大的治疗潜力,因为它们能够增强 T 细胞诱导和抗体产生、质粒 DNA 的优异生物相容性、低成本制造和长保质期[15]。

新冠 DNA 疫苗免疫之后,会帮助人体产生记忆 T 和 B 细胞,当再次遇到新冠病毒入侵时,能够快速产生大量的效应 T 细胞和 B 细胞,通过抗体中和掉入侵的病毒,通过 T 细胞(细胞免疫)消灭掉感染到细胞内的病毒。

艾棣维欣(苏州)生物制药有限公司与美国生物制药公司 INOVIO 联合研发的 DNA 疫苗[16],目前正在中美同步开展 2 期临床试验。由于技术门槛较高,这也是我国第一款获批进入临床的预防性 DAN 疫苗。DNA 分子很稳定,可在宿主细胞中存在很长时间,能够不断地生成体内自然抗原引发持续有效的免疫效应,但也可能整合到宿主细胞的染色体上造成突变。DNA 疫苗在室温下可长时间保存,DNA 疫苗通过大肠埃希菌发酵生产,表达系统稳定,能够快速量产,工艺成熟且成本较低,艾棣维欣正在苏州生物医药产业园建设中

国最大的 DNA 疫苗与质粒生产基地,新冠 DNA 疫苗的产业化工程正在分阶段建设。

根据 WHO 的最新统计显示,全球共有 27 款新冠 DNA 疫苗在研,其中有 11 款已经进入到临床阶段。除了艾棣维欣生物制药,国内康泰生物等多家企业和科研院所也加入各种 DNA 疫苗的研发。艾立克(北京)生物科技有限公司自主研发的新冠病毒 DNA 疫苗即将进入临床。新冠 DNA 疫苗在全球范围内获得的首个上市使用是 ZyCoV-D 疫苗在印度获批应急使用(EUA),ZyCoV-D 在三期临床中针对 DNA 变异株也展现了优异的安全性和有效性。

2.3 新冠灭活疫苗

灭活疫苗是选用免疫原性强的病原体,经人工大量培养后,用物理或化学方法将其灭活,破坏病毒的复制能力,使其失去致病性但保留免疫原性。其有效成分是已不再具有感染能力的病毒颗粒,进入人体后通过抗原递呈细胞激活辅助 T 细胞,进而激活 B 细胞而产生体液免疫。灭活疫苗具有技术路线成熟、早期研发速度快、不能在体内繁殖,接种后不会导致相应的疾病等优点;此外,灭活疫苗质控点和评价方法也比较明确,具有较好的安全性,但灭活疫苗往往需要进行毒株的分离培养,对实验室的生物安全级别要求较高,难以实现生产阶段的产能迅速放大,且免疫效力较低,需多剂次接种[17]。

我国灭活疫苗主要使用 Vero 细胞对病毒进行扩增培养,经 β-丙内酯灭活病毒,并使用氢氧化铝佐剂以提高抗原的免疫原性。由于灭活疫苗的生产工艺比较成熟,SARS-CoV-2 灭活疫苗能够在短期内快速生产。北京科兴中维生物技术有限公司(科兴中维)联合中国医学科学院研发的新冠灭活疫苗 PiCoVacc 经在 Vero 细胞系中培养病毒,收集病毒上清后应用 β-丙内酯进行病毒灭活纯化后制备而成的多价疫苗制剂,PiCoVacc 可在小鼠、大鼠和恒河猴体内诱导产生 SARS-CoV-2 特异性中和抗体;进一步的恒河猴攻毒实验表明,在接种 3 μg 时可以发挥部分保护作用,接种 6 μg 时可产生完全保护效果,且没有任何抗体依赖性增强效应(Antibody-dependent enhancement,ADE),于 2020 年 4 月 16 日进入 Ⅰ/Ⅱ 期人体临床试验研究,并于 7 月 21 日在巴西启动 Ⅲ 期临床试验[18]。2020 年 6 月在中国率先获批紧急使用,2021 年 2 月 5 日国家药品监督管理局依法附条件批准科兴中维新冠病毒灭活疫苗的注册申请,2021 年 6 月 1 日 WHO 宣布,将中国科兴中维研发的灭活新冠疫苗(克尔来福)列入紧急使用清单。

BBIBP-CorV 新冠灭活疫苗由国药集团北京生物制品研究所与中国疾病预防控制中心共同研制[19],2020 年 4 月 28 日,在河南开展 Ⅰ/Ⅱ 期临床试验,2020 年 9 月 16 日与阿根廷签署协议共同开展 Ⅲ 期临床试验。2020 年 12 月 30 日,国家药品监督管理局附条件批准国药集团中国生物新冠灭活疫苗的注册申请。

国药集团另一款新冠灭活疫苗由武汉生物制品研究所与武汉病毒研究所共同研发[20],2020 年 4 月 11 日,该疫苗的 Ⅰ/Ⅱ 期临床试验也在河南展开,2020 年 6 月 23 日,该疫苗在阿联酋进入 Ⅲ 期临床试验研究。2021 年 2 月 25 日,国家药品监督管理局发布附条件批准国药集团中国生物武汉生物制品研究所有限责任公司的新型冠状病毒灭活疫苗(Vero 细胞)的注册申请。

2021 年 5 月 26 日全球首个正式发表的新冠灭活疫苗 Ⅲ 期临床试验结果显示[21-22],中国生物 2 款新冠灭活疫苗 WIV04 和 HB02 分别由武汉生物制品研究所和北京生物制品研究所研制和生产,两针接种后 14 天,能产生高滴度抗体,形成有效保护,且全人群中和抗体阳转率达 99% 以上。WIV04 疫苗组保护效力为 72.8%,HB02 疫苗组的保护效力为 78.1%。2021 年 5 月和 6 月,WHO 已经分别批准了国药集团和科兴生物 2 款 COVID-19 疫苗紧急使用认证。

目前,全球已进入临床使用的灭活疫苗有国药集团中国生物北京生物制品研究所有限责任公司生产的 BBIBP-CorV,中国医学科学院医学生物学研究所自主研发的科维福 TM 新型冠状病毒灭活疫苗、北京科兴中维生物技术有限公司、深圳康泰生物制品股份有限公司、中国医药集团有限公司中国生物武汉生物制品研究所生产的 SARS-CoV-2 灭活疫苗,印度 Bharat Biotech 生产的 Covaxin,哈萨克斯坦生物安全问题研究所生产的 QazCovid-in,法国-奥地利合资生物技术公司瓦尔内瓦生产的 VLA2001。

2.4 重组新型冠状病毒亚单位疫苗

中国科学院微生物研究所与智飞生物联合研发的重组新型冠状病毒蛋白疫苗(CHO 细胞)在中国国内紧急使用获得批准,是全球第一个获批使用的新冠重组蛋白疫苗。该疫苗通过基因工程的方式在中国仓鼠卵巢细胞(CHO)内表达纯化 SARS-CoV-2S-RBD 二聚体抗原蛋白,辅以 Al(OH)$_3$ 佐剂制成,不携带任何形式的外源标签[23]。生产工艺稳定可靠,可以快速实现国内外大规模产业化生产,显著降低了该疫苗的生产成本,且存储和运输便捷。

该疫苗已于 2020 年 10 月完成 Ⅰ、Ⅱ 期临床试验,结果显示两剂方案中第二剂注射后 14d,25 μg 组和 50 μg 组的中和抗体血清转换率分别为 76% 和 72%,中和抗体几何平均滴度(GMT)分别为 17.7 和 14.1;三剂方案中第三剂注射后 14d,中和抗体血清转换率分别为 97% 和 93%,中和 GMT 分别为 102.5 和 69.1。此外,疫苗能产生适度的 Th1/Th2 混合型细胞免疫应答[24]。2020 年 11 月起启动 Ⅲ 期临床试验,国际多中心 Ⅲ 期临床试验显示,该疫苗对所有症状的总体保护效力为 81.43%,对重症的保护效力为 100%[25]。该疫苗接种者血清对南非新变种(501Y.V2)具有大部分中和活性,对南非新变种有保护效果[26]。同时对 Alpha 变异株的保护效力为 92.93%,对 Delta 变异株的保护效力为 77.54%,是全球首个对野生株和主要变异株完成完整三期临床试验的新冠疫苗。

2022 年 3 月 2 日，国家药品监督管理局附条件批准安徽智飞龙科马生物制药有限公司的重组新型冠状病毒蛋白疫苗（CHO 细胞）上市注册申请。该疫苗是首个获批的国产重组新冠病毒蛋白疫苗，适用于预防新型冠状病毒感染所致的疾病（COVID-19）。

中国三叶草生物制药也第一时间构建了一种新型冠状病毒表面抗原 S 蛋白三聚物亚单位候选疫苗[27]，是通过基因转染在哺乳动物细胞内表达、纯化与冠状病毒天然表面抗原 S 蛋白构象高度相似的共价三聚体融合蛋白重组抗原"S-三聚体"，在 I 期临床试验中显示出良好的安全性与免疫原性。其联合佐剂使用的重组蛋白新冠候选疫苗 SCB-2019（CpG 1018/铝佐剂）在全球关键性 2/3 期临床试验达到保护效力的主要和次要终点，对任何毒株引发的任何严重程度的总体保护效力为 67%。临床证据表明，三叶草生物的新冠候选疫苗作为通用新冠加强针使用，可能诱导对包括奥密克戎在内的变异株的显著和广谱的中和免疫应答。

在亚单位疫苗的研发中，糖基化 S 蛋白的纯化及融合前构型的稳定、病毒蛋白载体的合理选择、佐剂或免疫增强剂的有效性均是需关注的重要问题。

为改善重组蛋白疫苗低免疫原性的问题，苏州茂行生物联合陆军军医大学开发嵌合病毒样颗粒疫苗（chimeric virus-like particles，VLPs）。病毒样颗粒是由病毒关键结构蛋白通过自组装而成的不含遗传物质且与真实病毒结构相似的纳米结构，可有效实现抗原提呈进而诱导获得性免疫反应。VLP 疫苗由于其缺乏遗传物质，故不具有传染性，相较于灭活疫苗或减毒活疫苗安全性更高，此外，在不使用佐剂的同等条件下，VLP 疫苗比亚单位疫苗更能有效地激发机体的免疫应答。研究表明，真核表达系统共表达 SARS-CoV-2 的 E 蛋白和 M 蛋白足以包装出 VLP[28]。SARS-CoV-2 的 RBD 基因通过嵌合到水泡性口炎病毒复制子载体系统成功构建了 VLP，单次免疫该疫苗在转基因 K18-hACE2C57BL/6 小鼠模型证实疫苗对 SARS-CoV-2 引起的呼吸道感染具有保护作用[29]。

2.5 减毒流感病毒载体疫苗

减毒活疫苗是从野生株或致病病毒衍生而来的，经典的毒株筛选方法是将相应的野生病毒在实验室经反复传代，逐步获得对人体致病力大大降低的减毒株；当人体接种较小剂量的减毒株时，即可在体内产生良好的免疫反应。

在 COVID-19 疫苗研究中，流感病毒也被作为一种复制型病毒载体表达 SARS-CoV-2 的 S 蛋白。将流感病毒作为载体的方式是通过敲除流感病毒的部分毒力基因（如 NS1 基因）使病毒减毒，同时将外源基因敲入病毒基因组中使其感染宿主细胞后随着宿主细胞进行表达。因此，流感病毒载体均属于复制型载体。由香港大学、厦门大学和北京万泰公司联合开发的流感病毒载体新冠疫苗 DelNS1-2019-nCoVRBD-OPT1，是在双重减毒的普通季节性流感病毒载体内插入新

冠病毒刺突蛋白基因片段研制而成的活病毒载体疫苗，采用鼻腔喷雾接种方式，通过模拟呼吸道病毒天然感染途径激活局部免疫应答和全身性免疫应答而发挥保护作用，目前正在进行 II 期临床试验（ChiCTR-2000039715）[30]。该疫苗是删除了流感病毒的 NS1 基因，将 SARS-CoV-2 的 S 蛋白插入 NS1 基因原有位置，使其随病毒在宿主细胞内复制而表达。

3 国产新冠疫苗应用挑战与对策

新冠疫情暴发以来，我国从部署了多条疫苗研发路线，全覆盖应对新冠疫情，中国作为新冠疫苗研发的第一梯队，为世界各国抗击新冠疫情做出了巨大贡献。随着新冠病毒在全球范围内的大流行，目前已经出现了多种变异毒株，对已经投入使用疫苗的有效性提出了挑战。

3.1 国产新冠疫苗使用效果评价

3.1.1 新冠疫苗的有效性 疫苗的有效性反映了接种人群可能受到疫苗保护的比例，是比较接种人员与未接种人员之间疾病发生率的指标。已有的几种国外新冠疫苗在临床试验中均显示出较高的保护率，国产新冠疫苗在世界范围内也被广泛应用，得到了众多国家的认可。中国新冠疫苗 III 期临床试验结果显示，中国生物的 2 款新冠病毒灭活疫苗在 2 针接种后 14 天，能产生高滴度抗体，全人群中和抗体阳转率达 99% 以上[31-33]。科兴疫苗大规模研究结果显示，整体有效率为 65.9%，预防感染所致死亡的有效率为 86.3%。国产科兴疫苗在 60 岁以上老年人、18～59 岁成年人以及 3～17 岁儿童和青少年中的试验结果显示，各剂量组中和抗体阳转率达到 79%～100%，保护效果良好。腺病毒载体疫苗 Ad5-nCo V 和重组蛋白疫苗 ZF2001 在 18～59 岁的成年人中同样具有良好的免疫原性[34-35]。

3.1.2 新冠疫苗的不良反应 安全性疫苗的免疫接种异常反应（Adverse Event Following Immunization，AEFI）监测工作是评价疫苗上市后安全性的关键指标。新冠病毒疫苗常见不良反应主要表现为接种部位的红肿、硬结、疼痛等，也有发热、乏力、恶心、头疼、肌肉酸痛等临床表现。国药集团灭活疫苗 III 期临床试验数据表明大多数不良事件为轻度，具有一过性和自限性。60 岁及以上老年人、18～59 岁成年人以及 3～17 岁儿童和青少年接种科兴新冠疫苗后大多数不良反应为轻度至中度，其中最常见的是注射部位疼痛[32-33]。国药集团疫苗 BBIBP-Cor V 在 3～17 岁人群中的安全性评估结果显示，该疫苗在所有测试剂量水平下都是安全的[34]。腺病毒载体疫苗的安全性临床试验评估结果显示，18 岁及以上成年人第一剂次和第二剂次疫苗接种 7 天后报告的最常见不良事件为发热（48%）、疲劳（31%）、头痛（35%），首次接种疫苗后 56 天内未发现严重不良事件[35]。除了典型的疫苗接种反应外，国外个别病例在接种疫苗后有时会出现较严重的副作用，例如 BioNTech/辉瑞和 Moderna 的 mRNA 疫苗偶发过敏性休克、面瘫等不良反应[36]。

3.2 新冠疫苗安全性评价风险

COVID-19 疫苗的评价通常基于其产生结合抗体和中和抗体的能力。现有疫苗评估方法和模型多种多样，除体液免疫外，特异性 CD8$^+$ 细胞毒性 T 淋巴细胞（CTL）与加速病毒清除和感染恢复有关。康复者体液免疫和细胞免疫的研究表明，B 细胞和 T 细胞都参与了免疫介导的抗病毒感染保护，表明有效的病毒清除需要体液和细胞免疫反应的协同[37]。

3.2.1 细胞免疫病理反应

动物接种冠状病毒疫苗并攻毒后有时会引起免疫病理变化，在肺部、肝脏组织病理切片可见大量单个核细胞浸润，尤其是嗜酸性粒细胞，还可观察到明显的炎性细胞浸润，Th 1 细胞因子上调、IL-10 等抗炎细胞因子下调等。病毒 N 蛋白作为诱导剂可以上调 IL-6、IL-8 细胞因子，IL-6 可促进 Th0 细胞向 Th17 细胞分化，Th17 细胞通过分泌 IL-17 和 GM-CSF 细胞因子，嗜酸性粒细胞在这些炎性因子和细胞的作用下，活化、渗出并从骨髓向肺部迁移。此外，这些细胞因子可能通过下调 Treg 细胞，导致 Th 1 和 Th 2 免疫失衡，增强病毒的免疫病理反应。SARS-CoV-2 病毒感染患者血浆中 IL-6 水平明显升高，推测 IL-6 可能通过活化大量 Th17 细胞，从而募集、活化大量嗜酸性粒细胞到肺部、肝脏等部位，导致病理反应的发生。Th17 细胞的增殖分化可引起炎症反应，因此 Th17 细胞水平对疫苗的临床应用效果评价具有一定的指导意义，例如佐剂的选择、疫苗的剂量和给药方式。佐剂能够调节免疫应答类型，适当应用佐剂可能会通过调节免疫平衡，降低 Th17 型免疫偏离，减少肝脏和肺脏的炎性细胞浸润，减弱炎症反应的发生。有研究发现，氢氧化铝佐剂与 SARS 的 RBD 疫苗、病毒灭活疫苗和病毒样颗粒疫苗共同免疫动物后，动物各器官内的细胞浸润现象明显降低。疫苗设计过程中也应充分考虑其传递方式、佐剂类型等[38-39]。

3.2.2 新冠疫苗引起的抗体依赖性增强效应

某些病毒特异性抗体（一般多为非中和抗体或亚中和抗体）不仅不能防止病毒侵入宿主细胞，反而与 Fc 受体或补体结合，通过病毒-抗体受体/补体受体通路侵入单核-巨噬细胞、粒细胞等，促进病毒摄取和复制，加重病毒感染。一般认为，在使用疫苗或抗体治疗病毒感染时，如果产生的抗体效价不高或者产生大量非中和抗体时，有可能会产生抗体依赖性增强效应（antibody dependent enhancement of infection，ADE）。ADE 效应和疫苗增强性疾病（vaccine-enhanced disease，VED）风险已在埃博拉病毒、流感病毒、呼吸道合胞病毒、SARS-CoV 及 MERS-CoV 等多种病毒研究中得到证实[40]。研究 SARS-CoV 疫苗时，其 S 蛋白产生的弱中和抗体也会增加疾病感染的风险，疫苗的 ADE 效应主要是由抗 S 蛋白部分序列的弱抗体产生，因此在 SARS 疫苗在设计过程中，应该尽量避免选择 S 蛋白 RBD 以外的表位，尽可能降低非中和抗体引起的 ADE 效应。目前尚无确切证据表明会出现 ADE 效应，持续监测新冠疫苗可能的 ADE 效应也是疫苗安全性的重要挑战[41]。

3.2.3 新冠疫苗的保护效力持久性有限

自然免疫或疫苗接种后，新冠病毒抗体会在体内存续，但新冠疫苗接种后人体产生的免疫力持续时间不能确定。一项武汉地区的大规模调查研究了新冠病毒抗体的持久性，结果显示 IgG 抗体滴度随着时间的推移而下降[42]。一项有关抗体水平的小规模研究显示，加州大学洛杉矶分校医学院研究团队对 34 名新冠轻症患者进行了精确的 IgG 抗体监测，结果显示病毒抗体水平会在 73 天减半，并且由于疫苗血清敏感性降低，疫苗的效力大大减弱[43-44]。对接种人群抗体水平的持续性监测也显示，接种疫苗后抗体水平下降较快并处于一个较低的水平。虽然临床试验结果表明，接种过国产疫苗的人群发生突破性感染后，其住院率、重症率、死亡率相对于未接种人群有较大改善，但在预防感染方面效力仍然有限，这也是国内外现有新冠疫苗面临的普遍问题。

3.2.4 新冠变异毒株存在一定的免疫逃逸现象

新冠病毒在全球范围内已出现了多种变异毒株，因存在免疫逃逸现象，现有疫苗抵抗变异毒株的效力大大降低。中国食品药品检定研究院研究人员在小鼠实验中观察到了 SARS-CoV-2 变种的中和抗性降低，表明疫苗的效力将大幅减弱[45]。此外，许多研究均揭示了 SARS-CoV-2 变异从疫苗血清中逃逸的机制[46]。在对 B. 1. 617. 1（Kappa）和 B. 1. 617. 2（Delta）病毒的抗体结合效应的研究中，英国牛津大学团队同样发现了这两种病毒的中和作用降低[47]。

大多数新冠疫苗会引发针对刺突蛋白不同区域的高水平抗体，因此某些分子可以阻断病毒变体。但是免疫应答的其他组件（如 T 细胞）可能不受病毒变异株的影响，这些因素是否会降低疫苗的效力仍不确定。现有针对刺突蛋白的疫苗，可能会导致一些突破性感染，但仍可以引起多样的免疫反应，以抵抗这些新变异株，这一推测还需要进一步实验验证。总的来看，由于新冠病毒变异株的不断出现，疫苗抵抗变异毒株的效力减弱，计划通过全民接种实现群体免疫或通过对人群大规模接种实现对未接种人群的保护，现有疫苗作用仍存在局限[48]。

3.3 新冠疫苗的使用策略与建议

3.3.1 全面实施疫苗加强针

我国新冠疫苗有良好的安全性和有效性，为了保证接种疫苗免疫力的持久性，对重点人群迅速开展第 3 针加强针的接种十分必要。多数研究证实同源疫苗的加强免疫将提高中和活性，因此接种加强针对抗 SARS-CoV-2 变种是必要的[49]。2021 年 10 月，智利卫生部发布全球首个加强免疫的研究结果，该研究对 14 万完成基础免疫并接种科兴克尔来福加强针的人群进行监测，结果显示加强免疫将有症状感染者的保护效果从 56% 提升至 80%，对住院病例的保护效果从 84% 提升至 88%。虽然接种疫苗后血清中特异性抗体随着时间减少，但体内的免疫细胞仍可以维持长期的免疫力[50]。目前变异株疫苗从研发到投入使用还需一段时间，利用同源疫苗加强免疫，仍然可以有效防止疫情再度暴发，建议在国内开展全人群的疫苗加强针接种策略，最大程度实现疫苗对人群的保护。

3.3.2 研发多价疫苗或新型疫苗 加强针方案是否可以持续维持较高的抗体水平尚不确定，随着病毒的继续流行，还会持续出现各种变异株，因此改良现有疫苗，并适时推出适应多种变异株的多价疫苗是可行的策略。此外，还可以开发针对冠状病毒的通用疫苗等新型疫苗。目前我国研究团队正努力研发新型疫苗，如 2021 年 4 月报道的一种淋巴结自导航的新型锰纳米佐剂新冠病毒重组亚单位疫苗，基于该策略构筑的新型纳米疫苗安全性、免疫刺激能力均有显著提升[51]。

中国三叶草生物制药研究人员基于改良 SARS-CoV-2 蛋白生产的两剂疫苗，提供可靠的病毒变异株的保护效力，结果显示三叶草新冠候选疫苗对 Delta 变异株的保护效力为 79%，对 Gamma 变异株的保护效力为 92%，对 Mu 变异株的保护效力为 59%，这将为人类同时应对多种变异毒株提供支持[52-53]。

3.3.3 监测疫苗的长期安全性 在加快研发针对变异毒株疫苗的同时，科学严谨的长期疫苗安全性监测必不可少。虽然国产疫苗目前安全性良好，但长期的安全性仍有待积累足够的证据加以验证。目前以被动监测为基础收集新冠疫苗安全性数据的策略，不足以全面说明国产疫苗的长期安全性。因此，应在全国布局开展疫苗安全性的主动监测工作，收集大样本人群的安全性数据，为科学合理地论证国产疫苗的安全性提供科学证据。同时，对于特殊人群接种疫苗的安全性需更加关注，如儿童对疫苗的敏感性较高，比成人更容易出现免疫过度反应[54]。我国的疫苗研发与接种应充分考虑儿童、慢性病患者、HIV 感染者等特殊人群的免疫原性和所处生命周期的长期证据，平衡在这类人群中新冠肺炎和不良反应发生的收益与风险。

4 结语

国产新冠疫苗的有效性和安全性在临床试验和真实世界研究中均得到了证实。新冠病毒持续的大范围流行及病毒变异，给现有疫苗的免疫持久性带来挑战。国家药品监督管理局已经正式批准了科兴控股生物、国药集团中国生物基于奥密克戎变异株研制的新冠病毒灭活疫苗进入临床研究，用以评价新冠病毒变异株疫苗在各类人群中的安全性和免疫原性。

我国新冠疫苗开发所处的阶段涵盖临床前研究、临床试验研究、应急使用授权（EUA）及已获批附条件上市等，产品及候选产品覆盖的技术路线较为全面。为应对可能出现的影响现有疫苗效果的变异株流行情况，需建立变异株疫苗产品的快速研发路径及对应监管策略，借鉴国外各机构发布的指南，结合我国国情综合考虑，制定具有科学性、灵活性、前瞻性和先进性的相关指导原则。

接种疫苗依然是阻止疫情大规模传播的有效手段。针对不断变异的病毒，在充分开展基础研究和利用同源疫苗加强免疫的同时，未来仍需更加高效地研发和生产抗体持久性强、安全性高的新冠疫苗。

参考文献

[1] Xu X, Chen P, Wang J, et al. Evolution of the novel corona-virus from the ongoing Wuhan outbreak and modeling of its spike protein for risk of human transmission [J]. Sci China Life Sci, 2020, 63 (3):457-460.

[2] Lu R, Zhao X, Li J, et al. Genomic characterisation and epidemiology of 2019 novel coronavirus: implications forvirus origins and receptor binding[J]. Lancet, 2020, 395(10224):565-574.

[3] Tai W, He L, Zhang X, Pu J, et al. Characterization of the receptor-binding domain (RBD) of 2019 novel coronavirus: implication for development of RBD protein as a viral attachment inhibitor and vaccine[J]. Cell Mol Immunol, 2020, 17(6):613-620.

[4] Yan R, Zhang Y, Li Y, et al. Structural basis for the recognition of the SARS-CoV-2 by full length human ACE2[J]. Science, 2020, 367(6485):eabb2762.

[5] Hong W, Yang J, Bi Z, et al. A mouse model for SARS-CoV-2 induced acute respiratory distress syndrome[J]. Signal Transduct Target Ther, 2021, 6(1):1.

[6] Matthias Thoms, et al. Structural basis for translational shutdown and immune evasion by the Nsp1 protein of SARS-CoV-2[J]. Science, 2020, doi:10.1126/science.abc8665.

[7] 姚晓文, 周玉霞, 王蓉, 等. 2019 新型冠状病毒变异株的研究进展[J]. 中华传染病杂志, 2022, 40(2):111-115.

[8] Zhu FC, Li YH, Guan XH, et al. Safety, tolerabitily, and immunogenicity of a recombinunt adenovirus type-5 vectored COVID-19 vaccine: a dose-escalation, open-label, non-randomised, first-in-human trial[J]. Lancet, 2020, 395(10240):1845-1854.

[9] Wu SP, Zhong GX, Zhang J, et al. A single dose of an adenovirus-vectored vaccine provides protection against SARS-CoV-2 challenge[J]. Nat Commun, 2020, 11(1):4081.

[10] Zhu FC, Guan XH, Li YH, et al. Immunogenicity and safety of a recombinant adenovirus type-5-vectored COVID-19 vaccine in healthy adults aged 18 years or older: a randomised, double-blind, placebo-controlled, phase 2 trial[J]. Lancet, 2020, 396(10249):479-488.

[11] Shi R, Shan C, Duan X. et al. A human neutralizing antibody targets the receptor binding site of SARS-CoV-2[J]. Nature, 2020, 584(7819):120-124.

[12] Halperin SA, Ye L, MacKinnon-Cameron D, et al. Final efficacy analysis, interim safety analysis, and immunogenicity of a single dose of recombinant novel coronavirus vaccine (adenovirus type 5 vector) in adults 18 years and older: an international, multicentre, randomised, double-blinded, placebo-controlled phase 3 trial[J]. Lancet, 2021, S0140-6736(21)02753-7.

[13] 杨利敏, 田德雨, 刘文军. 新型冠状病毒疫苗研究策略分析[J]. 生物工程学报, 2020, 36(4):593-604.

［14］ National Library of Medicine. A phase III clinical study of a SARS-CoV-2 messenger ribonucleic acid（m RNA）vaccine candidate against COVID-19 in population aged 18 years and above［EB/OL］.（2021-11-18）［2021-12-07］. https://clinicaltrials. gov/ct2/show/study/NCT04847102.

［15］ 宗利强,李巍,沈万鹏,等. 5 种腺病毒通用型抗原表位融合蛋白的设计制备及检测试剂的研发［J］. 药物生物技术,2021,28（3）:227-232.

［16］ Yang S,Li Y,Dai L,*et al*. Safety and immunogenicity of a recombinant tandem-repeat dimeric RBD-based protein subunit vaccine（ZF2001）against COVID-19 in adults:two randomised,double-blind,placebo-controlled,phase 1 and 2 trials［J］. *Lancet Infect Dis*,2021,21（8）:1107-1119.

［17］ 白仲虎,昕然,王荣斌. 哺乳动物细胞生产人用灭活疫苗相关技术进展. 中国细胞生物学学报,2019,41（10）:1986-1993.

［18］ Gao Q,Bao LL,Mao HY,*et al*. Development of an inactivated vaccine for SARS-CoV-2［J］. *Science*,2020,369（6499）:77-81.

［19］ Wang H,Zhang YT,Huang BY,et al. Development of an inactivated vaccine candidate,BBIBP-CorV,with potent protection against SARS-CoV-2［J］. *Cell*,2020,182（1）:1-19.

［20］ Xia SL,Duan K,Zhang YT,et al. Effect of an inactivated vaccine against SARS-CoV-2 on safety and immunogenicity outcomes［J］. *JAMA*,2020,324（10）:951.

［21］ Kaabi NA,Zhang YT,Xia SL,*et al*. Effect of 2 inactivated SARS CoV-2 vaccines on symptomatic COVID-19 infection in adults,a randomized clinical trial［J］. *JAMA*,2021,326（1）:35-45.

［22］ Ma XC,Zou F,Yu F,*et al*. Nanoparticle vaccines based on the receptor binding domain（RBD）and heptad repeat（HR）of SARS-CoV-2 elicit robust protective immune responses［J］. *Immunity*,2020,53（6）:1315-1330.

［23］ An YL,Li SH,Jin XY,*et al*. A tandem-repeat dimeric RBD proteinbased COVID-19 vaccine ZF2001 protects mice and nonhuman primates［J］. *BioRxiv*,2021,DOI:10. 1101/2021.03. 11. 434928.

［24］ Yang SL,Li Y,Dai LP,*et al*. Safety and immunogenicity of a recombinant tandem-repeat dimeric RBD-based protein subunit vaccine（ZF2001）against COVID-19 in adults:two randomised,double-blind,placebo-controlled,phase 1 and 2 trials［J］. *Lancet Infect Dis*,2021,21（8）:1107-1119.

［25］ ZFSW. 重组新冠疫苗对奥密克戎变异株依然有效［EB/OL］.（2021-12-13）［2021-12-22］. http://www. zflongkema. com/news/qyyw/2021-12-13/273.

［26］ Huang BY,Dai LP,Wang H,*et al*. Neutralization of SARSCoV-2 VOC 501Y. V2 by human antisera elicited by both inactivated BBIBP-CorV and recombinant dimeric RBD ZF2001 vaccines［J］. *BioRxiv*,2021,DOI:10. 1101/2021.02. 01. 429069.

［27］ Richmond P,Hatchuel L,Dong M,*et al*. Safety and immunogenicity of S-Trimer（SCB-2019）,a protein subunit vaccine candidate for COVID-19 in healthy adults:a phase 1,randomised,double-blind,placebo-controlled trial［J］. *Lancet*,2021,397（10275）:682-694.

［28］ Xu R,Shi M,Li J,*et al*. Construction of SARS-CoV-2 virus like particles by mammalian expression system［J/OL］. *Front Bioeng Biotechnol*,2020,8:862.

［29］ Mohsen MO,Balke I,Zinkhan S,*et al*. A scalable and highly immunogenic virus-like particle-based vaccine against SARS-CoV-2［J/OL］. *Allergy*,2022,77（1）:243-257.

［30］ 中国临床试验注册中心-世界卫生组织国际临床试验注册平台一级注册机构. 鼻喷流感病毒载体新冠肺炎疫苗（DelNS1-2019-nCoV-RBD-OPT1）Ⅰ期临床试验［EB/OL］.（2020-09-08）［2021-05-16］. http://www. chictr. org. cn/showproj. aspx? proj=55421.

［31］ 石梓薇,黄娇,魏晟. 国产新冠疫苗使用效果评价、面临的挑战与对策建议［J］. 医学新知,2022,（32）1:53-57.

［32］ Wu Z,Hu Y,Xu M,*et al*. Safety,tolerability,and immunogenicity of an inactivated SARS-CoV-2 vaccine（Corona Vac）in healthy adults aged 60 years and older:a randomised,double-blind,placebo-controlled,phase 1/2 clinical trial［J］. *Lancet Infect Dis*,2021,21（6）:803-812.

［33］ Zhang Y,Zeng G,Pan H,*et al*. Safety,tolerability,and immunogenicity of an inactivated SARS-CoV-2 vaccine in healthy adults aged 18-59 years:a randomised,double-blind,placebo-controlled,phase 1/2 clinical trial［J］. *Lancet Infect Dis*,2021,21（2）:181-192.

［34］ Rubino F,Amiel SA,Zimmet P,*et al*. New-onset diabetes in COVID-19［J］. *N Engl J Med*,2020,383（8）:789-790.

［35］ Wu S,Huang J,Zhang Z,*et al*. Safety,tolerability,and immunogenicity of an aerosolised adenovirus type-5 vector-based COVID-19 vaccine（Ad5-n CoV）in adults:preliminary report of an open-label and randomised phase 1 clinical trial［J］. *Lancet Infect Dis*,2021,21（12）:1654-1664.

［36］ Yang S,Li Y,Dai L,*et al*. Safety and immunogenicity of a recombinant tandem-repeat dimeric RBD-based protein subunit vaccine（ZF2001）against COVID-19 in adults:two randomised,double-blind,placebo-controlled,phase 1 and 2 trials［J］. *Lancet Infect Dis*,2021,21（8）:1107-1119.

［37］ Yu J,Tostanoski LH,Peter L,Mercado NB,Mc Mahan K,Mahrokhian SH,*et al*. DNA vaccine protection against SARS-CoV-2 in rhesus macaques［J］. *Science* 2020,369（6505）:806-811.

［38］ Zhang J,Zeng H,Gu J,*et al*. Progress and prospects on vaccine development against SARS-CoV-2［J］. *Vaccines（Basel）*,2020,8（2）:153.

［39］ Tu YF,Chien CS,Yarmishyn AA,*et al*. A Review of SARS-CoV-2 and the Ongoing Clinical Trials［J］. *Int J Mol Sci*,2020,21（7）:

［40］ Deng SQ,Yang X,Wei Y,*et al*. A review on dengue vaccine development［J］. *Vaccines（Basel）*,2020,8（1）:63.

［41］ Lee WS,Wheatley AK,Kent SJ,*et al*. Antibody dependenten hancement and SARS-CoV-2 vaccines and therapies［J］. *Nat Microbiol*,2020,5（10）:1185-1191.

［42］ He Z,Ren L,Yang J,*et al*. Seroprevalence and humoral immune durability of anti-SARS-CoV-2 antibodies in Wuhan,China:a longitudinal,population-level,cross-sectional study［J］. *Lancet*,2021,397（10279）:1075-1084.

[43] Ibarrondo FJ, Fulcher JA, Goodman-Meza D, *et al*. Rapid decay of anti-SARS-CoV-2 antibodies in persons with mild COVID-19[J]. *N Engl J Med*, 2020, 383(11):1085-1087.

[44] Mlcochova P, Kemp SA, Dhar MS, *et al*. SARS-CoV-2 B.1.617.2 Delta variant replication and immune evasion[J]. *Nature*, 2021, 599(7883):114-119.

[45] Li Q, Nie J, Wu J, *et al*. SARS-CoV-2 501Y.V2 variants lack higher infectivity but do have immune escape[J]. *Cell*, 2021, 184(9):2362-2371.

[46] Zhou D, Dejnirattisai W, Supasa P, *et al*. Evidence of escape of SARS-CoV-2 variant B.1.351 from natural and vaccine-induced sera[J]. *Cell*, 2021, 184(9):2348-2361.

[47] Liu C, Ginn HM, Dejnirattisai W, *et al*. Reduced neutralization of SARS-CoV-2 B.1.617 by vaccine and convalescent serum[J]. *Cell*, 2021, 184(16):4220-4236.

[48] 石梓薇, 黄娇, 魏晟. 国产新冠疫苗使用效果评价、面临的挑战与对策建议[J]. 医学新知, 2022, 32(1):53-57.

[49] Cao Y, Yisimayi A, Bai Y, *et al*. Humoral immune response to circulating SARS-CoV-2 variants elicited by inactivated and RBD-subunit vaccines[J]. *Cell Res*, 2021, 31(7):732-741.

[50] Cox RJ, Brokstad KA. Not just antibodies: B cells and T cells mediate immunity to COVID-19[J]. *Nat Rev Immunol*, 2020, 20(10):581-582.

[51] Wang Y, Xie Y, Luo J, *et al*. Engineering a self-navigated Mn ARK nanovaccine for inducing potent protective immunity against novel coronavirus[J]. *Nano Today*, 2021, 38:101139.

[52] Wu Y, Huang X, Yuan L, *et al*. A recombinant spike protein subunit vaccine confers protective immunity against SARS-CoV-2 infection and transmission in hamsters[J]. *Sci Transl Med*, 2021, 13(606):eabg1143.

[53] Cohen J. New Chinese vaccine could bolster global arsenal[J]. *Science*, 2021, 374(6563):12-13.

[54] Zou X, Cao B. COVID-19 vaccines for children younger than 12 years: are we ready? [J]. *Lancet Infect Dis*, 2021, 21(12):1614-1615.

中国药学发展研究报告（2020年）

中国药学会

摘要 近年来，随着科技事业的进步，我国药学学科发展也取得了一定的成就。为总结成绩，克服不足，解决存在问题，本文就我国大药学学科中的中药和天然药物、制药工程、生化药物、药剂学、抗生素、海洋药物、医院药学及老年药学等分支学科发展进行总结和报告。

1 本学科、本行业发展现状及国际发展前沿概述

1.1 中药和天然药物

随着现代社会疾病谱的改变，人们"回归大自然"的呼声越来越高，我国的传统药物和传统医学正在被世界各国人民所接受，西方发达国家从我国进口的中药材逐年增多，我国传统的中药制剂——中成药也逐步被西方所接受。西方发达国家还把从天然药物中研究开发新药作为一种重要手段，世界各大制药公司纷纷设立天然药物研究开发机构，近200家公司、50个研究团体在从事传统药物的研发；同时利用资金优势，大量购买我国的中药材、中草药提取物，甚至向我国科研单位购买天然药物的化学成分，用来筛选新药。欧洲和美国相继设立植物药的法规。

我国改革开放以来加大了对天然药物研究的投入，从天然药物中分离并被开发为药物的化合物已经有100多种，如山莨菪碱、青蒿素、樟柳碱、喜树碱、一叶秋碱、三尖杉碱、紫杉醇等，同时以天然化合物为先导物合成并开发成新药的有联苯双酯、双环醇、蒿甲醚等，天然药物已经是我国创制新药的重要来源。近年我国又启动了中药现代化项目，推动传统药物的标准化、规范化，提出了中药材种植的GAP等规范化管理的规定，为我国传统药物的标准化和国际化打下基础。

我国传统药物科技含量不高，制药企业规模较小，国外"洋中药"开始大量进入我国，我国中药生产企业在全球中药市场份额中仅占2%。因此必须将传统药物现代化，研究开发符合国际市场需要的现代中药，建立我国中药研究开发体系，形成科技先导型中药产业，以推动传统药物进入国际市场。

中草药的基础研究包括其资源、栽培、炮制加工、有效成分、药理作用和作用机制、方剂配合规律以及药性理论等，这

些基础性研究工作是中草药新药研制、产业开发及临床应用的基础，也是传统药物现代化的关键。而传统药物的化学（物质基础）研究又贯穿于传统药物现代化基础工作的全过程，也是传统药物实现现代化的关键问题。因此无论是对单味药或是复方药的化学研究都是非常迫切的。研究清楚这些药物防病治病的物质基础，才能更好地保证传统药物的质量，把传统药物研究提高到新高度，使之成为我国经济新的增长点。

1.2 制药工程

国际制药工程学科发展迅速，其中生命科学（如分子生物学与生物技术、组合化学、人类基因组与蛋白组研究）、计算机技术、信息与自动控制技术、新材料技术等对诊断、治疗和预防药物的开发与生产产生重大影响。新的科技革命正迅速影响着制药行业组成和全貌，20世纪80年代以后，生物技术的出现使大型制药公司不再是制药业的主体（占85%～90%），合同研究组织、生物技术公司、给药系统公司和专门技术供应者在整个制药业出现，而且这种革命性的变化在世界范围内还在继续。制药行业的另一个变化和趋势是企业的兼并和重组，世界排名前列的跨国公司大都进行了不同规模的联合、兼并、重组，以突出主业，强化核心竞争力。部分国际医药跨国公司在世界范围内大规模地进行结构调整，由传统化工转向以制药为核心的医药生命科学产业，中国有成为未来全球制药业中心的趋势。投资仍以新化学实体的开发为主（占研发费用的54%），但生物技术研究比例已大大提高（占22%）。

我国制药行业从整体上讲，无论从技术、规模和经验上都落后于发达国家。企业规模小、厂家众多、产品重复。其中最大的问题在于研发能力不足，仿制产品多。至2001年，我国自主开发获得国际承认的创新药物只有3种，并且尚未形成社会化发展格局，存在缺乏风险投资机制和政策，科技体制不合理，缺乏产业化的接轨机制，融资渠道不畅，产业化水平低，管理人才缺乏等一系列问题。

1.3 生化药物

世界上第一例重组人胰岛素在美国批准上市以来，生物技术的70%应用在医药领域。仅2002年美国批准生物技术药物35种（包括新的适应证），数百种正处于研发的不同阶段。多种针对神经系统、肿瘤、艾滋病及免疫缺陷等重大疾病开发的基因工程蛋白质和多肽类药物和基因工程疫苗进入市场。抗CD20单克隆抗体和Herceptin等人源化单克隆抗体也已上市销售。基因治疗药物也正纷纷处于临床前和临床研究阶段，其中腺病毒P53基因治疗药物ONYX-015已进入Ⅲ期临床研究，一旦进入市场，将成为基因治疗药物的一座"里程碑"。

我国的生化制药业处于成长初期，应用基因工程、细胞工程、发酵工程和酶工程等技术开发单克隆抗体、基因工程药物、反义药物、基因治疗药物、可溶性蛋白质药物和基因工程疫苗等工作纷纷展开，并进入临床前和临床研究阶段，其中GM-CSF、IL-2、IFNα-2b等约20种基因工程药物已进入市场化阶段，生化制药正成为中药之后的又一个医药发展的支撑点。未来生物制药发展的重点领域包括新型诊断与检测试剂、新型基因工程疫苗、基因工程活性肽和蛋白质、动植物反应器。存在问题主要表现为新药研究主要靠仿制，产品结构不适应医药产业发展和临床需要，新产品开发缺乏工程化研究，制剂研究滞后，基础研究薄弱。

1.4 药剂学

长期以来，我国存在重原料、轻制剂的畸形思路。但近10年来，国内外制剂除提高常规制剂质量外，给药系统（DDS）是药物制剂开发的趋向，如何使药物根据治疗需要，按设计要求，使其在特定时间或部位，发挥其最大疗效，尽可能减少全身不良作用是其开发目的。缓控释制剂、靶向制剂及按时辰药理学和生理节律同步的脉冲给药系统，都是各国学者研究的热门领域。

1.5 抗生素

抗生素经过半个多世纪的发展，已由传统的抗菌、抗肿瘤作用拓宽为由微生物在其生命活动过程中产生的具有生理活性（或药理活性）的代谢产物及其衍生物，包括特异性酶抑制剂、免疫、调节剂、受体拮抗剂、抗氧化剂等，统称为"微生物药物"。迄今已发现12000余种微生物产生的天然活性物质和数万种合成、半合成以及采用生物技术等手段制得的衍生物与结构修饰物，应用的约有200余种化学实体。近年来，由微生物产生的除抗感染、抗肿瘤以外的其他生物活性物质的报道日益增多，并取得了十分显著的疗效。其他由微生物产生的免疫抑制剂、受体拮抗剂等的研究也都取得了突出成就，是微生物药物筛选的一个新的里程碑。

1.6 海洋药物

海洋生物学正成为21世纪海洋学中最活跃的领域，藻类是海洋的第一生产者，其光合作用和代调决定了其他生物的生存和发展，也影响着海洋的化学、物理和地质特性。新世纪人类要靠海洋提供食物、能源和药物。国际上从20世纪90年代开始出现了争夺海洋的热潮。藻类基因工程已成为海洋学、植物学和药物学的前沿和发展方向。1987年起我国已有用于制药的外源基因在藻类中表达成功，如治疗癌症的TNF-α、G-CSF；治疗心脑血管病的proUK；治疗肠、胃溃疡的GEF、ITF；抗辐射和抗衰老的MT-1。与国际先进水平相比，主要差距是中试和产业化以及经费投入不足。

1.7 医院药学

国外医院药学自20世纪60年代就开始开展临床药学的研究、教学和实践活动，把药学教育与工作的重点从药物的供应、制备、调配、贮存等转向以人为本的知识服务和技术服务，协助医师合理选择和使用药物，回答患者提出的各种用药方面的问题，提高疗效，降低不良反应，再逐步完善教学。与实践模式和服务与管理体系的同时，20世纪90年代又提出"Pharmaceutical Care"（药学服务）的新理念，明确了临床药师进行合理用药咨询服务的内容、方式、收费办法、评价标准。PC 已成为全球医院药学发展的必然趋势。

1.8 老年药学

科技部等有关部门提出中药现代化战略后，中医药沿着一条研究天然药物思路进行，这容易使中医药研究失去特色。中药在我国有历代文献记载，有四气、五味、归经和完整的理论，在临床应用有几千年的历史。1995 年我国已将 522 味常用药材收入药典，并出版《中华本草》等大型著作，所有这些工作和水平远远超过西方发达国家对草药研究整理的水平，中药是由中药材、饮片和中成药三部分组成，方剂由中药材和饮片组成，其最大特点是整体性和复杂性，中医药的特色体现在复方，已被上千年的临床实践和现代临床疗效所肯定，"方由法来，法由证出"。中医病症就决定了中药复方的药物组成、配合、炮制和煎煮方法以及方解等。因此，中药方剂组成及君臣佐使的顺序不得随意颠倒和弃舍，应根据病症特点变化其组成和药物剂量，所以方剂具体体现了中医辨证、治则治法的用药技巧及合理性。

中医药不能完全按西医学研究方法进行。现在不少研究者在进行中药复方药理研究时，往往自拟中药方剂进行药理或其他方面研究，其中最易出现的问题是方剂配合不合理，只从某些单味药或复方的一些功能主治与某些药效学指标生搬硬套中医药理论，并且将方剂药味随意加减，造成组方不合理。

2　本学科、本行业科技发展目标及分析

2.1 中药和天然药物

2020 年我国中药和天然药物资源得到新的普查；为保护环境，使中药和天然药物可持续利用，将另有 200 种野生天然药物变为家栽或家养《现有 200 种中药和天然药物可以家栽或家养》；进入中国药典的中药品种（2000 年版约 500 种）经过系统的化学、药理和毒理研究，已经清楚的有效成分会大量增加（现有 200 种中药和天然药物进行了系统研究），并能够做到有效的质量控制；中药复方研究将取得突破性进展，按中医药理论研制开发出一批安全、有效、质量可控的复方制剂投放市场，并至少有 10 种传统中药作为药品进入国际市场，使我国中药和天然药物在国际天然药物市场份额由现在的 3% ~ 5% 上升为 20% ~ 30%。重视二次开发具有独特疗效和自主知识产权的新药。

支撑条件是国家在已启动的中药现代化项目基础上，进一步加大对中药和天然药物研究的投入，国内制药企业对天然药物加大研究力度和资金投入，生物技术引入到中药和天然药物研究领域。充分利用现代科学技术的发展，开展多学科的协同研究。

2.2 制药工程

在药物创新方面，利用人类基因组和蛋白质组及病原生物体的基因组的最新成果，研究并建立新型药物筛选模型；采用组合化学、计算机辅助设计及其他新技术、新方法如分子生物芯片、细胞组织和动物模型等高通量筛选，筛选新型药物；利用我国天然药物的优势加快药物创新和研制的开发步伐，达到年创新药物 10 ~ 15 个。

制造工艺方面，以生物技术等高技术为依托，加强新技术研究、开发和产业化，特别是下游的工艺过程，实现制药技术结构的战略转移。研究适用于大规模药物生产的控制技术，提高药物生产效率的新途径。

2.3 生化药物

形成生物技术药品研究开发和产业化，建立完善的产业结构。在跟踪和仿制国外先进技术和产品的同时，在治疗严重危害人民健康的重大疾病及常见病、多发病药物的开发方面，研发成功具有自主知识产权的全新生物工程药物。

利用现有的生物技术基本完成对医药传统产业的技术改造，降低生产成本，提高产品质量，同时减少对环境的污染和天然资源的消耗。重组 DNA 技术和原生质体融合技术，构建新的抗生素菌种或改良现有抗生素、氨基酸等产品的生产菌种。同时利用先进技术，改良现有部分品种生产工艺。开辟甾体激素药品的原料新资源，提高甾体资源综合利用。采用细胞工程开展紫杉醇、冬虫夏草等动植物细胞的大规模培养。

2.4 药剂学

新剂型和新技术的研发方面：通过分子设计与分子组装研究，把前沿性基础理论的探索与新型材料的开发相结合，由微观结构的有序、可控实现宏观高功能性。将非均相聚合、原子转移聚合等先进聚合技术，形成新型纳米载体和制剂的辅料。加快缓释制剂、透皮吸收剂、靶向制剂、微囊制剂、前体药物制剂、纳米药剂等新型给药系统的研究开发；研究固体分散技术、微囊技术、纳米技术等制剂制备的新技术。在药物靶向技术、经皮吸收及缓释技术等方面取得突破性进展。在中药高度浓缩技术的基础上进行中药新剂型的研究，达到国际领先水平。开发高效、节能、符合 GMP 要求的制药装备和制剂机械，将化工过程中成熟的先进单元操作设备及技术引进制药行业，在个别设备或针对某个产品的成套工艺设备技术等方面达到国际领先水平，实现制剂生产机械的自动化、全封闭智能化程控。

2.5 抗生素

（1）建立新的筛选模型，研究抗生素作用机制与耐药机制，寻找对耐药菌有效的新抗生素。

（2）利用基因工程技术构建能产生新的次级代谢产物的基因工程菌。应用定向生物合成和突变生物合成的原理来寻找新的次级代谢产物。

（3）扩大微生物来源，寻找新的生理活性物质和非抗生素类生理活性物质。

（4）对已知化合物进行化学改造来寻找效果更好的生物

活性物质。

(5)加强细菌耐药性的监测力度,制定国家政策,遏制耐药性的产生,严格控制在食用动物中使用抗生素,并停止使用抗生素作为促生长剂。避免无需处方可以在商店里随便买到抗生素的现象。

2.6 海洋药物

(1)蓝藻基因工程继续保持国际先进水平,高效率地表达5~10种新的重组药物。

(2)已经完成实验室工作的药物基因表达,完成中试和临床试验,争取国家批准,取得应有的社会效益和经济效益。

(3)真核藻类(如硅藻、绿藻等)基因工程制备重组药物上有突破,接近国际先进水平。

2.7 医院药学

(1)改革药学教育,通过学校教育和在职培训的方法,加快培养临床药师。2020年医院药学尤其是临床药学将得到全方位发展,将出现名副其实的临床药师队伍,全方位(全程)为医师和患者提供良好的服务。

(2)医院药学进一步实现计算机运作和管理自动化,开发相应的计算机专业软件并在调剂、处方审核、药物相互作用和不良反应审核、咨询服务和患者信息档案管理等方面逐步推广。机器人在调剂工作中逐渐代替人工操作,大大节省人力资源。

(3)进行深入的合理用药研究,如器官功能不全时的药动学;血透、腹透等辅助治疗条件下的药动学;基因多态性对药动学的影响;常见病的临床药动学与药物治疗学;建立中国人常用药物的药物动力学参数库;研究发现中国可能特有的药物相互作用;加大中药血清药理学、高通量筛选技术应用、药动学等基础药学研究。加强药学知识的科普宣传和指导,在全国逐步宣传和推广药学服务和合理用药的概念、合理用药常识,提高我国药物治疗的安全性和合理性。

2.8 老年药学

(1)老化问题是当今需要解决的重大研究课题,特别是脑老化问题更是重中之重,老年痴呆、帕金森病、脑血管等疾病都与之有关,这一重大问题的解决对人类延年益寿具有重大意义。

(2)开发出相关抗衰老中、西药3~5种,争取1~2种打入国际市场。

(3)在中国药学会指导下,加大国际同行的学术交流,建立国际合作联系。加大力度培养更年轻一代的老年药学工作者。

3 措施和建议

3.1 重视科技,立足创新

加强对医药重点发展领域和产品的研究,推动我国医药产业。①加强对已上市的重点品种包括"抢仿"新药、非专利药、非处方药的工艺研究,提高制备工艺、制剂、药品质量的

水平,改善环保,提高效益,,满足国内需求,并扩大出口。②整合和提高已经建立的药物研究新技术平台(计算机辅助药物设计、高通量筛选、组合化学、药物代谢、手性技术等),充分发挥资源优势,研制有自主知识产权的创新药物,走上国际市场,同时建立和完善我国创新药物研究和产业化开发体系。

3.2 增强专利保护意识,树立专利战略观念

对新产品、新方法应积极申请专利保护,对重要的发明创造应在国外申请专利。努力提高申请专利的技术含量,抢占产品技术制高点。

3.3 加强药物的基础研究

全面整合功能基因组学、生物信息学、海洋生物学、医学和药学等相关学科的力量,以团队攻关或组建重点实验室的方式在国内围绕我国新药开发所需的共性和关键问题,利用多学科交叉的技术平台来研究,为开发创新药物奠定坚实的理论和技术基础。

3.4 积极促进学科交叉

建设多学科人才队伍,注重复合型人才的培养,并统一目标,建立起制药、制剂、材料等制药工程关键技术应用一体化的技术平台。坚持以医药企业为主体的"产、学、研"结合。建立制药工程知识创新体系和技术创新体系。建立相关信息数据库,使信息化技术服务于医药发展。

3.5 中药材资源可持续利用

加强中草药的资源、栽培、炮制加工、有效成分、药理作用和作用机制、方剂配合规律以及药性理论等基础性研究。搞清这些药物防病治病的物质基础;中草药种植规范化、集约化,发展规模化种植或养殖,发展道德性药材,保证质量,解决中药材资源的可持续利用问题。

在中医临床经验基础上加强研究中药及其复方体系。中药现代化生产的关键技术研究。构筑具有国际领先水平的中药现代化生产关键技术平台,提升我国传统中药产业的科技含量。找到中药复方研究的切入点,尽快建立中医药试验力方法体系和临床试验评价基地。

3.6 推广药学服务

认真研究中国医院财政补偿机制和管理模式,合理利用医疗和药物资源。大力推广临床药学和药学服务理念,改善和提高全社会的合理用药水平。

3.7 其他

我国科技社团数量庞大,应当少而精,一些科技社团和杂志巧立各种名目继续存在,对学科发展十分不利,应彻底整顿。

课题专家组:

张礼和　李大魁　蔡年生　杜贵友　裘雪友　张天民

芮耀诚　田颂九　杨峻山　王晓良　施定基　元英进

陈庆华　徐安龙　黄汉儒　恽榴红　郭　涛

药学研究

Pharmaceutical Research

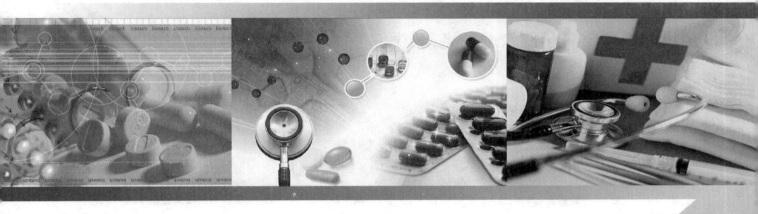

科研成果获奖项目

2019 年度国家自然科学奖（药学相关项目选录）

一等奖

高效手性螺环催化剂的发现

南开大学

周其林　谢建华　朱守非　王立新

2019 年度国家科学技术进步奖（药学相关项目选录）

一等奖

中医脉络学说构建及其指导微血管病变防治

河北以岭医药研究院有限公司　中国医学科学院阜外医院
江苏省人民医院　武汉大学人民医院　中国人民解放军
总医院　复旦大学附属华山医院　中山大学　河北医科
大学　首都医科大学　复旦大学附属中山医院

吴以岭　杨跃进　贾振华　李新立　黄从新　杨明会
曹克将　董　强　吴伟康　曾定尹　温进坤　高彦彬
周京敏　魏　聪　郑青山

二等奖

雪莲、人参等药用植物细胞和不定根培养及产业化关键技术

大连普瑞康生物技术有限公司　中国中医科学院中药研
究所　天津大学

黄璐琦　刘汉石　袁　媛　邵爱娟　刘雅萍　高文远
陈美兰　刘　禹　王　娟　刘　娟

中药制造现代化——固体制剂产业化关键技术研究及应用

江西中医药大学　江中药业股份有限公司　江西济民可
信集团有限公司　天水华圆制药设备科技有限责任公司
北京翰林航宇科技发展股份公司　哈尔滨纳诺机械设备
有限公司

刘红宁　杨世林　杨　明　朱卫丰　刘旭海　罗晓健
廖正根　陈丽华　郑　琴　杨　明

基于中医原创思维的中药药性理论创新与应用

山东中医药大学　北京中医药大学　广西中医药大学
黑龙江中医药大学　山东沃华医药科技股份有限公司
上海医药集团青岛国风药业股份有限公司

王振国　张　冰　邓家刚　刘树民　付先军　王世军
李　峰　曾英姿　张　聪　王厚伟

新型稀缺酶资源研发体系创建及其在医药领域应用

杭州师范大学　浙江医药股份有限公司新昌制药厂

谢　恬　许新德　陈侠斌　王秋岩　殷晓浦　曾昭武
王安明　陈大竞　侯书荣　徐晓玲

药物新制剂中乳化关键技术体系的建立与应用

北京大学　华北制药股份有限公司　北京泰德制药股份
有限公司　华北制药集团新药研究开发有限责任公司
北京德立福瑞医药科技有限公司

张　强　张雪霞　赵焰平　夏桂民　代文兵　周丽莹
刘树林　王会娟　吴翠栓　王学清

依替米星和庆大霉素联产的绿色、高效关键技术创新及产业化

上海交通大学　上海医药工业研究院　常州方圆制药有
限公司　江苏省食品药品监督检验研究院　河南仁华生
物科技有限公司　海南爱科制药有限公司　内蒙古普因
药业有限公司

陈代杰　李继安　袁耀佐　胡东辉　林惠敏　王海东
廖廷秀　戴　俊　张会敏　陈舟舟

头孢西酮钠等系列头孢类药物共性关键技术及产业化

山东罗欣药业集团股份有限公司　中国医学科学院药物研
究所　山东罗欣药业集团恒欣药业有限公司　山东裕欣
药业有限公司　中科医药行业生产力促进中心有限公司

杜冠华　李明华　孙　松　陈　雨　吕　扬　李明杰
刘明霞　宋良伟　宋丽丽

2019 年度高等学校科学研究优秀成果奖（科学技术）（药学相关项目选录）

自然科学奖一等奖

多肽蛋白类药物口服高效递释系统基础研究

四川大学

黄　园　张志荣　朱　晰　金　韵　宋玉品　山　伟
刘　敏　樊婷婷　张　健　陈春会

自然科学奖二等奖

肿瘤线粒体和耐药屏障与拟态血管靶向性给药系统的研究

北京大学

吕万良　张　强　齐宪荣　王学清　居瑞军　姚红娟
仰浈臻　李秀英　张　杨

临床重要病原菌及肝炎病毒的耐药致病分子机制

苏州大学　苏州大学附属第二医院　苏州市第五人民医院
四川省医学科学院　四川省人民医院

中国药学年鉴

CHINESE PHARMACEUTICAL YEARBOOK

2020-2021

杜　鸿　张海方　胥　萍　喻　华　王　敏　郑　毅
谢小芳　朱雪明　陈　慧　周惠琴

中药马钱子"减毒增效"制剂模式的创建

南京中医药大学　南京大学

蔡宝昌　陈志鹏　殷　武　陈　军　邓旭坤　李伟东
吴　丽　蔡　皓　刘　晓

科学技术进步奖一等奖

疾病中医证候分类新方法及其应用

上海中医药大学　中国中医科学院中医临床基础医学研究所

季　光　吕爱平　张　磊　玄振玉　吕　诚　张　莉
柳　涛　王　淼　刘保成　周文君　徐汉辰　王　磊
魏华凤　顾　明　党延启

科学技术进步奖二等奖

生物还原制备大位阻手性醇基医药中间体的关键技术及应用

江南大学　江苏一鸣生物股份有限公司

倪　晔　许国超　韩瑞枝　周婕妤　董晋军　卢雪峰

肝豆状核变性中医诊疗策略创新及临床应用

安徽中医药大学

杨文明　鲍远程　韩　辉　汪　瀚　汪美霞　谢道俊
张　波　陈怀珍　董　婷　王艳昕　方　向　张　娟

一类中药新药"金水宝"质量提升关键技术

江西中医药大学　江西济民可信集团有限公司

陈丽华　杨　明　管咏梅　朱卫丰　钟承赞　黄慧莲
刘　波　周玉春　金　晨　李进进

2019 年度中华中医药学会科学技术奖（药学相关项目选录）

一等奖

中药复方治疗肠易激综合征的创新研究模式建立及其应用

中国中医科学院西苑医院　香港浸会大学中医药学院
重庆华森制药股份有限公司

唐旭东　卞兆祥　王凤云　钟丽丹　卞立群　游洪涛
王　瑛　张北华　陈　婷　吕　林　马祥雪　张佳琪
刘小英　石啸双　尹晓岚

中药注射剂安全性风险控制技术体系及应用

中国中医科学院中药研究所　军事科学院军事医学研究院
天津天士力之骄药业有限公司　江西青峰药业有限公司

梁爱华　高　月　易　艳　鞠爱春　蒋春红　赵　雍
李春英　王宇光　韩佳寅　张宇实　谢　宁　李德坤
田婧卓　郝斐然　莫红梅

丹红注射液及其组分抗缺血性心脑血管病作用与应用

浙江中医药大学　浙江大学　银川脑心同治互联网医院

万海同　何　昱　杨洁红　周惠芬　虞　立　别晓东
潘远江　付　巍　李　畅　陈　娟　葛立军　韩　进
朱振洪　王　玉　李　敏

二等奖

全国中药资源普查信息管理系统建设——信息化技术研发与应用

中国中医科学院中药资源中心

张小波　郭兰萍　王　慧　景志贤　李　梦　朱寿东
杨　光　金　艳　格小光　李军德

糖尿病的中医药特色辨治方案及信息化平台构建

山东中医药大学第二附属医院

徐云生　黄延芹　陈守强　倪琳琳　罗　丹　岳　峰
赵　帅　黄程程

持续性植物状态（神呆）中医药辨治关键技术创建与应用

江苏省中医院（南京中医药大学附属医院）　南京中医药大学连云港附属医院（连云港市中医医院）　南京紫金医院

吴肇庆　丰广魁　王培东　高觉民　周琴妹　葛江屏
郝　莉　段宝奇　王　霞

中医药防控近视的研究与应用

中国中医科学院眼科医院　北京星辰万有科技有限公司
陕西省人民医院　广西中医药大学第一附属医院

亢泽峰　苏洪泉　石一宁　吴宁玲　张丽霞　庄曾渊
吴西西　王江辉　苏振宇　田楠楠

医疗机构中药制剂的研究模式及关键技术

北京中医药大学　山东中医药大学附属医院　中国中医科学院西苑医院　北京市丰台区丰台社区卫生服务中心　中国中医科学院中药研究所

尹兴斌　倪　健　杨培民　伊博文　陈　旭　曲昌海
张硕峰　马传江　董晓旭　闫　磊

三等奖

现代分析技术在中药配方颗粒质量控制中的研究与应用

广东一方制药有限公司　广东省第二中医院（广东省中医药工程技术研究院）

孙冬梅　毕晓黎　罗文汇　胥爱丽　江洁怡　魏　梅
李素梅　李养学

可实现中药多成分同步包载和释放的脂质纳米递药系统的研究

黑龙江中医药大学

李永吉　吕邵娃　杨志欣　李英鹏　管庆霞　王　锐
李伟男　张喜武

中药复方调控糖脂代谢的分子机制及循证医学应用

辽宁中医药大学

杨宇峰　石　岩　姜　楠　张冰冰　马贤德　杨晓阳
孟宪悦　李　慧

益气逐瘀利水方治疗游离型腰椎间盘突出症的 MRI 观察及疗效机制

苏州市中医医院

姜　宏　刘锦涛　俞鹏飞　朱　宇　马智佳　俞振翰
韩　松　沈学强

中药方剂编码规则的创立与经典方剂的编码

深圳市卫生健康委员会　深圳市罗湖区中医院　澳门科技大学　中国中医科学院中医临床基础医学研究所
江西中医药大学

廖利平　曾庆明　徐美渠　吴培凯　徐甘霖　李　静
易炳学　李海燕

丹参酮等中药活性物质的生物合成与代谢调控应用研究

浙江中医药大学　上海师范大学　绍兴市人民医院

开国银　肖建波　周　伟　张纪达　傅惠英　张　林
时　敏　郝小龙

中医药治疗手足口病临床方案研究

首都医科大学附属北京佑安医院　安徽中医药大学第一附属医院　深圳市第三人民医院　福州市传染病医院
石家庄第五医院

李秀惠　张国梁　聂　广　李　芹　李　丽　郑浩杰
管小江　石庆生

丹参规范化、规模化和产业化生产基地建设及推广应用

上海市药材有限公司　上海上药华宇药业有限公司

杨　弘　吴树华　俞磊明　宋　嬿　朱光明　许振光
王立会　谈景福

南药化橘红作用机制研究及开发应用

中山大学

苏薇薇　程国华　吴　灏　姚宏亮　李沜霖　李沛波
刘　宏　王永刚

复方浙贝颗粒逆转白血病多药耐药机制研究

北京中医药大学东直门医院

陈信义　石凤芹　李冬云　田劭丹　许亚梅　董　青
郑　智　侯　丽

基于"急性虚证"传承创新理论中医药防治急性脑梗死系列研究及应用

上海中医药大学附属龙华医院

方邦江　周　爽　陈振翼　郭　全　孙丽华　沈俊逸
耿　赟　凌　丽

免疫性肾炎的中药新药研究

辽宁中医药大学

张　君　吕　静　许　栩　王圣治　杨冠琦　丁晓欢
张少卿　李　爽

基于"互联网＋"中医药治疗重大传染病关键技术研发

广西中医药大学

邓　鑫　梁　健　文　彬　赵晓芳　黄龙坚　黄建民
梁杏秋　吕　艳

2019 年度中华医学科技奖获奖项目（药学相关项目选录）

二等奖

老年性痴呆的药物和认知干预关键技术建立及其转化应用

上海交通大学医学院附属精神卫生中心　上海交通大学

肖世富　陈红专　李春波　高小玲　王　涛　李华芳
王　昊　曹歆轶　孙　琳　张明园

复杂代谢表型化合物药动学成药性评价技术研究与应用

中国医学科学院药物研究所

杜冠华　吕　扬　宋俊科　方莲花　邢　逞　王月华
杨海光　王守宝　杨世颖　张　莉

新发突发传染病中西医结合临床救治研究平台

中国中医科学院　广州市第八人民医院　上海中医药大学附属曙光医院　福州市传染病医院　成都市公共卫生临床医疗中心　沈阳市第六人民医院

范吉平　苏　芮　张复春　周　华　李　芹　谭行华
刘　勇　张明香　韩经丹　宋春鑫

中国药学年鉴

CHINESE PHARMACEUTICAL YEARBOOK 2020-2021

三等奖

转化医学导向的中药抗骨质疏松基础研究及其应用

中国人民解放军海军军医大学

韩　婷　辛海量　蒋益萍　薛黎明　郑承剑　贾　敏
张　宏　秦路平

基于代谢转化的中药活性成分制备及体内过程研究

上海中医药大学

张　彤　丁　越　韩　涵　杨轶舜　兰金帅　浦益琼
李　婷　王　冰

2019 年度中国中西医结合学会科学技术奖（药学相关项目选录）

一等奖

益气活血中药改善急性冠脉综合征介入后患者预后的系统研究

中国中医科学院西苑医院

史大卓　陈可冀　王承龙　王培利　薛　梅　刘剑刚
王少丽　张大武　杜健鹏　马晓娟　张　蕾　付长庚
高铸烨　段文慧　张　莹　崔源源　郭　明

中药传统炮制技术与装备研究

江西中医药大学　成都中医药大学　江西樟树天齐堂中药饮片有限公司　江西江中中药饮片有限公司

杨　明　龚千锋　钟凌云　谢小梅　于　欢　祝　婧
张定堃　伍振峰　王　芳　黄　艺

中药十八反配伍禁忌科学实质及规律性发现与理论创新

南京中医药大学　天津中医药大学　军事科学院军事医学研究院　北京中医药大学　南京中医药大学附属医院
南京大学　中国药科大学

段金廒　范欣生　张艳军　王宇光　钟赣生　唐于平
钱大玮　尚尔鑫　高　月　庄朋伟　王崇骏　周学平
刘晓东　徐　立　郭建明　景欣悦　华永庆　马宏跃
陶伟伟　宿树兰　马增春

二等奖

闽台特色藤本类药材基础研究及转化应用

福建中医药大学　中国人民解放军联勤保障部队第九〇〇医院　厦门中药厂有限公司　厦门美商医药有限公司
福州市望心生物科技有限公司（原名：福州集珍园生物科技有限公司）

林　羽　徐　伟　褚克丹　宋洪涛　范世明　陈　红
陈　丹　关　斌　李　煌　黄泽豪　许　文　梁一池
李　楠　张玉琴　陈立典　姚　亮　黄心平

中医药调控骨再生的应用基础研究

广州中医药大学第一附属医院　南方医科大学珠江医院

江晓兵　梁　德　刘　斌　任　辉　沈耿杨　余　翔
张志达　尚　奇　招文华　姚珍松　唐晶晶　崔健超
何嘉辉

中药定心方系列防治心血管疾病的研究

南方医科大学　广东心宝药业科技有限公司　广东省中医院

贾钰华　周凤华　孙学刚　郭永周　赵晓山　孙晓敏
张丽华　陈育尧　余林中　丁邦晗　程赛博　杨　萍
崔小冰　刁建新　徐煜凌　刘晓瑜　张　蕾　潘芸芸
李　杰　黄宜生

基于枳实基原探索枳实白术配伍增效的机理研究

中国中医科学院中医基础理论研究所　中国中医科学院医学实验中心

王　淳　宋志前　赵红霞　刘振丽　宁张弛　孙明杰
杜智勇　赵宏艳　崔海峰　周艳华　冯淑怡

中药提取物及其合成衍生物诱导干细胞定向分化的作用研究

中国中医科学医学实验中心

欧阳竞锋　宋　军　雷　燕　雷洪涛　杨　静　修成奎

中药大品种片仔癀技术提升系统研究

漳州片仔癀药业股份有限公司　福建中医药大学　北京中医药大学　北京林业大学　中国药科大学　上海中医药大学　首都医科大学附属北京佑安医院

黄进明　洪　绯　于　娟　彭　军　屠鹏飞　黄鸣清
胡德夫　余伯阳　李风华　段钟平　陈　煜　宋月林
陈志亮

中医药诊治干眼的系列研究及推广应用

湖南中医药大学　湖南中医药大学第一附属医院　中国中医科学院眼科医院　江苏省中医院

彭清华　谢立科　王育良　姚小磊　彭　俊　李　点
王　方　周亚莎　李　凯　郝晓凤　欧阳云　吴权龙
谭涵宇　王　芬　李怀凤　覃艮艳　彭晓芳　张又玮
李　洁　曾志成　陈　梅　祁怡馨　孙学争　李逢春
陈佳文　李海中　张志芳　蒋鹏飞　秦惠钰

活络益脑法（方）及其演变方药治疗慢性脑供血不足的神经保护作用及其机制研究

北京中医药大学东方医院　首都医科大学宣武医院

陈志刚　罗玉敏　李楠楠　王丽晔　赵海苹　陈　路
张　娜　高燕洁　高　芳　任　珊　蔡英丽　王　乐
李学军　孟繁兴　王雨晴

中国药学年鉴　CHINESE PHARMACEUTICAL YEARBOOK 2020-2021

三等奖

通关藤提取物改善非小细胞肺癌吉非替尼耐药的作用及机理

北京肿瘤医院

李萍萍　韩淑燕　郝会峰　孙　红　薛　冬　焦延娜
赵　灿

石杉碱甲高产菌株选育的基础研究

福建中医药大学

吴水生　余宇燕　刘海元　郑雅媛　张方方　滕海英
张晓琼　邹艳辉　张红艳

基于糖皮质激素受体机制的人参皂苷对系统性红斑狼疮的作用研究

中国人民解放军海军第971医院　上海长海医院

封颖璐　程彬彬　杜　娟　张　娜　孟宪泽

中药单体在致盲性视网膜疾病中的应用

南京医科大学眼科医院

蒋　沁　曹　聪　颜　标　姚　进　曹国凡　李秀苗
李柯然　王成虎　张晓培

胰腺癌多模态影像及载中药单体靶向诊疗一体化研究

南京中医药大学附属医院（江苏省中医院）　江苏大学附属医院

王中秋　王冬青　陈　晓　王建华　崔文静　任　帅

平心四合法方药干预缺血性心脏病的研究

天津中医药大学第一附属医院

张军平　吕仕超　徐士欣　许颖智　张光银　朱亚萍
李　萌

健脾益气补肝益肾中药在重症肌无力中的临床应用及其免疫机制研究

石家庄市第一医院

乞国艳　顾珊珊　刘　鹏　刘朝英　董会民　杨红霞
薛银萍

第十五届中国药学会科学技术奖获奖项目（药学相关项目选录）

一等奖

提高难溶性药物疗效与候选药物成药性的载药系统研究

中国科学院上海药物研究所

李亚平　张志文　尹　琦　张鹏程　于海军　顾王文
陈伶俐　曹海强　王当歌　王冠茹　姚雅淑　李　杰
何欣瑜　高　芳　谭　涛

国家1类新药全人源PD-1抑制剂信迪利单抗注射液的研究开发及产业化

中国医学科学院肿瘤医院　信达生物制药（苏州）有限公司

石远凯　俞德超　周勤伟　阙　红　刘军建　徐　伟
周凯松　周　辉

器官移植抗排斥微生物药物的关键技术开发及产业化

华北制药集团新药研究开发有限责任公司　华北制药股份有限公司　成都大学

高　健　张雪霞　褚以文　郑智慧　路新华　王欣荣
任风芝　刘英华　李丽红　马　瑛

二等奖

国家药品标准分子核酸检测技术体系的构建与应用

上海市食品药品检验所　国家药典委员会　中国中医科学院中药资源中心　浙江大学药学院　中国医学科学院药用植物研究所

杨美成　冯　震　蒋　波　秦　峰　洪小栩　许华玉
袁　媛　范骁辉　宋经元　陈　钢

创新型疫苗质控和评价技术体系的国际化和标准化研究

中国食品药品检定研究院

毛群颖　徐　苗　梁争论　高　帆　王一平　卞莲莲
郝晓甜　吴　星　贺鹏飞　张　洁

人凝血因子产业化综合开发体系构建及关键技术应用

山东泰邦生物制品有限公司　山东大学

庞广礼　马　山　仲立军　臧恒昌　师秀梅　菅长永
朱孟沼　冯卫国　李　斌　孙丰斌

黏膜给药关键技术及新产品产业化

中国人民解放军军事科学院军事医学研究院　山东天顺药业股份有限公司　特丰制药有限公司

郑爱萍　高　静　张　慧　梁　霞　陶　亮　李本超
云　琦　庄笑梅　王增明　李　蒙

三等奖

3D打印技术在临床个体化精准药品分剂量中的应用研究

广东省人民医院　广东药科大学

劳海燕　杨　帆　赖伟华　林展翼　李苑新　黄思玉
熊玲娟

基于整体控制的中药质量评价关键技术研究与应用

广西壮族自治区食品药品检验所　中国食品药品检定研究院

张　涛　马双成　罗　轶　朱雪妍　聂黎行　黄　博
赵　庄　林燕翔

李　靖　陈荣昌　王　健

基于中药质量标志物的常用中药人参、西洋参、三七及相关中成药质量关键技术研究及应用

河北省药品检验研究院　中国食品药品检定研究院
廊坊市药品检验所

刘永利　马双成　王晓蕾　雷　蓉　崔志海　左甜甜
余坤子　张才煜

食管癌化疗敏感性标志物和诊疗新方法的研究及应用

暨南大学附属广州红十字会医院　汕头大学医学院
暨南大学　汕头大学医学院附属肿瘤医院

张述耀　张　灏　林伟华　石刚刚　许城城　张秋珍
陈　旺　吴钦水

新发重大传染病的医院药学应对决策机制与资源配置模式构建

北京大学第三医院

赵荣生　翟所迪　李子健　李慧博　宋再伟　周鹏翔
刘　维　郑思骞

2020 年度国家自然科学奖（药学相关项目选录）

二等奖

新型纳米载药系统克服肿瘤化疗耐药的应用基础研究

中国科学院上海药物研究所

李亚平　于海军　尹　琦　张志文　张鹏程

2020 年度国家技术发明奖（药学相关项目选录）

二等奖

奥利司他不对称催化全合成关键技术与产业化

四川大学　重庆植恩药业有限公司

秦　勇　王晓琳　徐天帅　于国锋　宋　颢　邓祥林

2020 年度国家科学技术进步奖（药学相关项目选录）

一等奖

钟南山呼吸疾病防控创新团队

广州医科大学附属第一医院　浙江大学　中华医学会

钟南山　何建行　冉丕鑫　沈华浩　唐　芹　周玉民
杨子峰　关伟杰　梁文华　郑劲平　赖克方　黎毅敏

二等奖

中医药循证研究"四证"方法学体系创建及应用

北京中医药大学　广东省中医院　中国中医科学院中医临床基础医学研究所　兰州大学　香港浸会大学

商洪才　田贵华　吴大嵘　王燕平　陈耀龙　郑颂华
赵　晨　张晓雨　邱瑞瑾　郑　蕊

基于"物质-药代-功效"的中药创新研发理论与关键技术及其应用

天津药物研究院有限公司　中国中医科学院中药研究所
天津中医药大学第一附属医院　天津中新药业集团股份有限公司　济川药业集团有限公司　江苏康缘药业股份有限公司　成都泰合健康科技集团股份有限公司

刘昌孝　张铁军　章臣桂　曹龙祥　王振中　林大胜
申秀萍　胡思源　许海玉　许　浚

静脉注射用脂质类纳米药物制剂关键技术及产业化

四川大学　重庆药友制药有限责任公司

张志荣　龚　涛　张　彦　熊迎新　孙　逊　黄　园
张　凌

聚乙二醇定点修饰重组蛋白药物关键技术体系建立及产业化

中国医学科学院肿瘤医院　石药集团百克（山东）生物制药股份有限公司　石药集团中奇制药技术（石家庄）有限公司　石药控股集团有限公司

石远凯　李银贵　王文本　徐　光　何小慧　刘　鹏
王龙山　惠希武　张雪梅　李正栋

2020 年度高等学校科学研究优秀成果奖（科学技术）（药学相关项目选录）

自然科学奖一等奖

新的致动脉粥样硬化基因 ADAMTS7 的发现及机制研究

北京大学

孔　炜（第一完成人）

氧气活化在合成中的应用

北京大学

焦　宁（第一完成人）

自然科学奖二等奖

一贯煎治疗肝硬化肝肾阴虚证方-证病理学基础研究

上海中医药大学附属曙光医院

慕永平（第一完成人）

蛋白酶体功能调控在肿瘤中的作用及机制研究

广州医科大学

刘金保（第一完成人）

天然免疫受体的化学干预研究

清华大学

尹　航　张淑婷　蒋双双

科技进步奖一等奖

冬青属药用植物与苦丁茶的药效物质及其在感冒灵中的应用

北京大学

屠鹏飞（第一完成人）

系统性红斑狼疮早期诊断和免疫治疗的研究与应用

北京大学人民医院

栗占国（第一完成人）

石氏伤科筋骨病损诊疗技术的创新研究与推广应用

上海中医药大学附属曙光医院

石印玉（第一完成人）

科学技术进步奖二等奖

清肠栓治疗溃疡性结肠炎的理论创新和机制研究

上海中医药大学附属龙华医院

胡鸿毅（第一完成人）

2020年度中华中医药学会科学技术奖（药学相关项目选录）

一等奖

以临床价值为导向的中药上市后评价关键技术及开放创新平台

中国中医科学院中医临床基础医学研究所　中国中医科学院西苑医院　北京大学　中国人民解放军总医院第六医学中心　广东省中医院　成都中医药大学附属医院　长春中医药大学附属医院　石家庄市中医院

谢雁鸣　唐旭东　李馨龄　王志飞　史录文　王连心

黎元元　庄　严　刘　岠　温泽淮　阎博华　杨　薇

赵玉斌　廖　星　姜俊杰

药用植物亲缘学理论创新与应用实践

中国医学科学院药用植物研究所　内蒙古科技大学包头医学院　大连交通大学　成都第一制药有限公司

肖培根　李旻辉　郝大程　何春年　许利嘉　彭　勇

郭宝林　陈四保　刘海涛　刘昭华　吴庆江

中医药稳心合律的理论内涵创新及网络效应机制

北京中医药大学东直门医院　中国中医科学院广安门医院　上海交通大学医学院附属新华医院　中国医学科学院阜外医院　山东步长制药股份有限公司

商洪才　邢雁伟　李毅刚　华　伟　赵步长　吴爱明

杨欣宇　李　敏　陈　钰　高永红　郑　蕊　张晓雨

李　威　李　洁

基于类方功效表达及体内成分代谢的关黄柏药效物质基础研究

黑龙江中医药大学

王喜军　孙　晖　张爱华　闫广利　韩　莹　孟祥才

王慧玉　李先娜　邱　时　张天雷

以功效成分群为关键质量目标的中成药智能制造技术体系创建及应用

江苏康缘药业股份有限公司　浙江大学　苏州泽达兴邦医药科技有限公司

肖　伟　章晨峰　王振中　刘雪松　陈　勇　李页瑞

吴　云　包乐伟　王团结　徐芳芳　张　欣　陈永杰

刘　岩　刘　洋

二等奖

基于表型特异性的道地药材鉴别及品质保障研究

中国中医科学院中药研究所（中药资源中心）　中国中医科学院　天津大学　山东省分析测试中心　昆明理工大学　广东药科大学　贵州中医药大学

郭兰萍　黄璐琦　高文远　王　晓　詹志来　康传志

李　霞　杨　野　周良云　周　涛

中药药效物质多模态辨识方法及其工业转化应用

浙江中医药大学　浙江大学　江苏苏中药业集团股份有限公司　天津中医药大学　江苏苏中药业集团生物制药有限公司

赵筱萍　王　毅　唐仁茂　张　晗　秦　林　王小莹

唐海涛　钱　景　马继梅　陈晓玲

含砷中药复方治疗骨髓增生异常综合征的创新模式建立及应用

中国中医科学院西苑医院

麻　柔　胡晓梅　许勇钢　徐　述　杨秀鹏　王洪志

周庆兵　高　飞　李　柳　付中学

中药分子鉴定技术的开发研究与推广应用

暨南大学　香港中文大学　南方医科大学

曹　晖　邵鹏柱　晁　志　张　英　吴孟华　马志国

毕培曦　张睿蕊　丁大鹏　田恩伟

基于"脾虚失运"核心病机应用健脾方药治疗慢性胃病的应用

广东省中医院

黄穗平　余绍源　张　望　胡学军　王　静　张海燕
叶振昊　钟子劭　罗仕娟　邝宇香

基于县域中医流派特色的膏方标准化体系推广应用

南京中医药大学江阴附属医院　江阴天江药业有限公司

花海兵　龚　伟　陈国宝　夏秋钰　袁　保　缪敏洁
缪黎玮　俞　敏

半夏等天南星科有毒中药炮制解毒共性规律、关键技术及产业化示范

南京中医药大学　成都中医药大学　河南中医药大学
四川新荷花中药饮片股份有限公司　四川仟源中药饮片有限公司

吴　皓　郁红礼　吴纯洁　张振凌　江　云　陈劲松
崔小兵　刘玉杰　王一硕　张　莉

一类中药新药"金水宝"质量提升产业化关键技术

江西中医药大学　江西济民可信集团有限公司

陈丽华　杨　明　管咏梅　钟承赞　朱卫丰　周玉春
黄慧莲　李进进　刘　波　金　晨

三等奖

中药活性成分发现、制备与评价关键技术及应用

江西中医药大学　江西本草天工科技有限责任公司
江中药业股份有限公司　江西普正制药股份有限公司

冯育林　杨世林　李志峰　欧阳辉　何明珍　张武岗
饶小勇　王　琦

清燥润肺防治雾霾对燥邪犯肺型慢阻肺影响的实验研究

烟台市中医医院

张金波　张　雷　李史清　孙　丽　陈艳霞

基于燕山、太行山区域特色的中药资源可持续利用与示范

河北省中医药科学院　河北中医学院　河北省农林科学院经济作物研究所　河北师范大学生命科学学院　河北省农业特色产业技术指导总站

裴　林　郑玉光　谢晓亮　田艳勋　赵建成　何　培
李　琳　温春秀

芪冬活血饮及其有效成分治疗急性肺损伤的分子机制及临床应用

浙江中医药大学附属第二医院

蔡宛如　马春芳　洪辉华　徐丽颖　陈　晔　李敏静
董　雷

板蓝根抗病毒药效物质基础及提取分离产业化关键技术

南京中医药大学

何立巍　李　祥　孙东东　肖　平　陈建伟　范方田
吴红雁　侯宪邦

中药新药降脂通络软胶囊创新研制及产业化

神威药业集团有限公司

张特利　姜国志　李英丽　张岩岩　牛金伟　李　菲
刘艳丽　丁艳谱

中药材大品种夏枯草综合开发的关键技术创建与产业化应用

湖南中医药大学

林丽美　夏伯候　廖端芳　林　艳　李亚梅　吴　萍
张智敏　庹勤慧

中药宏观质量评价与控制理论体系的建立与应用研究

湖南中医药大学　湖南省中医药研究院

刘文龙　贺福元　张喜利　唐　宇　刘瑞连　杨岩涛
肖美凤　刘平安

《中医药进校园系列科普读物（丛书、微课程、儿童读物）》

上海中医药大学　上海中医药大学附属龙华医院

李　赣　何文忠　黄景山　陆玲娟　平　立　张　彤
陶建生　李其忠

2020 年度中华医学科技奖获奖项目（药学相关项目选录）

二等奖

南药化橘红的研究与开发

中山大学

苏薇薇　吴　灏　姚宏亮　李沛霖　彭　维　刘　宏
王永刚　李沛波

心脑系统疾病的生物大分子药物高效递送和治疗

温州医科大学　温州医科大学附属第二医院　温州医科大学附属第一医院

肖　健　赵应征　黄志锋　李校堃　鲁翠涛　张宏宇
徐荷林　虞希冲　王周光　林　丽

三等奖

"风药开玄"法防治心脑肺系疾病的基础及临床研究

西南医科大学附属中医医院　四川大学华西医院　四川

省中医药科学院　西南医科大学附属医院　成都中医药大学附属医院

杨思进　白雪　熊柳林　罗钢　王廷华　赵军宁
王明杰　李作孝

基于简单体系促进的天然活性物质合成、识别及其转化应用

西南医科大学　四川大学　四川万之药业股份有限公司
成都百特万合医药科技有限公司

王钦　余孝其　张春　韦思平　赵刚　黄清东
杜曦　王力

2020 年度中国中西医结合学会科学技术奖（药学相关项目选录）

一等奖

基于脑心同治理念的谷红注射液对心/脑缺血性损伤保护机制与应用

浙江中医药大学　西安步长中医心脑病医院　通化谷红制药有限公司　银川脑心同治互联网医院

万海同　何昱　周惠芬　李畅　赵步长　杨洁红
赵建东　付巍　郑湘临　邵翀羽　王玉　张婷
金伟锋　张玲　金波　葛立军　韩进　虞立
周鹏

基于气血与应激理论探讨中医药系统器官功能保护与术后并发症防治

山东中医药大学附属医院　西安交通大学第一附属医院温州医科大学附属第一医院　上海市东方医院　郑州大学第一附属医院　山东大学齐鲁医院

苏帆　王强　王均炉　王祥瑞　杨建军　王波

中药核酸检测技术体系的构建和应用

中国中医科学院中药资源中心　安徽省食品药品检验研究院　山东省农业科学院生物技术研究中心　国药种业有限公司　华润三九医药股份有限公司　北京博奥晶典生物技术有限公司

袁媛　黄璐琦　蒋超　张亚中　张全芳　谭沛
王继永　桑维维　赵玉洋　金艳　步迅　张辉
李进瞳　周骏辉　南铁贵　白云俊　刘娟　李晓琳

以防控药源性肝损伤为代表的中药药物警戒体系创建与技术突破

中国人民解放军总医院第五医学中心　首都医科大学附属北京佑安医院　复杂基质样本生物分析湖南省重点实验室　北京圆融科技有限公司　山东世博金都药业有限公司

肖小河　王伽伯　李秀惠　柏兆方　欧阳冬生　牛明
郭玉明　邹正升　王睿林　马永刚　景婧　朱云
张萍　何婷婷　闫敬武

二等奖

中药大品种金水宝关键技术改造及产业化应用

江西中医药大学　江西济民可信集团有限公司

陈丽华　杨明　管咏梅　钟承赞　朱卫丰　李进进
黄慧莲　左飞鸿　刘波　金晨

基于传统复方和均匀设计发现中药有效组/成分复方的方法和实践

上海中医药大学附属曙光医院　天津中医药大学　中国科学院大学　宁波华美医院

胡义扬　冯琴　彭景华　李雪梅　李红山　刘平
唐亚军　孟胜喜　赵瑜　陈少东　苟小军　陈亮
田华捷　刘林　刘倩　冷静

基于"脑心同治"理论的复方中药疗效评价及机制探讨

天津中医药大学　广东省中医院　陕西步长制药有限公司

王虹　陈伯钧　常艳旭　陈璐　王益民　王小莹
何俊　高秀梅　张晗　曾靖

三等奖

中药对不同类型糖尿病黄斑水肿作用的临床研究

中国中医科学院眼科医院

接传红　王建伟　严京　陶永健　李静　高健生
吴正正　郭欣璐　张红　任燕如　陈子燕　马冬梅

参麦注射液治疗支气管哮喘气道重塑的创新推广应用

河南省人民医院

赵丽敏　王龙安　朱敏　程东军　张晓宇　孙贝贝
王金来　祝贺　雷佳慧

消痹膏治疗膝骨关节炎的临床和实验研究

上海市光华中西医结合医院

何东仪　朱琦　姚广涛　郭梦如　丁琴　姜婷
沈杰　汪荣盛　章渊源　林婷婷　许曼珊　沈逸
秦盈盈　洪梦婕　刘兆宜

化瘀止痛类中药制剂制备、技术及应用

云南中医药大学　云南维和药业股份有限公司

马云淑　陈凌云　侯安国　柯瑾　程欣　王文静
金文彬　张文平　王维和

重症急性胰腺炎关键节点的中医药干预的效应机制
　　天津中医药大学第二附属医院
　　王　红　韩俊泉　曲鹏飞　贺燕丽　王天麟

第十六届中国药学会科学技术奖获奖项目(药学相关项目选录)

一等奖

创新药物设计新策略及其在药物发现中的应用
　　中国科学院上海药物研究所
　　柳　红　周　宇　王　江　李　建　李淳朴　章海燕
　　李　佳　谢　欣　耿美玉　吴蓓丽　蒋华良　陈凯先

跨膜葡萄糖转运蛋白的动态调控和化学干预
　　清华大学
　　尹　航　高　萌　黄　健　普德兵　唐庆烜　骆书辰
　　杨熙康

抗血栓创新药早期临床评价技术体系建设与推广应用
　　北京大学第一医院　中南大学湘雅三医院　北京大学药学院
　　崔一民　阳国平　赵　侠　霍　勇　向　倩　蒋　捷
　　黄　洁　赵　楠　刘志艳　马凌悦　刘振明　盛晓燕
　　解　染　谢秋芬　庞晓丛

二等奖

苯胺基哌啶类镇痛药物制备的共性关键技术和产业化应用
　　宜昌人福药业有限责任公司　中国药科大学
　　李莉娥　尤启冬　曾华荣　符义刚　叶　夏　毕小玲
　　杜文涛　李仕群　陈小清　郑华章

马来酸左旋氢氯地平的关键技术研究及国际化
　　石药控股集团有限公司　石药集团欧意药业有限公司
　　汪　涛　姚　兵　张赫明　张　育　白艳玲　李瑞建
　　杜　萌　郑雪清　曹欢欢　张文静

肺癌耐药的表观遗传调控机制与干预研究
　　沈阳药科大学
　　王立辉　吴春福　杨静玉　陈国良　包雪飞　贾丽娜
　　高凌月　张嘉玉　王文婧　张秋樾

儿童重大疑难疾病药物精准治疗研究与转化
　　复旦大学附属儿科医院
　　李智平　徐　虹　王广飞　卢金森　张俊琦　朱　琳
　　朱逸清　黄怡蝶　李紫薇　蓝江儿

三等奖

基于非经典雌激素信号的三阴性乳腺癌靶点发现及靶向治疗
　　中山大学　中山大学肿瘤防治中心
　　王红胜　杜　军　陈卓佳　葛李晨　吴映敏

疫苗信息化追溯体系研究与应用
　　国家药品监督管理局信息中心
　　陈　锋　王迎利　张　原　吴振生　曹　明　李丹丹
　　冉　薇

多糖类药物的质控关键技术及质量评价标准化研究
　　中国食品药品检定研究院
　　范慧红　王　悦　李　京　宋玉娟　任丽萍　刘　博
　　邓利娟　廖海明

中药和保健食品中发现非法添加的集成创新技术
　　上海市食品药品检验研究院
　　季　申　胡　青　孙　健　毛秀红　于　泓　冯　睿
　　张静娴　沈盈盈

基于两亲前药的自组装药物传递系统
　　中国人民解放军军事医学科学院军事医学研究院辐射医学研究所
　　金义光　杜丽娜　李　淼

医药卫生领域国家科技重大专项动态与进展

2019 年工作动态

　　1月8日,中共中央、国务院在人民大会堂举行2018年度国家科学技术奖励大会。"重大新药创制"科技重大专项支持课题获得国家科学技术进步奖二等奖1项、国家自然科学奖二等奖2项、国家技术发明奖二等奖1项。"艾滋病和病毒性肝炎等重大传染病防治"科技重大专项支持课题获得国家自然科学奖二等奖1项。

　　1月9日,2019年全国卫生健康科教工作会议在北京召开。两专项第一行政责任人、国家卫生健康委副主任曾益新出席并讲话。2018年两专项取得丰硕成果,获批9个1类创新药,自主研发多项传染病诊防治产品及方案,修订印发了专项实施管理细则等相关管理办法。

6月14日*,两专项实施管理办公室会同总体组专家结合项目启动、科技部蹲点等活动对20余家单位开展了调研和督导。新药专项调研组分别走访了中科院上海药物所、中国药科大学、恒瑞医药、北京昭衍新药研究中心、天津肿瘤医院等单位进行座谈和调研,听取研究进展汇报和意见建议,了解综合性大平台、GLP和GCP平台、专项成果信息系统建设情况。传染病专项调研组前往广西综合防治示范区、北京大学医学部、北京佑安医院、上海国家肝癌科学中心和浙江大学等地开展实地调研,了解重大传染病诊断防控和能力建设等领域最新研发进展。

7月24日,"重大新药创制"和"艾滋病和病毒性肝炎等重大传染病防治"两科技重大专项总体专家组在北京召开全体会议。会议听取了两专项实施管理办公室和总体专家组近期工作汇报,对两专项2020年度实施计划提出了咨询评议意见。

7月25日,两专项实施管理办公室在黑龙江佳木斯市组织举办了2019年第一期"重大新药创制"和"艾滋病和病毒性肝炎等重大传染病防治"科技重大专项课题管理培训班。国家卫生健康委科教司刘登峰监察专员、专项管理专业机构科技发展中心贺晓慧副主任出席培训班,科技部、国家卫生健康委、药监局有关司局、科技发展中心相关负责同志、两专项总体组成员及有关专家进行授课,课题单位典型代表作会议交流,部分省市卫生健康委相关负责同志、近百名课题单位人员参加会议。

7月31日,科技部和国家卫生健康委联合在北京召开重大新药创制科技重大专项(以下简称"新药专项")新闻发布会,介绍2017年以来新药专项取得的重大进展。技术副总师陈凯先院士介绍了2017年以来专项支持获批的14个1类新药情况,其中包括6个抗肿瘤创新药、国内首个抗艾滋病长效药物,以及我国首个利用合成生物学技术研发的抗感染新药等。

8月27日,民口科技重大专项2019年工作推进会在北京召开,此次大会旨在重大专项收官攻坚关键时期,进一步统一思想、凝聚共识,加快推动关键核心技术攻关,确保完成2020年既定的战略目标任务,会上国家卫生健康委曾益新副主任对卫生健康领域"重大新药创制"和"艾滋病和病毒性肝炎等重大传染病防治"两科技重大专项(以下简称两专项)实施进展情况进行了报告。在重大专项收官攻坚关键时期为全面总结验收和梯次接续做好准备。

11月16日,重大新药创制科技重大专项实施管理办公室在广州召开示范性药物临床评价技术平台建设项目实施推进会。国家卫生健康委科教司监察专员、新药专项实施管理办公室常务副主任刘登峰同志出席会议并讲话,项目管理专业机构科技发展中心、药监局药品注册管理司、广东省卫生健康委员会有关负责同志,"十三五"期间承担新药专项GCP课题的单位负责同志参加了会议。

2019年重要进展

➤ 新药创制专项

2月18日*,新药专项支持品种,百济神州用于治疗已接受至少一次疗法的成年套细胞淋巴瘤(MCL)患者的赞布替尼(Zanubrutinib)获得美国FDA的突破性疗法认定,这是首个获此认定的中国药企自主研发抗肿瘤新药。赞布替尼是一款高效、强选择性的小分子BTK(布鲁顿氏酪氨酸激酶)抑制剂,目前正在开展多适应证的国际多中心临床试验,作为单药和与其他疗法进行联合用药治疗多种淋巴瘤,曾获得FDA授予3项孤儿药资格认定。该药治疗复发/难治性MCL和复发/难治性慢性淋巴细胞白血病(CLL)/小淋巴细胞淋巴瘤(SLL)适应证的新药上市申请,已经获得国家药品监督管理局药品审评中心受理,并纳入优先审评审批。

2月22日,由"重大新药创制"国家科技重大专项支持、由上海复宏汉霖生物制药有限公司研制的利妥昔单抗注射液(商品名:汉利康),经优先审评审批程序,获得国家药品监督管理局批准上市。利妥昔单抗注射液是国内获批上市的首个生物类似药,主要用于非霍奇金淋巴瘤的治疗。

5月31日,由天济医药研发的全球首创(First-in-class)、拥有完整自主知识产权的1类新药——本维莫德乳膏(商品名:欣比克)通过优先审评审批程序获得NMPA批准上市,用于局部治疗成人轻至中度稳定性寻常型银屑病。本维莫德属于非激素类小分子化学药,通过抑制T细胞酪氨酸蛋白激酶,干扰/阻断细胞因子和炎症介质的释放等机制发挥疗效。我国开展的Ⅲ期大样本临床研究结果表明,本维莫德乳膏治疗银屑病安全性高、疗效确切,可针对皮肤局部作用,因此不存在治疗相关的系统性不良反应,同时具有起效快、作用持久、停药后复发率低、缓解期长等显著优势。本维莫德乳膏的上市将为成人轻至中度稳定性寻常型银屑病患者提供一种新的药物治疗手段。

6月24日,在新药专项的支持下,由中国医学科学院医药生物技术研究所王以光课题组与沈阳同联集团有限公司共同开发的国家1.1类创新药可利霉素(Carrimycin,商品名必特)获得国家药品监督管理局批准。可利霉素为我国首个利用合成生物学技术自主研发成功的抗感染新药,研发过程是产、学、研紧密结合的典型。可利霉素对革兰阳性菌有较强的活性,对红霉素和β-内酰胺类抗生素耐药菌等亦有抗菌活性;与同类药没有完全交叉耐药性;并有较高的亲脂性,口服吸收快,组织渗透性强,分布广,体内维持时间长,有较好的抗生素后效应。Ⅲ期临床试验结果已证实可利霉素的临床疗效和安全性。

7月2日*,恒瑞医药自主研发的PD-1单抗(卡瑞利珠单抗,商品名:艾立妥)于2019年5月28日获国家药品监督管理局(NMPA)批准上市。卡瑞利珠单抗的适应证为复发/难治性经典型霍奇金淋巴瘤(Classic Hodgkin's lymphoma,

CHL）。CHL 是一种 B 细胞恶性淋巴瘤，虽一线治疗方案如联合化疗和放疗对 CHL 的治疗具有很好的临床收益，但仍有 15%~20% 的患者经一线治疗后复发，这部分患者迫切需要新的治疗药物。临床试验结果显示卡瑞利珠单抗对复发/难治性 CHL 患者有明显的临床疗效，它的上市给 CHL 患者带来更多治疗选择，是我国在免疫治疗领域自主研发创新药物的重大突破，有力地加速了我国医药研发由仿制向创制、医药产业由大国向强国的转变进程。

8 月 30 日，正大天晴药业集团股份有限公司自主研发的 1 类新药"盐酸安罗替尼胶囊"，获国家药监局颁发药品注册批件，批准新增适应证"三线治疗小细胞肺癌"。这是盐酸安罗替尼胶囊继去年获批用于治疗晚期非小细胞肺癌、今年 6 月获批用于治疗软组织肉瘤后，获批准的第三个适应证。目前小细胞肺癌临床标准一线治疗方案是依托泊苷/铂类联合化疗方案，但效果并不理想。盐酸安罗替尼属于多靶点受体酪氨酸激酶抑制剂，具有抗肿瘤血管生成和抑制肿瘤生长的作用，目前临床有效性分析已证明盐酸安罗替尼能显著延长小细胞肺癌患者的无病进展生存期。此次盐酸安罗替尼获批用于三线治疗小细胞肺癌，为小细胞肺癌患者带来了新希望。

11 月 2 日，国家药监局发布公告，有条件批准国家一类新药甘露特纳胶囊（GV-971）上市，用于轻、中度阿尔茨海默病，改善患者认知功能。该药作为国家科技重大专项支持品种，通过优先审评程序在中国大陆上市。

11 月 6 日，百奥泰提交的阿达木单抗注射液的上市申请正式获得药监局批准，适应证与原研药修美乐在中国已获批的适应证相同，包括成年中重度活动性类风湿关节炎、成人重度活动性强直性脊柱炎、成人中重度慢性斑块状银屑病。这是我国批准的第一个阿达木单抗类似物，也是继复宏汉霖利妥昔单抗类似药之后，第 2 个按照 2015 年《生物类似药研发与评价技术指导原则（试行）》政策规定的"与原研药进行头对头临床对比"开发途径获批的生物类似药。

11 月 15 日，百济神州自主研发的抗癌新药泽布替尼（zanubrutinib）被美国食品药品管理局（FDA）批准用于治疗既往接受过至少一项疗法的套细胞淋巴瘤（MCL）患者。该药作为"重大新药创制"科技重大专项支持品种，是我国首个在美获批上市的自主研发创新药。

11 月 26 日，我国首个自主研发的针对 BCR-ABL 融合基因的第二代酪氨酸激酶抑制剂——甲磺酸氟马替尼通过优先审评审批程序获批上市注册申请，用于治疗费城染色体阳性的慢性髓性白血病慢性期成人患者，这是我国又一个拥有自主知识产权的创新药。该药由江苏豪森药业自主研发，因其更高的有效性和安全性而被业内称之为"升级版的格列卫"。甲磺酸氟马替尼获批上市将为我国慢性髓性白血病成人患者提供新的用药选择。

12 月 9 日，齐鲁制药有限公司的贝伐珠单抗注射液获国家药品监督管理局（NMPA）批准上市。自 NMPA 发布《生物类似药研发与评价技术指导原则（试行）》等文件以来，新药专项厚积薄发，在 2019 年支持获批了利妥昔单抗、阿达木单抗、贝伐珠单抗等 3 种 5 个生物类似药，和原研药的适应证一致，使 2019 成为中国生物类似药元年，将有力地提高这些药品的可及性，为国内患者提供更多治疗选择。

12 月 10 日，海正博锐公司的阿达木单抗注射液获国家药品监督管理局（NMPA）批准上市。

12 月 20 日，石药集团降高血压创新药马来酸左旋氨氯地平（商品名：玄宁）作为全新化合物获美国食品药品管理局（FDA）审评通过，成为中国本土药企首个获得美国完全批准的创新药。氨氯地平作为常用的降高血压药物，其左旋体的降压作用相当于右旋体的千倍左右，而右旋体几乎无降压作用。石药集团创造性开发了手性循环拆分技术，历时 14 年开发出更具安全性和耐受性的氨氯地平左旋体药物。玄宁在美国获 FDA 批准上市，使其有资格成为具有相同活性成分药物之参比制剂，也有助于其在世界其他地区的推广销售。

12 月 26 日，新药专项支持品种天士力公司芍麻止痉颗粒获得 NMPA 核准签发的《药品注册批件》，适应证为 Tourette 综合征（抽动—秽语综合征）及慢性抽动障碍。芍麻止痉颗粒具有平抑肝阳，息风止痉，清火豁痰的功效，中医辨证属肝亢风动、痰火内扰者，症见头面部、颈、肩、躯干及四肢肌肉不自主的抽动或伴有口鼻、咽喉部的异常发声，急躁易怒、手足心热、睡卧不宁、大便偏干、小便短黄、舌红苔薄黄或薄黄腻。临床研究表明芍麻止痉颗粒对于 Tourette 综合征及慢性抽动障碍疗效明确，安全性良好。

12 月 27 日，新药专项支持品种恒瑞医药一类新药注射用甲苯磺酸瑞马唑仑（商品名：瑞倍宁）获 NMPA 批准上市。用于常规胃镜检查的镇静。与国内目前普遍使用的麻醉药物相比，甲苯磺酸瑞马唑仑在胃镜及结肠镜诊疗过程中低血压和呼吸抑制发生率低且苏醒更迅速，安全性更好。预计该品种今后将会广泛应用于临床麻醉。

12 月 27 日，新药专项支持品种百济神州 1 类新药 PD1 单抗替雷利珠（商品名：百泽安）获 NMPA 批准上市，用于治疗复发难治性经典型霍奇金淋巴瘤（r/r cHL）。替雷利珠单抗是一种人源化 IgG4 单克隆抗体的 PD-1 受体抑制剂，亮点是对抗体的 Fc 段进行改造，避免抗体介导的细胞吞噬作用（ADCP）效应引起的 T 细胞的耗竭，有利于降低 PD-1 治疗的耐药性。目前，百济神州正在开展 10 多项关于替雷利珠单抗其他适应证的注册临床试验。

12 月 27 日，再鼎医药尼拉帕利（商品名：则乐）获得国家药品监督管理局（NMPA）批准上市，用于含铂化疗后完全或部分缓解的复发性上皮性卵巢癌、输卵管癌或原发性腹膜癌成人患者的维持治疗。

12 月 31 日，厦门万泰沧海的双价人乳头瘤病毒疫苗（大肠埃希菌）［商品名：馨可宁（Cecolin）］获得 NMPA 批准上市，该药是首家获批的国产人乳头瘤病毒疫苗,适用于 9~45 岁女性。此次获批的双价人乳头瘤病毒疫苗(大肠埃希)是国内首家申报生产的 HPV 疫苗,针对 HPV16、18 型。本品的获批上市提高了 HPV 疫苗产品的可及性,进一步满足了公众需求。

12 月 31 日,NMPA 批准玉溪沃森生物技术有限公司申报的 13 价肺炎球菌多糖结合疫苗的上市注册申请。该疫苗主要用于 6 周龄至 5 岁(6 周岁生日前)婴幼儿和儿童,预防肺炎球菌 1 型、3 型等 13 种血清型肺炎球菌引起的侵袭性疾病。

↗ 传染病专项

2 月 18 日*,在传染病专项的支持下,中国科学院天津工业生物技术研究所蛋白质工程与疫苗研究团队在黄热病毒 E 蛋白结构和治疗性抗体等研究方面取得新进展。本研究率先解析了高分辨率的疫苗毒株 YF-17D 的囊膜 E 蛋白融合前和融合后两种形式的晶体结构。通过结构和功能实验发现特异性中和抗体 5A 能结合两种形式的结构,具有超强中和病毒的"双锁"作用机制,并能保护小鼠抵御致死剂量的黄热病毒攻击。该项研究结果对于黄热病毒免疫原和抑制剂的设计提供了理论基础,发表在国际学术期刊 Cell Reports 上。

3 月 1 日*,厦门大学与浙江大学附属第一医院研究团队协同攻关,建立了国际上第一个乙肝病毒(HBV)致人肝硬化的高仿真小鼠模型,可在小鼠体内模拟 HBV 自然感染诱发的人类慢性乙肝肝硬化全过程。首次利用单种的人骨髓间充质干细胞(BMSC)移植构建人肝细胞与多种免疫细胞在小鼠体内的双人源化小鼠模型,再使其感染 HBV,长期处于慢性炎症状态,并渐进性出现肝纤维化和肝硬化。该项成果为 HBV 感染机制研究和新药研发奠定了基础,发表于国际胃肠病学顶级期刊 Gut。

3 月 1 日*,在传染病专项支持下,复旦大学附属华山医院牵头的全国多中心耐多药结核病协作网提出的基于分子药敏的耐多药结核精准治疗新策略发表于《欧洲呼吸病杂志》。该研究是国际上首次尝试通过快速分子药敏精准指导耐多药结核治疗的前瞻性研究,也是中国第一个得到国际认可的短程化疗方案。

7 月 2 日*,由中国疾病预防控制中心、北京大学和国际学者组成的合作团队,近日发表于 Nature Communications 的研究结果显示,在使用 HIV 疫苗诱导细胞免疫反应峰值时提取并扩增的 CD8$^+$T 细胞,可降低或完全抑制停药后的病毒反弹,免疫效果显著的动物可抑制病毒载量于检测水平之下长达 2 个多月。进一步研究发现,免疫抑制的效果与回输细胞中的抗 HIV-1 Env 基因表位的 CTL 应答存在剂量依赖关系。病毒反弹被完全控制的动物体内的 Env 特异性 CD8$^+$T 细胞的多功能反应、杀伤能力、活化水平和 Tcm 分化程度均显著强于病毒反弹部分受控的动物。敲除上述具有良好免疫抑制效果的 CD8$^+$T 细胞,可使病毒载量迅速反跳到免疫治疗前水平,从而证实是 CD8$^+$T 细胞介导了病毒的控制。该研究首次在抗病毒与免疫联合治疗的恒河猴模型上证明,疫苗诱导的 CTL 过继性免疫治疗可以控制抗病毒治疗停药后的病毒反弹,为艾滋病功能性治愈研究提供了一种新策略。

7 月 2 日*,解放军总医院第五医学中心(原解放军第三〇二医院)朱世殊等开展了一项真实世界队列研究,针对 1 岁以下、持续性 ALT 升高和高 HBV 病毒载量的婴儿,证实了婴儿乙型肝炎抗病毒治疗的有效性和安全性。研究结果近日在线发表于 Journal of Hepatology 杂志。婴幼儿期感染 HBV 的患儿多数无症状、ALT 正常,但临床中有极少量患儿会出现肝炎发作,转氨酶升高;另一方面,对于婴幼儿期的 HBV 感染,最严重的问题是他们绝大部分将转为慢性。但对于婴儿期发病的乙型肝炎(ALT 升高)是否应该抗病毒治疗这一亟待解决的临床问题,当前的研究资料仍十分匮乏,相应地,也缺少专家共识或指南指导。本研究结果初步回答了这一问题,其结果显示,婴儿乙型肝炎患者早期进行抗病毒治疗,可实现 HBsAg 的快速下降和显著清除。后续即将开展更大规模队列的进一步试验来验证本研究的结果。

8 月 12 日*,华中科技大学武汉同济医院感染科宁琴教授团队应国际权威肝病期刊《病毒性肝炎杂志》邀请,发表《慢性乙型肝炎功能性治愈专家共识》(以下简称《共识》),这是全球首个以"功能性治愈"为主题的乙型肝炎专家共识。在国家"十一五""十二五""十三五"科技重大专项的支持下,宁琴教授团队针对慢乙肝功能性治愈问题,牵头开展了一系列全国多中心优化策略的随机对照研究,成立了中国治愈肝炎联盟,针对我国慢乙肝患者特点,建立了一系列多靶点联合的个体化临床综合治疗新策略和新方案。

10 月 11 日*,北京大学基础医学院鲁凤民教授团队和北京热景生物技术股份有限公司联合研发的乙型肝炎病毒 pgRNA(HBV-pgRNA)测定试剂盒(PCR-荧光探针法)于今年 7 月获得国家药品监督管理局的医疗器械优先审批,这标志着国际首个 HBV-pgRNA 检测试剂从实验室研究走向临床应用,取得标志性进展。血清 HBV-pgRNA 作为 cccDNA 的替代血清学指标是欧美相关专家的共识并已被列入《欧洲肝病指南》。HBV-pgRNA 测定试剂盒(PCR-荧光探针法)主要用于血清标本中 HBV-pgRNA 的检测,对 HBV 感染的辅助诊断和抗病毒治疗过程中 HBV DNA 低于检测下限时辅助监测有着重要意义。该试剂盒的获批对我国肝病的健康管理,慢乙肝人群抗病毒治疗,肝纤维化、肝硬化、早期肝癌的早期筛查、早期诊断并进行早期治疗具有重要的临床价值和社会意义。

12 月 30 日*,复旦大学姜世勃和陆路研究团队与北卡罗莱纳大学教堂山分校的苏立山教授合作,利用 IgG 结合肽(IBP)策略,研发了能够高效抑制 HIV-1 感染的长效多肽类融合抑制剂 IBP-CP24,可以单独或者与广谱中和抗体联用预防和治疗 HIV-1 的感染。该研究成果发表于 *PLoS Pathogens* 期刊并被重点报道。第一个 HIV 多肽类融合抑制剂-恩夫韦肽（又称 T20）已在临床上应用了 16 年,由于其存在着半衰期较短及易产生抗药株的缺点,在临床上的应用受到了限制。研究结果表明 IBP-CP24 作为一种新型的长效 HIV-1 融合抑制剂多肽,单独或者与中和抗体联用,可望能大大降低抗体和多肽的使用剂量及治疗费用。

2020 年工作动态

7 月 7 日中国防痨协会批准发布《非结核分枝杆菌病诊断》《从业人员健康体检规范结核病部分》《学校肺结核患者密切接触者筛查及处置规范》和《新生入学体检结核病检查规范》四项团体标准并于即日起实施。

8 月 7 日,中国医师协会器官移植医师分会肝移植学组、中华医学会器官移植学分会肝移植学组共同制订并发布了《西罗莫司在肝癌肝移植中应用的中国专家共识(2020 版)》。

8 月 10 日,首都医科大学附属北京胸科医院、中国防痨协会(Chinese Antituberculosis Association)、非结核分枝杆菌分会《中国防痨杂志》编辑委员会发布了《非结核分枝杆菌病治疗药品超说明书用法专家共识》,对大环内酯类、利福霉素类、氨基糖苷类、氟喹诺酮类、β-内酰胺类、四环素类药品,以及利奈唑胺、氯法齐明、贝达喹啉、复方磺胺甲噁唑等治疗非结核分枝杆菌病药品的超说明书用法达成共识并出版,为临床医生用药提供指导。

8 月 28 日,艾防中心在云南省德宏州瑞丽市启动了中缅边境 HIV 尿液传递检测项目,艾防中心、北京市疾控中心分别就项目实施方案、基于尿液检测的 HIV 感染者发现策略、北京市 HIV 尿液传递检测经验以及缅汉双语版网站使用进行了培训,并在会后前往现场进行调研。该项目的启动将为探索"一带一路"沿线国家边境地区的艾滋病防控工作提供重要经验。

10 月 20 日,中国疾病预防控制中心传染病管理处在新疆霍城县召开了传染病专项布病专题调查工作总结会,对山西和新疆布鲁氏菌病高危人群专题调查进行了总结报告。按《国家布鲁氏菌病防治计划(2016～2020 年)》中对地区的划分,山西和新疆属于一类地区,近 5 年发病率均居全国前五位。依据重大专项研究设计,选择山西和新疆开展了布病专题调查。

2020 年重要进展

↗ 新药创制专项

1 月 13 日*,国家药品监督管理局通过优先审评审批程序附条件批准再鼎医药(上海)有限公司一类创新药甲苯磺酸尼拉帕利胶囊上市,该药受"重大新药创制"国家科技重大专项支持,用于铂敏感的复发性上皮性卵巢癌、输卵管癌或原发性腹膜癌成人患者在含铂化疗达到完全缓解或部分缓解后的维持治疗。

2 月 25 日,正大天晴吸入用布地奈德混悬液(商品名:天晴速畅)正式获得 NMPA 批准上市。布地奈德是一具有高效局部抗炎作用的糖皮质激素,临床上用于糖皮质激素依赖性或非依赖性的支气管哮喘和哮喘性慢性支气管炎患者,是国内最大销售额最大的单品之一。天晴速畅是国内首仿药物,将给国内慢性呼吸系统疾病患者提供新的用药选择。

3 月 4 日,恒瑞医药自主研发的 PD-1 单抗(卡瑞利珠单抗,商品名:艾立妥)继 2019 年 5 月获 NMPA 批准上市用于治疗复发/难治性经典型霍奇金淋巴瘤后,再次获批新适应证,用于接受过索拉非尼治疗和(或)含奥沙利铂系统化疗的晚期肝细胞癌患者的治疗,这是中国首个获批肝癌适应证的 PD-1 抑制剂。卡瑞利珠单抗针对既往系统性治疗失败的中国晚期肝细胞癌的全国多中心 Ⅱ 期临床研究结果证实,卡瑞利珠单抗体现出了较高的有效率,患者疾病进展后继续使用该产品仍可获益,且具有较好的安全性。该研究结果于 2020 年 2 月 26 日在线发表于权威期刊《柳叶刀·肿瘤学》。

3 月 18 日,银谷制药自主研制的 1 类新药苯环喹溴铵鼻用喷雾剂(商品名必立汀)获得 NMPA 批准,用于减轻及改善变应性鼻炎引起的流涕、鼻塞、鼻痒和喷嚏症状。必立汀是我国首次合成的一种新型高选择性的 M1/M3 胆碱能受体拮抗剂,可介导支气管收缩和黏液分泌,因可选择性拮抗 M1 和 M3 受体而不影响 M2 受体,毒副作用低,使用安全,适用人群广泛,为广大过敏性鼻炎患者提供了一种新的选择。

3 月 18 日,NMPA 通过优先审评审批程序附条件批准江苏豪森药业 1 类创新药甲磺酸阿美替尼片(商品名:阿美乐)上市,用于治疗表皮生长因子受体(EGFR)酪氨酸激酶抑制剂(TKI)治疗中或治疗后出现疾病进展,并且经检测确认存在 EGFR T790M 突变阳性的局部晚期或转移性非小细胞肺癌成人患者。甲磺酸阿美替尼片是我国自主研发并拥有自主知识产权的第三代 EGFR 酪氨酸激酶抑制剂。

3 月 18 日,北京五和博澳药业桑枝总生物碱片获得 NMPA 批准作为中药 5 类新药上市,用于 2 型糖尿病的治疗。该药是国内首个原创天然药物降血糖药,也是我国近 10 年来首个批准的糖尿病中药新药。该药主要成分桑枝总生物碱是一种来源于天然桑枝的新型糖苷酶抑制剂,能够通过与小肠刷状缘的糖苷酶可逆性竞争结合,抑制食物中的寡糖及双糖降解为葡萄糖,减少血糖升高与波动。长期服用不仅可显著降低空腹及餐后血糖,还可有效控制糖化血红蛋白(HbA1c)水平,减少或延缓并发症的发生与发展。该中药新药上市为 2 型糖尿病患者提供了一种新的治疗方法。

3 月 18 日,凯因科技索磷布韦片(商品名:赛波唯)首仿成功,获得 NMPA 批准上市。2013 年上市的索磷布韦片是一种核苷聚合酶抑制剂,能够"假扮"成病毒复制时所需的核苷三磷酸,形成错误的病毒 RNA 模板,从而终止丙肝病毒的复制,对于丙肝具有很高的治愈率。赛波唯与该公司2月11日获批的1类创新药NS5A抑制剂凯力唯(盐酸可洛派韦胶囊)联用形成首个丙肝泛基因型全口服中国方案——凯因方案。该方案的持续病毒学应答(SVR12)达97%,与国际一线方案相当。赛波唯的上市为我国丙肝患者提供新的治疗选择。

3月30日,以岭药业连花清瘟胶囊先后获得泰国卫生部"现代植物药"注册批文及厄瓜多尔卫生部核准签发的"天然药物"注册批文,标志着连花清瘟胶囊具备了在泰国及厄瓜多尔市场以药品身份销售的资格,为我国原研中药拓展海外市场带来积极影响。此前连花清瘟胶囊已在中国香港、澳门地区和巴西、印度尼西亚、加拿大、莫桑比克、罗马尼亚、泰国分别以"中成药""药品""植物药""天然健康产品""食品补充剂""现代植物药"等身份注册获得上市许可。

4月8日,绿谷制药收到美国FDA正式文件通知,批准新药专项支持品种甘露特钠胶囊(商品名"九期一")国际多中心Ⅲ期临床试验。根据最新的临床试验方案,"九期一"国际多中心Ⅲ期临床试验计划将在北美、欧盟、东欧、亚太等12个国家及中国香港、台湾地区的200个临床中心,在超过2 000名的轻、中度阿尔茨海默病患者中开展为期12个月的双盲试验和随后6个月的开放试验。整个临床研究将以在中国国内的Ⅲ期临床试验数据为基础,直接进入国际Ⅲ期临床试验,预计2024年完成,2025年提交新药注册申请。

4月12日,新药专项支持的三个中药品种金花清感颗粒(聚协昌药业)、连花清瘟胶囊(颗粒)(以岭药业)和血必净注射液(红日药业)获得NMPA下发的关于新增适应证的《药品补充申请批件》,将治疗新冠肺炎纳入上述三个中药品种的适应证。其中,金花清感颗粒可以缩短新冠肺炎患者的发热时间,提高淋巴细胞、白细胞的复常率,改善相关免疫学指标,近期被NMPA作为甲类非处方药管理,可以更好地满足临床救治的需要。连花清瘟胶囊在缓解发热、咳嗽、乏力等症状方面疗效明显,可以有效地减轻转重率。血必净注射液可以促进炎症因子的消除,可以提高治愈率、出院率,减少重型向危重型的转化率。此次"三药"新适应证获批为我国新冠肺炎患者临床救治提供了新的药物选择。

5月5日,美国食品和药品监督管理局(FDA)已授予亚盛医药候选药物HQP1351孤儿药资格认定(ODD),用于治疗慢性髓性白血病(CML)。这将有助于该药物在美国的后续研发及商业化等方面享受一定的政策支持,包括享有50%临床试验费用税收减免、免除NDA申请费用、获得FDA研发资助等,特别是批准上市后可获得美国市场7年独占权。HQP1351是亚盛医药在研原创一类新药,为口服第三代BCR-ABL抑制剂,对BCR-ABL以及包括T315I突变在内的多种BCR-ABL突变体有突出效果,用于治疗一代、二代TKI耐药的CML患者。HQP1351的中国临床Ⅰ期试验进展自2018年以来,已连续两年入选美国血液病学会(ASH)年会口头报告,并获2019 ASH"最佳研究"提名。

2019年7月,该品种获美国FDA临床试验许可,直接进入Ib期临床研究。

6月3日,国家药监局宣布通过优先审评审批程序附条件批准百济神州1类创新药泽布替尼胶囊(zanubrutinib,商品名:百悦泽)上市,用于既往至少接受一种治疗的成人套细胞淋巴瘤(MCL)患者和既往至少接受过一种治疗的成人慢性淋巴细胞白血病(CLL)/小淋巴细胞淋巴瘤(SLL)患者。泽布替尼是百济神州自主开发的一款布鲁顿酪氨酸激酶(BTK)的小分子抑制剂,能够高选择性抑制B细胞生长开关BTK,阻断相关肿瘤的生长。2019年11月,泽布替尼获得美国FDA加速批准,用于治疗既往接受过至少一项疗法的MCL成人患者,成为第一个在美获批上市的中国本土自主研发抗癌新药。此次泽布替尼获批是国内继美国强生依鲁替尼获批后第2款获批的BTK抑制剂,将为MCL、CLL/SLL患者提供更多的用药选择。

6月9日,成都康弘生物科技有限公司以及公司蒙古国经销商中国国际医药卫生有限公司收到蒙古国卫生部签发的朗沐(康柏西普眼用注射液)药品注册证书。康柏西普眼用注射液是康弘生物自主研发的具有完全自主知识产权的一类生物创新药,该产品能有效地与血管及组织中的VEGF结合,阻断由VEGF介导的促进新生血管出芽和生长的信号传递。康柏西普眼用注射液于2013年在国内获批用于治疗湿性年龄相关性黄斑变性(nAMD),2017年获批用于治疗继发于病理性近视脉络膜新生血管引起的视力损伤(pmCNV),2019年获批用于治疗糖尿病性黄斑水肿(DME)引起的视力损害。此次康柏西普眼用注射液获得蒙古国卫生部签发的药品注册证书,标志着我国又一个一类生物创新药迈向国际市场。

6月18日,和黄医药旗下靶向抗癌药呋喹替尼获得了美国FDA授予的注册审批快速通道资格(FAST TRACK),用于治疗转移性结直肠癌(mCRC)患者。呋喹替尼是喹唑啉类小分子高选择性血管内皮生长因子受体的口服抑制剂,主要作用靶点是VEGFR激酶家族,通过抑制肿瘤新生血管的形成而发挥肿瘤生长抑制效应。2018年9月,呋喹替尼首次在中国获批上市,用于转移性结直肠癌(mCRC)患者的治疗。此次呋喹替尼获得FDA授予的快速通道资格,意味着该药在研发和注册过程中得到FDA更多的关注,加快该药在美国的上市进程,为海外的转移性结直肠癌患者提供新的治疗方案。

8月3日,歌礼制药开发的全口服丙肝治疗方案获得中国国家药品监督管理局(NMPA)批准上市。这款全口服丙肝治疗方案是由拉维达韦(新力莱)联合达诺瑞韦(戈诺卫)组成,两药均为"重大新药创制"科技重大专项(以下简称"新药专项")支持品种。其中,拉维达韦是歌礼针对丙肝病毒(HCV)非结构蛋白5A(NS5A)靶点开发的新一代泛基因型直接抗丙肝病毒药物,而达诺瑞韦是歌礼开发的新一代丙肝病毒非结构蛋白3/4A(NS3/4A)丝氨酸蛋白酶抑制剂。在中国已经完成的Ⅱ/Ⅲ期临床试验结果显示,经过12周治疗,拉维达韦/达诺瑞韦治疗方案在基因 1 型非肝硬化患者中持续病毒学应答率(SVR12)达 99%,即 99% 的患者停药后 12 周体内检测不到 HCV RNA,且针对基线发生 NS5A 耐药突变的患者,SVR12 达 100%。此次全口服丙肝治疗方案获批为我国丙肝患者提供了更多更优的用药选择。

7 月 29 日及 8 月 10 日,NMPA 先后批准新药专项支持品种百奥泰格乐立(阿达木单抗注射液)用于治疗充足皮质类固醇和(或)免疫抑制治疗应答不充分、不耐受或禁忌的中重度活动性克罗恩病成年患者,以及成年非感染性中间葡萄膜炎、后葡萄膜炎和全葡萄膜炎患者。阿达木单抗是一种抗肿瘤坏死因子(TNF-α)单克隆抗体,通过与 TNF-α 特异性结合阻断其与细胞表面 TNF-α 受体的相互作用,进而阻断 TNF-α 的致炎作用。格乐立是百奥泰开发的中国境内上市的首款阿达木单抗生物类似药,于 2019 年 11 月首次获得 NMPA 批准上市,并先后获批治疗强直性脊柱炎、类风湿关节炎和银屑病等自身免疫性疾病。近期该药在中国连续获批第四个和第五个适应证,将为我国克罗恩病及葡萄膜炎患者提供新的用药选择。

8 月 14 日,上海复宏汉霖生物技术股份有限公司的汉优曲(注射用曲妥珠单抗,即注射用重组抗 HER2 人源化单克隆抗体)正式获得 NMPA 批准用于治疗 HER2 阳性的转移性乳腺癌、HER2 阳性的早期乳腺癌以及 HER2 阳性的转移性胃腺癌或胃食管交界处腺癌。曲妥珠单抗是一种重组人源化单克隆抗体,主要通过抑制表皮生长因子与肿瘤细胞的相互作用来抑制肿瘤细胞的增殖。此次汉曲优的获批实现了国产曲妥珠单抗零的突破。

↗ 传染病专项

4 月 24 日,在艾滋病和病毒性肝炎等重大传染病防治科技重大专项(以下简称"传染病专项")支持下,安徽智飞龙科马生物制药有限公司研发的重组结核杆菌融合蛋白(EC)获得 NMPA 批准上市。结核杆菌潜伏感染者的筛查与预防是控制结核病疫情的重要手段,重组结核杆菌蛋白(EC)是以卡介苗缺失的蛋白制成的结核鉴别用变态反应原,采用该反应原的皮试方法,既有结核分枝杆菌 γ-干扰素体外释放实验(TB-IGRA)的特异性,又有结核菌素皮肤实验(TST)适合大规模筛查的简便性。该产品上市后可用于:①结核杆菌感染筛查;②与结核菌素纯蛋白衍生物(PPD)联用,主要用于鉴别卡介苗接种与结核杆菌感染;③区分卡介苗接种后阴转或未感染结核杆菌、卡介苗接种后维持阳性、结核杆菌感染这三类人群;④结核病的临床辅助诊断。

9 月 7 日,夏宁邵教授团队在《自然》子刊《自然微生物学》(Nature Microbiology)上发表题为"Near-atomic cryo-electron microscopy structures of varicella-zoster virus capsids"的研究论文。该研究首次揭示了疱疹病毒 α 家族的水痘-带状疱疹病毒(varicella-zoster virus,VZV)不同类型核衣壳的近原子分辨率结构,阐明了 VZV 核衣壳不同组成蛋白的相互作用网络与衣壳装配机制,为进一步开展新型载体疫苗设计及抗病毒药物等研究提供重要支持。此次研究填补了人类 α 疱疹病毒 VZV 结构信息空白,为揭示不同疱疹病毒结构异同点并进一步研究该类病毒组装的共性问题提供重要基础,也为广谱抗病毒药物和新型疫苗的研制提供科学线索和理论依据。

10 月 20 日,吴建国教授团队在国际权威杂志 Cell Reports 发表了题为"MYSM1 represses innate immunity and auto-immunity through suppressing the cGAS-STING pathway"的研究论文。去泛素化酶 MYSM1 主要功能是去除组蛋白 H2A 的泛素化修饰,是一种重要表观遗传学修饰的关键因子,在造血功能,免疫系统,皮肤、组织、视力、骨骼发育,浆细胞分化等功能中起着重要作用。该研究发现 DNA 病毒以及胞外 DNA 可诱导 MYSM1 表达,进一步证明干扰或者敲除 MYSM1 会导致大量炎性细胞因子过度分泌,表明 MYSM1 负调控 DNA 诱导的天然免疫反应和炎症反应,从而证明 MYSM1 在抗病毒感染和调控天然免疫反应中发挥着至关重要的作用。研究团队还发现 MYSM1 与红斑狼疮相关,在红斑狼疮患者中 MYSM1 表达量显著下降;在红斑狼疮患者外周血单核细胞中过表达 MYSM1,可以抑制炎症因子的表达,表明 MYSM1 可抑制自身免疫反应。此项研究发现了一种新的抑制天然免疫反应的重要因子,同时证明 MYSM1 可以抑制自身免疫反应,具有防治自身免疫疾病的潜在应用价值。

国家自然科学基金资助项目

2019 年面上项目（药学相关项目选录）

项目编号	项目名称	负责人	依托单位
81973538	中药复方 JCM-16021 促进肠道菌群的短链脂肪酸生成改善肠屏障功能的机制研究	卞兆祥	香港浸会大学深圳研究院
81973174	基于 ABeta 聚集体重组与表面伪装策略的抗 AD 药物设计合成及活性研究	卜宪章	中山大学
81973478	基于肠道菌群介导的苍术炮制机制研究	才　谦	辽宁中医药大学
81973389	基于生理药动学/药效学模型动态预测 TKIs 与华法林的体内相互作用及其协同调控机制的研究	蔡卫民	复旦大学
81973201	基于 PI3K/AKT 通路抑制的狗牙花属单萜吲哚生物碱的发现、抗肿瘤构效关系与机制研究	蔡由生	武汉大学
81973481	柴胡和白芍醋炙配伍调控 IDO1/GCN2 信号通路重构免疫微环境增强抗肝纤维化的物质基础及分子机制研究	曹　岗	浙江中医药大学
81973243	计算机辅助人工蛋白药物的设计与优化方法研究	曹　洋	四川大学
819731851	靶向 T 细胞封锁和免疫外排的美洲大蠊抗三阴乳腺癌先导化合物优化及作用机制研究	曹永凯	深圳大学
81974497	基于蛋白-生物膜相互作用 SPR 技术的埃博拉病毒进入抑制剂作用机制研究	车津晶	解放军军事科学院军事医学研究院
81973387	肾移植患者钙调磷酸酶抑制剂在外周血淋巴细胞中药动与药效个体变异机制研究	陈　冰	上海交通大学
81973463	菊苣抗糖尿病活性组分调控肠道菌群微生态的变化及其作用机制研究	陈　剑	江苏省中国科学院植物研究所
81973434	基于 Ultrafast-VPCR 技术的半夏药材及其成药快速基因检测体系的建立以及应用	陈　蓉	成都中医药大学
81973184	靶向 G-四链体解旋酶 DHX36 新型 c-MYC 转录抑制剂的发现及其作用机制研究	陈硕斌	中山大学
81973477	地黄"一源多效"的药效物质基础及质量标志物研究	陈随清	河南中医药大学
81973291	基于 Click 亲和色谱联合限制性酶解肽谱新方法的活细胞内程序性坏死抑制剂作用靶标及结合位点动态分析	陈啸飞	解放军第二军医大学
81973183	新型 TLR1/2 小分子激活剂的发现及其与 PDL1 小分子抑制剂的联合肿瘤免疫机制研究	陈之朋	南方医科大学
81973350	敲低胰岛素样生长因子 1 受体（IGF-1R）激活 RNA 病毒感受器 RIG-I 和 MDA-5 机制研究及药理学效应	崔淑香	首都医科大学
81973396	泛素化连接酶 TRIM59 介导基质结缔组织化致胰腺癌化疗耐药作用研究	方　罗	浙江大学
81973159	具有口服镇痛活性的阿片/神经肽 FF 受体多靶点环肽分子的设计和合成及其药理学鉴定	方　泉	兰州大学
81973272	小胶质细胞介导的纳米递药系统脑内转运及其机制研究	高小玲	上海交通大学
81973467	以大黄为模型药物构建"以酶钓菌"模式准确鉴定中药肠道功能菌群	高晓燕	北京中医药大学
81973165	新型骨架选择性雌激素受体降解剂的发现及抗肿瘤活性研究	郭　彬	中国科学院上海药物研究所
81973231	海洋新型抑制剂 GL5 靶向 SGLT2 及其调控 SphK1-S1P 信号通路的抗糖尿病肾病分子机制	郝杰杰	中国海洋大学
81973391	基于 QSP-PBPK-TD 模型进行抗肿瘤药物心脏毒性预测的体外-体内转化研究	何　华	中国药科大学
81973293	靶向调控 NDRG1 因子的新奇天然苷类化合物抑制胃癌细胞转移作用及其分子机制研究	贺震旦	深圳大学
81973449	基于氧化呼吸链的中医清热的化学物质基础及其生物学机制研究	侯媛媛	南开大学
81973285	二维磁性固相萃取微流控芯片/质谱联用系统的构建及其在药物分析中的应用基础研究	胡　坪	华东理工大学
81973287	基于中空纤维细胞/靶标捕获和液相微萃取的中药 Q-markers 辨析新方法研究	胡　爽	山西医科大学
81973267	激动剂干预的脑肿瘤主动靶向药物递释系统治疗研究	胡富强	浙江大学
81973264	针对铜绿假单胞菌菌膜所致顽固性肺部感染的全过程智能递药系统的构建及其阻断细菌耐药发生的机制研究	胡海燕	中山大学
81973488	基于微环境调控 EMT 的多触发型结肠定位给药系统的构建和评价	胡容峰	安徽中医药大学
81973302	谷氨酸能神经元上组胺 H2 受体在精神分裂症发生中的作用机制研究	胡薇薇	浙江大学
81973355	ENPP1 介导的嘧啶代谢重编程在 EGFR TKI 耐药中的作用及机制研究	胡泽平	清华大学
81973461	香附靶向调控犬尿氨酸代谢通路的抗抑郁机制和成分研究	贾红梅	中国医学科学院药用植物研究所
81974505	超级增强子促进慢粒白血病干细胞自我更新和存活的作用及其机制研究	靳艳丽	暨南大学
81973474	基于"复合纳米探针-智能手机荧光读码"微流层析适配体传感器的中药多农药残留现场"掌上检测"研究	孔维军	中国医学科学院药用植物研究所
81973339	靶向 ARF1-ERK-Drp1 信号通路的氮卓斯汀抑制线粒体分裂和结直肠癌生长的作用及机制研究	李　斌	暨南大学
81973479	基于色-质-味-量-毒-效多维信息融合研究张仲景附子特色"炮"法致药性变化的科学内涵	李　飞	北京中医药大学

中国药学年鉴 CHINESE PHARMACEUTICAL YEARBOOK 2020-2021

项目编号	项目名称	负责人	依托单位
81973244	面向药物重定位的深度学习计算关键技术研究	李 非	中国科学院计算机网络信息中心
81973464	基于"机体内环境-组织微环境-PI3K/Akt通路"动态调控的"苦参-黄芪"药对治疗肝癌的药效物质和作用机制研究	李 清	沈阳药科大学
81973171	基于结构的新型选择性FLT3共价抑制剂的设计、合成及其对（复发性及预后不良）急性髓性白血病的生物活性研究	李念光	南京中医药大学
81973399	ERRα/Wnt5a调控脑胶质瘤替莫唑胺耐药性的机制研究	李群益	复旦大学
81973242	细胞色素P450酶介导的药物代谢预测研究	李卫华	华东理工大学
81973441	从肠脑轴探究四君子汤改善脾气虚"纳少""神失"的体内功效物质及作用机制	李晓波	上海交通大学
81973190	靶向pre-fusion F蛋白的咖啡酸类抗呼吸道合胞病毒活性成分的结构优化及作用机制研究	李药兰	暨南大学
81973572	基于多元核酸适配体生物探针研究傣药龙血竭抗失重肠上皮屏障损伤的靶点网络与体内药效物质	李玉娟	北京理工大学
81973493	基于缔合胶体自组装-陈化-稳态重构研究中药多酚口服液多元沉淀形成与调控机制	林俊芝	成都中医药大学
81974516	PgCLE-PgWOX在人参"长脖芦"形成中的反馈调控机制研究	刘 娟	中国中医科学院中药研究所
81973550	丹参-三七药对协同抑制线粒体丙酮酸转运和谷氨酰胺分解干预肝纤维化的作用及机制研究	刘 群	中国药科大学
81973266	乳滴内药物分子的可控沉淀及高效包载	刘东飞	中国药科大学
81973513	基于TRPV1通道探讨辛味中药抑制血管平滑肌细胞增殖的作用机制	刘荣霞	烟台大学
81973497	当归芍药散基于双向调控Ras/cAMPdependent PKA自噬通路的"酸甘化阴、辛甘化阳"的药性基础	刘四军	广州中医药大学
81973181	基于HIV-1 RT NNIBP可容纳区域Ⅱ多位点结合的DAPY类衍生物的设计、合成与活性评价	刘新泳	山东大学
81974512	锌指蛋白ZNF587B调控顺铂耐药的靶基因鉴定及机制研究	刘英姿	中南大学
81973436	基于药材共存微生物与代谢组变化研究陈皮"陈久者良"科学内涵	刘友平	成都中医药大学
81973168	基于受体结构的选择性IKKβ抑制剂的设计、合成及抗糖尿病肾病药理活性研究	刘志国	温州医科大学
81973247	基于存余粒子实时监测的固体药物体内溶出过程研究	卢 懿	复旦大学
81973300	脑血管内皮细胞源性CDK5信号缺失介导自发性癫痫的病理机制及调控研究	卢应梅	南京医科大学
81973188	基于全新作用机制的Snail抑制剂发现、优化与抗肿瘤活性研究	陆 涛	中国药科大学
81973367	rv1453基因启动子区突变致结核分枝杆菌对氯法齐明耐药及机制研究	陆 宇	首都医科大学
81973516	人参皂苷Rh2联合依维莫司介导paraptosis抗非小细胞肺癌的机制研究	陆金健	珠海澳大科技研究院
81973331	以靶细胞中SHP-2蛋白表达水平改变为靶标的新型免疫炎症调控	罗 琼	南京大学
81973431	枳实药材"翻肚如盆口"性状特征的科学内涵研究	罗 容	首都医科大学
81973263	可控晶格的动态智能液晶系统用于软组织缺损修复及其机制研究	潘 昕	中山大学
81973541	单细胞水平补血养气类中药活性成分抗化疗引起骨髓抑制机制研究	钱 景	浙江大学
81973570	基于PDK1介导的代谢途径探讨傣药白钩藤中生物碱类抗结直肠癌作用机制	邱玉玲	天津医科大学
81973288	基于仿生梯度微流控芯片的多维药敏分析系统	任康宁	香港浸会大学深圳研究院
81974504	小分子SBF-1以PTP1B/Bcr-Abl相互作用为靶标的治疗TKI耐药CML新机制	沈 燕	南京大学
81973294	中国细菌耐药经济负担测算研究－－以耐碳青霉烯类肠杆菌科为例	史录文	北京大学
81973328	基于多样性激动剂的PPARβ/δ调节脂骨代谢作用与机制及药物先导物发现研究	司书毅	中国医学科学院医药生物技术研究所
81973370	以GGTase 1为药物靶标逆转念珠菌对棘白菌素类药物耐药性的机制研究	苏 畅	武汉大学
81973532	DADS下调DJ-1负调控PTEN/Akt通路抑制人胃癌细胞EMT与侵袭和抗药性	苏 琦	南华大学
81973388	冬凌草甲素调控急性肝损伤所致花生四烯酸类CYP/UGT代谢紊乱的基础研究	唐 斓	南方医科大学
81973203	多靶点抗阿尔茨海默病桑属Diels-Alder型加合物的发现、合成及作用机制研究	唐贵华	中山大学
81974522	基于整合效应与药物相互作用的当归-益母草配伍防治滑胎功效物质与作用机制研究	唐于平	陕西中医药大学
81974518	基于"肠-肾"轴的熟地黄-山茱萸配伍干预慢性肾病功效物质基础及作用机制研究	陶金华	南通大学
81973517	基于NK细胞诱导肿瘤休眠探讨金复康单体组合预防肺癌转移的表观遗传学机制	田建辉	上海中医药大学
81973384	长链非编码RNA LINC00630作为ceRNA调控miR-103a-3p/miR-335-5p表达影响T淋巴母细胞淋巴瘤/白血病复发耐药的分子机制研究	田小朋	中山大学
81973170	NDM-1金属β-内酰胺酶抑制剂的设计、合成和抗NDM-1耐药菌活性研究	万升标	中国海洋大学
81973260	pH和还原双重敏感纳米药物递送系统用于肿瘤的化学免疫治疗研究	汪贻广	北京大学
81973353	系统干预翻译起始效率以对抗肺癌细胞恶性表型的药理学机制研究	王 通	暨南大学
81973290	基于"多组学-多通路"的天然药物J06改善高尿酸血症的药效及分子机制	王 琰	中国医学科学院药物研究所
81973495	基于吸引子的中药有效成分群辨识与作用机制解析方法研究	王 耘	北京中医药大学

（续表）

项目编号	项目名称	负责人	依托单位
81973241	选择性识别雷帕霉素靶蛋白 mTOR 的嘌呤酮类衍生物：合理设计、抗肿瘤活性及作用机制研究	王领华	南理工大学
81973447	基于抑制 AGEs 蓄积偶联炎症损伤机制的知母黄柏药对抗糖尿病骨质疏松药效物质基础研究	王娜妮	浙江省中医药研究院
81973494	芳香类中药渗透促进剂"佐使"抗肿瘤树突状细胞疫苗淋巴迁移的物质基础及趋向机制研究	王淑君	沈阳药科大学
81973571	藏药曲什札中脂肪酸合酶抑制剂的发现及药-靶互作机制研究	王小艳	浙江中医药大学
81973459	单味牛蒡子通便作用机制及药效物质研究	王秀伶	河北农业大学
81973475	基于原位电离质谱-细胞代谢联用的荷叶、莲子心、莲须"中药质量标志物"的快速辨识和品质评价研究	吴 彀	上海中医药大学
81973217	精准肠道菌研究在菌株水平解析肠道菌群促进胰高血糖素样肽-1（GLP-1）分泌的功能及活性分子发现	吴崇明	中国医学科学院药用植物研究所
81973365	组蛋白甲基转移酶 EZH2/EHMT2 协同表观调控肺癌耐药作用及其分子靶向逆转药物的研究	吴春福	沈阳药科大学
81973485	药用菊花加工过程中"抑酶保苷"共性规律研究	吴德玲	安徽中医药大学
81974521	牛尾菜调控 NLRP3/Caspase-1/PDZK1 轴抗高尿酸血症的药效物质及作用机制研究	吴晓辉	天津医科大学
81973555	朝药草芍药基于肠肝轴对肝纤维化肠道稳态失衡-炎症通路的调控作用研究	吴艳玲	延边大学
81973238	基于晶体结构和人工智能小分子药效构象识别的新骨架 FXR 激动剂的发现及抗 NAFLD 活性初步评价	夏 杰	中国医学科学院药物研究所
81973557	基于"谱效关系-分子效应-药代动力学"整合模式研究血脂灵片降脂作用的质量标志物	肖学凤	天津中医药大学
81973163	新型苄基哌嗪类 RORγt 激动剂的设计合成、作用机制及抗感免疫活性研究	谢 琼	复旦大学
81973255	脑胶质瘤术后腔内化疗/免疫协同治疗的原位缓释凝胶递药系统及其机制研究	辛洪亮	南京医科大学
81973253	调控结肠炎症部位巨噬细胞 M1/M2 极化的多功能递药系统的构建及其机制研究	邢建峰	西安交通大学
81973438	方儿茶抑制耐药性金黄色葡萄球菌毒力的活性成分鉴定及其作用机制研究	徐宏喜	上海中医药大学
81973167	基于秋水仙碱结合位点的新型多功能肿瘤血管破坏剂的研究	徐盛涛	中国药科大学
81973408	治疗类风湿关节炎药物反应的遗传和肠道微生物标记物的定位和机制研究	许 恒	四川大学
81973210	抗乙肝病毒先导分子 PA-XY2 的靶标蛋白的发现及其构效再优化研究	许 敏	昆明理工大学
81973473	基于"磁珠分离-LCR 信号放大策略"的电化学适配体传感芯片同时检测中药材多种真菌毒素	许雄伟	福建医科大学
81973454	基于微生物-肠-脑轴研究益智仁抗阿尔茨海默病的药效物质及作用机制	严春艳	广东药科大学
81973416	丹参响应环境胁迫维持内生菌利害平衡的全生物组装模式与药材质量的关联机制研究	严铸云	成都中医药大学
81973279	基于定量化学蛋白质组技术的临床共价药物靶标全景式分析	杨 靖	北京蛋白质组研究中心
81973393	酯类前体药物再评价与羧酸酯类水解酶作用属性比较的机制研究	杨 凌	上海中医药大学
81973554	苓桂术甘汤协同效应化合物的发现及其调控线粒体自噬在非酒精性脂肪肝病中的机制研究	杨 扬	上海中医药大学
81973440	北柴胡地上部分治疗癫痫的药效物质基础及作用机制研究	杨炳友	黑龙江中医药大学
81973373	胰高血糖素家族 GPCR 的受体间相互作用及其多重药理学分子机制的研究	杨德华	中国科学院上海药物研究所
81973560	基于整合药动学与药效学的黄芪-红花组分抗脑缺血效应与机制研究	杨洁红	浙江中医药大学
81973566	藏药喜马拉雅紫茉莉抗肺纤维化成分的发现、构效关系与作用机制研究	杨学东	天津大学
81973558	基于"分而治之"融合"效应加权"策略的冠心丹参方多成分整合药代动力学新方法研究	姚宏福	建医科大学
81973445	基于蛋白质-代谢物网络融合分子对接的二至丸治疗肾阴虚型骨质疏松症的作用机制及药效物质基础研究	姚卫峰	南京中医药大学
81974519	基于"中医方证代谢组学"结合"PK-PD 建模"策略的补中益气汤治疗脾气虚证的体内药效物质研究	姚志红	暨南大学
81973195	以糖皮质激素受体 α 为新靶点的抗肥胖症惕各烷型二萜的发现与研究	尹 胜	中山大学
81973453	中药苦参抗 HER2 阳性乳腺癌有效成分群及其 PI3K/AKT/P27 分子机制研究	尹小英	上海工程技术大学
81973246	内质网靶向近红外光动力效应调控肿瘤细胞免疫原性死亡机制及在免疫治疗中的应用	游 剑	浙江大学
81973226	双靶点抗革兰阴性菌新型抗菌肽-裂解酶蛋白的理性设计与机制研究	余 蓉	四川大学
81973471	基于"共有物质基础"构建多剂型多给药途径中药大品种质量标志物发现及确证的研究方法学	余伯阳	中国药科大学
81973390	胃癌中 lncGHET1 介导的 P-gp 高表达及其促进胃癌疾病进程的机制和逆转耐药研究	余露山	浙江大学
81973180	骨架替换法从"老药"骨架库里发现 STAT3 蛋白的"新"抗肿瘤抑制剂	余文颖	中国药科大学
81973275	基于多靶标膜受体生物色谱微阵列全二维分析系统的抗肝纤维化中药复方活性成分筛选新方法研究	原永芳	上海交通大学

（续表）

项目编号	项目名称	负责人	依托单位
81974524	基于 Pickering 乳化包合原理的中药挥发油高载油固体粒子的构建、稳定化及其口服固体制剂应用基础研究	岳鹏飞	江西中医药大学
81973394	肝癌中 OAT2（SLC22A7）表观遗传修饰机制及药物干预研究	曾 苏	浙江大学
81973430	药用大黄聚酮合成酶基因的表达调控与功能研究	张 岗	陕西中医药大学
81974514	新型抗抑郁药物靶点 TRPC5 离子通道的结构药理学研究	张 进	南昌大学
81973573	基于 BarHRM-电子舌-清"赤巴"热效应指数的多基原藏药"蒂达"品质整合评控研究	张 艺	成都中医药大学
81973158	血根碱结构类似物 JND3688 的结构改造、抗宫颈癌活性及其靶标发现研究	张 章	暨南大学
81973273	基于蛋白冠状物的纳米递药系统的体内转运过程研究及其在纤维化疾病治疗中的应用	张峻峰	南京大学
81973563	基于外泌体-肠道微生物-多组学的藏药毛诃子鞣质部位抗肝癌药效物质与机制研究	张兰珍	北京中医药大学
81973292	促氧化抗肿瘤药增敏的长时程近红外化学发光体系构建及其肿瘤精准成像应用	张群林	安徽医科大学
81973372	一种新型绛霉素类似物抗结核分枝杆菌的作用机制及其药效学和初步成药性研究	张天宇	中国科学院广州生物医药与健康研究院
81973274	基于非典型疏水性氨基酸的自组装短肽纳米粒作为疏水药物载体	张文胜	四川大学
81973161	靶向 RIPK1 抑制剂治疗特发性肺纤维化的药物研发	张小虎	苏州大学
81973346	假基因 S100A11P1、S100A11P2 对钙结合蛋白 S100A11 的调控介导顺铂耐药的作用机制	张有为	徐州医科大学
81973256	原位肿瘤疫苗的光激活协同 IDO 阻断和抗骨重吸收用于乳腺癌骨转移治疗的研究	赵春顺	中山大学
81973256	原位肿瘤疫苗的光激活协同 IDO 阻断和抗骨重吸收用于乳腺癌骨转移治疗的研究	赵春顺	中山大学
81973548	RV 感染斑马鱼模型的建立、病理新机制和中药的筛选研究	赵文昌	广东医科大学
81973186	ROS 激活型 ProTide 前药的发现及其药代动力学研究	甄 乐	中国药科大学
81973556	"菌-肠-脑轴"犬尿氨酸代谢调控在人参皂苷抗抑郁中的作用及其 PK-PD 关联机制	郑 啸	中国药科大学
81973496	基于含反药组合的经典名方海藻玉壶汤治疗甲状腺肿大大鼠探讨甘草不同品种与海藻配伍的生物效应与机制	钟赣生	北京中医药大学
81973235	海洋放线菌来源粉蝶霉素衍生物的定向构建和以 PRDX1 为靶点的抗肾癌先导物优化	周雪峰	中国科学院南海海洋研究所
81973564	基于 Th17/Treg 细胞分化失衡研究竹节参总皂苷干预 EAE 的药效物质和作用机制	邹海艳	首都医科大学

↗ 2019 年重点项目（药学相关项目选录）

项目编号	项目名称	负责人	依托单位
81930103	细胞间能量代谢耦合异常介导血管性痴呆分子机制研究与药物靶标发现	韩 峰	南京医科大学
81930109	非酒精性脂肪肝进程中 DAMPs 代谢免疫调控与靶标发现	郝海平	中国药科大学
81930096	基于肥大细胞 MrgX2 新靶标的抗过敏性哮喘先导物基础研究	贺浪冲	西安交通大学
81930098	能量代谢调控新靶点、新机制发现与创新药物研究	黄志纾	中山大学
81930097	选择性抑制内源性凝血途径的 FuCS 寡糖构效关系与机制研究	李中军	北京大学
81930108	脂代谢异常通过 FGFR1 促进心血管疾病进展的新机制、靶标确证与新药发现研究	梁 广	温州医科大学
81930112	基于"阻断扭转"策略的中药大蓟抗耐药结核的药效物质与作用机制研究	马骁驰	大连医科大学
81930107	神经氨酸酶作为冠心病治疗新靶标及其抑制剂老药新用的研究	齐炼文	中国药科大学
81930111	清解宣透肺卫方（银花平感颗粒）及组分干预耐药性细菌性肺炎重症化的效应与作用机制研究	万海同	浙江中医药大学
81930105	抑制心房颤动进展中电与结构重构的机理与药物分子基础	吴 林	北京大学
81930110	滋肾养肝解毒法对核苷（酸）类似物耐药 HBV 感染的干预效应及机制研究	肖小河	解放军总医院
81930104	HSP90 抑制剂调节神经递质的机理与抗癫痫效果研究	许 琪	中国医学科学院基础医学研究所
81930102	干预肿瘤免疫检查点蛋白 PD－L1 的药物再发现研究	杨 波	浙江大学
81930125	针对几类重要表观遗传调控蛋白的小分子探针/药物先导物的发现	杨胜勇	四川大学
81930125	针对几类重要表观遗传调控蛋白的小分子探针/药物先导物的发现	杨胜勇	四川大学
81930100	基于蛋白-蛋白相互作用精准调节转录因子 Nrf2 活性及探索其作为肝细胞癌治疗的新靶标	尤启冬	中国药科大学
81930099	工程化中性粒细胞对肿瘤免疫微环境的调控作用及机制研究	张 灿	中国药科大学
81930101	CDK4/6-BAP1-VHL 信号轴促进肿瘤肝转移机制研究及 CDK4/6 抑制剂新适应症的发现	潘景轩	中山大学
81930106	机械力信号通路 Piezo1－bestrophin3 下调促进主动脉夹层发生及机制	周家国	中山大学

中国药学年鉴 CHINESE PHARMACEUTICAL YEARBOOK 2020-2021

2019 年重大项目（药学相关项目选录）

项目编号	项目名称	负责人	依托单位
81991521	环境胁迫海洋生物产生的新药源分子研究	郭跃伟	中国科学院上海药物研究所
81991523	海洋药源分子的作用机制与靶点发现	胡 刚	南京中医药大学
81991525	海洋药源分子的定向发掘与异源高效表达	林文翰	北京大学
81991524	海洋药源分子的形成机制与调控策略	谭仁祥	南京中医药大学
81991520	海洋药源分子的发现及形成机制	谭仁祥	南京中医药大学
81991522	微量新型海洋药源分子的高效发现	于广利	中国海洋大学

2019 年国家杰出青年科学基金（药学相关项目选录）

项目编号	项目名称	负责人	依托单位
81925037	中药药效物质	高 昊	暨南大学
81925033	天然药物化学	戈惠明	南京大学
81925035	分子药剂学	黄永焯	中国科学院上海药物研究所
81925036	生物大分子药物递释系统	孙 逊	四川大学
81925034	药物设计与先导化合物发现	张 健	上海交通大学

2019 年国际（地区）合作与交流项目（药学相关项目选录）

项目编号	项目名称	负责人	依托单位
81950410634	Multidisciplinary Tools for Analytical Separation and Drug Delivery; Sandwich Magnetic Molecularly Imprinted Nanocomposites	Pierre DRAMOU	中国药科大学
81961160709	基于结构多样化天然化合物库的 TNFR2 小分子拮抗剂的发现和新型抗肿瘤免疫药物研发	陈纪军	中国科学院昆明植物研究所
81981260455	化学新前沿学术研讨会	戈惠明	南京大学
81981260456	化学新前沿学术研讨会	罗 成	中国科学院上海药物研究所
81981260348	2019 年度 NSFC-FDCT 精准医疗学术研讨会	秦胜营	上海交通大学
81961130395	新型无痛缓释型乙肝疫苗微针的基础开发及其应用	孙 逊	四川大学
81961138001	基于 PFKFB3 小分子拮抗剂的抗血管生成肿瘤治疗药物开发	王明伟	国家新药筛选中心
81981260347	2019 年度 NSFC-FDCT 精准医疗学术研讨会	王新华	广州医科大学
81920108033	中药基于胆汁酸受体 TGR5 调控糖脂代谢的效应物质基础及作用机制研究	王峥涛	上海中医药大学
81911540487	三种槐属民族药抗糖尿病药效物质基础及作用机制研究	杨新洲	中南民族大学

2019 年联合基金项目（药学相关项目选录）

项目编号	项目名称	负责人	依托单位
U19A2011	基于 DNA 编码技术的川产黄连治疗糖尿病作用机制研究及创新药物发现	邓 赟	成都中医药大学
U19A2012	基于"化学物质-整体效应-体内作用特征"关联分析策略的人参功效物质基础、构效关系及作用机制研究	刘志强	中国科学院长春应用化学研究所
U19A2010	川产道地药材的道地性研究	彭 成	成都中医药大学
U19A2009	基于核心功效的霍山石斛品质形成及机制研究	彭代银	安徽中医药大学
U19A2013	基于线粒体功能的人参核心功效物质基础与作用机制研究	赵大庆	长春中医药大学
U1908208	蝎毒耐热合成肽抗帕金森病的分子靶标及作用机理的研究	赵 杰	大连医科大学

2019 年青年科学基金项目（药学相关项目选录）

项目编号	项目名称	负责人	依托单位
81903642	抑制泛素-蛋白酶体-survivin-自噬环路增效有丝分裂灾难克服肿瘤细胞多药耐药的机制研究	白兆石	南京医科大学
81903912	基于深度学习的中药心脏毒性预测及其系统毒理学机制研究	蔡垂浦	广州中医药大学
81903893	蛋白质组芯片与 iTRAQ 技术联用研究穿心莲内酯抗炎靶点及作用机制	陈 鹏	中国中医科学院医学实验中心
81903762	山药多糖调节肠道菌群生长的构效关系及其作用机制研究	陈 霞	中国科学院上海药物研究所
81903761	银蓝调脂胶囊调控 PXR/CYP3A4 表达治疗痰浊血瘀型高脂血症机制和药效物质研究	陈 昭	广州中医药大学
81903554	程序响应型纳米粒用于逆转免疫抑制微环境及协同肿瘤化疗的研究	陈斌龙	北京大学
81903791	基于药物蛋白质组学与多靶点超滤筛选研究匙羹藤干预餐后高血糖的作用机制与活性物质基础	陈桂林	中国科学院武汉植物园
81903917	基于体内过程的"痛风汤散"抗痛风作用物质基础和机制研究	陈海芳	江西中医药大学
81903512	药用菌蝉花化学成分及其免疫抑制活性研究	陈贺平	中南民族大学

（续表）

项目编号	项目名称	负责人	依托单位
81903773	基于药物代谢组学和蛋白质组学的防己治疗类风湿关节炎体内药效物质和作用机制研究	陈金凤	郑州大学
81903657	基于羧酸酯酶 2 的多发性骨髓瘤恶性进展研究	陈瑞妮	南京中医药大学
81903670	靶向感染微环境的生物响应 HBc-两性霉素 B 抗真菌作用机制研究	陈思敏	同济大学
81903833	从 Nrf2/ARE-HO-1 信号轴研究桃红四物汤减轻心肌缺血/再灌注损伤的机制	程 婧	安徽中医药大学
81903792	基于调节肠道菌群平衡探究"慢痞消"治疗胃癌癌前病变的药效物质基础及其作用机制	褚福浩	北京中医药大学
81903567	利用自组装和树状分子负性效应提高药物递送效率和稳定性	从 梅	新乡医学院
81903726	基于 AMS 平台利用微剂量放射性同位素标记药物在恶性肿瘤患者中进行难溶性抗肿瘤创新药物的绝对生物利用度研究	崔馨戈	中国医学科学院北京协和医院
81903553	受体的内吞循环对主动靶向制剂胞内转运的影响研究	崔亚男	济宁医学院
81903769	基于 CYP450 途径研究湖北海棠对利福平和异烟肼联用所致小鼠肝损伤的保护作用机制	邓改改	三峡大学
81903701	硫酸结合代谢途径介导药物不良反应的分子机制和预防策略研究	刁星星	中国科学院上海药物研究所
81903721	CircFUT8 竞争性结合 miR-361-3p 调控 Paxillin 介导胰腺癌吉西他滨耐药的机制研究	杜 玥	郑州大学
81903845	金花茶调控赖氨酸羟化酶 2 抑制非小细胞肺癌进展的作用机制研究	杜鸿志	湖北中医药大学
81903817	基于甜味受体探索甘味补气中药的免疫调节作用机制	俸 珊	西南大学
81903811	基于"免疫靶向-逐级释药-多靶响应"的大黄-栀子组分共载纳米治疗溃疡性结肠炎机制研究	高 飞	成都中医药大学
81903760	金银花杂合黄酮通过调控 NRF2 介导的铁死亡逆转肝癌索拉非尼耐药的作用及机制研究	葛岚岚	暨南大学
81903461	具有新颖结构细胞松弛素的合成及其抗急性髓细胞性白血病的构效关系和机制研究	辛良虎	华中科技大学
81903785	基于体内过程与双向调控 Mrp-2 探讨生姜泻心汤减轻伊立替康肠毒性的"体内显效形式"	关焕玉	贵州医科大学
81903810	基于 CD44/ROS 双重介导的白芍总苷多层修饰递药系统协同调控银屑病血热证炎症微环境的研究	郭 腾	上海中医药大学
81903437	基于新型"共价-变构抑制策略"的 MEK 激酶抑制剂的设计与评价	郝晨洲	北京大学深圳研究生院
81903715	Baf60c-Trib3 依赖调控及其基因多态在 2 型糖尿病血管内皮功能损伤中的作用及机制	何发忠	暨南大学
81903757	基于氧化石墨烯荧光传感技术对中药海马的鉴定研究	侯飞侠	成都中医药大学
81903650	针对转录因子 STAT5 的新型抑制剂 LXX111 的作用机制研究	胡 晨	中国科学院合肥物质科学研究院
81903628	PEDF 抑制缺血性脑卒中炎症脑损伤的作用及机制研究	黄 茂	暨南大学
81903778	基于原位质谱成像技术研究人参和西洋参药性与神经调控的性-效关联	黄 鑫	长春中医药大学
81903890	藁本内酯通过干预 Gasdermin D 介导的 IL-1β 分泌缓解炎性肠病的作用及机制研究	黄玉杰	广州中医药大学
81903706	基于转运体 OATs 和肾脱氢肽酶双靶点缓解亚胺培南肾毒性的药代动力学研究	霍晓奎	大连医科大学
81903555	调控脉络丛微环境的多功能纳米传递系统的构建及其对缺血性脑卒中抗炎机制的研究	纪忠华	浙江医药高等专科学校
81903468	新型靶向 HBV 衣壳蛋白抑制剂的设计、合成及活性研究	贾海永	潍坊医学院
81903797	基于可调控 DNA-纳米晶微电解体系的中药中重金属多残留电化学快速检测技术研究	孔丹丹	中国医学科学院药用植物研究所
81903919	基于"创面内源性蛋白酶水解显效"作用特征的珍珠促进糖尿病创面愈合活性多肽（群）的发现研究	兰太进	广西中医药大学
81903471	Aβ-LilrB2 相互作用抑制剂的发现及其抗 AD 活性评价	劳可静	西安医学院
81903776	基于网络药理学技术研究益气补血类中药调节成体干细胞和机体再生功能的作用机制	李 菊	天津师范大学
81903710	LncRNA SFTA1P 介导 TGF-β/DDR 通路抑制非小细胞肺癌顺铂耐药的作用及机制研究	李 玲	中山大学
81903565	基于花形乳糖装载 PEG 修饰姜黄素 SLN 肺部吸入缓释递药系统的构建及其调控 Wnt/βcatenin 治疗 COPD 气道重塑的作用	李 楠	天津市医药科学研究所
81903430	含芬太尼类小分子结构的阿片/神经肽 FF 系统多功能杂聚肽的化学构建和镇痛活性研究	李 宁	兰州大学
81903641	2-AAPA 诱导硫醇氧化应激逆转结肠癌 5-FU 耐药的机制研究	李 夏	浙江省肿瘤医院
81903436	新型 KRAS-PDEδ 抑制剂的设计、合成和抗胰腺癌活性研究	李 育	解放军第二军医大学
81903542	新型抗血管性痴呆 PDE8 选择性抑制剂的发现与结构优化研究	李 哲	中山大学
81903550	多级手性"硅纳米螺丝"递药系统的设计及其依托拓扑结构跨越生理屏障的机制研究	李鹤然	中国医科大学
81903787	基于 FGF21/FGFR1/KLB 信号通路的金芪降糖片降糖活性物质分离及其作用机制	李思明	哈尔滨商业大学
81903457	RAGE 抑制/5-HT1A 激动/5-HT 重摄取抑制三功能抗并发抑郁的 AD 活性化合物的发现	李晓康	华东理工大学
81903857	丹参酮类成分通过抑制 miR-9/STARD13 信号轴削弱乳腺癌干细胞样特性及化疗耐药的机制研究	李晓曼	南京中医药大学
81903813	基于尺寸收缩型级联靶向胶束的中药抑制乳腺癌转移效应及机制研究	李秀英	山西中医药大学

项目编号	项目名称	负责人	依托单位
81903439	同时靶向 LOXL2 前体蛋白与成熟蛋白的选择性 LOXL2 抑制剂设计合成及抗纤维化活性研究	李宣仪	中国药科大学
81903662	新型 MEK 抑制剂的设计合成及高效抗肿瘤的分子机制研究	李亚楠	山西医科大学
81903929	中药材变温/压干燥机制与品质调控规律研究	李远辉	江西中医药大学
81903746	基于"菌-质"相应的杜仲药材品质评价及高品质形成机制研究	梁雪娟	湖南省中医药研究院
81903472	基于吡啶/嘧啶母核的 c-Met 抑制剂的设计、合成及抗肿瘤活性评价	廖伟科	贵州医科大学
81903526	新型海洋真菌天然产物 Viridicatumtoxins 抑制万古霉素耐药肠球菌作用机制研究	林炜	南京中医药大学
81903900	基于 p66Shc 翻译后修饰探讨鼠尾草酸抗药物性肝损伤机制	林木森	大连医科大学
81903473	以 SphK1 为靶标的抗肿瘤化合物的设计、合成及生物活性研究	刘波	山东第一医科大学
81903768	关联药效的多组分药代动力学（Poly-PK）策略探讨滋膵饮治疗糖尿病肾病药效物质基础	刘佳	天津中医药大学
81903644	基于调控 p21 和 CDK4 的天然产物 griffipavixanthone 抑制卵巢癌耐药性的机制研究	刘夏	广西医科大学
81903479	两株链霉菌中新颖安莎类抗生素的挖掘及其生物合成机制研究	刘梦玉洁	山东大学
81903622	芍药苷-6-氧-苯磺酸酯调控 GRK2 对 PI3K-AKT 的作用在 DC 参与自身免疫性肝炎中的机制	刘婷婷	安徽医科大学
81903546	基于点击化学的智能型蛋白药物缓释制剂的构建及其免疫协同抗肿瘤的研究	刘小文	暨南大学
81903796	基于中药双向调节药效特异性的西洋参质量评价方法研究	刘晓娜	滨州医学院
81903441	MPS1 共价抑制剂的设计、合成及其抗乳腺癌作用研究	刘志昊	四川大学
81903475	靶向降解突变型 PI3Kα 的新型 PROTAC 的构建及生物学评价	吕晓庆	嘉兴学院
81903547	基于乳腺癌脑转移靶向治疗的 DWVAP-血小板杂合脂质体/卡巴他赛纳米晶的研究	罗子森	复旦大学
81903432	新型万古霉素衍生物的设计、合成及抗菌活性研究	马春英	中国医学科学院药物研究所
81903672	替加环素联合氨基糖苷类抑制耐碳青霉烯肺炎克雷伯菌耐药发生的作用及机制研究	倪文涛	北京大学
81903522	天然产物 griseofamines 及其衍生物的合成以及抗菌活性研究	潘璇	中国医学科学院药物研究所
81903714	SPP1 介导的新型抗雄激素药物治疗去势抵抗性前列腺癌的耐药形成机制及靶向干预研究	庞晓丛	北京大学
81903659	mTOR/MNK 双重抑制剂 CYF-1-56 克服 mTOR 抑制剂诱导的 eIF4E 活化导致的耐药机制初探	亓爽	中国科学院合肥物质科学研究院
81903443	基于新机制双重调控 βⅢ 与 P-gp 针对耐药乳腺癌的先导物发现、优化及活性研究	齐建国	河南大学
81903574	可视化分析 Cetuximab 药物与靶标分子相互作用的新方法研究	钱玲慧	浙江大学
81903822	灵芝提取物通过 NIX 介导的线粒体自噬发挥帕金森病神经保护作用的机制研究	任志丽	首都医科大学
81903713	肾病综合征致 P-gp 功能障碍的分子调控机制及其对他克莫司药学产生的影响研究	邵兵	哈尔滨医科大学
81903784	肠道微生物与三七皂苷互作炎性肠病药效物质及作用机制研究	邵莉	湖南中医药大学
81903735	NUTD15 遗传和表观水平变异与硫代嘌呤不良反应的相关性和机制研究	舒洋	四川大学
81903717	基于生理药动学模型的二甲双胍在中国妊娠糖尿病患者的药动学/药效学研究	宋玲	北京大学
81903575	基于标签离子修饰探针的体内抗癌药物靶点 EGFR 及其信通路的 DESI 质谱成像分析方法研究	宋肖炜	复旦大学
81903673	染色体介导肺炎克雷伯菌对多黏菌素耐药的新机制研究	苏佳纯	复旦大学
81903571	基于质谱成像代谢组学的中药肝、肾毒性分析新方法发展及其应用研究	孙成龙	山东省科学院
81903624	红细胞偶联 MSC 来源外泌体抑制 GVHD 的分子影像学研究	孙苏静	解放军军事科学院军事医学研究院
81903559	嵌有 p-糖蛋白的聚合物平面仿生膜的构建与性能研究	孙艳平	河北科技大学
81903842	结构新颖的中药旋覆花倍半萜二聚体多靶向治疗前列腺癌的分子机制研究	覃江江	浙江中医药大学
81903844	基于 PGC-1α/ERRα 信号轴的代谢重编程调控在黄连生物碱类成分逆转乳腺癌他莫昔芬耐药中的分子机制研究	谭雯	兰州大学
81903579	非甾体抗炎药离子液体的结构对其生物利用度的影响	唐一梅	西安医学院
81903454	苄基哌嗪类埃博拉病毒侵入抑制剂的药代性质优化与作用机制研究	田野	山东大学
81903905	基于生物钟调控的雷公藤时辰代谢与毒性的分子机制研究	仝永斌	暨南大学
81903477	新型 LasR 群体感应抑制剂的设计、合成及抗铜绿假单胞菌活性研究	汪阿鹏	中国医学科学院医药生物技术研究所
81903899	基于 TGR5-mTOR 信号通路的半夏-黄连调节肠道 GLP-1 分泌防治糖尿病胃轻瘫机制研究	王斐	南京中医药大学
81903429	新颖 ASK1 激酶抑制剂的设计、合成及其治疗 NASH 的活性研究	王欢	中国科学院上海药物研究所
81903577	聚多巴胺修饰有序大-微孔 MOF 仿生矿化蛋白质新型复合材料用于 HPLC 手性药物分离研究	王婷	沈阳药科大学
81903789	基于抑制血管新生的中药豨莶草抗类风湿关节炎药效物质基础和作用机制研究	王安华	沈阳药科大学

（续表）

项目编号	项目名称	负责人	依托单位
81903548	肿瘤新生抗原纳米载药系统提高乳腺癌个性化免疫治疗效果的研究	王当歌	中国科学院上海药物研究所
81903908	基于药物代谢动力学的松萝酸和松萝潜在肝毒性作用及其机制研究	王晗雪	上海中医药大学
81903637	颗粒酶 M 促进 5-FU 诱导的细胞自噬介导结肠癌化疗耐药的作用和机制研究	王慧茹	中国科学技术大学
81903707	肝脏代谢处置导向的虫草素前药发现及其药动药效学协同研究	王健鲲	中国药科大学
81903556	多级可控深层次递氧纳米制剂用于肿瘤的光动力免疫协同治疗	王开开	南通大学
81903428	新型 H274Y 突变型神经氨酸酶抑制剂的设计、合成与抗甲型流感活性研究	王矿磊	五邑大学
81903750	金银花腺毛形态特征及内含物与药材品质的相关性研究	王玲娜	山东中医药大学
81903544	新型 hNET-hDAT 双靶点抗抑郁分子的发现及生物学评价	王盼盼	黄淮学院
81903451	肿瘤特异性释药的偶氮还原酶裂解型抗体偶联药物研究	王彦明	解放军军事科学院军事医学研究院
81903576	基于核酶开关的 miRNA 荧光适配体探针设计及在药物性肝损伤检测中的应用	王亦男	上海中医药大学
81903449	基于膜透化与 AcrB 抑制双功能抗菌化合物的设计、合成及活性研究	王印虎	聊城大学
81903467	基于癌基因 c-myc 转录调控的新型抗耐药非小细胞肺癌的先导化合物发现及作用机制研究	王玉青	广州医科大学
81903722	基于人体发育学和生理药代动力学模型的布洛芬治疗婴儿发热的精准用药研究	王振磊	四川大学
81903794	基于 MOFs 纳米酶的 SERS 传感平台构建及其在中药材有机磷农药残留检测的研究	魏金超	暨南大学
81903758	基于叶绿体基因组解析贝母类药材基原物种鉴定研究	邬兰	中国中医科学院中药研究所
81903799	多色荧光探针用于中药材重金属可视化快速检测的研究	吴翀	贵州中医药大学
81903765	靶标代谢组经时谱效关系探究芪玉三龙汤抑制非小细胞肺癌药效物质基础	吴欢	安徽中医药大学
81903480	红果仔间苯三酚类成分抗耐药菌感染的构效关系和作用机制研究	吴炎	暨南大学
81903819	基于内源性代谢物-生物靶分子-活性成分群-生物效应的整体动态关联模式挖掘苦寒中药的药性本质	吴茵	中国中医科学院中药研究所
81903474	亮氨酰-tRNA 合成酶(LeuRS)抑制剂的设计、合成及抗结核活性评价	吴成军	沈阳药科大学
81903656	基于干预 ARfl/ARv7 异源二聚体形成的新型抗前列腺癌候选药物 LLU-206 的作用机制研究	吴红茜	中国药科大学
81903653	逆转乳腺癌化疗耐药的新分子:tRNAGln 来源的小分子 tRF-35-F5W8E7OMJHHS19 的作用与机制研究	吴晓伟	南京医科大学
81903645	RNA 结合蛋白 ERH 介导乳腺癌 CDK4/6 抑制剂耐药的作用及机制研究	谢韶	复旦大学
81903459	新型 ASK1 高选择性抑制剂的发现及其抗 NASH 活性研究	邢峻豪	中国药科大学
81903640	双链 DNA 介导喜树碱类药物激活免疫应答机制研究	徐骏	中国科学院上海药物研究所
81903782	当归"头""身"及"尾"部位药效取向差异的形成机制研究	徐燃	武汉轻工大学
81903496	基于化学表观遗传调控的煤矿区真菌抗耐 G-菌次生代谢物及其机制研究	徐国波	贵州医科大学
81903709	TLR10 基因多态性对肾移植患者环孢素药效个体差异影响的药物基因组学研究	徐勤霞	复旦大学
81903540	肝 X 受体 β 亚型选择性配体设计的深度学习方法研究	严鑫	中山大学
81903452	抑制经呼吸道传播重要肠道病毒 EV-D68 的候选药物发现及其机制研究	颜琳洁	中国人民解放军军事科学院军事医学研究院
81903507	杭白菊多靶点抗脑缺血损伤活性的物质基础及作用机制研究	杨鹏飞	郑州轻工业大学
81903634	EGFR 小分子配体 DHBB 通过 EGFR 激酶非依赖性通路诱导肺癌细胞死亡的分子机制研究	姚楠	暨南大学
81903533	药用红树木榄胚轴中抗 HBV 复制的腈类化合物定向发现及其对靶点 NTCP 作用研究	易湘茜	广西中医药大学
81903425	基于 MTH1 底物设计的 7-脱氮-2′-脱氧腺苷类似物的合成与抗肿瘤活性研究	尹贻贞	浙江工业大学
81903445	hERG 钾离子通道变构调节剂的发现、优化及药理活性研究	余志义	山东大学
81903667	多黏菌素 B 联合美罗培南在产 KPC 酶肺炎克雷伯菌血流感染患者中的体内药代动力学/药效学及耐药机制研究	俞振伟	浙江大学
81903521	Hsp90 选择性抑制剂 Vibsanin B 的多样性导向全合成研究	袁再锋	中国科学院昆明植物研究所
81903930	基于 p38MAPK 及 ERK2 通路研究蛭芎胶囊治疗动脉粥样硬化斑块的药效成分与药理机制	翟健秀	沈阳药科大学
81903801	基于炮制转化-药效评价-靶标亲和的黄柏"盐炙入肾"的科学内涵阐释研究	张凡	辽宁中医药大学
81903798	基于"freeze-thaw"诱导的新型无试剂化纳米粒子负载适体探针高效快速检测中药中真菌毒素污染研究	张磊	中国医学科学院药用植物研究所
81903674	MKT-077 选择性清除外排泵高表达唑类耐药真菌的作用机制及其抗真菌靶点发现	张明	山东大学
81903925	基于血清药物化学-肠道菌群的蒙药香青兰调血脂药效物质及作用机制研究	张娜	内蒙古科技大学包头医学院
81903638	Ack1 介导新型 EGFR 三代抑制剂 120067 耐药机制研究	张彧	中国科学院上海药物研究所

中国药学年鉴 CHINESE PHARMACEUTICAL YEARBOOK 2020-2021

（续表）

项目编号	项目名称	负责人	依托单位
81903808	基于 TAM 重塑（M2-M1 型）和"PD-1/PD-L1 信号通路"阻断双机制的大黄素/aPD1 共载纳米递药系统构建与评价	张 婷	浙江中医药大学
81903716	肠道菌群介导的他克莫司药动学个体差异及其调控机制研究	张 彦	苏州大学
81903931	基于系统药理学探讨芪参益气方治疗气虚血瘀型冠心病的有效成分群及作用机制	张百霞	河北大学
81903846	基于 PSPC1/TGF-β1 信号通路的黄芪甲苷抑制非小细胞肺癌 EGFR-TKI 耐药作用机制研究	张乐乐	成都大学
81903895	重连口服液通过 Agr 系统调控 SCCmec 剪切影响金葡菌甲氧西林耐药性机制研究	张士杰	安徽中医药大学
81903698	核受体 REV-ERB 调控药物处置及其作用机制研究	张天鹏	暨南大学
81903828	基于自噬对 Keap1-Nrf2 通路的调控探索姜黄素抗抑郁作用的分子机制	张文渊	中山市人民医院
81903447	新型表观调控蛋白 KDM5B 抑制剂的设计、合成及抗胃癌活性评价	赵 兵	郑州大学
81903780	基于靶向垂钓策略探讨核桃楸皮保肝药效物质基础及作用机制	赵 盼	山东中医药大学
81903864	基于 CaN/NFAT 信号通路，疏肝凉血方逆转 Foxp^{3+} Treg 介导乳腺癌免疫逃逸的药理机制	赵 欣	中国医学科学院药用植物研究所
81903448	具有 GLUT1 主动转运、葡萄糖和 RGD 肽双重肿瘤识别的脑靶向脂质体的制备及其在耐药脑肿瘤的应用研究	赵 毅	郑州大学
81903852	TRPV1/CAPN 通路与 ARV7 交互对话在辣椒素抑制前列腺癌恩杂鲁胺耐药作用中的研究	郑 龙	西安交通大学
81903759	桑源中药客体特征及"同源异效"的超分子作用机制研究	周 晋	湖南中医药大学
81903867	基于 SREBP-2 调控的甲羟戊酸途径研究荷叶生物碱抗胰腺癌及化疗增敏作用机制	周 玲	滨州医学院
81903805	黄酒、姜、吴茱萸炮制黄连"缓寒"共性与"异用"特性机制研究	周 宁	河南中医药大学
81903563	基于肠道氨基酸吸收途径的口服纳米递药系统构建及其跨细胞转运的研究	周 锐	四川大学
81903724	基于生理药动学-药效学相互作用模型定量研究伏立康唑对他克莫司药动/药效的影响	周 颖	南昌大学
81903431	新型 STAT3 抑制剂的设计、合成与优化及其抗胰腺癌活性研究	周文波	华东师范大学
81903843	桃金娘活性成分 Tomentodione M 通过耐药细胞外泌体 miR-155 靶向抑制 p38 MAPK 逆转 P-gp 介导癌症多药耐药的作用及机制研究	周许薇	解放军第二军医大学
81903514	冷蒿中新颖二聚倍半萜类成分及其抗类风湿关节炎作用研究	周旭东	湖南中医药大学
81903868	基于 PDGFR-β/STAT3 通路探讨茋味丸与 5-氟尿嘧啶联用抗肝癌的机制	朱培莉	香港浸会大学深圳研究院
81903539	基于 Brigatinib 复合物结构指导的抗肺癌 EGFR T790M/C797S 新药设计与研发	朱素杰	青岛大学
81903866	基于 Hsp90 蛋白靶标的雷公藤红素抑制乳腺癌作用机制研究	朱永平	中国中医科学院中药研究所

➚ 2019 年地区科学基金项目（药学相关项目选录）

项目编号	项目名称	负责人	依托单位
81960760	尖孢镰刀菌对滇产土牛膝的发酵改性研究	蔡 乐	云南大学
81960709	基于"药-方-证"关联的枳实"随证质量评价"研究	邓可众	江西中医药大学
81960758	基于网络药理学及代谢组学技术的蒙药加味塔布森-2"肾主骨"辨证施治的药效物质基础及作用机制研究	董 馨	内蒙古医科大学
81960650	针对膜性肾病的雷公藤甲素足细胞靶向递释系统研究	郭 玲	贵州中医药大学
81960730	基于 NF-κB 与 Nrf2 信号通路及其串话的桃仁油保护动脉粥样硬化内皮损伤的机制研究	郝二伟	广西中医药大学
81960785	基于 HMGB1/NF-κB 通路研究胡芦巴改善胰岛素抵抗糖代谢的物质基础及分子机制	何彦峰	青海民族大学
81960763	苗药金骨莲方药效物质基础及组方配伍研究	黄 勇	贵州医科大学
81960783	两种彝药中三萜及其皂苷成分的镇痛活性与作用机制研究	黄相中	云南民族大学
81960637	基于滇西植物样品库的新型结构抗疟先导物发现及作用机制研究	姜 北	大理大学
81960699	基于网络药理学的天香丹胶囊抗心肌缺血机制研究	姜 林	新疆医科大学
81960700	基于系统生物学的新疆假龙胆环烯醚萜苷类成分抗肝纤维化作用机制研究	居博伟	新疆医科大学
81960784	傣药莫哈蒿干预特应性皮炎药效物质基础及调控 ILC2-MC 轴的作用机制的研究	瞿 璐	云南中医药大学
81960721	基于速、缓释组分接力增效解析黄芩-黄连药对汤剂共煎的制剂学原理	柯秀梅	九江学院
81960652	基于在线微透析-毛细管电泳-组合质谱微分析技术的抗肿瘤化合物 GA 的代谢稳定性及活性代谢产物研究	李 霁	昆明医科大学
81960786	基于神经组织芯片和动物精细行为捕捉技术对土家药雪里见的神经毒性物质基础及其机制研究	李思迪	吉首大学
81960754	中药独活中呋喃香豆素类化合物机制性抑制 P450 酶的机制研究	李维维	贵州医科大学
81960777	两种民族药用植物中黄酮类 ILCreg 诱导剂的发现及其抗炎性肠病机制探究	李艳平	云南中医药大学
81960726	苦豆碱对神经病理性疼痛的镇痛作用及其机制的研究	李玉香	宁夏医科大学

中国药学年鉴 CHINESE PHARMACEUTICAL YEARBOOK 2020-2021

（续表）

项目编号	项目名称	负责人	依托单位
81960713	基于"蜜炙增强补气作用"的炙红芪与炙黄芪功效差异的物质基础及机制研究	李越峰	甘肃中医药大学
81960737	抗癌植物新药-裂果薯皂苷 I 基于 HGF/c-Met 途径及其调控 EMT 抗非小细胞肺癌侵袭转移和逆转 TKIs 耐药作用的分子机制	梁 钢	广西医科大学
81960727	基于 ceRNA 调控网络研究藏药二十五味珊瑚丸对阿尔茨海默病的神经保护作用及机制	刘 兰	西藏大学
81960719	基于中药多组分及与角质层相互作用构建和评价"药辅合一"乳液凝胶	刘晨宁	夏医科大学
81960757	基于整合药理学探讨蒙药方剂朱日亨滴丸治疗冠心病、心绞痛的药效物质基础和分子作用机制	陆景坤	内蒙古医科大学
81960759	蒙药额力根-7 抗肝纤维化药效物质基础及 miR21/PTEN/PI3K-Akt 通路介导的作用机制研究	马月宏	内蒙古医科大学
81960638	基于优势结构的具有拓扑异构酶 I 抑制活性的天然药物结构改造及生物活性研究	潘成学	广西师范大学
81960782	蒙药大黄活性成分通过调控 miR-370/PIM1 通路抑制肝癌并克服索拉非尼耐药的机制研究	潘小平	内蒙古自治区国际蒙医医院
81960627	对 c-Met 和突变型 EGFR 有双重抑制作用的 EGFR 变构抑制剂的发现、结构优化及其抗肿瘤活性的研究	祁宝辉	遵义医科大学
81960626	基于牛蒡子苷元骨架的抗弓形虫活性分子的设计、合成及活性研究	全哲山	延边大学
81960682	基于代谢激活理论的白鲜皮肝损伤机制研究	石富国	遵义医科大学
81960651	针对银屑病病理皮肤的制剂设计 – 经皮纳米递药系统的构建与评价	孙 琳	遵义医科大学
81960770	蒙药"苏木-4 汤"经 PEAR1 调控 PI3K/Akt 信号通路影响血栓形成的新机制	孙建军	内蒙古医科大学
81960717	基于多效聚合物的功能性中药纳米结晶递药系统构建及促吸收机制	涂亮星	江西中医药大学
81960714	基于生物药剂学探讨药汁制特色的江西建昌帮砂仁、陈皮制地黄炮制机制研究	王 芳	江西中医药大学
81960649	靶向 HCC 和 TAFs 的共载氯化两面针碱和阿霉素脂质体用于肝癌化学免疫治疗的研究	王 勉	广西大学
81960774	以虚拟筛选和 PAMPA 模型为导向的苗药-抱树莲中蜕皮甾类协同抑制耐药性中枢肿瘤细胞活性成分的研究	魏 华	吉首大学
81960705	基于体内过程的土茯苓中落新妇苷及其异构体抗类风湿关节炎的作用机制	闫志刚	广西壮族自治区药用植物园
81960772	基于网络药理学和肠道菌群分析的蒙药荜茇抗肝硬化作用机制研究	杨宏新	内蒙古医科大学
81960658	基于 iTRAQ 蛋白质组学及网络药理学技术的九节抗抑郁机制研究	尹 丽	玉林师范学院
81960710	基于谱效先导——整合药理学的滇黄精质量标志物研究	俞 捷	云南中医药大学
81960707	基于定量模式活性关系的雪莲果叶抗肿瘤活性药效物质基础研究	袁晓艳	遵义医科大学
81960711	基于质量传递与溯源及"性-效-物"三元论的金莲清热颗粒质量标志物研究	张 霞	宁夏医科大学
81960641	藏药砂生槐子生物缓释黏附剂对小鼠肝泡球蚴病治疗的药代动力学和免疫调节研究	张发斌	青海大学
81960668	EGFR 定向线粒体调控 ATP5a 促进能量代谢的分子机制及在 EGFR-TKIs 耐药中的作用研究	张国海	广西师范大学
81960670	查尔酮类化合物紫铆因调控突变 p53 的作用及其机制研究	张继虹	昆明理工大学
81960769	控释单宁酸活性分子的温度敏感型凝胶及防治术后粘连的机制研究	赵 娜	石河子大学
181960692	蝉花有性型的基原再鉴定及其形成机制研究	赵杰宏	贵州中医药大学
81960703	基于 PKC/NF-κB-PXR 信号通路及 P-gp 功能干预的灵芝逆转肿瘤多药耐药活性成分及作用机制研究	周 健	南昌大学
81960739	重楼皂苷 I 干预 MAPK/Cyclin D1-CDK4/6/RB 信号通路逆转乳腺癌耐药的作用和机制研究	周轶平	昆明医科大学

↗ 2020 年面上项目（药学相关项目选录）

项目编号	项目名称	负责人	依托单位
81973538	中药复方 JCM-16021 促进肠道菌群的短链脂肪酸生成改善肠屏障功能的机制研究	卜兆祥	香港浸会大学深圳研究院
81973174	基于 ABeta 聚集体重组与表面伪装策略的抗 AD 药物设计合成及活性研究	卜宪章	中山大学
81973268	天麻素肠吸收、跨越血-脑屏障的转运机制研究及其时辰给药系统的设计	蔡 铮	南方科技大学
81973389	基于生理药动学/药效学模型动态预测 TKIs 与华法林的体内相互作用及其协同调控机制的研究	蔡卫民	复旦大学
81973243	计算机辅助人工蛋白药物的设计与优化方法研究	曹 洋	四川大学
81973387	肾移植患者钙调磷酸酶抑制剂在外周血淋巴细胞中药动与药效个体变异机制研究	陈 冰	上海交通大学
81973574	基于 LINC01074/miR-17/ER-α36 通路探讨壮药鸡血藤中毛蕊异黄酮抗 ER 阴性乳腺癌的作用及机制	陈 健	桂林医学院
81973423	药用植物铁皮石斛根部微生物组与其道地性的关联研究	陈 娟	中国医学科学院药用植物研究所
81973434	基于 Ultrafast-VPCR 技术的半夏药材及其成药快速基因检测体系的建立以及应用	陈 蓉	成都中医药大学

中国药学年鉴 CHINESE PHARMACEUTICAL YEARBOOK 2020-2021

(续表)

项目编号	项目名称	负责人	依托单位
81973212	新型菲啶类抗 PEDV 药物先导化合物的发现及其作用机制研究	陈铎之	中国科学院昆明植物研究所
81973477	地黄"一源多效"的药效物质基础及质量标志物研究	陈随清	河南中医药大学
81973350	敲低胰岛素样生长因子1受体(IGF-1R)激活 RNA 病毒感受器 RIG-I 和 MDA-5 机制研究及药理学效应	崔淑香	首都医科大学
81973460	基于靶向 PD-1/PD-L1 配体垂钓的冬虫夏草抗肿瘤药效物质基础研究	邓赟	成都中医药大学
81973396	泛素化连接酶 TRIM59 介导基质结缔组织化致胰腺癌化疗耐药作用研究	方罗	浙江大学
81973159	具有口服镇痛活性的阿片/神经肽 FF 受体多靶点环肽分子的设计和合成及其药理学鉴定	方泉	兰州大学
81973565	基于 Na/K-ATPase/Src 信号通路探讨傣药藤苦参促进创面愈合的物质基础和作用机制	冯心池	天津中医药大学
81973252	安全高效治疗脊髓损伤的新型复合载药埋植体系的构建与评	高建青	浙江大学
81973272	小胶质细胞介导的纳米递药系统脑内转运及其机制研究	高小玲	上海交通大学
81973467	以大黄为模型药物构建"以酶钓菌"模式准确鉴定中药肠道功能菌群	高晓燕	北京中医药大学
81973254	基于脑转移癌细胞膜的脑靶向仿生给药系统用于脑转移瘤治疗的研究	韩亮	苏州大学
81973278	基于肥大细胞的中药类过敏组分筛选及致敏效应评价方法研究	韩省力	西安交通大学
81973391	基于 QSP-PBPK-TD 模型进行抗肿瘤药物心脏毒性预测的体外-体内转化研究	何华	中国药科大学
81974500	组织微区药物-免疫-肿瘤互作表征的质谱成像代谢组学方法研究	贺玖明	中国医学科学院药物研究所
81973490	基于质构特性的挤出物表面粗糙度与中药微丸成型质量的相关性及其机制研究	洪燕龙	上海中医药大学
81973470	基于非稳态机体内源性质量诊断成分的中药泽泻及其炮制品质控模式构建研究	侯晋军	中国科学院上海药物研究所
81973269	凝集素导向酶激活前药疗法构建肝靶向递送一氧化氮体系及其在门静脉高压症中的应用研究	侯静丽	天津医科大学
81973285	二维磁性固相萃取微流控芯片/质谱联用系统的构建及其在药物分析中的应用基础研究	胡坪	华东理工大学
81973287	基于中空纤维细胞/靶标捕获和液相微萃取的中药 Q-markers 辨析新方法研究	胡爽	山西医科大学
81973267	激动剂干预的脑肿瘤主动靶向药物递释系统治疗研究	胡富强	浙江大学
81973264	针对铜绿假单胞菌膜所致顽固性肺部感染的全过程智能递药系统的构建及其阻断细菌耐药发生的机制研究	胡海燕	中山大学
81973488	基于微环境调控 EMT 的多触发型结肠定位给药系统的构建和评价	胡容峰	安徽中医药大学
81973355	ENPP1 介导的嘧啶代谢重编程在 EGFR TKI 耐药中的作用及机制研究	胡泽平	清华大学
81973437	基于 HMGB1/PRDXs/NF-κB 炎症反应网络研究片仔癀抗缺血性脑卒中的药效物质及作用机制	黄鸣清	福建中医药大学
8197321	基于"基因组信息指导的活性分子网络"排重策略从西藏微生物中发掘新型抗耐药活性分子	解云英	中国医学科学院医药生物技术研究所
81973474	基于"复合纳米探针-智能手机荧光读取"微流层析适配体传感器的中药多农药残留现场"掌上检测"研究	孔维军	中国医学科学院药用植物研究所
81973479	基于色-质-味-量-毒-效多维信息融合研究张仲景附子特色"炮"法致药性变化的科学内涵	李飞	北京中医药大学
81973244	面向药物重定位的深度学习计算关键技术研究	李非	中国科学院计算机网络信息中心
81973464	基于"机体内环境-组织微环境-PI3K/Akt 通路"动态调控的"苦参-黄芪"药对治疗肝癌的药效物质及作用机制研究	李清	沈阳药科大学
81973399	ERRα/Wnt5a 调控脑胶质瘤替莫唑胺耐药性的机制研究	李群益	复旦大学
81973242	细胞色素 P450 酶介导的药物代谢预测研究	李卫华	华东理工大学
81973572	基于多元核酸适配体生物探针研究傣药龙血竭抗失重肠上皮屏障损伤的靶点网络与体内药效物质	李玉娟	北京理工大学
81973493	基于缔合胶体自组装-陈化-稳态重构研究中药多酚口服液多元沉淀形成与调控机制	林俊芝	成都中医药大学
81973550	丹参-三七药对协同抑制线粒体丙酮酸转运和谷氨酰胺分解干预肝纤维化的作用及机制研究	刘群	中国药科大学
81973266	乳滴内药物分子的可控沉淀及高效包载	刘东飞	中国药科大学
81973443	青风藤类抗风湿关节炎药效物质发现及整合作用机制研究	刘鄂湖	中国药科大学
81973433	基于植物脂质组学的多基原中药海藻的鉴定研究	刘红兵	中国海洋大学
81973513	基于 TRPV1 通道探讨辛味中药抑制血管平滑肌细胞增殖的作用机制	刘荣霞	烟台大学
81973497	当归芍药散基于双向调控 Ras/cAMP-dependent PKA 自噬通路的"酸甘化阴、辛甘化阳"的药性基础	刘四军	广州中医药大学
81974512	锌指蛋白 ZNF587B 调控顺铂耐药的靶基因鉴定及机制研究	刘英姿	中南大学
81973436	基于药材共存微生物与代谢组变化研究陈皮"陈久者良"科学内涵	刘友平	成都中医药大学
81973168	基于受体结构的选择性 IKKβ 抑制剂的设计、合成及抗糖尿病肾病药理活性研究	刘志国	温州医科大学
81973247	基于存余粒子实时监测的固体药物体内溶出过程研究	卢懿	复旦大学

（续表）

项目编号	项目名称	负责人	依托单位
81973367	rv1453 基因启动子区突变致结核分枝杆菌对氯法齐明耐药及机制研究	陆 宇	首都医科大学
81973431	枳实药材"翻肚如盆口"性状特征的科学内涵研究	罗 容	首都医科大学
81973368	靶向结核杆菌酪蛋白裂解酶西地尼布结合位点的新型抗结核药物构效关系和作用机制研究	罗有福	四川大学
81973179	AcrB 外排泵抑制剂的发现及其逆转细菌多重耐药性研究	马淑涛	山东大学
81973492	基于脑肠轴系统治疗小儿多动症中药制剂作用机制研究	倪 健	北京中医药大学
81973295	基于药-靶结合动力学的黄嘌呤氧化酶靶点占有率模型研究	潘 正	重庆医科大学
		潘艳丽	中国中医科学院中医药信息研究所
81973261	利用白蛋白变性-复性过程构建长循环及靶向递药系统的研究	彭 强	四川大学
81973329	E3 泛素连接酶 AMFR 调控巨噬细胞极化介导哮喘的作用机制及潜在药靶研究	钱 峰	上海交通大学
81973541	单细胞水平补血养气类中药活性成分抗化疗引起骨髓抑制机制研究	钱 景	浙江大学
81973487	疟原虫感染响应型肝靶向长循环的红细胞膜包载青蒿素纳米粒给药系统的构建与评价	邱明丰	上海交通大学
81973570	基于 PDK1 介导的代谢途径探讨傣药白钩藤中生物碱类抗结直肠癌作用机制	邱玉玲	天津医科大学
81973288	基于仿生梯度微流控芯片的多维药敏分析系统	任康宁	香港浸会大学深圳研究院
81974504	小分子 SBF-1 以 PTP1B/Bcr-Abl 相互作用为靶标的治疗 TKI 耐药 CML 新机制	沈 燕	南京大学
81973294	中国细菌耐药经济负担测算研究——以耐碳青霉烯类肠杆菌科为例	史录文	北京大学
81973328	基于多样性激动剂的 PPARβ/δ 调节脂骨代谢作用与机制及药物先导物发现研究	司书毅	中国医学科学院医药生物技术研究所
81973444	基于胆酸池内稳态定量调节的茵陈"利胆退黄"体内药效物质和作用机制研究	宋月林	北京中医药大学
81973370	以 GGTase 1 为药物靶标逆转念珠菌对棘白菌素类药物耐药性的机制研究	苏 畅	武汉大学
81973532	DADS 下调 DJ-1 负调控 PTEN/Akt 通路抑制人胃癌细胞 EMT 与侵袭和抗药性	苏 琦	南华大学
81973169	改善认知功能障碍的新型靶向化合物合成与药理学功能评价	孙 崎	北京大学
81973489	葛根芩连汤多组分协热下利证肠道"被动靶向"给药作用规律的研究	谭晓梅	南方医科大学
81974522	基于整合效应与药物相互作用的当归-益母草配伍防治滑胎功效物质与作用机制研究	唐于平	陕西中医药大学
81973384	长链非编码 RNA LINC00630 作为 ceRNA 调控 miR-103a-3p/miR-335-5p 表达影响 T 淋巴母细胞淋巴瘤/白血病复发耐药的分子机制研究	田小朋	中山大学
81973170	NDM-1 金属 β-内酰胺酶抑制剂的设计、合成和抗 NDM-1 耐药菌活性研究	万升标	中国海洋大学
81973260	pH 和还原双重敏感纳米药物递送系统用于肿瘤的化学免疫治疗研究	汪贻广	北京大学
		王 琰	中国医学科学院药物研究所
81973469	毒性中药效/毒物质群同步研究模式的建立及其在雷公藤制剂质量评价中的应用	王 巧	河北医科大学
81973353	系统干预翻译起始效率以对抗肺癌细胞恶性表型的药理学机制研究	王 通	暨南大学
81973495	基于吸引子的中药有效成分群辨识与作用机制解析方法研究	王 耘	北京中医药大学
81973299	电压门控 Kv4 钾通道为抗癫痫药物新靶标的确证研究	王克威	青岛大学
81973447	基于抑制 AGEs 蓄积偶联炎症损伤机制的知母黄柏药对抗糖尿病骨质疏松药效物质基础研究	王娜妮	浙江省中医药研究院
8197349	芳香类中药渗透促进剂"佐使"抗肿瘤树突状细胞疫苗淋巴迁移的物质基础及趋向机制研究	王淑君	沈阳药科大学
81973571	藏药曲什札中脂肪酶合酶抑制剂的发现及药-靶互作机制研究	王小艳	浙江中医药大学
81973462	复方黄黛片中"臣药"青黛基于 APQ9 蛋白协同君药雄黄抑制 APL 的药效物质基础研究	王晓波	解放军联勤保障部队第九六七医院
81973459	单味牛蒡子通便作用机制及药效物质研究	王秀伶	河北农业大学
81973398	基于代谢组学与基因组学的吉非替尼个体化用药研究	王雪丁	中山大学
81973475	基于原位电离质谱-细胞代谢联用的荷叶、莲子心、莲须"中药质量标志物"的快速辨识和品质评价研究	吴 弢	上海中医药大学
81973365	组蛋白甲基转移酶 EZH2/EHMT2 协同表观调控肺癌耐药作用及其分子靶向逆转药物的研究	吴春福	沈阳药科大学
81973485	药用菊花加工过程中"抑酶保苷"共性规律研究	吴德玲	安徽中医药大学
81973435	基于单细胞分析技术研究环境因子对荆芥药材品质形成的机制	吴啟南	南京中医药大学
81973455	基于"体内代谢-生物效应"的中药蟾酥质量控制关键成分群的研究	吴婉莹	中国科学院上海药物研究所
81974521	牛尾菜调控 NLRP3/Caspase-1/PDZK1 轴抗高尿酸血症的药效物质及作用机制研究	吴晓辉	天津医科大学
81973555	朝药草芍药基于肠肝轴对肝纤维化肠道稳态失衡-炎症通路的调控作用研究	吴艳玲	延边大学
81973238	基于晶体结构和人工智能小分子药效构象识别的新骨架 FXR 激动剂的发现及抗 NAFLD 活性初步评价	夏 杰	中国医学科学院药物研究所

项目编号	项目名称	负责人	依托单位
81973524	重楼皂苷调控内质网应激平衡点靶向降解突变型 RET 对耐药骨癌增殖抑制的作用及机制	夏元铮	中国药科大学
81973395	PEAR1 受体在血管内皮损伤修复和血管新生中的作用机制及潜在药物新靶点的研究	向 倩	北京大学
81973257	顺铂/过氧化钙纳米系统综合调控肿瘤微环境逆转肿瘤耐药的研究	项光亚	华中科技大学
81973557	基于"谱效关系-分子效应-药代动力学"整合模式研究血脂片降脂作用的质量标志物	肖学凤	天津中医药大学
81973255	脑胶质瘤术后腔内化疗/免疫协同治疗的原位缓释凝胶递药系统及其机制研究	辛洪亮	南京医科大学
81973253	调控结肠炎症部位巨噬细胞 M1/M2 极化的多功能递药系统的构建及其机制研究	邢建峰	西安交通大学
81973509	基于内皮祖细胞 NLRP3 炎性小体/GSDMD 通路研究糖尿病并发心肌梗死的机制及中药治疗	徐 明	中国药科大学
81973232	海洋来源的新型 LXRβ 激动剂的设计,合成与成药性评价	徐 涛	中国海洋大学
81973438	方儿茶抑制耐药性金黄色葡萄球菌毒力的活性成分鉴定及其作用机制研究	徐宏喜	上海中医药大学
81973491	基于皮肤的渗透和免疫屏障探究三伏贴穴位经皮给药促渗和免疫稳态调控的分子机制	徐月红	中山大学
81973408	治疗类风湿关节炎药物反应的遗传和肠道微生物标记物的定位和机制研究	许 恒	四川大学
81973473	基于"磁珠分离-LCR 信号放大策略"的电化学适配体传感芯片同时检测中药材多种真菌毒素	许雄伟	福建医科大学
81973454	基于微生物-肠-脑轴研究益智仁抗阿尔茨海默病的药效物质及作用机制	严春艳	广东药科大学
81973416	丹参响应环境胁迫维持内生菌利害平衡的全生物组装模式与药材质量的关联机制研究	严铸云	成都中医药大学
81973279	基于定量化学蛋白质组技术的临床共价药物靶标全景式分析	杨 靖	北京蛋白质组研究中心
81973393	酯类前体药物再评价与羧酸酯类水解酶作用属性比较的机制研究	杨 凌	上海中医药大学
81973440	北柴胡地上部分治疗癫痫的药效物质基础及作用机制研究	杨炳友	黑龙江中医药大学
81973373	胰高血糖素家族 GPCR 的受体间相互作用及其多重理学分子机制的研究	杨德华	中国科学院上海药物研究所
81973560	基于整合药动学与药效学的黄芪-红花组分抗脑缺血效应与机制研究	杨洁红	浙江中医药大学
81973383	苯并呋喃类化合物 TT01 通过抑制 TGF-β/TGFβR-ECD 复合物蛋白相互作用治疗特发性肺纤维化的药理学及机制研究	杨信怡	中国医学科学院医药生物技术研究所
81973446	基于独参汤 ADMET/Act. 性质的药效物质基础研究	杨秀伟	北京大学
81973566	藏药喜马拉雅紫茉莉抗肺纤维化成分的发现、构效关系与作用机制研究	杨学东	天津大学
81973558	基于"分而治之"融合"效应加权"策略的冠心丹参方多成分整合药代动力学新方法研究	姚 宏	福建医科大学
81973552	中药地榆对耐药幽门螺杆菌的作用和机制研究	姚美村	中山大学
81973445	基于蛋白质-代谢物网络融合分子对接的二至丸治疗肾阴虚型骨质疏松症的作用机制及药效物质基础研究	姚卫峰	南京中医药大学
81974519	基于"中医方证代谢组学"结合"PK-PD 建模"策略的补中益气汤治疗脾气虚证的体内药效物质研究	姚志红	暨南大学
81973453	中药苦参抗 HER2 阳性乳腺癌有效成分群及其 PI3K/AKT/P27 分子机制研究	尹小英	上海工程技术大学
81973471	基于"共有物质基础"构建多剂型多给药途径中药大品种质量标志物发现及确证的研究方法学	余伯阳	中国药科大学
81973390	胃癌中 lncGHET1 介导的 P-gp 高表达及其促进胃癌疾病进程的机制和逆转耐药研究	余露山	浙江大学
81973180	骨架替换法从"老药"骨架库里发现 STAT3 蛋白的"新"抗肿瘤抑制剂	余文颖	中国药科大学
81973275	基于多靶标膜受体生物色谱微阵列全二维分析系统的抗肝纤维化中药复方活性成分筛选新方法研究	原永芳	上海交通大学
81974524	基于 Pickering 乳化包合原理的中药挥发油高载油固体粒子的构建、稳定化及其口服固体制剂应用基础研究	岳鹏飞	江西中医药大学
81973394	肝癌中 OAT2（SLC22A7）表观遗传修饰机制及药物干预研究	曾 苏	浙江大学
81973505	基于中药芯片 – – 靶点"钩钓"策略的苏木抗脑缺血多靶点鉴定及机制研究	曾克武	北京大学
81973430	药用大黄聚合酶基因的表达调控与功能研究	张 岗	陕西中医药大学
81974514	新型抗抑郁药物靶点 TRPC5 离子通道的结构药理学研究	张 进	南昌大学
81973573	基于 BarHRM-电子舌-清"赤巴"热效应指数的多基原藏药"蒂达"品质整合评控研究	张 艺	成都中医药大学
81973273	基于蛋白冠状物的纳米递药系统的体内转运过程研究及其在纤维化疾病治疗中的应用	张峻峰	南京大学
81973563	基于外泌体-肠道微生物-多组学的藏药毛诃子鞣质部位抗肝癌药效物质与机制研究	张兰珍	北京中医药大学
81973451	基于定向萃取理论探究中药赶黄草和乌柏中抗 DILI 有效组分及其分子协同作用机制	张起辉	重庆大学
81973292	促氧化抗肿瘤药增敏的长时程近红外化学发光体系构建及其肿瘤精准成像应用	张群林	安徽医科大学
81973372	一种新型绛霉素类似物抗结核分枝杆菌的作用机制及其药效学和初步成药性研究	张天宇	中国科学院广州生物医药与健康研究院

（续表）

项目编号	项目名称	负责人	依托单位
81973274	基于非典型疏水性氨基酸的自组装短肽纳米粒作为疏水药物载体	张文胜	四川大学
81973161	靶向 RIPK1 抑制剂治疗特发性肺纤维化的药物研发	张小虎	苏州大学
81973346	假基因 S100A11P1、S100A11P2 对钙结合蛋白 S100A11 的调控介导顺铂耐药的作用机制	张有为	徐州医科大学
81973548	RV 感染斑马鱼模型的建立、病理新机制和中药的筛选研究	赵文昌	广东医科大学
81973442	基于肠道菌群代谢转化的仙鹤草鞣花鞣质增进抗结肠癌免疫应答作用的药效物质研究	赵文华	首都医科大学
81973568	基于分子-细胞-动物的整体分析策略探究黎药喜热灵芝中 Ganodecalone A 抗胃癌作用机制	赵友兴	中国热带农业科学院热带生物技术研究所
81973186	ROS 激活型 ProTide 前药的发现及其药代动力学研究	甄乐	中国药科大学
81973496	基于含反药组合的经典名方海藻玉壶汤治疗甲状腺肿大大鼠探讨甘草不同品种与海藻配伍的生物效应与机制	钟赣生	北京中医药大学
81974520	苦木抗炎症性肠病药效物质及作用机制研究	祝晨蕻	广州中医药大学
81973564	基于 Th17/Treg 细胞分化失衡研究竹节参总皂苷干预 EAE 的药效物质和作用机制	邹海艳	首都医科大学

📈 2020 年重点项目（药学相关项目选录）

项目编号	项目名称	负责人	依托单位
82030113	清热解毒方药治疗肺部感染的免疫调控机制与药效物质	陈道峰	复旦大学
82030115	药典中药药效物质再认识:灵芝抗三阴性乳腺癌的杂萜结构、药理效应与作用机制研究	程永现	深圳大学
82030106	自噬小体绑定化合物（ATTEC）与 LC3 及 polyQ 致病蛋白相互作用的分子机理	丁澋	复旦大学
82030107	药物载体递送系统体内时空命运研究	顾景凯	吉林大学
82030112	条件性吗啡戒断引起杏仁核突触骨架重塑的分子机制研究	刘景根	中国科学院上海药物研究所
82030110	内源性抗血栓蛋白发现及靶标与干预研究	缪朝玉	解放军第二军医大学
82030109	类天然五环三萜类 TGR5 激动剂的发现及机制研究	南发俊	中国科学院上海药物研究所
82030116	基于体内过程的清热燥湿类中药功效关联物质的发现及作用机制研究	邱峰	天津中医药大学
82030105	基于 NAMPT 的多维度 PROTAC 分子设计和抗肿瘤免疫治疗先导物发现	盛春泉	解放军第二军医大学
82030114	以血竭和夏天无为示范的活血化瘀中药功效关联物质发现及其作用机制研究	屠鹏飞	北京大学
82030111	孕期地塞米松暴露导致成年子代胆汁淤积性肝损伤的宫内编程机制及药物靶标	汪晖	武汉大学
82030104	基于免疫检查点蛋白降解机制的肿瘤免疫治疗药物先导化合物发现研究	许杰	复旦大学
82030108	TRPM2 通道在帕金森病发生中的作用机制及其特异性抑制剂研究	杨巍	浙江大学
82030054	肽功能化外泌体对肝细胞癌个体化免疫治疗研究	尹海芳	天津医科大学

📈 2020 年国家杰出青年科学基金（药学相关项目选录）

项目编号	项目名称	负责人	依托单位
	药物化学生物学	邓贤明	厦门大学

📈 2020 年国际（地区）合作与交流项目（药学相关项目选录）

项目编号	项目名称	负责人	依托单位
82050410361	Developing a novel cancer therapeutic vaccine/multifunctional polysaccharide gel delivery system for overcoming posts	Bahtiyor Muhitdinov	中国科学院上海药物研究所
82050410451	Anticancer Drug Lead Discovery from Chinese Sea Cyanobacteria Charles	Benjamin Naman	宁波大学
82050410448	Hypoxia-responsive prodrug micelles for EGFR-targeted drug/gene delivery to lung cancer cells	Hriday Bera	沈阳药科大学
82081340419	天然新药素材活性研究双边会议	安仁波	延边大学
81961160709	基于结构多样化天然化合物库的 TNFR2 小分子拮抗剂的发现和新型抗肿瘤免疫药物研发	陈纪军	中国科学院昆明植物研究所
82011530137	药用天然产物的微生物合成	郭娟	中国中医科学院中药研究所
82020108031	基于多组学的硫嘌呤类药物个体化用药研究	黄民	中山大学
82020108029	调节病理屏障正常化逆转肝纤维化的机制研究	姜虎林	中国药科大学
82020108032	基于化学基因组学的抗耐药真菌先导物的发现及其作用靶点研究	姜远英	同济大学
82011530138	基于碳酸盐颗粒的 VLP 疫苗递送体系与免疫治疗应用基础研究	王连艳	中国科学院过程工程研究所
81961138001	基于 PFKFB3 小分子拮抗剂的抗血管生成肿瘤治疗药物开发	王明伟	国家新药筛选中心
81920108033	中药基于胆汁酸受体 TGR5 调控糖脂代谢的效应物质基础及作用机制研究	王峥涛	上海中医药大学

⬈ 2020 年联合基金项目（药学相关项目选录）

项目编号	项目名称	负责人	依托单位
U20A20410	靶向新型冠状病毒感染过程关键蛋白糖链的蛋白多肽类化合物筛选与设计	鲍锦库	四川大学
U20A20409	人工智能驱动的新型个性化肿瘤疫苗设计及其作用机制研究	陈枢青	浙江大学
U20A20403	鹿茸独有生物学特性形成的分子机制及其与鹿茸药效内在关	李春义	吉林农业大学
U20A20400	黑龙江道地药食同源发酵类中药活性成分生物转化及基于肠道微生态调节的功效机制研究	王伟明	黑龙江省中医药科学院
U20A20413	基于特异激活 NK-ADCC 免疫效应的靶向抗肝癌生物新药 2GL-mFc 融合肽体的研究	魏敏杰	中国医科大学
U20A20412	基于靶蛋白降解嵌合体的高靶向抗肿瘤递送系统的设计优化与作用机制	张 强	北京大学
U20A20411	针对慢性肾病的肾小管上皮细胞靶向递药系统研究	张志荣	四川大学

⬈ 2020 年青年科学基金项目（药学相关项目选录）

项目编号	项目名称	负责人	依托单位
81903642	抑制泛素-蛋白酶体-survivin-自噬环路增效有丝分裂灾难克服肿瘤细胞多药耐药的机制研究	白兆石	南京医科大学
81903912	基于深度学习的中药心脏毒性预测及其系统毒理学机制研究	蔡垂浦	广州中医药大学
81903791	基于药物蛋白质组学与多靶点超滤筛选研究匙羹藤干预餐后高血糖的作用机制与活性物质基础	陈桂林	中国科学院武汉植物园
81903512	药用菌蝉花化学成分及其免疫抑制活性研究	陈贺平	中南民族大学
81903773	基于药物代谢组学和蛋白质组学的防己治疗类风湿关节炎体内药效物质和作用机制研究	陈金凤	郑州大学
81903621	肠 Tuft 细胞的苦味受体 Tas2R138 促进 Th2 型免疫应答的机制研究及其药物调控	陈 璐	南京医科大学
81903762	山药多糖调节肠道菌群生长的构效关系及其作用机制研究	陈 霞	中国科学院上海药物研究所
81903915	基于肠道微生态的维药两色金鸡菊治疗糖尿病物质基础	陈晓鹏	天津中医药大学
81903761	银蓝调脂胶囊调控 PXR/CYP3A4 表达治疗痰浊血瘀型高脂血症机制和药效物质研究	陈 昭	广州中医药大学
81903792	基于调节肠道菌群平衡探究"慢痞消"治疗胃癌癌前病变的药效物质基础	褚福浩	北京中医药大学
81903567	利用自组装和树状分子负性效应提高药物递送效率和稳定性	从 梅	新乡医学院
81903726	基于 AMS 平台利用微剂量放射性同位素标记药物在恶性肿瘤患者中进行难溶性抗肿瘤创新药物的绝对生物利用度研究	崔馨戈	中国医学科学院北京协和医院
81903701	硫酸结合代谢途径介导药物不良反应的分子机制和预防策略研究	刁星星	中国科学院上海药物研究所
81903721	CircFUT8 竞争性结合 miR-361-3p 调控 Paxillin 介导胰腺癌吉西他滨耐药的机制研究	杜 玥	郑州大学
81903438	基于抑制内质网应激的新型抗糖尿病药物的合成及构效关系研究	段宏亮	浙江工业大学
81903566	基于双效阻断 VEGF 作用的纳米递药系统对激活树突状细胞介导免疫应答的抗肿瘤研究	范 博	山西医科大学
81903671	死亡素逆转 NDM-1 耐药菌对碳青霉烯类抗生素耐药的分子机理研究	方 超	解放军第四军医大学
81903817	基于甜味受体探索甘味补气中药的免疫调节作用机制	俸 珊	西南大学
81903811	基于"免疫靶向-逐级释药-多靶响应"的大黄-栀子组分共载纳米治疗溃疡性结肠炎机制研究	高 飞	成都中医药大学
81903760	金银花杂合黄酮通过调控 NRF2 介导的铁死亡逆转肝癌索拉非尼耐药的作用及机制研究	葛岚岚	暨南大学
81903869	基于肠 L 细胞 CaSR-TAS2R 受体探讨苦药-苦参刺激 GLP-1 分泌的作用机制	郭 舜	解放军第四军医大学
81903810	基于 CD44/ROS 双重介导的白芍总苷多层修饰递药系统协同调控银屑病血热证炎症微环境的研究	郭 腾	上海中医药大学
81903757	基于氧化石墨烯荧光传感技术对中药海马的鉴定研究	侯飞侠	成都中医药大学
81903778	基于原位质谱成像技术研究人参和西洋参药性与神经调控的性-效关联	黄 鑫	长春中医药大学
81903706	基于转运体 OATs 和肾脱氢肽酶双靶点缓解亚胺培南肾毒性的药代动力学研究	霍晓奎	大连医科大学
81903519	基于 α-葡萄糖苷酶抑制作用的两种青藤属药用植物的活性物质发现与初步作用机制	蒋孟圆	云南民族大学
81903503	地衣内生真菌中清除外排泵高表达耐药真菌成分的发现及抗真菌活性研究	解 斐	山东大学
81903804	基于补气助阳功效辨析中药人参和红参"生熟异治"的物质基础	鞠政财	上海中医药大学
81903797	基于可调控 DNA-纳米晶微电解体系的中药中重金属多残留电化学快速检测技术研究	孔丹丹	中国医学科学院药用植物研究所
81903550	多级手性"硅纳米螺丝"递送系统的设计及其依托拓扑结构跨越生理屏障的机制研究	李鹤然	中国医科大学
81903776	基于网络药理学技术研究益气补血类中药调节成体干细胞和机体再生功能的作用机制	李 菊	天津师范大学
81903783	菖蒲属中药抗老年性痴呆 7H-AI7O 有效成分及作用机制研究	李 娟	湖南中医药大学
81903710	LncRNA SFTA1P 介导 TGF-β/DDR 通路抑制非小细胞肺癌顺铂耐药的作用及机制研究	李 玲	中山大学

（续表）

项目编号	项目名称	负责人	依托单位
81903565	基于花形乳糖装载 PEG 修饰姜黄素 SLN 肺部吸入缓释递药系统的构建及其调控 Wnt/β-catenin 治疗 COPD 气道重塑的作用	李 楠	天津市医药科学研究所
81903812	基于"相态-吸收-药效"阐释三黄泻心汤"混相体"制剂特征与功效相关性的基础研究	李 文	成都中医药大学
81903641	2-AAPA 诱导硫醇氧化应激逆转结肠癌 5-FU 耐药的机制研究	李 夏	浙江省肿瘤医院
81903857	丹参酮类成分通过抑制 miR-9/STARD13 信号轴削弱乳腺癌干细胞样特性及化疗耐药的机制研究	李晓曼	南京中医药大学
81903813	基于尺寸收缩型级联靶向胶束的中药抑制乳腺癌转移效应及机制研	李秀英	山西中医药大学
81903929	中药材变温/压干燥机制与品质调控规律研究	李远辉	江西中医药大学
81903746	基于"菌-质"相应的杜仲药材品质评价及高品质形成机理研究	梁雪娟	湖南省中医药研究院
81903775	基于微透析及纳米磁珠辅助细胞膜垂钓技术发掘黄连解毒汤神经保护作用药效成分及作用机制	廖丰蕴	南方医科大学
81903499	苯并［de］［1,6］萘啶酮类新型 ChK1 抑制剂的设计合成和药理活性研究	廖洪泽	上海交通大学
81903900	基于 p66Shc 翻译后修饰探讨鼠尾草酸抗药物性肝损伤机制	林木森	大连医科大学
81903526	新型海洋真菌天然产物 Viridicatumtoxins 抑制万古霉素耐药肠球菌作用机制研究	林 炜	南京中医药大学
81903768	关联药效的多组分药代动力学（Poly-PK）策略探讨滋膵饮治疗糖尿病肾病药效物质基础	刘 佳	天津中医药大学
81903622	芍药苷-6-氧-苯磺酸酯调控 GRK2 对 PI3K-AKT 的作用在 DC 参与自身免疫性肝炎中的机制	刘婷婷	安徽医科大学
81903644	基于调控 p21 和 CDK4 的天然产物 griffipavixanthone 抑制卵巢癌耐药性的机制研究	刘 夏	广西医科大学
81903546	基于点击化学的智能型蛋白药物缓释制剂的构建及其免疫协同抗肿瘤的研究	刘小文	暨南大学
81903796	基于中药双向调节药效特异性的西洋参质量评价方法研究	刘晓娜	滨州医学院
81903578	基于工具酶级联放大的 DNA 纳米结构电化学传感用于药物代谢基因 CYP2C19 分型检测的研究	刘周杰	福建医科大学
81903770	基于 p53 调控糖酵解探索臭椿抗胃癌的药效物质基础与作用机制	马 亭	郑州大学
81903672	替加环素联合氨基糖苷类抑制耐碳青霉烯肺炎克雷伯菌耐药发生的作用及机制研究	倪文涛	北京大学
81903440	IDO1/TDO 双靶点小分子抑制剂的设计、合成及成药性研究	潘树雷	四川大学
81903714	SPP1 介导的新型抗雄激素药物治疗去势抵抗性前列腺癌的耐药形成机制及靶向干预研究	庞晓丛	北京大学
81903659	mTOR/MNK 双重抑制剂 CYF-1-56 克服 mTOR 抑制剂诱导的 eIF4E 活化导致的耐药机制初探	亓 爽	中国科学院合肥物质科学研究院
81903443	基于新机制双重调控 βⅢ 与 P-gp 针对耐药乳腺癌的先导物发现、优化及活性研究	齐建国	河南大学
81903574	可视化分析 Cetuximab 药物与靶标分子相互作用的新方法研究	钱玲慧	浙江大学
81903818	基于当归四逆汤配伍及显效状态的含马兜铃酸中药细辛效毒变化规律研究	任俊玲	黑龙江中医药大学
81903713	肾病综合征致 P-gp 功能障碍的分子调控机制及其对他克莫司药动学产生的影响研究	邵 兵	哈尔滨医科大学
81903784	肠道微生物与三七皂苷互作抗炎性肠病药效物质及作用机制研究	邵 莉	湖南中医药大学
81903717	基于生理药动学模型的二甲双胍在中国妊娠糖尿病患者的药动学/药效学研究	宋 玲	北京大学
81903575	基于标签离子修饰探针的体内抗癌药物靶点 EGFR 及其信号通路的 DESI 质谱成像分析方法研究	宋肖炜	复旦大学
81903673	染色体介导肺炎克雷伯菌对多黏菌素耐药的新机制研究	苏佳纯	复旦大学
81903571	基于质谱成像代谢组学的中药肝、肾毒性分析新方法发展及其应用研究	孙成龙	山东省科学院
81903734	天然苯乙醇苷抑制钙通透 TRPV3 通道的药理学特征和抗瘙痒机制研究	孙晓颖	青岛大学
81903682	原创降糖候选新药 ZYM01 激动离子通道 TRPV6 促进 GLP-1 分泌作用研究	孙一立	中国科学院上海药物研究所
81903842	结构新颖的中药旋覆花倍半萜二聚体多靶向治疗前列腺癌的分子机制研究	覃江江	浙江中医药大学
81903844	基于 PGC-1α/ERRα 信号轴的代谢重编程调控在黄连生物碱类成分逆转乳腺癌他莫昔芬耐药中的分子机制研究	谭 雯	兰州大学
81903422	基于机制导向的新型 MKK3 抗溃疡性结肠炎小分子抑制剂的设计与药物研究	唐美麟	复旦大学
81903579	非甾体抗炎药离子液体的结构对其生物利用度的影响	唐一梅	西安医学院
81903482	强心苷探针的设计、合成及其增强 KRAS 突变型肺癌对化疗药敏感性的靶标研究	田丹妹	暨南大学
81903454	苄基哌嗪类埃博拉病毒侵入抑制剂的药代性质优化与作用机制研究	田 野	山东大学
81903562	构建改善肿瘤缺氧的氟碳化多肽 siRNA/化药共载体系及其抗肿瘤治疗	万 瑜	西南交通大学
81903815	细辛-干姜药对温肺化饮干预 COPD-MH 作用机理的代谢组学与转录组学整合研究	汪 琼	湖北中医药大学
81903789	基于抑制血管新生的中药豨莶草抗类风湿关节炎药效物质基础和作用机制研究	王安华	沈阳药科大学
81903548	肿瘤新生抗原纳米载药系统提高乳腺癌个性化免疫治疗效果的研究	王当歌	中国科学院上海药物研究所

中国药学年鉴 CHINESE PHARMACEUTICAL YEARBOOK 2020-2021

项目编号	项目名称	负责人	依托单位
81903908	基于药物代谢动力学的松萝酸和松萝潜在肝毒性作用及其机制研究	王晗雪	上海中医药大学
81903637	颗粒酶 M 促进 5-FU 诱导的细胞自噬介导结肠癌化疗耐药的作用和机制研究	王慧茹	中国科学技术大学
81903707	肝脏代谢处置导向的虫草素前药发现及其药动-药效学协同研究	王健鲲	中国药科大学
81903750	金银花腺毛形态特征及内含物与药材品质的相关性研究	王玲娜	山东中医药大学
81903577	聚多巴胺修饰有序大-微孔 MOF 仿生矿化蛋白质新型复合材料用于 HPLC 手性药物分离研究	王 婷	沈阳药科大学
81903451	肿瘤特异性释药的偶氮还原酶裂解型抗体偶联药物研究	王彦明	解放军军事科学院军事医学研究院
81903576	基于核酶开关的 miRNA 荧光适配体探针设计及在药物性肝损伤检测中的应用	王亦男	上海中医药大学
81903467	基于癌基因 c-myc 转录调控的新型抗耐药非小细胞肺癌的先导化合物发现及作用机制研究	王玉青	广州医科大学
81903491	基于活性天然产物 verucopeptin 的药物靶点发现研究	王跃宙	厦门大学
81903722	基于人体发育学和生理药代动力学模型的布洛芬治疗婴儿发热的精准用药研究	王振磊	四川大学
81903794	基于 MOFs 纳米酶的 SERS 传感平台构建及其在中药材有机磷农药残留检测的研究	魏金超	暨南大学
81903758	基于叶绿体基因组解析贝母类药材基原物种鉴定研究	邬 兰	中国中医科学院中药研究所
81903799	多色荧光探针用于中药材重金属可视化快速检测的研究	吴 翀	贵州中医药大学
81903656	基于干预 ARfl/ARv7 异源二聚体形成的新型抗前列腺癌候选药物 LLU-206 的作用机制研究	吴红茜	中国药科大学
81903765	靶标代谢组经时谱效关系探究芪玉三龙汤抑制非小细胞肺癌药效物质基础	吴 欢	安徽中医药大学
81903653	逆转乳腺癌化疗耐药的新分子：tRNAGln 来源的小分子 tRF-35-F5W8E7OMJHHS19 的作用与机制研究	吴晓伟	南京医科大学
81903480	红果仔间苯三酚类成分抗耐药菌感染的构效关系和作用机制研究	吴 炎	暨南大学
81903819	基于内源性代谢物-生物靶分子-活性成分群-生物效应的整体动态关联模式挖掘苦寒中药的药性本质	吴 茵	中国中医科学院中药研究所
81903645	RNA 结合蛋白 ERH 介导乳腺癌 CDK4/6 抑制剂耐药的作用及机制研究	谢 韶	复旦大学
81903854	中药开口箭皂苷介导胃癌细胞释放 HMGB1 调控 TAMs 极化的抗胃癌机制研究	徐静雯	广东药科大学
81903640	双链 DNA 介导喜树碱类药物激活免疫应答机制研究	徐 骏	中国科学院上海药物研究所
81903709	TLR10 基因多态性对肾移植患者环孢素药效个体差异影响的药物基因组学研究	徐勤霞	复旦大学
81903782	当归"头""身"及"尾"部位药效取向差异的形成机制研究	徐 燃	武汉轻工大学
81903843	桃金娘活性成分 Tomentodione M 通过耐药细胞外泌体 miR-155 靶向抑制 p38 MAPK 逆转 P-gp 介导癌症多药耐药的作用及机制研究周	许 薇	解放军第二军医大学
81903452	抑制经呼吸道传播重要肠道病毒 EV-D68 的候选药物发现及其机制研究	颜琳洁	中国人民解放军军事科学院军事医学研究院
81903766	基于"数学拆方-液质联用-高内涵筛选"三级体系的芍药止痛方治疗偏头痛的药效物质基础研究	杨 颂	北京中医药大学
81903926	美洲大蠊肠道细菌中抗菌肽的发现与成药性评价	杨银河	大理大学
81903848	基于代谢重编程研究中药米仔兰活性成分楝酰胺通过靶向 ULK1 抑制肺癌转移的分子机制	姚 超	上海中医药大学
81903533	药用红树木榄胚轴中抗 HBV 复制的腈类化合物定向发现及其对靶点 NTCP 作用研究	易湘茜	广西中医药大学
81903923	蒙药尖叶假龙胆木脂素类成分抗肝纤维化的药效物质与作用机制研究	于 莹	黑龙江中医药大学
81903445	hERG 钾离子通道变构调节剂的发现、优化及药理活性研究	余志义	山东大学
81903667	多黏菌素 B 联合美罗培南在产 KPC 酶肺炎克雷伯菌血流感染患者中的体内药代动力学/药效学及耐药机制研究	俞振伟	浙江大学
81903930	基于 p38MAPK 及 ERK2 通路研究蛭莶胶囊治疗动脉粥样硬化斑块的药效成分与药理机制	翟健秀	沈阳药科大学
81903931	基于系统药理学探讨芪参益气方治疗气虚血瘀型冠心病的有效成分群及作用机制	张百霞	河北大学
81903801	基于炮制转化-药效评价-靶标亲和的黄柏"盐炙入肾"的科学内涵阐释研究	张 凡	辽宁中医药大学
81903543	药物诱导靶器官毒性预测模型的构建及毒性分子结构特征的分析研究	张 会	西北师范大学
81903814	基于"化学成分-药效作用-靶点通路"模式研究"药引"茶叶对川芎茶调散"速而有效"制剂特征的影响	张慧敏	成都中医药大学
81903696	PGAM5/Drp1 通路促子痫前期滋养细胞坏死样凋亡机制及药物干预研究	张洁洁	中南大学
81903800	基于蛋白质组学技术的中药地龙溶栓活性组分解析及质量评价新方法研究	张静娴	上海市食品药品检验所
81903846	基于 PSPC1/TGF-β1 信号通路的黄芪甲苷抑制非小细胞肺癌 EGFR-TKI 耐药作用机制研究	张乐乐	成都大学

（续表）

项目编号	项目名称	负责人	依托单位
81903798	基于"freeze-thaw"诱导的新型无试剂化纳米粒子负载适体探针高效快速检测中药中真菌毒素污染研究	张　磊	中国医学科学院药用植物研究所
81903674	MKT-077 选择性清除外排泵高表达唑类耐药真菌的作用机理及其抗真菌靶点发现	张　明	山东大学
81903925	基于血清药物化学-肠道菌群的蒙药香青兰调血脂药效物质及作用机制研究	张　娜	内蒙古科技大学包头医学院
81903895	重连口服液通过 Agr 系统调控 SCCmec 剪切影响金葡菌甲氧西林耐药性机制研究	张士杰	安徽中医药大学
81903638	Ack1 介导新型 EGFR 三代抑制剂 120067 耐药机制研究	张　弢	中国科学院上海药物研究所
81903698	核受体 REV-ERB 调控药物处置及其作用机制研究	张天鹏	暨南大学
81903808	基于 TAM 重塑（M2-M1 型）和"PD-1/PD-L1 信号通路"阻断双机制的大黄素/aPD1 共载纳米递药系统构建与评价	张　婷	浙江中医药大学
81903716	肠道菌群介导的他克莫司药动学个体差异及其调控机制研究	张　彦	苏州大学
81903500	中药棒柄花鞣质类成分 Brevin 的发现及其抑制 NLRP3 炎症小体活化的机制研究	赵　旻	四川大学
81903780	基于靶向垂钓策略探讨核桃楸皮保肝药效物质基础	赵　盼	山东中医药大学
81903864	基于 CaN/NFAT 信号通路，疏肝凉血方逆转 Foxp3 + Treg 介导乳腺癌免疫逃逸的药理机制	赵　欣	中国医学科学院药用植物研究所
81903448	具有 GLUT1 主动转运、葡萄糖和 RGD 肽双重肿瘤识别的脑靶向脂质体的制备及其在耐药脑肿瘤的应用研究	赵　毅	郑州大学
81903852	TRPV1/CAPN 通路与 ARV7 交互对话在辣椒素抑制前列腺癌恩杂鲁胺耐药作用中的研究	郑　龙	西安交通大学
81903759	桑源中药客体特征及"同源异效"的超分子作用机理研究	周　晋	湖南中医药大学
81903779	广藿香"芳香"倍半萜治疗"湿浊带下"霉菌性阴道炎的药效物质与作用机制	周勤梅	成都中医药大学
81903563	基于肠道氨基酸吸收途径的口服纳米递药系统构建及其跨细胞转运的研究	周　锐	四川大学
81903724	基于生理药动学-药效学相互作用模型定量研究伏立康唑对他克莫司药动/药效的影响	周　颖	南昌大学
81903539	基于 Brigatinib 复合物结构指导的抗肺癌 EGFR T790M/C797S 新药设计与研发	朱素杰	青岛大学

↗ 2020 年地区科学基金项目（药学相关项目选录）

项目编号	项目名称	负责人	依托单位
81960648	磷烯温敏水凝胶靶向控释抗骨肉瘤递药系统的构建及评价	陈　文	石河子大学
81960709	基于"药-方-证"关联的枳实"随证质量评价"研究	邓可众	江西中医药大学
81960758	基于网络药理学及代谢组学技术的蒙药加味塔布森-2"肾主骨"辨证施治的药效物质基础及作用机制研究	董　馨	内蒙古医科大学
81960630	川芎嗪灯盏乙素苷元抗脑卒中孪药的研	董永喜	贵州医科大学
81960787	苗药石南藤抗阿尔茨海默病的物质基础与作用机制研究	范东生	贵州中医药大学
81960659	天麻镇静安神活性成分作用靶点的筛选鉴定及其药理机制研究	郭晓汐	昆明理工大学
81960763	苗药金骨莲方药效物质基础及组方配伍研究	黄　勇	贵州医科大学
81960783	两种彝药中三萜及其皂苷成分的镇痛活性与作用机制研究	黄相中	云南民族大学
81960699	基于网络药理学的天香丹胶囊抗心肌缺血机制研究	姜　林	新疆医科大学
81960784	傣药莫哈蒿干预特应性皮炎药效物质基础及调控 ILC2-MC 轴的作用机制的研究	瞿　璐	云南中医药大学
81960721	基于速、缓释组分接力增效解析黄芩-黄连药对汤剂共煎的制剂学原理	柯秀梅	九江学院
81960771	维药洋甘菊总黄酮降血脂作用及分子机制研究	兰　卫	新疆医科大学
81960657	虫草素及其受体介导的星形胶质细胞形态发生和三联体突触形成在治疗自闭行为中的药物机制	李　白	云南大学
81960786	基于神经组织芯片和动物精细行为捕捉技术对土家药雪里见的神经毒性物质基础及其机制研究	李思迪	吉首大学
81960754	中药独活中呋喃香豆素类化合物机制性抑制 P450 酶的机制研究	李维维	贵州医科大学
81960780	傣药麻夯荒抑制 8-oxo-GTP 促进 Cdc42 活化防治妊娠高血糖致胚胎眼畸形作用	李维熙	云南中医药大学
81960777	两种民族药用植物中黄酮类 ILCreg 诱导剂的发现及其抗炎性肠病机制探究	李艳平	云南中医药大学
81960634	瑶药山蒟和毛蒟中新木脂烷型小胶质细胞活化抑制剂的发现及其抗 AD 作用机制研究	梁　东	广西师范大学
81960737	抗癌植物新药-裂果薯皂苷 I 基于 HGF/c-Met 途径及其调控 EMT 抗非小细胞肺癌侵袭转移和逆转 TKIs 耐药作用的分子机制	梁　钢	广西医科大学
81960698	基于组学数据库和局部组织 RAS 系统的鳖源中药抗纤维化肽类药效分子的鉴别分析及作用机制研究	廖彭莹	广西中医药大学
81960719	基于中药多组分及与角质层相互作用构建和评价"药辅合一"乳液凝胶	刘　晨	宁夏医科大学
81960727	基于 ceRNA 调控网络研究藏药二十五味珊瑚丸对阿尔茨海默病的神经保护作用及机制	刘　兰	西藏大学

中国药学年鉴 CHINESE PHARMACEUTICAL YEARBOOK 2020-2021

（续表）

项目编号	项目名称	负责人	依托单位
81960768	lncRNA-TUSC7/miR-375 靶向调节 ASK1 促进骨肉瘤细胞凋亡的作用及壮药鸡血藤提取单体芒柄花黄素的干预机制	刘 云	广西医科大学
81960757	基于整合药理学探讨蒙药方剂朱日亨滴丸治疗冠心病、心绞痛的药效物质基础和分子作用机制	陆景坤	内蒙古医科大学
81960759	蒙药额力根-7 抗肝纤维化药效物质基础及 miR-21/PTEN/PI3K-Akt 通路介导的作用机制研究	马月宏	内蒙古医科大学
81960638	基于优势结构的具有拓扑异构酶 I 抑制活性的天然药物结构改造及生物活性研究	潘成学	广西师范大学
81960782	蒙药大黄活性成分通过调控 miR-370/PIM1 通路抑制肝癌并克服索拉非尼耐药的机制研究	潘小平	内蒙古自治区国际蒙医医院
81960708	基于硫酸化分子修饰与 Toll 样受体通路的怀山药多糖免疫调节活性增效及其作用机制研究	申明月	南昌大学
8196065	针对银屑病理皮肤的制剂设计——经皮纳米递药系统的构建与评价	孙 琳	遵义医科大学
81960770	蒙药"苏木-4 汤"经 PEAR1 调控 PI3K/Akt 信号通路影响血栓形成的新机制	孙建军	内蒙古医科大学
81960722	寄主归经对中药桑寄生补肝肾强筋骨功效影响的研究	覃文慧	广西中医药大学
81960762	基于 NF-κB 信号通路的壮药铁包金改善类风湿关节炎的有效成分和分子机制研究	滕红丽	广西中医药大学
81960717	基于多效聚合物的功能性中药纳米结晶递药系统构建及促吸收机制	涂亮星	江西中医药大学
81960714	基于生物药剂学探讨药汁制特色的江西建昌帮砂仁、陈皮制地黄炮制机制研究	王 芳	江西中医药大学
81960774	以虚拟筛选和 PAMPA 模型为导向的苗药-抱树莲中蜕皮甾类协同抑制耐药性中枢肿瘤细胞活性成分的研究	魏 华	吉首大学
81960772	基于网络药理学和肠道菌群分析的蒙药荜茇抗肝硬化作用机制研究	杨宏新	内蒙古医科大学
81960778	傣药铜钱麻黄干预哮喘药效物质基础及其通过调节 iILC2s 在"肠-肺轴"迁移的作用机制研究	杨竹雅	云南中医药大学
81960756	基于双重介导的肝靶向岩黄连碱纳米递药系统的构建及抗肝纤维化作用研究	叶 勇	广西医科大学
81960658	基于 iTRAQ 蛋白质组学及网络药理学技术的九节抗抑郁机制研究	尹 丽	玉林师范学院
81960710	基于谱效先导——整合药理学的滇黄精质量标志物研究	俞 捷	云南中医药大学
81960707	基于定量模式活性关系的雪莲果叶抗肿瘤活性药效物质基础研究	袁晓艳	遵义医科大学
81960697	基于"药用植物亲缘学-分子生物学-活性成分筛选"研究鸡血藤及其混伪品的基原关系	张 凌	江西中医药大学
81960641	藏药砂生槐子生物缓释黏附剂对小鼠肝泡球蚴病治疗的药代动力学和免疫调节研究	张发斌	青海大学
81960668	EGFR 定向线粒体调控 ATP5a 促进能量代谢的分子机制及在 EGFR-TKIs 耐药中的作用研究	张国海	广西师范大学
81960696	基于"功效-成分-机制"关联的濒危中药重楼质量标志物的辨识及近缘替代品种筛选研究	张海珠	大理大学
81960703	基于 PKC/NF-κB-PXR 信号通路及 P-gp 功能干预的灵芝逆转肿瘤多药耐药活性成分及作用机制研究	周 健	南昌大学
81960739	重楼皂苷 I 干预 MAPK/Cyclin D1-CDK4/6/RB 信号通路逆转乳腺癌耐药的作用和机制研究	周轶平	昆明医科大学

↗ 2020 年海外及港澳学者合作研究基金（药学相关项目选录）

项目编号	项目名称	负责人	依托单位
81929003	青藤碱调控 mPGES-1 基因特异性甲基化的机制及其用于筛选新型抗炎中药的示范研究	周 华	广州中医药大学

↗ 2020 年优秀青年科学基金项目（药学相关项目选录）

项目编号	项目名称	负责人	依托单位
81922073	中药炮制学	曹 岗	浙江中医药大学
81922070	药物代谢	葛广波	上海中医药大学
81922067	炎症反应消退的机制及药物调控	郭文洁	南京大学
81922069	靶向耐药和肿瘤干细胞的抗肿瘤药物药理学	靳艳丽	暨南大学
81922072	中药质量评价	刘鄂湖	中国药科大学
81922066	神经精神药物药理	鲁 明	南京医科大学
81922062	基于肺部疾病的靶向药物研究	陆小云	暨南大学
81922063	药物化学	欧田苗	中山大学
81922064	药物化学	欧阳亮	四川大学
81922071	结构药理学	张 岩	浙江大学
81922065	天然药物化学	朱虎成	华中科技大学

（　）

中国药学年鉴 CHINESE PHARMACEUTICAL YEARBOOK 2020-2021

科研机构简介

◢ **"药物传输技术及新型制剂"北京市重点实验室** "药物传输技术及新型制剂"北京市重点实验室,依托中国医学科学院药物研究所药物制剂研究室(教育部重点学科,博士学科点)筹建,2011年5月通过认定,历次考评均通过验收。实验室主任由刘玉玲教授担任,学术委员会主任由中国药学会药剂专业委员会主任委员、中国药学会纳米药物专业委员会副主任委员、北京大学药学院张强教授担任。

实验室先后多次引进高层次人才,现有固定人员22名,其中,研究员7名、副研究员6名,平均年龄43岁,45岁以下占60%。实验室现有国家"新世纪百千万人才工程"国家级人选1名,享受国务院政府特殊津贴专家1名,全国创新争先奖获得者1人,国家卫生与健康中青年突贡专家1人,国家药监局首批外聘新药评审专家1人,北京市科技新星1名。实验室现有博士生导师5名、硕士生导师3名,在读硕士生18名,在读博士生14名。研究领域涉及工业药剂学、物理药剂学、生物药剂学、分子药剂学以及高分子材料等,聚焦药物递送技术与新型制剂发展,研究内容涵盖难溶性药物增溶、肿瘤靶向、免疫靶向、经皮给药、缓控释、分子掩矫味、雾化吸入、蛋白多肽及生物大分子智能递送等多个方向。

依托实验室构建了院企业产学研成果转化平台,实验室及产学研基地科研用房面积约2 800m²。实验室除可享用药物所大型仪器分析中心、生物学平台、互联网系统等公共资源,以及转化平台的相关资源外,还自行配备了300余台/套专业化仪器设备,包括高压均质系统、智能压片机、全自动pKa/logP分析仪、全自动溶出度仪、微粒系统稳定性分析仪、超高相合相液相色谱、LC-MS/MS液质联用仪、热分析系统、流式细胞仪、酶标仪及PCR仪器等。

实验室成立以来,科研人员承担了"863计划""十一五"和"十二五"重大新药创制专项、"十三五"儿童用药及天然药物研发专项、国家自然基金以及北京市自然基金、北京市创新药物、十病十药、重点品种培育等多项国家及省部级重大基金课题;参与编写论著2部,发表论文200余篇,其中SCI收录100余篇,*IF*>10的12篇,尤其在*ACS Nano*、*Nature Communications*、*Bioactive Materials*、*Biomaterials*、*Acta Pharmaceutica Sinica B*、*Journal of Controlled Release*、*Journal for ImmunoTherapy of Cancer*等权威刊物上发表了多篇学术论文。申请专利100余项、授权50余项,其中PCT专利30余项。累计培养硕、博士研究生100余人。参与研究成果先后获得国家科技进步奖二等奖1项,北京市科学技术奖一等奖和三等奖各1项。

实验室聚焦重大疾病治疗的临床需求,针对天然药物发展的成药性限制及体内递送的生理屏障,通过释药载体构建及药物递送系统(DDS)研究,突破药物溶解度、稳定性及渗透性等理化性质缺陷,调控药物体内运行特征,促进跨膜转运与生物吸收,控制药物释放,实现特定组织、细胞或细胞器的靶向递送,构建了具有广泛适用性的DDS技术平台,为改良型新药高端制剂研发以及创新药物剂型设计提供了基础支撑。

建设期内,主持的创新药物获生产批件2项;主持的改良型新药获临床批件1项(肿瘤靶向脂质纳米乳,进入Ⅰ期);完成临床前研究2项(渗透泵控释,淋巴转运的口服自微乳);培育候选药物3项(口服自微乳,多肽药物口服及黏膜递送);参与的创新药物研究获临床批件并进入Ⅰ、Ⅱ期临床研究7项。

主持的降血糖原创天然药物"桑枝总生物碱",2020年获批上市,用于2型糖尿病治疗,成为中国近10年首个获批的降血糖创新中药,打破以往认为中药单独使用无法降糖的认知;并获批当年进入2020国家医保,入选2020年度中国重要医学进展、中华中医药学会年度中医药十大学术进展、人民日报《健康时报》健康中国年度十大新药(国内)榜首。作为重大专项标志性成果,亮相国家"十三五"创新成就展。

以项目合作为纽带,实验室不断探索产学研协同创新成果转化模式,多项成果在北京地区实施落地转化,成就了一家北京生物医药G20企业、中关村重大前沿原创高精尖企业和国家高新技术企业,为推动天然药物与高端制剂发展、带动北京地区医药产业结构升级发挥了示范引领作用。

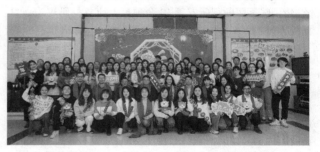

"药物传输技术及新型制剂"北京市重点实验室团队合影
地址:北京市西城区南纬路甲2号 邮编:100050
电话:010-63159373 传真:010-63017757
E-mail:ylliu@imm.ac.cn

(刘玉玲)

◢ **厦门大学药学院** 厦门大学是教育部直属重点综合性大学,是国家"985""211"工程重点建设高校,2017年入选国家公布的A类世界一流大学建设高校名单。厦门大学药学院成立于2010年,是在原厦门大学生物医学研究院、医学院药学系的基础上,集聚生物医药研究的精干队伍而成立的,一个荟聚海内外精英,培养社会应用人才,致力于自主知识产权原创性新药研发的综合型、创新型学院。

学院教学科研队伍实力雄厚,整体囊括了一支以海内外高水平专家学者为核心、中青年骨干为中坚力量的一流人才团队。学院现有专职教师44人,教师队伍100%具有博士学历,三成以上在国(境)外获得博士学位,82%以上有一年以上海外学术经历。拥有中组部"海外高层次人才"3人,"外专"人才1人,"青年人才"3人,教育部"长江学者"讲座教授1人、国家基金杰出青年基金获得者1人、国家基金优秀青年基金获得者(含海外)2人,教育部"新世纪优秀人才"1人。此外,学院还有一支包括诺贝尔奖获得者、境内外知名院士、业界精英在内的三十多人的兼职教师队伍。

学院紧密结合国家"健康中国"战略和创新药物发展战略的重大需求,重点聚焦癌症、艾滋病、代谢性疾病、皮肤和免疫性疾病等重大疾病的分子机制,开展新靶点的鉴定,先导药物的发现和改造,以及转化研究等,产出了一批具有鲜明自主创新特色的科研成果。在 Nature、Cell 等国际顶尖期刊及 CNS 子刊发表学术论文近三十篇,仅2020、2021年就有9篇创新成果先后发表在 Cell、Science 和 Nature 子刊,《科技日报》2次进行全文报道。学院承担了国家重点研发计划、863课题、973课题、国家基金重大研究计划项目、"重大新药创制"国家科技重大专项、国家国际科技合作专项、教育部科技研究重大项目等国家级重点课题;研发的药物、治疗方法、诊断试剂已有多项转化应用于临床:1个创新抗癌靶点药物获美国 FDA 批件开展临床Ⅰ期实验、1个提交 FDA 临床审批,1个临床候选分子实现逾两千万技术转让。2020年,新型冠状病毒感染暴发以来,组织科研团队开展即时检测试剂盒、传染喷雾阻断剂研发等10余项抗疫应急科研攻关项目。此外,学院积极以科技、人才助力脱贫攻坚,深入宁夏隆德、甘肃临夏开展科技扶贫协作。

学院位于厦门大学翔安新校区,建有一万五千平方米的药学院大楼,配备国际水准的尖端仪器设备和高等级实验室。现有教育部"核受体肿瘤分子靶点与药物开发"创新团队,"癌症表观遗传学"福建省高等学校科技创新团队2个创新研究团队。建有海洋活性物质功能、质量和安全性评价技术平台(国家海洋局-厦门市),南方海洋创新药物研发平台(国家海洋局),福建省药物新靶点研究重点实验室,福建省核受体药物工程研究中心,福建省靶点新药行业技术开发基地,厦门市代谢性疾病重点实验室,厦门市肿瘤细胞与分子诊疗重点实验室,厦门市靶点新药工程技术研究中心,厦门市药用植物开发中试公共服务重大平台、高通量药物筛选平台等多个高水平科研平台。

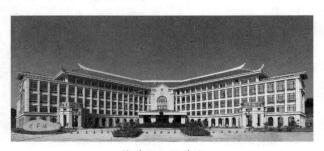

药学院主教学楼

地址:厦门市翔安区翔安南路厦门大学翔安校区庄瑾楼
邮编:361102
电话:0592-2187221　传真:0592-2181879
E-mail:pharm@xmu.edu.cn

(江　杉　吴彩胜　曾锦章)

↗ 哈尔滨医科大学省部共建生物医药工程重点实验室

哈尔滨医科大学省部共建生物医药工程重点实验室于2011年批准立项,2013年通过验收,以药理学国家重点学科为支撑,结合药物化学、生物信息学、病理生理学、生物化学和生物制药学科共同组成。

实验室致力于解决心血管及肿瘤疾病发生发展中的重点、难点问题,以提高防治水平,促进医药领域的发展。现有面积达到6000 m²,仪器设备总值约1.5亿元,搭建了生物信息大数据高性能计算集群等平台。实验室现有固定人员43人,流动人员224人,中国工程院院士1人,长江学者特聘教授2人,"万人计划"青年拔尖人才1人,其他省部级人才43人,国家自然科学基金创新群体1个。

哈尔滨医科大学省部共建生物医药工程重点实验室具有广泛的国际影响力,引领了对俄交流。实验室牵头成立中俄双方共计106所高水平医药院校组成的"中俄医科大学联盟",该联盟是中俄两国规模最大、范围最广的合作联盟,杨宝峰院士担任联盟首任中方主席。

实验室遵循"开放、流动、联合、竞争"的方针,从实验室人事、财务、后勤保障等方面按照教育部重点实验室建设的要求,建立了适应现代科研活动的运行管理规范。培养了大批优秀科研人员、教师及研究生。本实验室在建立一支高素质的固定研究队伍基础上,鼓励多学科合作研发,设立开放基金,加强对外合作与交流。本着"开放、流动、联合、竞争"的原则,坚持引进国内外先进技术与自主开发相结合的原则,优先发展具有一定研发优势的基因工程药物、微生物和生化制品、植物药和化学合成药,建立生物医药信息支持系统,组织生物医药技术创新网络,在省部共建支持下,推进医药产业高速、持续、稳步发展。

实验室所依托哈尔滨医科大学,其图书馆具有纸质藏书总量60万册,中文图书47万册,外文图书13万册;期刊1776种,其中中文期刊1470种,外文期刊306种;报纸99份;有多种语言综合工具书及检索工具书刊;电子图书:中文全文数据库和外文全文数据库包含电子期刊各1万余种,电子图书共计32万种。馆藏电子资源主要包括:PHMC、EBSCO(ASP、BSP)、Science、Science translational medicine 全文数据库以及 Springer Protocol 实验室指南、Cochrane Library 循证医学数据库、F1000评价数据库等外文数据库和 CNKI、维普、维普智立方知识资源服务平台等中文数据库。另开通 Dialog 国际联机检索系统,建有哈医百度、黑龙江省外文医学文献服务平台文献传递系统。

中国药学年鉴

CHINESE PHARMACEUTICAL YEARBOOK 2020-2021

2011 年到 2020 年期间省部共建生物医药工程重点实验室发表 SCI 收录文章 690 篇,承担各类科研课题 301 项,获得授权专利 28 项。其中国家级课题 160 项,国家自然科学基金创新研究群体科学基金(连续资助)1 项;国家重点基础研究发展计划(973 项目)5 项、863 项目 1 项;国家自然科学基金重点项目 12 项;国家自然科学基金重点研究计划 7 项;国家科技重大专项课题重大新药创制 2 项;中国工程院咨询研究项目 4 项;国家自然科学基金面上项目 98 项;国家自然科学基金青年科学基金项目 60 项;教育部博士点(博导类)1 项;教育部"新世纪优秀人才支持计划"5 项;教育部博士点基金博导类 4 项;教育部博士点基金新教师类 5 项;教育部归国留学人员科研启动基金 3 项。获多项科研成果奖,其中国家自然科学奖二等奖 1 项、教育部自然科学奖一等奖 4 项、高等学校科学研究优秀成果奖自然科学奖一等奖 1 项、何梁何利基金奖 1 项、光华工程科技奖理事会第十届青年奖 1 项、中国药理学会施维雅 servier 优秀青年工作者奖 10 人、中华医学会科技奖一等奖 1 项、黑龙江省人民政府科技进步一等奖 2 项、黑龙江省政府最高科学技术奖 1 项、黑龙江省科学技术奖二等奖 15 项。

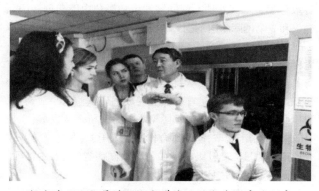

杨宝峰院士指导俄罗斯留学生心脏电生理实验研究

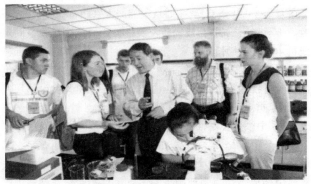

杨宝峰院士向俄罗斯学生介绍中国医药卫生科研进展

地址:哈尔滨南岗区保健路 157 号哈尔滨医科大学药学院 邮编:150000

电话:0451-86671354

(吕延杰 王金辉 杨宝峰)

晶型药物研究北京市重点实验室 晶型药物研究北京市重点实验室是在中国医学科学院药物研究所药物晶型研究中心基础上,依托教育部药学一级重点学科而筹建的我国最早从事药物晶型研究的重点实验室。2012 年通过认定,2015 年、2018 年连续两轮绩效考评成绩优秀。重点实验室具有扎实药物晶型理论和技术,具备丰富创新药物晶型研究经验,在我国晶型药物研究领域占有重要领先位置。

实验室主任由吕扬教授担任,学术委员会主任由杜冠华教授担任。现有科技人员 41 名,研究生近 50 名,其中正教授 9 名、副教授 17 名,博士生导师 5 名、硕士生导师 15 名。主持承担了"十三五"国家重点研发计划、"十三五"至"十一五"重大新药创制专项、国家药典会项目等多项国家或省部级课题。培养硕博士研究生 40 余名,发表论文 300 余篇,其中 SCI 论文 100 余篇;申请专利 120 余项,获授权 60 余项,主持制定国家标准 216 项,并获国家级标准物质证书。专业技术和软硬件实力雄厚,成功研制 8 个 1 类创新晶型药物,分别已进入临床研究的不同阶段。

实验室拥有单晶 X 射线衍射仪、粉末 X 射线衍射仪、固态核磁共振仪、荧光 X 射线仪、拉曼光谱仪、红外光谱仪、差示扫描量热仪、热重-质谱仪、液相-质谱联用仪、气相-质谱联用仪等大中型仪器设备 100 余台,拥有大型仪器设备原值超过 4 000 万元。

实验室建立了国际一流的晶型药物研发平台,引领了我国晶型药物发展,提升我国晶型药品质量和标准,实现与国际原研晶型药物质量接轨。为北京乃至全国提供高水平、高质量的专业技术服务与技术支撑。

科研成果:①"化学药物晶型关键技术体系"获得 2016 年国家科技进步奖二等奖。针对制约我国化学药物发展的技术难题,建立"化学药物晶型关键技术体系",实现了我国晶型药物技术从无到有、到与国际先进技术竞争的历史跨越,为我国创新药研发开发和仿制药突破国际技术壁垒提供了关键技术支撑。②"头孢类药物"获得 2019 年国家科技进步奖二等奖。针对头孢类药物存在的技术工艺、稳定性、质量等三大技术难题,通过产学研联合攻关,实现了头孢类药物从一代到四代产品高质量的关键技术突破,为我国头孢类药物耐药性防护体系的建立及绿色环保作出了突出技术贡献,推动了我国头孢类药物产业化及科学技术进步。③主持制定《中国药典》药品晶型研究及晶型质量控制指导原则。主持完成《中国药典》药品晶型研究及晶型质量控制指导原则的起草工作,2015 年首次颁布实施并引起国际高度关注,支撑了我国化学晶型药物研发。继续主持该指导原则的修订工作,进一步完善国家药典标准,并在《中国药典》2020 年版中实施。④创建我国药物相关计量标准物质研究技术体系。创建标准物质—物质标准—标准方法研究技术体系,研发量值溯源国家标准物质,完成 212 种计量标准物质研制,获国家级标准物质证书和制造计量器具许可证,占我国相关药物标准物质总数 70%，引领和推动我国药物计量物质标准与国际接轨和互认。⑤国家 1 类创新药物研发。作为药学负责人或主要参加人完成百可利咀嚼片、新尼群地平片、丹酚酸 A 片、硝克柳胺片、注射用匹诺塞林、芬乐胺片、注射用瑞德西韦等 8 项国家 1 类新药临床前研发，均获得临床试验批件，分别已进入临床研究不同阶段。⑥国家标准研究。2008 年汶川地震造成水源污染，积极参与应急科技攻关，完成 JJF1855-2020《水质 组胺等五种生物胺的测定 高效液相色谱法》国标起草，解决我国地震灾区水质应急检测技术方法和标准科学难题。⑦出版《晶型药物》学术著作。《晶型药物》由人民卫生出版社 2009 年出版，2019 年出版第 2 版，是我国药物领域第一部关于晶型药物研究的学术专著，内容涵盖基础专业理论和重要关键技术，已成为我国科研、生产、教学、监管、司法等领域的重要专业参考书，曾作为国家最高法院知识产权司法鉴定的技术判断依据。⑧构建晶型药物知识产权体系。围绕改善药物与先导物成药性的新晶型/共晶物质，进行物质制备方法、组合物与用途的专利保护，构建晶型药物自主知识产权体系，已申请国家发明专利 120 余项，PCT 专利 7 项。获得中国发明专利授权 65 项，2 项 PCT 专利获得授权，并进入 20 个不同国家或地区。

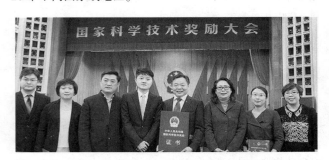

杜冠华团队荣获 2019 年度国家科技进步奖二等奖

地址：北京市西城区南纬路甲 2 号　邮编：100050
电话/传真：010-63161258
E-mail：luy@imm.ac.cn，zhangl@imm.ac.cn
（吕　扬　张　丽　杨世颖）

↗ 湖南中医药大学药学院/创新药物研究所　湖南中医药大学药学院始创于 1975 年，为湖南省最早兴办的药类本科专业的学院。学院下设创新药物研究所和中药资源中心，有各类国家级、省部级研究中心共 12 个；模拟药厂及药店、药植园、标本馆各一个。拥有中药学一级学科博士授权点，3 个一级学科硕士授权点，7 个本科专业，国家级一流本科专业建设点 2 个，省级一流本科专业建设点 2 个。

现有教职工 149 人，其中教授 30 人，副教授 44 人，博士生导师 14 人，硕士生导师 62 人，长江学者特聘教授 1 人，芙蓉学者特聘教授 2 人，国家百千万人才工程"有突出贡献中青年专家"1 人，湖南省"121 人才"第一层次人选 2 人，湖南省"百人计划"1 人，国家新药评审专家 1 人，国家保健食品审评专家 4 人，湖南省科技创新领军人才 1 人，湖南省湖湘青年科技创新人才 1 人。"神农人才"工程第一批中医药学科带头人培养对象 1 人，"神农人才"工程青年神农学者培养对象 2 人。药学院与美国密西西比大学等学校建立了教师培养和学生国际交流的合作。

药学院的创新药物研究所包含有湖南省中医药民族医药国际联合实验室，湘产大宗药材品质评价湖南省重点实验室，中药成药性与制剂制备湖南省重点实验室，湖南省中药活性物质筛选工程技术研究中心等科研平台。湖南省中医药民族医药国际联合实验室创立于 2011 年，负责人为长江学者王炜教授，现有成员 18 人。已培养硕博士研究生以及访问学者 60 余人，其中外籍博士后 10 人。研究方向有：中药民族药物新型活性物质的原创性发现研究；基于特异性靶点的中药活性筛选新方法研究；中药活性成分靶向增效创新研究；中药民族药质量控制研究。发表论文 200 余篇，其中影响因子 10 以上 9 篇，中科院一区 17 篇。出版专著 2 部，获授权专利 11 项，获得国家级和省部级以上课题 40 余项，获各级科学进步奖 6 项。创办湖湘生物医药中医药创新国际会议和 2 个国际学术期刊 *Current Traditional Medicine* 和 *Current Chinese Science-Natural Products Section*。与 10 余家企业紧密合作，成功组织湖南知名中成药银黄清肺胶囊，猴头健胃灵、妇科千金片在巴基斯坦启动临床试验，"银黄清肺胶囊"和"猴头健胃灵"是首批在巴完成临床试验的中成药；以科研服务带动洪江市、宁远县等地中药种植企业发展，实现 4 155 人次精准脱贫；产学研合作助力天士力、九芝堂等 6 家企业产品质量标准升级。2021 年荣获湖南省"工人先锋号"及"最美丝路青年"团队称号。

湘产大宗药材品质评价湖南省重点实验室于 2015 年由湖南省科技厅批准组建，现有实验场地 1 000 余平方米，仪器设备总值 3 000 余万元，主要从事湘产大宗药材种质资源、药效评价与作用机制、药效物质及质量控制研究。实验室固定成员 44 人，包括长江学者、全国优秀科技工作者、湖南省科技创新领军人才、芙蓉学者等，为中药物效关系及品质评价湖南省科技创新团队。自建立以来，先后承担《中医药现代化》国家重点研发计划、科技部重大新药创制、国家自然基金、国家中医药公益性行业专项、湖南省重大科技专项等项目 100 余项。发表学术论文 300 多篇，授权专利 30 余项，获各级科技奖励 20 余项，培养硕博士 100 多名。

中药成药性与制剂制备湖南省重点实验室在湖南中医药大学药学院贺福元教授的带领下，立足中医药基础理论现代化及其应用，围绕着中医药超分子"气析"理论、中医药数理特征化两大方向进行研究，旨在揭示中医药基础理论的现代科学内涵，创立中药多成分、多靶点、综合作用的定性解析与定量表征方法，已在中药药性、中药品种归属、中药炮制与制剂、网络药理学等方面取得了原创性成果。本团队现有 15 人，其中教授 5 人，副教授 5 人，具有博士学位 13 人，包括国家新药评审专家、省部级重点学科学术带头人等。研究方向：①超分子的气析理论研究。团队运用生物超分子化学"印迹模板"自主作用规律创立了中医药超分子"气析"理论。②中医药理论数理特征化研究。成果"中药药物动力学与谱动学的理论体系与方法学研究"于 2020 年获得湖南省自然科学奖一等奖。

湖南省中药活性物质筛选工程技术研究中心于 2013 年由湖南省科技厅批准成立，隶属于湖南中医药大学。工程中心以中药活性物质筛选与功能机制研究为核心，充分利用湖南省地方优势中药材资源，以筛选防治老年退行性疾病、代谢性疾病、肿瘤等重大疾病和疑难病中药及中药复方有效物质为突破口，基础与应用结合、研究与开发并行，运用现代科学技术揭示中药的物质基础与作用机制，构建现代中药活性物质筛选研究与开发转化技术平台，开展中药创新研究和大健康产品开发。工程中心坚持产学研相结合的发展道路，与启迪古汉集团衡阳中药有限公司等 20 余家企业建立了紧密合作，与哈佛医学院合作建立了中美老年性退行性疾病治疗药物研究中医药国际合作中心。已研发金蓉颗粒、淫藤骨痹康颗粒、湿疹康纳米凝胶、古汉益康源片、古汉心脑葆泰口服液、补天茯苓养心膏、补天益肝泡腾片、英氏清清葆（固体饮料）、竹海午时茶等新药和大健康产品，获湖南省科学技术进步奖 6 项，国家发明专利授权 20 余项，美国发明专利 1 项，发表论文 300 余篇，主编/参编著作 10 部。

地址：湖南省长沙市岳麓区含浦科教园学士路 300 号湖南中医药大学实验楼 B 栋四楼药学院　邮编：410208

电话：0731-88458227

E-mail：yxy88458227@163.com

📈 福建省药物靶点发现与结构功能研究重点实验室　福建省药物靶点发现与结构功能研究重点实验室始建于 2019 年，是目前福建省唯一专门开展药物靶点研究的省级重点实验室。实验室依托于福建医科大学，隶属于福建省科技厅。

实验室现有研究人员 44 名，其中高级职称 25 人，博士学位研究人员 41 人，国务院政府特殊津贴专家 2 名，教育部新世纪优秀人才支持计划 1 名，福建省科技创新领军人才 2 名，福建省青年拔尖创新人才 2 名，福建省高校领军人才青年拔尖人才 1 名，福建省青年人才托举工程 1 名，福建省高校教学名师 1 名，福建省杰出青年科研基金获得者 5 名。实验室人才队伍在药学领域积极承担社会工作，其中担任中国药理学会理事 1 名，福建省药理学会副理事长 1 名。

实验室建筑面积 2 000 m²，现设有药物靶点发现研究室、药物靶点结构研究室、药物靶点功能研究室、药物靶点确证研究室、候选新药药理毒理初步评价研究室、细胞水平和整体动物水平靶点确证和功能研究室等；配备有高效液相色谱仪、快速高效蛋白层析系统、实时荧光定量 PCR 仪、多标记检测仪、化学发光/荧光成像系统、等温滴定量热仪、表面等离子共振仪、流式细胞仪、圆二色光谱仪、荧光显微镜、高内涵成像系统等多种先进的仪器设备；图书期刊可享用福建医科大学图书馆藏纸质图书 171.93 万册，电子图书 440.27 万册，电子期刊 81 万册，数据库 79 个（包含子库），其中包含 CNKI、万方、维普等中文数据库 39 个，OVID、LWW、EBMR 等外文数据库 34 个，自建特色数据库 4 个。

当前实验室主要研究方向有三个：

（1）药物靶点发现与确证研究：针对肿瘤、神经系统疾病、心脑血管疾病、自身免疫性疾病等重大疾病的候选新药以及具有一定特点的治疗药物、生物活性物质，采用多学科技术手段，深入系统探索药物的作用及其机制，包括明确其作用的靶部位、靶细胞、靶点等，藉此药物探针分子研究发现和确证新的药物作用靶点。

（2）药物靶点结构与功能研究：解析药物靶点多维结构，阐释靶点的结构特征和生物物理特性，在细胞和动物水平，开展靶点功能研究、靶点标记与示踪研究，探索靶点介导的分子通路以及网络通路，阐释药物与靶点相互作用机制以及介导的药理作用机制。

（3）先导化合物发现和候选新药合成与筛选研究：针对确定的靶点生物大分子三维结构或定量构效关系模型，开展计算机模拟对先导化合物进行虚拟筛选；采用高内涵技术筛选先导化合物；选用结构生物学方法和化学合成方法优化先导化合物，开展药效学评价、药物代谢特征评价和安全性评价，发现候选新药。实验室将为新药研发提供新的药物作用靶点，为创新药物研发以及临床合理用药奠定理论基础，为治疗上述重大疾病提供新的治疗策略。

近 3 年来，实验室承担国家自然科学基金项目 9 项，承担省部级基金项目 32 项；发表 SCI 论文 58 篇；每年招收培养博士、硕士研究生约 50 名，博士后 2~3 名；资助 4 项重点实验室开放课题基金项目；获得国家授权发明专利 20 余项；

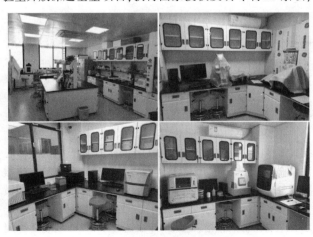

实验室仪器设备

"钩吻素子治疗类风湿关节炎临床前研究"获得国家重大新药创制科技专项资助,有望推出拥有自主知识产权、高效低毒的国家1类新药钩吻素子;"铂纳米酶的设计及其仿生催化性能研究"获得2020年福建医学科技奖二等奖。

地址:福建省福州市大学新区学府北路1号　邮编:350122

电话/传真:0591-22862016

E-mail:changxiyu@ mail. fjmu. edu. cn

(岳荣彩　俞昌喜)

↗ **创新药物非临床药物代谢及 PK-PD 研究北京市重点实验室**　创新药物非临床药物代谢及 PK/PD 研究北京市重点实验室隶属于中国医学科学院药物研究所,于2014年通过北京市科委认定,由从事药物代谢、药物分析、药理和生物合成等多学科科研骨干组成。实验室主要围绕我国重大疾病谱和北京市高发病谱,以天然产物来源的先导物为基础,以早期成药性评价 PK/PD 研究为切入点,通过人源化 PK/PD 成药性体内外模型的建立和完善、活性候选物的 PK/PD 早期成药性评价、天然药物 PK/PD 及手性药代特征研究、药物代谢微生物模型的建立及代谢物生物合成、早期癌症诊断的多肽探针体内代谢特征评价,建成国内领先、服务于北京并辐射全国的非临床药物代谢及 PK/PD 研究实验室,提高我国在该领域的基础及应用基础研究水平,为我国新药的早期成药性评价与研发提供技术支撑,促进北京及全国生物医药产业的健康、快速发展。

实验室设有学术委员会,现届学术委员会由13名专家学者组成,其中院士3人。学术委员会主任由刘昌孝院士担任,王广基院士、蒋建东院士任副主任。首任实验室主任是李燕研究员,现任主任是王琰研究员。重点实验室现有人员32人,由5个课题组组成,包括:李燕研究员课题组、王琰研究员课题组、陈晓光研究员课题组、蒋建东院士课题组、戴均贵研究员课题组。其中,研究员10人、副研究员11人、副主任技师1人、中级职称7人、初级职称2人、博士后1人。

重点实验室现有 LCMS-IT-TOF 高效液相-电喷雾-离子阱-飞行时间质谱联用仪(Shimadzu 公司,日本),LC/TSQ Quantum Access 高效液相-质谱联用仪(Thermo Finnigan 公司,美国),LCMS-8060 三重四级杆液相色谱-质谱联用仪(Shimadzu 公司,日本),LCMS-8050 三重四级杆液相色谱-质谱联用仪(Shimadzu 公司,日本)等7台液相-质谱联用仪,1台气相-质谱联用仪,6台高效液相色谱仪,1台气相色谱仪。拥有多种前处理设备如:QUADRA4 全自动移液工作站、离心浓缩仪、超速离心机、恒温培养箱等。药物代谢细胞实验相关设备,如:高通量实时荧光定量 PCR 仪、NanoDrop 2000c 微量分光光度计、倒置荧光显微镜工作站、凝胶成像分析系统、水套二氧化碳培养箱、Cobray 计数器、BLS 6500 型多功能闪烁计数器、Coulter EPICS-XL 型流式细胞等。

实验室主要以早期 PK/PD 成药性和临床前药代动力学的基础和关键技术,天然药物、手性药物及多肽的体内代谢特征,活性候选物的早期 PK/PD 评价及临床前药代动力学等为研究方向,开展基于肠道菌的天然药物药代-药效研究的综合技术体系建立,人源化 PK/PD 早期成药性模型的建立和完善,活性候选物的 PK/PD 早期成药性评价;天然药物 PK/PD 及手性药代特征研究,药物代谢微生物模型的建立及代谢物生物合成,多肽体内代谢特征评价及临床前研究等研究内容,为北京乃至全国的科研院所和制药企业提供优质技术服务。

实验室成立以来,获得多项科研成果奖项。蒋建东研究员在2021年当选中国工程院院士,获奖项目名称"工程科学技术重大创造性成就贡献"。陈晓光研究员等的成果"中草药微量活性物质识别与获取的关键技术及应用""中草药微量活性物质获取关键技术研究及其应用""中国若干重要有毒药用植物活性成分研究""若干重要中草药中微量活性物质的研究"分别获得国家科学技术进步奖二等奖(2014年)、教育部科学技术进步奖二等奖(2014年)、教育部自然科学一等奖(2011年)和北京市科学技术奖一等奖(2014年)。戴均贵研究员、陈晓光研究员、李燕研究员等成果"以微管为靶的紫杉烷类分子抗肿瘤耐药应用基础研究"获得教育部高等学校科学研究优秀成果奖自然科学奖二等奖(2014年)。王琰研究员、曹雪涛院士、蒋建东院士等发表在 *Signal Transduct Target Ther* 论文"小檗碱通过肠道菌改善帕金森病"2021年10月26日获得第六届中国科协优秀科技论文遴选计划优秀论文。郭慧慧博士项目"代谢性疾病药物药理研究"2021年10月12日入选第六届中国科协青年人才托举工程。

科研人员承担了"863计划""十一五"和"十二五"重大新药创制专项、"十三五"儿童用药及天然药物研发专项、国家自然基金以及北京市自然基金等多项国家及省部级重大基金课题;近5年发表近百篇 SCI 收录论文,包括发表在高水平学术期刊 *Nature Chemistry*、*Nature Chemical Biology*、*Nature Communications*、*Angewandte Chemie International Edition*、*ACS Catalysis*、*Signal Transduct Target Ther*、*Acta Pharm Sin B*、*Theranostics* 等。申请专利18项,授权专利14项。主编(含副主编)《小檗碱》《肠道菌与药物代谢》*The Chemistry and Biological Activities of* (-)-*Clasenamide* 3部专著,参编了《肿瘤学》《应用分析药理学》《多靶点药物研究及应用》《中国药用植物志》《分子生药学》《天然产物研究进展》《人参冠百草》《中国食用药用真菌化学》*The chemistry, metabolism and biological activities of ginseng* 9部专著。

实验室建设期间,研发的新药普赛莫德、艾托莫德、艾姆地芬、安喹利司、吡法齐明、SAR107375E 注射液、OTB-658 片7个品种获得 I 期临床批件,正在进行临床 I 期研究。硝克柳胺片获得 II 期临床批件。

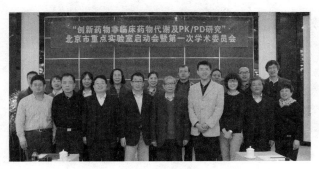

实验室人员合影

地址：北京市西城区南纬路甲 2 号　邮编：100050
电话：010-63165238　传真：010-63017757
E-mail：wangyan@ imm. ac. cn

（王　琰）

↗ **中药基础与新药研究实验室**　北京市中药基础与新药研究室依托北京中医药大学，是北京市教委于 2000 年批准成立的重点实验室，现任室主任为雷海民研究员，博士生导师。雷海民研究员为北京中医药大学中药学院院长、国务院学位委员会第八届学科评议组（中药学）成员，北京市高精尖"系统中药学"学科带头人、国家药品监督管理局中药监管科学研究院执行院长、中华中医药学会中药化学分会主任委员、中国中药协会精准中药专业委员会主任委员、北京中医药大学岐黄创新团队带头人、北京市重点实验室"中药基础与新药研究实验室"负责人。

实验室主要致力于探索中药药性与中药配伍理论的研究方法，以新的视角揭示中医药理论的现代科学内涵；据此指导中药新药和精准中药研究，开展（精准）中药创新药物设计、筛选和前期研究，包括：药学研究、主要药效学评价、安全性评价、作用机制研究及其他早期成药性评价。

北京市中药基础与新药研究室基于"中药源头创新"思路，秉承"清开灵注射液"原创新药之精髓，在国家重大新药创制、国家自然科学基金等课题支撑下，建立了以"配伍法则·拼合（络合）原理"指导下药物发现新模式，形成了中药先导化合物发现与开发创新团队，取得了以"西黄丸"为源头的"Ⅰ类精准抗肝癌先导化合物"标志性成果，并成功转化。

实验室目前主要研究方向有 4 个：

（1）"配伍法则·拼合原理"指导创新中药研发方向："配伍法则·拼合原理"药物发现模式，融合传统配伍增效减毒法则和现代药物设计原理，以临床疗效确切的中药复方为源头，立足体现中药经典名方用药特点，以中药配伍为纲、拼合为法，辅助计算机药物设计和系统成药性评价，获得符合中药作用特点（多成分、多靶点、多途径）的先导化合物。终极目标是获得高效、低毒、选择性好的候选药物和Ⅰ类新药，该模式具有投入少、周期短、命中率高、专利根保护的优势，已完成专利成果转化 1 项。

（2）多学科交叉技术开展中药药性物质基础研究：通过量子化学、能量信息、氧化还原等理论知识，创新中药药性表征手段和技术，揭示中药药性的自然属性，赋予中药成分药性属性特征，朝向具有药性属性的组分配伍中药和精准中药研究。

（3）基于中药超分子体系探究复方物质基础研究：围绕中药复方水煎剂多相态现象，结合分子自组装、超分子、结构化学、材料化学、计算化学及其他分析技术阐释中药汤剂复杂多相态的化学本质、中药超分子结构特征、形成机制及其药理作用，基于中药超分子体系揭示中药复方配伍增效减毒的科学内涵和中药复方汤剂物质基础的"真实世界"，研究亮点两次入选国家自然科学基金优秀资助成果。

（4）中药活性寡肽及小分子寡肽偶联靶向抗癌药物研究：一方面开展中药寡肽类物质基础研究，发现结构新颖的生物活性寡肽；另一方面基于临床疗效确切天然细胞毒类抗肿瘤成分，结合肿瘤关键信号通路特异性底物制备靶向前药，以克服天然抗肿瘤成分的靶向性差、毒副作用大的重大缺陷。

实验室近年在国内学术期刊发表文章 200 余篇，包括 *ACSNano、Acta Pharmaceutica Sinica B、ACS Applied Materials & Interfaces* 等 SCI 论文 70 余篇，申请中国、国际发明专利 15 项，获得授权 7 项，达成里程碑式转让 1 项。此外，本实验室在完成各类科研任务同时，积极参与本科生培养工作，先后指导大学生参加双创项目近 20 项，获得包括全国中医药院校大学生创新创业金奖、中国互联网＋大学生创新创业国家级铜奖等在内的省部级以上双创成果奖励 16 项。基于中药超分子体系探究中药复方物质基础及其配伍机制获得两项国家自然科学基金项目（批准号 82073974、81603256）资助，研究亮点先后于 2019 年 6 月和 2021 年 8 月两次入选国家自然科学基金优秀资助成果。

地址：北京市房山区阳光南大街北京中医药大学
邮编：102488
E-mail：BUCMzhognyao@ 126. com

中国药学年鉴 CHINESE PHARMACEUTICAL YEARBOOK 2020-2021

药学教育
Pharmaceutical Education

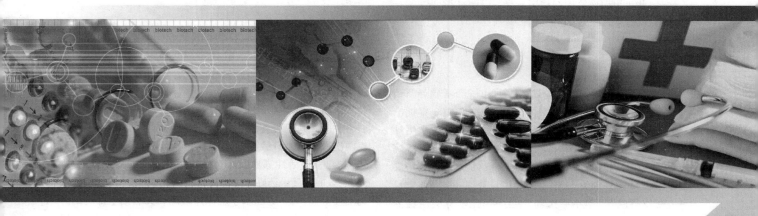

药学院校（系）

 设置药学相关专业的高等院校概况　　截至 2020 年底，全国设置药学相关专业（共 15 个专业：药学、临床药学、药物制剂、药物化学、药物分析、药事管理、中药学、中药制药、中药资源与开发、海洋药学、中草药栽培与鉴定、藏药学、蒙药学、制药工程、生物制药）的普通高等院校共有 488 所（表 1），其中综合院校 150 所，医药院校 105 所，理工院校 108 所，师范院校 71 所，农业院校 30 所，民族院校 10 所，财经院校 11 所，林业院校 2 所；语言院校 1 所。

488 所本科院校的地区分布：华北地区 60 所（其中北京市 12 所、天津市 13 所、河北省 18 所、山西省 11 所、内蒙古自治区 6 所）；东北地区 49 所（其中辽宁省 20 所、吉林省 14 所、黑龙江省 15 所）；华东地区 153 所（其中江苏省 34 所、浙江省 24 所、上海市 11 所、安徽省 25 所、山东省 36 所、江西省 10 所、福建省 13 所）；华中地区 83 所（其中河南省 29 所、湖南省 23 所、湖北省 31 所）；华南地区 45 所（其中广东省 27 所、广西壮族自治区 15 所、海南省 3 所）；西南地区 57 所（其中重庆市 9 所、贵州省 15 所、四川省 18 所、云南省 13 所、西藏自治区 2 所）；西北地区 41 所（其中陕西省 18 所、甘肃省 11 所、青海省 2 所、宁夏回族自治区 4 所、新疆维吾尔自治区 6 所）。

488 所本科院校的管理体制分布：教育部主管 36 所，工业和信息化部主管 2 所，卫健委主管 1 所，国家民委主管 6 所，国务院侨办主管 2 所，新疆生产建设兵团主管 2 所，解放军原总后勤部主管 3 所，省、自治区、直辖市主管 436 所。

表 1　2020 年设置有药学相关专业的普通高等院校（488 所）

学校名称	主管部门	学校类型	所在地	专业设置	专业创建年份
安徽大学	安徽省	综合	安徽	生物制药（生命科学学院）	2016
安徽工程大学	安徽省	理工	安徽	生物制药（生物与化学工程学院）	2015
安徽工业大学	安徽省	理工	安徽	制药工程（化学与化工学院）	2008
安徽科技学院	安徽省	理工	安徽	药学、药物制剂、中药学（食品药品学院）；生物制药	2001
安徽理工大学	安徽省	理工	安徽	药学（医学院）；制药工程（化学工程学院）	2001
安徽农业大学	安徽省	农业	安徽	生物制药（生命科学学院）	2002
安徽师范大学	安徽省	师范	安徽	生物制药（生命科学学院）	2015
安徽新华学院	安徽省	综合	安徽	药学、药物制剂、制药工程（药学院）	2006
安徽医科大学	安徽省	医药	安徽	药学、临床药学、中药学、药物制剂（药学院）	1997
安徽医科大学临床医学院	安徽省	医药	安徽	药学（药学系）	2005
安徽中医药大学	安徽省	医药	安徽	药学、药物制剂、药物分析、中药学、中药资源与开发、制药工程、生物制药（药学院）	1974
安康学院	陕西省	综合	陕西	制药工程（化学化工学院）	2015
安阳工学院	河南省	理工	河南	制药工程（化学与环境工程学院）	2020
安阳师范学院	河南省	师范	河南	制药工程（化学化工学院）	2007
宝鸡文理学院	陕西省	师范	陕西	制药工程（化学化工学院）	2003
蚌埠学院	安徽省	理工	安徽	制药工程、生物制药（生物与食品工程学院）	2005
蚌埠医学院	安徽省	医药	安徽	药学、药物分析、临床药学（药学院）	2001
北方民族大学	国家民委	民族	宁夏	制药工程（化学与化学工程学院）	2007
北华大学	吉林省	综合	吉林	药学（药学院）	2002
北京城市学院	北京市	综合	北京	药学、中药学（生物医药学部）	2006
北京大学	教育部	综合	北京	药学（医学部药学院）	1941
北京化工大学	教育部	理工	北京	制药工程（生命科学与技术学院）	2000
北京理工大学	工业和信息化部	理工	北京	制药工程（化工与环境学院）	2002
北京联合大学	北京市	综合	北京	制药工程（生物化学工程学院）	2000
北京师范大学	教育部	师范	北京	药学（化学学院）	2015
北京石油化工学院	北京市	理工	北京	制药工程、生物制药（化学工程学院）	2007
北京协和医学院	卫健委	医药	北京	药学	2015
北京中医药大学	教育部	医药	北京	药学、中药学、中药制药（中药学院）	1960
北京中医药大学东方学院	河北省	综合	河北	中药学、中药制药、中草药栽培与鉴定（中药系）	2005
滨州学院	山东省	综合	山东	生物制药（生物与环境工程学院）	2016
滨州医学院	山东省	医药	山东	药学、制药工程、生物制药（药学院）；中药学	2004
亳州学院	安徽省	综合	安徽	中药学、药学、制药工程、药物分析（中药学院）	2016
沧州交通学院	河北省	理工	河北	制药工程（化学与制药工程学院）	2019
常熟理工学院	江苏省	综合	江苏	生物制药（生物与食品工程学院）	2014

（续表）

学校名称	主管部门	学校类型	所在地	专业设置	专业创建年份
常州大学	江苏省	理工	江苏	药学、制药工程、生物制药(制药与生命科学学院)	2002
常州大学怀德学院	江苏省	综合	江苏	制药工程(机械与化学工程系)	
长春工业大学	吉林省	理工	吉林	制药工程(化学工程学院)	2002
长春工业大学人文信息学院	吉林省	理工	吉林	制药工程(制药工程系)	2007
长春科技学院	吉林省	综合	吉林	中药学(医药学院)	
长春中医药大学	吉林省	医药	吉林	药学、药物制剂、中药学、中药制药、中药资源与开发、制药工程、生物制药(药学院);药事管理(管理学院)	1980
长沙学院	湖南省	理工	湖南	生物制药(生物与环境工程系)	2013
长沙医学院	湖南省	医药	湖南	药学、药物制剂、药物分析(药学院)	2002
长治学院	山西省	综合	山西	药物化学(化学系)	2018
长治医学院	山西省	医药	山西	药学、中药学(药学系)	2002
巢湖学院	安徽省	师范	安徽	生物制药(化学与材料工程学院)	2014
成都理工大学	四川省	理工	四川	制药工程(材料与化学化工学院)	2002
成都大学	四川省	综合	四川	药学、制药工程(药学与生物工程学院)	2003
成都医学院	四川省	医药	四川	药学、药物制剂(药学院);生物制药(生物医学系);中药学	1993
成都中医药大学	四川省	医药	四川	药学、药物制剂、中药学、中药资源与开发、制药工程(药学院);藏药学(民族医药学院)	1959
重庆大学	教育部	综合	重庆	药学、制药工程(化学化工学院)	2002
重庆第二师范学院	重庆市	师范	重庆	药物分析、药学(生物与化学工程学院)	2017
重庆工商大学	重庆市	综合	重庆	制药工程(环境与资源学院)	2010
重庆科技学院	重庆市	理工	重庆	制药工程(化学化工学院)	2010
重庆理工大学	重庆市	理工	重庆	药学、制药工程(药学与生物工程学院)	2003
重庆文理学院	重庆市	综合	重庆	制药工程、药学(药学院)	2008
重庆医科大学	重庆市	医药	重庆	药学、临床药学、药物制剂(药学院);中药学、中药制药(中医药学院)	1996
承德医学院	河北省	医药	河北	中药学、药学(中医药系)	2002
赤峰学院	内蒙古自治区	综合	内蒙古	药学(医学院)	2007
滁州学院	安徽省	师范	安徽	制药工程(材料与化学工程学院)	2011
川北医学院	四川省	医药	四川	药学、临床药学(药学院)	2010
大理大学	云南省	综合	云南	药学、临床药学、药物制剂(药学与化学学院)	1997
大连大学	辽宁省	综合	辽宁	中药学(医学院);制药工程(生命科学与技术学院)	2000
大连理工大学	教育部	理工	辽宁	药学、制药工程(制药科学与技术学院)	2002
大连民族学院	国家民委	民族	辽宁	制药工程(生命科学学院)	2010
大连医科大学	辽宁省	医药	辽宁	药学、临床药学(药学院);生物制药(基础医学院生物技术系)	1993
大连医科大学中山学院	辽宁省	医药	辽宁	药事管理(管理学院)	2013
大庆师范学院	黑龙江省	综合	黑龙江	生物制药(生物工程学院)	2012
德州学院	山东省	综合	山东	制药工程、生物制药(医药与护理学院)	2011
第二军医大学(海军军医大学)	中国人民解放军原总后勤部	医药	上海	药学、中药学(药学院)	1949
第三军医大学(陆军军医大学)	中国人民解放军原总后勤部	医药	重庆	药学(药学院)	2007
第四军医大学(空军军医大学)	中国人民解放军原总后勤部	医药	陕西	药学(药学系)	2000
滇西应用技术大学	云南省	综合	云南	中药资源与开发、中药学(傣医药学院)	2018
电子科技大学中山学院	广东省	综合	广东	生物制药	2015
东北大学	教育部	综合	辽宁	生物制药(生命科学与健康学院)	2018
东北农业大学	黑龙江省	农业	黑龙江	制药工程(生命科学学院)	2003
东北师范大学	教育部	师范	吉林	药学(生命科学学院)	2014
东北师范大学人文学院	吉林省	综合	吉林	中药资源与开发	2004
东南大学	教育部	综合	江苏	化工与制药类(制药工程)(化学化工学院)	2001
东南大学成贤学院	江苏省	综合	江苏	药事管理、制药工程(化学与制药工程系)	2007
佛山科学技术学院	广东省	综合	广东	药学(医学院)	2005

（续表）

学校名称	主管部门	学校类型	所在地	专业设置	专业创建年份
福建农林大学	福建省	农业	福建	中药资源与开发(蜂学学院);制药工程(植物保护学院)	2003
福建医科大学	福建省	医药	福建	药学、临床药学、药物制剂、药物分析、生物制药(药学院)	2000
福建中医药大学	福建省	医药	福建	药学、药物制剂、中药学、制药工程(药学院)	1988
福州大学	福建省	理工	福建	制药工程(化学学院)	2001
阜阳师范学院	安徽省	师范	安徽	生物制药(生物与食品工程学院)	2015
复旦大学	教育部	综合	上海	药学(药学院)	1936
甘肃农业大学	甘肃省	农业	甘肃	中草药栽培与鉴定(农学院)	2003
甘肃医学院	甘肃省	医药	甘肃	中药学(中医药系)	2016
甘肃中医药大学	甘肃省	医药	甘肃	药学、药物制剂、中药学、中药资源与开发、中草药栽培与鉴定、中药制药(药学院);藏药学(藏医学院)	1985
赣南医学院	江西省	医药	江西	药学、中药学、制药工程(药学院)	2005
广东工业大学	广东省	理工	广东	制药工程(轻工化工学院)	2003
广东海洋大学	广东省	农业	广东	制药工程(理学院)	2002
广东药科大学	广东省	医药	广东	药学、临床药学、药物制剂、药物化学、药物分析、药事管理、制药工程(药科学院);中药学、中药制药、中药资源与开发、中草药栽培与鉴定(中药学院);海洋药学、生物制药(生命科学与生物制药学院)	1978
广东医科大学	广东省	医药	广东	药学、中药学、临床药学、中药制药(药学院)	2003
广东财经大学华商学院	广东省	财经	广东	中药学(华商健康医学院)	2019
广西大学	广西壮族自治区	综合	广西	制药工程、生物制药、药学(化学化工学院)	2004
广西科技大学	广西壮族自治区	理工	广西	药学(医学院);制药工程(生物与化学工程学院)	2004
广西民族大学	广西壮族自治区	民族	广西	中药制药、制药工程(化学化工学院)	2006
广西民族师范学院	广西壮族自治区	师范	广西	制药工程、药物分析(化学与生物工程学院)	2009
广西师范大学	广西壮族自治区	师范	广西	制药工程(化学与药学学院)	2006
广西师范大学漓江学院	广西壮族自治区	综合	广西	制药工程(理学系)	
广西医科大学	广西壮族自治区	医药	广西	药学、临床药学、中药资源与开发(药学院)	2001
广西中医药大学	广西壮族自治区	医药	广西	药学、药物制剂、制药工程、临床药学、中药学(药学院)	1974
广西中医药大学赛恩斯新医药学院	广西壮族自治区	医药	广西	药学、药物制剂、中药学	2002
广州医科大学	广东省	医药	广东	药学、临床药学(药学院)	2003
广州大学	广东省	综合	广东	生物制药(生命科学学院)	2018
广州中医药大学	广东省	医药	广东	药学、药物制剂、中药学、中药制药、中药资源与开发、制药工程(中药学院)	1975
贵阳学院	贵州省	综合	贵州	制药工程、药学(食品与制药工程学院)	1999
贵州中医药大学	贵州省	医药	贵州	药学、药物制剂、中药学、中药制药、中草药栽培与鉴定、制药工程、生物制药、中药资源与开发(药学院)	1975
贵州中医药大学时珍学院	贵州省	医药	贵州	中药学、药物制剂、生物制药	2005
贵州大学	贵州省	综合	贵州	药物制剂、制药工程、药学(药学院);中草药栽培与鉴定(农学院)	2002
贵州大学明德学院	贵州省	综合	贵州	制药工程(化学工程系)	
贵州工程应用技术学院	贵州省	师范	贵州	制药工程	2015
贵州理工学院	贵州省	理工	贵州	制药工程、生物制药(制药工程学院)	
贵州民族大学	贵州省	民族	贵州	药学、中药资源与开发、制药工程(民族医药学院)	2006
贵州师范学院	贵州省	师范	贵州	制药工程	2012
贵州医科大学	贵州省	医药	贵州	药学、药物制剂、中药学、临床药学(药学院);药事管理(医药卫生管理学院)	1973
贵州医科大学神奇民族医药学院	贵州省	医药	贵州	药学(药学系)	2005
桂林医学院	广西壮族自治区	医药	广西	药学、临床药学、药物制剂(药学院)	1976
哈尔滨理工大学	黑龙江省	理工	黑龙江	制药工程(化学与环境工程学院)	2004
哈尔滨商业大学	黑龙江省	财经	黑龙江	药学、中药学、制药工程(药学院)	1976
哈尔滨师范大学	黑龙江省	师范	黑龙江	制药工程(化学化工学院)	2009
哈尔滨医科大学	黑龙江省	医药	黑龙江	药学、临床药学、药物制剂、药物分析、中药学(药学院)	2001
海南大学	海南省	综合	海南	药学(海洋学院);化工与制药类(制药工程)(材料与化工学院)	2003

（续表）

学校名称	主管部门	学校类型	所在地	专业设置	专业创建年份
海南师范大学	海南省	师范	海南	制药工程（化学与化工学院）	2003
海南医学院	海南省	医药	海南	药学、中药学、海洋药学、临床药学（药学院）	2001
邯郸学院	河北省	师范	河北	制药工程（化学化工与材料学院）	2013
杭州师范大学	浙江省	师范	浙江	药学（医学院）；制药工程（材料与化学化工学院）	2001
合肥工业大学	教育部	理工	安徽	制药工程（生物与医学工程学院）；药学	1996
合肥师范学院	安徽省	师范	安徽	制药工程（化学与化学工程学院）；生物制药	2011
河北北方学院	河北省	医药	河北	药学、药物制剂、制药工程（药学系）；中药学（中医学院）	2002
河北大学	河北省	综合	河北	药学、药物制剂、中药学（药学院）	1996
河北工业大学	河北省	理工	天津	制药工程（化工学院）	1998
河北工业大学城市学院	河北省	理工	天津	制药工程	2005
河北科技大学	河北省	理工	河北	药学、药物制剂、制药工程（化学与制药工程学院）	1993
河北科技大学理工学院	河北省	理工	河北	药学类（药学、药物制剂）、化工与制药类（含制药工程）（工学二部）	2003
河北农业大学	河北省	农业	河北	中药学（农学院）；制药工程、药学（生命科学学院）	2003
河北师范大学	河北省	师范	河北	药学（化学与材料科学学院）	2010
河北外国语学院	河北省	语言	河北	中药学、生物制药	2018
河北医科大学	河北省	医药	河北	药学、临床药学、药物制剂、药物分析、药物化学、生物制药（药学院）、中草药栽培与鉴定	1972
河北中医学院	河北省	医药	河北	中药学、中药资源与开发、药学、制药工程、中药制药（药学院）	2013
河池学院	广西壮族自治区	综合	广西	制药工程（化学与生物工程学院）	2010
河南城建学院	河南省	理工	河南	生物制药（生命科学与工程学院）	2012
河南大学	河南省	综合	河南	药学、临床药学、药物制剂、中药学（药学院）	1958
河南大学民生学院	河南省	财经	河南	药学、药物制剂（医学院）	2005
河南工业大学	河南省	理工	河南	制药工程（生物工程学院）	2011
河南科技大学	河南省	理工	河南	药学（医学院）；制药工程（化工与制药学院）；生物工程类（含生物制药）（食品与生物工程学院）	2003
河南科技学院	河南省	师范	河南	制药工程（化学化工学院）	2002
河南科技学院新科学院	河南省	理工	河南	制药工程（化学工程系）	2011
河南理工大学	河南省	理工	河南	药学（医学院）	2012
河南农业大学	河南省	农业	河南	药物制剂（牧医工程学院）；中药学（农学院）；制药工程（植物保护学院）	2002
河南师范大学	河南省	师范	河南	制药工程（化学化工学院）	2010
河南中医药大学	河南省	医药	河南	药学、药物制剂、中药学、中药制药、中药资源与开发、制药工程（药学院）	1959
河西学院	甘肃省	综合	甘肃	药学（医学院）	2014
菏泽学院	山东省	综合	山东	制药工程、生物制药、药学（药学院）	2009
黑龙江八一农垦大学	黑龙江省	农业	黑龙江	制药工程（生命科学技术学院）	2004
黑龙江大学	黑龙江省	综合	黑龙江	制药工程（化学化工与材料学院）；生物制药（生命科学学院）	2002
黑龙江中医药大学	黑龙江省	医药	黑龙江	药学、药物制剂、药物分析、中药学、中药制药、中药资源与开发、制药工程（药学院）	1972
湖北大学	湖北省	综合	湖北	药学（生命科学学院）；制药工程	2012
湖北第二师范学院	湖北省	师范	湖北	生物制药（化学与生命科学学院）	2014
湖北工程学院	湖北省	综合	湖北	药学（生命科学技术学院）	2011
湖北工业大学	湖北省	理工	湖北	制药工程（食品与制药工程学院）；生物制药	2000
湖北科技学院	湖北省	综合	湖北	药学、药物制剂、临床药学（药学院）	1996
湖北理工学院	湖北省	理工	湖北	药学、生物制药（医学院）	2004
湖北民族学院	湖北省	民族	湖北	中药学（中医药学院）；制药工程（化学与环境工程学院）；生物制药（生物科学与技术学院）	2002
湖北民族学院科技学院	湖北省	理工	湖北	中药学（中医药学院）；制药工程（化学与环境工程学院）	2005
湖北医药学院	湖北省	医药	湖北	药学、中药制药、制药工程（药学院）；中药学	2002
湖北医药学院药护学院	湖北省	医药	湖北	药学、制药工程	2005
湖北中医药大学	湖北省	医药	湖北	药学、药物制剂、中药学、中药制药、中药资源与开发、制药工程（药学院）	1971
湖南科技大学	湖南省	综合	湖南	制药工程（化学化工学院）	2008
湖南科技大学潇湘学院	湖南省	综合	湖南	制药工程	2010

中国药学年鉴 CHINESE PHARMACEUTICAL YEARBOOK 2020-2021

（续表）

学校名称	主管部门	学校类型	所在地	专业设置	专业创建年份
湖南科技学院	湖南省	综合	湖南	制药工程(化学与生物工程学院)	2009
湖南理工学院	湖南省	理工	湖南	制药工程(化学化工学院)	2002
湖南理工学院南湖学院	湖南省	理工	湖南	制药工程(建筑与化学工程系)	2005
湖南农业大学	湖南省	农业	湖南	中药资源与开发(园艺园林学院)	2005
湖南师范大学	湖南省	师范	湖南	药学(医学院);制药工程(化学化工学院)	2002
湖南师范大学树达学院	湖南省	师范	湖南	药学(医学系)、制药工程(理工系)	2004
湖南文理学院	湖南省	师范	湖南	制药工程(化学与材料工程学院)	2019
湖南医药学院	湖南省	医药	湖南	药学、中药学(药学院)	2015
湖南中医药大学	湖南省	医药	湖南	药学、药物制剂、中药学、中药资源与开发、制药工程(药学院)	1975
湖南中医药大学湘杏学院	湖南省	医药	湖南	药学、药物制剂、中药学、制药工程(药学部)	2005
湖州师范学院	浙江省	师范	浙江	制药工程(生命科学学院)	2004
湖州师范学院求真学院	浙江省	师范	浙江	制药工程(生命科学系)	2005
华北理工大学	河北省	综合	河北	药学、药物制剂、中药学(药学院)	1998
华北理工大学冀唐学院	河北省	医药	河北	药学(药学系)	2005
华东理工大学	教育部	理工	上海	药学、药物制剂、制药工程(药学院)	1952
华南理工大学	教育部	理工	广东	制药工程(化学与化工学院);生物制药(生物科学与工程学院)	1997
华南农业大学	广东省	农业	广东	制药工程(材料与能源学院)	2004
华侨大学	国务院侨办	综合	福建	药学(生物医学学院);制药工程(化工学院)	2003
华中科技大学	教育部	综合	湖北	药学(同济医学院药学院)、生物制药(生命科学与技术学院)	1972
怀化学院	湖南省	综合	湖南	制药工程(化学与材料工程学院)、生物制药(生物与食品工程学院)	2004
淮北师范大学	安徽省	师范	安徽	制药工程(化学与材料科学学院)	2016
淮南师范学院	安徽省	师范	安徽	生物制药(生物工程学院)	2014
淮阴工学院	江苏省	理工	江苏	制药工程(化学工程学院)	2002
淮阴师范学院	江苏省	师范	江苏	生物制药(生命科学学院)	2020
黄冈师范学院	湖北省	师范	湖北	制药工程(化工学院)	2002
黄河科技学院	河南省	理工	河南	药学、药物制剂(医学院)	2004
黄淮学院	河南省	师范	河南	制药工程(化学化工系)	2014
黄山学院	安徽省	师范	安徽	制药工程(化学化工学院)	2004
吉林大学	教育部	综合	吉林	药学、临床药学(药学院);药物制剂、制药工程、生物制药(生命科学学院)	1993
吉林大学珠海学院	广东省	综合	广东	药物制剂、中药学、制药工程(化学与药学系);药物分析	2006
吉林化工学院	吉林省	理工	吉林	药物制剂、制药工程、生物制药(化学与制药工程学院)	1997
吉林农业大学	吉林省	农业	吉林	中药学、中药资源与开发、药学、中草药栽培与鉴定(中药材学院);制药工程(生命科学学院)	1958
吉林农业科技学院	吉林省	农业	吉林	药物制剂、中药学、中药资源与开发、中草药栽培与鉴定(中药学院);制药工程、生物制药(生物与制药工程学院)	2004
吉林医药学院	吉林省	医药	吉林	药学、药物制剂、生物制药(药学院)	1986
吉首大学	湖南省	综合	湖南	制药工程、药学(药学院);	2011
济南大学	山东省	综合	山东	药学、制药工程、生物制药(生命科学与技术学院)	2002
济宁学院	山东省	师范	山东	生物制药	2015
济宁医学院	山东省	医药	山东	药学、药物制剂、中药学、制药工程、生物制药、临床药学(药学院)	2000
暨南大学	国务院侨办	综合	广东	药学、中药学、生物制药、临床药学(药学院);药学(国际学院)	2001
佳木斯大学	黑龙江省	综合	黑龙江	药学、药物分析、制药工程(药学院)	1976
嘉兴学院	浙江省	财经	浙江	药学(医学院);化工与制药类(制药工程)(生物与化学工程学院)	2000
嘉应学院	广东省	综合	广东	药学(医学院)	2005
江汉大学	湖北省	综合	湖北	药学(医学院)	2012
江汉大学文理学院	湖北省	财经	湖北	药学	2015
江南大学	教育部	综合	江苏	制药工程、药学(药学院)	2003
江苏大学	江苏省	综合	江苏	药学、药物制剂、制药工程(药学院)	1998
江苏第二师范学院	江苏省	师范	江苏	生物制药(生命科学与化学化工学院)	2016
江苏海洋大学	江苏省	理工	江苏	药物制剂、制药工程、药物分析(药学院)	2002
江苏师范大学	江苏省	师范	江苏	制药工程(化学化工学院);生物制药(生命科学学院)	2002
江西科技师范大学	江西省	师范	江西	药学、药物制剂、制药工程(药学院)	2004

中国药学年鉴 CHINESE PHARMACEUTICAL YEARBOOK 2020-2021

（续表）

学校名称	主管部门	学校类型	所在地	专业设置	专业创建年份
江西农业大学	江西省	农业	江西	制药工程(生物科学与工程学院)	2003
江西中医药大学	江西省	医药	江西	药学、药物制剂、中药学、中药制药、中药资源与开发、制药工程(药学院);药学(经济与管理学院)	1973
江西中医药大学科技学院	江西省	医药	江西	药学、药物制剂、中药学、中草药栽培与鉴定、制药工程(药学系)	2005
荆楚理工学院	湖北省	理工	湖北	制药工程(化工与药学院)	2005
锦州医科大学	辽宁省	医药	辽宁	药学、临床药学(药学院)	2002
井冈山大学	江西省	综合	江西	药学(基础医学与药学院)	1993
九江学院	江西省	综合	江西	药物制剂(医学院);药学、制药工程、生物制药(药学与生命科学学院)	1998
凯里学院	贵州省	综合	贵州	制药工程(化学与材料工程学院);药学	2011
昆明理工大学	云南省	理工	云南	制药工程(生命科学与技术学院)	2000
昆明学院	云南省	综合	云南	药学(医学院);生物制药	2004
昆明医科大学	云南省	医药	云南	药学、临床药学、药物制剂(药学院)	1996
昆明医科大学海源学院	云南省	医药	云南	药学(药学系);中药学	2005
兰州大学	教育部	综合	甘肃	药学、临床药学(药学院)	1959
兰州交通大学	甘肃省	理工	甘肃	生物制药(生物与制药工程学院)	2020
兰州理工大学	甘肃省	理工	甘肃	制药工程(生命科学与工程学院)	2004
乐山师范学院	四川省	师范	四川	制药工程	2015
丽江旅游文化学院	云南省	综合	云南	药学(医学院)	2019
丽水学院	浙江省	师范	浙江	生物制药(生态学院)	2012
辽宁大学	辽宁省	综合	辽宁	制药工程(药学院)	2003
辽宁何氏医学院	辽宁省	医药	辽宁	药学、制药工程(药学院);药事管理	2011
辽宁科技学院	辽宁省	理工	辽宁	制药工程(生物医药与化学工程学院)	2004
辽宁师范大学	辽宁省	师范	辽宁	药学、药物化学(化学化工学院)	2004
辽宁医学院医疗学院	辽宁省	医药	辽宁	药学	2005
辽宁中医药大学	辽宁省	医药	辽宁	药学、药物制剂、中药学、中草药栽培与鉴定、制药工程、中药制药(药学院)	1973
辽宁中医药大学杏林学院	辽宁省	医药	辽宁	中药学、中药资源与开发、制药工程(药学系);药事管理	2005
聊城大学	山东省	综合	山东	制药工程、生物制药、药学(药学院)	2011
临沂大学	山东省	综合	山东	药学、制药工程、中药学(药学院)	2005
岭南师范学院	广东省	师范	广东	制药工程(化学化工学院)	2004
陇东学院	甘肃省	师范	甘肃	生物制药	2015
鲁东大学	山东省	综合	山东	生物制药	2015
洛阳师范学院	河南省	师范	河南	制药工程(食品与药品学院)	2016
绵阳师范学院	四川省	师范	四川	生物制药(生命科学技术学院)	2013
闽江学院	福建省	理工	福建	制药工程	2017
牡丹江师范学院	黑龙江省	师范	黑龙江	制药工程(生命科学与技术学院)	2009
牡丹江医学院	黑龙江省	医药	黑龙江	药学、药物制剂、制药工程(药学院)	2003
南昌大学	江西省	综合	江西	药学、临床药学(医学部);制药工程、药物化学(资源环境与化工学院)	2001
南昌大学科学技术学院	江西省	综合	江西	制药工程(理工学科部)	2005
南方医科大学	广东省	医药	广东	药学、临床药学、药物制剂(药学院);中药学、中药制药、制药工程(中医药学院)	1951
南华大学	湖南省	综合	湖南	药学、药物制剂(药学与生命科学学院);制药工程(化学化工学院)	2002
南华大学船山学院	湖南省	理工	湖南	药学、制药工程	2003
南京大学金陵学院	江苏省	综合	江苏	制药工程(化学与生命科学学院)	2016
南京工业大学	江苏省	理工	江苏	药学、药物制剂(药学院);制药工程(生物与制药工程学院)	1996
南京工业大学浦江学院	江苏省	综合	江苏	药物制剂	2006
南京理工大学	工业和信息化部	理工	江苏	化工与制药类(含制药工程)(化工学院)	1997
南京理工大学泰州科技学院	江苏省	理工	江苏	制药工程(化工学院)	2006
南京林业大学	江苏省	林业	江苏	生物制药(化学工程学院)	2003
南京农业大学	教育部	农业	江苏	中药学(园艺学院)	1996
南京师范大学泰州学院	江苏省	师范	江苏	制药工程(化学与生物工程学院)	2009

（续表）

学校名称	主管部门	学校类型	所在地	专业设置	专业创建年份
南京医科大学	江苏省	医药	江苏	药学、临床药学（药学院）	2002
南京医科大学康达学院	江苏省	综合	江苏	药学、药物制剂（药学部）	2007
南京中医药大学	江苏省	医药	江苏	药学、药物制剂、中药学、中药制药、中药资源与开发、制药工程（药学院）；药事管理（卫生经济管理学院）	1960
南京中医药大学翰林学院	江苏省	综合	江苏	药学、药物制剂、药事管理、中药学、中药资源与开发、制药工程、生物制药	2007
南开大学	教育部	综合	天津	药学（药学院）	2002
南通大学	江苏省	综合	江苏	药学、药物制剂（药学院）	2005
南通大学杏林学院	江苏省	综合	江苏	药学（药学系）	
南阳理工学院	河南省	理工	河南	中药学（张仲景国医国药学院）	2008
南阳师范学院	河南省	师范	河南	制药工程（化学与制药工程学院）	2006
内蒙古工业大学	内蒙古自治区	理工	内蒙古	制药工程（化工学院）	2002
内蒙古科技大学包头医学院	内蒙古自治区	综合	内蒙古	药学（药学院）	2005
内蒙古民族大学	内蒙古自治区	综合	内蒙古	药物制剂、蒙药学（蒙医药学院）	1987
内蒙古农业大学	内蒙古自治区	农业	内蒙古	制药工程（生命科学学院）	2006
内蒙古医科大学	内蒙古自治区	医药	内蒙古	药学、临床药学、药物制剂、中药学、中药资源与开发、制药工程（药学院）；蒙药学（蒙医药学院）	1977
宁德师范学院	福建省	师范	福建	药学	2017
宁夏大学	宁夏回族自治区	综合	宁夏	制药工程（化学化工学院）	2002
宁夏理工学院	宁夏回族自治区	综合	宁夏	制药工程（文理学院）	2014
宁夏医科大学	宁夏回族自治区	医药	宁夏	药学、临床药学、中药学（药学院）	2002
平顶山学院	河南省	师范	河南	药学（医学院）	2012
莆田学院	福建省	综合	福建	药学（药学与医学技术学院）	2002
齐鲁工业大学	山东省	理工	山东	药物制剂、制药工程（化学与制药工程学院）	2002
齐鲁理工学院	山东省	理工	山东	中药学、生物制药（医学院）	2018
齐鲁师范学院	山东省	师范	山东	制药工程	2015
齐鲁医药学院	山东省	医药	山东	药学、药物制剂、中药学、生物制药（药学院）	2009
齐齐哈尔大学	黑龙江省	综合	黑龙江	制药工程（化学与化学工程学院）	2001
齐齐哈尔医学院	黑龙江省	医药	黑龙江	药学、中药学、药物制剂、临床药学、制药工程（药学院）	2003
钦州学院	广西壮族自治区	综合	广西	生物制药	2015
青岛大学	山东省	综合	山东	药学（药学院）	2002
青岛科技大学	山东省	理工	山东	药物制剂、制药工程（化工学院）	1997
青岛农业大学	山东省	农业	山东	药学、制药工程（化学与药学院）	2002
青海大学	青海省	综合	青海	药学、中药学、藏药学（医学院）；制药工程（化工学院）	2001
青海民族大学	青海省	民族	青海	药学、药物制剂、藏药学（药学院）	2002
清华大学	教育部	理工	北京	药学（药学院）	2009
曲阜师范大学	山东省	师范	山东	制药工程（化学与化工学院）	2011
曲靖师范学院	云南省	师范	云南	制药工程（化学与环境科学学院）	2016
泉州师范学院	福建省	师范	福建	制药工程（化工与材料学院）	2014
三峡大学	湖北省	综合	湖北	药学（医学院）；制药工程（生物与制药学院）	2010
三峡大学科技学院	湖北省	理工	湖北	制药工程	2015
厦门大学	教育部	综合	福建	药学（药学院）	2003
厦门华厦学院	福建省	综合	福建	制药工程	2015
山东大学	教育部	综合	山东	药学、制药工程、临床药学（药学院）	1925
山东大学威海分校	教育部	综合	山东	药学（海洋学院）	
山东第一医科大学	山东省	医药	山东	药学、临床药学、药物制剂、中药学、药物化学（药学院）；制药工程（化学与制药工程学院）；生物制药（生命科学学院）	2002
山东理工大学	山东省	理工	山东	制药工程（生命科学学院）	2016
山东农业大学	山东省	农业	山东	中药资源与开发（农学院）；制药工程（农药方向）（植物保护学院）；制药工程（兽药方向）（动物科技学院）	2002
山东农业工程学院	山东省	农业	山东	中药资源与开发（林业工程学院）	2020

(续表)

学校名称	主管部门	学校类型	所在地	专业设置	专业创建年份
山东师范大学	山东省	师范	山东	制药工程(化学化工与材料科学学院)	2004
山东现代学院	山东省	综合	山东	药学、中药制药、中药学(药学院)	2016
山东协和学院	山东省	医药	山东	中药学	2019
山东中医药大学	山东省	医药	山东	药学、药物制剂、中药学、中草药栽培与鉴定、制药工程(药学院)	1976
山西大同大学	山西省	综合	山西	制药工程(化学与环境工程学院)	2014
山西农业大学	山西省	农业	山西	中药资源与开发(生命科学学院);制药工程(农学院)	2005
山西医科大学	山西省	医药	山西	药学、临床药学、中药学、药物制剂(药学院);生物制药(基础医学院)	1980
山西中医药大学	山西省	医药	山西	药学、药物分析、中药学、制药工程、生物制药、中药制药(中药学院)	2000
汕头大学	广东省	综合	广东	药学(医学院)	2019
陕西服装工程学院	陕西省	理工	陕西	制药工程、生物制药(医药工程学院)	2011
陕西国际商贸学院	陕西省	财经	陕西	药学、药物制剂、中药学、制药工程(医药学院)	2002
陕西科技大学	陕西省	理工	陕西	制药工程、药学(食品与生物工程学院)	1985
陕西科技大学镐京学院	陕西省	理工	陕西	药物制剂(医药工程学院)	2006
陕西中医药大学	陕西省	医药	山西	药学、药物制剂、中药学、中药制药、中药资源与开发、制药工程(药学院)	1978
上海大学	上海市	综合	上海	生物制药(生命科学学院)	2019
上海工程技术大学	上海市	理工	上海	药物化学、制药工程(化学化工学院)	2003
上海海洋大学	上海市	农业	上海	生物制药	2015
上海健康医学院	上海市	医药	上海	药学	2015
上海交通大学	教育部	综合	上海	药学、临床药学(药学院)	2000
上海理工大学	上海市	理工	上海	药物制剂、化工与制药类(医疗器械与食品学院)	2003
上海应用技术大学	上海市	理工	上海	制药工程(化学与环境工程学院)	2006
上海中医药大学	上海市	医药	上海	药学、中药学(中药学院)	1972
商洛学院	陕西省	综合	陕西	制药工程(生物医药与食品工程学院)	2006
商丘师范学院	山东省	师范	山东	制药工程(化学化工学院)	2018
邵阳学院	湖南省	理工	湖南	制药工程(生物与化学工程系)	2014
绍兴文理学院	浙江省	师范	浙江	药学(化学化工学院)	2002
绍兴文理学院元培学院	浙江省	师范	浙江	药学(医药与健康系)	2005
深圳大学	广东省	综合	广东	药学(医学部)	2012
深圳技术大学	广东省	理工	广东	药学、中药学(医学部)	2020
沈阳化工大学	辽宁省	理工	辽宁	制药工程(制药与生物工程学院)	2002
沈阳化工大学科亚学院	辽宁省	理工	辽宁	制药工程(化学工程系)	2005
沈阳农业大学	辽宁省	农业	辽宁	中草药栽培与鉴定(园艺学院)	2004
沈阳药科大学	辽宁省	医药	辽宁	药学、药物制剂、药物分析(药学院);药物化学、制药工程(制药工程学院);临床药学、生物制药(生命科学与生物制药学院);中药学、中药制药、中药资源与开发(中药学院);药事管理(工商管理学院)	1931
沈阳医学院	辽宁省	医药	辽宁	中药学(中医药学院)	2020
石河子大学	新疆生产建设兵团	综合	新疆	药学、中药学、制药工程、临床药学(药学院)	1984
石家庄学院	河北省	师范	河北	药物制剂、制药工程(化学学院)	2004
首都医科大学	北京市	医药	北京	药学、临床药学(化学生物学与药学院);中药学(中医药学院)	2002
四川大学	教育部	综合	四川	药学、临床药学(华西药学院);制药工程(化学工程学院)	1932
四川理工学院	四川省	理工	四川	制药工程、生物制药(化学工程学院)	2002
四川农业大学	四川省	农业	四川	药学、药物制剂(动物医学院)、中草药栽培与鉴定(农学院)	2002
四川文理学院	四川省	综合	四川	制药工程(化学化工学院)	2010
苏州大学	江苏省	综合	江苏	药学、中药学、生物制药(药学院)	1996
宿州学院	安徽省	综合	安徽	药学	2017
绥化学院	黑龙江省	综合	黑龙江	制药工程(食品与制药工程学院)	2007
塔里木大学	新疆生产建设兵团	综合	新疆	生物制药(生命科学学院)	2016
台州学院	浙江省	综合	浙江	制药工程、生物制药(医药化工学院)	2002
太原工业学院	山西省	理工	山西	制药工程(化学与化工系)	2003
太原科技大学	山西省	理工	山西	制药工程(化学与生物工程学院)	2005

中国药学年鉴 CHINESE PHARMACEUTICAL YEARBOOK 2020-2021

（续表）

学校名称	主管部门	学校类型	所在地	专业设置	专业创建年份
太原理工大学	山西省	理工	山西	药物制剂、制药工程(化学化工学院)	1996
泰山学院	山东省	综合	山东	制药工程(化学化工学院)	2011
泰州学院	江苏省	师范	江苏	制药工程、生物制药(医药与化学化工学院)	2015
天津大学	教育部	理工	天津	药学(药物科学与技术学院);制药工程(化工学院)	1998
天津工业大学	天津市	理工	天津	制药工程(环境与化学工程学院)	2004
天津科技大学	天津市	理工	天津	制药工程(生物工程学院)	2001
天津理工大学	天津市	理工	天津	制药工程(化学化工学院)	2000
天津农学院	天津市	农业	天津	生物制药(基础科学学院)	2006
天津商业大学	天津市	财经	天津	药事管理、制药工程(生物技术与食品科学学院)	2001
天津天狮学院	天津市	综合	天津	药学	2015
天津医科大学	天津市	医药	天津	药学、临床药学、药物制剂(药学院)	1978
天津医科大学临床医学院	天津市	医药	天津	药学(法学药学系)	2005
天津中医药大学	天津市	医药	天津	药学、临床药学、药物制剂、中药学、中药制药、中药资源与开发、制药工程(中药学院)	1985
通化师范学院	吉林省	师范	吉林	药物制剂、中药学、制药工程(制药与食品科学学院)	2000
铜仁学院	贵州省	综合	贵州	制药工程(材料与化学工程学院)	2010
皖南医学院	安徽省	医药	安徽	药学、药物制剂、制药工程、临床药学(药学院)	2003
皖西学院	安徽省	师范	安徽	药物制剂、制药工程(生物与制药工程学院);中药学	2004
潍坊学院	山东省	综合	山东	制药工程(生物与农业工程学院)	2011
潍坊医学院	山东省	医药	山东	药学、中药学(药学院);生物制药(生物科学与技术学院)	2004
温州大学	温州市	综合	浙江	生物制药(生命与环境科学学院)	2016
天水师范学院	甘肃省	师范	甘肃	生物制药(生物工程与技术学院)	2016
温州医科大学	浙江省	医药	浙江	药学、中药学、制药工程、临床药学、生物制药(药学院)	2001
温州医科大学仁济学院	浙江省	医药	浙江	药学、中药学(药学部)	2005
文山学院	云南省	师范	云南	制药工程、中药学(三七医药学院)	2014
梧州学院	广西壮族自治区	综合	广西	制药工程(化学工程与资源再利用学院)	2010
武昌理工学院	湖北省	理工	湖北	制药工程、药学(生命科学学院)	2011
武汉大学	教育部	综合	湖北	药学、生物制药(药学院)	1993
武汉东湖学院	湖北省	理工	湖北	生物制药(生命科学与化学学院)	2013
武汉工程大学	湖北省	理工	湖北	生物科学类(含药物制剂)、化工与制药类(含制药工程)(化工与制药学院)	1972
武汉工程大学邮电与信息工程学院	湖北省	理工	湖北	药物制剂、制药工程(化工与材料学部)	2005
武汉工商学院	湖北省	财经	湖北	生物制药(环境与生物工程学院)	2014
武汉科技大学	湖北省	理工	湖北	药学(医学院)	2004
武汉科技大学城市学院	湖北省	理工	湖北	药物制剂、药学(医学部)	2012
武汉理工大学	教育部	理工	湖北	制药工程、生物制药(化工化学与生命科学学院)	2000
武汉理工大学华夏学院	湖北省	理工	湖北	制药工程、生物制药(化学与制药工程系)	2005
武汉轻工大学	湖北省	理工	湖北	药物制剂、制药工程、生物制药(生物科学与技术学院);药学(医学与健康学院)	2002
武汉生物工程学院	湖北省	理工	湖北	中药学、制药工程、药学、生物制药(药学院)	2005
武夷学院	福建省	综合	福建	药学	2020
西安交通大学	教育部	综合	陕西	药学、制药工程、临床药学(医学院)	1971
西安理工大学	陕西省	理工	陕西	制药工程(理学院)	2002
西安培华学院	陕西省	财经	陕西	药学(医学院)	2006
西安外事学院	陕西省	财经	陕西	药学	2015
西安文理学院	陕西省	综合	陕西	生物制药(生物与环境工程学院)	2020
西安医学院	陕西省	医药	陕西	药学、中药学(药学院)	1994
西北大学	陕西省	综合	陕西	制药工程(化工学院);药学(生命科学与医学部)	1937
西北大学现代学院	陕西省	理工	陕西	制药工程	2005
西北民族大学	国家民委	民族	甘肃	制药工程(化工学院)	2003
西北农林科技大学	教育部	农业	陕西	制药工程(植物保护学院)	2002

（续表）

学校名称	主管部门	学校类型	所在地	专业设置	专业创建年份
西北师范大学	甘肃省	师范	甘肃	制药工程（生命科学学院）	2002
西藏大学	西藏自治区	综合	西藏	药学（医学院）	2005
西藏藏医药大学	西藏自治区	医药	西藏	藏药学、中药制药（藏药系）	2001
西昌学院	四川省	综合	四川	制药工程	2015
西华大学	四川省	综合	四川	制药工程（食品与生物工程学院）	2002
西南大学	重庆市	综合	重庆	药学、制药工程（药学院）	2002
西南交通大学	教育部	理工	四川	制药工程（生命科学与工程学院）	2002
西南科技大学	四川省	理工	四川	制药工程（生命科学与工程学院）	2002
西南民族大学	国家民委	民族	四川	药学、药物制剂、中药学、制药工程（药学院）；藏药学（藏学学院）	2002
西南医科大学	四川省	医药	四川	药学、临床药学、中药学（药学院）	2001
厦门医学院	福建省	医药	福建	药学、生物制药、中药学（药学系）；海洋药学	2016
香港中文大学（深圳）	广东省	综合	广东	药学（药学院）	2019
湘南学院	湖南省	理工	湖南	药学、制药工程（化学生物与环境工程学院）	2004
湘潭大学	湖南省	综合	湖南	药学（化学学院）；制药工程（化工学院）	2001
湘潭大学兴湘学院	湖南省	综合	湖南	制药工程（工程系）	2005
新疆农业大学	新疆维吾尔自治区	农业	新疆	药学（食品科学与药学学院）	2003
新疆农业大学科学技术学院	新疆维吾尔自治区	农业	新疆	药学（生物科学系）	2007
新疆医科大学	新疆维吾尔自治区	医药	新疆	药学、临床药学（药学院）；中药学（中医学院）	1978
新疆医科大学厚博学院	新疆维吾尔自治区	医药	新疆	药学	2015
新乡学院	河南省	理工	河南	制药工程、生物制药（药学院）	2007
新乡医学院	河南省	医药	河南	药学、药物制剂、临床药学（药学院）；生物制药	2002
新乡医学院三全学院	河南省	医药	河南	药学、药物制剂（药学院）；生物制药（生命科学与技术学院）	
信阳农林学院	河南省	农业	河南	制药工程、中药资源与开发、生物制药、中草药栽培与鉴定（制药工程学院）	2015
信阳师范学院	河南省	师范	河南	生物制药（生命科学学院）	2011
徐州医科大学	江苏省	医药	江苏	药学、临床药学、药物制剂（药学院）	2001
许昌学院	河南省	理工	河南	制药工程、生物制药（食品与药学院）	2015
烟台大学	山东省	综合	山东	药学、制药工程（药学院）	2000
延安大学西安创新学院	陕西省	综合	陕西	制药工程（医学系）	2006
延边大学	吉林省	综合	吉林	药学类（药学、药物制剂）（药学院）	1976
盐城工学院	江苏省	理工	江苏	制药工程（化学化工学院）	2005
盐城师范学院	江苏省	师范	江苏	制药工程、生物制药（药学院）	2005
燕京理工学院	河北省	综合	河北	制药工程（化工与材料工程学院）	
扬州大学	江苏省	综合	江苏	药学（医学院）；制药工程（化学化工学院）；生物制药（生命科学与技术学院）	2000
扬州大学广陵学院	江苏省	综合	江苏	制药工程、生物制药（化工与医药系）	2007
宜宾学院	四川省	综合	四川	制药工程（化学与化工学院）	2008
宜春学院	江西省	综合	江西	药学、制药工程（化学与生物工程学院）	2002
右江民族医学院	广西壮族自治区	医药	广西	药学、中药学（药学院）	2003
玉林师范学院	广西壮族自治区	师范	广西	制药工程、生物制药（生物与制药学院）	2006
云南大学	云南省	综合	云南	制药工程（化学科学与工程学院）	2002
云南经济管理学院	云南省	财经	云南	药学、中药学	2015
云南民族大学	云南省	民族	云南	药物分析、制药工程（民族医药学院）	2009
云南农业大学	云南省	农业	云南	中草药栽培与鉴定（农学与生物技术学院）	2002
云南师范大学	云南省	师范	云南	制药工程（化学化工学院）	2010
云南中医学院	云南省	医药	云南	药学、药物制剂、中药学、中药资源与开发、中草药栽培与鉴定、制药工程（中药学院）	1978
枣庄学院	山东省	综合	山东	制药工程（生命科学学院）	2010
张家口学院	河北省	综合	河北	药学	2015
肇庆学院	广东省	综合	广东	制药工程（化学化工学院）	2003
浙江大学	教育部	综合	浙江	药学、药物制剂（药学院）；制药工程（化学工程与生物工程学院）	1913

（续表）

学校名称	主管部门	学校类型	所在地	专业设置	专业创建年份
浙江大学城市学院	浙江省	理工	浙江	药学（医学院）	2005
浙江大学宁波理工学院	浙江省	理工	浙江	制药工程（生物与化学工程学院）	2005
浙江工业大学	浙江省	理工	浙江	药学、药物制剂、中药学、制药工程（药学院）；生物制药	1997
浙江海洋大学	浙江省	农业	浙江	药学、生物制药（食品与医药学院）	2005
浙江科技学院	浙江省	理工	浙江	制药工程（生物与化学工程学院/轻工学院）	2002
浙江理工大学	浙江省	理工	浙江	生物制药（生命科学学院）	2010
浙江农林大学	浙江省	林业	浙江	中药学（林业与生物技术学院）	2002
浙江师范大学	浙江省	师范	浙江	药学（生化学院）	2020
浙江万里学院	浙江省	理工	浙江	生物制药（生物与环境学院）	2014
浙江中医药大学	浙江省	医药	浙江	药学、药物制剂、中药学、中草药栽培与鉴定（药学院）	1986
浙江中医药大学滨江学院	浙江省	医药	浙江	药学、药物制剂、中药学、制药工程	
郑州大学	河南省	综合	河南	药学、药物制剂（药学院）；制药工程（化学与能源学院）	1992
郑州工业应用技术学院	河南省	理工	河南	药学、药物制剂（药学院）	2001
郑州师范学院	河南省	师范	河南	中药资源与开发（生命科学学院）	2016
中北大学	山西省	理工	山西	制药工程（化工与环境学院）	2003
中国海洋大学	教育部	综合	山东	药学（医药学院）	1997
中国计量大学	浙江省	理工	浙江	药学（生命科学学院）	2004
中国石油大学胜利学院	山东省	理工	山东	药学	2017
中国药科大学	教育部	医药	江苏	药学、临床药学、药物制剂、药物化学、药物分析（药学院）；药事管理（国际医药商学院）；中药学、中药制药、中药资源与开发（中药学院）；海洋药学、生物制药（生命科学与技术学院）；制药工程（工学院）	1936
中国医科大学	辽宁省	医药	辽宁	药学、临床药学、药物制剂、制药工程（药学院）	2003
仲恺农业工程学院	广东省	农业	广东	中草药栽培与鉴定（农业与生物学院）	2020
中南大学	教育部	综合	湖南	药学（药学院）；制药工程（化学化工学院）	1996
中南民族大学	国家民委	民族	湖北	药学、药物制剂、药物分析（药学院）；生物制药（生命科学学院）	2003
中山大学	教育部	综合	广东	药学（药学院）	1995
中山大学新华学院	广东省	综合	广东	药学（药学系）	2005
中央民族大学	国家民委	民族	北京	制药工程、中药学（药学院）	2002
周口师范学院	河南省	师范	河南	河南生物制药（生命科学与农学院）	2016
遵义医学院	贵州省	医药	贵州	药物制剂、药学、临床药学、制药工程（药学院）	1997
遵义医学院医学与科技学院	贵州省	医药	贵州	药学、药物制剂、制药工程（药学系）	2003

↗ **中俄医科大学联盟理事会暨中俄国际医学教育校长论坛在广东药科大学召开** 2019 年 1 月 17 日,中俄医科大学联盟理事会 2019 年年会暨中俄国际医学教育校长论坛在广东药科大学大学城校区召开。来自中俄等国家和地区的近百所医科大学的院士、校长、专家、学者和知名企业家参加了此次论坛。

来自中俄等国家和地区等 11 所大学的院士、校长以及知名医药企业董事长共 12 位代表作主旨报告,主要围绕医学人才培养模式、临床实践教学、现代教育技术应用、医药产业发展、医学教育发展规划等主题进行交流和研讨。

中国工程院院士、哈尔滨医科大学原校长杨宝峰作了题为《2035 strategic planning and diabetes prevention》的报告。报告以中国工程科技 2035 发展战略为开端,对其重点支持发展的医药卫生领域进行了详细介绍。分别从光与疾病、基因编辑技术、生物大数据、医工结合、学科交叉与药物创新、药物研发前沿技术、创新与转化等方面展开论述,他指出,2035 战略规划与医工结合创新是当前医学创新的重点领域,

它更注重基于声、光、电、磁的新型诊断和治疗技术推进。

中国工程院院士、清华大学医学院长江学者计划特聘教授程京作了题为《主动筛查,精准防病》的报告,分享了重大疾病防控的新思路,健康管理模式从"以疾病治疗为中心"到"以慢病管理为中心"转变,实现全生命健康周期管理。报告从中医易感体质分类、健康眼像分析、生化指标的快速智能化分析等方面分享了糖尿病管理的独特经验,从遗传角度通过基因检测来预测疾病发病风险,进行疾病筛查和主动干预,实现"早诊断、早预防"。

广东药科大学校长郭姣教授作了题为《构建多元整合"大健康、大药学"教育新体系培养医药创新人才》的报告,报告从创新发展,打造医药教育新高地;多元整合,构建医药教育新体系;中俄合作,开辟医药教育新境界等三方面介绍了学校的基本情况、办学特色和学校四位一体的人才培养模式以及中俄医药教育合作情况。她指出,"一带一路"倡议是中俄良好合作的历史机遇,医药合作与交流将为两国创新医药发展注入动力,中俄两国高校应积极探索医药教育深度合

作模式,培育中俄中医药合作新亮点,实现数字化健康信息资源共享。华中科技大学副校长陈建国教授作了题为《以能力为导向的八年制医学人才培养模式的研究与实践》的报告,结合该校的人才培养实际情况,从培养目标、医学课程模式、学生科研训练、临床实践、评价体系、三制模式、教师教学能力发展等方面介绍了人才培养的经验成果。温州医科大学校长李校堃教授作了题为《从实验室到临床——生长因子整合药学研究》的报告,报告分享了自己多年来致力于基因药物和生物药物研究,努力探索医药产学研道路的经验和成果。广州白云山中一药业有限公司董事长张春波作了题为《中药现代化与国际化的思考和实践》的报告,以华佗再造丸、消渴丸和滋肾育胎丸三个传统中医药产品为例探索如何实现中药现代化发展。

乌拉尔国立医科大学校长阔夫顿作了题为《从基础研究到创新制剂引入临床实践研究:乌拉尔国立医科大学的研究结果》的报告,在报告中详尽地分享了乌拉尔国立医科大学药物研发的发展历程以及所取得的成绩。沃罗涅日国立医科大学校长叶萨乌连科作了题为《沃罗涅日国立医科大学培养临床药理学人才的创新方法》的报告,在报告中通过讲述使用现代化信息化手段,利用信息技术培养临床药理学人才的具体案例分享了该校培养临床药理学人才的经验和做法。库班国立医科大学校长阿列克申科作了题为《信息技术在临床药理教学过程中的引入》的报告,通过对比传统教学模式和创新教学模式的优劣,分享了该校在临床药理教学过程中利用信息技术创新教学,对医学教育起到了极大的促进作用。萨拉托夫国立医科大学校长巴普果夫作了题为《加强药物教育和制药行业的合作探讨:以萨拉托夫国立医科大学为例》的报告,以该校的人才培养模式为例,分享了学校与医疗组织和企业合作,充分利用资源,致力培养医药人才的经验。雅罗斯拉夫国立医科大学校长巴甫洛夫作了题为《医药大学在制药工业和创新医学区域集群发展中的作用》的报告,探索了如何发挥集群优势和作用来进行高校多学科的整合和人才培养,为其他医科大学人才培养提供借鉴。达吉斯坦国立医科大学校长马姆马耶夫作了题为《药物有效性和安全性的药物遗传学生物标志物研究:以塔吉克斯坦人民的民族特征为例》的报告,展示了不同民族对不同药物的反应,介绍了药物有效性和安全性的药物遗传学生物标志物。

↗ 科技部、卫健委和新药创制专项到中国药科大学调研

2019 年 5 月 8 日,科技部、卫生健康委领导及新药创制专项调研专家组一行到中国药科大学,就"重大新药创制"科技重大专项综合性大平台的建设和运行情况开展蹲点调研。原国家食品药品监督管理局副局长边振甲、军事医学科学院李松院士、军事医学科学院沈倍奋院士、中国科学院上海药物所沈竞康研究员、解放军总医院王睿教授、北京三院李海燕教授、科技部重大专项司副司长杨哲、江苏省科技厅副厅长

夏冰、国家卫健委、科技部评估中心等单位的专家和领导出席调研座谈。中国药科大学来茂德校长、王广基院士、孔令义副校长等参加座谈会,校办、科技处及相关院部负责人参加会议。调研会由调研组组长李松院士主持。

调研会上,杨哲副司长简要介绍了调研的背景及与会专家情况。来茂德校长代从学校的基本情况、专项总体进展情况进行了专题汇报。孔令义副校长重点从学校综合性大平台承担情况、重要举措与成效、存在的主要问题、未来的发展建议四个方面进行了详细汇报,全面展示了学校的新药研发的综合实力。

调研专家组专家高度评价了学校综合性大平台建设取得的成果以及推动综合性大平台可持续发展的系列重要举措,并围绕培养创新人才、突破关键技术、产出重大品种、提供政策咨询、创新能力提升、增强服务功能、促进江苏医药产业发展等问题,对综合性大平台建设和运行提出宝贵意见和建议。

调研专家组一行实地调研了我校天然药物活性组分与药效国家重点实验室、江苏省药物代谢动力学研究重点实验室、江宁校区学院实验楼、细胞与分子生物学实验平台、新药安全评价研究中心等。

↗ 中国药科大学成立外国语学院

2019 年 6 月 18 日,中国药科大学外国语学院成立大会在江宁校区会议中心二楼报告厅举行。校党委书记金能明,校长来茂德,副校长陆涛,副校长孔令义,校党委副书记、副校长王正华,总会计师吴应宇,副校长袁浩出席了大会。大会由校党委副书记、纪委书记戴建君主持。江苏省高等学校外国语教学研究会会长李霄翔,中国药科大学外国语学院领导、师生、校友,各院部和职能部门领导参加了大会。东南大学、南京医科大学、广东药科大学等十余所院校的外国语学院,及南京圣和药业集团、上海滨海爱特翻译公司等企业派代表参会,见证外国语学院的成立。

校党委书记金能明宣读外国语学院成立决定和学院领导任职决定后,与校长来茂德共同为外国语学院揭牌。

外国语学院院长赵光慧回顾了外语系二十年来的发展历程,从高层次、专业化英语人才的培养,教学科研师资队伍的建设和助力学校"双一流"建设及交叉学科研究三个方面对外国语学院未来的发展做了规划,并对全院师生员工提出了新的希望和要求。

李霄翔教授对中国药科大学外国语学院的成立表示祝贺。他高度评价了我校对外国语学院和外语教学的重视,充分肯定了学校药学特色外语人才的培养质量。他指出,学院应以此次立院为契机和动力,再接再厉,更上一层楼。

来茂德校长指出,外语系更名为外国语学院,是为了培养更多高质量的外语人才,营造更加多样化的语言文化环境,是新征程的开始。他对外国语学院师生提出三点要求:

中国药学年鉴 CHINESE PHARMACEUTICAL YEARBOOK 2020-2021

一是要充分利用各种教学资源,进一步提高教学质量;二是要在保证教学的同时,深入开展科学研究;三是要为创建多元校园文化做贡献,开发更多通识课程和通用语种。

中国药科大学入选教育部第四届直属高校精准扶贫精准脱贫十大典型项目

2019年9月,教育部公布第四届直属高校精准扶贫精准脱贫十大典型项目推选结果,中国药科大学《发展中药康养产业,巩固脱贫成果,助力乡村振兴》定点扶贫项目入选。本次推选共有58所直属高校申报的63个项目参与,中国药科大学连续第四届入选该项目。

自定点帮扶陕西省镇坪县以来,学校坚决贯彻习近平总书记脱贫攻坚思想和党中央新决策、新部署,在国务院扶贫办、教育部的统一领导下,围绕镇坪"巴山药乡"自然资源禀赋,充分发挥学校学科、人才、技术和信息优势,持续推进镇坪县中药特色产业发展,帮助镇坪县在陕西省安康市率先实现整县脱贫摘帽。

勇于担当,主动作为,构建脱贫攻坚大格局。学校党政主要领导先后5次与陕西省委主要领导谋划镇坪县脱贫攻坚战略,围绕"巴山药乡""美丽镇坪",确立了以"产业扶贫"为核心的镇坪脱贫攻坚思路。校领导班子成员先后26次带队到镇坪县考察调研,实地推进帮扶措施落地生效。全校上下凝心聚力,形成了党政一把手亲自抓、分管领导牵头抓、组织部具体抓、其他部门协同抓、院系(支部)对口抓、专家教师领衔抓的大扶贫格局,做到层层压实责任、人人落实责任。

规划引领,科技支撑,驱动产业创新发展。学校始终坚持把镇坪县脱贫攻坚战场,作为干部锻炼成长的舞台、教师科技报国的试验场和学生实践教育的课堂,充分发挥学校人才智力优势,主导编制并持续推动实施《镇坪县中药材产业发展规划》,引领县域经济以中药产业为龙头、以科技为支撑,实现绿色可持续发展,将论文写在镇坪大地上。几年来,学校划拨科研专项资金累计600余万元,在校地组建成立"秦巴中药材研究中心""中药配方颗粒标准化工程技术研究中心",资助百余位专家教授参与镇坪中药材质量鉴定、野生抚育、良种选育、新产品研发等40余项课题研究,共同申报国家、省部级科研课题获得资助600万元,为镇坪中药产业发展解决技术难题。同时,学校不断加强与当地科研院所的交流与合作,研发了一批具有较强市场竞争力的高技术含量中药材产品,提高企业的开发能力和扶贫带动能力。

统筹布局,分步推进,谋划中药产业链全局。学校按照"统筹布局、分步推进"的原则,谋划中药全产业链发展,推进镇坪县中药产业快速崛起,中药材一二三产环环相扣,相互反哺,融合发展。

一产:中药材种养业增质。综合利用镇坪"八山一水一分田"有限土地资源,采用林下坡地、庭前院后的适合种养方式,选择附加值高、市场前景好的中药材品种,推动集约化、规模化、示范化种植,培育黄连、玄参等镇坪道地中药品牌,助推镇坪黄连入选"国家地理标志保护产品",镇坪黄连标准入选安康市地方标准,镇坪黄连生产企业入选"国家林下经济建设示范单位"。采用"企业+合作社+农户"的方式,建成14个中药材规范化种植基地,累计种植面积14.5万亩,带动4 000多户药农增加收入。在持续推动镇坪黄连、白及、玄参等道地中药材规范化种植基础上,镇坪芍药、百合、菊花、重楼等具有药食、观赏为一体的中药材种植园区的旅游带动效益初步显现。

二产:中药生产加工业增值。抢抓国家中药产业转型发展机遇,先后引进内外资组建安康普欣药业股份有限公司、陕西医药控股集团莲花黑荞健康产业有限公司、安康振兴实业集团有限公司,落户入驻安康市镇坪飞地园区,其中普欣药业已到账资金约1.1亿元人民币,着力打造高标准中药配方颗粒生产企业,项目年底建设投产后年产值预计8亿元,将带动"种植—深加工—终端产品"价值链提升,帮助镇坪广大药农扩产增收,还将对秦巴山区连片贫困带脱贫工作,产生辐射带动作用。

三产:康养旅游业增效。为帮助镇坪县进一步巩固脱贫成果,实施乡村振兴战略,实现从脱贫到致富奔小康、从美丽镇坪到幸福镇坪的发展目标,学校因地制宜,以保障和改善民生为出发点,坚持走保护和开发并重、生态与经济双赢的道路,大力发展中药康养旅游产业。整合镇坪县优质中药资源和药谷康养地产,带动旅游业发展,形成以"中药康养项目"为核心,推动道地中药材种植、药膳开发推广、疗养休闲、电商创业为支撑的产业综合体——飞渡峡中药康养小镇落地建设。2019年,学校与县政府联手重点打造的镇坪县南江湖康养旅游示范区建设项目,旨在建设绿色康养旅游产业园区,提供高品质中药康养服务,形成秦巴山区中药旅扶贫致富示范区,使得南江湖康养旅游示范区和飞渡峡中药康养小镇南北呼应,把分散的林下种植基地、有机食药材、生态工业基地串联成链,营造县级全域康养旅游大格局,带动县域经济稳步发展。

凝心聚力,攻坚克难,再谱乡村振兴新篇章。近年来,学校按照习近平总书记"要把扶贫开发同基层组织建设有机结合起来,真正把基层党组织建设成带领群众脱贫致富的坚强战斗堡垒"的重要指示精神,进一步创新扶贫思路,紧紧围绕抓党建促脱贫攻坚,将党建与扶贫深度融合,充分发挥基层党组织和广大党员在脱贫攻坚中的示范作用,组织7个院部党委、30个党支部与镇坪开展结对共建,充分调动二级党委、支部、党员教师的积极性,创新性地开展了大量工作。

高等学校中药学类专业建设研讨会在河南中医药大学召开

为贯彻落实教育部《关于加快建设高水平本科教育、全面提高人才培养能力的意见》和"六卓越一拔尖计划"的文件精神,深入推进中药高等教育教学改革,全面提升中药学类一流专业建设水平,实现中药高等教育内涵发展,2019

年9月27日，由教育部高等学校中药学类专业教学指导委员会主办、河南中医药大学承办的高等学校中药学类专业建设研讨会在河南中医药大学召开。

教指委主任委员、黑龙江中医药大学原校长匡海学，国家中医药管理局人事教育司综合协调处处长周景玉，副主任委员、江西中医药大学原党委书记刘红宁、安徽中医药大学校长彭代银、中国药科大学副校长孔令义，教指委秘书长李永吉，河南中医药大学校长许二平、副校长冯卫生，教指委全体委员和来自全国48所高校的分管教学副校长、教务处长、中药学类专业所在院系领导、专业负责人、管理干部及一线教师代表近200人参加了会议。

李永吉、杨天仁分别作了《落实国家标准，推进中药学类专业建设》和《高等中医药院校质量文化追求与质量文化经营》的专题报告，河南中医药大学药学院副院长纪宝玉以《对标"金课"建设，提高中药学专业人才培养质量》为题对学校中药学本科教育60年的实践与成效作了主旨报告，北京中医药大学等7所高校代表作了主题交流发言。教指委委员和各高等院校针对中药学专业建设过程中存在的问题、专业建设的思路等展开了分组讨论。

两所高校获批教育部工程研究中心建设立项 2019年10月31日，教育部发布《教育部关于2019年教育部工程研究中心建设项目立项通知》，中国药科大学顾月清教授牵头申报的"智能制药关键技术教育部工程研究中心"、黑龙江中医药大学王喜军教授牵头申报的"经典名方有效性评价及产业化发展工程研究中心"2个建设项目获得立项。

"智能制药关键技术教育部工程研究中心"依托中国药科大学工学院，重点针对药品（特别是固体制剂）制造中的关键问题进行深入研究，提升药品制造的质量控制及生产水平。该中心将以解决高质量药品生产过程中的关键技术为目标，以提高药品生产过程自动化、智能化、全程质量控制的研究和应用水平为突破口，开展生产过程全程质量控制技术研究，建立药品生产过程智能制造体系，为药品制造行业提供技术支撑及示范基地。

"经典名方有效性评价及产业化发展工程研究中心"依托黑龙江中医药大学，较早便开展中药经典名方的配伍规律研究，先后完成了《伤寒论》收载的经方诸如茵陈蒿汤等20余首经方配伍规律研究，创建了中药血清药物化学理论及研究方法、中药经典名方有效性研究的理论及方法—中医方证代谢组学。在充分认识经典名方配伍规律的基础上，阐明和揭示中药经典名方的有效性，开辟了中药经典名方研究及开发的新途径。

教育部基础医学类教指委第三次工作会议在中国药科大学召开 2019年10月18日—19日，教育部高等学校基础医学类教学指导委员会（以下简称"基医教指委"）第三次工作会议在中国药科大学召开。基医教指委副主任委员、中国药科大学校长来茂德教授以及来自全国各医学院校的基医教指委委员出席会议。会议由基医教指委主任委员、上海交通大学副校长、医学院院长陈国强院士主持。

教育部高等教育司农医处唐博文同志到会传达教育部对教指委推荐国家级一流专业工作要求。他指出，全体委员需在深度领会《2019年度国家级一流专业推荐工作教指委工作指南》文件精神的同时，把握好四个要求：一是校际看全局，统筹好不同类型高校、不同区域高校；二是结构看需要，统筹好专业类里各个专业的结构，以及同一个专业不同特色的专业结构；三是专业看改革，判断申报高校专业改革的方向是否正确；四是充分讨论酝酿形成共识，保证宁缺毋滥，有效得票。

陈国强院士指出，教育部启动一流专业建设是推动"四新"建设，优化专业结构、深化专业改革，促进高校专业建设水平整体提升，做强一流本科、培养一流人才，全面振兴本科教育，提高高校人才培养能力，实现高等教育内涵式发展的重要举措。全体委员要对照《国家级一流本科专业建设点推荐工作指导标准》，把握好高教司的重点要求，从申报专业负责人引领作用、师资队伍建设成效及专业定位未来发展改革举措等方面进行全面比对衡量，确保公平公正高质量完成本次国家级一流专业推荐工作。

主任委员陈国强院士、副主任委员王韵教授、崔慧先教授、姚智教授和汤其群教授分别对中央赛道高校和地方赛道高校的申报材料进行了介绍。在充分酝酿讨论的基础上，参会委员以无记名方式完成了对国家级基础医学类一流专业的投票推荐工作。

第十二届"全国大学生药苑论坛"在山东大学召开 2019年11月22日至24日，第十二届"全国大学生药苑论坛"在济南召开。本次论坛由教育部高等学校药学类专业教学指导委员会和中国药学会药学教育专业委员会主办，山东大学承办。教指委、山东省教育厅、山东大学有关领导以及药学教育领域相关专家出席论坛，来自全国110余所院校的近600名师生参加论坛。山东大学药学院院长刘新泳主持论坛开幕式。

山东大学齐鲁医学院党工委书记刘洪渭，山东省教育厅高教处四级调研员仇宝艳，教指导委副主任委员、安徽医科大学原党委书记李俊在开幕式上致辞。刘洪渭表示，山东大学在118年办学历史中形成了鲜明的办学特色，近年来学校以立德树人为根本，以学科为龙头，以改革为动力，扎实推进"中国特色、世界一流、山大风格"的世界一流大学建设，并与会代表介绍了山东大学药学教育取得的成效。仇宝艳希望此次论坛能够展示全国药学生的风采风貌。李俊介绍了药苑论坛举办的背景和意义，并寄语参加论坛的学生，勇做学术道路上的追梦人、科研领域的同路人。

在论坛报告环节,山东大学创新创业学院李俊副院长、国际创新转化学院邢建平副院长、药学院刘新泳院长及第十一届药苑论坛特等奖获得者、海军军医大学杨紫轩,分别作了"放眼世界 扎根中国 办一流的药学""专创融合 课赛协同 任务驱动 创新教育与山大实践""山东大学药学学科建设概况""不对称串联反应构建新型螺环吡唑酮及其抗肿瘤构效关系研究"的主题报告。

本次"药苑论坛"旨在全面贯彻全国教育大会和新时代全国高等学校本科教育工作会议精神,落实"六卓越一拔尖"计划2.0,培养药学类专业本科生实践创新能力,展示全国药学生在药学科学和药学服务领域的创新创业成果和实践成效。

↗ 上海交通大学药学院与大理大学推进对口合建 2019年11月15日,上海交通大学党委组织部、地方合作办公室、教学发展中心、重点建设办公室、药学院一行到大理大学访问,并与大理大学药学与化学学院签署对口合建协议。

大理大学党委书记段林表示,上海交通大学人才培养、科学研究、师资队伍建设、学科建设等方面有着较强的优势,自2013年两校建立对口帮扶关系以来,校际交流不断巩固和拓展,希望将签署对口合建协议作为新的起点,继续夯实合作,共同发展。副校长段利华介绍了学校的基本情况,希望上海交通大学在学校高素质、高水平人才队伍建设和学科学位点建设方面加大帮扶力度。上海交通大学药学院党委书记刘建新表示,将认真落实合作协议,坚定支持药学与化学学院的建设,推动学院各项事业迈上新台阶。双方就两校对口合建及深化合作等事宜进行了充分磋商。

↗ 上海科技大学"揭示抗结核新药的靶点和作用机制及潜在新药的发现"入选2019年度"中国高等学校十大科技进展" 教育部科技委于2019年9月下旬至12月中旬组织开展了2019年度"中国高等学校十大科技进展"评选工作。经过地方和高校遴选及公示、部门形式审查、学部初评和专家综合评议4个阶段,最终推选出10项2019年高校重大科技成果。其中,上海科技大学免疫化学研究所特聘教授饶子和院士团队的"揭示抗结核新药的靶点和作用机制及潜在新药的发现"入选2019年度"中国高等学校十大科技进展"。

结核病是由结核分枝杆菌感染而引发的一种致命性疾病。链霉素的发现及异烟肼、利福平等有效药物的开发,结束了几千年来结核杆菌肆虐人类生命的历史。然而近年来耐药结核病的产生,使结核病再次成为危害全球公共卫生的严重问题。目前全世界约有1/4的人口被结核杆菌感染,每年新发结核病患者约1000万,死亡患者人数约150万。我国是结核病的主要负担国之一。因此,针对结核分枝杆菌的新药靶点的研究和新药研发迫在眉睫。

饶子和院士团队长期致力于针对结核杆菌的新药靶点研究及新药研发。膜蛋白MmpL3是一个抗结核新药研发的重要靶点,在分枝杆菌细胞壁合成过程起关键作用。在饶子和院士的领导下,上海科技大学首届博士研究生张兵,与免疫化学研究所研究员、生命学院副教授杨海涛及免疫化学研究所副研究员李俊等历经六年时间,运用X-射线晶体学衍射技术率先在国际上解析了关键药靶MmpL3和"药靶-药物"复合物的高分辨率晶体结构,揭示了MmpL3的工作机理,以及新药SQ109杀死细菌的全新分子机制。此外,研究团队还发现减肥药利莫那班也是靶向MmpL3的抑制剂,并进一步阐明了其作用机制。此研究项目首次勾画了小分子抑制剂精确靶向MmpL3及其超家族质子内流通道的三维图像,为由分枝杆菌引起的疾病(结核病、麻风病等)的药物研发奠定了重要的理论基础。

该重大研究项目的成果刊登在国际顶尖生命科学期刊《Cell》上,同时针对该靶点设计的抗结核小分子化合物已申请PCT专利。该研究揭示了抗结核新药的靶点和作用机制,为开发新型抗生素、解决全球日趋严重的细菌耐药问题开辟了一条全新途径,同时也为我国研发具有自主知识产权的抗结核新药奠定了重要的基础。

↗ 第六届全国医药院校药学/中药专业大学生实验技能竞赛举办 2019年11月1日-2日,由教育部高等学校药学类专业教学指导委员会、高等学校国家级实验教学示范中心联席会药学学科组、中国药科大学共同主办,河南中医药大学及国家级中药学实验教学示范中心承办的"第六届全国医药院校药学/中药学专业大学生实验技能竞赛"在河南中医药大学龙子湖校区成功举办。此次竞赛由北京大学、复旦大学、浙江大学、天津大学、中山大学、厦门大学、中国药科大学、上海中医药大学等122所医药院校的700多名师生参加。

开幕式中各位领导强调了实验教学在药学教育中的重要性,要求全国医药院校要进一步强化实验教学,提升办学水平和条件,勉励参赛师生加强专业知识储备,提升实验技能水平,真正做到赛出风格,赛出水平,为药学、中药学行业的快速发展贡献自己的力量。分别围绕高等教育改革、拔尖创新人才培养、创新思维能力培育、创新实验教学体系、药学品牌专业建设、金课建设等主题作了专题报告。同时,国家级实验教学示范中心联席会药学学科组召开了学科组会议,就国家级中心的建设和管理以及下一届全国医药院校药学/中药学大学生创新创业暨实验教改大赛的举办地进行了讨论。

全国医药院校药学/中药学专业大学生实验技能竞赛自2009年以来已成功举办六届,规模从最初的16所高校30多名师生参赛发展成今年的122所高校714名师生参赛。该竞赛已成为全国医药院校最具权威性和标志性的大赛。

↗ **教育部党组书记、部长陈宝生到中国药科大学调研**

2019年12月28日,教育部党组书记、部长陈宝生到中国药科大学调研指导,教育部办公厅主任宋德民、发展规划司司长刘昌亚、学位管理与研究生教育司司长洪大用、教育部办公厅正处级秘书王绍磊,江苏省教育厅党组书记、厅长葛道凯等陪同调研。

上午,陈宝生部长在校党委书记金能明、校长来茂德等校领导陪同下,参观了该校的江苏药学博物馆,听取了博物馆建设、我国药学发展历史及馆藏药学类展品等情况介绍;走访调研了江苏省药物分子设计与成药性优化重点实验室、学生自修区域、党建活动区域等,听取实验室负责人对于实验室科研工作开展情况的介绍,并与正在做实验的师生亲切交谈。

下午,教育部在南京农业大学召开的高校座谈会。金能明书记就落实明年的攻坚任务、行业特色院校的分类评价体系改革、思想政治课教师队伍的培养方面的工作规划进行了汇报;来茂德校长汇报了学校把立德树人根本任务落实到学生健康成长上、落实到教书育人上、落实到高质量发展上,以及学校坚持"中国特色"、坚守"药学特色",持续发力新药"卡脖子"技术,推动教育链、人才链、产业链、创新链"四链"有机融合,推动中药学一流学科守正创新,提升药学一流学科群国际竞争力,全面加强"双一流"建设的各项工作举措。

陈宝生部长充分肯定了中国药科大学等四所调研座谈高校在加强党对学校工作的全面领导、加强和改进高校思想政治工作、加强领导班子建设、推进师资队伍建设、优化学科建设和专业发展、凝心聚力奋进发展等方面取得的成绩。他强调,2020年教育系统要在四个方面上下功夫:

一是推动学习达到新高度。要深入学习习近平新时代中国特色社会主义思想,读原著学原文,从原创的维度深入学习,达到读书的高度;要理解核心要义,悟原理,达到理解的高度;要繁荣哲学社会科学,推动党的理论创新成果不断涌现,达到研究的高度;要吃透精神,吃透实际,吃透过程,学懂弄通做实,达到结合的高度;要自觉按照总书记的讲话、党中央的要求、人民群众的期盼来践行和落实,达到践行的高度。

二是推动改革实现新突破。要抓好已有改革举措的落实和完善,进一步深化改革加强党对教育工作全面领导的体制机制,全力推进育人模式改革,全面推进评价体系改革,推动治理体系和治理能力方面的改革。

三是推动发展进入新阶段。要围绕全面建成小康社会、"十三五"规划、国家中长期教育改革和发展规划纲要(2010-2020年)"三个收官",贯彻高等教育高质量内涵式发展的要求。围绕公平和质量"两大主题",确定高等教育的任务和作用;从建设教育强国、办好人民满意的教育"两大目标"出发,推进教育现代化,优化发展思路,明确发展举措。

四是推动落实工作新举措。要推动"不忘初心、牢记使命"主题教育成果落到实处,落实"一线规则",转变工作作风,切实解决教育改革发展中的热点问题和难点问题,努力书写好新时代教育奋进之笔。

↗ **中国药科大学-天士力创新药物研究院揭牌成立** 2020年8月21日,"中国药科大学-天士力创新药物研究院"揭牌仪式暨管委会2020年度会议在中国药科大学玄武门校区举行。天士力控股集团董事局主席闫希军,天士力控股集团执行主席、天士力医药集团董事长闫凯境,天士力研究院执行院长周水平、天士力医药集团副总经理、天士力医药集团副总经理、天士力帝益药业总经理蔡金勇;中国药科大学党委书记金能明,校长来茂德,中国工程院院士王广基,副校长郝海平及双方相关单位负责人出席仪式。

闫凯境执行主席和郝海平副校长共同为"中国药科大学-天士力创新药物研究院"揭牌。

金能明书记表示,天士力控股集团构建大健康产业跨越式持续发展的新模式值得学校借鉴,中国药科大学一直致力于主动服务国家重大战略,不断提升新药研发的自主创新能力,天士力医药集团与中国药科大学有着良好的合作基础,双方要以创新药物研究院建立为契机,加强合作,服务国家战略。

闫希军主席表示,双方以创新药物研究院为依托,切实推动天士力集团"创造健康"的企业使命,将研究院打造成为行业内产学研深度合作的典范,共同为中国创新药物平台的构建贡献力量。

天士力控股集团一直以大健康产业为主线,以大生物医药产业为核心,以健康保健产业和医疗康复、健康养生、健康管理服务业为两翼,形成产业与资本双轮驱动的高科技企业集团,构建大健康产业跨越式持续发展新模式。中国药科大学与天士力控股集团共同建立"中国药科大学-天士力创新药物研究院",旨在努力打造出国内外领先的创新药物研发平台,实现建立创新药物全链条研究中心的目标。

↗ **教育部24365平台推出医药卫生行业人才专场招聘会**
2020年11月9日,教育部"24365校园招聘服务"平台联合国家卫生健康委人才交流服务中心和人民卫生出版社推出"'职'挂云帆,乘风破浪"医药卫生行业人才专场招聘会,为医药卫生行业用人单位和广大毕业生搭建精准有效的交流平台,拓宽毕业生就业渠道,丰富就业岗位资源,提供优质就业服务。

招聘会举办时间为11月9日至12月6日,分为长三角地区、华南地区、西部地区和京津冀地区四个专场,提供就业岗位2.6万余个。高校毕业生可通过教育部大学生就业网(https://job.ncss.cn/student/jobfair/joint.html)和卫人就业网(www.weirenjob.com)进入招聘会,挑选心仪的单位和岗位投递简历。

招聘会是教育部落实党中央、国务院"稳就业、保就业"决策部署,切实做好在疫情防控常态化条件下开展的卫生健康人力资源服务工作。教育部24365平台将持续推出重点地区、重点行业、重点群体等系列专场招聘活动,面向2021届高校毕业生和2020届离校未就业毕业生提供优质岗位。

◪ 《关于深化医教协同进一步推动中医药教育改革与高质量发展的实施意见》印发

2020年11月26日,教育部、国家卫生健康委、国家中医药管理局联合印发《关于深化医教协同进一步推动中医药教育改革与高质量发展的实施意见》(教高〔2020〕6号),贯彻落实《中共中央 国务院关于促进中医药传承创新发展的意见》,坚持立德树人根本任务,坚持传承精华、守正创新,推动构建符合自身特点的中医药人才培养体系,充分发挥中医药教育服务健康中国建设、中医药传承创新发展的基础性重要作用,就深化医教协同进一步推动中医药教育改革与高质量发展提出以下意见。

一、强化中医药学科专业建设。夯实中医药类专业主体地位,调整优化中医药院校学科专业布局,集中优势资源做强做大中医药主干专业。建设100个左右中医药类一流本科专业建设点。布局中医养生学、中医康复学等服务生命全周期的中医药专业。完善中医药学科体系,强化中医基础类、经典类、疫病防治类学科建设。适度扩大中医药类"一流学科"建设规模,完善建设结构。五年内完成第一轮中医学专业认证工作。

二、推动中医学长学制教育改革。试点探索中医学九年制人才培养,试点工作中新增加的招生规模主要用于支持中医药院校与其他高校联合培养高层次复合型中医药人才。长学制学生转入研究生阶段学习时应纳入并占用相关高校当年相应层次研究生招生计划,各相关高校要统筹校内资源,合理确定各层次类型招生规模。

三、推进中医药课程教材体系改革。整合中医药课程内容,优化中医药类专业培养方案,用5年左右时间探索建立以中医药课程为主线、先中后西的本科中医药类专业课程体系,强化中医思维培养。加强思政课程和课程思政建设,推进思政课程与中医药人文的融合。提高中医学类专业经典课程比重,将中医药经典融入中医基础与临床课程。增设中医疫病相关课程。推动中药类专业课程体系改革,增设中医相关课程,加强中药鉴定学、中药炮制学、临床中药学等课程教学。开展中医药经典能力等级考试,逐步实现本科中医药专业学生和中医住院医师规范化培训人员全覆盖,纳入学生学业评价体系和规范化培训考核体系。建设一批中医药类精品课程,编写推广一批符合中医药教育规律的核心课程教材。

四、建立早跟师、早临床学习制度。推进早跟师、早临床教学模式和方法改革,将师承教育贯穿临床实践教学全过程,明确师承指导教师,增加跟师学习时间。强化学生见习、实习过程管理。推动毕业实习与中医住院医师规范化培训的有机衔接。举办中医药教育高校的附属医院应设置覆盖主要临床科室的教学门诊,加强门诊师带教。充分发挥名老中医药专家学术传承工作室、流派工作室作用,鼓励名老中医药专家参与在校生、中医住院医师规范化培训学员带教、授课,并将其纳入工作室建设成效考核和个人绩效考评。

五、改革中西医结合教育。试点开展九年制中西医结合教育,培养少而精、高层次、高水平的中西医结合人才。探索"西学中"中西医结合人才培养新模式,允许攻读中医专业学位的临床医学类专业学生参加中西医结合医师资格考试和中医住院医师规范化培训,研究生毕业须达到中医专业学位授予标准。2021级起,中医药课程列为本科临床医学类专业必修课和毕业实习内容,增加课程学时。在高职临床医学专业中开设中医基础与适宜技术必修课程。临床、口腔、公共卫生类别医师应接受必要的中医药继续教育。

六、大力发展中医药职业教育。改革职业院校招生机制和培养内容,支持建设一批中医药高水平高等职业学校和专业(群),打造一批高水平专业化中医药产教融合实训基地和中医药技术技能人才培训示范基地。支持中医药职业院校面向在校学生和社会人员培养中药材种植、中药炮制、中医养生、老年护理等中医药健康服务技术技能人员。实施"学历证书+若干职业技能等级证书"制度试点,推进中医药领域职业技能等级证书建设,促进书证融合,培养培训中医药复合型技术技能人才。

七、探索招生方式改革。积极采取措施吸引优质生源报考中医学类专业,提高生源质量。自2021年开始,原则上停止中职中医专业招生。支持中医药院校加强对中医药传统文化功底深厚、热爱中医的优秀学生的选拔培养,将中医药传统文化、中医特殊技能等纳入研究生复试考核内容。坚持按需招生、以用定招,各培养单位要根据人才需求和医学教育资源状况,合理确定中医学类、中西医结合类专业招生计划,逐步增加中医(全科医学领域)专业学位硕士研究生招生计划,扩大农村订单定向免费培养中医专业医学生规模。

八、加强中医临床教学能力建设。制定完善各类中医临床教学基地标准和准入制度,开展临床教学基地认定审核工作,对不符合临床教学基地标准的医院,撤销其临床教学基地资格;对没有合格直属附属医院的中医药院校,限期整改,仍不合格者,取消其中医、中西医结合类专业设置。规范中医药院校附属医院、教学医院认定与管理,举办中医药教育的高校新增、调整附属医院、教学医院需经所在地教育、中医药行政主管部门审核后,报教育部、国家中医药管理局备案。支持符合条件的中医医院(含中西医结合医院、少数民族医院,下同)成为中医药院校临床教学基地,允许中医药院校将符合条件的综合医院中医科、中医门诊部、中医诊所等纳入中医临床教学体系。实施中医临床教学基地能力建设专项,建设30个左右国家中医临床教学培训示范中心,提升大学附属医院、中医住院医师规范化培训基地临床教学能力。理顺中医药院校与附属医院关系,强化附属医院临床教学主体职能,围绕中医药人才培养需求健全教研室等教学组织机构,建立以科室主任、学科带头人、名老中医药专家为主体,相对稳定的专兼职教学主任、教学秘书和临床教师团队。

九、强化中医药师资队伍建设。建设10个左右国家中医药教师教学发展示范中心,实施卓越中医药师资培训计划,培养造就一批教学名师和优秀教学团队,大力加强具有丰富临床经验的中医经典骨干教师培养。举办中医药教育的高校应逐步提高"双师型"教师比例,加强中医药基础课程教师、经典课程教师、临床教师、师承导师培养。健全师资授课、临床带教激励机制,将授课、带教情况作为教师序列职称晋升、绩效工资分配的重要依据,逐步提高授课、带教补助标准。

十、健全中医药毕业后教育体系。以中医思维培养与临床技能培训为重点,改革完善中医住院医师规范化培训模式和标准。加强中医住院医师规范化培训基地建设,遴选建设一批国家示范基地、重点专业培训基地、骨干师资培训中心和标准化住培实践技能考核基地,在学科建设、教学改革、师资培养方面,给予政策和经费支持。充分发挥行业组织协助政府管理中医药毕业后教育的优势和作用,加强基地评估和日常管理。具有中医专业学位授权点的高校应按照规定接受符合条件的师承教育继承人和毕业后教育途径中医住院医师规范化培训人员以同等学力申请中医专业学位,确保学位授予质量。

十一、加强中医药教育质量评价。充分发挥中医类别执业医师资格考试导向作用,突出中医思维、中医临床技能考核。将医师资格考试通过率、规范化培训结业考核通过率、专业认证结果等逐步予以公布,并作为高校和医疗卫生机构人才培养质量评价的重要内容,纳入绩效考核以及院校长年度和任期目标责任考核的重要内容。建立预警和退出机制,对承担中医药人才培养任务的高校和医疗卫生机构实施动态管理,质量评估与专业认证不合格者限期整改,整改后不达标者取消相关专业招生(收)资格。探索建立毕业生社会评价追踪制度。

十二、推进省部局共建中医药院校工作。加大省部局共建中医药院校改革发展支持力度,加强体制机制改革、政策支持和经费投入,在教育教学改革、一流学科、一流专业、一流课程、一流师资、高水平附属医院建设及招生计划等方面给予重点支持,在国家临床医学研究中心、国家中医医学中心和国家区域中医医疗中心等平台建设中给予倾斜。充分发挥省部局共建中医药院校的示范作用,给予更加开放的政策支持,在课程改革、师资队伍建设、特色人才培养、医疗服务、科学研究等方面走在前列,引领带动中医药院校高质量发展。对省部局共建中医药院校实行周期性评估和动态调整机制。

十三、加大中医药教育支持力度。各地教育、卫生健康、中医药等部门要将中医药教育发展纳入教育、卫生健康、中医药发展规划,在附属医院建设、博士点建设、"双一流"建设、"一流本科课程和一流本科专业建设"、高水平高职学校和专业建设、中西部高等教育振兴、医药卫生体制改革及中医药重大专项等重大改革建设项目中给予进一步支持,在人才引进、评奖激励、资源配置等方面给予中医药院校政策倾斜。各地教育、卫生健康、中医药部门要积极协调发展改革、财政等部门,进一步加大中医药教育支持力度。

十四、加强政策机制保障。教育部、国家卫生健康委、国家中医药管理局会同相关部门建立中医药教育协调机制,加强对中医药教育的宏观规划、政策保障、工作指导和质量监控,建立中医药教育与中医药行业人才需求的供需平衡机制,将教育改革纳入国家中医药综合改革示范区重点评价内容。各地教育、卫生健康、中医药部门应会同有关部门健全工作协调机制,明确责任分工,完善政策措施,并于2021年2月底前出台落实本实施意见的具体实施方案。

专业建设

设置药学相关本科专业的高校专业点概况 截至2020年底,高等院校设置药学的本科专业点为247个,临床药学的本科专业点为52个,药物制剂的本科专业点为105个,药物化学的本科专业点为9个,药物分析的本科专业点为20个,药事管理的本科专业点为13个,中药学的本科专业点为109个,中药制药的本科专业点为25个,中药资源与开发的本科专业点为38个,海洋药学的本科专业点为4个,中草药栽培与鉴定的本科专业点为18个,藏药学的本科专业点为5个,蒙药学的本科专业点为2个,制药工程的本科专业点为289个,生物制药的本科专业点为111个。

开办药学专业的高校(247个):安徽科技学院、安徽理工大学、安徽新华学院、安徽医科大学、安徽医科大学临床医学院、安徽中医药大学、蚌埠医学院、北华大学、北京城市学院、北京大学、北京师范大学、北京协和医学院、北京中医药大学、滨州医学院、长春中医药大学、长沙医学院、长治医学院、亳州学院、常州大学、承德医学院、成都大学、成都医学院、成都中医药大学、赤峰学院、重庆大学、重庆第二师范学院、重庆理工大学、重庆文理学院、重庆医科大学、川北医学院、大理大学、大连理工大学、大连医科大学、第二军医大学、第三军医大学、第四军医大学、东北师范大学、佛山科学技术学院、福建医科大学、福建中医药大学、复旦大学、甘肃中医药大学、赣南医学院、广东药科大学、广东医科大学、广西大学、广西科技大学、广西医科大学、广西中医药大学、广西中

中国药学年鉴

CHINESE PHARMACEUTICAL YEARBOOK 2020-2021

医药大学赛恩斯新医药学院、广州医科大学、广州中医药大学、贵阳学院、贵州医科大学神奇民族医药学院、贵州中医药大学、贵州大学、贵州民族大学、贵州医科大学、桂林医学院、哈尔滨商业大学、哈尔滨医科大学、海南大学、海南医学院、杭州师范大学、合肥工业大学、河北北方学院、河北大学、河北科技大学、河北科技大学理工学院、河北农业大学、河北师范大学、河北医科大学、河北中医学院、河南大学、河南大学民生学院、河南科技大学、河南理工大学、河南中医学院、河西学院、菏泽学院、黑龙江中医药大学、湖北大学、湖北工程学院、湖北科技学院、湖北理工学院、湖北医药学院、湖北医药学院药护学院、湖北中医药大学、湖南师范大学、湖南师范大学树达学院、湖南中医药大学、湖南中医药大学湘杏学院、华北理工大学、华北理工大学冀唐学院、华东理工大学、华侨大学、华中科技大学、黄河科技学院、吉林大学、吉林农业大学、吉林医药学院、吉首大学、济南大学、济宁医学院、暨南大学、佳木斯大学、嘉兴学院、嘉应学院、江汉大学、江汉大学文理学院、江南大学、江苏大学、江西科技师范大学、江西中医药大学、江西中医药大学科技学院、井冈山大学、九江学院、凯里学院、昆明学院、昆明医科大学、昆明医科大学海源学院、兰州大学、聊城大学、辽宁何氏医学院、辽宁师范大学、锦州医科大学、辽宁医学院医疗学院、辽宁中医药大学、临沂大学、牡丹江医学院、南昌大学、南方医科大学、南华大学、南华大学船山学院、南京工业大学、南京医科大学、南京医科大学康达学院、南京中医药大学、南京中医药大学翰林学院、南开大学、南通大学、南通大学杏林学院、内蒙古科技大学包头医学院、内蒙古医科大学、宁德师范学院、宁夏医科大学、平顶山学院、莆田学院、齐齐哈尔医学院、青岛大学、青岛农业大学、青海大学、青海民族大学、清华大学、三峡大学、厦门大学、山东大学、山东大学威海分校、山东现代学院、齐鲁医药学院、山东中医药大学、汕头大学、山西医科大学、山西中医药大学、陕西国际商贸学院、陕西科技大学、陕西中医药大学、上海健康医学院、上海交通大学、上海中医药大学、绍兴文理学院、绍兴文理学院元培学院、深圳大学、深圳技术大学、沈阳药科大学、石河子大学、首都医科大学、四川大学、四川农业大学、苏州大学、宿州学院、泰山医学院、天津大学、天津天狮学院、天津医科大学、天津医科大学临床医学院、天津中医药大学、皖南医学院、潍坊医学院、温州医科大学、温州医科大学仁济学院、武昌理工学院、武汉大学、武汉工程大学、武汉科技大学、武汉科技大学城市学院、武汉轻工大学、武汉生物工程学院、武夷学院、西安交通大学、西安培华学院、西安外事学院、西安医学院、西北大学、西藏大学、西南大学、西南民族大学、西南医科大学、香港中文大学（深圳）、湘南学院、湘潭大学、新疆农业大学、新疆农业大学科学技术学院、新疆医科大学、新疆医科大学厚博学院、新乡医学院、新乡医学院三全学院、徐州医学院、烟台大学、延边大学、扬州大学、宜春学院、右江民族医学院、云南大学旅游文化学院、云南经济管理学院、云南中医学院、张家口学院、浙江大学、浙江大学城市学院、浙江工业大学、浙江海洋学院、浙江师范大学、浙江中医药大学、浙江中医药大学滨江学院、郑州大学、郑州工业应用技术学院、中国海洋大学、中国计量学院、中国石油大学胜利学院、中国药科大学、中国医科大学、中南大学、中南民族大学、中山大学、中山大学新华学院、遵义医学院、遵义医学院医学与科技学院。

开办临床药学专业的高校（52 个）：安徽医科大学、蚌埠医学院、川北医学院、重庆医科大学、大理大学、大连医科大学、福建医科大学、广东药科大学、广东医科大学、广西医科大学、广西中医药大学、广州医科大学、桂林医学院、贵州医科大学、哈尔滨医科大学、海南医学院、河北医科大学、河南大学、湖北科技学院、吉林大学、暨南大学、济宁医学院、锦州医科大学、昆明医科大学、西南医科大学、兰州大学、南昌大学、南方医科大学、南京医科大学、内蒙古医科大学、宁夏医科大学、齐齐哈尔医学院、山东大学、上海交通大学、山西医科大学、沈阳药科大学、石河子大学、首都医科大学、四川大学、泰山医学院、天津医科大学、天津中医药大学、温州医科大学、皖南医学院、西安交通大学、新乡医学院、新疆医科大学、徐州医科大学、中南大学、中国药科大学、中国医科大学、遵义医学院。

开办药物制剂专业的高校（105 个）：安徽科技学院、安徽新华学院、安徽医科大学、安徽中医药大学、成都医学院、成都中医药大学、大理大学、福建医科大学、福建中医药大学、甘肃中医药大学、广东药科大学、广西中医药大学、广西中医药大学赛恩斯新医药学院、广州中医药大学、贵州医科大学、贵州中医药大学、贵州大学、贵州中医药大学时珍学院、桂林医学院、哈尔滨医科大学、河北北方学院、河北大学、河北科技大学、河北医科大学、河南大学、河南大学民生学院、河南农业大学、河南中医学院、黑龙江中医药大学、湖北科技学院、湖北中医药大学、湖南中医药大学、湖南中医药大学湘杏学院、华北理工大学、华东理工大学、江苏海洋大学、黄河科技学院、吉林大学、吉林大学珠海学院、吉林化工学院、吉林农业科技学院、吉林医药学院、济宁医学院、江苏大学、江西科技师范大学、江西中医药大学、江西中医药大学科技学院、九江学院、昆明医科大学、辽宁中医药大学、牡丹江医学院、南方医科大学、南华大学、南京工业大学、南京工业大学浦江学院、南京医科大学康达学院、南京中医药大学、南京中医药大学翰林学院、南通大学、内蒙古民族大学、内蒙古医科大学、齐鲁工业大学、齐鲁医药学院、齐齐哈尔医学院、青岛科技大学、山东中医药大学、山西医科大学、陕西国际商贸学院、陕西科技大学镐京学院、陕西中医药大学、上海理工大学、沈阳药科大学、石家庄学院、四川农业大学、太原理工大学、泰山医学院、天津医科大学、天津中医药大学、通化师范学院、皖南医学院、皖西学院、武汉工程大学邮电与信息工程学院、武汉科技大学城市学院、武汉轻工大学、西南民族大学、新乡医学院、新乡医学院三全学院、徐州医学院、延边大学、云南中医学院、长春中医药大学、长沙医学院、浙江大学、浙江工业大学、浙江中医药大学、浙江中医药大学滨江学院、郑州大学、郑州工业应用技术学院、中国药科大学、中国医科大学、中南民族大学、重庆医科大学、遵义医学院、遵义医学院医学与科技学院。

开办药物化学专业的高校(9 个):长治学院、广东药科大学、河北医科大学、辽宁师范大学、南开大学、山东第一医科大学、上海工程技术大学、沈阳药科大学、中国药科大学。

开办药物分析专业的高校(20 个):安徽中医药大学、蚌埠医学院、亳州学院、重庆第二师范学院、福建医科大学、广西民族师范学院、广东药科大学、桂林大学、哈尔滨医科大学、河北医科大学、黑龙江中医药大学、江苏海洋大学、佳木斯大学、山西中医药大学、沈阳药科大学、云南民族大学、长沙医学院、中国药科大学、中南民族大学、珠海学院。

开办药事管理专业的高校(13 个):北京中医药大学、大连医科大学中山学院、东南大学成贤学院、广东药科大学、贵州医科大学、辽宁何氏医学院、辽宁中医药大学杏林学院、南京中医药大学、南京中医药大学翰林学院、沈阳药科大学、天津商业大学、长春中医药大学、中国药科大学。

开办中药学专业的高校(109 个):安徽科技学院、安徽医科大学、安徽中医药大学、北京城市学院、北京中医药大学、北京中医药大学东方学院、滨州医学院、亳州学院、长治医学院、成都医学院、成都中医药大学、承德医学院、重庆医科大学、大连大学、第二军医大学、福建中医药大学、甘肃医学院、甘肃中医药大学、赣南医学院、广东财经大学华商学院、广东药科大学、广东医科大学、广西中医药大学、广西中医药大学赛恩斯新医药学院、广州中医药大学、贵州中医药大学、贵州中医药大学时珍学院、贵州医科大学、哈尔滨商业大学、哈尔滨医科大学、海南医学院、河北北方学院、河北大学、河北农业大学、河北外国语学院、河北中医学院、河南大学、河南农业大学、河南中医学院、黑龙江中医药大学、湖北民族学院、湖北民族学院科技学院、湖北医药学院、湖北中医药大学、湖南医药学院、湖南中医药大学、湖南中医药大学湘杏学院、华北理工大学、吉林大学珠海学院、吉林农业大学、吉林农业科技学院、济宁医学院、暨南大学、江西中医药大学、江西中医药大学科技学院、昆明医科大学海源学院、辽宁中医药大学、辽宁中医药大学杏林学院、临沂大学、南方医科大学、南京农业大学、南京中医药大学、南京中医药大学翰林学院、南阳理工学院、内蒙古医科大学、宁夏医科大学、齐鲁理工学院、齐鲁医药学院、齐齐哈尔医学院、青海大学、山东现代学院、山东协和学院、山东中医药大学、山西医科大学、山西中医药大学、陕西国际商贸学院、陕西中医药大学、上海中医药大学、沈阳药科大学、沈阳医学院、深圳技术大学、石河子大学、首都医科大学、苏州大学、泰山医学院、天津中医药大学、通化师范学院、皖西学院、潍坊医学院、文山学院、温州

医科大学、温州医科大学仁济学院、武汉生物工程学院、西安医学院、西南民族大学、西南医科大学、厦门大学、新疆医科大学、右江民族医学院、云南经济管理学院、云南中医学院、长春科技学院、长春中医药大学、浙江工业大学、浙江农林大学、浙江中医药大学、浙江中医药大学滨江学院、中国药科大学、中央民族大学。

开办中药制药专业的高校(25 个):北京中医药大学东方学院、北京中医药大学、长春中医药大学、重庆医科大学、辽宁中医药大学、天津中医药大学、山东现代学院、山西中医药大学、沈阳药科大学、陕西中医药大学、南京中医药大学、南方医科大学、江西中医药大学、湖北中医药大学、湖北医药学院、黑龙江中医药大学、河北中医学院、河南中医学院、甘肃医学院、贵州中医药大学、广州中医药大学、广西民族大学、广东药科大学、广东医科大学、中国药科大学。

开办中药资源与开发专业的高校(38 个):安徽中医药大学、长春中医药大学、成都中医药大学、滇西应用技术大学、东北师范大学人文学院、福建农林大学、甘肃中医药大学、广东药科大学、广西医科大学、广州中医药大学、贵州民族大学、贵州中医学院、河北中医学院、河南中医学院、黑龙江中医药大学、湖北中医药大学、湖南农业大学、湖南中医药大学、吉林农业大学、吉林农业科技学院、江西中医药大学、辽宁中医药大学、辽宁中医药大学杏林学院、南京中医药大学、南京中医药大学翰林学院、内蒙古医科大学、山东农业大学、山东农业工程学院、山东中医药大学、山西农业大学、陕西中医药大学、沈阳药科大学、天津中医药大学、西藏藏医药大学、信阳农林学院、云南中医学院、郑州师范学院、中国药科大学。

开办海洋药学专业的高校(4 个):广东药科大学、海南医学院、厦门医学院、中国药科大学。

开办中草药栽培与鉴定专业的高校(18 个):北京中医药大学东方学院、甘肃农业大学、甘肃中医药大学、广东药科大学、贵州中医药大学、贵州大学、吉林农业大学、吉林农业科技学院、江西中医药大学科技学院、辽宁中医药大学、山东中医药大学、沈阳农业大学、四川农业大学、信阳农林学院、云南农业大学、云南中医学院、浙江中医药大学、仲凯农业工程学院。

开办藏药学专业的高校(5 个):成都中医药大学、甘肃中医药大学、青海民族大学、青海大学、西藏藏医药大学、西南民族大学。

开办蒙药学专业的高校(2 个):内蒙古民族大学、内蒙古医科大学。

开办制药工程专业的高校(289 个):安徽工业大学、安徽理工大学、安徽新华学院、安徽中医药大学、安康学院、安阳师范学院、安阳工学院、宝鸡文理学院、蚌埠学院、蚌埠医学院、北方民族大学、北京化工大学、北京交通大学海滨学院、北京理工大学、北京联合大学、北京石油化工学院、滨州医学院、亳州大学、长春工业大学、长春工业大学人文信息学

院、长春中医药大学、常州大学、常州大学怀德学院、成都理工大学、成都大学、成都中医药大学、重庆大学、重庆工商大学、重庆科技学院、重庆理工大学、重庆文理学院、滁州学院、大连大学、大连理工大学、大连民族学院、德州学院、东北农业大学、东南大学、东南大学成贤学院、福建农林大学、福建中医药大学、福州大学、赣南医学院、广东工业大学、广东海洋大学、广东药科大学、广西大学、广西科技大学、广西民族大学、广西民族师范学院、广西师范大学、广西师范大学漓江学院、广西中医药大学、广州中医药大学、贵阳学院、贵州中医药大学、贵州大学、贵州大学明德学院、贵州工程应用技术学院、贵州理工学院、贵州民族大学、贵州师范学院、哈尔滨理工大学、哈尔滨商业大学、哈尔滨师范大学、海南大学、海南师范大学、邯郸学院、杭州师范大学、合肥工业大学、合肥师范学院、河北北方学院、河北工业大学、河北工业大学城市学院、河北科技大学、河北科技大学理工学院、河北农业大学、河北中医学院、河池学院、河南工业大学、河南科技大学、河南科技学院、河南科技学院新科学院、河南农业大学、河南师范大学、河南中医学院、菏泽学院、黑龙江八一农垦大学、黑龙江大学、黑龙江中医药大学、湖北大学、湖北工业大学、湖北民族学院、湖北民族学院科技学院、湖北医药学院、湖北医药学院药护学院、湖北中医药大学、湖南科技大学、湖南科技大学潇湘学院、湖南科技学院、湖南理工学院、湖南理工学院南湖学院、湖南师范大学、湖南师范大学树达学院、湖南文理学院、湖南中医药大学、湖南中医药大学湘杏学院、湖州师范学院、湖州师范学院求真学院、华东理工大学、华南理工大学、华南农业大学、华侨大学、怀化学院、淮北师范大学、江苏海洋大学、淮阴工学院、黄冈师范学院、黄淮学院、黄山学院、吉林大学、吉林大学珠海学院、吉林化工学院、吉林农业大学、吉林农业科技学院、吉首大学、济南大学、济宁医学院、佳木斯大学、嘉兴学院、江南大学、江苏大学、江苏师范大学、江西科技师范大学、江西农业大学、江西中医药大学、江西中医药大学科技学院、荆楚理工学院、九江学院、凯里学院、昆明理工大学、兰州理工大学、乐山师范学院、辽宁大学、辽宁何氏医学院、辽宁科技学院、辽宁中医药大学、辽宁中医药大学杏林学院、聊城大学、临沂大学、岭南师范学院、洛阳师范学院、闽江学院、牡丹江师范学院、牡丹江医学院、南昌大学、南昌大学科学技术学院、南方医科大学、南华大学、南华大学船山学院、南京大学金陵学院、南京工业大学、南京理工大学、南京理工大学泰州科技学院、南京师范大学泰州学院、南京中医药大学、南京中医药大学翰林学院、南阳师范学院、内蒙古工业大学、内蒙古农业大学、内蒙古医科大学、宁夏大学、宁夏理工学院、齐鲁工业大学、齐鲁师范学院、齐齐哈尔大学、齐齐哈尔医学院、青岛科技大学、青岛农业大学、青海大学、曲阜师范大学、曲靖师范学院、泉州师范学院、三峡大学、三峡大学科技学院、厦门华厦学院、山东大学、山东理工大学、山东农业大学、山东师范大学、山东中医药大学、山西大

同大学、山西农业大学、山西中医药大学、陕西服装工程学院、陕西国际商贸学院、陕西科技大学、陕西中医药大学、商洛学院、商丘师范学院、上海工程技术大学、上海理工大学、上海应用技术学院、邵阳学院、沈阳化工大学、沈阳化工大学科亚学院、沈阳药科大学、石河子大学、石家庄学院、四川大学、四川理工学院、四川文理学院、绥化学院、台州学院、太原工业学院、太原科技大学、太原理工大学、泰山学院、泰山医学院、泰州学院、天津大学、天津工业大学、天津科技大学、天津理工大学、天津商业大学、天津中医药大学、通化师范学院、铜仁学院、皖南医学院、皖西学院、潍坊学院、温州医科大学、文山学院、梧州学院、武昌理工学院、武汉工程大学、武汉工程大学邮电与信息工程学院、武汉理工大学、武汉理工大学华夏学院、武汉轻工大学、武汉生物工程学院、西安交通大学、西安理工大学、西北大学、西北大学现代学院、西北民族大学、西北农林科技大学、西北师范大学、西昌学院、西华大学、西南大学、西南交通大学、西南科技大学、西南民族大学、湘南学院、湘潭大学、湘潭大学兴湘学院、新乡学院、信阳农林学院、许昌学院、烟台大学、延安大学西安创新学院、盐城工学院、盐城师范学院、燕京理工学院、扬州大学、扬州大学广陵学院、宜宾学院、宜春学院、玉林师范学院、云南大学、云南民族大学、云南师范大学、云南中医学院、枣庄学院、肇庆学院、浙江大学、浙江大学宁波理工学院、浙江工业大学、浙江科技学院、浙江中医药大学滨江学院、郑州大学、中北大学、中国药科大学、中国医科大学、中南大学、中央民族大学、遵义医学院、遵义医学院医学与科技学院。

开办生物制药专业的高校（111 个）：北京石油化工学院、安徽大学、安徽工程大学、安徽科技学院、安徽农业大学、安徽师范大学、安徽中医药大学、蚌埠学院、滨州学院、滨州医学院、常熟理工学院、常州大学、长春中医药大学、长沙学院、巢湖学院、成都医学院、大连医科大学、大庆师范学院、德州学院、电子科技大学中山学院、东北大学、福建医科大学、阜阳师范学院、广东药科大学、广西大学、广州大学、贵州中医药大学、贵州理工学院、贵州中医药大学时珍学院、九江学院、合肥师范学院、河南城建学院、河南科技大学、菏泽学院、黑龙江大学、河北外国语学院、河北医科大学、湖北第二师范学院、湖北工业大学、湖北理工学院、湖北民族学院、华南理工大学、华中科技大学、怀化学院、淮南师范学院、淮阴师范学院、吉林大学、吉林化工学院、吉林农业科技学院、济南大学、吉林医药学院、济宁学院、济宁医学院、暨南大学、江苏第二师范学院、江苏师范大学、兰州大学、兰州交通大学、昆明学院、丽水学院、聊城大学、陇东学院、鲁东大学、绵阳师范学院、南京林业大学、南京中医药大学翰林学院、齐鲁理工学院、齐鲁医药学院、钦州学院、山西医科大学、山西中医药大学、陕西服装工程学院、塔里木大学、上海大学、上海海洋大学、沈阳药科大学、四川理工学院、苏州大学、泰山医学院、泰州学院、台州学院、天水师范学院、天津农学院、潍坊医学院、

温州大学、温州医科大学、武汉大学、武汉东湖学院、武汉工商学院、武汉理工大学、武汉理工大学华夏学院、武汉轻工大学、武汉生物工程学院、西安文理学院、新乡医学院、新乡医学院三全学院、厦门医学院、新乡学院、信阳农林学院、信阳师范学院、许昌学院、盐城师范学院、扬州大学、玉林师范学院、浙江工业大学、浙江海洋学院、浙江理工大学、浙江万里学院、中国药科大学、中南民族大学、周口师范学院。

▱ 药学相关本科专业目录（2020年版） 2020年2月21日，教育部发布《普通高等学校本科专业目录（2020年版）》，该专业目录是在《普通高等学校本科专业目录（2012年）》基础上，增补了近年来批准增设的目录外新专业，形成了最新的《普通高等学校本科专业目录（2020年版）》。其中，药学类专业共8个专业，中药学类共6个专业，化工与制药类专业8个，生物工程类专业1个。详见表1。

表1 药学本科相关专业目录（2020年版）

门类	专业类	专业代码	专业名称	学位授予门类	修业年限	增设年份
医学	药学类	100701	药学	理学	四年	
医学	药学类	100702	药物制剂	理学	四年	
医学	药学类	100703TK	临床药学	理学	五年,四年	
医学	药学类	100704T	药事管理	理学	四年	
医学	药学类	100705T	药物分析	理学	四年	
医学	药学类	100706T	药物化学	理学	四年	
医学	药学类	100707T	海洋药学	理学	四年	
医学	药学类	100708T	化妆品科学与技术	理学	四年	2018
医学	中药学类	100801	中药学	理学	四年	
医学	中药学类	100802	中药资源与开发	理学	四年	
医学	中药学类	100803T	藏药学	理学	五年,四年	
医学	中药学类	100804T	蒙药学	理学	四年	
医学	中药学类	100805T	中药制药	工学,理学	四年	
医学	中药学类	100806T	中草药栽培与鉴定	理学	四年	
工学	化工与制药类	081301	化学工程与工艺	工学	四年	
工学	化工与制药类	081302	制药工程	工学	四年	
工学	化工与制药类	081303T	资源循环科学与工程	工学	四年	
工学	化工与制药类	081304T	能源化学工程	工学	四年	
工学	化工与制药类	081305T	化学工程与工业生物工程	工学	四年	
工学	化工与制药类	081306T	化工安全工程	工学	四年	2017
工学	化工与制药类	081307T	涂料工程	工学	四年	2017
工学	化工与制药类	081308T	精细化工	工学	四年	2018
工学	生物工程类	083002T	生物制药	工学	四年	

注:特设专业在专业代码后加T表示;国家控制布点专业在专业代码后加K表示

▱ 2019年新增药学相关本科专业名单 2020年3月，教育部公布2019年度普通高等学校本科专业备案和审批结果，共新增备案专业1672个、审批专业181个（含130个国家控制布点专业和51个目录外新专业），调整学位授予门类或修业年限专业点47个。同时撤销专业点367个。本次备案、审批和调整的专业点，将列入相关高校2020年本科招生计划。

据统计，药学相关本科专业点新增共30个，其中制药工程2个、生物制药9个、药学8个、临床药物1个、药物分析2个、化妆品科学与技术1个、中药学3个、中药资源与开发1个、藏药学1个、中药制药1个、中草药栽培与鉴定1个。详见表2。

表2 2019年新增药学相关本科专业名单

学校名称	专业名称	专业代码	学位授予门类	修业年限
北京交通大学海滨学院	制药工程	081302	工学	四年
湖南文理学院	制药工程	081302	工学	四年
河北外国语学院	生物制药	083002T	工学	四年
上海大学	生物制药	083002T	工学	四年
齐鲁理工学院	生物制药	083002T	工学	四年
许昌学院	生物制药	083002T	工学	四年
新乡学院	生物制药	083002T	工学	四年

中国药学年鉴 CHINESE PHARMACEUTICAL YEARBOOK 2020-2021

学校名称	专业名称	专业代码	学位授予门类	修业年限
信阳农林学院	生物制药	083002T	工学	四年
湖北理工学院	生物制药	083002T	工学	四年
武汉生物工程学院	生物制药	083002T	工学	四年
贵州中医药大学时珍学院	生物制药	083002T	工学	四年
聊城大学	药学	100701	理学	四年
云南大学旅游文化学院	药学	100701	理学	四年
武汉轻工大学	药学	100701	理学	四年
武汉科技大学城市学院	药学	100701	理学	四年
汕头大学	药学	100701	理学	四年
重庆文理学院	药学	100701	理学	四年
西北大学	药学	100701	理学	四年
香港中文大学（深圳）	药学	100701H	理学	四年
中国药科大学	临床药学	100703TKH	理学	五年
亳州学院	药物分析	100705	理学	四年
广西民族师范学院	药物分析	100705	理学	四年
广东财经大学华商学院	化妆品科学与技术	100708T	理学	四年
山东协和学院	中药学	100801	理学	四年
文山学院	中药学	100801	理学	四年
广东财经大学华商学院	中药学	100801	理学	四年
辽宁中医药大学	中药资源与开发	100802	理学	四年
青海民族大学	藏药学	100803T	理学	四年
西藏藏医药大学	中药制药	100805T	理学	四年
信阳农林学院	中草药栽培与鉴定	100806T	理学	四年

H：为中外合作办学（含内地与港澳台合作办学）专业

2019 年撤销药学相关本科专业名单 2020 年 3 月，教育部公布 2019 年度普通高等学校本科专业备案和审批结果，撤销专业点 367 个。本次备案、审批和调整的专业点，将列入相关高校 2020 年本科招生计划。

据统计，药学相关本科专业点撤销共 4 个，其中制药工程 3 个、海洋药学 1 个。详见表 3。

表 3 2019 年撤销药学相关本科专业名单

学校名称	专业名称	专业代码	学位授予门类	修业年限
江苏师范大学科文学院	制药工程	081302	工学	四年
浙江中医药大学	制药工程	081302	工学	四年
重庆邮电大学	制药工程	081302	工学	四年
福建中医药大学	海洋药学	100707T	理学	四年

2020 年新增药学相关本科专业名单 2021 年 2 月，教育部公布 2020 年度普通高等学校本科专业备案和审批结果，并对普通高等学校本科专业目录进行更新。

据统计，药学相关本科专业点新增 35 个，其中药学 8 个、药物制剂 2 个、药物化学 1 个、中药学 3 个、制药工程 2 个、生物制药 10 个、中药资源与开发 2 个、藏药学 1 个、中药制药 3 个、中草药栽培与鉴定 1 个。详见表 4。

表 4 2020 年新增药学相关本科专业名单

学校名称	专业名称	专业代码	学位授予门类	修业年限	备注
河北农业大学	药学	100701	理学	四年	
承德医学院	药学	100701	理学	四年	
浙江师范大学	药学	100701	理学	四年	
武夷学院	药学	100701	理学	四年	
深圳技术大学	药学	100701	理学	四年	
重庆第二师范学院	药学	100701	理学	四年	
陕西科技大学	药学	100701	理学	四年	
江西中医药大学	药学	100701	理学	二年	二学位
安徽医科大学	药物制剂	100702	理学	四年	

（续表）

学校名称	专业名称	专业代码	学位授予门类	修业年限	备注
江西中医药大学	药物制剂	100702	理学	二年	二学位
锦州医科大学	临床药学	100703TK	理学	五年	
川北医学院	临床药学	100703TK	理学	五年	
山东第一医科大学	药物化学	100706T	理学	四年	
沈阳医学院	中药学	100801	理学	四年	
吉林农业大学	中药学	100801	理学	二年	二学位
江西中医药大学	中药学	100801	理学	二年	二学位
安阳工学院	制药工程	081302	工学	四年	
吉林农业科技学院	制药工程	081302	工学	二年	二学位
河北医科大学	生物制药	083002T	工学	四年	
吉林农业科技学院	生物制药	083002T	工学	四年	
常州大学	生物制药	083002T	工学	四年	
淮阴师范学院	生物制药	083002T	工学	四年	
扬州大学广陵学院	生物制药	083002T	工学	四年	
九江学院	生物制药	083002T	工学	四年	
济南大学	生物制药	083002T	工学	四年	
齐鲁医药学院	生物制药	083002T	工学	四年	
西安文理学院	生物制药	083002T	工学	四年	
兰州交通大学	生物制药	083002T	工学	四年	
山东农业工程学院	中药资源与开发	100802	理学	四年	
江西中医药大学	中药资源与开发	100802	理学	二年	二学位
青海大学	藏药学	100803T	理学	四年	
山西中医药大学	中药制药	100805T	工学	四年	
广东医科大学	中药制药	100805T	工学	四年	
江西中医药大学	中药制药	100805T	工学	二年	二学位
仲恺农业工程学院	中草药栽培与鉴定	100806T	理学	四年	

▶ **2020年撤销药学相关本科专业名单** 2021年2月，教育部公布2020年度普通高等学校本科专业备案和审批结果，并对普通高等学校本科专业目录进行更新。

据统计，药学相关本科专业点撤销3个，其中药物制剂1个、制药工程2个。详见表5。

表5　2020年撤销药学相关本科专业名单

学校名称	专业名称	专业代码	学位授予门类	修业年限
陕西科技大学	药物制剂	100702	理学	四年
新乡医学院三全学院	制药工程	081302	工学	四年
武昌工学院	制药工程	081302	工学	四年

▶ **新专业"生物医药数据科学"介绍**

专业代码：101012T，学位授予门类：理学，修业年限：四年。

生物医药数据科学（Biomediacal Data Science）的核心是理解如何能够最好地分析大量的生物医学数据，以探讨和发现关于生命系统在人类健康和疾病中起到的作用的新知识，并探讨如何利用这些知识为人类提供更好且更能够被负担得起的医疗保健。

培养目标：生物医药数据科学专业培养的学生将具有扎实的数理基础、大数据技术基础、数据科学与生物医学交叉学科基础，具备在生物医学、医疗卫生领域从事大数据分析及解决实际问题能力的复合型医工人才。

主要课程：[公共课]体育、外语、思政类、数学类；[专业基础课]Python程序设计、R语言基础、SAS基础、数据结构、数据库应用技术、概率论与数理统计、基础医学概论、临床医学概论、药学概论、流行病学等；[核心课程]生物统计学、生物信息学、生物医药数据挖掘、机器学习、深度学习、Hadoop和Spark基础、临床试验设计、数值分析与统计计算、分子生物学、药物代谢动力学等。

毕业方向：在生物医学、制药、健康服务等行业从事数据挖掘及统计分析工作；在医疗信息服务、计算机软件、互联网技术等机构从事信息系统开发、培训及技术支持等工作；在医疗卫生机构从事信息系统管理维护工作等。

中国药学年鉴 CHINESE PHARMACEUTICAL YEARBOOK 2020-2021

教材与师资建设

全国高等医药院校药学类专业第五轮规划教材会召开

2019 年 5 月 11 日,由中国医药科技出版社主办的全国高等医药院校药学类专业第五轮规划教材暨全国高等医药院校药学类专业第二轮实验双语教材主编会议在中国药科大学召开。各参编院校领导,教材常务编委会专家,教材主编、副主编,中国健康传媒集团中国医药科技出版社相关领导和编辑共 240 余人参会。

会上,中国药科大学副校长陆涛介绍了该校的基本情况及教材建设情况。该校共有 18 本规划教材及 18 本实验双语教材作为主编单位参与此轮教材的修订编写。学校将以药学类专业教材修订为契机,深入推进高等药学教育的改革与发展,促进药学教育的规范化、标准化、科学化,全面提高高等药学教育的教学质量。

中国健康传媒集团董事长、总经理吴少祯对教材体系、内容结构、教材内容与形式提出了意见与建议。全国高等医药院校药学类专业第五轮规划教材常务编委会主任委员吴晓明教授讲话指出,教材建设是建设药学金课、提高药学教育质量、保障药学人才培养质量的重要措施。会议宣布了"全国高等医药院校药学类专业第五轮规划教材"常务编委会主任委员、副主任委员与委员名单及两套教材主编、副主编名单,落实了编写要求与任务。

高等教育药学类专业试题库建设研讨会召开

2019 年 7 月 6 日,中国药科大学与化学工业出版社共同举办的"高等教育药学类专业试题库建设研讨会"在中国药科大学召开。来自沈阳药科大学、复旦大学等全国 20 余所院校的 50 余位专家参加了本次研讨会,研讨会由中国药科大学教务处处长唐伟方教授主持。

中国药科大学陆涛副校长指出,化学工业出版社作为特色突出、品牌优势明显的中央级出版社,为学校提供了优质的出版服务工作,双方具有良好的合作基础,希望双方在"双一流"高校建设、"金课"建设、信息化教学方面建立更加紧密的合作关系。周伟斌社长表示,做好出版服务工作是出版社的职责,化学工业出版社将充分发挥自身优势,全面对接药学院校教学改革发展需要,在学术著作出版、教材出版、教学资源建设方面开展全面深入合作,实现优势互补、共赢发展。

陆涛副校长与周伟斌社长共同签署《全面战略合作协议》,与会专家分别就《药物化学》《药剂学》《药物分析》和《天然药物化学》四门课程的题库建设系统、命题原则、试题类型、质量标准、试题规范等方面展开深入研讨交流,并在试题库召集人的牵头下进行分组讨论,明确分工,合理制定题库建设方案。

复旦大学药学院召开一流教材和课程建设研讨会

2019 年 10 月 21 日,复旦大学药学院召开一流教材和课程建设研讨会,会议由药学院教学副院长张雪梅教授主持,学院各系主要负责人与教学骨干参加研讨会。药学院党委书记王凤霞介绍了学院本科和研究生教学的历史和现状,表示学院将从各个方面为教学改革提供支持与保障。复旦大学基础医学院左伋教授以国家级精品课程"医学遗传学"为例,介绍了课程建设和教材出版的成功经验,提出药学院的教学改革应该为药学专业人才培养目标服务,课程建设和教材建设都应突出复旦大学药学院在药学教育上的特色。与会专家充分肯定了我院对教学工作的重视和我院的教学改革计划,并从宏观规划到细节处理等各个方面献计献策,包括课程思政、数字化教材、教材调研、跨专业学习、虚拟实验建设、第二课堂、实习实践等。

在教育部深化本科教育教学改革、全面提高人才培养质量,启动一流本科专业建设"双万计划"的背景下,此次研讨会为我院下一步的教学改革理清了思路,指明了方向。

北京大学召开药剂学系列教材研讨会暨第二届编委会

2020 年 10 月 10-12 日,北京大学药学长学制特色教材药剂学系列教材暨第二届编委会在北京召开。北京大学医学出版社王凤廷社长、中国药学会药剂专业委员会主任委员陆伟跃教授、北京大学药学院院长周德敏教授、副院长叶敏教授、副书记吕万良教授、本套教材原主编张强教授、武凤兰教授、药学院教办主任赵帼英与新一轮系列教材主编和编委会成员 40 余人参加了会议,开幕式由药剂系主任汪贻广研究员主持。

北京大学药学长学制特色教材药剂学系列教材包括《现代药剂学》《先进药剂学》《生物药剂学与药物动力学》和《实验药剂学》。本套教材的编写宗旨是面向未来新科技革命与人类疾病用药领域新进展、面向药学教育教学改革发展及一流学科建设、面向药剂学高端人才培养内涵提升与模式变革,在传承经典方面,突出基础理论、基本知识和基本技能,体现思想性、科学性、先进性、启发性和适用性,在改革发展方面,强调药剂学与生命科学交叉融合方面取得重要进展的先进药物制剂、新治疗策略以及新药物动力学理论与解析模型。

来自复旦大学、浙江大学、四川大学、中国药科大学、沈阳药科大学、上海交通大学、山东大学、暨南大学、军事医学研究院著名专家以及北京大学药学院在一线教学的专家编委参加会议,对教材内容进行了深入的研讨并给予建设性的意见。

周德敏院长总结指出,加强教材建设对新时代教育教学内涵改革提升十分重要,对这套药剂学系列教材的组织编写给予高度肯定。

↗ **中西部高校生物医药类本科专业骨干师资高级研修班举办** 2019 年 5 月 29 日—6 月 1 日，由教育部高等学校药学类专业教学指导委员会主办、中国药科大学承办的"中西部高校生物医药类本科专业骨干师资高级研修班"在中国药科大学举行，来自 41 所高校的 50 名骨干教师，及中国药科大学 20 名中青年教师参加了培训。

研修班围绕"更新教学理念，强化专业建设"的主题，设置了教育理念、办学质量标准、学科专业建设、课程教学改革、虚拟仿真技术等方面的课程。在培训会上，教指委主任委员、中国药科大学副校长姚文兵教授从宏观层面阐述了中国高等药学教育的发展与挑战。教指委秘书长樊陈琳为学员解读了《药学类专业教学质量国家标准》。

中国药科大学药学院副院长李志裕教授分享了在"推进一流药学学科，建设一流药学专业"方面的实践与成果。四川大学华西药学院党委书记黄园教授介绍了四川大学以课堂教学改革为突破口，实践一流的本科教育探索。浙江大学药学院药学系主任张翔南教授介绍了浙江大学在创新型药学人才培养方面的工作经验。南京医科大学高兴亚教授和教务处处长喻荣彬教授分别以"信息技术与医学教育深度融合"和"问题导向学习（PBL）——理念、设计与实施"为题，介绍了教育信息化的本质、现状、误区和建设思路，以及 PBL 的背景、概念及如何组织开展。

中国药科大学生命科学与技术学院副院长刘煜教授介绍了生物制药专业建设的回顾与思考。国家精品在线开放课程《药用植物学》《药物分析》的负责人王旭红教授和柳文媛教授，分别围绕"药用植物学混合式教学的设计和应用"和"药物分析金课建设的探索与思考"与学员进行交流。参加研修班的各高校骨干教师还参观走访了校 GMP 实训中心、药学国家实验教学示范中心和国家级生物制药实验教学示范中心，在培训中学习了先进的教学理念和方法，将运用到日后的教育教学工作中，结合各自学校特色开展教育教学改革，推动中西部地区生物医药类专业的教学质量提升。

↗ **2019 全国药学院校教学学术研讨会暨高等学校药学类专业青年教师教学能力大赛决赛在银川举行** 2019 年 8 月 4 日—5 日，由教育部高等学校药学类专业教学指导委员会、中国药学会药学教育专业委员会主办，宁夏医科大学承办的"2019 全国药学院校教学学术研讨会暨高等学校药学类专业青年教师教学能力大赛决赛"在银川举行，来自全国 93 所医学院校的 350 余名代表参会。大会围绕课堂教学改革为突破口的本科人才培养、"药物研发"与"专业课程链"双链融合、培养大学生独立创新能力进行学术交流。

教指委主任委员、中国药学会药学教育专业委员会主任委员、中国药科大学副校长姚文兵教授作报告，指出必须扎根中国大地办一流药学类本科专业。三个分会场的报告分别围绕国标解读、药学服务教育、药学科学教育展开，相关领域专家对《药学类专业教学质量国家标准》《临床药学专业教学质量国家标准》《制药工程专业教学质量国家标准》进行解读。

教学能力大赛初赛阶段，全国各医药院校积极响应，有 93 所高校参加，提交 273 件微课教学作品，最终 90 名选手进入决赛。选手得分有教案得分、现场教学、专家评分和现场教学的学生评价得分组成，不仅要求参赛教师有扎实的专业基础知识，还需具备较强的整合能力、创新能力和应变能力。

学位与研究生教育

↗ **2020 年药学学术学位授权点名单**

序号	学科代码	学科名称	单位名称	所在地	授权级别
1	1007	药学	北京大学	北京市	博一
2	1007	药学	清华大学	北京市	硕一
3	1007	药学	北京理工大学	北京市	硕一
4	1007	药学	北京化工大学	北京市	硕一
5	1007	药学	北京协和医学院	北京市	博一
6	1007	药学	首都医科大学	北京市	博一
7	1007	药学	中国科学院大学	北京市	博一
8	1007	药学	中国食品药品检定研究院	北京市	硕一
9	1007	药学	南开大学	天津市	硕一
10	1007	药学	天津大学	天津市	硕一
11	1007	药学	天津科技大学	天津市	硕一
12	1007	药学	天津医科大学	天津市	硕一
13	1007	药学	天津中医药大学	天津市	硕一
14	1007	药学	河北大学	河北省	硕一
15	1007	药学	河北科技大学	河北省	硕一
16	1007	药学	河北医科大学	河北省	硕一
17	1007	药学	河北北方学院	河北省	硕一
18	1007	药学	山西大学	山西省	硕一
19	1007	药学	山西医科大学	山西省	博一
20	1007	药学	内蒙古医科大学	内蒙古自治区	硕一
21	1007	药学	大连理工大学	辽宁省	硕一
22	1007	药学	沈阳化工大学	辽宁省	硕一
23	1007	药学	中国医科大学	辽宁省	硕一
24	1007	药学	辽宁医学院	辽宁省	硕一
25	1007	药学	大连医科大学	辽宁省	硕一
26	1007	药学	沈阳药科大学	辽宁省	博一
27	1007	药学	吉林大学	吉林省	博一
28	1007	药学	延边大学	吉林省	硕一
29	1007	药学	吉林农业大学	吉林省	硕一
30	1007	药学	长春中医药大学	吉林省	硕一
31	1007	药学	北华大学	吉林省	硕一
32	1007	药学	长春生物制品研究所	吉林省	硕一
33	1007	药学	佳木斯大学	黑龙江省	硕一
34	1007	药学	东北林业大学	黑龙江省	硕一

134

（续表）

序号	学科代码	学科名称	单位名称	所在地	授权级别
35	1007	药学	哈尔滨医科大学	黑龙江省	博一
36	1007	药学	黑龙江中医药大学	黑龙江省	博一
37	1007	药学	哈尔滨商业大学	黑龙江省	硕一
38	1007	药学	复旦大学	上海市	博一
39	1007	药学	同济大学	上海市	硕一
40	1007	药学	上海交通大学	上海市	博一
41	1007	药学	华东理工大学	上海市	博一
42	1007	药学	华东师范大学	上海市	硕一
43	1007	药学	上海医药工业研究院	上海市	博一
44	1007	药学	第二军医大学	上海市	博一
45	1007	药学	上海大学	上海市	硕一
46	1007	药学	南京大学	江苏省	博一
47	1007	药学	苏州大学	江苏省	博一
48	1007	药学	南京工业大学	江苏省	硕一
49	1007	药学	江南大学	江苏省	硕一
50	1007	药学	江苏大学	江苏省	硕一
51	1007	药学	南通大学	江苏省	硕一
52	1007	药学	南京医科大学	江苏省	博一
53	1007	药学	徐州医学院	江苏省	硕一
54	1007	药学	南京中医药大学	江苏省	硕一
55	1007	药学	中国药科大学	江苏省	博一
56	1007	药学	扬州大学	江苏省	硕一
57	1007	药学	浙江大学	浙江省	博一
58	1007	药学	浙江工业大学	浙江省	硕一
59	1007	药学	温州医科大学	浙江省	硕一
60	1007	药学	浙江中医药大学	浙江省	硕一
61	1007	药学	浙江省医学科学院	浙江省	硕一
62	1007	药学	安徽医科大学	安徽省	博一
63	1007	药学	安徽中医药大学	安徽省	硕一
64	1007	药学	皖南医学院	安徽省	硕一
65	1007	药学	厦门大学	福建省	硕一
66	1007	药学	福州大学	福建省	硕一
67	1007	药学	福建医科大学	福建省	硕一
68	1007	药学	福建中医药大学	福建省	硕一
69	1007	药学	南昌大学	江西省	硕一
70	1007	药学	山东大学	山东省	博一
71	1007	药学	中国海洋大学	山东省	博一
72	1007	药学	济南大学	山东省	硕一
73	1007	药学	潍坊医学院	山东省	硕一
74	1007	药学	泰山医学院	山东省	硕一
75	1007	药学	山东中医药大学	山东省	硕一
76	1007	药学	青岛大学	山东省	硕一
77	1007	药学	烟台大学	山东省	硕一
78	1007	药学	郑州大学	河南省	硕一
79	1007	药学	河南工业大学	河南省	硕一
80	1007	药学	河南中医学院	河南省	硕一
81	1007	药学	新乡医学院	河南省	硕一
82	1007	药学	河南大学	河南省	硕一
83	1007	药学	武汉大学	湖北省	硕一
84	1007	药学	华中科技大学	湖北省	博一
85	1007	药学	武汉轻工大学	湖北省	硕一
86	1007	药学	武汉理工大学	湖北省	硕一

（续表）

序号	学科代码	学科名称	单位名称	所在地	授权级别
87	1007	药学	湖北中医药大学	湖北省	硕一
88	1007	药学	中南民族大学	湖北省	硕一
89	1007	药学	湖南大学	湖南省	博一
90	1007	药学	中南大学	湖南省	博一
91	1007	药学	湖南中医药大学	湖南省	硕一
92	1007	药学	南华大学	湖南省	硕一
93	1007	药学	中山大学	广东省	博一
94	1007	药学	暨南大学	广东省	博一
95	1007	药学	广州中医药大学	广东省	硕一
96	1007	药学	广东药学院	广东省	硕一
97	1007	药学	南方医科大学	广东省	博一
98	1007	药学	五邑大学	广东省	硕一
99	1007	药学	华南师范大学	广东省	硕一
100	1007	药学	广西中医药大学	广西壮族自治区	硕一
101	1007	药学	广西医科大学	广西壮族自治区	硕一
102	1007	药学	广西大学	广西壮族自治区	硕一
103	1007	药学	海南大学	海南省	硕一
104	1007	药学	海南医学院	海南省	硕一
105	1007	药学	重庆大学	重庆市	博一
106	1007	药学	重庆医科大学	重庆市	硕一
107	1007	药学	第三军医大学	重庆市	博一
108	1007	药学	四川大学	四川省	博一
109	1007	药学	西南交通大学	四川省	硕一
110	1007	药学	西南医科大学	四川省	硕一
111	1007	药学	成都学院	四川省	硕一
112	1007	药学	贵阳医科大学	贵州省	硕一
113	1007	药学	贵阳大学	贵州省	硕一
114	1007	药学	遵义医学院	贵州省	硕一
115	1007	药学	昆明医科大学	云南省	硕一
116	1007	药学	大理学院	云南省	硕一
117	1007	药学	云南中医学院	云南省	硕一
118	1007	药学	西安交通大学	陕西省	硕一
119	1007	药学	第四军医大学	陕西省	博一
120	1007	药学	西北工业大学	陕西省	硕一
121	1007	药学	陕西科技大学	陕西省	硕一
122	1007	药学	兰州大学	甘肃省	硕一
123	1007	药学	青海民族大学	青海省	硕一
124	1007	药学	宁夏医科大学	宁夏回族自治区	硕一
125	1007	药学	石河子大学	新疆维吾尔自治区	硕一
126	1007	药学	新疆医科大学	新疆维吾尔自治区	博一
127	100703	生药学	辽宁中医药大学	辽宁省	博二
128	100703	生药学	上海中医药大学	上海市	硕二
129	100703	生药学	江西中医药大学	江西省	硕二
130	100703	生药学	湖南师范大学	湖南省	硕二
131	100705	微生物与生化药学	北京中医药大学	北京市	硕二
132	100705	微生物与生化药学	北京师范大学	北京市	硕二

（续表）

序号	学科代码	学科名称	单位名称	所在地	授权级别
133	100705	微生物与生化药学	河北农业大学	河北省	硕二
134	100705	微生物与生化药学	南京师范大学	江苏省	硕二
135	100705	微生物与生化药学	湖北大学	湖北省	硕二
136	100705	微生物与生化药学	华南师范大学	广东省	硕二
137	100705	微生物与生化药学	西南大学	重庆市	硕二
138	100705	微生物与生化药学	重庆理工大学	重庆市	硕二
139	100705	微生物与生化药学	贵州大学	贵州省	硕二
140	100705	微生物与生化药学	兰州理工大学	甘肃省	硕二

注:硕一代表一级学科硕士授权点,硕二代表二级学科硕士授权点;博一代表一级学科博士授权点,博二代表二级学科博士授权点。

2020 年中药学学术学位授权点名单

序号	学科代码	学科名称	单位名称	所在地	授权级别
1	1008	中药学	首都医科大学	北京市	硕一
2	1008	中药学	北京协和医学院	北京市	硕一
3	1008	中药学	北京中医药大学	北京市	博一
4	1008	中药学	北京师范大学	北京市	硕一
5	1008	中药学	中国科学院大学	北京市	硕一
6	1008	中药学	中国中医科学院	北京市	博一
7	1008	中药学	中央民族大学	北京市	硕一
8	1008	中药学	天津中医药大学	天津市	博一
9	1008	中药学	承德医学院	河北省	硕一
10	1008	中药学	河北中医学院	河北省	硕一
11	1008	中药学	河北大学	河北省	硕一
12	1008	中药学	山西医科大学	山西省	硕一
13	1008	中药学	山西中医学院	山西省	硕一
14	1008	中药学	内蒙古医科大学	内蒙古自治区	硕一
15	1008	中药学	内蒙古民族大学	内蒙古自治区	硕一
16	1008	中药学	辽宁中医药大学	辽宁省	博一
17	1008	中药学	沈阳药科大学	辽宁省	博一
18	1008	中药学	吉林农业大学	吉林省	硕一
19	1008	中药学	江苏大学	江苏省	硕一
20	1008	中药学	长春中医药大学	吉林省	博一
21	1008	中药学	哈尔滨商业大学	黑龙江省	博一
22	1008	中药学	黑龙江省中医研究院	黑龙江省	硕一
23	1008	中药学	黑龙江中医药大学	黑龙江省	博一
24	1008	中药学	上海交通大学	上海市	硕一
25	1008	中药学	华东理工大学	上海市	硕一
26	1008	中药学	上海中医药大学	上海市	博一
27	1008	中药学	第二军医大学	上海市	博一
28	1008	中药学	南京农业大学	江苏省	硕一
29	1008	中药学	南京中医药大学	江苏省	博一
30	1008	中药学	中国药科大学	江苏省	博一

序号	学科代码	学科名称	单位名称	所在地	授权级别
31	1008	中药学	浙江大学	浙江省	硕一
32	1008	中药学	温州医科大学	浙江省	硕一
33	1008	中药学	浙江中医药大学	浙江省	博一
34	1008	中药学	华中科技大学	湖北省	硕一
35	1008	中药学	安徽医科大学	安徽省	硕一
36	1008	中药学	福建中医药大学	福建省	硕一
37	1008	中药学	江西中医药大学	江西省	博一
38	1008	中药学	山东中医药大学	山东省	博一
39	1008	中药学	河南中医药大学	河南省	博一
40	1008	中药学	河南大学	河南省	硕一
41	1008	中药学	安徽中医药大学	安徽省	博一
42	1008	中药学	湖北中医药大学	湖北省	博一
43	1008	中药学	中南民族大学	湖北省	硕一
44	1008	中药学	湖南中医药大学	湖南省	博一
45	1008	中药学	湖南省中医药研究院	湖南省	硕一
46	1008	中药学	广州中医药大学	广东省	博一
47	1008	中药学	广东药科大学	广东省	硕一
48	1008	中药学	南方医科大学	广东省	硕一
49	1008	中药学	西南大学	重庆市	硕一
50	1008	中药学	西南医科大学	四川省	硕一
51	1008	中药学	成都中医药大学	四川省	博一
52	1008	中药学	贵阳中医学院	贵州省	硕一
53	1008	中药学	云南中医学院	云南省	硕一
54	1008	中药学	广西中医药大学	广西壮族自治区	硕一
55	1008	中药学	西北大学	陕西省	博一
56	1008	中药学	西北农林科技大学	陕西省	硕一
57	1008	中药学	陕西中医药大学	陕西省	硕一
58	1008	中药学	陕西师范大学	陕西省	硕一
59	1008	中药学	第四军医大学	陕西省	博一
60	1008	中药学	甘肃中医药大学	甘肃省	博一
61	1008	中药学	新疆医科大学	新疆维吾尔自治区	硕一

注:硕一代表一级学科硕士授权点,硕二代表二级学科硕士授权点;博一代表一级学科博士授权点,博二代表二级学科博士授权点。

2020 年药学专业学位授权点名单

序号	学科代码	学科名称	单位名称	所在地	授权级别
1	1055	药学硕士	安徽医科大学	安徽省	硕士
2	1055	药学硕士	安徽中医药大学	安徽省	硕士
3	1055	药学硕士	北京大学	北京市	硕士
4	1055	药学硕士	北京协和医学院	北京市	硕士
5	1055	药学硕士	首都医科大学	北京市	硕士
6	1055	药学硕士	中国科学院大学	北京市	硕士
7	1055	药学硕士	解放军总医院	北京市	硕士
8	1055	药学硕士	福建医科大学	福建省	硕士
9	1055	药学硕士	兰州大学	甘肃省	硕士
10	1055	药学硕士	中山大学	广东省	硕士
11	1055	药学硕士	广州医科大学	广东省	硕士
12	1055	药学硕士	广东药科大学	广东省	硕士

（续表）

序号	学科代码	学科名称	单位名称	所在地	授权级别
13	1055	药学硕士	南方医科大学	广东省	硕士
14	1055	药学硕士	广西医科大学	广西壮族自治区	硕士
15	1055	药学硕士	桂林医学院	广西壮族自治区	硕士
16	1055	药学硕士	河北大学	河北省	硕士
17	1055	药学硕士	河北科技大学	河北省	硕士
18	1055	药学硕士	河北医科大学	河北省	硕士
19	1055	药学硕士	华北理工大学	河北省	硕士
20	1055	药学硕士	郑州大学	河南省	硕士
21	1055	药学硕士	河南中医药大学	河南省	硕士
22	1055	药学硕士	黑龙江中医药大学	黑龙江省	硕士
23	1055	药学硕士	武汉大学	湖北省	硕士
24	1055	药学硕士	武汉理工大学	湖北省	硕士
25	1055	药学硕士	湖北科技学院	湖北省	硕士
26	1055	药学硕士	湖北轻工大学	湖北省	硕士
27	1055	药学硕士	湖北医药学院	湖北省	硕士
28	1055	药学硕士	三峡大学	湖北省	硕士
29	1055	药学硕士	吉林大学	吉林省	硕士
30	1055	药学硕士	延边大学	吉林省	硕士
31	1055	药学硕士	苏州大学	江苏省	硕士
32	1055	药学硕士	南京医科大学	江苏省	硕士
33	1055	药学硕士	徐州医科大学	江苏省	硕士
34	1055	药学硕士	南京中医药大学	江苏省	硕士
35	1055	药学硕士	中国药科大学	江苏省	硕士
36	1055	药学硕士	江西中医药大学	江西省	硕士
37	1055	药学硕士	宜春学院	江西省	硕士
38	1055	药学硕士	中国医科大学	辽宁省	硕士
39	1055	药学硕士	锦州医科大学	辽宁省	硕士
40	1055	药学硕士	大连医科大学	辽宁省	硕士
41	1055	药学硕士	沈阳药科大学	辽宁省	硕士
42	1055	药学硕士	内蒙古医科大学	内蒙古自治区	硕士
43	1055	药学硕士	宁夏医科大学	宁夏回族自治区	硕士
44	1055	药学硕士	山东大学	山东省	硕士
45	1055	药学硕士	滨州医学院	山东省	硕士
46	1055	药学硕士	山东中医药大学	山东省	硕士
47	1055	药学硕士	青岛大学	山东省	硕士
48	1055	药学硕士	烟台大学	山东省	硕士
49	1055	药学硕士	潍坊医学院	山东省	硕士
50	1055	药学硕士	山西医科大学	山西省	硕士
51	1055	药学硕士	西安交通大学	陕西省	硕士
52	1055	药学硕士	第四军医大学	陕西省	硕士
53	1055	药学硕士	复旦大学	上海市	硕士
54	1055	药学硕士	上海交通大学	上海市	硕士
55	1055	药学硕士	华东理工大学	上海市	硕士
56	1055	药学硕士	第二军医大学	上海市	硕士
57	1055	药学硕士	上海大学	上海市	硕士
58	1055	药学硕士	四川大学	四川省	硕士
59	1055	药学硕士	电子科技大学	四川省	硕士
60	1055	药学硕士	成都医学院	四川省	硕士
61	1055	药学硕士	天津大学	天津市	硕士

（续表）

序号	学科代码	学科名称	单位名称	所在地	授权级别
62	1055	药学硕士	天津医科大学	天津市	硕士
63	1055	药学硕士	武警后勤学院	天津市	硕士
64	1055	药学硕士	新疆医科大学	新疆维吾尔自治区	硕士
65	1055	药学硕士	石河子大学	新疆维吾尔自治区	硕士
66	1055	药学硕士	昆明医科大学	云南省	硕士
67	1055	药学硕士	大理大学	云南省	硕士
68	1055	药学硕士	云南中医学院	云南省	硕士
69	1055	药学硕士	西北农林科技大学	陕西省	硕士
70	1055	药学硕士	兰州理工大学	甘肃省	硕士
71	1055	药学硕士	浙江大学	浙江省	硕士
72	1055	药学硕士	浙江工业大学	浙江省	硕士
73	1055	药学硕士	温州医科大学	浙江省	硕士
74	1055	药学硕士	重庆医科大学	重庆市	硕士
75	1055	药学硕士	第三军医大学	重庆市	硕士

↗ 2020 年中药学专业学位授权点名单

序号	学科代码	学科名称	单位名称	所在地	授权级别
1	1056	中药学硕士	安徽医科大学	安徽省	硕士
2	1056	中药学硕士	安徽中医药大学	安徽省	硕士
3	1056	中药学硕士	首都医科大学	北京市	硕士
4	1056	中药学硕士	北京中医药大学	北京市	硕士
5	1056	中药学硕士	北京城市学院	北京市	硕士
6	1056	中药学硕士	福建中医药大学	福建省	硕士
7	1056	中药学硕士	甘肃农业大学	甘肃省	硕士
8	1056	中药学硕士	甘肃中医药大学	甘肃省	硕士
9	1056	中药学硕士	暨南大学	广东省	硕士
10	1056	中药学硕士	广州中医药大学	广东省	硕士
11	1056	中药学硕士	广东药科大学	广东省	硕士
12	1056	中药学硕士	广西中医药大学	广西壮族自治区	硕士
13	1056	中药学硕士	贵阳中医学院	贵州省	硕士
14	1056	中药学硕士	承德医学院	河北省	硕士
15	1056	中药学硕士	河北中医学院	河北省	硕士
16	1056	中药学硕士	河南中医药大学	河南省	硕士
17	1056	中药学硕士	河南大学	河南省	硕士
18	1056	中药学硕士	黑龙江中医药大学	黑龙江省	硕士
19	1056	中药学硕士	哈尔滨商业大学	黑龙江省	硕士
20	1056	中药学硕士	黑龙江省中医研究院	黑龙江省	硕士
21	1056	中药学硕士	武汉大学	湖北省	硕士
22	1056	中药学硕士	华中科技大学	湖北省	硕士
23	1056	中药学硕士	湖北中医药大学	湖北省	硕士
24	1056	中药学硕士	吉林农业大学	吉林省	硕士
25	1056	中药学硕士	长春中医药大学	吉林省	硕士
26	1056	中药学硕士	南京农业大学	江苏省	硕士
27	1056	中药学硕士	南京中医药大学	江苏省	硕士
28	1056	中药学硕士	中国药科大学	江苏省	硕士
29	1056	中药学硕士	扬州大学	江苏省	硕士
30	1056	中药学硕士	浙江中医药大学	浙江省	硕士
31	1056	中药学硕士	江西中医药大学	江西省	硕士

中国药学年鉴 CHINESE PHARMACEUTICAL YEARBOOK 2020-2021

（续表）

序号	学科代码	学科名称	单位名称	所在地	授权级别
32	1056	中药学硕士	辽宁中医药大学	辽宁省	硕士
33	1056	中药学硕士	沈阳药科大学	辽宁省	硕士
34	1056	中药学硕士	山东中医药大学	山东省	硕士
35	1056	中药学硕士	山西大学	山西省	硕士
36	1056	中药学硕士	山西中医学院	山西省	硕士
37	1056	中药学硕士	西北大学	陕西省	硕士
38	1056	中药学硕士	陕西中医药大学	陕西省	硕士
39	1056	中药学硕士	第四军医大学	陕西省	硕士
40	1056	中药学硕士	上海中医药大学	上海市	硕士
41	1056	中药学硕士	第二军医大学	上海市	硕士
42	1056	中药学硕士	成都中医药大学	四川省	硕士
43	1056	中药学硕士	天津中医药大学	天津市	硕士
44	1056	中药学硕士	新疆医科大学	新疆维吾尔自治区	硕士
45	1056	中药学硕士	云南中医学院	云南省	硕士
46	1056	中药学硕士	西南大学	重庆市	硕士

全国药学专业学位研究生教育指导委员会赴贵州药学专硕培养单位指导 2019年7月中旬,全国药学专业学位研究生教育指导委员会赴贵州医科大学和遵义医科大学指导药学专业学位研究生培养工作。教指委副主任委员、中国药科大学副校长陆涛,教指委委员兼秘书长蓉及周福成、丁丽霞、宋少江、陆伟跃、方浩、黄民等委员。

在贵州医科大学,药学院院长沈祥春教授从学校概况、历史沿革、学科建设、师资队伍建设、药学专业学位研究生培养方案、实验室及实践基地建设、未来建设规划等方面向专家组全面系统地汇报了学校药学专业学位的建设情况。专家组就专业学位研究方向、课程建设、专业实践、毕业答辩标准等方面进行了质询,并现场审阅了人才培养方案,与研究生院老师、专硕导师等进行了沟通和交流。专家组一行考察了药学院专业硕士研究生培养基地和工程中心,并就培养目标、导师队伍建设、实践指导、培养过程管理等方面提出了指导性意见和建议。

在遵义医科大学,副主任委员陆涛教授介绍了全国药学专硕培养的概况以及中国药科大学药学硕士专业学位授权点的建设经验。遵义医科大学药学院党委书记陈永正从办学理念、师资队伍建设、基地与实验室建设、人才培养、质量保障、规划与思考等方面向专家组汇报了学校药学专业学位授权点的相关工作开展情况。专家组认真听取了汇报,查阅了相关文件和资料,与导师们就相关问题进行了交流,并从课程设置、专硕招生方向、导师遴选、实践基地建设、培养规范等方面提出质询并给予指导性意见。

此次检查指导工作旨在帮助培养单位规范药学硕士专业学位研究生的培养,提高药学硕士专业学位授权点办学水平。

全国药学专业学位研究生教育指导委员会赴全国药学专业学位研究生培养示范基地检查 2019年11月25日,全国药学专业学位研究生教育指导委员会组织委员赴北京市药品检验所检查基地建设及人才培养情况。教指委副主任委员、中国药科大学副校长陆涛,教指委委员周福成、邵蓉等参与本次活动。

北京市药品检验所郭洪祝副所长从北京大学与北京市药品检验所人才培养合作历程、基地建设条件、人才培养模式、人才培养成果等四个方面,对基地情况进行了汇报。随后,专家组针对培养基地建设过程中运行机制、实践过程、实践考核等方面进行了讨论和提问,对研究生进行专业实践的工作场所、工作状态等进行了现场考察。

专家组对基地建设及人才培养提出三点要求:一是研究生培养需主动适应研究生教育发展的新趋势,落实立德树人的根本任务,推进产教融合,充分发挥基地在人才培养中的作用;二是基地人才培养要与药学专业学位研究生的培养目标相吻合,培养符合行业需求的高层次应用型人才,为实现"健康中国"战略助力;三是希望全国药学专业学位研究生培养示范基地充分发挥其示范效应,为全国100多家培养单位研究生培养做好表率。

第二届全国药学研究生学术研讨会召开 2019年11月23日,由中国学位与研究生教育学会医药科工作委员会、辽宁省教育厅、辽宁省药学会和沈阳药科大学联合主办的第二届全国药学研究生学术研讨会在沈阳药科大学隆重召开。此次研讨会以"守正创新推动药学发展,博采众长助力健康中国"为主题,以提高研究生创新能力和实践能力为目标,为国内药学研究生教育搭建了学术交流和协同创新的平台。研讨会吸引了来自北京大学、北京协和药物所、中国药科大学、复旦大学等全国31个省(自治区)的96所高校740余名专家、教师及研究生代表和1名外籍博士研究生参会。

辽宁省教育厅学位管理与研究生教育处处长陈涛、中国学位与研究生教育学会医药科工作委员会副秘书长王青、沈阳药科大学副校长宋少江出席会议并致辞。会议开幕式由沈阳药科大学研究生院副院长翟鑫主持。

会议围绕创新药物与现代制药工艺研究、中药及天然药物的创新研究与应用、药物分子靶标发现与作用机制、药物递送系统与生物药剂学、药物质量评价与药物分析新技术新方法、创新生物医药研发及产业化、循证药学与临床大数据挖掘研究、药事管理与药物经济学评价8个主题设立了6个分会场。来自全国药学6个二级学科领域的12名学科专家为与会师生带来了一场精彩的学术盛宴。

会议共收到学术论文摘要投稿715篇。经前期专家评审,研讨会共评选出158名研究生在分会场作口头报告,150名研究生作学术壁报展示。本次研讨会进一步开拓了药学研究生的学术视野、增强了创新意识、锻炼了学术交流能

中国药学年鉴

CHINESE PHARMACEUTICAL YEARBOOK

2020-2021

力,为全国药学类高校研究生之间搭建了良好的交流和沟通平台。

中国医药学研究生教育信息网正式发布运行 2019年12月13日,第二届医学"双一流"建设论坛在复旦大学上海医学院举行。会上,举行了中国医药学研究生教育信息网发布仪式,标志网站正式上线运行。第十二届全国政协副主席韩启德、教育部原副部长林蕙青、国务院学位委员会办公室副主任徐维清、国家卫生健康委员会科教司副司长陈昕煜、北京大学常务副校长詹启敏、复旦大学常务副校长桂永浩、武汉大学副校长唐其柱等领导出席发布仪式,发布仪式由医学"双一流"建设联盟常务副理事长、秘书长、北京大学医学部副主任段丽萍主持。

中国医药学研究生教育信息网是由中国学位与研究生教育学会医药科工作委员会、全国医学专业学位研究生教育指导委员会、医学"双一流"建设联盟联合主办。网站旨在传播党和国家教育方针,服务国家战略需求,为全国医药学院校的管理人员、广大师生搭建经验交流和工作服务平台。

网站于2019年5月29日试运行以来,先后开通新闻动态、政策文件、质量保障、课题调研、交流培训、评奖评优、在线教育、校园风采、招生就业9大内容版块。同时,网站采用学会组织信息化整体解决方案,开发了课题管理、论文投稿、证书管理等在线管理服务子系统。目前,网站上注册院校246所,有150余位专家、近2000名个人用户注册,访问量达到3.5万人次。

全国医药学学位与研究生教育创新与发展研讨会召开

2020年1月4日—5日,全国医药学学位与研究生教育创新与发展研讨会在太原举办,会议由中国学位与研究生教育学会医药科工作委员会、全国医学专业学位研究生教育指导委员会和医学"双一流"建设联盟主办,山西医科大学承办。来自全国106所高校800余名代表参会,研讨我国医药学学位与研究生教育事业的创新与发展。

山西省人民政府副秘书长丁纪岗,国务院学位委员会办公室调研员陆敏,教育部学位与研究生教育发展中心质量监测与专业学位处处长李恒金,中国学位与研究生教育学会医药科工作委员会主任委员、医学"双一流"建设联盟理事长、北京大学常务副校长詹启敏院士,山西医科大学党委书记张俊龙、校长李思进,中国学位与研究生教育学会副秘书长董渊等30余位中国学位与研究生教育学会医药科工作委员会、全国医学专业学位研究生教育指导委员会委员参加会议。

詹启敏院士作了《健康中国发展背景下的科技创新和医学人文》主题报告。他指出,中国医学和健康事业的发展为医学教育提供了发展机遇,科技创新极大地促进了医学的进步,但同时也面临着挑战,要培养学生的科技创新能力,同时在科技创新和医疗实践过程当中培养学生的人文素质,使其成为具有厚重的医学人文情怀服务于公众的合格研究生。

陆敏介绍了教育部研究生司2019年主要工作和2020年工作构想。她强调,要进一步深化和落实"医教协同"工作,推进医药学研究生教育改革和创新,希望学会、教指委及联盟完成好国务院学位委员会、教育部委托的工作,积极为教育主管部门决策提供专家咨询意见,在学位授权审核、研究生培养、学科建设、学位授予、质量评价等各项工作中,发挥标准制定与审核评估职能,引领推动医药学领域学位与研究生教育改革发展。

李恒金分析了我国专业学位教育发展主要特征和研究生学位授予规模的现状,从评估定位、方案论证、评估思路、指标体系等方面详细介绍了专业学位水平评估体系建设方面的情况,介绍了研究生教育质量认证已开展工作及发展布局,中国专业学位教学案例中心的发展思路、具体举措和评选优秀案例教师、视频案例情况。

本次大会设立了临床医学、口腔医学、公共卫生与护理学、中医学、药学与中药学、医学交叉学科与医学技术6个分会场以及青年论坛,60余位专家学者作学术报告。

中国医药学研究生在线教育平台引进医药学研究生在线课程 中国医药学研究生在线教育平台是中国学位与研究生教育学会医药科工作委员会、全国医学专业学位研究生教育指导委员会、医学"双一流"建设联盟("两委一盟")与北京慕华信息科技有限公司("学堂在线")携手推出的专注于医药学研究生在线教育平台,域名为 www.cmgemooc.com。平台于2019年12月17日正式发布。疫情期间为响应"停课不停学"的政策号召,切实保障疫情期间医药学研究生的学习需求,上线来自59所院校的160门课程(其中国际课程10门),为全国高校师生提供了优质课程资源和稳定的平台运营服务,充分发挥了平台的专业优势和技术优势。

2020年4月,在学堂在线的支持下,教指委、医药科、"双一流"建设联盟启动全国医药学研究生在线课程建设与教学研究课题立项工作。2020年10月28日,全国医药学研究生在线课程建设与教学研究课题立项评审交流会在北京召开。此次课题立项评审按照申报类型分为课程建设类和教学研究类,共有50个项目进入到会评环节。本次在线评审会议为在线课程建设与教学研究的发展搭建了良好的交流平台,有力提升了立项课题的研究水平和建设能力。

北京大学应用型药学博士(Pharm. D)首批试点培养学生毕业 2020年5月,北京大学深化专业学位研究生教育综合改革试点项目——应用型药学博士(Pharm. D)试点培养的两位博士生完成学位论文答辩,标志着该校第一届应用型药学博士试点培养工作进展顺利。

2016 年，为响应教育部和北京大学专业学位研究生教育综合改革试点工作，北京大学医学部组织专家论证药学博士应用型人才培养方案，并专门调拨招生名额和专项资助经费，2017 年开始试点培养应用型药学博士（Pharm. D）。应用型药学博士旨在培养服务于患者合理用药专业领域的引领型人才，即具有扎实的药学基础理论知识和较好的医学知识、系统的临床药学实践技能、较强结合临床需求的科研与创新能力，适应我国临床药学事业发展的高素质、高层次的应用型专门人才。

北京大学 Pharm. D 试点培养坚持理论、实践及科研有机融合，强调培养学生临床实践中发现合理用药的科学问题，通过创新研究并将研究结果用于指导临床实践，制定并不断完善药学博士培养方案。在已有课程基础上，构建了以高级药物治疗学、药物临床评价、医药政策专论、临床研究方法、药学实践临床思维与技能训练为核心的课程体系，创新模拟教学理念在药学教育中的应用，重组药学实践临床技能培训中心，强化药物治疗进展、临床评价、生物信息、临床研究方法的理论与实践技能培养。

在过程管理方面不断细化培养细则和质量评估体系，培养过程采用导师组责任制和全组定期实践与学术研讨会制度，提升不同实践医院和不同实践专科之间的横向交叉融合，引导学生以临床用药问题为导向进行实践与科研训练。临床药学实践既是应用型药学博士生的主要学习任务，也是培养其临床药学实践技能与以临床问题为导向的科研思维训练的重要环节。药学实践分 4 个实践阶段，以轮训（综合培养）为基础，专科培养为主，并以过程管理和临床服务效果等结果指标双重评价、分级考核与分阶段考核相结合为具体实施办法。

首届毕业答辩的 2 名学生在通科临床实践基础上，完成了基础实践考核（博士资格考试），并分别在神经内科专业帕金森病患者药物治疗管理、心血管专业抗血栓药物个体化治疗与精准用药领域开展深入实践与研究，推动药学服务的深入和合理用药研究的应用价值。易湛苗博士在翟所迪教授团队指导下，通过医师药师联合门诊的模式，建立了帕金森病患者药物治疗的管理流程，以循证证据构建支持患者的分析评估，利用复杂干预措施开发和评估的框架进行药物治疗管理结局评价，有效保障了帕金森患者的合理用药，并发表多篇有实践指导意义的研究论文，荣获北京大学学术创新奖。刘志艳博士在崔一民教授导师团队引领下，首次开展由药师牵头的全国多中心抗凝血药物药效学同步研究，为血栓性疾病治疗方案优化和个体化治疗奠定理论基础，并将研究服务于临床，优化临床抗凝患者个体化用药服务并发表多篇研究论文，获 2019 学年博士研究生创新人才奖学金。

目前，北京大学应用型药学博士试点培养工作积累了一定经验，共有博士导师 10 名，在读学生 17 名。未来将探索和创新符合专业学位特点的运行机制，体现具有北京大学特色的应用型药学博士研究生教育体系，为我国应用型药学博士（Pharm. D）专业学位授权点设置探索经验。

↗ 药学博士专业学位设置行业专家论证会召开 2020 年 8 月 15 日，药学博士专业学位设置行业专家论证会在中国药科大学召开。江苏省药品监督管理局局长王越、江苏省食品药品监督检验研究院院长樊夏雷、中国科学院上海药物研究所所长李佳、南京医科大学药学院院长韩峰、南京中医药大学人事处处长沈旭、江苏省人民医院药学部副主任魏继福、信达生物制药（苏州）有限公司董事长俞德超、江苏豪森药业集团有限公司副总裁徐传合、南京正大天晴药业集团股份有限公司副总经理朱春霞、江苏省医药有限公司总经理陈冬宁、全国药学专业学位研究生教育指导委员会秘书长邵蓉、中国药科大学研究生院常务副院长丁锦希等出席了论证会。会议由药学专业学位研究生教育指导委员会副主任委员陆涛副校长主持。

陆涛副校长介绍了目前我国现行学科及专业类别的设置情况，指出论证工作要充分领会全国研究生教育大会的精神，大力发展专业学位教育，为行业培养专业化、职业化的高层次应用型人才，药学硕士专业学位经过近十年的发展，积累了一定的经验，具备设置药学博士专业学位的条件，希望申报工作得到行业部门的指导与支持。

丁锦希常务副院长从药学博士专业学位内涵、必要性分析、可行性分析及路径分析四个方面汇报了药学博士专业学位论证报告。与会专家就药学博士专业学位设置的必要性、培养领域及研究方向、各领域课程设置、入口和出口标准等问题进行了讨论，并形成了专家论证意见。

王越局长在总结发言中表示，药学博士专业学位的设置很有必要，相关论证工作应站在新的历史起点，思考如何定位、如何开展培养等各项工作药学博士专业学位的领域设置应体现出博士学位的高度，从解决系统性、综合性、复杂性问题出发，积极响应国家需求。

药学专业学位自 2010 年在我国设置，目前只有硕士层次。根据教育部相关文件，专业类别设置的基本程序为相关行业主管部门、行业协会和学位授予单位提出建议，并提交论证报告；相关专业学位研究生教指委进行必要性论证，并提交评议意见；国务院学位委员会办公室在广泛征求意见基础上，组织专家进行可行性评议；评议通过后，编制设置方案，报国务院学位委员会审批。受全国药学专业学位研究生教育指导委员会的委托，中国药科大学负责组织药学博士专业学位设置论证工作，起草论证报告，并组织召开校内专家论证会、行业专家论证会及全国教指委论证会。

↗ 首届全国临床药学研究生药学服务学术与技能比赛举办 2020 年 12 月 19 日，由辽宁省教育厅、沈阳药科大学及辽宁省药学研究生创新与学术交流中心等单位主办的"首届全国临床药学研究生药学服务学术与技能交流会"在线上召开。会议主要聚焦药学服务,旨在帮助临床药学后备人才提升职业胜任力。比赛共收到来自全国各高校共计 22 个参赛案例,分 A、B 两个会场同时竞赛。

国际交流

中外合作办学概况 截至 2020 年底,经教育部批准的与药学教育相关的中外合作办学项目共 12 个。其中,中国医科大学-贝尔法斯特女王大学联合学院为不具有法人资格的中外合作办学机构,开设药物制剂(100702H)、生物技术(071002H)专业;中外合作本科教育项目 11 项;中外合作外国(境外)博士学位教育项目 1 项。

中外合作办学单位

机构名称:中国医科大学-贝尔法斯特女王大学联合学院(China Medical University — The Queen's University of Belfast Joint College)

　中方:中国医科大学

　外方:The Queen's University of Belfast, UK(英国贝尔法斯特女王大学)

　机构属性:不具法人资格

　机构地址:辽宁省沈阳市沈北新区蒲河路 77 号

　法定代表人:闻德亮

　校长或主要行政负责人:姚江

　办学层次和类别:本科学历教育

　学制:4 年

　办学规模:在校生 450 人(每年 1 期,在中国医科大学年度招生规模内统筹安排)

　招生起止年份:2014-2030 年(每年 1 期)

　招生方式:纳入国家普通高等学校招生计划,参加全国普通高等学校统一入学考试,并符合相关招生录取规定和要求。

　开设专业:药物制剂(100702H);生物技术(071002H)

　颁发证书:中方——普通高等教育本科毕业证书、学士学位证书

　　　　外方——Bachelor of Science(理学学士学位证书)

　许可证编号:MOE21UKA02DNR20141586N

　许可证有效期:2034 年 12 月 31 日

中外合作办学项目

1. 上海中医药大学与英国伦敦城市大学合作举办药学专业本科教育项目

　办学地址:上海市蔡伦路 1200 号

　法定代表人:陈凯先

　中方:上海中医药大学

　外方:London Metropolitan University, UK(英国伦敦城市大学)

　办学层次和类别:本科学历教育

　学制:4 年

　每期招生人数:60 人(在上海中医药大学年度招生规模内统筹安排)

　招生起止年份:2003 年—2021 年(每年 1 期)

　招生方式:纳入国家普通高等教育招生计划,参加全国普通高等学校统一入学考试,并符合相关招生录取规定和要求

　开设专业或课程:药学(专业代码:100701H)

　颁发证书:中方——普通高等教育本科毕业证书、学士学位证书

　　　　外方——无

　审批机关:教育部

　批准书编号:MOE31GB2A20030542O

　批准书有效期:2025 年 12 月 31 日

2. 常州大学与爱尔兰国立大学梅努斯合作举办制药工程专业本科教育项目

　办学地址:江苏省常州市武进区滆湖路 1 号

　法定代表人:浦玉忠

　中方:常州大学

　外方:National University of Ireland, Maynooth, Ireland(爱尔兰国立大学梅努斯)

　办学层次和类别:本科学历教育

　学制:4 年

　每期招生人数:50 人

　招生起止年份:2011－2014 年、2015－2019 年(每年 1 期)

　招生方式:纳入国家普通高等学校招生计划

　开设专业或课程:制药工程(专业代码:081302H)

　颁发证书:中方——普通高等教育本科毕业证书、学士学位证书

　　　　外方——Baccalaureatus in Arte Ingeniaria(工学学士学位证书)(赴国外学习者)

　审批机关:教育部

　批准书编号:MOE32IE2A20111171N

　批准书有效期:2023 年 12 月 31 日

3. 南京中医药大学与澳大利亚格里菲斯大学合作举办生物制药专业本科教育项目

　办学地址:江苏省南京市栖霞区仙林大道 138 号

　法定代表人:吴勉华

　中方:南京中医药大学

外方:Griffith University,Australia(澳大利亚格里菲斯大学)

办学层次和类别:本科学历教育

学制:4 年

每期招生人数:120 人

招生起止年份:2011－2014 年、2015－2019 年(每年 1 期)

招生方式:纳入国家普通高等学校招生计划

开设专业或课程:生物制药(分子生物学-药物研制)(专业代码:083002TH)

颁发证书:中方——普通高等教育本科毕业证书、学士学位证书

外方——Bachelor of Biomolecular Science(分子生物学学士学位证书)(赴国外学习者)

审批机关:教育部

批准书编号:MOE32AU2A20111176N

批准书有效期:2023 年 12 月 31 日

4. 武汉工程大学与英国德蒙福特大学合作举办制药工程专业本科教育项目(退出办学)

办学地址:湖北省武汉市洪山区雄楚大街 693 号

法定代表人:李杰

中方:武汉工程大学

外方:De Montfort University,UK(英国德蒙福特大学)

办学层次和类别:本科学历教育

学制:4 年

每期招生人数:120 人

招生起止年份:2012—2016 年(每年 1 期)

招生方式:纳入国家普通高等学校招生计划

开设专业或课程:制药工程(专业代码:081302H)

颁发证书:中方——普通高等教育本科毕业证书、学士学位证书

外方——Bachelor of Science in Pharmaceutical and Cosmetic Science(制药与化妆品科学专业理学学士学位证书)

审批机关:教育部

批准书编号:MOE42UK2A20121260N

批准书有效期:2020 年 12 月 31 日

备注:2015 年起停止招生

5. 武汉工程大学与英国德蒙福特大学合作举办药物制剂专业本科教育项目(退出办学)

办学地址:湖北省武汉市洪山区雄楚大街 693 号

法定代表人:李杰

中方:武汉工程大学

外方:De Montfort University,UK(英国德蒙福特大学)

办学层次和类别:本科学历教育

学制:4 年

每期招生人数:120 人(在武汉工程大学年度招生规模内统筹安排)

招生起止年份:2013—2016 年(每年 1 期)

招生方式:纳入国家普通高等学校招生计划,参加全国普通高等学校统一入学考试,并符合相关招生录取规定和要求

开设专业或课程:药物制剂(专业代码:100702H)

颁发证书:中方——普通高等教育本科毕业证书、本科学位证书

外方——Bachelor of Science in Pharmaceutical and Cosmetic Science(制药与化妆品科学专业理学学士学位证书)

审批机关:教育部

批准书编号:MOE42UK2A20131393N

批准书有效期:2020 年 12 月 31 日

备注:2015 年起停止招生

6. 南京工业大学与爱尔兰塔拉理工学院合作举办制药工程专业本科教育项目

办学地址:南京浦口浦珠南路 30 号

法定代表人:黄维

中方:南京工业大学

外方:Institute of Technology Tallaght,Ireland(爱尔兰塔拉理工学院)

办学层次和类别:本科学历教育

学制:4 年

每期招生人数:80 人(在南京工业大学年度招生规模内统筹安排)

招生起止年份:2014—2022 年(每年 1 期)

招生方式:纳入国家普通高等学校教育招生计划,参加全国普通高等学校统一入学考试,并符合相关招生录取规定和要求

开设专业或课程:制药工程(专业代码:081302H)

颁发证书:中方——普通高等教育本科毕业证书、学士学位证书

外方——Bachelor of Science in Pharmaceutical Science(制药科学专业理学学士学位证书)(赴国外学习 1 年者)

审批机关:教育部

批准书编号:MOE32IE2A20131451N

批准书有效期:2026 年 12 月 31 日

7. 中国药科大学与英国斯特拉斯克莱德大学合作举办药学专业本科教育项目

办学地址:江苏省南京市鼓楼区童家巷 24 号

法定代表人:来茂德

中方:中国药科大学

外方:University of Strathclyde, Glasgow, UK(英国斯特拉斯克莱德大学)

办学层次和类别:本科学历教育

学制:4 年

每期招生人数:50 人(在中国药科大学年度招生规模内统筹安排)

招生起止年份:2014 年-2021 年(每年 1 期)

招生方式:纳入国家普通高等学校教育招生计划,参加全国普通高等学校统一入学考试,并符合相关招生录取规定和要求

开设专业或课程:药学(专业代码:100701H)

颁发证书:中方——普通高等教育本科毕业证书、学士学位证书

外方——Bachelor of Science Honours Degree(理学荣誉学士学位证书)(赴国外学习 1 年者)

审批机关:教育部

批准书编号:MOE32UK2A20131547N

批准书有效期:2025 年 12 月 31 日

8. 天津中医药大学与英国诺丁汉大学合作举办临床药学专业本科教育项目

办学地址:天津市南开区玉泉路 88 号

法定代表人:张伯礼

中方:天津中医药大学

外方:University of Nottingham, UK(英国诺丁汉大学)

办学层次和类别:本科学历教育

学制:5 年

每期招生人数:50 人(在天津中医药大学年度招生规模内统筹安排

招生起止年份:2015 年—2019 年(每年 1 期)

招生方式:纳入国家普通高等学校教育招生计划,参加全国普通高等学校统一入学考试,并符合相关招生录取规定和要求

开设专业或课程:临床药学(专业代码:100703TKH)

颁发证书:中方——普通高等教育本科毕业证书、学士学位证书

外方——Bachelor of Science with Honors in International Pharmacy(国际药学专业荣誉理学学士学位证书)(赴国外学习 2 年者)

审批机关:教育部

批准书编号:MOE12UK2A20141654N

批准书有效期:2024 年 12 月 31 日

9. 合肥师范学院与爱尔兰阿斯隆理工学院合作举办制药

工程专业本科教育项目

办学地址:安徽省合肥市金寨路 327 号

法定代表人:吴先良

中方:合肥师范学院

外方:Athlone Institute of Technology, Ireland(爱尔兰阿斯隆理工学院)

办学层次和类别:本科学历教育

学制:4 年

每期招生人数:60 人(在合肥师范学院年度招生规模内统筹安排)

招生起止年份:2015 年—2018 年(每年 1 期)

招生方式:纳入国家普通高等学校教育招生计划,参加全国普通高等学校统一入学考试,并符合相关招生录取规定和要求

开设专业或课程:制药工程(专业代码:081302H)

颁发证书:中方——普通高等教育本科毕业证书、学士学位证书

外方——无

审批机关:教育部

批准书编号:MOE34IE2A20141616N

批准书有效期:2022 年 12 月 31 日

10. 石家庄学院与韩国又石大学合作举办制药工程专业本科教育项目

办学地址:河北省石家庄市高新技术开发区珠峰大街 288 号

法定代表人:王俊华

中方:石家庄学院

外方:Woosuk University, Korea(韩国又石大学)

办学层次和类别:本科学历教育

学制:4 年

每期招生人数:90 人(在石家庄学院招生规模内统筹安排)

招生起止年份:2018 年—2022 年(每年 1 期)

招生方式:纳入国家普通高等教育招生计划,参加全国普通高等学校统一入学考试,并符合相关招生录取规定和要求

开设专业或课程:制药工程(专业代码:081302H)

颁发证书:中方——普通高等教育本科毕业证书、学士学位证书

外方——Woosuk University, Korea(韩国又石大学)(赴外方学习 1 年者)

审批机关:教育部

批准书编号:MOE13KR2A20171844N

批准书有效期:2026 年 12 月 31 日

11. 长春中医药大学与韩国大邱韩医大学合作举办生物制

药专业本科教育项目

办学地址:中国吉林省长春市净月高新技术产业开发区博硕路 1035 号

法定代表人:宋柏林

中方:长春中医药大学

外方:Daegu Haany University,Korea(大邱韩医大学)

办学层次和类别:本科学历教育

学制:4 年

每期招生人数:120 人(在长春中医药大学年度招生规模内统筹安排)

招生起止年份:2019 年—2023 年(每年 1 期)

招生方式:纳入国家普通高等学校招生计划,参加全国普通高等学校统一入学考试,并符合相关招生录取规定和要求

开设专业或课程:生物制药(专业代码:083002TH)

颁发证书:中方——普通高等教育本科毕业证书、本科学位证书

外方——无

审批机关:教育部

批准书编号:MOE22KR2A20181916N

批准书有效期:2027 年 12 月 31 日

12.吉林医药学院与韩国建阳大学合作举办生物制药专业本科教育项目

办学地址:吉林省吉林市吉林大街 5 号

法定代表人:蔡建辉

中方:吉林医药学院

外方:Konyang University,South Korea(韩国建阳大学)

办学层次和类别:本科学历教育

学制:4 年

每期招生人数:120 人(在吉林医药学院年度招生规模内统筹安排)

招生起止年份:2020—2024 年(每年 1 期)

招生方式:纳入国家普通高等教育招生计划,参加全国普通高等学校统一入学考试,并符合相关招生录取规定和要求

开设专业或课程:生物制药(083002TH)

颁发证书:中方——普通高等教育本科毕业证书、学士学位证书

外方——无

审批机关:教育部

批准书编号:MOE22KR2A20192026N

批准书有效期:2028 年 12 月 31 日

13.温州医科大学与韩国全南国立大学合作举办药学专业博士学位教育项目

办学地址:浙江省温州瓯海区茶山高教园区

法定代表人:李校堃

中方——温州医科大学

外方——Chonnam National University,Korea(韩国全南国立大学)

办学层次和类别:外国(境外)博士学位教育

学制:3 年

每期招生人数:博士研究生 20 人

招生起止年份:2019 年—2022 年(每年 1 期)

招生方式:自主招生

开设专业或课程:药理学(专业代码:100701H)

颁发证书:中方——无

外方——Doctor of Philosophy(in Pharmacy)药学博士

审批机关:教育部

批准书编号:MOE33KR1A20181963N

批准书有效期:2025 年 12 月 31 日

瑞典乌普萨拉皇家科学院院士 Jan-Christer Janson 访问四川大学华西药学院 2019 年 4 月 16 日,瑞典乌普萨拉皇家科学院院士 Jan-ChristerJanson 教授应"靶向药物与释药系统学科创新引智基地"计划邀请,访问四川大学华西药学院并做学术报告。Janson 教授是瑞典乌普萨拉皇家科学院院士、瑞典乌普萨拉大学教授,国际著名蛋白质分离科学家,交联琼脂糖层析介质的发明人,所发明的产品应用于全球 70% 以上的疫苗制备;发明并建立了多种色谱层析介质和分离装置,建立胰岛素生产的全球标准化工艺。

Janson 教授为学院师生作题为"中药中生物药物和有效成分的分离纯化"的学术报告,介绍了蛋白质层析技术的前沿研究和药物应用、亲水层析在分离纯化中药活性成分中的应用等。药学院院长秦勇教授主持了报告会。

诺贝尔奖得主 Michael Levitt、美国科学院院士 Julius Rebek 访问中国药科大学 2019 年 4 月 16 日,世界著名生物物理学家、英国皇家学会会士、美国国家科学院院士、美国艺术与科学院院士、2013 年诺贝尔化学奖得主、斯坦福大学 Michael Levitt 教授和欧洲科学院院士、美国科学院院士、匈牙利科学院院士、瑞典皇家科学院外籍院士、美国斯克里普斯化学生物学研究所所长 Julius Rebek 教授应邀访问中国药科大学。

德国科学院院士、中国药科大学校长来茂德教授,中国药科大学副校长孔令义教授等在江宁校区会见了 Michael Levitt 教授一行。Michael Levitt 教授与中国药科大学"江苏省合成多肽药物发现与评价工程中心"签订诺贝尔奖工作站的合作协议,并进行了揭牌仪式。

中国药科大学"江苏省合成多肽药物发现与评价工程中心"Michael Levitt 诺贝尔奖工作站是以诺奖得主命名的研究

机构,工作站的成立将对中国药科大学青年人才队伍的成长起到重要的助推作用。

Michael Levitt 教授应邀为师生作了专题学术报告,他讲述了现代生物学的起源、计算结构生物学的诞生、复杂体系多尺度研究、模拟功能运动以及对人类健康的应用与思考,与大家分享了几十年来他为了人类美好生活所做的科学研究和不懈努力。报告结束后,大家展开热烈的讨论,加深了师生对动力学模拟的理解。

Michael Levitt 教授 1947 年出生于南非,1967 年于英国国王学院物理系完成本科学业,1971 年在剑桥大学获得生物物理学博士学位。Michael Levitt 教授博士毕业后曾经工作于多个著名研究机构,包括剑桥大学 MRC Laboratory of Molecular Biology、以色列魏兹曼研究所、美国加州 Salk Institute。1987 年,开始任教于斯坦福大学结构生物学系至今,并被授予斯坦福医学院癌症研究所 Robert W. 及 Vivian K. Cahill 冠名教授。2013 年,Michael Levitt 教授与另外两位美国科学家 Martin Karplus 和 AriehWarshel 因建立"发展复杂化学体系多尺度模型"而获得诺贝尔化学奖,其最大贡献是发展了多尺度计算模拟方法,并将其用于复杂化学体系研究。

Julius Rebek 教授 1944 年出生于匈牙利,1966 年获得堪萨斯大学学士学位,1970 年获得麻省理工学院肽学研究学位的化学博士学位,他曾先后在加州大学洛杉矶分校、美国匹兹堡大学和麻省理工学院任职。1996 年,他将研究小组搬到 Scripps 研究所并担任斯卡格斯化学生物学研究所所长,在此他继续从事小型自组装系统和小化学空间方面的研究工作。Julius Rebek 教授致力于化学战剂的传感器和解毒剂、分子自我组装、蛋白质表面模仿等领域的研究,是该研究领域蜚声世界的化学家。

↗ 日本东北大学药学院访问四川大学华西药学院并签署合作协议

2019 年 5 月 3—7 日,日本东北大学药学院院长 Yoshinori Kondo 教授等一行五人应邀访问四川大学华西药学院。在双方与会人员的共同见证下,两位院长签署为期五年的双边合作协议。在学术交流环节,日方五名教授与四川大学的秦勇教授、张志荣教授、黄园教授等分别就各自研究进展进行了报告,并就未来的合作领域和内容进行了讨论。双方进一步就近期两院间学术交流、师生互访及项目合作的具体实施方案充分交换了意见,并达成了共识。

↗ 中国药科大学举办第六届来华药学留学生学术论坛

2019 年 5 月 18 日,中国药科大学国际教育学院主办的第六届来华药学留学生学术论坛在江宁校区会议中心报告厅举行。本次论坛吸引了来自复旦大学、西安交通大学、南京大学、南京医科大学、沈阳药科大学、温州医科大学及中国药科大学等高校的 300 余位留学生前来参会。中国药科大学副校长孔令义、中药学院院长谭宁华、药学院副院长李志裕、国际教育学院院长徐晓媛等出席论坛。

孔令义副校长致开幕词,对第六届来华药学留学生学术论坛的举办表示热烈的祝贺和衷心的祝愿。他希望本届论坛能够紧扣主题,积极促进来华药学留学生的交流与合作,搭建药学研究成果交流平台。他指出,留学生的质量和数量是衡量大学国际化水平最重要的指标之一,学校将锲而不舍地加强留学生培养和管理质量,提高留学生教育科研水平,培养"知华、友华"的国际药学人才,服务人类健康事业。国际教育学院院长徐晓媛简要介绍了来华药学留学生学术论坛的情况。在开幕式上还举行了"中国药科大学外国留学生校长奖学金"颁发仪式,获奖代表纳西鲁在颁奖仪式上发言。

随后,中药学院院长谭宁华教授及药学院肖易倍教授分别做了题为"Plant Cyclopeptides as New Antitumor Drug Candidates：RAs Story"及"Mechanisms and Applications of Type I CRISPR-Cas system"的主旨报告。在学生报告及墙报交流环节,论坛邀请南京医科大学、沈阳药科大学、温州医科大学等校的知名专家学者担任评委,共评选出 6 所院校的 11 位留学生作学术报告,23 位留学生作学术墙报展示,分享各自药学科研创新成果,探讨药学研究动态,评委及现场留学生向报告人提问交流。

来华药学留学生学术论坛已成功 6 届,共有逾 1500 名在华留学生参与,以学术墙报、演讲、座谈交流等形式分享各自的学术成果和在华求学体会。本次论坛的成功举办将进一步营造良好的学术氛围,促进各高校间留学生的交流与互动,提高药学留学生的科研水平,有力提升留学生培养质量。

↗ 浙江大学药学院与莫斯科物理技术大学签署共建协议

2019 年 5 月 28—29 日,为进一步推动中国与"一带一路"国家在生物医药研究领域的交流合作,浙江大学药学院范骁辉副院长率队访问俄罗斯莫斯科物理技术大学,并与该大学的基础与应用物理学院 Valery Kuselev 院长和生物与医学物理学院 EvgenyEvseev 院长共同签署了共建"中俄结构生物学与药物发现联合研究中心"备忘录。

该联合研究中心将依托中国国家自然科学基金委员会及俄罗斯基础研究基金会(RFBR)的国际合作与交流项目"基于 GPCR 偏向性信号结构的新型低副作用偏向性药物研究",整合中俄双方在药学和生物物理学研究领域的优势力量,应用多种前沿技术开展联合攻关,在精准药物靶标研究、新药发现等领域开展全面深入的合作交流,推动治疗肿瘤、心血管疾病、代谢性疾病、神经精神性疾病等重大疾病的创新药物研究。根据双方达成的框架协议,该联合研究中心还将致力于促进浙江大学药学院与莫斯科物理技术大学的学术交流,开展研究人员、本科生和研究生交流互访,联合培养药学和生物物理学研究人才等。

莫斯科物理技术大学是俄罗斯顶尖的国立研究大学,入选首批俄罗斯"5/100 计划"院校,拥有 80 多位俄罗斯科学院院士,10 名教授和校友获得诺贝尔奖,在结构生物学、衰老机制、基因组工程、光遗传学、生物医学等研究方向处于世界领先水平。

↗ **上海交通大学药学院首批国际博士研究生毕业** 2019年 5 月,来自印度的国际博士研究生 HemaNegi 和来自巴基斯坦的国际博士研究生 Abid Hussain 相继顺利通过论文答辩,成为上海交通大学药学院院首批将获得博士学位的留学生。

HemaNegi 是 2013 级博士研究生,也是该院首次招收的国际博士研究生,其博士期间主要研究了 AGR2 的单克隆抗体 mAb 18A4 对肿瘤生长和转移的作用,获上海交通大学优秀留学生等荣誉。Abid Hussain 是 2015 级国际博士研究生,其博士期间主要研究并制备了两种碳基抗肿瘤纳米递药系统。

随着近年来中国国际影响力的不断提升,来华留学生不断增加。该院目前有来自 10 余个国家的近 50 名国际学生就读学位项目。

↗ **白俄罗斯、俄罗斯国家科学院院士代表团访问广东药科大学** 2019 年 6 月 20 日,白俄罗斯、俄罗斯国家科学院乌斯别斯基·亚历山大·亚历山大洛维奇、芭比茨卡娅·斯维特拉娜等9名院士代表团到广东药科大学进行访问交流。副校长张陆勇、学校党政办、国际交流与合作处、人事处、科技处、医院管理处、新药研发中心、中药学院、生命科学与生物制药学院、临床药学院、附属第一医院相关负责人及科研专家参加了会谈。

张陆勇副校长对院士代表团一行的到访表示热烈的欢迎。他从办学规模、科研创新、国际交流等方面介绍了学校的发展情况,希望通过本次来访,建立人才培养、科学研究等领域的合作,推进中国与白俄罗斯、俄罗斯科研教育事业发展。

克鲁格利科夫·谢尔盖等6位专家分别就生物医学信息化、生物制药、干细胞、临床医疗以及农业生物技术等研究方向作了详细介绍,并与参会人员进行了深入探讨。双方表示将通过交流、互访加强紧密合作,推动多领域合作。院士代表团参观了我校国家级健康产业孵化基地、广东代谢病中西医结合研究中心等,对学校的科研创新表示充分肯定。

白俄罗斯、俄罗斯国家科学院院士代表主要来自白俄罗斯国家技术转移中心、白俄罗斯国家科学院生理学研究所、白俄罗斯国家科学院生物物理与细胞工程研究所、白俄罗斯国家科学院生物有机化学研究所、白俄罗斯国家科学院物理研究所、白俄罗斯国家科学院信息问题联合研究所、俄罗斯国家科学院乌拉尔分院科米研究中心化学所、俄罗斯科学院西伯利亚分院计算数学和数学地球物理研究所等。

↗ **浙江大学-新加坡国立大学药学博士研究生暑期工作坊举办** 2019 年 7 月 23 日,为培养具有国际化视野的药学领军人才,浙江大学药学院由平渊研究员带队,选拔了 20 名博士研究生赴新加坡,参加浙江大学-新加坡国立大学药学博士研究生暑期工作坊项目。该项目由浙江大学药学院和新加坡国立大学首次合作,开展药学领域科研探讨交流及实践学习活动。新加坡国立大学化学及分子生物工程学院院长参加项目指导,并开放重点实验室平台,使学生进入实验室学习。

工作坊内容包括课程学习、学术交流、参观学习等活动。新加坡国立大学的多名教授围绕其研究方向,开设系列课程与讲座。博士生们还与新加坡国立大学的博士生就研究课题进行了展示与交流。暑期工作坊的开展加强了浙江大学与新加坡国立大学的交流,拓宽了博士生的国际学术视野,在全英文的教学讲座中学习学科前沿知识。

↗ **四川大学华西药学院举办美国北卡罗来纳大学 ITPS 学术交流项目** 2019 年 7 月 14 日—8 月 11 日,四川大学华西药学院 23 名本科生同学赴美国北卡罗来纳大学教堂山分校,开展为期四周的 ITPS(Innovations and Transformations in Pharmaceutical Sciences) 夏令营。本次夏令营项目是华西药学院历史上派出本科生规模最大、项目周期最长、资助额度最高的本科生海外访学项目。该项目受益于校友设立的"胡厂生·方芳人才培养计划"基金及四川大学"大学生海外实习实训社会实践项目"资助,旨在拓展学生国际视野,激发科研兴趣,为海外深造打下基础。

四周的课程按新药研发的流程展开,第一周是化学生物学与药物化学,介绍药物发现过程;第二周为药物工程与分子药剂学,聚焦药物递送;第三周为药物治疗与实验治疗,讲述临床药理学知识;第四周为药物成果和政策,介绍药物政策。在四周的交流中,每天都有不同研究领域的教授为同学授课。另外,还安排了写作能力提升课及参访活动。

北卡罗来纳大学教堂山分校是美国历史上第一所公立大学,其埃什尔曼药学院创建于 1897 年,是美国历史最悠久的药学院之一,学术研究条件和研究能力在全美都处于领先地位。

↗ **CAR-T 细胞治疗开创者 Carl H. June 访问上海科技大学** 2019 年 10 月 21 日,美国宾夕法尼亚大学教授、美国医学院院士、美国艺术与科学院院士 Carl H. June 教授访问上海科技大学,作了题为"CAR-T 细胞免疫疗法进展"的演讲。

CAR-T 细胞疗法,全称为嵌合抗原受体 T 细胞免疫疗法,是目前肿瘤治疗的关注焦点。因其对急性白血病和非霍奇金淋巴瘤的显著疗效,CAR-T 细胞疗法被认为是最有潜力攻克癌症的疗法之一。Carl H. June 教授是 CAR-T 细胞疗法的先驱级科学家,同时也是细胞治疗明星企业 Tmunity Therapeutics 及 Xcyte Therapies Inc. 的核心创始人,被美国《时代》周刊评为"2018 年全球最具影响力的 100 人之一"。

Carl H. June 教授从 CAR-T 细胞治疗的起源讲起,简要概述了其发展历程及科学设计原理,介绍了其团队承担的主要项目,从科研设计、预临床试验模型及临床试验数据等方面做了详述,回顾了其团队于 2011 年开展的世界首个 CAR-T 细胞治疗成功案例,并展示了已治愈白血病患者的健康现状。他介绍了由其团队设计的、全球首个 FDA 批准上市的细胞治疗产品 Kymriah,详述了产品的研发及应用过程,还介绍了团队最新的项目及开发新一代 CAR-T 细胞的构建改造机制,并重点讲解了其在实体瘤治疗领域的应用,并向大家展示了由宾夕法尼亚大学与 Tmunity Therapeutics 等共同承担的 NYCET 细胞治疗临床试验的中期进展。他指出,目前中国的细胞治疗临床试验数量处于全球第一,肯定了中国在该领域的领先地位及巨大潜力。

印度德里药物科学与研究大学代表团访问中国药科大学 2019 年 10 月 21 日,印度德里药物科学与研究大学校长 Ramesh K. Goyal 一行到中国药科大学访问。副校长孔令义、国际教育学院副院长邱明明等接待访问团。

孔令义副校长表示,随着"一带一路"倡议的推进,我校与沿线国家高校及科研院所的合作交流日益密切。学校高度重视与印度高水平大学的合作,希望双方务实合作,积极推进两校在教学、师资培训、学生交流、天然药物资源开发与研究等多领域的深入合作与交流,欢迎对方选派优秀师生来校学习进修。邱明明副院长介绍了学校的办学历史、教学科研成果、国际合作交流进展及留学生教育等情况。

Ramesh K. Goyal 校长介绍了印度德里药物科学与研究大学的历史沿革、发展现状及科研情况。他表示,通过此次访问加深了中国药学教育及中国药科大学的认识,将积极落实双方达成的合作共识。双方就师资培训、学生交流、双学位项目等事宜深入交换了意见,并签署了合作备忘录。

中国药科大学举办第二届海外合作院校教育展 2019 年 11 月 8 日,中国药科大学在江宁校区举办"与世界零距离——第二届中国药科大学海外合作院校教育展"。

国际交流合作处处长徐晓媛介绍,近年来学校大力开发与世界一流高等院校及科研机构的学术交流与合作,积极拓展各类学生出国境项目,逐步形成了学位项目与非学位项目、长期留学与短期留学、奖学金项目与自筹项目相结合的出国留学项目体系。随着学校国际化水平的进一步提升,越来越多的在校学生赴海外开展学习、拓宽视野。

澳大利亚莫纳什大学药学院 Paul White 教授和药学院学生尤心月分别作为参展院校和项目学生发言。White 教授表示,莫纳什大学与中国药科大学一道,进一步紧密在教学、

科研等领域的交流与合作,助力加快中国药科大学国际化进程。

海外合作院校教育展旨在为海外高校和机构提供宣传推介机会,为在校师生提供更多出国留学信息和项目渠道。此次教育展得到了海外合作院校和机构的大力支持,吸引了来自美国南加州大学、美国北卡罗来纳教堂山分校、美国密西根大学、美国加州大学圣地亚哥分校、英国曼彻斯特大学、英国诺丁汉大学、英国贝尔法斯特女王大学、爱尔兰都柏林圣三一大学、澳大利亚昆士兰大学、澳大利亚莫纳什大学、加拿大约克大学、加拿大驻南京商务代表处、法国昂热高等商学院、法国雷恩高等商学院、意大利威尼斯大学、俄罗斯莫斯科国立大学、日本千叶大学、日本名古屋大学、日本金泽大学等 9 个国家的 34 所高校和教育机构参展支持。

职业与继续教育

中国特色高水平高职学校和专业建设计划建设名单(药学相关) 2019 年 12 月 10 日,教育部、财政部公布《中国特色高水平高职学校和专业建设计划建设单位名单》,正式公布中国特色高水平高职学校和专业建设高校及建设专业名单,首批"双高计划"建设名单共计 197 所,其中高水平学校建设高校 56 所(A 档 10 所、B 档 20 所、C 档 26 所),高水平专业群建设高校 141 所(A 档 26 所、B 档 59 所、C 档 56 所)。其中,药学相关的高水平学校建设高校 3 所(A 档 1 所、B 档 2 所),高水平专业群建设高校共 5 所(B 档 1 所、C 档 4 所)。

高水平高职学校建设单位

学校名称	专业群名称	建设层次
北京电子科技职业学院	汽车制造与装配技术、药品生物技术	A 档
天津医学高等专科学校	护理、药学	B 档
江苏农牧科技职业学院	畜牧兽医、食品药品监督管理	B 档

高水平专业群建设单位

学校名称	专业群名称	建设层次
江苏食品药品职业技术学院	食品加工技术	B 档
河北化工医药职业技术学院	药品生产技术	C 档
广东食品药品职业学院	中药学	C 档
重庆三峡医药高等专科学校	中药学	C 档
重庆医药高等专科学校	药学	C 档

《高等职业教育创新发展行动计划(2015—2018 年)》项目认定结果(药学相关) 2019 年 7 月 1 日,教育部办公厅公布《高等职业教育创新发展行动计划(2015—2018 年)》项目

认定结果,公布了认定的骨干专业、生产性实训基地、优质专科高等职业院校、"双师型"教师培养培训基地、虚拟仿真实训中心、协同创新中心、技能大师工作室等项目名单。其中,药学相关的骨干专业、生产性实训基地、优质专科高等职业院校、"双师型"教师培养培训基地、虚拟仿真实训中心、协同创新中心、技能大师工作室。

骨干专业

院校名称	骨干专业名称
北京电子科技职业学院	药品生物技术
北京农业职业学院	动物药学
北京卫生职业学院	动物药学
天津生物工程职业技术学院	中药学
天津生物工程职业技术学院	药品生产技术
天津医学高等专科学校	药品生产技术
河北化工医药职业技术学院	药品经营与管理
河北化工医药职业技术学院	药学
河北化工医药职业技术学院	辽宁医药职业学院
山西药科职业学院	中药学
山西药科职业学院	药品质量与安全
呼和浩特职业学院	药品生物技术
通辽职业学院	药品生物技术
辽宁医药职业学院	药品生产技术
长春医学高等专科学校	药品生产技术
长春职业技术学院	药品生物技术
黑龙江农业经济职业学院	中药制药技术
黑龙江生态工程职业学院	中药学
黑龙江生态工程职业学院	生物制药技术
上海农林职业技术学院	药品生物技术
上海震旦职业学院	药品生物技术
常州工程职业技术学院	药品生产技术
江苏农牧科技职业学院	动物药学
江苏食品药品职业技术学院	药品生产技术
江苏卫生健康职业学院	药品生产技术
江苏医药职业学院	药品生产技术
连云港职业技术学院	药品生产技术
苏州卫生职业技术学院	药品生产技术
徐州工业职业技术学院	药品生产技术
台州职业技术学院	药品生产技术
浙江医药高等专科学校	药品生产技术
浙江医药高等专科学校	药品生产技术
浙江医药高等专科学校	药品质量与安全
浙江医药高等专科学校	中药学
安徽医学高等专科学校	中药学
安庆医药高等专科学校	药品质量与安全
亳州职业技术学院	中药学
福建生物工程职业技术学院	药品经营与管理
福建生物工程职业技术学院	中药学
福建卫生职业技术学院	中药学
泉州医学高等专科学校	中药学
江西卫生职业学院	中药学
宜春职业技术学院	中药学
滨州职业学院	药品生产技术
菏泽医学专科学校	药品生产技术

（续表）

院校名称	骨干专业名称
山东畜牧兽医职业学院	动物药学
山东药品食品职业学院	药品经营与管理
山东药品食品职业学院	药学
山东药品食品职业学院	中药学
山东中医药高等专科学校	中药学
河南应用技术职业学院	药品生产技术
郑州职业技术学院	药品生产技术
常德职业技术学院	药品生产技术
湖南中医药高等专科学校	中药学
广东食品药品职业学院	中药学
清远职业技术学院	药品经营与管理
广西卫生职业技术学院	药品经营与管理
海南工商职业学院	药品生产技术
重庆工贸职业技术学院	药品生产技术
重庆医药高等专科学校	药品生产技术
重庆医药高等专科学校	药品质量与安全
重庆医药高等专科学校	中药学
重庆医药高等专科学校	中药学
雅安职业技术学院	中药学
贵阳护理职业学院	中药学
贵阳护理职业学院	中药学
黔东南民族职业技术学院	中药学
铜仁职业技术学院	药品生产技术
保山中医药高等专科学校	中药学
曲靖医学高等专科学校	药品经营与管理
渭南职业技术学院	中药学
西安医学高等专科学校	中药学
杨凌职业技术学院	药品经营与管理
宁夏职业技术学院	药品生产技术
昌吉职业技术学院	药品生产技术
新疆农业职业技术学院	药品生产技术

实训基地

院校名称	实训基地名称
北京电子科技职业学院	生物医药中试生产性实训基地
天津医学高等专科学校	医药电子商务生产性实训基地
山西药科职业学院	中药学专业实训基地
黑龙江生物科技职业学院	小葵花中药炮制实训基地
上海震旦职业学院	药学专业生产性实训基地
江苏农牧科技职业学院	动物药学专业群校企协同育人实训平台
江苏食品药品职业技术学院	"校企一体化"药品生产与流通实训平台
江苏卫生健康职业学院	中药栽培与加工传统技能实训平台
浙江医药高等专科学校	药品生产与质量控制实训基地
浙江医药高等专科学校	中药品质评价综合实训基地
浙江医药高等专科学校	药品生产与检测实训基地
安徽医学高等专科学校	校企共建生物制药生产性实训基地
安徽中医药高等专科学校	校企共建药品生产实训基地
亳州职业技术学院	中药制药综合实训基地
六安职业技术学院	校企共建"中药材生产"实训基地
福建卫生职业技术学院	药学专业群生产性实训基地
泉州医学高等专科学校	药学专业群生产性实训基地

（续表）

院校名称	实训基地名称
江西卫生职业学院	药学校企合作生产性实训基地
山东药品食品职业学院	制药工程实训基地
山东药品食品职业学院	医疗器械生产性公共实训基地
山东药品食品职业学院	药品经营与管理类生产性实训基地
山东商业职业技术学院	食品药品安全检测生产性实训基地
漯河医学高等专科学校	药学校企共建的生产性实训基地
信阳职业技术学院	药学生产性实训基地
鄂州职业大学	药物制剂与检测生产性实训基地
广东岭南职业技术学院	医药健康专业群公共实训中心
广东食品药品职业学院	食品药品公共实训中心
广西卫生职业技术学院	医药物流生产性实训基地
重庆三峡医药高等专科学校	药品经营生产性实训基地
重庆医药高等专科学校	临床药学实训中心
重庆医药高等专科学校	GMP校企共建生产性实训基地
四川中医药高等专科学校	中药生产性实训基地
贵阳护理职业学院	药学开放实训基地
新疆农业职业技术学院	产教融合型制药技术综合实训基地

优质专科高等职业院校

河北化工医药职业技术学院

山西药科职业学院

广东食品药品职业学院

"双师型"教师培养培训基地

院校名称	培养基地名称
天津现代职业技术学院	食品药品"双师型"教师培养培训基地
河北化工医药职业技术学院	制药技术"双师型"教师培养培训基地
河北化工医药职业技术学院	食品药品技术"双师型"教师培养培训基地
河北化工医药职业技术学院	药品生产技术"双师型"教师培养培训基地
山西药科职业学院	药品食品类专业"双师型"教师培养培训基地
江苏农牧科技职业学院	食品药品监督管理专业"双师型"教师培养培训基地
江苏食品药品职业技术学院	食品药品类专业"双师型"教师培养培训基地
江苏信息职业技术学院	高端装备制造"双师型"教师培养培训基地
江苏医药职业学院	医药卫生大类"双师型"教师培养培训基地
苏州卫生职业技术学院	医药卫生大类"双师型"教师培养培训基地
江西卫生职业学院	药学专业"双师型"教师培养培训基地
河南应用技术职业学院	药品生产技术专业"双师型"教师培养培训基地
顺德职业技术学院	医药卫生类专业群"双师型"教师培养培训基地
重庆三峡医药高等专科学校	医药卫生"双师型"教师培养培训基地
曲靖医学高等专科学校	医药卫生"双师型"教师培养培训基地

协同创新中心

院校名称	培养基地名称
天津现代职业技术学院	生物制药应用技术协同创新中心
山西药科职业学院	山西中药产业应用技术协同创新中心

（续表）

院校名称	培养基地名称
浙江医药高等专科学校	特色原料药及制剂质量提升协同创新中心
安庆职业技术学院	白及产业化技术协同创新中心
东营职业学院	食品药品工程技术研发中心
莱芜职业技术学院	现代中草药开发应用协同创新中心
武汉软件工程职业学院	药物增溶技术协同创新中心
永州职业技术学院	药食两用植物脱毒快繁协同创新中心
重庆化工职业学院	制药领域关键共性工艺应用技术推广中心
铜仁职业技术学院	民族中兽药制造协同创新中心
杨凌职业技术学院	中医药应用技术协同创新中心

2019 年全国职业院校技能大赛获奖名单（高职中药传统技能组）

一等奖

序号	代表队	学校	姓名	指导教师
1	山东省	山东中医药高等专科学校	朱鹏飞	梁伟玲
2	浙江省	浙江医药高等专科学校	刘诗行	蔡伟
3	湖南省	永州职业技术学院	胡郑菊	蒋爱民
4	山东省	山东中医药高等专科学校	李晓艺	宋磊
5	湖南省	湖南环境生物职业技术学院	谢欣媛	易鹊
6	重庆市	重庆三峡医药高等专科学校	白颂	马羚
7	江苏省	江苏联合职业技术学院	江可	时艳
8	重庆市	重庆医药高等专科学校	秦霜	王玉霞
9	陕西省	宝鸡职业技术学院	姬向艳	王斌科
10	江苏省	江苏卫生健康职业学院	王汉涛	闫杰
11	山东省	淄博职业学院	孙艳玲	龙萍
12	安徽省	皖西卫生职业学院	濮心云	李光燕

二等奖

序号	代表队	学校	姓名
1	江苏省	江苏医药职业学院	张小灵
2	安徽省	安徽中医药高等专科学校	崔业英
3	浙江省	金华职业技术学院	周筱漾
4	湖南省	湖南食品药品职业学院	张倩予
5	湖北省	湖北中医药高等专科学校	何露薇
6	安徽省	安徽中医药高等专科学校	张玉琴
7	浙江省	金华职业技术学院	施伊莎
8	山东省	淄博职业学院	老学慧
9	陕西省	宝鸡职业技术学院	李娜
10	上海市	上海健康医学院	万夏欣
11	江西省	江西卫生职业学院	刘婷
12	广东省	肇庆医学高等专科学校	谢婉晴
13	湖北省	湖北中医药高等专科学校	李婷婷
14	广西壮族自治区	广西农业职业技术学院	石覃健
15	重庆市	重庆三峡职业学院	易丽莉
16	江苏省	江苏联合职业技术学院	陈慧娴
17	湖南省	益阳医学高等专科学校	刘锦萍
18	安徽省	亳州职业技术学院	郭甜甜
19	福建省	福建卫生职业技术学院	王文静
20	广东省	肇庆医学高等专科学校	莫芳芳
21	广西壮族自治区	广西卫生职业技术学院	黄婷婷
22	江苏省	江苏医药职业学院	王胜男
23	江西省	江西卫生职业学院	于丹红
24	河南省	济源职业技术学院	陈静
25	陕西省	杨凌职业学院	王丹

三等奖

（续表）

序号	代表队	学 校	姓名	序号	代表队	学 校	姓名
1	辽宁省	辽宁政法职业学院	陈紫君	26	宁夏回族自治区	宁夏职业技术学院	马海燕
2	福建省	福建卫生职业技术学院	许舒婷	27	湖北省	长江职业学院	李明东
3	河南省	济源职业技术学院	徐欠景	28	山东省	莱芜职业技术学院	周红菊
4	福建省	漳州卫生职业学院	何丽珊	29	吉林省	长春医学高等专科学校	章晓慧
5	安徽省	亳州职业技术学院	刘晓凤	30	辽宁省	辽宁医药职业学院	闫 琼
6	江西省	赣南卫生健康职业学院	郭小婷	31	山西省	晋中职业技术学院	丁谕鑫
7	山西省	晋中职业技术学院	高 宇	32	辽宁省	铁岭卫生职业学院	滕 婧
8	重庆市	重庆三峡职业学院	陈红杏	33	河北省	沧州医学高等专科学校	屠晓霞
9	广东省	揭阳职业技术学院	陈洁珊	34	黑龙江省	黑龙江职业学院	施炆池
10	陕西省	渭南职业技术学院	王 浩	35	山西省	山西药科职业学院	尚瑞鹏
11	吉林省	长春中医药大学职业技术学院	杨 燕	36	吉林省	长春医学高等专科学校	陶致岗
12	广西壮族自治区	广西卫生职业技术学院	卢月妹	37	重庆市	重庆医药高等专科学校	何孟遥
13	山西省	山西药科职业学院	董 迪				
14	广东省	揭阳职业技术学院	章锐娇				
15	广东省	广东江门中医药职业学院	莫振培				
16	贵州省	贵阳护理职业学院	罗文艳				
17	广西壮族自治区	广西农业职业技术学院	邱玉蓉				
18	福建省	泉州医学高等专科学校	杨 慧				
19	四川省	雅安职业技术学院	肖 蒙				
20	福建省	福建生物工程职业技术学院	魏冰冰				
21	湖南省	湖南食品药品职业学院	李和媚				
22	云南省	云南新兴职业学院	段育敏				
23	江西省	江西农业工程职业学院	裴珍珍				
24	浙江省	杭州医学院	潘婷婷				
25	湖北省	鄂州职业大学	周明珠				

↗ **"十三五"职业教育国家规划教材书目（药学相关）** 2020年12月8日，教育部办公厅公布"十三五"职业教育国家规划教材书目，共3973种教材入选，其中药学相关的61种教材入选。教育部要求，严格教材选用，各省级教育行政部门要严格落实《职业院校教材管理办法》，加强对本地区职业院校教材选用工作的管理；各职业院校须按有关规定，完善教材选用制度，规范教材选用流程，优先选用"十三五"国规教材书目中的教材，确保优质教材进课堂，杜绝不合格教材流入学校。并要求规范标识使用，及时对教材进行修订更新。

中职

教材名称	第一主编	第一主编单位	出版单位
药物学基础	符秀华	安徽省淮南卫生学校	中国科技出版传媒股份有限公司
药用化学基础（一）——无机化学	张雪昀	湖南食品药品职业学院	中国医药科技出版社有限公司
药用化学基础（二）——有机化学	张雪昀	湖南食品药品职业学院	中国医药科技出版社有限公司
生物化学	钟楠楠	西安市卫生学校	中国科技出版传媒股份有限公司
生物化学基础	赵勋�	广西医科大学附设护士学校	中国科技出版传媒股份有限公司
分析化学基础	龚子东	河南应用技术职业学院	中国医药科技出版社有限公司
中药炮制技术	冯建华	四川省食品药品学校	中国医药科技出版社有限公司
中药学基础	李承革	四川省食品药品学校	中国医药科技出版社有限公司
药物学基础	孙艳平	黑龙江省绥化市卫生学校	人民卫生出版社
微生物与寄生虫基础	林 勇	江西省医药学校	中国医药科技出版社有限公司
中药化学基础	苏 锦	四川省食品药品学校	中国医药科技出版社有限公司
中药鉴定技术	丁冬梅	广东省食品药品职业技术学校	中国医药科技出版社有限公司
中药调剂技术	苏兰宜	江西省医药学校	中国医药科技出版社有限公司
中成药商品学	张小明	四川省食品药品学校	中国医药科技出版社有限公司
生理学基础（第二版）	宫国仁	丹东市中医药学校	高等教育出版社有限公司
药事法规（第二版）	杨瑞虹	山西卫生健康职业学院	高等教育出版社有限公司
药物应用护理	谈玲华	海宁卫生学校	北京师范大学出版社（集团）有限公司

高职

教材名称	第一主编	第一主编单位	出版单位
医药数理统计	高祖新	中国药科大学	中国医药科技出版社有限公司
生物制药工程技术与设备	罗合春	重庆工贸职业技术学院	化学工业出版社有限公司
药品检验技术	刘 郁	徐州工业职业技术学院	化学工业出版社有限公司
微生物检验技术	万国福	江苏食品药品职业技术学院	化学工业出版社有限公司

（续表）

教材名称	第一主编	第一主编单位	出版单位
临床药物治疗学	方士英	辽宁医药职业学院	中国医药科技出版社有限公司
制剂设备操作技术	韩恩远	河南应用技术职业学院	郑州大学出版社
药房工作实务	王 梅	山东药品食品职业学院	化学工业出版社有限公司
有机化学	刘 郁	徐州工业职业技术学院	化学工业出版社有限公司
微生物应用技术（第二版）	万洪善	连云港职业技术学院	化学工业出版社有限公司
GSP 实用教程	丛淑芹	山东药品食品职业学院	中国医药科技出版社有限公司
药物制剂技术	胡 英	浙江医药高等专科学校	中国医药科技出版社有限公司
药学服务实务	陈地龙	重庆三峡医药高等专科学校	中国医药科技出版社有限公司
实用药物学基础	杨 晶	黑龙江农业职业技术学院	中国轻工业出版社有限公司
有机化学	张坐省	杨凌职业技术学院	中国农业出版社有限公司
基础化学	张雪昀	湖南食品药品职业学院	中国医药科技出版社有限公司
基础化学	傅春华	山东医学高等专科学校	人民卫生出版社
药品储存与养护	舒 烁	重庆能源职业学院	重庆大学出版社有限公司
中药制剂检测技术	田友清	江苏医药职业学院	人民卫生出版社
天然药物学	沈 力	重庆三峡医药高等专科学校	人民卫生出版社
药物制剂技术	张健泓	广东食品药品职业学院	人民卫生出版社
药物化学	余卫国	浙江医药高等专科学校	河南科学技术出版社有限公司
药物制剂综合实训教程	胡 英	浙江医药高等专科学校	人民卫生出版社
药品储存与养护	徐世义	沈阳药科大学	人民卫生出版社
药物分析检测技术（第二版）	边虹铮	河北化工医药职业技术学院	化学工业出版社有限公司
方剂学	王义祁	安徽中医药高等专科学校	人民卫生出版社
中药学	杨德全	重庆三峡医药高等专科学校	人民卫生出版社
药物分析（第3版）	张 骏	天津医科大学	高等教育出版社有限公司
中医基础理论	陈 刚	湖北中医药高等专科学校	人民卫生出版社
医学文献检索	黄 海	江苏医药职业学院	中国医药科技出版社有限
药学综合知识与技能（第二版）	侯志飞	河北化工医药职业技术学院	化学工业出版社有限公司
药物化学（第2版）	徐 镰	江苏卫生健康职业学院	江苏凤凰科学技术出版社有限公司
药理学	秦红兵	江苏医药职业学院	高等教育出版社有限公司
有机化学	蒋 文	重庆医药高等专科学校	高等教育出版社有限公司
病原生物与免疫学	杨朝晔	江苏医药职业学院	中国医药科技出版社有限公司
药物分析	徐 宁	安庆医药高等专科学校	华中科技大学出版社
药理学（第二版）	俞月萍	杭州医学院	浙江大学出版社有限责任公司
药事管理与法规	何柳艳	广西卫生职业技术学院	河南科学技术出版社有限公司
护理药理数字课程	徐 红	滨州职业学院	高等教育电子音像出版社有限公司
方剂与中成药	王晓戎	安徽中医药高等专科学校	中国中医药出版社
药物学基础（第四版）	张 庆	济南护理职业学院	高等教育出版社有限公司
中药药剂学	胡志方	江西中医药高等专科学校	人民卫生出版社
中药鉴定技术	张钦德	山东中医药高等专科学校	人民卫生出版社
有机化学	王志江	山东中医药高等专科学校	人民卫生出版社
药用植物学	郑小吉	广东江门中医药职业学院	人民卫生出版社

（编写人员：姚文兵 冯 锋 樊陈琳 王欣然 孙小丽 邵 蓉 许风国 张永泽 顾 洁 邬瑞斌 明广奇 章映欢 蒋宏民 柳 翠 徐云龙）

药物生产与流通

Drug Production, Supply and Distribution

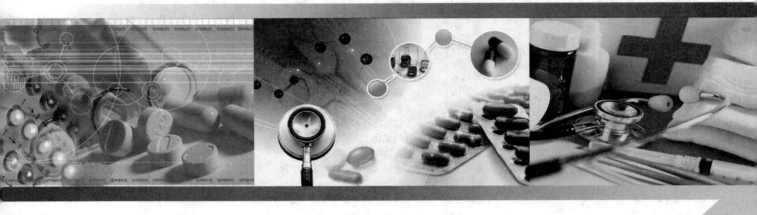

医药工业

2019 年概况 2019 年是我国医药工业发展的重要转型和关键升级年。产业改革的步伐加速,市场开放的节奏提速,行业发展增势出现减缓,但产业运行质量有所提高。在鼓励竞争、集采降价、合理用药、医保控费、贸易摩擦等新环境压力的推动下,创新、绿色、共享、高质量、国际化、智能制造、互联网 + 等新动力正推进医药工业快速转型升级。作为战略性新兴产业七大领域的重要组成部分,生物医药行业加快供给侧结构性改革,理性做减法,高效做加法,保持了相对稳健势头,对经济发展贡献继续增加。

医药工业主要经济指标增速明显回落 2019 年,受全球贸易环境不稳定因素增多、宏观经济减速发展常态化以及"三医"联动改革新政变化的影响,医药工业收入增速又降至个位数。全年医药制造业的工业增加值增速 6.6%,高于全国工业整体增速 0.9 个百分点(图 1)。全年医药工业规模以上企业实现主营业务收入 26 147.4 亿元,同比增长8.0%;实现利润总额 3 457.0 亿元,同比增长 7.0%;累计收入、利润增速分别较去年同期下降了 4.7、3.9 个百分点,创下历史新低。利润率 13.2%,高于去年全年 0.2 个百分点。各子行业中创新产品成为增长主动力。

医药产业主营业收入增长情况 医疗仪器设备及器械、化学药品制剂、生物药品制造的营业收入增长较快,增速分别高于医药工业平均水平的 3.6、3.5、2.4 个百分点。受质量、环保、安全监管趋严和规范临床医药用品使用的影响,中药饮片加工、化学药品原料药、卫生材料及医药用品制造增长依旧低迷,增速依次低于医药工业平均水平的 12.5、2.9、2.7 个百分点。

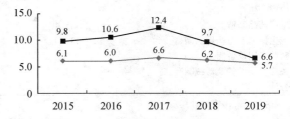

图 1　2015—2019 年医药工增加值增速与占比情况汇报

医药产业利润总额及增长情况　化学药品制剂、生物药品、医疗仪器设备及器械制造的利润增长较快,增速分别高于医药工业平均水平的 7.6、7.0、5.7 个百分点。中药饮片加工、中成药制造利润呈现负增长,同比增速分别下降25.5%、1.8%。医药工业出口保持增长。全年出口交货值2 116.9 亿元,同比增长 7.0%,增速较去年同期下降 4.5 个百分点。固定资产投资增速回升。在鼓励自主创新、提升仿制药质量、支持国际化等政策引导下,制药企业加大了新药研发、一致性评价和欧美认证等创新投入,全年医药制造业固定资产投资增速 8.4%,同比去年提高 4.4 个百分点(表1)。2019 年 1 月—12 月医药工业各子行业营业收入情况,见表 2;2019 年 1 月—12 月医药工业各子行业利润总额,见表 3。

表 1　近 3 年医药工业运行数据统计

主要指标	2017 年		2018 年		2019 年	
	总额	增速(%)	总额	增速(%)	总额	增速(%)
营业收入(亿元)	29 826.0	12.2	26 156.0	12.6	26 147.4	8.0
利润(亿元)	3 519.7	16.6	3 387.2	11.0	3 457.0	7.0
出口交货值(亿元)	2 023.3	11.1	2 205.5	11.3	2 116.9	7.0
固定资产投资(亿元)	5 986.3	-3.0		4.0		8.4

表 2　2019 年 1 月—12 月医药工业各子行业营业收入

行业	主营业务收入(亿元)	同比增长(%)	比重(%)
化学药品原料药制造	3 803.7	5.0	14.6
化学药品制剂制造	8 576.1	11.5	32.8
中药饮片加工	1 932.5	-4.5	7.4
中成药生产	4 587.0	7.5	17.5
生物药品制造	2 479.2	10.3	9.5
卫生材料及医药用品制造	1 781.4	5.3	6.8
制药专用设备制造	172.3	12.6	0.7
医疗仪器设备及器械制造	2 814.8	11.6	10.8
合计	26 147.4	8.0	

表3 2019 年 1 月—12 月医药工业各子行业利润总额

行业	利润总额(亿元)	同比增长(%)	比重(%)	利润率(%)
化学药品原料药制造	449.2	4.1	13.0	11.8
化学药品制剂制造	1 172.7	14.6	33.9	13.7
中药饮片加工	162.8	−25.5	4.7	8.4
中成药生产	593.2	−1.8	17.2	12.9
生物药品制造	485.4	14.0	14.0	19.6
卫生材料及医药用品制造	184.0	10.0	5.3	10.3
制药专用设备制造	5.2	55.7	0.2	3.0
医疗仪器设备及器械制造	404.4	13.3	11.7	14.4
合计	3 456.7	7.0		13.2

数据来源:国家统计局。

医药制造业营业收入及增长情况　根据国家统计局发布的 2019 年统计数据显示:2019 年我国医药制造业营业收入 23 908.6 亿元,同比增长 7.4%(表4)。相比 2017 年、2018 年,我国医药制造业增速在 2019 年有所放缓。

医药制造业利润总额及增长情况　2019 年,我国医药制造业利润总额实现 3 119.5 亿元,同比增长 5.9%(表5),利润总额增长慢于营业收入。从销售利润率来看,2019 年医药制造业销售利润率为 13.0%,比 2018 年上涨 0.2 个百分点。

表4 近年我国医药制造业营业收入情况(亿元)

行业	营业收入(亿元)	同比(%)
2017 年	28 459.6	12.5
2018 年	24 264.7	12.4
2019 年	23 908.6	7.4

注:规模以上工业企业利润总额、营业收入等指标的增速均按可比口径计算。报告期数据与上年所公布的同指标数据之间有不可比因素,不能直接相比计算增速。其主要原因是:①根据统计制度,每年定期对规模以上工业企业调查范围进行调整。每年有部分企业达到规模标准纳入调查范围,也有部分企业因规模变小而退出调查范围,还有新建投产企业、破产、注(吊)销企业等变化。②加强统计执法,对统计执法检查中发现的不符合规模以上工业统计要求的企业进行了清理,对相关基数依规进行了修正。③加强数据质量管理,剔除跨地区、跨行业重复统计数据

表5 近年我国医药制造业利润总额情况

行业	利润总额(亿元)	同比(%)
2017 年	3 314.1	17.8
2018 年	3 094.2	9.5
2019 年	3 119.5	5.9

↗ 2019 年中国制药工业百强情况　根据中国医药工业信息中心的统计和分析,2019 年度中国医药工业百强榜上榜企业延续了强劲增长动力,主营业务收入规模达到 9 296.4 亿元,增速达 10.7%。百强企业主营业务收入集中度达 35.6%。百强企业入围门槛,由 2018 年的 26.1 亿元增至 28.6 亿元,见表6。

表6 2019 年度中国制药工业百强榜(工信部)

位次	企业名称	位次	企业名称
1	扬子江药业集团有限公司	21	珠海联邦制药股份有限公司
2	广州医药集团有限公司	22	鲁南制药集团股份有限公司
3	中国医药集团有限公司	23	赛诺菲(杭州)制药有限公司
4	华润医药控股有限公司	24	天津市医药集团有限公司
5	修正药业集团股份有限公司	25	深圳市东阳光实业发展有限公司
6	上海医药(集团)有限公司	26	赛诺菲(中国)投资有限公司
7	上海复星医药(集团)股份有限公司	27	华北制药集团有限责任公司
8	拜耳医药保健有限公司	28	杭州默沙东制药有限公司
9	中国远大集团有限责任公司	29	人福医药集团股份有限公司
10	江苏恒瑞医药股份有限公司	30	丽珠医药集团股份有限公司
11	江西济民可信集团有限公司	31	西安杨森制药有限公司
12	山东齐鲁制药集团有限公司	32	江苏豪森药业集团有限公司
13	石药控股集团有限公司	33	费森尤斯卡比(中国)投资有限公司
14	辉瑞制药有限公司	34	江苏济川控股集团有限公司
15	四川科伦药业股份有限公司	35	云南白药集团股份有限公司
16	正大天晴药业集团股份有限公司	36	中国北京同仁堂(集团)有限责任公司
17	上海罗氏制药有限公司	37	新和成控股集团有限公司
18	阿斯利康制药有限公司	38	瑞阳制药有限公司
19	山东步长制药股份有限公司	39	太极集团有限公司
20	诺和诺德(中国)制药有限公司	40	北京诺华制药有限公司

中国药学年鉴　CHINESE PHARMACEUTICAL YEARBOOK 2020-2021

（续表）

位次	企业名称	位次	企业名称
41	江苏康缘集团有限责任公司	71	卫材（中国）投资有限公司
42	康恩贝集团有限公司	72	上海创诺医药集团有限公司
43	天士力控股集团有限公司	73	哈药集团有限公司
44	绿叶投资集团有限公司	74	浙江仙琚制药股份有限公司
45	长春高新技术产业（集团）股份有限公司	75	华兰生物工程股份有限公司
46	普洛药业股份有限公司	76	山东鲁抗医药股份有限公司
47	华立医药集团有限公司	77	哈尔滨誉衡药业股份有限公司
48	山东罗欣药业集团股份有限公司	78	江苏苏中药业集团股份有限公司
49	山东新华制药股份有限公司	79	好医生药业集团有限公司
50	浙江海正药业股份有限公司	80	江苏亚邦药业集团股份有限公司
51	浙江华海药业股份有限公司	81	上海勃林格殷格翰药业有限公司
52	山西振东健康产业集团有限公司	82	广西梧州中恒集团股份有限公司
53	中国医药健康产业股份有限公司	83	亚宝药业集团股份有限公司
54	南京先声东元制药有限公司	84	惠氏制药有限公司
55	中美上海施贵宝制药有限公司	85	海思科医药集团股份有限公司
56	沈阳三生制药有限责任公司	86	乐普（北京）医疗器械股份有限公司
57	石家庄以岭药业股份有限公司	87	成都康弘药业集团股份有限公司
58	浙江医药股份有限公司	88	成都倍特药业有限公司
59	江苏奥赛康药业有限公司	89	施维雅（天津）制药有限公司
60	东北制药集团有限公司	90	百特（中国）投资有限公司
61	天津红日药业股份有限公司	91	安斯泰来制药（中国）有限公司
62	北京泰德制药股份有限公司	92	神威药业集团有限公司
63	深圳信立泰药业股份有限公司	93	悦康药业集团股份有限公司
64	青峰医药集团有限公司	94	山东齐都药业有限公司
65	葵花药业集团股份有限公司	95	安徽丰原集团有限公司
66	辰欣科技集团有限公司	96	吉林敖东药业集团股份有限公司
67	石家庄四药有限公司	97	贵州益佰制药股份有限公司
68	山东睿鹰制药集团有限公司	98	北京四环制药有限公司
69	仁和（集团）发展有限公司	99	甘李药业股份有限公司
70	京新控股集团有限公司	100	江苏恩华药业股份有限公司

数据来源：中国医药企业管理协会。

↗ **2020 年概况** 2020 年，突如其来的新冠肺炎疫情，为我国经济社会发展带来了诸多挑战，各行各业普遍受创。我国医药工业在抗击疫情的同时，积极复工复产，加快开发疫情防控相关医药产品并组织生产。随着我国疫情得到有效控制，医疗机构逐步恢复正常运转，企业开工率提高，从二季度开始，医药工业主要经济指标保持了一定增长，但增速有所下降，具体如下。

医药行业运行总体情况 受疫情影响，第一季度我国医药工业企业总营业收入和利润较上年同期明显下降，但 3 月份以后，随着疫情影响减弱，企业逐渐复工复产，医院恢复正常运营后医疗需求迅速释放，企业营收和利润增速均明显回升。2020 年，规模以上医药制造业增加值累积同比增长 5.9%，增速较上年同期下降 0.7 个百分点，但高于工业整体增速 3.1 个百分点。这一显著的增加值增速回升使得医药制造业位居工业全行业的前位。医药工业主要经济指标呈现同比锐减后的快速回暖，其中，实现营业务收入 27 960.3 亿元，同比增长 7.0%，增速较上年同期下降 1.0 个百分点；实现利润总额 4 122.9 亿元，同比增长 19.3%，增速较上年

同期增加 12.3 个百分点，呈锐缩后快速反弹态势；医药制造业增加值增速平稳回升，固定资产投资快速反弹，增长 28.4%，疫情控制后的复工复产显示成效。出口交货值大幅上升，增长 40.0%。虽有卫生和医疗两大子行业的全力拉动，生物药品制造业和化学原料药行业利润增补，但医药工业整体形势不容乐观。

各子行业运行情况分析 虽然国内疫情影响已经降低，整个产业链处于大幅下挫后的恢复期，但国外形势严峻，各子行业依赖于经济内循环而表现不一，主要子行业表现仍然欠佳。各子行业中，受疫情前期医院正常诊疗受限，药品需求下滑，大部分医院的门诊、住院、手术治疗受限，医疗机构诊疗人次大幅下降影响购药金额，国家和地方集中采购政策持续推进等多重因素影响下，化学药品制剂制造收入和利润增速均有明显减少。同时国外疫情加剧拉动生物药品、卫生材料、医疗设备及器械等板块大幅提升。促使药品主营业务收入仍保持两位数增速的有生物药品制造、卫生材料及医药用品制造、医疗仪器设备及器械制造；利润增长较快的是化学药品原料药制造、生物药品制造、卫生材料及医药用品制

中国药学年鉴 CHINESE PHARMACEUTICAL YEARBOOK 2020-2021

造、医疗仪器设备及器械制造、制药专用设备制造。化学药品制剂、中药饮片加工的营业收入和利润增速均明显降低。

医药制造业行业运行分析　总体来看，受新冠病毒感染疫情的影响，以及疫情控制后迅速地复工复产，我国医药工业整体经济运行呈大幅锐减后快速回升的态势，各项经济指标回复正值。但增长主要来源于卫生材料及医药用品制造业和医疗仪器设备及器械制造业的强劲拉动，以及化学原料药制造业的利润增补，而其他子行业仍有负增长的表现，形势仍较为严峻。同时疫情在全球的蔓延给全球化的产业链供应链带来重创，我国医药产业链供应链的稳定也受到多方面的挑战，包括：药品研发所需的很多科研支撑条件依赖国外；生物药科研和生产用的仪器设备、原辅料等产业配套严重进口依赖；很多高端制药设备虽然已经解决了国产有无问题，但是一些参数常常无法满足质量标准要求；高端药用辅料和包装材料与国际先进水平仍存在差距等。

医药资产总额情况　在资产方面，医药工业资产总额合计达42 330.2亿元，同比增长13.0%，增速较上年同期提高5.2个百分点。固定资产投资总额累计增长28.4%，呈大幅度锐减后的快速回升趋势，与企业复工复产，设备采购、施工建设重启步入正常通道相关。

医药行业出口情况　从行业整体情况来看，今年医药工业出口在卫生材料及医药用品制造业、生物药品制造业和医疗仪器设备及器械制造业出口交货值大幅增长的拉升下呈现锐减后大幅回升的态势。其他各子行业的出口增速均低于医药工业整体水平，中成药产业呈负增长。所占份额最大的医疗仪器设备及器械制造业出口交货值的正增长，对医

药工业整体出口表现有较大影响。在医药出口方面，今年医药工业累计实现出口交货值3 019.5亿元，同比增长40.0%，增速较上年同期提高33.0个百分点，呈异常显眼的迅猛回升，全球疫情的暴发，国际需求的突增，即便国际航班停运诸多，但货运的保障使得以医疗仪器设备及器械制造业和卫生材料及医药用品制造业为主力的部分疫情相关产品出口增长。同时，由于我国疫情控制得较好，部分产品替代了印度、欧美等竞争企业，化学药品制剂和原料药出口进一步增长。

制药企业制剂国际化进程　2020年，虽然疫情在全球大暴发，我国制药企业制剂国际化进程仍在稳步推进，有26家企业的96个制剂品种获得美国ANDA批件，获批数量联系三年在FDA占比达10%，其中复星医药获批22个品种，为获批最多企业，正大天晴、翰宇药业、安元生物、四季生物为首次获批的中国医药企业，国内企业走出去步伐加快。

新药开发保持良好态势　新冠疫苗等应急研发彰显行业技术实力，截止20201年2月，国药集团中国生物、北京科兴中维生物技术有限公司新冠灭活疫苗已获得国家药监局批准附条件上市，6个疫苗品种进入三期临床试验。创新药申报数量仍保持在较高水平，2020年，药审中心受理国产一类创新药注册申请828个，其中受理临床申请781个，48个创新药物通过NMPA审批，有14个新药通过医保谈判纳入了2020年国家医保目录，加大了创新药物的可及性。中国创新药企在研药物的临床进度和全球研发的差距在逐渐缩小，在研单抗药物靶点和全球研发进度相近，在双抗领域，在中国开发的双抗数量上本土企业已远超跨国企业。2020年批准上市的国产一类新药见表7。

表7　2020年批准上市的国产1类新药

序号	产品名称	生产厂家	适应证
1	盐酸恩沙替尼胶囊	贝达药业	肿瘤
2	甲磺酸阿美替尼片	豪森药业	肿瘤
3	注射用伊尼妥单抗	三生国健	肿瘤
4	奥布替尼	诺诚健华	肿瘤
5	泽布替尼	百济神州	肿瘤
6	索凡替尼胶囊	和记黄埔	肿瘤
7	氟唑帕利胶囊	恒瑞医药	肿瘤
8	硫酸依米他韦胶囊	东阳光	抗感染
9	盐酸可洛派韦胶囊	凯因格领	抗感染
10	注射用头孢比罗酯钠	华润九新	抗感染
11	鼻喷冻干流感减毒活疫苗	长春百克	疫苗
12	新冠灭活疫苗	中国生物	疫苗
13	桑枝总生物碱片（中药）	北京五和博澳	内分泌
14	莲花清咳片（中药）	以岭药业	呼吸道
15	筋骨止痛凝胶（中药）	康缘药业	用于膝骨关节炎肾虚筋脉瘀滞证的症状改善等
16	阿伐曲泊帕片	复星医药	血液
17	重组结核杆菌融合蛋白	智飞生物	结核杆菌感染筛查
18	依达拉奉右莰醇注射用浓溶液	先声制药	神经内科
19	环泊酚注射液	海思科	麻醉
20	苯磺酸瑞马唑仑	人福医药	麻醉

☑ **2020 年中国制药工业百强情况** 2020 年百强企业的主营业务收入 9 012.1 亿元,同比下降 3.1%,为近十年来首度下滑,主要原因是新冠肺炎疫情等因素的叠加影响。不过,百强企业的利润总额同比增长 14.6%,其中超过半数企业的主营业务收入实现正增长。

2020 年百强企业见表 8。

表 8　2020 年度中国医药工业百强榜(工信部)

位次	企业名称	位次	企业名称
1	中国医药集团有限公司	51	沈阳三生制药有限责任公司
2	扬子江药业集团有限公司	52	浙江医药股份有限公司
3	广州医药集团有限公司	53	瑞阳制药股份有限公司
4	江苏恒瑞医药股份有限公司	54	华立医药集团有限公司
5	华润医药控股有限公司	55	华兰生物工程股份有限公司
6	修正药业集团股份有限公司	56	山西振东健康产业集团有限公司
7	上海复星医药(集团)股份有限公司	57	中美上海施贵宝制药有限公司
8	上海医药(集团)有限公司	58	上海勃林格殷格翰药业有限公司
9	齐鲁制药集团有限公司	59	圣湘生物科技股份有限公司
10	石药控股集团有限公司	60	先声药业有限公司
11	江西济民可信集团有限公司	61	山东鲁抗医药股份有限公司
12	中国远大集团有限责任公司	62	烟台绿叶医药控股有限公司
13	拜耳医药保健有限公司	63	东北制药集团股份有限公司
14	阿斯利康制药有限公司	64	仁和(集团)发展有限公司
15	正大天晴药业集团股份有限公司	65	上海创诺医药集团有限公司
16	辉瑞制药有限公司	66	江苏奥赛康药业有限公司
17	四川科伦药业股份有限公司	67	浙江仙琚制药股份有限公司
18	诺和诺德(中国)制药有限公司	68	江苏苏中药业集团股份有限公司
19	上海罗氏制药有限公司	69	中国医药健康产业股份有限公司
20	珠海联邦制药股份有限公司	70	信达生物制药(苏州)有限公司
21	山东步长制药股份有限公司	71	山东罗欣药业集团股份有限公司
22	威高集团有限公司	72	石家庄四药有限公司
23	丽珠医药集团股份有限公司	73	成都倍特药业股份有限公司
24	杭州默沙东制药有限公司	74	辰欣科技集团有限公司
25	人福医药集团股份有限公司	75	悦康药业集团股份有限公司
26	赛诺菲(中国)投资有限公司	76	京新控股集团有限公司
27	华北制药集团有限责任公司	77	葵花药业集团股份有限公司
28	新和成控股集团有限公司	78	烟台东诚药业集团股份有限公司
29	西安杨森制药有限公司	79	广西梧州中恒集团股份有限公司
30	鲁南制药集团股份有限公司	80	海思科医药集团股份有限公司
31	石家庄以岭药业股份有限公司	81	甘李药业股份有限公司
32	江苏豪森药业集团有限公司	82	成都康弘药业集团股份有限公司
33	北京诺华制药有限公司	83	百特(中国)投资有限公司
34	费森尤斯卡比(中国)投资有限公司	84	深圳市海普瑞药业集团股份有限公司
35	赛诺菲(杭州)制药有限公司	85	施慧达药业集团(吉林)有限公司
36	天津市医药集团有限公司	86	哈尔滨誉衡集团有限公司
37	长春高新技术产业(集团)股份有限公司	87	奥美医疗用品股份有限公司
38	中国北京同仁堂(集团)有限责任公司	88	卫材(中国)投资有限公司
39	深圳市东阳光实业发展有限公司	89	北京泰德制药股份有限公司
40	普洛药业股份有限公司	90	贵州益佰制药股份有限公司
41	天士力控股集团有限公司	91	亚宝药业集团股份有限公司
42	天津红日药业股份有限公司	92	神威药业集团有限公司
43	浙江华海药业股份有限公司	93	安斯泰来制药(中国)有限公司
44	山东新华制药股份有限公司	94	好医生药业集团有限公司
45	云南白药集团股份有限公司	95	山东金城医药集团股份有限公司
46	浙江海正药业股份有限公司	96	施维雅(天津)制药有限公司
47	振德医疗用品股份有限公司	97	玉溪沃森生物技术有限公司
48	江苏济川控股集团有限公司	98	江苏恩华药业股份有限公司
49	太极集团有限公司	99	山东齐都药业有限公司
50	浙江康恩贝制药股份有限公司	100	华邦生命健康股份有限公司

数据来源:中国医药企业管理协会。

医药商业

2019 年概况

药品终端市场销售情况 2019 年我国三大终端六大市场药品销售额位 17 955 亿元,同比增长 4.8%。从增长率来看,受制于国家集中采购、国家医保管控的加强、医联体的推进和重点监控药品目录的执行,全年药品销售额增速出现了逐步放缓的趋向。其中,公立医院终端稳居首位,零售药店终端次之,公立基层医疗终端占比最小。短期来看,公立医院终端主导地位不会改变,2019 年,公立医院终端市场药品销售额为 11 951 亿元,占比 66.56%;零售药店终端市场药品销售额为 4 196 亿元,占比 23.37%;公立基层医疗市场药品销售额为 1 808 亿元,占比 10.07%。2019 年,我国药品销售第一终端公立医院终端销售额按照市场来分,城市公立医院市药品销售额为 8 739 亿元,同比增长 3.0%;县级公立医院药品销售额为 3 212 亿元,同比增长 5.1%。从市场结构来看,目前城市公立医院市场仍处于领先地位,但城市公立医院市场销售额增速明显低于县级公立医院药品销售额增长速度,两者之间的差距在逐步缩小。2019 年,我国药品销售第二终端公立医院终端销售额按照市场来分,实体药店市场药品销售额为 4 057 亿元,同比增长 6.2%;网上药店市场药品销售额为 138 亿元,同比增长 40.0%。从市场结构来看,目前实体药店市场仍处于领先地位,但网上药店市场销售额持续保持高速增长,近年来,增长速度均维持在 40%以上水平。2019 年我国药品销售第三终端公立基层医疗终端药品销售额达到 1 808 亿元,同比增长 8.2%。销售额增速明显快于其他两大终端市场增长。其中城市社区卫生中心(站)药品销售额为 696 亿元,同比增长 10.5%;乡镇卫生院药品销售额为 1 112 亿元,同比增长 6.8%。

2019 年全国医药商业企业销售 100 强,见表 9;2019 年中国药品流通行业零售企业 100 强,见表 10;2019 年中国药品流通行业批发企业 100 强,见表 11。

表9　2019 年全国医药商业企业销售 100 强

位次	企业名称	位次	企业名称
1	国药控股股份有限公司	32	陕西医药控股集团派昂医药有限责任公司
2	华润医药商业集团有限公司	33	江西汇仁医药贸易有限公司
3	上药控股有限公司	34	天津中新药业集团股份有限公司医药公司
4	九州通医药集团股份有限公司	35	江苏先声药业有限公司
5	修正药业集团营销有限公司	36	重庆桐君阁股份有限公司
6	南京医药股份有限公司	37	湖北人福医药集团有限公司
7	华东医药股份有限公司	38	西安怡康医药连锁有限责任公司
8	中国医药健康产业股份有限公司	39	吉林省龙峰医药集团有限公司
9	瑞康医药集团股份有限公司	40	江苏康缘医药商业有限公司
10	重药控股股份有限公司	41	广州白云山医药销售有限公司
11	浙江英特集团股份有限公司	42	浙江省医药工业有限公司
12	嘉事堂药业股份有限公司	43	仁和(集团)发展有限公司
13	云南省医药有限公司	44	福建同春药业股份有限公司
14	山东海王银河医药有限公司	45	必康润祥医药河北有限公司
15	鹭燕医药股份有限公司	46	海思科医药集团股份有限公司
16	广西柳州医药股份有限公司	47	创美药业股份有限公司
17	四川科伦医药贸易有限公司	48	陕西华氏医药有限公司
18	石药集团河北中诚医药有限公司	49	陕西华远医药集团有限公司
19	天津天士力医药营销集团股份有限公司	50	江苏润天生化医药有限公司
20	中国北京同仁堂(集团)有限责任公司	51	西藏神威药业有限公司
21	老百姓大药房连锁股份有限公司	52	浙江震元股份有限公司
22	同济堂医药有限公司	53	礼来贸易有限公司
23	大参林医药集团股份有限公司	54	葵花药业集团医药有限公司
24	民生药业集团有限公司	55	亚宝药业集团股份有限公司
25	重庆智飞生物制品股份有限公司	56	齐鲁医疗投资管理有限公司
26	一心堂药业集团股份有限公司	57	北京上药爱心伟业医药有限公司
27	益丰大药房连锁股份有限公司	58	江西五洲医药营销有限公司
28	安徽天星医药集团有限公司	59	福建省医药有限责任公司
29	江西南华医药有限公司	60	马应龙药业集团股份有限公司
30	万全医药控股(中国)有限公司	61	四川金仁医药集团有限公司
31	哈药集团医药有限公司	62	湖南达嘉维康医药产业股份有限公司

中国药学年鉴 CHINESE PHARMACEUTICAL YEARBOOK 2020-2021

（续表）

位次	企业名称	位次	企业名称
63	山东罗欣医药现代物流有限公司	82	云南同丰医药有限公司
64	临沂医药集团有限公司	83	山东康诺盛世医药有限公司
65	泰州医药集团有限公司	84	浙江华通医药股份有限公司
66	四川合纵药易购医药股份有限公司	85	天圣制药集团股份有限公司
67	河南海华医药物流有限公司	86	四川贝尔康医药有限公司
68	健民药业集团股份有限公司	87	四川嘉事蓉锦医药有限公司
69	浙江恩泽医药有限公司	88	河南东森医药有限公司
70	四川本草堂药业有限公司	89	湖南同安医药有限公司
71	江西仁翔药业有限公司	90	浙江海派医药有限公司
72	辽宁汇明医药有限公司	91	扬子江药业集团南京海陵药业有限公司
73	四川康弘医药贸易有限公司	92	云南医药工业销售有限公司
74	民生集团河南医药有限公司	93	山东实成医药有限公司
75	康泽药业股份有限公司	94	淄博众生医药有限公司
76	必康百川医药(河南)有限公司	95	北京红太阳药业有限公司
77	江苏大众医药集团	96	上海第一医药股份有限公司
78	吉林省统泰实业有限公司	97	山西广誉远国药有限公司
79	兰州强生医药集团有限公司	98	陕西光大药业集团股份有限公司
80	四川粤通医药有限公司	99	广东大翔医药集团有限公司
81	江西九州医药有限公司	100	浙江长典医药有限公司

表10 2019年中国药品流通行业零售企业100强

位次	企业名称	位次	企业名称
1	国药控股国大药房有限公司	32	山东燕喜堂医药连锁有限公司
2	老百姓大药房连锁股份有限公司	33	上海医药众协药业有限公司
3	大参林医药集团股份有限公司	34	湖南千金大药房连锁有限公司
4	一心堂药业集团股份有限公司	35	江苏润天医药连锁药房有限公司
5	益丰大药房连锁股份有限公司	36	重庆鑫斛药房连锁有限公司
6	中国北京同仁堂(集团)有限责任公司	37	安徽丰原大药房连锁有限公司
7	重庆桐君阁大药房连锁有限责任公司	38	苏州礼安医药连锁总店有限公司
8	甘肃众友健康医药股份有限公司	39	上海第一医药股份有限公司
9	上海华氏大药房有限公司	40	成都泉源堂大药房连锁股份有限公司
10	漱玉平民大药房连锁股份有限公司	41	广州健民医药连锁有限公司
11	湖北同济堂药房有限公司	42	浙江震元医药连锁有限公司
12	云南健之佳健康连锁店股份有限公司	43	贵州一品药业连锁有限公司
13	辽宁成大方圆医药连锁有限公司	44	杭州九洲大药房连锁有限公司
14	河南张仲景大药房股份有限公司	45	中山市中智大药房连锁有限公司
15	河北华佗药房医药连锁有限公司	46	四川杏林医药连锁有限责任公司
16	重庆和平药房连锁有限责任公司	47	怀化怀仁大药房连锁有限公司
17	柳州桂中大药房连锁有限责任公司	48	浙江英特怡年药房连锁有限公司
18	浙江瑞人堂医药连锁有限公司	49	山东立健药店连锁有限公司
19	吉林大药房药业股份有限公司	50	深圳市麦德信药房管理有限公司
20	好药师大药房连锁有限公司	51	青岛德信行惠友大药房有限公司
21	甘肃德生堂医药科技集团有限公司	52	河北神威大药房连锁有限公司
22	江西黄庆仁栈华氏大药房有限公司	53	廊坊市百和一笑堂医药零售连锁有限公司
23	天济大药房连锁有限公司	54	武汉马应龙大药房连锁有限公司
24	临沂市仁和堂医药(连锁)有限公司	55	贵州正和祥药业有限公司
25	哈尔滨人民同泰医药连锁店	56	江苏大众医药连锁有限公司
26	石家庄新兴药房连锁股份有限公司	57	连云港康济大药房连锁有限公司
27	南京医药国药有限公司	58	杭州华东大药房连锁有限公司
28	深圳市南北药行连锁有限公司	59	山西荣华大药房连锁有限公司
29	重庆市万和药房连锁有限公司	60	杭州胡庆余堂国药号有限公司
30	贵州一树连锁药业有限公司	61	宁波四明大药房有限责任公司
31	成都百信药业连锁有限责任公司	62	云南白药大药房有限公司

（续表）

位次	企业名称	位次	企业名称
63	仁和药房网(北京)医药科技有限公司	82	黑龙江华辰大药房连锁有限公司
64	陕西众信医药超市连锁股份有限公司	83	四川遂宁市全泰堂药业有限公司
65	黑龙江泰华医药集团有限公司	84	海宁市老百姓大药房有限责任公司
66	浙江华通医药连锁有限公司	85	河南佐今明大药房健康管理股份有限公司
67	武汉东明药房连锁有限公司	86	西双版纳迪升药业有限责任公司
68	杭州全德堂药房有限公司	87	湖北独活药业股份有限公司
69	宁波彩虹大药房有限公司	88	四川德仁堂药业连锁有限公司
70	常州人寿天医药连锁有限公司	89	宜宾天天康大药房零售连锁有限责任公司
71	北京德信行医保全新大药房有限公司	90	浙江华联医药连锁有限公司
72	上海养和堂药业连锁经营有限公司	91	青岛百洋健康药房连锁有限公司
73	上海得一大药房有限公司	92	云南省玉溪医药有限责任公司
74	四川圣杰药业有限公司	93	易心堂大药房连锁股份有限公司
75	深圳市万泽医药连锁有限公司	94	山东利民大药店连锁股份有限公司
76	广西一心医药集团有限责任公司	95	四川省荣县泰康大药房连锁药业有限公司
77	上海余天成药业连锁有限公司	96	上海南汇华泰药店连锁总店
78	浙江天天好大药房连锁有限公司	97	江西省萍乡市昌盛大药房连锁有限公司
79	康泽药业连锁有限公司	98	绵阳科伦大药房连锁有限公司
80	上海医药嘉定大药房连锁有限公司	99	济宁新华鲁抗大药房有限公司
81	十堰市用心人大药房连锁有限公司	100	上海药房连锁有限公司

表11 2019 年中国药品流通行业批发企业 100 强

位次	企业名称	位次	企业名称
1	中国医药集团有限公司	32	天津中新药业集团股份有限公司医药公司
2	上海医药集团股份有限公司	33	罗氏(上海)医药贸易有限公司
3	华润医药商业集团有限公司	34	天泽医药集团太平医药有限公司
4	九州通医药集团股份有限公司	35	青岛百洋医药股份有限公司
5	广州医药有限公司	36	江苏先声药业有限公司
6	深圳市海王生物工程股份有限公司	37	浙江省医药工业有限公司
7	南京医药股份有限公司	38	修正药业集团营销有限公司
8	华东医药股份有限公司	39	江苏省润天生化医药有限公司
9	中国医药健康产业股份有限公司	40	昆药集团医药商业有限公司
10	瑞康医药集团股份有限公司	41	必康润祥医药河北有限公司
11	重药控股股份有限公司	42	创美药业股份有限公司
12	安徽华源医药股份有限公司	43	云南东骏药业有限公司
13	浙江英特集团股份有限公司	44	葵花药业集团医药有限公司
14	嘉事堂药业股份有限公司	45	浙江震元股份有限公司
15	云南省医药有限公司	46	礼来贸易有限公司
16	鹭燕医药股份有限公司	47	北京双鹤药业经营有限责任公司
17	广西柳州医药股份有限公司	48	齐鲁医疗投资管理有限公司
18	四川科伦医药贸易有限公司	49	东北制药集团供销有限公司
19	石药集团河北中诚医药有限公司	50	广州采芝林药业有限公司
20	天津天士力医药营销集团股份有限公司	51	福建省医药集团有限公司
21	中刚北京同仁堂(集团)有限责任公司	52	海尔施生物医药股份有限公司
22	江西南华药业有限公司	53	贵州康心药业有限公司
23	哈药集团医药有限公司	54	浙江来益药业有限公司
24	江西汇仁医药贸易有限公司	55	吉林万通药业集团药品经销有限公司
25	民生药业集团有限公司	56	四川金仁医药集团有限公司
26	同济堂医药有限公司	57	山西亚宝医药经销有限公司
27	陕西医药控股集团派昂医药有限责任公司	58	山东罗欣医药现代物流有限公司
28	江苏省医药有限公司	59	厦门片仔癀宏仁医药有限公司
29	重庆桐君阁股份有限公司	60	湖南达嘉维康医药有限公司
30	湖北人福医药集团有限公司	61	上海康健进出口有限公司
31	江苏康绿医药商业有限公司	62	浙江恩泽医药有限公司

（续表）

位次	企业名称	位次	企业名称
63	四川合纵药易购医药股份有限公司	82	云南同丰医药有限公司
64	泰州医药集团有限公司	83	浙江英诺珐医药有限公司
65	山东新华医药贸易有限公司	84	兰州强生医药有限责任公司
66	安徽乐嘉医药科技有限公司	85	西安藻露堂药业集团有限责任公司
67	辽宁汇明医药有限公司	86	商丘新先锋药业有限公司
68	贵州科开医药有限公司	87	上海外高桥医药分销中心有限公司
69	重庆长圣医药有限公司	88	兰州西城药业有限责任公司
70	昆明滇虹药业销售有限公司	89	云南医药工业销售有限公司
71	浙江华通医药股份有限公司	90	浙江珍诚医药在线股份有限公司
72	海南天祥药业有限公司	91	湖南博瑞药业有限公司
73	西藏神威药业有限公司	92	浙江瑞海医药有限公司
74	四川本草堂药业有限公司	93	常熟市建发医药有限公司
75	康泽药业股份有限公司	94	江苏澳汗医药物流有限公司
76	必康百川医药(河南)有限公司	95	深圳中联广深医药(集团)股份有限公司
77	四川贝尔康医药有限公司	96	江苏恩华和润医药有限公司
78	山东康诺盛世医药有限公司	97	重庆生物制品有限公司
79	四川金利医药贸易有限公司	98	西安医药股份有限公司
80	浙江嘉信医药股份有限公司	99	大德浙江医药股份有限公司
81	上海海吉雅医药有限公司	100	云南省久泰药业有限公司

医药外贸情况　根据中国海关数据统计显示,2019 年中国医药进出口总额 1 456.91 亿美元,同比增长 26.85%。中药、西药和医疗器械三大类商品出口额同比分别为 2.82%、11.46% 和 21.46%,医疗器械增长速度最高。其中,出口 738.3 亿美元,增长 14.6%;进口 718.61 亿美元,增长 42.5%;贸易顺差 19.7 亿美元,缩减至历史低位。近年来,中国医药企业深耕“一带一路”市场成果显著,已进入收获期。2019 年,中国对“一带一路”市场出口医药产品 223.06 亿美元,增长 21.63%,比出口整体增速高 7 个百分点,占医药出口总额的 29.1%。2019 年中国医药进出口情况,见表 12。

表 12　2019 年我国医药出口情况(亿美元,%)

分类	出口		
	出口额	同比增长(%)	占比(%)
中药类	**40.19**	**2.82**	**5.44**
保健品	2.47	0.21	0.33
提取物	23.72	0.19	3.21
中成药	2.63	-0.45	0.36
中药饮片	11.37	10.32	1.54
西药类	**411.09**	**11.46**	**55.68**
化学原料药	336.83	12.10	46.62
西成药	41.09	0.23	5.57
生化药	33.16	21.25	4.49
医疗器械类	**287.02**	**21.46**	**38.88**
总计	738.30	14.60	100.00

数据来源:中国医药保健品进出口商会

2020 年概况　2020 年是全国药品流通行业“十三五”发展规划的收官之年。面对突如其来的新冠肺炎疫情,在以习近平同志为核心的党中央坚强领导下,药品流通行业经受住了考验,有力地保障了药品及医疗防疫物资的高效流通和可靠供应,为抗击疫情做出了积极贡献。随着医药卫生体制改革不断深化,药品流通行业加快转型升级步伐,加强医药供应链协同发展,创新药品零售与服务模式,行业销售总额稳中有升,集约化程度继续提高,显现出长期向好的态势。

医药商业规模情况　据统计,2020 年,全国药品流通市场销售规模稳步扩大,但增速放缓。统计显示,全国七大类医药商品销售总额 24 149 亿元,扣除不可比因素同比增长 2.4%,增速同比放慢 6.2 个百分点。其中,药品零售市场 5 119 亿元,扣除不可比因素同比增长 10.1%,增速同比加快 0.2 个百分点。截至 2020 年末,全国共有药品批发企业 1.31 万家;药品零售连锁企业 6 298 家、下辖门店 31.29 万家,零售单体药店 24.10 万家,零售药店门店总数 55.39 万家。

医药商业效益　2020 年,全国药品流通直报企业 3 主营业务收入 18 214 亿元,扣除不可比因素同比增长 2.8%,增速同比放慢 6.8 个百分点,约占全国药品流通市场销售规模的 85.2%;利润总额 435 亿元,扣除不可比因素同比增长 5.4%,增速同比降低 2.7 个百分点;平均毛利率 8.6%,同比上升 0.1 个百分点;平均费用率 6.8%,与上年持平;平均利润率 1.8%,同比上升 0.1 个百分点;净利润率 1.7%,同比上升 0.1 个百分点。

销售品类与渠道情况　按销售品类分类,西药类销售居主导地位,销售额占七大类医药商品销售总额的 71.5%,其次中成药类占 14.1%,中药材类占 2.3%,以上三类占比合计为 87.9%;医疗器材类占 7.4%,化学试剂类占 0.7%,玻璃仪器类占比不足 0.1%,其他类占 4.0%。按销售渠道分类,2020 年对生产企业销售额 121 亿元,占销售总额的 0.5%,同上年持平;对批发企业销售额 6 881 亿元,占销售总额的 28.5%,同比下降 0.5 个百分点;对终端销售额 17 079 亿元,占销售总额的 0.7%,同比上升 0.4 个百分点;直接出口销售额 68 亿元,占销售总额的 .3%,同比上升 0.1 个百分点。在以上对终端销售中,对医疗机构销售额 11 851 亿元,由于 2020 年医疗卫生机构诊疗人次的下降,占终端销售额的比例由 2019 年的 71.5% 下降至 69.4%,同比下降 2.1 个百分点;对零售药店和零售药店对居民的销售额 5 228 亿元,占终端销售额的 30.6%,同比上升 2.1 个百分点。

销售区域分布情况 2020 年,全国六大区域销售额占全国销售总额的比重分别为:华东 36.1%,中南 27.0%,华北 15.2%,西南 13.3%,东北 4.4%,西北 4.0%。其中,华东、中南、华北三大区域销售额占到全国销售总额的 78.3%,同比上升 0.1 个百分点。三大经济区药品销售额占全国销售总额的比重分别为:京津冀经济区 12.8%,同比下降 0.7 个百分点;长江三角洲经济区 26.5%,同比下降 0.2 个百分点;珠江三角洲经济区 10.6%,同比上升 0.4 个百分点。2020 年销售额居前 10 位的省市自治区依次为:广东、北京、上海、江苏、浙江、山东、河南、安徽、四川、湖北。同 2019 年相比,除江苏、浙江、山东、河南位序略有升降外,其余各省位序保持稳定;上述省市销售额占全国销售总额的 65.3%,同比上升 0.1 个百分点。

销售企业所有制结构分析 在全国药品流通直报企业中,国有及国有控股药品流通企业主营业务收入 11 011 亿元,占直报企业主营业务总收入的 60.5%;实现利润 250 亿元,占直报企业利润总额的 57.5%。股份制企业主营业务收入 6 124 亿元,占直报企业主营业务总收入的 33.6%;实现利润 164 亿元,占直报企业利润总额的 37.7%。此外,外商及港澳台投资企业主营业务收入占直报企业主营业务总收入的 3.4%,实现利润占直报企业利润总额的 3.2%;私营企业主营业务收入占直报企业主营业务总收入的 1.5%,实现利润占直报企业利润总额的 0.9%。

医药物流配送情况 据不完全统计,2020 年全国医药物流直报企业(452 家)配送货值(无税销售额)17 459 亿元(具有独立法人资质的物流企业配送货值占 69.5%),共拥有 1 170 个物流中心,仓库面积约 1 222 万平方米,其中常温库占 40.3%、阴凉库占 57.8%、冷库占 1.9%;拥有专业运输车辆 16 148 辆,其中冷藏车占 16.8%、特殊药品专用车占 1.6%。自运配送范围在省级及以下的企业数量占 81.5%;配送范围覆盖全国的企业数量占 2.7%。委托配送范围在各级行政区域较为均衡,承担全国、跨区域、跨省、省内、市内及乡镇范围配送的企业数占比在 1%~22%。在物流自动化和信息化技术方面,51.7% 的企业具有仓库管理系统,34.9% 的企业具有电子标签拣选系统,29.1% 的企业具有射频识别设备。

医药电商销售分析 据不完全统计,2020 年医药电商直报企业 5 销售总额达 1 778 亿元(含第三方交易服务平台交易额),占同期全国医药市场总规模的 7.4%。其中,第三方交易服务平台交易额 708 亿元,占医药电商销售总额的 39.8%;B2B(企业对企业)业务销售额 1 003 亿元,占医药电商销售总额的 56.4%;B2C(企业对顾客)业务销售额 67 亿元,占医药电商销售总额的 3.8%。第三方交易服务平台业

务中移动端占 47.6%,B2B 业务中移动端占 11.9%,B2C 业务中移动端占 72.9%。订单总数 11 166 万笔,其中第三方交易服务平台订单数 3 866 万笔,订单转化率 97.9%;B2B 订单数 2 767 万笔,订单转化率 96.0%;B2C 订单数 4 533 万笔,订单转化率 96.2%。第三方交易服务平台网站活跃用户量 51 万;B2B 网站活跃用户量 59 万;B2C 网站活跃用户量 4953 万,平均客单价 229 元,平均客品数约 11 个。B2B 日出库完成率 97.0%,B2C 日出库完成率 99.4%。B2B 电商业务费用率 7.3%,B2C 电商业务费用率 16.3%,均高于行业平均费用率。B2B 与 B2C 销售结构差异较为明显,B2B 业务主要集中在西药类,其次是中成药;而 B2C 业务主要集中在西药类、医疗器材类,其次是其他类。

上市企业营业收入情况 2020 年,药品流通行业 25 家上市公司营业收入总和为 14 054 亿元,同比增长 4.0%,与 2019 年相比降低 13.4 个百分点。平均毛利率为 17.6%,2020 年药品流通行业运行统计分析报告同比下降 0.9 个百分点;平均费用率为 13.6%,同比上升 0.2 个百分点;平均利润率为 2.8%,同比下降 0.1 个百分点。年终最后一个交易日市值总计 4 834 亿元,平均市值为 193 亿元。市值 200 亿元以上的企业增加到 9 家,分别是大参林、国药控股、益丰药房、上海医药、华东医药、国药股份、九州通、老百姓和华润医药;其中大参林的市值最高,为 516.03 亿元。年内,25 家药品流通行业上市公司披露的对外投资并购活动共有 92 起,涉及金额 146.79 亿元。

2020 年我国药品零售市场 5 119 亿元,扣除不可比因素同比增长 10.1%,增速同比加快 0.2 个百分点。2020 年药品零售企业销售总额前 100 位(表 13),基本为连锁药店,国大药房销售额约 216 亿元,排名第一;大参林(153 亿元)、老百姓(148 亿元)、益丰(136 亿元)、一心堂(128 亿元)位列 2~5 名。

发布的 2020 年药品批发企业主营业务收入前 100 位排名中,中国医药主营业务收入约 4 806 亿元,位列第一,上海医药(1 682 亿元)、华润医药(1 511 亿元)、九州通(1 108 亿元)、中国医药重庆医药联合体(844 亿元)位列 2~5 名。见表 14。

医药外贸情况 根据海关总署数据显示,2014~2020 年我国医药品的进出口总额呈现逐年增长态势,2020 年我国医药品的进出口总额达到 591 亿美元,但我国医药品的对外贸易长期处于贸易逆差的形势之中,其中 2020 年我国医药品行业的贸易逆差达到 149.01 亿美元。

从医药品进口数量来看,根据海关总署数据显示,2014~2020 年我国医药品进口数量整体呈现增长态势。2020 年我国医药材及药品进口数量达到 22 万吨,同比增长 38.9%,增速大大提升。有部分原因是海关总署医药品数量统计分类的改变。从医药品进口金额来看,根据海关总署数据显示,2014~2020 年我国医药品进口金额整体呈现增长态势。2020 年我国医药品进口金额达到 370 亿美元,同比增长 3.5%。2020 年由于全球的经济都遭受到新冠疫情的冲击,

导致国外医药企业停工停产，因此进口医药品的种类相对较为有限，医药品进口金额在2020年有所下降。

从医药品出口数量来看，根据海关总署数据显示，2014—2020年我国医药品进口数量整体呈现逐年增长变化态势。2020年我国医药品出口数量达到131.4万吨，同比增长19.3%。从医药品出口金额来看，根据海关总署数据显示，2014—2020年我国医药品出口金额整体呈现波动变化态势。2020年我国医药品出口金额出现大幅上升至220.9亿美元，同比增长27.9%。

（数据来源：中国医药保健品进出口商会）

表13　2020年药品零售企业销售总额100强

位次	企业名称	位次	企业名称
1	国药控股国大药房有限公司	51	广州医药大药房有限公司
2	大参林医药集团股份有限公司	52	深圳市麦德信药房管理有限公司
3	老百姓大药房连锁股份有限公司	53	江苏康济大药房连锁有限公司
4	益丰大药房连锁股份有限公司	54	廊坊市百和一笑堂医药零售连锁有限公司
5	一心堂药业集团股份有限公司	55	宁波四明大药房有限责任公司
6	中国北京同仁堂(集团)有限责任公司	56	青岛德信行惠友大药房有限公司
7	甘肃众友健康医药股份有限公司	57	贵州正和祥药业有限公司
8	漱玉平民大药房连锁股份有限公司	58	杭州华东大药房连锁有限公司
9	上海华氏大药房有限公司	59	上海得一大药房连锁有限公司
10	云南健之佳健康连锁店股份有限公司	60	陕西众信医药超市连锁股份有限公司
11	河南张仲景大药房股份有限公司	61	山西荣华大药房连锁有限公司
12	好药师大药房连锁有限公司	62	杭州胡庆余堂国药号有限公司
13	河北华佗药房医药连锁有限公司	63	江苏大众医药连锁有限公司
14	柳州桂中大药房连锁有限责任公司	64	云南白药大药房有限公司
15	重庆和平药房连锁有限责任公司	65	浙江华通医药连锁有限公司
16	甘肃德生堂医药科技集团有限公司	66	仁和药房网(北京)医药科技有限公司
17	瑞人堂医药集团股份有限公司	67	杭州全德堂药房有限公司
18	江西黄庆仁栈华氏大药房有限公司	68	四川圣杰药业有限公司
19	吉林大药房药业股份有限公司	69	武汉东明药房连锁有限公司
20	天济大药房连锁有限公司	70	四川遂宁市全泰堂药业有限公司
21	康泽药业连锁有限公司	71	广西一心医药集团有限责任公司
22	临沂市仁和堂医药(连锁)有限公司	72	常州人寿天医药连锁有限公司
23	山东燕喜堂医药连锁有限公司	73	深圳市万泽医药连锁有限公司
24	石家庄新兴药房连锁股份有限公司	74	苏州雷允上国药连锁总店有限公司
25	深圳市南北药行连锁有限公司	75	上海养和堂药业连锁经营有限公司
26	南京医药国药有限公司	76	宁波彩虹大药房有限公司
27	贵州一树连锁药业有限公司	77	青岛丰硕堂医药连锁有限公司第二十二大药房
28	重庆市万和药房连锁有限公司	78	湖北用心人大药房连锁有限公司
29	成都泉源堂大药房连锁股份有限公司	79	上海医药嘉定大药房有限公司
30	广州健民医药连锁有限公司	80	西双版纳迪升药业有限责任公司
31	江苏润天医药连锁药房有限公司	81	上海余天成药业连锁有限公司
32	湖南千金大药房连锁有限公司	82	海宁市老百姓大药房有限责任公司
33	上药云健康益药药业(上海)有限公司	83	青岛百洋健康药房连锁有限公司
34	哈尔滨人民同泰医药连锁有限公司	84	四川省巴中怡和药业连锁有限责任公司
35	上海第一医药股份有限公司	85	河南佐今明大药房健康管理股份有限公司
36	贵州一品药业连锁有限公司	86	黑龙江华辰大药房连锁有限公司
37	浙江震元医药连锁有限公司	87	宜宾天天康大药房零售连锁有限责任公司
38	安徽丰原大药房连锁有限公司	88	绵阳科伦大药房连锁有限公司
39	重庆鑫斛药房连锁有限公司	89	山西仁和大药房连锁有限公司
40	杭州海王星辰健康药房有限公司	90	云南省玉溪医药有限责任公司
41	浙江英特怡年药房连锁有限公司	91	开封市百氏康医药连锁有限公司
42	山东立健药店连锁有限公司	92	黑龙江泰华医药集团有限公司
43	华润苏州礼安医药连锁总店有限公司	93	易心堂大药房连锁股份有限公司
44	中山市中智大药房连锁有限公司	94	浙江华联医药连锁有限公司
45	四川杏林医药连锁有限责任公司	95	江西省萍乡市昌盛大药房连锁有限公司
46	湖南怀仁大健康产业发展股份有限公司	96	四川德仁堂药业连锁有限公司
47	武汉马应龙大药房连锁股份有限公司	97	济宁新华鲁抗大药房有限公司
48	杭州九洲大药房连锁有限公司	98	青岛国风大药房连锁有限公司
49	湖南达嘉维康医药产业股份有限公司	99	四川省荣县泰康大药房连锁药业有限公司
50	河北神威大药房连锁有限公司	100	北京德信行医保全新大药房有限公司

中国药学年鉴　CHINESE PHARMACEUTICAL YEARBOOK　2020-2021

表 14　2020 年药品批发企业主营业务收入 100 强

位次	企业名称	位次	企业名称
1	中国医药集团有限公司	51	海尔施生物医药股份有限公司
2	上海医药集团股份有限公司	52	贵州康心药业有限公司
3	华润医药商业集团有限公司	53	四川金仁医药集团有限公司
4	九州通医药集团股份有限公司	54	厦门片仔癀宏仁医药有限公司
5	中国医药重庆医药联合体	55	上海康健进出口有限公司
6	广州医药股份有限公司	56	辽宁汇明医药有限公司
7	深圳市海王生物工程股份有限公司	57	必康润祥医药河北有限公司
8	南京医药股份有限公司	58	泰州医药集团有限公司
9	华东医药股份有限公司	59	上海海吉雅医药有限公司
10	安徽华源医药集团股份有限公司	60	昆明虹药业销售有限公司
11	瑞康医药集团股份有限公司	61	浙江来益医药有限公司
12	浙江英特集团股份有限公司	62	山东新华医药贸易有限公司
13	嘉事堂药业股份有限公司	63	湖南达嘉维康医药有限公司
14	云南省医药有限公司	64	浙江华通医药集团有限公司
15	广西柳州医药股份有限公司	65	四川本草堂药业有限公司
16	鹭燕医药股份有限公司	66	四川贝尔康医药有限公司
17	四川科伦医药贸易集团有限公司	67	山西亚宝医药经销有限公司
18	江西南华医药有限公司	68	西藏神威药业有限公司
19	石药集团河北中诚医药有限公司	69	贵州科开医药有限公司
20	中国北京同仁堂(集团)有限责任公司	70	四川粤通医药有限公司
21	江西汇仁医药贸易有限公司	71	浙江恩泽医药有限公司
22	哈药集团医药有限公司	72	重庆长圣医药有限公司
23	民生药业集团有限公司	73	浙江英诺珐医药有限公司
24	罗氏(上海)医药贸易有限公司	74	兰州强生医药集团有限公司
25	陕西医药控股集团派昂医药有限责任公司	75	山东康诺盛世医药有限公司
26	重庆桐君阁股份有限公司	76	必康百川医药(河南)有限公司
27	湖北人福医药集团有限公司	77	商丘市新先锋药业有限公司
28	江苏省医药有限公司	78	云南医药工业销售有限公司
29	青岛百洋医药股份有限公司	79	兰州佛慈西城药业集团有限责任公司
30	江苏康缘医药商业有限公司	80	上海外高桥医药分销中心有限公司
31	天津中新药业集团股份有限公司医药公司	81	海南天祥药业有限公司
32	礼来贸易有限公司	82	云南同丰医药有限公司
33	修正药业集团营销有限公司	83	江苏澳洋医药物流有限公司
34	天津医药集团太平医药有限公司	84	浙江瑞海医药有限公司
35	浙江省医药工业有限公司	85	上海龙威医药有限公司
36	江苏先声药业有限公司	86	常熟市建发医药有限公司
37	昆药集团医药商业有限公司	87	西安藻露堂药业集团有限责任公司
38	创美药业股份有限公司	88	浙江珍诚医药在线股份有限公司
39	浙江震元股份有限公司	89	深圳中联广深医药(集团)股份有限公司
40	云南东骏药业有限公司	90	淄博众生医药有限公司
41	北京双鹤药业经营有限责任公司	91	西藏康健医药销售有限公司
42	东北制药集团供销有限公司	92	威海市天福医药有限公司
43	齐鲁医疗投资管理有限公司	93	红惠医药有限公司
44	四川合纵药易购医药股份有限公司	94	苏州恒祥进出口有限公司
45	山东罗欣医药现代物流有限公司	95	重药控股湖南博瑞药业有限公司
46	康泽药业股份有限公司	96	海南新天元药业有限公司
47	福建省医药集团有限责任公司	97	江苏华为医药物流有限公司
48	葵花药业集团医药有限公司	98	西安医药投资控股有限责任公司
49	吉林万通药业集团药品经销有限公司	99	江西康成药业有限公司
50	广州采芝林药业有限公司	100	牡丹江博搏医药有限责任公司

统计资料

表15 2019年全部工业企业法人单位资产总额100强

位次	企业名称	位次	企业名称
※1	中国医药集团有限公司	51	吉林紫鑫药业股份有限公司
※2	华润医药控股有限公司	※52	华立医药集团有限公司
※3	上海医药(集团)有限公司	※53	浙江医药股份有限公司
※4	上海复星医药(集团)股份有限公司	※54	江苏济川控股集团有限公司
※5	深圳市东阳光实业发展有限公司	55	陕西必康制药集团控股有限公司
※6	广州医药集团有限公司	56	江苏豪森药业集团有限公司
※7	云南白药集团股份有限公司	※57	赛诺菲(中国)投资有限公司
※8	石药控股集团有限公司	※58	石家庄以岭药业股份有限公司
※9	扬子江药业集团有限公司	※59	黑龙江珍宝岛药业股份有限公司
※10	新和成控股集团有限公司	60	广东先导稀材股份有限公司
※11	天士力控股集团有限公司	※61	天津红日药业股份有限公司
※12	山东齐鲁制药集团有限公司	※62	广州市香雪制药股份有限公司
※13	人福医药集团股份公司	※63	深圳信立泰药业股份有限公司
※14	修正药业集团股份有限公司	※64	费森尤斯卡比(中国)投资有限公司
※15	天津市医药集团有限公司	※65	华兰生物工程股份有限公司
※16	中国远大集团有限责任公司	※66	山西振东健康产业集团有限公司
※17	四川科伦药业股份有限公司	※67	烟台东诚药业集团股份有限公司
※18	中国医药健康产业股份有限公司	68	杭州默沙东制药有限公司
※19	江苏恒瑞医药股份有限公司	※69	山东罗欣药业集团股份有限公司
※20	华邦生命健康股份有限公司	※70	山东鲁抗医药股份有限公司
※21	吉林敖东药业集团股份有限公司	※71	贵州百灵企业集团制药股份有限公司
※22	浙江海正药业股份有限公司	72	贵州信邦制药股份有限公司
※23	华北制药集团有限责任公司	73	西安杨森制药有限公司
※24	山东步长制药股份有限公司	※74	神威药业集团有限公司
※25	中国北京同仁堂(集团)有限责任公司	75	赛诺菲(杭州)制药有限公司
※26	绿叶投资集团有限公司	※76	京新控股集团有限公司
※27	丽珠医药集团股份有限公司	※77	浙江海翔药业股份有限公司
※28	正大天晴药业集团股份有限公司	78	北京诺华制药有限公司
※29	江西济民可信集团有限公司	※79	山东睿鹰制药集团有限公司
※30	鲁南制药集团股份有限公司	※80	南京先声东元制药有限公司
※31	哈药集团有限公司	※81	成都地奥制药集团有限公司
※32	乐普(北京)医疗器械股份有限公司	※82	石家庄四药有限公司
※33	拜耳医药保健有限公司	※83	普洛药业股份有限公司
※34	太极集团有限公司	※84	山东新华制药股份有限公司
※35	珠海联邦制药股份有限公司	※85	哈尔滨誉衡药业股份有限公司
36	辉瑞制药有限公司	86	漳州片仔癀药业股份有限公司
※37	沈阳三生制药有限责任公司	87	甘李药业股份有限公司
※38	江苏康缘集团有限责任公司	※88	上海昊海生物科技股份有限公司
※39	安徽丰原集团有限公司	89	辰欣科技集团有限公司
※40	康恩贝集团有限公司	※90	成都康弘药业集团股份有限公司
41	深圳市海普瑞药业集团股份有限公司	91	浙江仙琚制药股份有限公司
※42	健康元药业集团股份有限公司	※92	百特(中国)投资有限公司
※43	长春高新技术产业(集团)股份有限公司	93	浙江永太科技股份有限公司
※44	北京四环制药有限公司	※94	贵州益佰制药股份有限公司
※45	东北制药集团股份有限公司	※95	山东金城医药集团股份有限公司
46	诺和诺德(中国)制药有限公司	※96	仁和(集团)发展有限公司
47	上海罗氏制药有限公司	※97	广东众生药业股份有限公司
※48	上海莱士血液制品股份有限公司	98	通化金马药业集团股份有限公司
49	阿斯利康制药有限公司	※99	上海创诺医药集团有限公司
50	浙江华海药业股份有限公司	100	通化东宝药业股份有限公司

※表示该集团采用合并形式排名。

表 16　2019 年全部工业企业法人单位医药工业主营业务收入 100 强

位次	企业名称	位次	企业名称
※1	扬子江药业集团有限公司	51	浙江华海药业股份有限公司
※2	广州医药集团有限公司	※52	山西振东健康产业集团有限公司
※3	中国医药集团有限公司	※53	中国医药健康产业股份有限公司
※4	华润医药控股有限公司	※54	南京先声东元制药有限公司
※5	修正药业集团股份有限公司	55	中美上海施贵宝制药有限公司
※6	上海医药(集团)有限公司	※56	沈阳三生制药有限责任公司
※7	上海复星医药(集团)股份有限公司	※57	石家庄以岭药业股份有限公司
※8	拜耳医药保健有限公司	※58	浙江医药股份有限公司
※9	中国远大集团有限责任公司	59	江苏奥赛康药业有限公司
※10	江苏恒瑞医药股份有限公司	※60	东北制药集团股份有限公司
※11	江西济民可信集团有限公司	※61	天津红日药业股份有限公司
※12	山东齐鲁制药集团有限公司	62	北京泰德制药股份有限公司
※13	石药控股集团有限公司	※63	深圳信立泰药业股份有限公司
14	辉瑞制药有限公司	※64	青峰医药集团有限公司
※15	四川科伦药业股份有限公司	※65	葵花药业集团股份有限公司
※16	正大天晴药业集团股份有限公司	※66	辰欣科技集团有限公司
17	上海罗氏制药有限公司	※67	石家庄四药有限公司
18	阿斯利康制药有限公司	※68	山东睿鹰制药集团有限公司
※19	山东步长制药股份有限公司	※69	仁和(集团)发展有限公司
20	诺和诺德(中国)制药有限公司	※70	京新控股集团有限公司
※21	珠海联邦制药股份有限公司	※71	卫材(中国)投资有限公司
※22	鲁南制药集团股份有限公司	※72	上海创诺医药集团有限公司
23	赛诺菲(杭州)制药有限公司	※73	哈药集团有限公司
※24	天津市医药集团有限公司	74	浙江仙琚制药股份有限公司
※25	深圳市东阳光实业发展有限公司	※75	华兰生物工程股份有限公司
※26	赛诺菲(中国)投资有限公司	※76	山东鲁抗医药股份有限公司
※27	华北制药集团有限责任公司	※77	哈尔滨誉衡药业股份有限公司
28	杭州默沙东制药有限公司	78	江苏苏中药业集团股份有限公司
※29	人福医药集团股份公司	※79	好医生药业集团有限公司
※30	丽珠医药集团股份有限公司	※80	江苏亚邦药业集团股份有限公司
31	西安杨森制药有限公司	81	上海勃林格殷格翰药业有限公司
32	江苏豪森药业集团有限公司	※82	广西梧州中恒集团股份有限公司
※33	费森尤斯卡比(中国)投资有限公司	※83	山西亚宝投资集团有限公司
※34	江苏济川控股集团有限公司	84	惠氏制药有限公司
※35	云南白药集团股份有限公司	※85	海思科医药集团股份有限公司
※36	中国北京同仁堂(集团)有限责任公司	※86	乐普(北京)医疗器械股份有限公司
※37	新和成控股集团有限公司	※87	成都康弘药业集团股份有限公司
38	瑞阳制药有限公司	※88	成都倍特药业股份有限公司
※39	太极集团有限公司	89	施维雅(天津)制药有限公司
40	北京诺华制药有限公司	※90	百特(中国)投资有限公司
※41	江苏康缘集团有限责任公司	91	安斯泰来制药(中国)有限公司
※42	康恩贝集团有限公司	※92	神威药业集团有限公司
※43	天士力控股集团有限公司	※93	悦康药业集团股份有限公司
※44	绿叶投资集团有限公司	94	山东齐都药业有限公司
※45	长春高新技术产业(集团)股份有限公司	※95	安徽丰原集团有限公司
※46	普洛药业股份有限公司	※96	吉林敖东药业集团股份有限公司
※47	华立医药集团有限公司	※97	贵州益佰制药股份有限公司
※48	山东罗欣药业集团股份有限公司	※98	北京四环制药有限公司
※49	山东新华制药股份有限公司	99	甘李药业股份有限公司
※50	浙江海正药业股份有限公司	100	江苏恩华药业股份有限公司

※ 表示该集团采用合并形式排名。

表 17　2019 年全部工业企业法人单位利润总额 100 强

位次	企业名称	位次	企业名称
※1	中国医药集团有限公司	51	上海微创医疗器械(集团)有限公司
※2	扬子江药业集团有限公司	※52	天士力控股集团有限公司
※3	上海医药(集团)有限公司	53	通化东宝药业股份有限公司
※4	江苏恒瑞医药股份有限公司	※54	健康元药业集团股份有限公司
※5	华润医药控股有限公司	※55	仁和(集团)发展有限公司
※6	石药控股集团有限公司	56	江苏奥赛康药业有限公司
※7	山东齐鲁制药集团有限公司	※57	浙江海翔药业股份有限公司
※8	中国远大集团有限责任公司	※58	卫材(中国)投资有限公司
※9	正大天晴药业集团股份有限公司	※59	深圳信立泰药业股份有限公司
※10	云南白药集团股份有限公司	60	辽宁成大生物股份有限公司
※11	广州医药集团有限公司	61	郑州安图生物工程股份有限公司
※12	上海复星医药(集团)股份有限公司	※62	成都康弘药业集团股份有限公司
13	江苏豪森药业集团有限公司	※63	第一三共(中国)投资有限公司
※14	新和成控股集团有限公司	※64	神威药业集团有限公司
※15	长春高新技术产业(集团)股份有限公司	※65	广西梧州中恒集团股份有限公司
※16	深圳市东阳光实业发展有限公司	※66	葵花药业集团股份有限公司
※17	山东步长制药股份有限公司	67	江苏恩华药业股份有限公司
※18	拜耳医药保健有限公司	68	惠氏制药有限公司
※19	修正药业集团股份有限公司	69	浙江华海药业股份有限公司
※20	江西济民可信集团有限公司	70	中美天津史克制药有限公司
※21	江苏济川控股集团有限公司	※71	上海莱士血液制品股份有限公司
※22	中国北京同仁堂(集团)有限责任公司	※72	山东罗欣药业集团股份有限公司
※23	绿叶投资集团有限公司	※73	山东睿鹰制药集团有限公司
※24	人福医药集团股份公司	※74	百特(中国)投资有限公司
25	杭州默沙东制药有限公司	※75	石家庄以岭药业股份有限公司
※26	丽珠医药集团股份有限公司	※76	广州康臣药业有限公司
※27	乐普(北京)医疗器械股份有限公司	※77	普洛药业股份有限公司
※28	中国医药健康产业股份有限公司	※78	京新控股集团有限公司
※29	华兰生物工程股份有限公司	79	华熙生物科技股份有限公司
30	施慧达药业集团(吉林)有限公司	※80	安徽丰原集团有限公司
※31	天津市医药集团有限公司	※81	华立医药集团有限公司
32	漳州片仔癀药业股份有限公司	※82	辰欣科技集团有限公司
33	阿斯利康制药有限公司	83	北京双鹭药业股份有限公司
34	甘李药业股份有限公司	84	大博医疗科技股份有限公司
※35	吉林敖东药业集团股份有限公司	※85	海思科医药集团股份有限公司
※36	鲁南制药集团股份有限公司	※86	上海凯利泰医疗科技股份有限公司
37	赛诺菲(杭州)制药有限公司	※87	黑龙江珍宝岛药业股份有限公司
38	上海罗氏制药有限公司	※88	江苏康缘集团有限责任公司
39	辉瑞制药有限公司	89	浙江仙琚制药股份有限公司
40	诺和诺德(中国)制药有限公司	※90	博雅生物制药集团股份有限公司
※41	石家庄四药有限公司	91	深圳市海普瑞药业集团股份有限公司
※42	四川科伦药业股份有限公司	92	百泰生物药业有限公司
※43	沈阳三生制药有限责任公司	※93	浙江海正药业股份有限公司
※44	赛诺菲(中国)投资有限公司	94	南京健友生化制药股份有限公司
※45	华邦生命健康股份有限公司	※95	好医生药业集团有限公司
※46	费森尤斯卡比(中国)投资有限公司	※96	天津红日药业股份有限公司
47	北京泰德制药股份有限公司	97	陕西必康制药集团控股有限公司
※48	南京先声东元制药有限公司	※98	桂林三金药业股份有限公司
※49	珠海联邦制药股份有限公司	99	浙江永太科技股份有限公司
50	山东泰邦生物制品有限公司	100	贝达药业股份有限公司

※表示该集团采用合并形式排名。

表18　2019年全部工业企业法人单位研究开发费用100强

位次	企业名称	位次	企业名称
※1	江苏恒瑞医药股份有限公司	※51	康恩贝集团有限公司
※2	上海复星医药(集团)股份有限公司	※52	海思科医药集团股份有限公司
※3	扬子江药业集团有限公司	※53	山东新华制药股份有限公司
※4	正大天晴药业集团股份有限公司	54	深圳开立生物医疗科技股份有限公司
※5	中国医药集团有限公司	55	礼来苏州制药有限公司
※6	山东齐鲁制药集团有限公司	※56	江苏济川控股集团有限公司
※7	中国远大集团有限责任公司	57	浙江仙琚制药股份有限公司
※8	石药控股集团有限公司	58	南京圣和药业股份有限公司
※9	上海医药(集团)有限公司	※59	四川百利药业有限责任公司
10	信达生物制药(苏州)有限公司	60	上海微创医疗器械(集团)有限公司
※11	华润医药控股有限公司	61	江苏恩华药业股份有限公司
12	江苏豪森药业集团有限公司	62	江苏苏中药业集团股份有限公司
※13	浙江海正药业股份有限公司	※63	深圳翰宇药业股份有限公司
※14	鲁南制药集团股份有限公司	※64	健康元药业集团股份有限公司
※15	深圳市东阳光实业发展有限公司	※65	云南白药集团股份有限公司
※16	成都康弘药业集团股份有限公司	66	南京健友生化制药股份有限公司
※17	深圳信立泰药业股份有限公司	67	海南普利制药股份有限公司
※18	丽珠医药集团股份有限公司	※68	吉林敖东药业集团股份有限公司
※19	南京先声东元制药有限公司	※69	成都苑东生物制药股份有限公司
20	贝达药业股份有限公司	70	北京双鹭药业股份有限公司
※21	山东步长制药股份有限公司	※71	杭州民生医药控股集团有限公司
※22	北京四环制药有限公司	※72	华兰生物工程股份有限公司
※23	新和成控股集团有限公司	73	北京韩美药品有限公司
※24	赛诺菲(中国)投资有限公司	※74	山西振东健康产业集团有限公司
※25	人福医药集团股份公司	75	甘李药业股份有限公司
※26	广州医药集团有限公司	76	山东齐都药业有限公司
※27	天士力控股集团有限公司	77	郑州安图生物工程股份有限公司
※28	绿叶投资集团有限公司	※78	山东鲁抗医药股份有限公司
※29	天津市医药集团有限公司	79	楚天科技股份有限公司
※30	沈阳三生制药有限责任公司	80	舒泰神(北京)生物制药股份有限公司
31	北京泰德制药股份有限公司	※81	好医生药业集团有限公司
32	浙江华海药业股份有限公司	※82	河北常山生化药业股份有限公司
※33	上海创诺医药集团有限公司	83	广东先导稀材股份有限公司
※34	浙江医药股份有限公司	※84	广东众生药业股份有限公司
※35	江苏康缘集团有限责任公司	85	常州四药制药有限公司
※36	江西济民可信集团有限公司	※86	博雅生物制药集团股份有限公司
※37	山东罗欣药业集团股份有限公司	※87	华立医药集团有限公司
※38	青峰医药集团有限公司	※88	悦康药业集团股份有限公司
※39	成都倍特药业有限公司	89	辽宁成大生物股份有限公司
※40	长春高新技术产业(集团)股份有限公司	※90	成都地奥制药集团有限公司
※41	普洛药业股份有限公司	91	先健科技(深圳)有限公司
※42	珠海联邦制药股份有限公司	92	安图实验仪器(郑州)有限公司
※43	安徽丰原集团有限公司	93	上海绿谷制药有限公司
44	西安杨森制药有限公司	※94	贵州益佰制药股份有限公司
※45	辰欣科技集团有限公司	※95	葵花药业集团股份有限公司
46	瑞阳制药有限公司	※96	上海昊海生物科技股份有限公司
47	江苏奥赛康药业有限公司	97	山东泰邦生物制品有限公司
※48	华邦生命健康股份有限公司	98	珠海润都制药股份有限公司
※49	乐普(北京)医疗器械股份有限公司	※99	普正药业集团股份有限公司
※50	京新控股集团有限公司	100	深圳市海普瑞药业集团股份有限公司

※表示该集团采用合并形式排名。

中国药学年鉴

CHINESE PHARMACEUTICAL YEARBOOK 2020-2021

表19　2019年医疗仪器设备及器械工业企业法人单位资产总额100强

位次	企业名称	位次	企业名称
※1	乐普(北京)医疗器械股份有限公司	51	北京市富乐科技开发有限公司
2	隆海微创医疗器械(集团)有限公司	52	北京超思电子技术有限责任公司
※3	上海凯利泰医疗科技股份有限公司	53	兰州西脉记忆合金股份有限公司
4	深圳开立生物医疗科技股份有限公司	54	重庆山外山血液净化技术股份有限公司
5	江西益康医疗器械集团有限公司	55	成都欧赛医疗器械有限公司
6	大博医疗科技股份有限公司	56	浙江好络维医疗技术有限公司
7	江西洪达医疗器械集团有限公司	57	江西瑞邦实业集团有限公司
8	先健科技(深圳)有限公司	58	桂林紫竹乳胶制品有限公司
9	创生医疗器械(中国)有限公司	59	上海浦东金环医疗用品股份有限公司
10	迈克医疗电子有限公司	60	瑞声达听力技术(中国)有限公司
11	江苏硕世生物科技股份有限公司	61	奥泰医疗系统有限责任公司
12	江西三鑫医疗科技股份有限公司	62	武汉德骼拜尔外科植入物有限公司
13	天新福(北京)医疗器材股份有限公司	63	杭州协合医疗用品有限公司
14	北京市春立正达医疗器械股份有限公司	64	西诺医疗器械集团有限公司
15	厦门艾德生物医药科技股份有限公司	65	四川南格尔生物医学股份有限公司
16	宁波戴维医疗器械股份有限公司	66	上海卫康光学眼镜有限公司
17	泰普生物科学(中国)有限公司	67	乐普医学电子仪器股份有限公司
18	四川港通医疗设备集团股份有限公司	68	沈阳沈大内窥镜有限公司
19	天津正天医疗器械有限公司	69	湖南平安医械科技有限公司
20	桂林市啄木鸟医疗器械有限公司	70	北京周林频谱科技有限公司
21	杭州康基医疗器械有限公司	71	辽宁爱尔创生物材料有限公司
22	北京博士伦眼睛护理产品有限公司	72	苏州医疗用品厂有限公司
23	松下电气机器(北京)有限公司	73	辽宁开普医疗系统有限公司
24	老肯医疗科技股份有限公司	74	福建梅生医疗科技股份有限公司
25	欧姆龙(大连)有限公司	75	易生科技(北京)有限公司
26	康泰医学系统(秦皇岛)股份有限公司	76	贝普医疗科技有限公司
27	旭化成医疗器械(杭州)有限公司	77	成都迪滕中科生物医学材料有限公司
28	珠海丽珠试剂股份有限公司	78	浙江千喜车业有限公司
29	武汉明德生物科技股份有限公司	79	杭州博拓生物科技股份有限公司
30	常州华森医疗器械有限公司	80	北京理贝尔生物工程研究所有限公司
31	上海奕瑞光电子科技股份有限公司	81	南昌百特生物高新技术股份有限公司
32	上海澳华光电内窥镜有限公司	82	安捷伦生物(杭州)有限公司
33	天津瑞奇外科器械股份有限公司	83	浙江史密斯医学仪器有限公司
34	费森尤斯卡比(南昌)医疗器械有限公司	84	嘉兴凯实生物科技有限公司
35	苏州法兰克曼医疗器械有限公司	85	宁波蓝野医疗器械有限公司
36	浙江拱东医疗器械股份有限公司	86	浙江优亿医疗器械有限公司
37	辽宁垠艺生物科技股份有限公司	87	浙江苏嘉医疗器械股份有限公司
38	江西科伦医疗器械制造有限公司	88	湖北天辉科技开发有限公司
39	宁波天益医疗器械股份有限公司	89	大连川S医疗器具有限公司
40	鑫高益医疗设备股份有限公司	90	北京怡和嘉业医疗科技股份有限公司
41	尼普洛(上海)有限公司	91	浙江龙飞实业股份有限公司
42	上海金塔医用器材有限公司	92	浙江康康医疗器械股份有限公司
43	浙江巴奥米特医药产品有限公司	93	上海力申科学仪器有限公司
44	北京谊安医疗系统股份有限公司	94	大连库利艾特医疗制品有限公司
45	浙江科惠医疗器械股份有限公司	95	成都联帮医疗科技股份有限公司
46	常州奥斯迈医疗器械有限公司	96	浙江天松医疗器械股份有限公司
47	安图实验仪器(郑州)有限公司	97	江西狼和医疗器械有限公司
48	上海太阳生物技术有限公司	98	四川普瑞斯生物科技有限公司
49	石家庄亿生堂医用品有限公司	99	湖南省健缘医疗科技有限公司
50	成都市新津事丰医疗器械有限公司	100	深圳市安保科技有限公司

※表示该集团采用合并形式排名。

表 20　2019 年医疗仪器设备及器械工业企业法人单位医药工业主营业务收入 100 强

位次	企业名称	位次	企业名称
※1	乐普(北京)医疗器械股份有限公司	51	北京谊安医疗系统股份有限公司
2	上海微创医疗器械(集团)有限公司	52	福建梅生医疗科技股份有限公司
3	江西洪达医疗器械集团有限公司	53	杭州协合医疗用品有限公司
4	欧姆龙(大连)有限公司	54	上海澳华光电内窥镜有限公司
5	江西益康医疗器械集团有限公司	55	湖南省健缘医疗科技有限公司
6	北京博士伦眼睛护理产品有限公司	56	上海沛东金环医疗用品股份有限公司
7	深圳开立生物医疗科技股份有限公司	57	浙江拱东医疗器械股份有限公司
8	大博医疗科技股份有限公司	58	四川普瑞斯生物科技有限公司
9	北京市春立正达医疗器械股份有限公司	59	贝普医疗科技有限公司
※10	上海凯利泰医疗科技股份有限公司	60	北京超思电子技术有限责任公司
11	瑞声达听力技术(中国)有限公司	61	北京万生人和科技有限公司
12	天津正天医疗器械有限公司	62	三贵康复器材(上海)有限公司
13	江西三鑫医疗科技股份有限公司	63	杭州博拓生物科技股份有限公司
14	珠海丽珠试剂股份有限公司	64	江西龙腾生物高科技有限公司
15	先健科技(深圳)有限公司	65	武汉明德生物科技股份有限公司
16	厦门艾德生物医药科技股份有限公司	66	成都利尼科医学技术发展有限公司
17	上海奕瑞光电子科技股份有限公司	67	武汉德骼拜尔外科植入物有限公司
18	杭州康基医疗器械有限公司	68	常州奥斯迈医疗器械有限公司
19	安图实验仪器(郑州)有限公司	69	江西丰临医疗科技股份有限公司
20	江西瑞邦实业集团有限公司	70	江西科伦医疗器械制造有限公司
21	桂林市啄木鸟医疗器械有限公司	71	大连 JMS 医疗器具有限公司
22	费森尤斯卡比(南昌)医疗器械有限公司	72	浙江优特格尔医疗用品有限公司
23	四川港通医疗设备集团股份有限公司	73	大连库利艾特医疗制品有限公司
24	康泰医学系统(秦皇岛)股份有限公司	74	深圳京柏医疗科技有限公司
25	尼普洛(上海)有限公司	75	浙江灵洋医疗器械有限公司
26	天津瑞奇外科器械股份有限公司	76	乐清市金泰实业有限公司
27	上海太阳生物技术有限公司	77	浙江舒友仪器设备有限公司
28	常川华森医疗器械有限公司	78	苏州法兰克曼医疗器械有限公司
29	旭化成医疗器械(杭州)有限公司	79	宁波圣宇瑞医疗器械有限公司
30	四川南格尔生物医学股份有限公司	80	心诺普医疗技术(北京)有限公司
31	天新福(北京)医疗器材股份有限公司	81	安瑞医疗器械(杭州)有限公司
32	宁波天益医疗器械股份有限公司	82	辽宁开普医疗系统有限公司
33	宁波戴维医疗器械股份有限公司	83	成都欧赛医疗器械有限公司
34	创生医疗器械(中国)有限公司	84	杭州博日科技有限公司
35	迈克医疗电子有限公司	85	石家庄亿生堂医用品有限公司
36	西诺医疗器械集团有限公司	86	四川沃文特生物技术有限公司
37	宁波蓝野医疗器械有限公司	87	泰普生物科学(中国)有限公司
38	老肯医疗科技股份有限公司	88	兰州西脉记忆合金股份有限公司
39	桂林紫竹乳胶制品有限公司	89	安捷伦生物(杭州)有限公司
40	江苏硕世生物科技股份有限公司	90	浙江苏嘉医疗器械股份有限公司
41	江西锦胜医疗器械集团有限公司	91	易生科技(北京)有限公司
42	苏州医疗用品厂有限公司	92	浙江康康医疗器械股份有限公司
43	浙江巴奥米特医药产品有限公司	93	奥泰医疗系统有限责任公司
44	上海金塔医用器材有限公司	94	鑫高益医疗设备股份有限公司
45	北京怡和嘉业医疗科技股份有限公司	95	浙江优亿医疗器械有限公司
46	辽宁爱尔创生物材料有限公司	96	上海正邦医疗科技有限公司
47	成都市新津事丰医疗器械有限公司	97	上海卫康光学眼镜有限公司
48	湖南平安医械科技有限公司	98	江西丰临医用器械有限公司
49	辽宁垠艺生物科技股份有限公司	99	成都美创医疗科技股份有限公司
50	浙江科惠医疗器械股份有限公司	100	北京白象新技术有限公司

※表示该集团采用合并形式排名。

中国药学年鉴 CHINESE PHARMACEUTICAL YEARBOOK 2020-2021

表 21　2019 年医疗仪器设备及器械工业企业法人单位利润总额 100 强

位次	企业名称	位次	企业名称
※1	乐普(北京)医疗器械股份有限公司	51	成都欧赛医疗器械有限公司
2	上海微创医疗器械(集团)有限公司	52	上海金塔医用器材有限公司
3	大博医疗科技股份有限公司	53	苏州法兰克曼医疗器械有限公司
※4	上海凯利泰医疗科技股份有限公司	54	尼普洛(上海)有限公司
5	杭州康基医疗器械有限公司	55	沈阳沈大内窥镜有限公司
6	北京市春立正达医疗器械股份有限公司	56	上海澳华光电内窥镜有限公司
7	先健科技(深圳)有限公司	57	杭州博拓生物科技股份有限公司
8	江西益康医疗器械集团有限公司	58	上海浦东金环医疗用品股份有限公司
9	天津正天医疗器械有限公司	59	北京市富乐科技开发有限公司
10	天新福(北京)医疗器材股份有限公司	60	浙江优特格尔医疗用品有限公司
11	厦门艾德生物医药科技股份有限公司	61	江西瑞邦实业集团有限公司
12	桂林市啄木鸟医疗器械有限公司	62	成都美创医疗科技股份有限公司
13	深圳开立生物医疗科技股份有限公司	63	兰州西脉记忆合金股份有限公司
14	上海太阳生物技术有限公司	64	费森尤斯卡比(南昌)医疗器械有限公司
15	浙江拱东医疗器械股份有限公司	65	辽宁垠艺生物科技股份有限公司
16	欧姆龙(大连)有限公司	66	湖南平安医械科技有限公司
17	珠海丽珠试剂股份有限公司	67	杭州博日科技有限公司
18	常川华森医疗器械有限公司	68	天津瑞奇外科器械股份有限公司
19	创生医疗器械(中国)有限公司	69	大连库利艾特医疗制品有限公司
20	江苏硕世生物科技股份有限公司	70	杭州京泠医疗器械有限公司
21	苏州医疗用品厂有限公司	71	宁波明星科技发展有限公司
22	辽宁爱尔创生物材料有限公司	72	桂林紫竹乳胶制品有限公司
23	安图实验仪器(郑州)有限公司	73	易生科技(北京)有限公司
24	宁波天益医疗器械股份有限公司	74	迈克医疗电子有限公司
25	常川奥斯迈医疗器械有限公司	75	浙江巴奥米特医药产品有限公司
26	康泰医学系统(秦皇岛)股份有限公司	76	北京思达医用装置有限公司
27	江西洪达医疗器械集团有限公司	77	嘉兴凯实生物科技有限公司
28	宁波戴维医疗器械股份有限公司	78	浙江康康医疗器械股份有限公司
29	江西三鑫医疗科技股份有限公司	79	绵阳立德电子股份有限公司
30	上海奕瑞光电子科技股份有限公司	80	杭州好克光电仪器有限公司
31	北京博士伦眼睛扩理产品有限公司	81	宁波美生医疗器材有限公司
32	西诺医疗器械集团有限公司	82	四川沃文特生物技术有限公司
33	浙江优亿医疗器械有限公司	83	成都市新津事丰医疗器械有限公司
34	浙江舒友仪器设备有限公司	84	苏州贝诺医疗器械有限公司
35	旭化成医疗器械(杭州)有限公司	85	心诺普医疗技术(北京)有限公司
36	杭州协合医疗用品有限公司	86	石家庄亿生堂医用品有限公司
37	浙江科惠医疗器械股份有限公司	87	江西龙腾生物高科技有限公司
38	浙江苏嘉医疗器械股份有限公司	88	成都利尼科医学技术发展有限公司
39	瑞声达听力技术(中国)有限公司	89	湖南省健缘医疗科技有限公司
40	宁波蓝野医疗器械有限公司	90	兰州汶河医疗器械研制开发有限公司
41	浙江天松医疗器械股份有限公司	91	武汉兰丁智能医学股份有限公司
42	江西狼和医疗器械有限公司	92	北京谊安医疗系统股份有限公司
43	四川港通医疗设备集团股份有限公司	93	深圳市库珀科技发展有限公司
44	老肯医疗科技股份有限公司	94	浙江千喜车业有限公司
45	贝普医疗科技有限公司	95	南昌华安众辉健康科技有限公司
46	武汉明德生物科技股份有限公司	96	宁波圣宇瑞医疗器械有限公司
47	武汉德骼拜尔外科植入物有限公司	97	四川普瑞斯生物科技有限公司
48	北京怡和嘉业医疗科技股份有限公司	98	福建梅生医疗科技股份有限公司
49	安瑞医疗器械(杭州)有限公司	99	辽宁爱母医疗科技有限公司
50	成都迪康中科生物医学材料有限公司	100	北京万生人和科技有限公司

※表示该集团采用合并形式排名。

中国药学年鉴 CHINESE PHARMACEUTICAL YEARBOOK 2020-2021

表22　2019 年卫生材料及医药用品工业企业法人单位资产总额100 强

位次	企业名称	位次	企业名称
1	振德医疗用品股份有限公司	51	黄石卫生材料药业有限公司
2	西安环球印务股份有限公司	52	上海申凤医疗保健用品有限公司
3	苏州百特医疗用品有限公司	53	浙江红雨医疗用品有限公司
4	浙江圣达生物药业股份有限公司	54	浙江润强医疗器械股份有限公司
5	江苏南方卫材医药股份有限公司	55	绍兴易邦医用品有限公司
6	江西扎医用制品集团股份有限公司	56	江苏康宝医疗器械有限公司
7	浙江康德莱医疗器械股份有限公司	57	浙江华光胶囊股份有限公司
8	四川汇利实业有限公司	58	金华市景迪医疗用品有限公司
9	贝朗医疗(苏州)有限公司	59	四川天圣药业有限公司
10	河南曙光健士医疗器械集团股份有限公司	60	山东施普乐生物医药有限公司
11	九江昂泰胶囊有限公司	61	湖北人福药用辅料股份有限公司
12	青岛华仁医疗用品有限公司	62	武汉中帜生物科技股份有限公司
13	肖特新康药品包装有限公司	63	黑龙江科伦药品包装有限公司
14	江西科美医疗器械集团有限公司	64	浙江天成医药包装有限公司
15	四川新健康成生物股份有限公司	65	上海曹杨医药用品厂
16	湖川金洁实业有限公司	66	江苏治宇医疗器材有限公司
17	江西侨明医疗器械有限公司	67	浙江景嘉医疗科技有限公司
18	江苏苏云医疗器材有限公司	68	江西恒生实业有限公司
19	上海创始实业(集团)有限公司	69	江西亚丰医材有限公司
20	武汉智迅创源科技发展股份有限公司	70	南昌市意尔康医疗器械有限公司
21	四川绵竹成新药用玻璃有限责任公司	71	湖南康利来医疗器械有限公司
22	青岛益青生物科技股份有限公司	72	南昌雅太药用包装有限公司
23	江苏博生医用新材料股份有限公司	73	九江高科制药技术有限公司
24	江苏亚邦天龙医用新材料有限公司	74	江西豫章药业有限公司
25	浙江海圣医疗器械有限公司	75	四川默森药业有限公司
26	浙江伏尔特医疗器械股份有限公司	76	海南妙音春制药有限公司
27	福建省百仕韦医用高分子股份有限公司	77	安吉宏德医疗用品有限公司
28	上海强生有限公司	78	泰兴市东方药用包装材料有限公司
29	浙江金石包装有限公司	79	兰溪市光大玻璃制品有限公司
30	宁波兴亚橡塑有限公司	80	绍兴市永得利胶囊有限公司
31	武汉国灸科技开发有限公司	81	杭州市江南世家药业有限公司
32	云南省玉溪市云溪香精香料有限责任公司	82	德淌县杭翔玻璃制品有限公司
23	浙江微度医疗器械有限公司	83	绍兴港峰医用品有限公司
34	费森尤斯卡比(广州)医疗用品有限公司	84	浙江省浦江县思尔康胶囊有限公司
35	九江华达医用材料有限公司	85	浙江安吉毕埠实业有限公司
36	杭州艾力康医药科技有限公司	86	扬州卓和医用材料有限公司
37	山东大正医疗器械股份有限公司	87	上海白云三和感光材料有限公司
38	上海输血技术有限公司	88	江西林全胶囊有限公司
39	浙江益立胶囊股份有限公司	89	浙江项氏盖业有限公司
40	江西蓝天玻璃制品有限公司	90	广州从化信和气体有限公司
41	绍兴福清卫生用品有限公司	91	浙江康雅卫生用品有限公司
42	江西美宝利医用敷料有限公司	92	大英太极医疗器械有限公司
43	杭州圣石科技有限公司	93	浙江迈兹林业科技有限公司
44	天津市普光医用材料制造有限公司	94	浙江邦立医药用品有限公司
45	杭州华威医疗用品有限公司	95	江西江中医药包装厂
46	青海明诺胶囊有限公司	96	江西保尔安生物医疗科技有限公司
47	湖南省绿洲惠康发展有限公司	97	扬州华达医疗器械有限公司
48	四川省遂宁市康达卫生材料有限公司	98	成都攀科医药包装有限公司
49	郁南县永光环状糊精有限公司	99	浙江大之医药胶囊有限公司
50	成都瑞琦医疗科技有限责任公司	100	天津市宏发双盛凡士林有限公司

中国药学年鉴　CHINESE PHARMACEUTICAL YEARBOOK 2020-2021

表23 2019年卫生材料及医药用品工业企业法人单位医药工业主营业务收入100强

位次	企业名称	位次	企业名称
1	振德医疗用品股份有限公司	51	绍兴易邦医用品有限公司
2	苏州百特医疗用品有限公司	52	黄石卫生构料药业有限公司
3	四川汇利实业有限公司	53	湖南省绿洲惠康发展有限公司
4	武汉国灸科技开发有限公司	54	浙江润强医疗器械股份有限公司
5	浙江康德莱医疗器械股份有限公司	55	浙江微度医疗器械有限公司
6	四川省遂宁市康达卫生材料有限公司	56	江西恒生实业有限公司
7	贝朗医疗(苏州)有限公司	57	德清县杭翔玻璃制品有限公司
8	江苏南方卫材医药股份有限公司	58	四川康宁医用器材有限公司
9	江西3L医用制品集团股份有限公司	59	黑龙江科伦药品包装有限公司
10	西安环球印务股份有限公司	60	浙江华光胶囊股份有限公司
11	四川绵竹成新药用玻璃有限责任公司	61	江苏治宇医疗器材有限公司
12	上海强生有限公司	62	安吉宏德医疗用品有限公司
13	江西侨明医疗器械有限公司	63	浙江益立胶囊股份有限公司
14	江苏苏云医疗器材有限公司	64	浙江景嘉医疗科技有限公司
15	浙江圣达生物药业股份有限公司	65	南昌雅太药用包装有限公司
16	江西豫章药业有限公司	66	青海明诺胶囊有限公司
17	江苏博生医用新材料股份有限公司	67	福建省百仕韦医用高分子股份有限公司
18	肖特新康药品包装有限公司	68	江西江中医药包装厂
19	江苏亚邦天龙医用新材料有限公司	69	宁波兴亚橡塑有限公司
20	武汉智迅创源科技发展股份有限公司	70	江西益普生药业有限公司
21	九江华达医用材料有限公司	71	泰兴市东方药用包装材料有限公司
22	浙江金石包装有限公司	72	湖北人福药用辅料股份有限公司
23	九江昂泰胶囊有限公司	73	成都攀科药包装有限公司
24	绍兴福清卫生用品有限公司	74	山东施普乐生物医药有限公司
25	江西美宝利医用敷料有限公司	75	浙江项氏盖业有限公司
26	江西科美医疗器械集团有限公司	76	广州从化信和气体有限公司
27	青岛益青生物科技股份有限公司	77	江苏仪征康普诺医疗器械有限公司
28	河南曙光健士医疗器械集团股份有限公司	78	武汉中帜生物科技股份有限公司
29	费森尤斯卡比(广州)医疗用品有限公司	79	上海曹杨医药用品厂
30	四川默森药业有限公司	80	杭州华威医疗用品有限公司
31	浙江海圣医疗器械有限公司	81	湖南康利来医疗器械有限公司
32	成都瑞琦医疗科技有限责任公司	82	大英太极医疗器械有限公司
33	江西亚丰医材有限公司	83	宁波市康家乐医疗器械有服公司
34	金华市景迪医疗用品有限公司	84	南昌市意康医疗器械有限公司
35	青岛华仁医疗用品有限公司	85	浙江天成医药包装有限公司
36	杭州艾力康医药科技有限公司	86	杭州市江南世家药业有限公司
37	上海输血技术有限公司	87	九江高科制药技术有限公司
38	四川新健康成生物股份有限公司	88	四川天王药业有限公司
39	上海刨始实业(集团)有限公司	89	江西保尔安生物医疗科技有限公司
40	江西蓝天玻璃制品有限公司	90	扬州市凯瑞特医疗用品有限公司
41	杭州圣石科技有限公司	91	上海天圆药品包装材料厂有限公司
42	浙江伏尔特医疗器械股份有限公司	92	汕头医用塑料制品厂
43	上海白云三和感光材料有限公司	93	南昌市恩惠医用卫生材料有限公司
44	浙江红雨医药用品有限公司	94	浙江省浦江县恩尔康胶囊有限公刊
45	扬州卓和医用材料有限公司	95	绍兴安迪斯医疗科技有限公司
46	山东大正医疗器械股份有限公司	96	浙江迈兹袜业科技有限公司
47	绍兴港峰医用品有限公司	97	贵州盛峰药剂包装有限公司
48	天津市普光医用材料制造有限公司	98	绍兴市永得利胶囊有限公司
49	浙江邦立医药用品有限公司	99	郁南县永光环状糊精有限公司
50	上海申风医疗保健用品有限公司	100	海南妙音春制药有限公司

中国药学年鉴 CHINESE PHARMACEUTICAL YEARBOOK 2020-2021

表 24　2019 年卫生材料及医药用品工业企业法人单位利润总额 100 强

位次	企业名称	位次	企业名称
1	苏州百特医疗用品有限公司	51	绍兴易邦医用品有限公司
2	西安环球印务股份有限公司	52	江西亚丰医材有限公司
3	振德医疗用品股份有限公司	53	安吉宏德医用品有限公司
4	武汉国灸科技开发有限公司	54	九江高科制药技术有限公司
5	浙江康德莱医疗器械股份有限公司	55	九江华达医用材料有限公司
6	江西豫章药业有限公司	56	天津市宏发双盛凡士林有限公司
7	贝朗医疗（苏州）有限公司	57	青岛华仁医疗用品有限公司
8	尚特新康药品包装有限公司	58	武汉中帜生物科技股份有限公司
9	江西 3L 医用制品集团股份有限公司	59	上海天圆药品包装材料厂有限公司
10	四川新健康成生物股份有限公司	60	浙江邦立医药用品有限公司
11	江苏苏云医疗器材有限公司	61	浙江红雨医药用品有限公司
12	武汉智迅创源科技发展股份有限公司	62	上海白云三和感光材料有限公司
13	江苏博生医用新材料股份有限公司	63	扬州卓和医用材料有限公司
14	上海强生有限公司	64	金华市景迪医疗用品有限公司
15	江苏南方卫材医药股份有限公司	65	浙江省浦江县恩尔康胶囊有限公司
16	江西侨明医疗器械有限公司	66	绍兴港峰医用品有限公司
17	四川汇利实业有限公司	67	宁波市康家乐医疗器械有限公司
18	云南省玉溪市云溪香精香料有限责任公司	68	绍兴市永得利胶囊有限公司
19	浙江圣达生物药业股份有限公司	69	海南妙音春利药有限公司
20	四川省遂宁市康达卫生材料有限公司	70	杭州市江南世家药业有限公司
21	山东大正医疗器械股份有限公司	71	青海明诺胶囊有限公司
22	浙江海圣医疗器械有限公刊	72	扬州市凯瑞特医疗用品有限公司
23	杭州圣石科技有限公司	73	扬州毕达医疗器械有限公司
24	浙江润强医疗器械股份有限公司	74	金华科源医药包装材料有限公司
25	浙江伏尔特医疗器械股份有限公司	75	浙江项氏盖业有限公司
26	九江昂泰胶囊有限公司	76	浙江迈兹林业科技有限公司
27	河南曙光健士医疗器械集团股份有限公司	77	兰溪市光大玻璃制品有限公司
28	江苏亚邦天龙医用新材料有限公司	78	浙江天成医药包装有限公司
29	绍兴福清卫生用品有限公司	79	广州从化信和气体有限公司
30	青岛益青生物科技股份有限公司	80	成都攀科医药包装有限公司
31	浙江金石包装有限公司	81	四川康宁医用器材有限公司
32	上海创始实业（集团）有限公司	82	江西依莱斯医疗器械有限公司
33	上海申风医疗保健用品有限公司	83	四川天圣药业有限公司
34	四川绵竹成新药用玻璃有限责任公司	84	北京康安高分子开发中心
35	山东施普乐生物医药有限公司	85	浙江景嘉医疗科技有限公司
36	浙江华光胶囊股份有限公司	86	江苏治宇医疗器材有限公司
37	费森尤斯卡比（广州）医疗用品有	87	绍兴安迪斯医疗科技有限公司
38	湖南省绿洲惠康发展有限公司	88	南昌雅太药用包装有限公司
39	江西科美医疗器械集团有限公司	89	江西益普生药业有限公司
40	成都瑞琦医疗科技有限责任公司	90	南昌市恩惠医用卫生材料有限公司
41	天津市普光医用材料制造有限公司	91	上海曹杨医药用品厂
42	浙江微度医疗器械有限公司	92	绍兴富源气体有限公司
43	杭州华威医用品有限公司	93	汕头医用塑料制品厂
44	上海输血技术有限公司	94	南昌市意尔康医疗器械有限公司
45	黑龙江科伦药品包装有限公司	95	黄石卫生材料药业有限公司
46	江西美宝利医用敷料有限公司	96	郁南县水光环状糊精有限公司
47	江西恒生实业有限公司	97	湖南康利来医疗器械有限公司
48	浙江益立胶囊股份有限公司	98	永嘉县罗浮软包装厂
49	四川默森药业有限公司	99	江苏仪征康普诺医疗器械有限公司
50	大英太极医疗器械有限公司	100	泰兴市东方药用包装材料有限公司

表 25　2019 年化学药品工业企业法人单位资产总额 100 强

位次	企业名称	位次	企业名称
※1	中国医药集团有限公司	※51	山东睿鹰制药集团有限公司
※2	华润医药控股有限公司	※52	南京先声东元制药有限公司
※3	上海医药(集团)有限公司	53	石家庄四药有限公司
※4	上海复星医药(集团)股份有限公司	※54	普洛药业股份有限公司
※5	深圳市东阳光实业发展有限公司	※55	山东新华制药股份有限公司
※6	广州白云山医药集团股份有限公司	※56	哈尔滨誉衡药业股份有限公司
※7	石药控股集团有限公司	※57	辰欣科技集团有限公司
※8	扬子江药业集团有限公司	58	浙江仙琚制药股份有限公司
※9	新和成控股集团有限公司	※59	百特(中国)投资有限公司
※10	山东齐鲁制药集团有限公司	60	浙江永太科技股份有限公司
※11	人福医药集团股份公司	※61	山东金城医药集团股份有限公司
※12	天津市医药集团有限公司	※62	广东众生药业股份有限公司
※13	中国远大集团有限责任公司	※63	上海创诺医药集团有限公司
※14	四川科伦药业股份有限公司	64	北京双鹭药业股份有限公司
※15	中国医药健康产业股份有限公司	※65	海思科医药集团股份有限公司
※16	江苏恒瑞医药股份有限公司	66	瑞阳制药有限公司
※17	华邦生命健康股份有限公司	※67	福安药业(集团)股份有限公司
※18	浙江海正药业股份有限公司	68	浙江九洲药业股份有限公司
※19	华北制药集团有限责任公司	69	湖南尔康制药股份有限公司
※20	绿叶投资集团有限公司	70	北京嘉林药业股份有限公司
※21	丽珠医药集团股份有限公司	71	海口市制药厂有限公司
※22	正大天晴药业集团股份有限公司	72	礼来苏州制药有限公司
※23	鲁南制药集团股份有限公司	73	江苏恩华药业股份有限公司
※24	哈药集团有限公司	74	西南药业股份有限公司
※25	拜耳医药保健有限公司	※75	卫材(中国)投资有限公司
※26	珠海联邦制药股份有限公司	※76	江苏亚邦药业集团股份有限公司
27	辉瑞制药有限公司	77	广州康臣药业有限公司
※28	安徽丰原集团有限公司	78	江苏奥赛康药业有限公司
29	深圳市海普瑞药业集团股份有限公司	79	贝达药业股份有限公司
※30	健康元药业集团股份有限公司	80	北京泰德制药股份有限公司
※31	北京四环制药有限公司	81	山东齐都药业有限公司
※32	东北制药集团股份有限公司	82	美康生物科技股份有限公司
33	诺和诺德(中国)制药有限公司	※83	江苏联环药业集团有限公司
34	上海罗氏制药有限公司	※84	重庆莱美药业股份有限公司
35	阿斯利康制药有限公司	※85	悦康药业集团股份有限公司
36	浙江华海药业股份有限公司	86	利君集团有限责任公司
※37	浙江医药股份有限公司	87	北京康辰药业股份有限公司
38	江苏豪森药业集团有限公司	88	中美上海施贵宝制药有限公司
※39	赛诺菲(中国)投资有限公司	※89	第一三共(中国)投资有限公司
40	广东先导稀材股份有限公司	※90	杭州民生医药控股集团有限公司
※41	深圳信立泰药业股份有限公司	91	浙江司太立制药股份有限公司
※42	费森尤斯卡比(中国)投资有限公司	※92	华仁药业股份有限公司
43	杭州默沙东制药有限公司	93	成都地奥九泓制药厂
※44	山东罗欣药业集团股份有限公司	94	惠氏制药有限公司
※45	山东鲁抗医药股份有限公司	95	安斯泰来制药(中国)有限公司
46	西安杨森制药有限公司	96	常州四药制药有限公司
47	赛诺菲(杭州)制药有限公司	※97	成都倍特药业股份有限公司
※48	京新控股集团有限公司	98	吉林省吴太感康药业有限公司
※49	浙江海翔药业股份有限公司	99	哈尔滨三联药业股份有限公司
50	北京诺华制药有限公司	100	华中药业股份有限公司

※表示该集团采用合并形式排名。

表 26　2019 年化学药品工业企业法人单位医药工业主营业务收入 100 强

位次	企业名称	位次	企业名称
※1	扬子江药业集团有限公司	※51	京新控股集团有限公司
※2	中国医药集团有限公司	52	西南药业股份有限公司
※3	广州白云山医药集团股份有限公司	※53	卫材(中国)投资有限公司
※4	华润医药控股有限公司	※54	上海创诺医药集团有限公司
※5	上海医药(集团)有限公司	※55	哈药集团有限公司
※6	上海复星医药(集团)股份有限公司	56	浙江仙琚制药股份有限公司
※7	拜耳医药保健有限公司	※57	山东鲁抗医药股份有限公司
※8	中国远大集团有限责任公司	※58	哈尔滨誉衡药业股份有限公司
※9	江苏恒瑞医药股份有限公司	※59	好医生药业集团有限公司
※10	山东齐鲁制药集团有限公司	※60	江苏亚邦药业集团股份有限公司
※11	石药控股集团有限公司	61	上海勃林格殷格翰药业有限公司
12	辉瑞制药有限公司	62	惠氏制药有限公司
※13	四川科伦药业股份有限公司	※63	海思科医药集团股份有限公司
※14	正大天晴药业集团股份有限公司	※64	成都倍特药业股份有限公司
15	上海罗氏制药有限公司	65	施维雅(天津)制药有限公司
16	阿斯利康制药有限公司	※66	百特(中国)投资有限公司
17	诺和诺德(中国)制药有限公司	67	安斯泰来制药(中国)有限公司
※18	珠海联邦制药股份有限公司	※68	悦康药业集团股份有限公司
※19	鲁南制药集团股份有限公司	69	山东齐都药业有限公司
20	赛诺菲(杭州)制药有限公司	※70	安徽丰原集团有限公司
※21	天津市医药集团有限公司	※71	北京四环制药有限公司
※22	深圳市东阳光实业发展有限公司	72	江苏恩华药业股份有限公司
※23	赛诺菲(中国)投资有限公司	※73	山东金城医药集团股份有限公司
※24	华北制药集团有限责任公司	※74	第一三共(中国)投资有限公司
25	杭州默沙东制药有限公司	75	深圳市海普瑞药业集团股份有限公司
※26	人福医药集团股份公司	※76	福安药业(集团)股份有限公司
※27	丽珠医药集团股份有限公司	77	施慧达药业集团(吉林)有限公司
28	西安杨森制药有限公司	78	礼来苏州制药有限公司
29	江苏豪森药业集团有限公司	79	成都天台山制药有限公司
※30	费森尤斯卡比(中国)投资有限公司	※80	华邦生命健康股份有限公司
※31	新和成控股集团有限公司	81	中美天津史克制药有限公司
32	瑞阳制药有限公司	82	黑龙江澳利达奈德制药有限公司
33	北京诺华制药有限公司	※83	杭州民生医药控股集团有限公司
※34	绿叶投资集团有限公司	84	海南海灵化学制药有限公司
※35	普洛药业股份有限公司	※85	北京中关村四环医药开发有限责任公司
36	山东罗欣药业集团股份有限公司	※86	健康元药业集团股份有限公司
※37	山东新华制药股份有限公司	※87	广东众生药业股份有限公司
※38	浙江海正药业股份有限公司	※88	江苏联环药业集团有限公司
39	浙江华海药业股份有限公司	※89	江苏吴中医药集团有限公司
※40	中国医药健康产业股份有限公司	90	浙江国邦药业有限公司
※41	南京先声东元制药有限公司	91	江西国药有限责任公司
42	中美上海施贵宝制药有限公司	92	常州四药制药有限公司
※43	浙江医药股份有限公司	93	北京双鹭药业股份有限公司
44	江苏奥赛康药业有限公司	94	浙江九洲药业股份有限公司
※45	东北制药集团股份有限公司	95	住友制药(苏州)有限公司
46	北京泰德制药股份有限公司	96	浙江金华康恩贝生物制药有限公司
※47	深圳信立泰药业股份有限公司	※97	重庆莱美药业股份有限公司
※48	辰欣科技集团有限公司	98	通用电气药业(上海)有限公司
49	石家庄四药有限公司	99	广州康臣药业有限公司
※50	山东睿鹰制药集团有限公司	100	哈尔滨三联药业股份有限公司

※表示该集团采用合并形式排名。

表 27　2019 年化学药品工业企业法人单位利润总额 100 强

位次	企业名称	位次	企业名称
※1	中国医药集团有限公司	51	广州康臣药业有限公司
※2	扬子江药业集团有限公司	※52	普洛药业股份有限公司
※3	上海医药(集团)有限公司	※53	京新控股集团有限公司
※4	江苏恒瑞医药股份有限公司	※54	安徽丰原集团有限公司
※5	华润医药控股有限公司	※55	辰欣科技集团有限公司
※6	石药控股集团有限公司	56	北京双鹭药业股份有限公司
※7	山东齐鲁制药集团有限公司	57	江苏天士力帝益药业有限公司
※8	中国远大集团有限责任公司	※58	海思科医药集团股份有限公司
※9	正大天晴药业集团股份有限公司	59	常州金远药业制造有限公司
※10	广州白云山医药集团股份有限公司	60	浙江仙琚制药股份有限公司
※11	上海复星医药(集团)股份有限公司	61	深圳市海普瑞药业集团股份有限公司
12	江苏豪森药业集团有限公司	※62	浙江海正药业股份有限公司
※13	新和成控股集团有限公司	※63	好医生药业集团有限公司
※14	深圳市东阳光实业发展有限公司	64	浙江永太科技股份有限公司
※15	拜耳医药保健有限公司	65	贝达药业股份有限公司
※16	绿叶投资集团有限公司	66	浙江乐普药业股份有限公司
※17	人福医药集团股份公司	67	通化谷红制药有限公司
18	杭州默沙东制药有限公司	68	西安杨森制药有限公司
※19	丽珠医药集团股份有限公司	※69	江苏联环药业集团有限公司
※20	中国医药健康产业股份有限公司	70	海南海灵化学制药有限公司
21	施慧达药业集团(吉林)有限公司	71	青岛黄海制药有限责任公司
※22	天津市医药集团有限公司	72	施维雅(天津)制药有限公司
23	阿斯利康制药有限公司	※73	浙江医药股份有限公司
※24	鲁南制药集团股份有限公司	74	参天制药(中国)有限公司
25	赛诺菲(杭州)制药有限公司	※75	山东新华制药股份有限公司
26	上海罗氏制药有限公司	76	山东达因海洋生物制药股份有限公司
27	辉瑞制药有限公司	77	北京嘉林药业股份有限公司
28	诺和诺德(中国)制药有限公司	※78	江苏亚邦药业集团股份有限公司
29	石家庄四药有限公司	79	常州四药制药有限公司
※30	四川科伦药业股份有限公司	80	瑞阳制药有限公司
※31	赛诺菲(中国)投资有限公司	※81	广东众生药业股份有限公司
※32	华邦生命健康股份有限公司	82	上海强生制药有限公司
※33	费森尤斯卡比(中国)投资有限公司	83	吉林天成制药有限公司
34	北京泰德制药股份有限公司	84	江西富祥药业股份有限公司
35	南京先声东元制药有限公司	85	北京振东康远制药有限公司
※36	珠海联邦制药股份有限公司	※86	悦康药业集团股份有限公司
※37	健康元药业集团股份有限公司	87	正大制药(青岛)有限公司
38	江苏奥赛康药业有限公司	88	中美上海施贵宝制药有限公司
※39	浙江海翔药业股份有限公司	※89	福安药业(集团)股份有限公司
※40	卫材(中国)投资有限公司	90	安斯泰来制药(中国)有限公司
※41	深圳信立泰药业股份有限公司	※91	北京中关村四环医药开发有限责任公司
※42	第一三共(中国)投资有限公司	※92	山东金城医药集团股份有限公司
43	江苏恩华药业股份有限公司	93	山东齐都药业有限公司
44	惠氏制药有限公司	94	苏州东瑞制药有限公司
45	浙江华海药业股份有限公司	95	湖北省宏源药业科技股份有限公司
46	中美天津史克制药有限公司	96	北京康辰药业股份有限公司
※47	山东罗欣药业集团股份有限公司	※97	哈药集团有限公司
48	乐普药业股份有限公司	98	南京恒生制药有限公司
※49	山东睿鹰制药集团有限公司	99	浙江九洲药业股份有限公司
※50	百特(中国)投资有限公司	100	吉林省吴太感康药业有限公司

※ 表示该集团采用合并形式排名。

表 28　2019 年中成药工业企业法人单位资产总额 100 强

位次	企业名称	位次	企业名称
※1	广州医药集团有限公司	51	上海凯宝药业股份有限公司
※2	云南白药集团股份有限公司	52	吉林金宝药业股份有限公司
※3	天士力控股集团有限公司	53	吉林省集安市益盛药业股份有限公司
※4	中国中药有限公司	54	兰州佛慈制药股份有限公司
※5	修正药业集团股份有限公司	※55	浙江佐力药业股份有限公司
※6	吉林敖东药业集团股份有限公司	56	康臣药业(内蒙古)有限责任公司
※7	山东步长制药股份有限公司	57	西藏诺迪康药业股份有限公司
※8	中国北京同仁堂(集团)有限责任公司	58	正大青春宝药业有限公司
※9	华润三九医药股份有限公司	59	江苏苏中药业集团股份有限公司
※10	江西济民可信集团有限公司	60	特一药业集团股份有限公司
※11	太极集团有限公司	61	上海和黄药业有限公司
※12	江苏康缘集团有限责任公司	※62	湖南汉森制药股份有限公司
※13	康恩贝集团有限公司	63	重庆希尔安药业有限公司
14	东阿阿胶股份有限公司	64	成都百裕制药股份有限公司
15	吉林紫鑫药业股份有限公司	65	贵州健兴药业有限公司
※16	华立医药集团有限公司	66	贵州圣济堂制药有限公司
※17	江苏济川控股集团有限公司	67	云南植物药业有限公司
18	陕西必康制药集团控股有限公司	68	贵阳新天药业股份有限公司
※19	石家庄以岭药业股份有限公司	69	上海绿谷制药有限公司
※20	黑龙江珍宝岛药业股份有限公司	70	吉林省辉南长龙生化药业股份有限公司
※21	天津红日药业股份有限公司	71	颈复康药业集团有限公司
※22	广州市香雪制药股份有限公司	72	烟台荣昌制药股份有限公司
※23	天津中新药业集团股份有限公司	73	广西金嗓子有限责任公司
※24	山西振东健康产业集团有限公司	74	鲁南厚普制药有限公司
※25	贵州百灵企业集团制药股份有限公司	75	陕西海天制药有限公司
26	贵州信邦制药股份有限公司	76	万邦德制药集团有限公司
※27	神威药业集团有限公司	77	四川光大制药有限公司
※28	成都地奥制药集团有限公司	78	广西玉林制药集团有限责任公司
29	漳州片仔癀药业股份有限公司	79	云南维和药业股份有限公司
※30	成都康弘药业集团股份有限公司	80	丽珠集团利民制药厂
※31	贵州益佰制药股份有限公司	81	河北恒利集团制药股份有限公司
※32	仁和(集团)发展有限公司	82	云南特安呐制药股份有限公司
33	通化金马药业集团股份有限公司	83	上海上药杏灵科技药业股份有限公司
※34	葵花药业集团股份有限公司	※84	朗致集团有限公司
※35	九芝堂股份有限公司	85	上海医药集团青岛国风药业股份有限公司
※36	广西梧州中恒集团股份有限公司	86	四川好医生攀西药业有限责任公司
※37	江中药业股份有限公司	87	内蒙古福瑞医疗科技股份有限公司
※38	天圣制药集团股份有限公司	88	吉林草还丹药业有限公司
※39	青峰医药集团有限公司	89	甘肃天水岐黄药业有限责任公司
※40	山西亚宝投资集团有限公司	90	山西华元医药集团有限公司
41	仲景宛西制药股份有限公司	91	山东凤凰制药股份有限公司
※42	株洲千金药业股份有限公司	92	四川依科制药有限公司
※43	长白山制药股份有限公司	93	南京同仁堂药业有限责任公司
※44	桂林三金药业股份有限公司	94	广东恒诚制药有限公司
45	扬子江药业集团江苏龙凤堂中药有限公司	95	广东太安堂药业股份有限公司
46	河南羚锐制药股份有限公司	96	浙江维康药业股份有限公司
47	马应龙药业集团股份有限公司	97	黑龙江天宏药业股份有限公司
※48	西藏奇正藏药股份有限公司	98	长春人民药业集团有限公司
49	精华制药集团股份有限公司	※99	江苏九旭药业集团
50	甘肃兰药药业有限公司	100	成都泰合健康科技集团股份有限公司

※ 表示该集团采用合并形式排名。

表29 2019年中成药工业企业法人单位医药工业主营业务收入100强

位次	企业名称	位次	企业名称
※1	广州医药集团有限公司	※51	西藏奇正藏药股份有限公司
※2	修正药业集团股份有限公司	52	仲景宛西制药股份有限公司
※3	江西济民可信集团有限公司	53	马应龙药业集团股份有限公司
※4	中国中药有限公司	54	重庆希尔安药业有限公司
※5	山东步长制药股份有限公司	55	康臣药业(内蒙古)有限责任公司
※6	华润三九医药股份有限公司	56	上海凯宝药业股份有限公司
※7	江苏济川控股集团有限公司	57	鲁南厚普制药有限公司
※8	云南白药集团股份有限公司	58	正大青春宝药业有限公司
※9	中国北京同仁堂(集团)有限责任公司	59	成都百裕制药股份有限公司
※10	天津中新药业集团股份有限公司	60	上海绿谷制药有限公司
※11	太极集团有限公司	61	四川好医生攀西药业有限责任公司
※12	江苏康缘集团有限责任公司	62	精华制药集团股份有限公司
※13	康恩贝集团有限公司	63	扬子江药业集团江苏龙凤堂中药有限公司
※14	天士力控股集团有限公司	64	上海医药集团青岛国风药业股份有限公司
※15	华立医药集团有限公司	※65	雷允上药业集团有限公司
※16	山西振东健康产业集团有限公司	66	四川依科制药有限公司
※17	石家庄以岭药业股份有限公司	67	万邦德制药集团有限公司
※18	天津红日药业股份有限公司	68	贵州三力制药股份有限公司
※19	青峰医药集团有限公司	69	西安世纪盛康药业有限公司
※20	葵花药业集团股份有限公司	70	河北万岁药业有限公司
※21	仁和(集团)发展有限公司	71	吉林紫鑫药业股份有限公司
22	江苏苏中药业集团股份有限公司	72	成都第一制药有限公司
※23	广西梧州中恒集团股份有限公司	※73	浙江佐力药业股份有限公司
※24	山西亚宝投资集团有限公司	74	陕西海天制药有限公司
※25	成都康弘药业集团股份有限公司	75	贵阳新天药业股份有限公司
※26	神威药业集团有限公司	76	内蒙古天奇中蒙制药股份有限公司
※27	吉林敖东药业集团股份有限公司	77	吉林省集安市益盛药业股份有限公司
※28	贵州益佰制药股份有限公司	78	西安碑林药业股份有限公司
29	贵州健兴药业有限公司	79	广西金嗓子有限责任公司
30	江中药业股份有限公司	※80	湖南汉森制药股份有限公司
※31	贵州百灵企业集团制药股份有限公司	81	海南碧凯药业有限公司
※32	九芝堂股份有限公司	82	上海津村制药有限公司
33	漳州片仔癀药业股份有限公司	83	江西博士达药业有限责任公司
34	吉林华康药业股份有限公司	84	江西银涛药业有限公司
※35	成都地奥制药集团有限公司	85	成都泰合健康科技集团股份有限公司
36	河南羚锐制药股份有限公司	86	贵州瑞和制药有限公司
※37	黑龙江珍宝岛药业股份有限公司	87	吉林省辉南长龙生化药业股份有限公司
※38	广州市香雪制药股份有限公司	※88	天圣制药集团股份有限公司
39	陕西必康制药集团控股有限公司	89	特一药业集团股份有限公司
40	云南植物药业有限公司	90	湖北午时药业股份有限公司
※41	长白山制药股份有限公司	91	陕西汉王药业股份有限公司
※42	朗致集团有限公司	92	南京同仁堂药业有限责任公司
※43	江苏九旭药业集团	93	云南盘龙云海药业有限公司
44	颈复康药业集团有限公司	94	重庆赛诺生物药业股份有限公司
45	上海和黄药业有限公司	95	辽宁上药好护士药业(集团)有限公司
※46	株洲千金药业股份有限公司	96	陕西香菊药业集团有限公司
47	山东凤凰制药股份有限公司	97	浙江天皇药业有限公司天台分公司
※48	桂林三金药业股份有限公司	98	养生堂药业有限公司
49	东阿阿胶股份有限公司	99	新疆维吾尔药业有限责任公司
※50	普正药业集团股份有限公司	100	江西远东药业股份有限公司

※表示该集团采用合并形式排名。

表30 2019 年中成药工业企业法人单位利润总额 100 强

位次	企业名称	位次	企业名称
※1	云南白药集团股份有限公司	51	陕西汉王药业股份有限公司
※2	广州医药集团有限公司	52	丽珠集团利民制药厂
※3	华润三九医药股份有限公司	※53	青峰医药集团有限公司
※4	山东步长制药股份有限公司	54	上海上药杏灵科技药业股份有限公司
※5	修正药业集团股份有限公司	55	吉林省辉南长龙生化药业股份有限公司
※6	江西济民可信集团有限公司	※56	江苏九旭药业集团
※7	江苏济川控股集团有限公司	※57	康恩贝集团有限公司
※8	中国北京同仁堂(集团)有限责任公司	58	贵州三力制药股份有限公司
※9	中国中药有限公司	59	浙江维康药业股份有限公司
10	漳州片仔癀药业股份有限公司	60	重庆希尔安药业有限公司
※11	吉林敖东药业集团股份有限公司	61	成都第一制药有限公司
※12	天士力控股集团有限公司	62	四川好医生攀西药业有限责任公司
※13	仁和(集团)发展有限公司	※63	普正药业集团股份有限公司
※14	成都康弘药业集团股份有限公司	64	贵州瑞和制药有限公司
※15	神威药业集团有限公司	65	海南碧凯药业有限公司
※16	广西梧州中恒集团股份有限公司	66	南京同仁堂药业有限责任公司
※17	葵花药业集团股份有限公司	67	哈尔滨市康隆药业有限责任公司
※18	天津中新药业集团股份有限公司	※68	广州市香雪制药股份有限公司
※19	石家庄以岭药业股份有限公司	69	通化金马药业集团有限公司
20	康臣药业(内蒙古)有限责任公司	70	上海医药集团青岛国风药业股份有限公司
※21	华立医药集团有限公司	71	山东沃华医药科技股份有限公司
※22	江中药业股份有限公司	72	广西万通制药有限公司
※23	黑龙江珍宝岛药业股份有限公司	73	西安碑林药业股份有限公司
24	上海和黄药业有限公司	74	桂林桂广滑石开发有限公司
※25	江苏康缘集团有限责任公司	75	同溢堂药业有限公司
※26	天津红日药业股份有限公司	76	浙江新光药业股份有限公司
27	陕西必康制药集团控股有限公司	77	山东凤凰制药股份有限公司
※28	桂林三金药业股份有限公司	78	正大青春宝药业有限公司
29	马应龙药业集团股份有限公司	79	西安世纪盛康药业有限公司
※30	西藏奇正藏药股份有限公司	80	贵州圣济堂制药有限公司
※31	贵州百灵企业集团制药股份有限公司	81	乐泰药业有限公司
※32	长白山制药股份有限公司	82	河北万岁药业有限公司
33	河南羚锐制药股份有限公司	83	浙江施强制药有限公司
※34	九芝堂股份有限公司	84	兰州佛慈制药股份有限公司
※35	成都地奥制药集团有限公司	85	厦门中药厂有限公司
36	上海凯宝药业股份有限公司	86	成都百裕制药股份有限公司
※37	株洲千金药业股份有限公司	87	吉林紫鑫药业股份有限公司
38	贵州健兴药业有限公司	88	山东汉方制药有限公司
39	仲景宛西制药股份有限公司	89	成都泰合健康科技集团股份有限公司
40	万邦德制药集团有限公司	90	江西银涛药业有限公司
41	江苏苏中药业集团股份有限公司	91	陕西盘龙药业集团股份有限公司
42	广西金嗓子有限责任公司	92	内蒙古天奇中蒙制药股份有限公司
43	浙江天皇药业有限公司天台分公司	93	江西杏林白马药业有限公司
※44	山西振东健康产业集团有限公司	94	广东太安堂药业股份有限公司
※45	湖南汉森制药股份有限公司	95	上海绿谷制药有限公司
※46	贵州益佰制药股份有限公司	96	启东盖天力药业有限公司
47	西藏诺迪康药业股份有限公司	97	吉林万通药业集团梅河药业股份有限公司
48	特一药业集团股份有限公司	98	天地恒一制药股份有限公司
49	鲁南厚普制药有限公司	99	吉林省集安市益盛药业股份有限公司
50	武汉健民大鹏药业有限公司	100	河北恒利集团制药股份有限公司

※ 表示该集团采用合并形式排名。

表31 2019年中药饮片工业企业法人单位资产总额100强

位次	企业名称	位次	企业名称
1	广东一方制药有限公司	51	甘肃亚兰药业有限公司
2	北京同仁堂健康药业股份有限公司	52	云南七丹药业股份有限公司
※3	江阴天江药业有限公司	53	上海青浦中药饮片有限公司
4	北京康仁堂药业有限公司	54	泸州百草堂中药饮片有限公司
5	云南白药集团中药资源有限公司	55	杭州华东中药饮片有限公司
※6	国药集团冯了性(佛山)药材饮片有限公司	56	云南新世纪中药饮片有限公司
7	云南三七科技有限公司	57	湖南大自然制药有限公司
※8	天津盛实百草中药科技股份有限公司	58	衢州南孔中药有限公司
※9	九州天润中药产业有限公司	59	北京同仁堂吉林人参有限责任公司
10	北京协和制药二厂	60	樟树市庆仁中药饮片有限公司
※11	中山市中智药业集团有限公司	61	云南向辉药业有限公司
12	甘肃中天药业有限责任公司	62	四川国药天江药业有限公司
13	康美新开河(吉林)药业有限公司	63	四川禾亿制药有限公司
14	湖北天济中药饮片有限公司	64	北京人卫中药饮片有限公司
15	广东乐陶陶药业股份有限公司	65	北京同仁堂健康药业(辽宁)有限公司
16	云南鸿翔中药科技有限公司	66	江西江中药饮片有限公司
17	上海万仕诚国药制品有限公司	67	湖南省松龄堂中药饮片有限公司
※18	上海上药华宇药业有限公司	68	贵州同济堂中药饮片有限公司
19	龙宝参茸股份有限公司	69	江西和明制药有限公司
20	安徽协和成药业饮片有限公司	70	四川天植中药股份有限公司
21	四川峨眉仙山中药有限公司	71	文山华信三七股份有限公司
22	浙江景岳堂药业有限公司	72	辽宁祥云药业有限公司
23	深圳太太药业有限公司	73	北京金崇光药业有限公司
24	云南三七科技药业有限公司	74	北京东兴堂科技发展有限公司
25	北京御本堂安国中药饮片有限公司	75	浙江元拓中药有限公司
26	陕西兴盛德药业有限责任公司	76	四川奇力制药有限公司
27	四川省中药饮片有限责任公司	77	四川滋宁中药饮片有限公司
28	上海康桥中药饮片有限公司	78	云南益康药业有限公司
29	四川恒康源药业有限公司	79	江西和盈药业有限公司
30	四川新荷花中药饮片股份有限公司	80	宇妥藏药股份有限公司
31	江西彭氏国药堂饮片有限公司	81	云南养尊堂生物科技有限公司
32	浙江惠松制药有限公司	82	杭州蜂之语蜂业股份有限公司
33	吉林敖东世航药业股份有限公司	83	吉林华润和善堂人参有限公司
34	湖南福泰中药饮片有限责任公司	84	广西世彪药业有限公司
35	成都康美药业生产有限公司	85	普洱淞茂滇草六味制药股份有限公司
36	贵州德良方药业股份有限公司	86	云南海瑞迪生物药业有限公司
37	浙江中医药大学中药饮片有限公司	87	绍兴震元中药饮片有限公司
38	天士力东北现代中药资源有限公司	88	浙江胡庆余堂本草药物有限公司
39	山西华元医药生物技术有限公司	89	云南绿生中药科技股份有限公司
40	上海虹桥中药饮片有限公司	90	天津市中药饮片厂有限公司
41	云南普瑞生物制药(集团)有限公司	91	宁夏永寿堂中药饮片有限公司
42	四川金岁方药业有限公司	92	红河云百草药业有限公司
43	上海雷允上中药饮片厂有限公司	93	湖南振兴中药有限公司
44	广州市药材公司中药饮片厂	94	陇西千金药材有限公司
45	四川千方中药股份有限公司	95	成都岷江源药业股份有限公司
46	北京祥威药业有限公司	96	江西樟树成方中药饮片有限公司
47	十州白云山星珠药业有限公司	97	上海德大堂国药有限公司
48	云南金九地生物科技有限公司	98	上海养和堂中药饮片有限公司
49	浙江佐力百草中药饮片有限公司	99	康美滕王阁(四川)制药有限公司
50	杏辉天力(杭州)药业有限公司	100	四川中创药业有限公司

※表示该集团采用合并形式排名。

表 32 2019 年中药饮片工业企业法人单位医药工业主营业务收入 100 强

位次	企业名称	位次	企业名称
1	广东一方制药有限公司	51	上海青浦中药饮片有限公司
※2	江阴天江药业有限公司	52	广东乐陶陶药业股份有限公司
3	北京康仁堂药业有限公司	53	浙江中医药大学中药饮片有限公司
※4	国药集团冯了性(佛山)药材饮片有限公司	54	云南益康药业有限公司
5	北京同仁堂健康药业股份有限公司	55	上海雷允上中药饮片厂有限公司
6	云南白药集团中药资源有限公司	56	云南金九地生物科技有限公司
※7	上海上药华宇药业有限公司	57	绍兴震元中药饮片有限公司
※8	天津盛实百草中药科技股份有限公司	58	江西和盈药业有限公司
9	安徽协和成药业饮片有限公司	59	湖南大自然制药有限公司
※10	九州天润中药产业有限公司	60	云南养尊堂生物科技有限公司
11	四川圣上大健康药业有限公司	61	吉林敖东世航药业股份有限公司
12	四川峨眉仙山中药有限公司	62	上海养和堂中药饮片有限公司
13	浙江惠松制药有限公司	63	江西致和堂中药饮片有限公司
14	云南鸿翔中药科技有限公司	64	湖南振兴中药有限公司
15	上海万仕诚国药制品有限公司	65	深圳太太药业有限公司
16	陕西兴盛德药业有限责任公司	66	四川奇力制药有限公司
17	上海虹桥中药饮片有限公司	67	昆明道地中药饮片厂
18	湖北天济中药饮片有限公司	68	泸州百草堂中药饮片有限公司
19	上海康桥中药饮片有限公司	69	北京松兰饮片有限公司
20	四川新荷花中药饮片股份有限公司	70	江西樟树成方中药饮片有限公司
21	杭州华东中药饮片有限公司	71	福建天人药业股份有限公司
22	广州市药材公司中药饮片厂	72	北京金崇光药业有限公司
23	甘肃中天药业有限责任公司	73	贵州同济堂中药饮片有限公司
24	四川聚元药业集团有限公司	74	山西华元医药生物技术有限公司
25	宜宾仁和中药饮片有限责任公司	75	成都欣福源中药饮片有限公司
※26	中山市中智药业集团有限公司	76	四川辅正药业股份有限公司
27	浙江景岳堂药业有限公司	77	江西国都中药饮片有限公司
28	湖南省松龄堂中药饮片有限公司	78	四川自强中药有限公司
29	衢州南孔中药有限公司	79	江西宏洁中药饮片有限公司
30	樟树市庆仁中药饮片有限公司	80	成都岷江源药业股份有限公司
31	北京祥威药业有限公司	81	北京御本堂安国中药饮片有限公司
32	湖南福泰中药饮片有限责任公司	82	江西顺福堂中药饮片有限公司
33	云南三七科技有限公司	83	浙江钱王中药有限公司
34	四川天植中药股份有限公司	84	樟树市福城工业园区仁和东路 68 号
35	红河云百草药业有限公司	85	北京太洋树康药业有限责任公司
36	四川省中药饮片有限责任公司	86	江西江中中药饮片有限公司
37	四川金岁方药业有限公司	87	浙江佐力百草中药饮片有限公司
38	龙宝参茸股份有限公司	88	北京同仁堂吉林人参有限责任公司
39	四川千方中药股份有限公司	89	云南三七科技药业有限公司
40	云南普瑞生物制药(集团)有限公司	90	上海德大堂国药有限公司
41	湖南省南国药都中药饮片有限公司	91	江西彭氏国药堂饮片有限公司
42	云南向辉药业有限公司	92	天津市中药饮片厂有限公司
43	康美新开河(吉林)药业有限公司	93	昆明轩庆生物科技有限公司
44	福建承天药业有限公司	94	四川省天府神龙中药饮片有限公司
45	云南七丹药业股份有限公司	95	宇妥藏药股份有限公司
46	四川滋宁中药饮片有限公司	96	北京市双桥燕京中药饮片厂
47	四川中创药业有限公司	97	浙江胡庆余堂本草药物有限公司
48	北京人卫中药饮片有限公司	98	广州白云山星珠药业有限公司
49	成都康美药业生产有限公司	99	云南新世纪中药饮片有限公司
50	江西百仁中药饮片有限公司	100	广东源生泰药业有限公司

※表示该集团采用合并形式排名。

表33 2019 年中药饮片工业企业法人单位利润总额 100 强

位次	企业名称	位次	企业名称
1	广东一方制药有限公司	51	山西华元医药生物技术有限公司
※2	江阴天江药业有限公司	52	成都岷江源药业股份有限公司
3	北京康仁堂药业有限公司	53	湖南振兴中药有限公司
4	北京同仁堂健康药业股份有限公司	54	北京四方中药饮片有限公司
※5	天津盛实百草中药科技股份有限公司	55	湖南省松龄堂中药饮片有限公司
※6	中山市中智药业集团有限公司	56	北京市双桥燕京中药饮片厂
7	云南鸿翔中药科技有限公司	57	福建天人药业股份有限公司
8	云南白药集团中药资源有限公司	58	云南七丹药业股份有限公司
9	上海万仕诚国药制品有限公司	59	湖南省大豪药业有限责任公司
10	浙江惠松制药有限公司	60	四川天植中药股份有限公司
11	陕西兴盛德药业有限责任公司	61	江西国都中药饮片有限公司
12	上海康桥中药饮片有限公司	62	天津市中药饮片厂有限公司
13	安徽协和成药业饮片有限公司	63	上海养和堂中药饮片有限公司
※14	国药集团冯了性(佛山)药材饮片有限公司	64	绍兴震元中药饮片有限公司
※15	湖南福泰中药饮片有限责任公司	65	北京同仁堂吉林人参有限责任公司
16	四川新荷花中药饮片股份有限公司	66	云南金九地生物科技有限公司
17	湖北天济中药饮片有限公司	67	樟树市庆仁中药饮片有限公司
18	云南向辉药业有限公司	68	陇西千金药材有限公司
19	云南普瑞生物制药(集团)有限公司	69	吉林省宏久生物科技股份有限公司
20	龙宝参茸股份有限公司	70	浙江胡庆余堂本草药物有限公司
21	四川千方中药股份有限公司	71	泸州百草堂中药饮片有限公司
22	四川聚元药业集团有限公司	72	湖北思安药业有限公司
23	四川峨眉仙山中药有限公司	73	广州市药材公司中药饮片厂
24	江西江中药饮片有限公司	74	上海雷允上中药饮片厂有限公司
25	云南养尊堂生物科技有限公司	75	云南新世纪中药饮片有限公司
26	四川省中药饮片有限责任公司	76	哈药集团世一堂中药饮片有限责任公司
27	宜宾仁和中药饮片有限责任公司	77	杏辉天力(杭州)药业有限公司
28	上海虹桥中药饮片有限公司	78	杭州蜂之语蜂业股份有限公司
※29	九州天润中药产业有限公司	79	江西兆升中药饮片有限公司
30	福建承天药业有限公司	80	江西宏洁中药饮片有限公司
31	四川辅正药业股份有限公司	81	贵州同济堂中药饮片有限公司
32	北京人卫中药饮片有限公司	82	四川金匮源中药科技有限公司
33	北京金崇光药业有限公司	83	北京崇光药业有限公司
34	四川中创药业有限公司	84	宁夏永寿堂中药饮片有限公司
35	北京太洋树康药业有限责任公司	85	江西樟树国康中药饮片有限公司
36	江西和盈药业有限公司	86	深圳太太药业有限公司
37	成都康美药业生产有限公司	87	四川滋宁中药饮片有限公司
38	红河云百草药业有限公司	88	湖南守护神制药有限公司
39	成都欣福源中药饮片有限公司	89	康美滕王阁(四川)制药有限公司
※40	上海上药华宇药业有限公司	90	江西广炅中药饮片有限公司
41	湖南大自然制药有限公司	91	四川省天府神龙中药饮片有限公司
42	浙江中医药大学中药饮片有限公司	92	浙江省磐安外贸药业股份有限公司
43	杭州华东中药饮片有限公司	93	兰州旭康药业有限公司
44	甘肃中天药业有限责任公司	94	湖南省南国药都中药饮片有限公司
45	衢州南孔中药有限公司	95	上海青浦中药饮片有限公司
46	铁岭市杜记膏药厂	96	江西百仁中药饮片有限公司
47	北京祥威药业有限公司	97	昆明道地中药饮片厂
48	云南益康药业有限公司	98	宇妥藏药股份有限公司
49	广东乐陶陶药业股份有限公司	99	浙江钱王中药有限公司
50	四川金岁方药业有限公司	100	广东源生泰药业有限公司

※表示该集团采用合并形式排名。

表34 2019 年生物药品工业企业法人单位资产总额 100 强

位次	企业名称	位次	企业名称
※1	中国生物技术股份有限公司	51	山东福田药业有限公司
※2	沈阳三生制药有限责任公司	52	山东先声生物制药有限公司
※3	长春高新技术产业(集团)股份有限公司	53	艾康生物技术(杭州)有限公司
※4	上海莱士血液制品股份有限公司	54	山东金城生物药业有限公司
※5	华兰生物工程股份有限公司	55	海南通用同盟药业有限公司
6	烟台东诚药业集团股份有限公司	56	晋城海斯制药有限公司
7	甘李药业股份有限公司	57	上海联合赛尔生物工程有限公司
※8	上海昊海生物科技股份有限公司	58	天津民祥生物医药股份有限公司
9	通化东宝药业股份有限公司	59	成都康华生物制品股份有限公司
10	博雅生物制药集团股份有限公司	60	成都中核高通同位素股份有限公司
※11	深圳翰宇药业股份有限公司	61	圣湘生物科技股份有限公司
12	华熙生物科技股份有限公司	62	艾美汉信疫苗(大连)有限公司
13	南京健友生化制药股份有限公司	63	厦门万泰沧海生物技术有限公司
14	河北常山生化药业股份有限公司	64	艾美卫信生物药业(浙江)有限公司
15	郑州安图生物工程股份有限公司	65	内蒙古双奇药业股份有限公司
16	山东泰邦生物制品有限公司	66	蓝怡科技集团股份有限公司
17	辽宁成大生物股份有限公司	67	华大生物科技(武汉)有限公司
18	信达生物制药(苏州)有限公司	68	上药东英(江苏)药业有限公司
19	玉溪沃森生物技术有限公司	69	福州迈新生物技术开发有限公司
20	四川远大蜀阳药业有限责任公司	70	协和发酵麒麟(中国)制药有限公司
21	安徽安科生物工程(集团)股份有限公司	71	潍坊市康华生物技术有限公司
22	常州千红生化制药股份有限公司	72	云南博浩生物科技集团有限公司
23	深圳赛诺菲巴斯德生物制品有限公司	73	成都欧林生物科技股份有限公司
24	哈尔滨圣泰生物制药有限公司	74	西安回天血液制品有限责任公司
25	山西康宝生物制品股份有限公司	75	河北智同生物制药有限公司
26	舒泰神(北京)生物制药股份有限公司	76	辽宁依生生物制药有限公司
27	帝斯曼维生素(上海)有限公司	77	广州白云山拜迪生物医药有限公司
28	杭州中美华东制药江东有限公司	78	浙江普康生物技术股份有限公司
29	贵州泰邦生物制品有限公司	79	大连雅立峰生物制药有限公司
30	未名生物医药有限公司	80	湖南康尔佳制药股份有限公司
31	北京万泰生物药业股份有限公司	81	中科生物制药股份有限公司
32	武汉海特生物制药股份有限公司	82	杭州澳医保灵药业有限公司
33	石药集团百克(山东)生物制药股份有限公司	83	北京四环生物制药有限公司
34	苏州盛迪亚生物医药有限公司	84	四川美大康佳乐药业有限公司
35	深圳市卫光生物制品股份有限公司	85	博奥赛斯(天津)生物科技有限公司
36	成都康弘生物科技有限公司	86	科兴(大连)疫苗技术有限公司
※37	科兴生物制药股份有限公司	87	康哲(湖南)制药有限公司
38	博雅生物制药(广东)有限公司	88	罗益(无锡)生物制药有限公司
39	百泰生物药业有限公司	89	北京三元基因药业股份有限公司
40	珍奥集团股份有限公司	90	上海华新生物高技术有限公司
41	浙江我武生物科技股份有限公司	91	上海赛伦生物技术股份有限公司
※42	同药集团有限公司	92	瑞普(保定)生物药业有限公司
43	黑龙江江世药业有限公司	93	云南天宏香精有限公司
44	南岳生物制药有限公司	94	上海新兴医药股份有限公司
45	云南瑞宝生物科技股份有限公司	95	杭州远大生物制药有限公司
46	珠海亿胜生物制药有限公司	96	北京百奥药业有限责任公司
47	艾博生物医药(杭州)有限公司	97	宁波瑞源生物科技有限公司
48	哈尔滨派斯菲科生物制药股份有限公司	98	武汉远大弘元股份有限公司
49	北京世桥生物制药有限公司	99	上海荣盛生物药业有限公司
50	厦门特宝生物工程股份有限公司	100	葵花药业集团(唐山)生物制药有限公司

※表示该集团采用合并形式排名。

表 35　2019 年生物药品工业企业法人单位医药工业主营业务收入 100 强

位次	企业名称	位次	企业名称
※1	中国生物技术股份有限公司	51	内蒙古双奇药业股份有限公司
※2	长春高新技术产业(集团)股份有限公司	52	武汉远大弘元股份有限公司
※3	沈阳三生制药有限责任公司	53	南岳生物制药有限公司
※4	华兰生物工程股份有限公司	54	海南通用同盟药业有限公司
5	甘李药业股份有限公司	55	福州迈新生物技术开发有限公司
6	烟台东诚药业集团股份有限公司	56	山东福田药业有限公司
7	深圳赛诺菲巴斯德生物制品有限公司	57	武汉海特生物制药股份有限公司
8	通化东宝药业股份有限公司	58	哈尔滨松鹤制药有限公司
※9	上海莱士血液制品股份有限公司	59	未名生物医药有限公司
10	博雅生物制药集团股份有限公司	60	天津民祥生物医药股份有限公司
11	山东泰邦生物制品有限公司	61	福建省闽东力捷迅药业有限公司
12	南京健友生化制药股份有限公司	62	上海联合赛尔生物工程有限公司
13	郑州安图生物工程股份有限公司	63	黑龙江迪龙制药有限公司
14	河北常山生化药业股份有限公司	64	深圳未名新鹏生物医药有限公司
15	安徽安科生物工程(集团)股份有限公司	65	上药东英(江苏)药业有限公司
16	辽宁成大生物股份有限公司	66	艾美汉信疫苗(大连)有限公司
17	常州千红生化制药股份有限公司	67	哈尔滨派斯菲科生物制药股份有限公司
18	四川远大蜀阳药业有限责任公司	68	成都中核高通同位素股份有限公司
※19	上海昊海生物科技股份有限公司	69	上海华新生物高技术有限公司
20	石药集团百克(山东)生物制药股份有限公司	70	北京四环生物制药有限公司
21	华熙生物科技股份有限公司	71	圣湘生物科技股份有限公司
22	信达生物制药(苏州)有限公司	72	云南瑞宝生物科技股份有限公司
23	苏州盛迪亚生物医药有限公司	73	山东金城生物药业有限公司
※24	科兴生物制药股份有限公司	74	蓝怡科技集团股份有限公司
25	成都康弘生物科技有限公司	75	康哲(湖南)制药有限公司
26	玉溪沃森生物技术有限公司	76	罗益(无锡)生物制药有限公司
27	晋城海斯制药有限公司	77	浙江远力健药业有限责任公司
28	哈尔滨圣泰生物制药有限公司	78	潍坊市康华生物技术有限公司
29	四川美大康佳乐药业有限公司	79	长春博迅生物技术有限责任公司
30	贵州泰邦生物制品有限公司	80	北京三元基因药业股份有限公司
31	艾康生物技术(杭州)有限公司	81	成都诺迪康生物制药有限公司
32	珠海亿胜生物制药有限公司	82	浙江普洛生物科技有限公司
※33	同药集团有限公司	83	宁波瑞源生物科技有限公司
34	山西康宝生物制品股份有限公司	84	瑞普(保定)生物药业有限公司
35	帝斯曼维生素(上海)有限公司	85	上海欣科医药有限公司
36	深圳市卫光生物制品股份有限公司	86	湖南康尔佳制药股份有限公司
37	杭州中美华东制药江东有限公司	87	江西浩然生物制药有限公司
38	百泰生物药业有限公司	88	葵花药业集团(唐山)生物制药有限公司
39	厦门特宝生物工程股份有限公司	89	欧蒙(杭州)医学实验诊断有限公司
40	艾博生物医药(杭州)有限公司	90	江西生物制品研究所股份有限公司
41	山东先声生物制药有限公司	91	华润昂德生物药业有限公司
42	北京万泰生物药业股份有限公司	92	西安回天血液制品有限责任公司
43	舒泰神(北京)生物制药股份有限公司	93	湖北华龙生物制药有限公司
44	浙江我武生物科技股份有限公司	94	北京世桥生物制药有限公司
45	河北智同生物制药股份有限公司	95	楚雄和创药业有限责任公司
※46	深圳翰宇药业股份有限公司	96	成都永安制药有限公司
47	杭州远大生物制药有限公司	97	杭州澳亚生物技术有限公司
48	成都康华生物制品股份有限公司	98	成都欧林生物科技股份有限公司
49	协和发酵麒麟(中国)制药有限公司	99	云南绿宝香精香料股份有限公司
50	黑龙江江世药业有限公司	100	上海赛伦生物技术股份有限公司

※ 表示该集团采用合并形式排名。

表 36　2019 年生物药品工业企业法人单位利润总额 100 强

位次	企业名称	位次	企业名称
※1	中国生物技术股份有限公司	51	罗益(无锡)生物制药有限公司
※2	长春高新技术产业(集团)股份有限公司	52	江西生物制品研究所股份有限公司
※3	毕兰生物工程股份有限公司	53	厦门特宝生物工程股份有限公司
4	甘李药业股份有限公司	54	瑞普(保定)生物药业有限公司
※5	沈阳三生制药有限责任公司	55	河北智同生物制药股份有限公司
6	山东泰邦生物制品有限公司	56	江西浩然生物制药有限公司
7	通化东宝药业股份有限公司	57	北京三元基因药业股份有限公司
8	辽宁成大生物股份有限公司	58	天津民祥生物医药股份有限公司
9	郑州安图生物工程股份有限公司	59	上海欣科医药有限公司
※10	上海莱士血液制品股份有限公司	60	上药东英(江苏)药业有限公司
11	华熙生物科技股份有限公司	61	上海赛伦生物技术股份有限公司
12	四川远大蜀阳药业有限责任公司	62	武汉远大弘元股份有限公司
13	山东先声生物制药有限公司	63	云南博浩生物科技集团股份有限公司
14	博雅生物制药集团股份有限公司	64	海南通用同盟药业有限公司
15	百泰生物药业有限公司	65	杭州澳亚生物技术有限公司
16	南京健友生化制药股份有限公司	66	黑龙江迪龙制药有限公司
※17	上海昊海生物科技股份有限公司	67	福建省闽东力捷迅药业有限公司
18	成都康弘生物科技有限公司	68	珍奥集团股份有限公司
19	石药集团百克(山东)生物制药股份有限公司	69	圣湘生物科技股份有限公司
20	烟台东诚药业集团股份有限公司	70	艾康生物技术(杭州)有限公司
21	浙江我武生物科技股份有限公司	71	舒泰神(北京)生物制药股份有限公司
22	玉溪沃森生物技术有限公司	72	哈尔滨派斯菲科生物制药股份有限公司
23	常州千红生化制药股份有限公司	※73	同药集团有限公司
24	艾美卫信生物药业(浙江)有限公司	74	武汉海特生物制药股份有限公司
25	苏州盛迪亚生物医药有限公司	75	郑州伊美诺生物技术有限公司
26	珠海亿胜生物制药有限公司	76	北京四环生物制药有限公司
27	贵州泰邦生物制品有限公司	77	晋城海斯制药有限公司
28	深圳赛诺菲巴斯德生物制品有限公司	78	康哲(湖南)制药有限公司
29	河北常山生化药业股份有限公司	79	成都诺迪康生物制药有限公司
30	山西康宝生物制品股份有限公司	80	上海联合赛尔生物工程有限公司
31	哈尔滨圣泰生物制药有限公司	81	西安回天血液制品有限责任公司
32	成都康华生物制品股份有限公司	82	浙江普康生物技术股份有限公司
33	深圳市卫光生物制品股份有限公司	83	葵花药业集团(唐山)生物制药有限公司
※34	科兴生物制药股份有限公司	84	湖州数康生物科技有限公司
35	北京万泰生物药业股份有限公司	85	湖南康尔佳制药股份有限公司
36	安徽安科生物工程(集团)股份有限公司	86	华大生物科技(武汉)有限公司
37	内蒙古双奇药业股份有限公司	87	广州白云山拜迪生物医药有限公司
38	协和发酵麒麟(中国)制药有限公司	88	浙江远力健药业有限责任公司
39	艾美汉信疫苗(大连)有限公司	89	杭州远大生物制药有限公司
40	黑龙江江世药业有限公司	90	上海华新生物高技术有限公司
41	宁波瑞源生物科技有限公司	91	科兴(大连)疫苗技术有限公司
42	杭州中美华东制药江东有限公司	92	云南天宏香精有限公司
43	福州迈新生物技术开发有限公司	93	杭州创新生物检控技术有限公司
44	长春博迅生物技术有限责任公司	94	四川美大康佳乐药业有限公司
45	山东金城生物药业有限公司	95	欧蒙(杭州)医学实验诊断有限公司
46	艾博生物医药(杭州)有限公司	96	杭州华津药业股份有限公司
47	南岳生物制药有限公司	97	湖南斯奇生物制药有限公司
48	帝斯曼维生素(上海)有限公司	98	潍坊三维生物工程集团有限公司
49	潍坊市康华生物技术有限公司	99	成都中核高通同位素股份有限公司
50	未名生物医药有限公司	100	江西赛基生物技术有限公司

※表示该集团采用合并形式排名。

表 37　2019 年主要城市重点医院用药品种金额(前 200 名)

2019 年位序	2018 年位序	药品名称	用药金额(万元)	比 2018 年增减(%)
1	2	人血白蛋白	379 040. 5	23. 63
2	1	氯化钠	346 868. 4	8. 14
3	5	紫杉醇	305 333. 1	40. 86
4	7	地佐辛	219 555. 9	17. 87
5	6	美罗培南	213 937. 1	14. 34
6	3	阿托伐他汀	196 922. 1	− 18. 33
7	23	曲妥珠单抗	194 493. 6	48. 22
8	4	氯吡格雷	189 033. 8	− 20. 99
9	9	伏立康唑	188 836. 7	9. 97
10	11	莫西沙星	188 186. 9	15. 88
11	13	头孢哌酮 + 舒巴坦,复方	181 510. 8	19. 96
12	15	人免疫球蛋白	177 177. 8	19. 22
13	43	聚乙二醇化重组人粒细胞集落刺激因子	170 501. 2	73. 50
14	14	哌拉西林 + 他唑巴坦,复方	168 096. 2	11. 68
15	17	艾司奥美拉唑	166 062. 7	19. 83
16	10	泮托拉唑	162 371. 7	− 3. 88
17	12	培美曲塞	159 916. 1	− 0. 95
18	31	丁苯酞	158 875. 3	30. 49
19	41	贝伐珠单抗	155 534. 5	55. 62
20	22	布地奈德	153 098. 1	15. 20
21	19	丙泊酚	152 538. 2	12. 32
22	24	他克莫司	150 204. 2	15. 35
23	25	雷贝拉唑	149 919. 2	15. 59
24	20	氨基酸,复方	148 442. 7	9. 54
25	38	碘克沙醇	146 646. 3	38. 44
26	30	利妥昔单抗	142 375. 0	16. 91
27	29	左氧氟沙星	140 869. 2	11. 30
28	18	多西他赛	133 749. 9	− 3. 03
29	35	阿卡波糖	131 689. 0	13. 74
30	32	奥美拉唑	129 049. 0	7. 11
31	16	奥拉西坦	128 046. 6	− 13. 84
32	26	替加氟 + 吉美嘧啶 + 奥替拉西,复方	127 953. 6	− 1. 16
33	8	恩替卡韦	126 378. 5	− 30. 75
34	46	重组人血小板生成素	125 704. 5	42. 28
35	37	奥沙利铂	121 203. 8	9. 70
36	21	氟比洛芬	118 906. 7	− 11. 48
37	39	肠内营养剂	115 598. 3	12. 91
38	27	前列地尔	105 434. 3	− 18. 26
39	36	兰索拉唑	103 327. 1	− 10. 20
40	40	蛇毒血凝酶	102 139. 2	1. 28
41	49	右美托咪定	101 861. 8	17. 85
42	42	卡培他滨	100 831. 5	2. 02
43	492	奥希替尼	100 408. 6	989. 40
44	56	亮丙瑞林	99 702. 1	21. 01
45	45	亚胺培南 + 西司他丁,复方	96 611. 8	3. 82
46	48	甘精胰岛素	95 534. 0	9. 73
47	74	替加环素	95 476. 1	36. 86
48	92	乙酰半胱氨酸	93 344. 4	47. 93
49	34	喘舒伐他汀	91 531. 4	− 22. 72
50	61	戈舍瑞林	91 039. 6	17. 64

中国药学年鉴 CHINESE PHARMACEUTICAL YEARBOOK 2020-2021

（续表）

2019 年位序	2018 年位序	药品名称	用药金额（万元）	比 2018 年增减（%）
51	54	冯替麦考酚酯	88 031.7	6.18
52	65	苯磺顺阿曲库铵	87 354.8	17.52
53	150	奥司他韦	86 682.4	96.74
54	47	氨溴索	86 609.0	−0.86
55	50	葡萄糖	85 887.5	2.31
56	123	多柔比星	85 512.0	69.75
57	58	腹膜透析液	84 968.1	7.45
58	44	依达拉奉	84 160.1	−12.17
59	76	头孢他啶	84 058.4	21.60
60	109	利伐沙班	83 596.4	47.54
61	33	磷酸肌酸	83 275.1	−29.73
62	82	卡泊芬净	82 201.4	24.98
63	86	利奈唑胺	81 714.3	27.13
64	68	替莫唑胺	81 347.2	11.45
65	55	头孢哌酮 + 他唑巴坦,复方	80 234.3	−2.76
66	66	碘海醇	79 916.3	7.55
67	78	硝苯地平	78 679.2	16.88
68	69	异甘草酸镁	78 482.1	8.23
69	142	多拉司琼	77 706.7	64.40
70	63	脑苷肌肽	77 592.6	1.82
71	59	重组人粒细胞集落刺激因子	76 697.4	−2.92
72	73	门冬胰岛素（预混）	76 101.0	6.87
73	70	丙氨酰谷氨酰胺	74 824.4	3.63
74	91	二甲双胍	73 810.5	16.55
75	53	伊马替尼	73 791.6	−11.22
76	28	单唾液酸四己糖神经节苷脂	73 408.0	−42.15
77	71	谷胱甘肽	73 397.5	2.70
78	96	头孢唑林	72 672.0	18.51
79	80	七氟烷	72 338.6	9.47
80	88	头孢唑肟	72 182.0	12.68
81	64	拉氧头孢	72 169.2	−4.52
82	106	脂肪乳 + 氨基酸 + 葡萄糖,复方	71 770.4	23.55
83	89	奥曲肽	71 754.1	12.06
84	85	头孢地尼	71 375.8	10.19
85	122	重组人生长激素	69 503.2	37.96
86	98	α-酮酸,复方	68 878.4	12.90
87	90	维生素,复方	68 393.7	7.38
88	93	脂肪乳	68 330.3	8.35
89	83	吉西他滨	67 742.3	3.21
90	111	瑞芬太尼	66 383.6	20.01
91	87	生长抑素	66 350.7	3.44
92	108	伊立替康	65 847.1	14.46
93	101	甲钴胺	65 369.5	8.21
94	77	奥氮平	65 109.8	−5.58
95	838	安罗替尼	65 055.7	1 990.74
96	62	胸腺 α_1	64 995.6	−14.75
97	100	甘草酸苷,复方	64 887.5	7.12
98	107	帕洛诺司琼	64 099.9	11.33
99	84	胸腺五肽	62 903.1	−4.11
100	97	孟鲁司特	62 802.2	2.48

（续表）

2019 年位序	2018 年位序	药品名称	用药金额(万元)	比 2018 年增减(%)
101	105	骨化三醇	62 599.5	7.63
102	60	氨氯地平	62 377.0	−19.89
103	75	康莱特注射液	61 896.6	−10.47
104	51	鼠神经生长因子	60 956.9	−27.24
105	110	唑来膦酸	59 917.8	8.03
106	103	注射用血栓通	59 850.6	1.23
107	57	核糖核酸	59 400.8	−26.04
108	181	帕瑞昔布	59 085.3	66.38
109	131	依诺肝素	58 924.7	20.56
110	95	左卡尼汀	58 899.4	−4.15
111	102	托烷司琼	58 612.2	−0.96
112	134	熊去氧胆酸	58 577.2	21.01
113	129	头孢曲松	58 213.1	18.12
114	113	重组人促红细胞生成素	58 040.2	6.12
115	116	美托洛尔	57 898.0	10.22
116	117	玻璃酸钠	57 698.8	10.84
117	136	阿奇霉素	57 185.2	19.06
118	128	头孢米诺	57 124.6	15.85
119	118	来曲唑	56 930.1	10.34
120	114	头孢呋辛	56 798.3	4.87
121	166	那屈肝素	56 734.9	44.54
122	196	阿比特龙	56 684.4	74.42
123	99	重组人促卵泡激素	56 290.7	−7.22
124	125	腺苷蛋氨酸	55 956.0	11.92
125	79	康艾注射液	55 708.4	−17.09
126	52	胞磷胆碱	55 472.g	−33.63
127	126	丙戊酸钠	54 991.1	10.19
128	130	甲泼尼龙	53 217.4	8.57
129	94	长春西汀	53 089.2	−15.02
130	112	曲克芦丁 + 脑蛋白水解物,复方	53 023.3	−3.98
131	152	埃克替尼	53 002.4	23.15
132	140	舒芬太尼	52 809.1	10.93
133	146	氨氯地平 + 缬沙坦,复方	52 708.9	13.81
134	115	多烯磷脂酰胆碱	52 291.0	−2.15
135	137	环孢素	52 219.4	8.80
136	67	吉非替尼	51 911.9	−29.78
137	144	碘佛醇	51 796.3	11.34
138	138	万古霉素	51 322.1	7.64
139	120	缬沙坦	51 198.8	0.40
140	72	丹参 + 川芎嗪,复方	50 866.5	−28.69
141	147	硼替佐米	50 729.0	10.98
142	135	乌司他丁	50 666.2	4.82
143	127	头孢美唑	50 454.3	2.16
144	287	西妥昔单抗	49 835.8	130.83
145	176	索拉非尼	49 653.9	37.42
146	228	布托啡诺	49 561.3	84.35
147	155	洛铂	49 534.8	17.18
148	104	小牛血清去蛋白	49 428.3	−15.05
149	121	美洛西林 + 舒巴坦,复方	49 282.9	−3.13
150	154	重组人 Ⅱ 型肿瘤坏死因子受体-抗体融合蛋白	49 011.0	15.90

（续表）

2019 年位序	2018 年位序	药品名称	用药金额（万元）	比 2018 年增减（%）
151	145	乌苯美司	48 701.7	5.03
152	177	重组人凝血因子Ⅷ	48 105.3	33.57
153	81	辅酶 A + 辅酶 I,复方	47 686.7	−27.65
154	133	曲普瑞林	47 664.9	−1.80
155	158	银杏叶提取物	47 424.3	15.07
156	151	羟乙基淀粉	47 384.8	8.89
157	162	布地奈德 + 福莫特罗,复方	47 378.7	16.92
158	149	氨基葡萄糖	47 021.6	4.27
159	124	头孢西丁	46 960.8	−6.61
160	119	醒脑静注射液	46 268.6	−9.64
161	139	替诺福韦	46 041.7	−3.37
162	191	人纤维蛋白原	45 916.0	35.93
163	200	非布司他	45 837.2	45.63
164	163	碘普罗胺	44 523.4	10.20
165	165	羟考酮	44 449.9	11.20
166	153	低分子肝素钙	44 327.4	3.90
167	156	黄体酮	44 153.7	5.42
168	143	头孢替安	43 644.1	−7.12
169	132	头孢孟多	43 511.4	−10.91
170	226	替格瑞洛	43 420.9	58.61
171	172	纳美芬	43 402.5	15.04
172	141	艾司西酞普兰	43 323.2	−8.65
173	183	多索茶碱	42 850.7	21.28
174	159	比卡鲁胺	42 620.0	4.12
175	157	左氨氯地平	42 583.5	2.41
176	161	比阿培南	42 332.0	4.39
177	170	阿那曲唑	42 299.8	9.67
178	222	艾普拉唑	41 822.7	47.15
179	188	雷珠单抗	41 745.0	21.72
180	168	曲美他嗪	40 839.1	5.66
181	231	匹伐他汀	40 782.2	52.60
182	207	康柏西普	40 734.8	35.90
183	160	哌拉西林 + 舒巴坦,复方	40 577.8	−0.56
184	173	地氯雷他定	40 352.1	10.13
185	252	银杏内酯注射液	39 802.6	62.37
186	148	转化糖 + 电解质,复方	39 773.4	−12.64
187	227	重组人脑利钠肽	39 703.0	47.30
188	179	头孢克肟	39 070.9	9.28
189	169	硫辛酸	38 913.9	0.85
190	195	双环醇	38 904.5	18.51
191	282	去甲肾上腺素	38 886.4	75.55
192	184	碳酸钙 + 维生素 D_3,复方	38 249.8	8.29
193	204	氟尿嘧啶	38 170.5	24.90
194	218	苏黄止咳胶囊	37 906.8	32.50
195	577	克唑替尼	37 722.4	439.40
196	289	罗沙替丁	37 171.8	73.13
197	180	左乙拉西坦	37 063.5	4.25
198	450	多黏菌素 B	37 050.7	245.70
199	186	氟康唑	36 999.3	5.68
200	192	脾多肽	36 745.1	9.13

表 38　2019 年通过制剂国际认证企业

企业名称	认证类型	认证时间	剂　型
安士制药(中山)有限公司	美国 cGMP	2015 年 6 月	片剂
北京费森尤斯卡比医药有限公司	欧盟(德国)GMP	2017 年 5 月	片剂
北京泰德制药股份有限公司	日本	2017 年 8 月	无菌注射剂
北京亚宝生物药业有限公司	美国 cGMP	2015 年 6 月	片剂
博瑞生物医药(苏州)股份有限公司	美国 cGMP	2019 年 9 月	片剂、胶囊剂
参天制药(中国)有限公司	欧盟(芬兰)GMP	2015 年 12 月	小容量液体(眼用)
常州四药制药有限公司	美国 cGMP	2014 年 3 月	胶囊剂
常州制药厂有限公司	美国 cGMP	2016 年 10 月	片剂
重庆药友制药有限责任公司	美国 cGMP	2016 年 4 月	片剂
海南双成药业股份有限公司	美国 cGMP	2019 年 4 月	片剂、胶囊剂
美罗药业股份有限公司	美国 cGMP	2016 年 11 月	片剂
	澳大利亚 TGA	2017 年 12 月	片剂
广东东阳光药业有限公司	欧盟(德国)GMP	2015 年 11 月	片剂、胶囊剂、颗粒剂、粉针剂
	美国 cGMP	2017 年 8 月	
	澳大利亚 TGA	2015 年 4 月	片剂
广州悦康生物制药有限公司	日本	2015 年 3 月	片剂、胶囊剂
桂林南药股份有限公司	WHO	2018 年 10 月	片剂、注射剂
国药集团致君(深圳)制药有限公司	欧盟(德国)GMP	2017 年 5 月	注射剂
	欧盟(西班牙)GMP	2016 年 11 月	片剂
	WHO	2016 年 8 月	注射剂
海南普利制药股份有限公司	欧盟(荷兰、法国、德国)GMP	2016 年 9 月	注射剂
	美国 cGMP	2016 年 1 月	
	WHO	2018 年 11 月	
杭州民生滨江制药有限公司	美国 cGMP	2018 年 10 月	片剂
杭州默沙东制药有限公司	澳大利亚 TGA	2016 年 1 月	注射剂、片剂
杭州中美华东制药有限公司	美国 cGMP	2017 年 2 月	注射剂
	欧盟(德国)GMP	2017 年 5 月	片剂、胶囊剂
华北制药股份有限公司新制剂分厂	WHO	2015 年 4 月	注射剂
华北制药河北华民药业有限责任公司	日本	2019 年 1 月	注射剂
	欧盟(英国)GMP	2017 年 8 月	
费森尤斯卡比华瑞制药有限公司	欧盟(瑞典)6MP	2015 年 5 月	冻干粉针剂、注射剂
华润赛科药业有限责任公司	美国 cGMP	2016 年 10 月	片剂
华润紫竹药业有限公司	WHO	2016 年 1 月	片剂
华益药业科技(安徽)有限公司	欧盟(英国)GMP	2016 年 11 月	片剂、胶囊剂
江苏恒瑞医药股份有限公司	日本	2015 年 2 月	片剂
	欧盟(英国、德国、荷兰)GMP	2017 年 1 月	注射剂
	美国 cGMP	2017 年 10 月	胶囊剂
	美国 cGMP	2017 年 8 月	注射剂
	美国 cGMP	2015 年 11 月	吸入剂
江苏康缘药业股份有限公司	澳大利亚 TGA	2015 年 6 月	胶囊剂、软胶囊剂、丸剂、颗粒剂、片剂
江苏豪森药业股份有限公司	美国 cGMP	2016 年 11 月	注射剂
	美国 cGMP	2016 年 8 月	片剂
	日本	2016 年 1 月	注射剂
美罗药业股份有限公司	美国 cGMP	2016 年 8 月	片剂
	澳大利亚 TGA	2017 年 6 月	
南京健友生化制药股份有限公司	美国 cGMP	2018 年 7 月	注射剂
南通联亚药业有限公司	美国 cGMP	2018 年 7 月	片剂、胶囊剂
齐鲁天和惠世制药有限公司	欧盟(德国)GMP	2015 年 1 月	冻干粉针剂
	美国 cGMP	2016 年 2 月	
	日本	2016 年 7 月	

（续表）

企业名称	认证类型	认证时间	剂　型
青岛百洋制药有限公司	美国 cGMP	2018 年 3 月	片剂、胶囊剂
齐鲁制药（海南）有限公司	美国 cGMP	2016 年 11 月	冻干粉针剂、小容量注射剂
	欧盟（西班牙）GMP	2016 年 3 月	小容量注射剂
齐鲁制药有限公司	美国 cGMP	2015 年 8 月	注射剂、片剂
	澳大利亚 TGA	2016 年 5 月	粉针、小容量注射剂
	欧盟（英国）GMP	2017 年 2 月	
人福普克药业（武汉）有限公司	美国 cGMP	2015 年 11 月	片剂
	美国 cGMP	2016 年 6 月	软胶囊
山东达因海洋生物制药股份有限公司	澳大利亚 TGA	2017 年 3 月	软胶囊剂、颗粒剂
山东绿叶制药有限公司	欧盟（德国）GMP	2016 年 5 月	片剂
山东新华制药股份有限公司	欧盟（英国）GMP	2016 年 12 月	片剂
	美国 cGMP	2020 年 2 月	片剂
上海勃林格殷格翰药业有限公司	澳大利亚 TGA	2016 年 7 月	片剂
上海禾丰制药有限公司	WHO	2017 年 3 月	小容量注射剂
上海宣泰医药科技有限公司	美国 cGMP	2019 年 1 月	片剂、胶囊剂
深圳华润九新药业有限公司	欧盟（西班牙）GMP	2017 年 4 月	粉针剂
深圳立健药业有限公司	欧盟（德国）GMP	2015 年 7 月	注射剂
深圳市海滨制药有限公司	欧盟（德国）GMP	2017 年 10 月	无菌粉针剂
深圳市天道医药有限公司	欧盟（波兰）GMP	2016 年 9 月	小容量注射剂
深圳万乐药业有限公司	日本	2016 年 5 月	冻干粉针剂
深圳信立泰药业股份有限公司	欧盟（德国）GMP	2015 年 4 月	片剂
石家庄以岭药业股份有限公司	欧盟（英国）GMP	2015 年 7 月	片剂、胶囊剂
	美国 cGMP	2017 年 1 月	片剂
石药集团欧意药业有限公司	美国 cGMP	2015 年 9 月	片剂
四川汇宇制药有限公司	欧盟（英国）GMP	2015 年 7 月	冻干粉针剂、小容量注射剂
苏州中化药品工业有限公司	日本	2014 年 10 月	片剂
天津天士力圣特制药有限公司	欧盟（英国）GMP	2015 年 10 月	片剂、胶囊剂
通用电气药业（上海）有限公司	美国 cGMP	2016 年 11 月	注射剂
	欧盟（挪威）GMP	2016 年 4 月	
西安杨森制药有限公司	欧盟（比利时）GMP	2016 年 10 月	片剂、胶囊剂、口服混悬剂、栓剂、软膏剂
先声药业有限公司	欧盟（芬兰）GMP	2016 年 9 月	散剂
扬子江药业集团有限公司	欧盟（德国）GMP	2015 年 3 月	片剂、胶囊剂
扬子江药业集团江苏制药股份有限公司	欧盟（德国）GMP	2015 年 3 月	浸膏剂
悦康药业集团有限公司	欧盟（德国）GMP	2016 年 4 月	片剂、胶囊剂
浙江海正药业股份有限公司	美国 cGMP	2019 年 5 月	片剂、胶囊剂
	WHO	2015 年 12 月	
浙江华海药业股份有限公司	日本	2018 年 10 月	片剂、胶囊剂、注射剂
	美国 cGMP	2019 年 7 月	
	美国 cGMP	2018 年 4 月	
	WHO	2018 年 3 月	
	欧盟（德国）GMP	2017 年 9 月	
浙江金华康恩贝生物制药有限公司	欧盟（德国）GMP	2015 年 10 月	片剂、胶囊剂
浙江京新药业股份有限公司	欧盟（德国）GMP	2015 年 7 月	片剂、胶囊剂
浙江巨泰药业有限公司	美国 cGMP	2019 年 9 月	片剂、胶囊剂
正大天晴药业集团股份有限公司	欧盟（德国）GMP	2017 年 12 月	片剂

表 39 2020 年全部工业企业法人单位资产总额 100 强

位次	企业名称	位次	企业名称
※1	中国医药集团有限公司	※51	石家庄以岭药业股份有限公司
※2	华润医药控股有限公司	※52	浙江医药股份有限公司
※3	上海医药(集团)有限公司	※53	海南海药股份有限公司
※4	上海复星医药(集团)股份有限公司	※54	黑龙江珍宝岛药业股份有限公司
※5	深圳市东阳光实业发展有限公司	※55	天津红日药业股份有限公司
※6	威高集团有限公司	※56	华兰生物工程股份有限公司
※7	广州医药集团有限公司	※57	广州市香雪制药股份有限公司
※8	云南白药集团股份有限公司	58	甘李药业股份有限公司
※9	石药控股集团有限公司	※59	北京四环制药有限公司
※10	扬子江药业集团有限公司	60	浙江康恩贝制药股份有限公司
※11	齐鲁制药集团有限公司	※61	赛诺菲(中国)投资有限公司
※12	新和成控股集团有限公司	※62	先声药业有限公司
※13	天津市医药集团有限公司	※63	费森尤斯卡比(中国)投资有限公司
14	修正药业集团股份有限公司	64	吉林紫鑫药业股份有限公司
※15	中国远大集团有限责任公司	※65	成都康弘药业集团股份有限公司
※16	江苏恒瑞医药股份有限公司	※66	山西振东健康产业集团有限公司
※17	中国医药健康产业股份有限公司	67	漳州片仔癀药业股份有限公司
※18	四川科伦药业股份有限公司	※68	广西梧州中恒集团股份有限公司
※19	人福医药集团股份公司	69	南京健友生化制药股份有限公司
※20	天士力控股集团有限公司	※70	山东罗欣药业集团股份有限公司
※21	华邦生命健康股份有限公司	※71	普洛药业股份有限公司
※22	华北制药集团有限责任公司	72	郑州安图生物工程股份有限公司
※23	吉林敖东药业集团股份有限公司	※73	山东睿鹰制药集团有限公司
※24	上海莱士血液制品股份有限公司	74	西安杨森制药有限公司
※25	山东步长制药股份有限公司	※75	烟台东诚药业集团股份有限公司
※26	鲁南制药集团股份有限公司	※76	浙江海翔药业股份有限公司
※27	中国北京同仁堂(集团)有限责任公司	※77	石家庄四药有限公司
※28	浙江海正药业股份有限公司	78	杭州默沙东制药有限公司
※29	丽珠医药集团股份有限公司	※79	山东鲁抗医药股份有限公司
※30	江西济民可信集团有限公司	※80	神威药业集团有限公司
※31	正大天晴药业集团股份有限公司	※81	山东新华制药股份有限公司
※32	安徽丰原集团有限公司	※82	贵州百灵企业集团制药股份有限公司
※33	沈阳三生制药有限责任公司	83	江苏豪森药业集团有限公司
※34	乐普(北京)医疗器械股份有限公司	※84	深圳信立泰药业股份有限公司
※35	长春高新技术产业(集团)股份有限公司	85	浙江仙琚制药股份有限公司
※36	深圳市海普瑞药业集团股份有限公司	86	北京诺华制药有限公司
※37	烟台绿叶医药控股有限公司	※87	上海创诺医药集团有限公司
38	诺和诺德(中国)制药有限公司	※88	京新控股集团有限公司
39	阿斯利康制药有限公司	※89	成都地奥制药集团有限公司
※40	珠海联邦制药股份有限公司	※90	辰欣科技集团有限公司
※41	太极集团有限公司	※91	百特(中国)投资有限公司
※42	拜耳医药保健有限公司	※92	上海昊海生物科技股份有限公司
43	辉瑞制药有限公司	93	贵州信邦制药股份有限公司
※44	健康元药业集团股份有限公司	94	通化金马药业集团股份有限公司
45	浙江华海药业股份有限公司	※95	福安药业(集团)股份有限公司
46	上海罗氏制药有限公司	96	浙江永太科技股份有限公司
※47	江苏济川控股集团有限公司	97	通化东宝药业股份有限公司
※48	东北制药集团股份有限公司	98	信达生物制药(苏州)有限公司
※49	哈药集团有限公司	99	玉溪沃森生物技术有限公司
※50	华立医药集团有限公司	100	圣湘生物科技股份有限公司

※表示该集团采用合并形式排名。

表 40　2020 年全部工业企业法人单位医药工业主营业务收入 100 强

位次	企业名称	位次	企业名称
※1	中国医药集团有限公司	※51	沈阳三生制药有限责任公司
※2	扬子江药业集团有限公司	※52	浙江医药股份有限公司
※3	广州医药集团有限公司	53	瑞阳制药股份有限公司
※4	江苏恒瑞医药股份有限公司	※54	华立医药集团有限公司
※5	华润医药控股有限公司	※55	华兰生物工程股份有限公司
6	修正药业集团股份有限公司	※56	山西振东健康产业集团有限公司
※7	上海复星医药(集团)股份有限公司	57	中美上海施贵宝制药有限公司
※8	上海医药(集团)有限公司	58	上海勃林格殷格翰药业有限公司
※9	齐鲁制药集团有限公司	59	圣湘生物科技股份有限公司
※10	石药控股集团有限公司	※60	先声药业有限公司
※11	江西济民可信集团有限公司	※61	山东鲁抗医药股份有限公司
※12	中国远大集团有限责任公司	※62	烟台绿叶医药控股有限公司
※13	拜耳医药保健有限公司	※63	东北制药集团股份有限公司
14	阿斯利康制药有限公司	※64	仁和(集团)发展有限公司
※15	正大天晴药业集团股份有限公司	※65	上海创诺医药集团有限公司
16	辉瑞制药有限公司	66	江苏奥赛康药业有限公司
※17	四川科伦药业股份有限公司	67	浙江仙琚制药股份有限公司
18	诺和诺德(中国)制药有限公司	68	江苏苏中药业集团股份有限公司
19	上海罗氏制药有限公司	※69	中国医药健康产业股份有限公司
※20	珠海联邦制药股份有限公司	70	信达生物制药(苏州)有限公司
※21	山东步长制药股份有限公司	※71	山东罗欣药业集团股份有限公司
※22	威高集团有限公司	※72	石家庄四药有限公司
※23	丽珠医药集团股份有限公司	※73	成都倍特药业股份有限公司
24	杭州默沙东制药有限公司	※74	辰欣科技集团有限公司
※25	人福医药集团股份公司	※75	悦康药业集团股份有限公司
※26	赛诺菲(中国)投资有限公司	※76	京新控股集团有限公司
※27	华北制药集团有限责任公司	※77	葵花药业集团股份有限公司
※28	新和成控股集团有限公司	※78	烟台东诚药业集团股份有限公司
29	西安杨森制药有限公司	※79	广西梧州中恒集团股份有限公司
30	鲁南制药集团股份有限公司	※80	海思科医药集团股份有限公司
※31	石家庄以岭药业股份有限公司	81	甘李药业股份有限公司
32	江苏豪森药业集团有限公司	※82	成都康弘药业集团股份有限公司
33	北京诺华制药有限公司	※83	百特(中国)投资有限公司
※34	费森尤斯卡比(中国)投资有限公司	※84	深圳市海普瑞药业集团股份有限公司
35	赛诺菲(杭州)制药有限公司	85	施慧达药业集团(吉林)有限公司
※36	天津市医药集团有限公司	※86	哈尔滨誉衡集团有限公司
※37	长春高新技术产业(集团)股份有限公司	87	奥美医疗用品股份有限公司
※38	中国北京同仁堂(集团)有限责任公司	※88	卫材(中国)投资有限公司
※39	深圳市东阳光实业发展有限公司	89	北京泰德制药股份有限公司
40	普洛药业股份有限公司	※90	贵州益佰制药股份有限公司
※41	天士力控股集团有限公司	※91	山西亚宝投资集团有限公司
※42	天津红日药业股份有限公司	※92	神威药业集团有限公司
43	浙江华海药业股份有限公司	93	安斯泰来制药(中国)有限公司
※44	山东新华制药股份有限公司	※94	好医生药业集团有限公司
※45	云南白药集团股份有限公司	※95	山东金城医药集团股份有限公司
※46	浙江海正药业股份有限公司	96	施维雅(天津)制药有限公司
47	振德医疗用品股份有限公司	97	玉溪沃森生物技术有限公司
※48	江苏济川控股集团有限公司	98	江苏恩华药业股份有限公司
※49	太极集团有限公司	99	山东齐都药业有限公司
50	浙江康恩贝制药股份有限公司	※100	华邦生命健康股份有限公司

※ 表示该集团采用合并形式排名。

表 41　2020 年全部工业企业法人单位利润总额 100 强

位次	企业名称	位次	企业名称
※1	中国医药集团有限公司	51	辽宁成大生物股份有限公司
※2	齐鲁制药集团有限公司	※52	成都康弘药业集团股份有限公司
※3	上海医药(集团)有限公司	※53	沈阳三生制药有限责任公司
※4	石药控股集团有限公司	※54	北京四环制药有限公司
※5	江苏恒瑞医药股份有限公司	55	江苏硕世生物科技股份有限公司
※6	华润医药控股有限公司	※56	普洛药业股份有限公司
※7	云南白药集团股份有限公司	※57	仁和(集团)发展有限公司
※8	中国远大集团有限责任公司	※58	四川科伦药业股份有限公司
※9	扬子江药业集团有限公司	※59	山东睿鹰制药集团有限公司
※10	威高集团有限公司	※60	烟台绿叶医药控股有限公司
※11	新和成控股集团有限公司	※61	浙江海正药业股份有限公司
※12	正大天晴药业集团股份有限公司	62	江苏奥赛康药业有限公司
※13	长春高新技术产业(集团)股份有限公司	※63	天士力控股集团有限公司
※14	广州医药集团有限公司	64	南京健友生化制药股份有限公司
※15	上海复星医药(集团)股份有限公司	※65	神威药业集团有限公司
※16	江西济民可信集团有限公司	※66	第一三共(中国)投资有限公司
17	江苏豪森药业集团有限公司	※67	浙江医药股份有限公司
18	圣湘生物科技股份有限公司	68	江苏恩华药业股份有限公司
19	修正药业集团股份有限公司	※69	百特(中国)投资有限公司
※20	丽珠医药集团有限公司	※70	葵花药业集团股份有限公司
※21	山东步长制药股份有限公司	※71	京新控股集团有限公司
22	漳州片仔癀药业股份有限公司	※72	安徽丰原集团有限公司
23	阿斯利康制药有限公司	73	奥美医疗用品股份有限公司
※24	华兰生物工程股份有限公司	74	浙江康恩贝制药股份有限公司
※25	人福医药集团股份有限公司	※75	石家庄四药有限公司
※26	中国医药健康产业股份有限公司	76	华熙生物科技股份有限公司
27	振德医疗用品股份有限公司	77	郑州安图生物工程股份有限公司
※28	吉林敖东药业集团股份有限公司	78	康泰医学系统(秦皇岛)股份有限公司
29	甘李药业股份有限公司	79	大博医疗科技股份有限公司
※30	江苏济川控股集团有限公司	※80	天津市医药集团有限公司
※31	中国北京同仁堂(集团)有限责任公司	※81	海思科医药集团股份有限公司
32	杭州默沙东制药有限公司	※82	天津红日药业股份有限公司
※33	上海莱士血液制品股份有限公司	83	贝达药业股份有限公司
※34	费森尤斯卡比(中国)投资有限公司	※84	广州康臣药业有限公司
※35	石家庄以岭药业股份有限公司	85	海南普利制药股份有限公司
※36	深圳市东阳光实业发展有限公司	※86	上海创诺医药集团有限公司
※37	乐普(北京)医疗器械股份有限公司	87	西安杨森制药有限公司
38	施慧达药业集团(吉林)有限公司	88	浙江仙琚制药股份有限公司
※39	珠海联邦制药股份有限公司	89	中美天津史克制药有限公司
40	诺和诺德(中国)制药有限公司	※90	烟台东诚药业集团股份有限公司
41	山东泰邦生物制品有限公司	※91	华立医药集团有限公司
42	上海罗氏制药有限公司	92	山东达因海洋生物制药股份有限公司
43	浙江华海药业股份有限公司	※93	哈尔滨誉衡集团有限公司
※44	赛诺菲(中国)投资有限公司	94	美康生物科技股份有限公司
※45	华邦生命健康股份有限公司	95	杭州博拓生物科技股份有限公司
※46	先声药业有限公司	※96	黑龙江珍宝岛药业股份有限公司
47	玉溪沃森生物技术有限公司	97	百泰生物药业有限公司
※48	健康元药业集团股份有限公司	98	联化科技(台州)有限公司
49	通化东宝药业股份有限公司	99	中美上海施贵宝制药有限公司
※50	鲁南制药集团股份有限公司	100	武汉明德生物科技股份有限公司

※ 表示该集团采用合并形式排名。

表 42　2020 年全部工业企业法人单位研究开发费用 100 强

位次	企业名称	位次	企业名称
※1	江苏恒瑞医药股份有限公司	51	江苏恩华药业股份有限公司
※2	中国医药集团有限公司	※52	江苏济川控股集团有限公司
※3	上海复星医药(集团)股份有限公司	※53	山东鲁抗医药股份有限公司
※4	正大天晴药业集团股份有限公司	※54	乐普(北京)医疗器械股份有限公司
※5	齐鲁制药集团有限公司	55	上海微创医疗器械(集团)有限公司
※6	石药控股集团有限公司	56	舒泰神(北京)生物制药股份有限公司
※7	扬子江药业集团有限公司	※57	华兰生物工程股份有限公司
※8	上海医药(集团)有限公司	58	辽宁成大生物股份有限公司
※9	中国远大集团有限责任公司	※59	北京四环制药有限公司
※10	四川科伦药业股份有限公司	60	浙江仙琚制药股份有限公司
11	信达生物制药(苏州)有限公司	※61	健康元药业集团股份有限公司
12	江苏豪森药业集团有限公司	※62	四川百利药业有限责任公司
※13	华润医药控股有限公司	63	南京健友生化制药股份有限公司
※14	鲁南制药集团股份有限公司	64	海南普利制药股份有限公司
※15	先声药业有限公司	65	上海绿谷制药有限公司
※16	成都康弘药业集团股份有限公司	66	浙江康恩贝制药股份有限公司
※17	威高集团有限公司	67	振德医疗用品股份有限公司
※18	丽珠医药集团股份有限公司	68	北京双鹭药业股份有限公司
※19	深圳市东阳光实业发展有限公司	※69	云南白药集团股份有限公司
※20	人福医药集团股份公司	70	楚天科技股份有限公司
※21	山东步长制药股份有限公司	71	北京智飞绿竹生物制药有限公司
※22	烟台绿叶医药控股有限公司	※72	华立医药集团有限公司
※23	天士力控股集团有限公司	73	珠海亿胜生物制药有限公司
※24	新和成控股集团有限公司	74	郑州安图生物工程股份有限公司
※25	广州医药集团有限公司	※75	桂林三金药业股份有限公司
※26	赛诺菲(中国)投资有限公司	※76	成都苑东生物制药股份有限公司
※27	沈阳三生制药有限责任公司	※77	杭州民生医药控股集团有限公司
※28	江西济民可信集团有限公司	78	杭州九源基因工程有限公司
29	浙江华海药业股份有限公司	※79	深圳市海普瑞药业集团股份有限公司
30	贝达药业股份有限公司	80	玉溪沃森生物技术有限公司
※31	浙江医药股份有限公司	※81	贵州益佰制药股份有限公司
※32	成都倍特药业股份有限公司	※82	山西亚宝投资集团有限公司
※33	长春高新技术产业(集团)股份有限公司	※83	成都地奥制药集团有限公司
※34	海思科医药集团股份有限公司	84	山东齐都药业有限公司
※35	浙江海正药业股份有限公司	85	成都天台山制药有限公司
※36	安徽丰原集团有限公司	※86	山西振东健康产业集团有限公司
37	北京泰德制药股份有限公司	※87	华北制药集团有限责任公司
※38	深圳信立泰药业股份有限公司	※88	一品红药业股份有限公司
39	西安杨森制药有限公司	89	上海复旦张江生物医药股份有限公司
※40	山东罗欣药业集团股份有限公司	90	江苏苏中药业集团股份有限公司
※41	普洛药业股份有限公司	※91	上海莱士血液制品股份有限公司
42	甘李药业股份有限公司	※92	悦康药业集团股份有限公司
※43	珠海联邦制药股份有限公司	※93	河北常山生化药业股份有限公司
※44	天津市医药集团有限公司	※94	石家庄四药有限公司
※45	华邦生命健康股份有限公司	※95	广西梧州中恒集团股份有限公司
46	瑞阳制药股份有限公司	※96	上海昊海生物科技股份有限公司
47	辰欣科技集团有限公司	※97	海南海药股份有限公司
※48	山东新华制药股份有限公司	98	安图实验仪器(郑州)有限公司
※49	京新控股集团有限公司	※99	神威药业集团有限公司
50	江苏奥赛康药业有限公司	※100	中国北京同仁堂(集团)有限责任公司

※表示该集团采用合并形式排名。

表 43　2020 年化学药品工业企业法人单位资产总额 100 强

位次	企业名称	位次	企业名称
※1	中国医药集团有限公司	※51	山东新华制药股份有限公司
※2	华润医药控股有限公司	52	江苏豪森药业集团有限公司
※3	上海医药(集团)有限公司	※53	深圳信立泰药业股份有限公司
※4	上海复星医药(集团)股份有限公司	54	浙江仙琚制药股份有限公司
※5	深圳市东阳光实业发展有限公司	55	北京诺华制药有限公司
※6	石药控股集团有限公司	※56	上海创诺医药集团有限公司
※7	扬子江药业集团有限公司	※57	京新控股集团有限公司
※8	齐鲁制药集团有限公司	※58	辰欣科技集团有限公司
※9	新和成控股集团有限公司	※59	百特(中国)投资有限公司
※10	天津市医药集团有限公司	※60	福安药业(集团)股份有限公司
※11	中国远大集团有限责任公司	61	浙江永太科技股份有限公司
※12	江苏恒瑞医药股份有限公司	※62	悦康药业集团股份有限公司
※13	中国医药健康产业股份有限公司	63	北京双鹭药业股份有限公司
※14	四川科伦药业股份有限公司	64	湖南尔康制药股份有限公司
※15	人福医药集团股份公司	65	瑞阳制药股份有限公司
※16	华邦生命健康股份有限公司	66	浙江九洲药业股份有限公司
※17	华北制药集团有限责任公司	※67	山东金城医药集团股份有限公司
※18	鲁南制药集团股份有限公司	※68	海思科医药集团股份有限公司
※19	浙江海正药业股份有限公司	69	贝达药业股份有限公司
※20	丽珠医药集团有限公司	70	北京嘉林药业股份有限公司
※21	正大天晴药业集团股份有限公司	※71	广东众生药业股份有限公司
※22	安徽丰原集团有限公司	72	江苏恩华药业股份有限公司
23	深圳市海普瑞药业集团股份有限公司	73	赛诺菲(杭州)制药有限公司
※24	烟台绿叶医药控股有限公司	74	广州康臣药业有限公司
25	诺和诺德(中国)制药有限公司	※75	哈尔滨誉衡集团有限公司
26	阿斯利康制药有限公司	76	礼来苏州制药有限公司
※27	珠海联邦制药股份有限公司	77	江苏奥赛康药业有限公司
※28	拜耳医药保健有限公司	※78	卫材(中国)投资有限公司
29	辉瑞制药有限公司	※79	江苏亚邦药业集团股份有限公司
※30	广州白云山医药集团股份有限公司	80	西南药业股份有限公司
※31	健康元药业集团股份有限公司	※81	第一三共(中国)投资有限公司
※32	浙江华海药业股份有限公司	82	北京泰德制药股份有限公司
33	上海罗氏制药有限公司	※83	江西富祥药业股份有限公司
※34	东北制药集团股份有限公司	84	浙江司太立制药股份有限公司
※35	哈药集团有限公司	85	山东齐都药业有限公司
※36	浙江医药股份有限公司	※86	华仁药业股份有限公司
※37	海南海药股份有限公司	87	北京康辰药业股份有限公司
※38	天津红日药业股份有限公司	88	美康生物科技股份有限公司
※39	北京四环制药有限公司	89	上海勃林格殷格翰药业有限公司
※40	赛诺菲(中国)投资有限公司	※90	杭州民生医药控股集团有限公司
※41	先声药业有限公司	91	利君集团有限责任公司
※42	费森尤斯卡比(中国)投资有限公司	92	青州尧王制药有限公司
※43	山东罗欣药业集团股份有限公司	93	海南普利制药股份有限公司
※44	普洛药业股份有限公司	※94	成都倍特药业股份有限公司
※45	山东睿鹰制药集团有限公司	95	中美上海施贵宝制药有限公司
46	西安杨森制药有限公司	96	重庆莱美药业股份有限公司
※47	浙江海翔药业股份有限公司	97	成都地奥九泓制药厂
48	石家庄四药有限公司	※98	灵康药业集团股份有限公司
49	杭州默沙东制药有限公司	99	吉林省吴太感康药业有限公司
※50	山东鲁抗医药股份有限公司	100	北京协和药厂

※表示该集团采用合并形式排名。

表 44　2020 年化学药品工业企业法人单位医药工业主营业务收入 100 强

位次	企业名称	位次	企业名称
※1	中国医药集团有限公司	51	石家庄四药有限公司
※2	扬子江药业集团有限公司	※52	成都倍特药业股份有限公司
※3	江苏恒瑞医药股份有限公司	※53	辰欣科技集团有限公司
※4	华润医药控股有限公司	※54	悦康药业集团股份有限公司
※5	上海复星医药(集团)股份有限公司	※55	京新控股集团有限公司
※6	上海医药(集团)有限公司	※56	海思科医药集团股份有限公司
※7	齐鲁制药集团有限公司	※57	百特(中国)投资有限公司
※8	石药控股集团有限公司	58	深圳市海普瑞药业集团股份有限公司
※9	中国远大集团有限责任公司	59	施慧达药业集团(吉林)有限公司
※10	拜耳医药保健有限公司	※60	哈尔滨誉衡集团有限公司
11	阿斯利康制药有限公司	※61	卫材(中国)投资有限公司
※12	正大天晴药业集团股份有限公司	62	北京泰德制药股份有限公司
13	辉瑞制药有限公司	63	西南药业股份有限公司
※14	四川科伦药业股份有限公司	64	安斯泰来制药(中国)有限公司
15	诺和诺德(中国)制药有限公司	※65	好医生药业集团有限公司
16	上海罗氏制药有限公司	※66	山东金城医药集团股份有限公司
※17	珠海联邦制药股份有限公司	67	施维雅(天津)制药有限公司
※18	丽珠医药集团股份有限公司	68	江苏恩华药业股份有限公司
19	杭州默沙东制药有限公司	69	山东齐都药业有限公司
※20	人福医药集团股份有限公司	※70	华邦生命健康股份有限公司
※21	广州白云山医药集团股份有限公司	※71	健康元药业集团股份有限公司
※22	赛诺菲(中国)投资有限公司	※72	深圳信立泰药业股份有限公司
※23	华北制药集团有限责任公司	※73	安徽丰原集团有限公司
※24	新和成控股集团有限公司	※74	山东睿鹰制药集团有限公司
25	西安杨森制药有限公司	※75	第一三共(中国)投资有限公司
※26	鲁南制药集团股份有限公司	76	青州尧王制药有限公司
27	江苏豪森药业集团有限公司	77	浙江九洲药业股份有限公司
28	北京诺华制药有限公司	※78	北京四环制药有限公司
※29	费森尤斯卡比(中国)投资有限公司	79	中美天津史克制药有限公司
30	赛诺菲(杭州)制药有限公司	80	礼来苏州制药有限公司
※31	天津市医药集团有限公司	※81	杭州民生医药控股集团有限公司
※32	深圳市东阳光实业发展有限公司	※82	哈药集团有限公司
※33	普洛药业股份有限公司	※83	福安药业(集团)股份有限公司
※34	天津红日药业股份有限公司	※84	北京中关村四环医药开发有限责任公司
※35	浙江华海药业股份有限公司	85	浙江国邦药业有限公司
※36	山东新华制药股份有限公司	86	江西国药有限责任公司
※37	浙江海正药业股份有限公司	87	南京恒生制药有限公司
※38	浙江医药股份有限公司	88	成都天台山制药有限公司
39	瑞阳制药股份有限公司	89	默克制药(江苏)有限公司
40	中美上海施贵宝制药有限公司	※90	海南海药股份有限公司
41	上海勃林格殷格翰药业有限公司	91	海南海灵化学制药有限公司
※42	先声药业有限公司	※92	江苏亚邦药业集团股份有限公司
※43	山东鲁抗医药股份有限公司	93	贝达药业股份有限公司
※44	烟台绿叶医药控股有限公司	※94	广东众生药业股份有限公司
※45	东北制药集团股份有限公司	95	住友制药(苏州)有限公司
※46	上海创诺医药集团有限公司	96	广州康臣药业有限公司
47	江苏奥赛康药业有限公司	97	河北天成药业股份有限公司
48	浙江仙琚制药股份有限公司	98	通用电气药业(上海)有限公司
※49	中国医药健康产业股份有限公司	99	常州四药制药有限公司
※50	山东罗欣药业集团股份有限公司	※100	浙江海翔药业股份有限公司

※表示该集团采用合并形式排名。

表 45　2020 年化学药品工业企业法人单位利润总额 100 强

位次	企业名称	位次	企业名称
※1	中国医药集团有限公司	51	海南普利制药股份有限公司
※2	齐鲁制药集团有限公司	※52	上海创诺医药集团有限公司
※3	上海医药(集团)有限公司	53	西安杨森制药有限公司
※4	石药控股集团有限公司	54	浙江仙琚制药股份有限公司
※5	江苏恒瑞医药股份有限公司	55	中美天津史克制药有限公司
※6	华润医药控股有限公司	56	乐普药业股份有限公司
※7	中国远大集团有限责任公司	57	山东达因海洋生物制药股份有限公司
※8	扬子江药业集团有限公司	58	江苏天士力帝益药业有限公司
※9	新和成控股集团有限公司	※59	哈尔滨誉衡集团有限公司
※10	正大天晴药业集团股份有限公司	60	通化谷红制药有限公司
※11	上海复星医药(集团)股份有限公司	61	美康生物科技股份有限公司
12	江苏豪森药业集团有限公司	62	联化科技(台州)有限公司
※13	丽珠医药集团股份有限公司	63	中美上海施贵宝制药有限公司
14	阿斯利康制药有限公司	※64	悦康药业集团股份有限公司
※15	人福医药集团股份公司	※65	辰欣科技集团有限公司
※16	中国医药健康产业股份有限公司	※66	卫材(中国)投资有限公司
17	杭州默沙东制药有限公司	67	浙江国邦药业有限公司
※18	费森尤斯卡比(中国)投资有限公司	※68	山东罗欣药业集团股份有限公司
※19	深圳市东阳光实业发展有限公司	69	浙江九洲药业股份有限公司
20	施慧达药业集团(吉林)有限公司	※70	好医生药业集团有限公司
※21	珠海联邦制药股份有限公司	71	四川汇宇制药股份有限公司
22	诺和诺德(中国)制药有限公司	72	北京振东朗迪制药有限公司
※23	广州白云山医药集团股份有限公司	※73	山东新华制药股份有限公司
24	上海罗氏制药有限公司	74	乐普制药科技有限公司
※25	浙江华海药业股份有限公司	75	江西国药有限责任公司
※26	赛诺菲(中国)投资有限公司	76	北京双鹭药业股份有限公司
※27	华邦生命健康股份有限公司	77	深圳市海普瑞药业集团股份有限公司
※28	先声药业有限公司	78	北京嘉林药业股份有限公司
※29	健康元药业集团股份有限公司	※79	江苏亚邦药业集团股份有限公司
30	鲁南制药集团股份有限公司	80	南京恒生制药有限公司
※31	北京四环制药有限公司	※81	江西富祥药业股份有限公司
※32	普洛药业股份有限公司	82	赛诺菲(杭州)制药有限公司
※33	四川科伦药业股份有限公司	83	北京博恩特药业有限公司
※34	山东睿鹰制药集团有限公司	84	青岛黄海制药有限责任公司
※35	烟台绿叶医药控股有限公司	85	吉林天成制药有限公司
※36	浙江海正药业股份有限公司	※86	浙江海翔药业股份有限公司
37	江苏奥赛康药业有限公司	87	苏州东瑞制药有限公司
※38	第一三共(中国)投资有限公司	※88	北京中关村四环医药开发有限责任公司
※39	浙江医药股份有限公司	89	中国大冢制药有限公司
40	江苏恩华药业股份有限公司	90	湖北广济药业股份有限公司
※41	百特(中国)投资有限公司	91	北京泰德制药股份有限公司
42	常州金远药业制造有限公司	92	北京协和药厂
※43	京新控股集团有限公司	93	湖北省宏源药业科技股份有限公司
※44	安徽丰原集团有限公司	94	海南海灵化学制药有限公司
45	石家庄四药有限公司	95	山东齐都药业有限公司
※46	天津市医药集团有限公司	※96	一品红药业股份有限公司
※47	海思科医药集团股份有限公司	97	吉林省吴太感康药业有限公司
※48	天津红日药业股份有限公司	※98	山东鲁抗医药股份有限公司
49	贝达药业股份有限公司	99	上海勃林格殷格翰药业有限公司
50	广州康臣药业有限公司	100	纽迪希亚制药(无锡)有限公司

※ 表示该集团采用合并形式排名。

表 46　2020 年中成药工业企业法人单位资产总额 100 强

位次	企业名称	位次	企业名称
※1	广州医药集团有限公司	※51	浙江佐力药业股份有限公司
※2	云南白药集团股份有限公司	52	西藏诺迪康药业股份有限公司
3	修正药业集团股份有限公司	53	兰州佛慈制药股份有限公司
※4	中国中药有限公司	54	特一药业集团股份有限公司
※5	天士力控股集团有限公司	55	上海绿谷制药有限公司
※6	吉林敖东药业集团股份有限公司	56	成都第一制药有限公司
※7	山东步长制药股份有限公司	57	成都百裕制药股份有限公司
※8	华润三九医药股份有限公司	58	山东宏济堂制药集团股份有限公司
※9	中国北京同仁堂(集团)有限责任公司	59	上海和黄药业有限公司
※10	江西济民可信集团有限公司	60	清华德人西安幸福制药有限公司
※11	太极集团有限公司	※61	湖南汉森制药有限公司
※12	江苏济川控股集团有限公司	62	云南植物药业有限公司
※13	华立医药集团有限公司	63	贵州健兴药业有限公司
※14	石家庄以岭药业股份有限公司	64	万邦德制药集团有限公司
※15	黑龙江珍宝岛药业股份有限公司	65	重庆希尔安药业有限公司
※16	广州市香雪制药股份有限公司	66	鲁南厚普制药有限公司
17	浙江康恩贝制药股份有限公司	67	江苏苏中药业集团股份有限公司
18	吉林紫鑫药业股份有限公司	68	贵州圣济堂制药有限公司
※19	天津中新药业集团股份有限公司	69	吉林省辉南长龙生化药业股份有限公司
※20	成都康弘药业集团股份有限公司	70	浙江维康药业股份有限公司
※21	山西振东健康产业集团有限公司	71	陕西海天制药有限公司
22	漳州片仔癀药业股份有限公司	72	颈复康药业集团有限公司
※23	广西梧州中恒集团股份有限公司	73	广西金嗓子有限责任公司
※24	神威药业集团有限公司	74	贵阳新天药业股份有限公司
※25	贵州百灵企业集团制药股份有限公司	75	四川光大制药有限公司
※26	成都地奥制药集团有限公司	※76	雷允上药业集团有限公司
27	贵州信邦制药股份有限公司	77	内蒙古福瑞医疗科技股份有限公司
28	通化金马药业集团股份有限公司	78	贵州三力制药股份有限公司
※29	贵州益佰制药股份有限公司	79	云南特安呐制药股份有限公司
※30	葵花药业集团股份有限公司	80	广西玉林制药集团有限责任公司
※31	九芝堂股份有限公司	81	云南维和药业股份有限公司
※32	江中药业股份有限公司	※82	朗致集团有限公司
33	扬子江药业集团江苏龙凤堂中药有限公司	83	上海医药集团青岛国风药业股份有限公司
※34	西藏奇正藏药股份有限公司	84	陕西康惠制药股份有限公司
35	仲景宛西制药股份有限公司	85	甘肃扶正药业科技股份有限公司
※36	仁和(集团)发展有限公司	86	甘肃天水岐黄药业有限责任公司
※37	株洲千金药业股份有限公司	87	陕西盘龙药业集团股份有限公司
※38	山西亚宝投资集团有限公司	88	山东沃华医药科技股份有限公司
※39	桂林三金药业股份有限公司	89	西安碑林药业股份有限公司
40	马应龙药业集团股份有限公司	90	河南福森药业有限公司
41	正大青春宝药业有限公司	91	养生堂药业有限公司
※42	长白山制药股份有限公司	92	烟台荣昌制药股份有限公司
43	山西广誉远国药有限公司	93	辽宁上药好护士药业(集团)有限公司
44	河南羚锐制药股份有限公司	94	长春人民药业集团有限公司
45	精华制药集团股份有限公司	※95	启迪药业集团股份公司
46	康臣药业(内蒙古)有限责任公司	96	浙江新光药业股份有限公司
47	吉林省集安益盛药业股份有限公司	97	成都华神科技集团股份有限公司
48	上海凯宝药业股份有限公司	98	云南吴邦制药有限公司
49	甘肃兰药药业有限公司	※99	普正药业集团股份有限公司
50	河南太龙药业股份有限公司	100	重庆赛诺生物药业股份有限公司

※表示该集团采用合并形式排名。

表47 2020年中成药工业企业法人单位医药工业主营业务收入100强

位次	企业名称	位次	企业名称
※1	广州医药集团有限公司	51	山东凤凰制药股份有限公司
2	修正药业集团股份有限公司	52	扬子江药业集团江苏龙凤堂中药有限公司
※3	江西济民可信集团有限公司	※53	普正药业集团股份有限公司
※4	中国中药有限公司	54	成都第一制药有限公司
※5	华润三九医药股份有限公司	55	成都百裕制药股份有限公司
※6	山东步长制药股份有限公司	56	万邦德制药集团有限公司
※7	石家庄以岭药业股份有限公司	※57	浙江佐力药业股份有限公司
※8	中国北京同仁堂(集团)有限责任公司	58	四川依科制药有限公司
※9	天津中新药业集团股份有限公司	59	山西广誉远国药有限公司
※10	天士力控股集团有限公司	60	河北万岁药业有限公司
※11	云南白药集团股份有限公司	61	西安世纪盛康药业有限公司
※12	江苏济川控股集团有限公司	62	湖北午时药业股份有限公司
※13	太极集团有限公司	63	上海医药集团青岛国风药业股份有限公司
14	浙江康恩贝制药股份有限公司	64	江西博士达药业有限责任公司
※15	华立医药集团有限公司	65	内蒙古天奇中蒙制药股份有限公司
※16	山西振东健康产业集团有限公司	※66	湖南汉森制药股份有限公司
※17	仁和(集团)发展有限公司	67	陕西海天制药有限公司
18	江苏苏中药业集团股份有限公司	68	贵阳新天药业股份有限公司
※19	葵花药业集团股份有限公司	69	辽宁上药好护士药业(集团)有限公司
※20	广西梧州中恒集团股份有限公司	※70	广州市香雪制药股份有限公司
※21	成都康弘药业集团股份有限公司	71	西安碑林药业股份有限公司
※22	贵州益佰制药股份有限公司	72	上海凯宝药业股份有限公司
※23	山西亚宝投资集团有限公司	73	吉林省集安益盛药业股份有限公司
※24	神威药业集团有限公司	74	上海津村制药有限公司
25	漳州片仔癀药业股份有限公司	75	贵州三力制药股份有限公司
※26	贵州百灵企业集团制药股份有限公司	76	山东宏济堂制药集团股份有限公司
※27	九芝堂股份有限公司	77	贵州瑞和制药有限公司
※28	江中药业股份有限公司	78	吉林省辉南长龙生化药业股份有限公司
29	河南羚锐制药股份有限公司	79	养生堂药业有限公司
※30	成都地奥制药集团有限公司	80	山东沃华医药科技股份有限公司
※31	黑龙江珍宝岛药业股份有限公司	81	陕西香菊药业集团有限公司
※32	吉林敖东药业集团股份有限公司	82	特一药业集团股份有限公司
※33	长白山制药股份有限公司	83	云南植物药业有限公司
※34	朗致集团有限公司	84	海南碧凯药业有限公司
35	鲁南厚普制药有限公司	85	广西金嗓子有限责任公司
36	贵州健兴药业有限公司	86	新疆维吾尔药业有限责任公司
37	上海和黄药业有限公司	87	成都华神科技集团股份有限公司
38	仲景宛西制药股份有限公司	88	杭州胡庆余堂药业有限公司
※39	株洲千金药业股份有限公司	89	河南福森药业有限公司
※40	西藏奇正藏药股份有限公司	90	北京北大维信生物科技有限公司
※41	桂林三金药业股份有限公司	91	云南腾药制药股份有限公司
42	上海绿谷制药有限公司	92	江苏九旭药业有限公司
43	重庆希尔安药业有限公司	93	浙江天皇药业有限公司天台分公司
※44	雷允上药业集团有限公司	94	兰州佛慈制药股份有限公司
45	正大青春宝药业有限公司	95	四川光大制药有限公司
46	康臣药业(内蒙古)有限责任公司	96	山东汉方制药有限公司
47	马应龙药业集团股份有限公司	97	浙江维康药业股份有限公司
48	精华制药集团股份有限公司	98	河南太龙药业股份有限公司
49	清华德人西安幸福制药有限公司	99	浙江施强制药有限公司
50	颈复康药业集团有限公司	100	宁波绿之健药业有限公司

※ 表示该集团采用合并形式排名。

表 48　2020 年中成药工业企业法人单位利润总额 100 强

位次	企业名称	位次	企业名称
※1	云南白药集团股份有限公司	51	正大青春宝药业有限公司
※2	广州医药集团有限公司	52	重庆希尔安药业有限公司
※3	江西济民可信集团有限公司	53	山东宏济堂制药集团股份有限公司
4	修正药业集团股份有限公司	54	广西金嗓子有限责任公司
※5	山东步长制药股份有限公司	55	吉林省辉南长龙生化药业股份有限公司
※6	中国中药有限公司	56	乐泰药业有限公司
7	漳州片仔癀药业股份有限公司	57	西安碑林药业股份有限公司
※8	华润三九医药股份有限公司	58	兰州佛慈制药股份有限公司
※9	吉林敖东药业集团股份有限公司	※59	山西亚宝投资集团有限公司
※10	江苏济川控股集团有限公司	60	上海医药集团青岛国风药业股份有限公司
※11	中国北京同仁堂(集团)有限责任公司	※61	湖南汉森制药股份有限公司
※12	石家庄以岭药业股份有限公司	62	山东汉方制药有限公司
※13	成都康弘药业集团股份有限公司	63	浙江新光药业有限公司
※14	仁和(集团)发展有限公司	※64	普正药业集团股份有限公司
※15	天士力控股集团有限公司	65	上海凯宝药业股份有限公司
※16	神威药业集团有限公司	66	河南福森药业有限公司
※17	天津中新药业集团股份有限公司	67	四川光大制药有限公司
※18	葵花药业集团股份有限公司	68	贵州三力制药股份有限公司
19	浙江康恩贝制药股份有限公司	※69	浙江佐力药业股份有限公司
20	康臣药业(内蒙古)有限责任公司	70	贵州圣济堂制药有限公司
※21	华立医药集团有限公司	71	贵州瑞和制药有限公司
※22	江中药业股份有限公司	72	新疆维吾尔药业有限责任公司
23	上海和黄药业有限公司	73	桂龙药业(安徽)有限公司
※24	黑龙江珍宝岛药业股份有限公司	74	成都百裕制药有限公司
25	马应龙药业集团股份有限公司	75	贵阳新天药业有限公司
※26	西藏奇正藏药股份有限公司	76	兰州和盛堂制药有限公司
27	河南羚锐制药有限公司	77	河北万岁药业有限公司
※28	九芝堂股份有限公司	78	江苏九旭药业有限公司
29	仲景宛西制药有限公司	79	桂林桂广滑石开发有限公司
※30	桂林三金药业股份有限公司	80	云南腾药制药股份有限公司
※31	山西振东健康产业集团有限公司	81	陕西盘龙药业集团股份有限公司
32	西藏诺迪康药业股份有限公司	82	西安世纪盛康药业有限公司
※33	株洲千金药业股份有限公司	83	赛灵药业科技集团有限公司
※34	广西梧州中恒集团股份有限公司	84	内蒙古天奇中蒙制药股份有限公司
※35	成都地奥制药集团有限公司	85	杭州胡庆余堂药业有限公司
※36	长白山制药股份有限公司	86	辽宁上药好护士药业(集团)有限公司
※37	贵州益佰制药股份有限公司	87	海南碧凯药业有限公司
38	万邦德制药集团有限公司	88	湖北午时药业股份有限公司
39	成都第一制药有限公司	89	吉林省集安益盛药业股份有限公司
40	鲁南厚普制药有限公司	90	烟台荣昌制药股份有限公司
41	江苏苏中药业集团股份有限公司	91	安徽济人药业有限公司
42	浙江天皇药业有限公司天台分公司	92	山东凤凰制药股份有限公司
43	天津同仁堂集团股份有限公司	93	山西康欣药业有限公司
※44	贵州百灵企业集团制药股份有限公司	94	夏门中药厂有限公司
45	山东沃华医药科技股份有限公司	95	辽宁新高制药有限公司
46	贵州健兴药业有限公司	96	上海津村制药有限公司
47	清华德人西安幸福制药有限公司	97	江西杏林白马药业股份有限公司
※48	广州市香雪制药股份有限公司	98	吉林万通药业集团梅河药业有限公司
49	浙江维康药业股份有限公司	99	漳州水仙药业股份有限公司
50	哈尔滨市康隆药业有限责任公司	100	精华制药集团股份有限公司

※ 表示该集团采用合并形式排名。

表49　2020年中药饮片工业企业法人单位资产总额100强

位次	企业名称	位次	企业名称
1	广东一方制药有限公司	51	云南七丹药业股份有限公司
※2	江阴天江药业有限公司	52	湖南大自然制药有限公司
3	北京同仁堂健康药业股份有限公司	53	樟树市庆仁中药饮片有限公司
4	北京康仁堂药业有限公司	54	山东绿因药业有限公司
5	云南白药集团中药资源有限公司	55	安徽美誉中药饮片有限公司
※6	国药集团冯了性(佛山)药材饮片有限公司	56	甘肃亚兰药业有限公司
7	盛实百草药业有限公司	57	江西江中药饮片有限公司
8	云南三七科技有限公司	58	云南金九地生物科技有限公司
9	北京协和制药二厂	59	成都岷江源药业股份有限公司
10	湖北天济药业有限公司	60	湖南振兴中药有限公司
11	上海万仕诚国药制品有限公司	61	云南养尊堂生物科技有限公司
12	云南鸿翔中药科技有限公司	62	贵州同济堂中药饮片有限公司
13	康美新开河(吉林)药业有限公司	63	北京同仁堂健康药业(辽宁)有限公司
14	安徽协和成药业饮片有限公司	64	云南名扬药业有限公司
15	甘肃中天药业有限责任公司	65	浙江元拓中药有限公司
※16	九州天润中药产业有限公司	66	文山华信三七股份有限公司
※17	上海上药华宇药业有限公司	67	云南益康药业有限公司
18	上海康桥中药饮片有限公司	68	天津市中药饮片厂有限公司
19	龙宝参茸股份有限公司	69	北京金崇光药业有限公司
20	浙江景岳堂药业有限公司	70	宁夏永寿堂中药饮片有限公司
21	四川新荷花中药饮片股份有限公司	71	北京人卫中药饮片有限公司
22	深圳太太药业有限公司	72	绍兴震元中药饮片有限公司
23	陕西兴盛德药业有限责任公司	73	浙江胡庆余堂本草药物有限公司
24	四川省中药饮片有限责任公司	74	辽宁祥云药业有限公司
25	四川恒康源药业有限公司	75	青海三江源药业有限公司
26	浙江惠松制药有限公司	76	岷县顺兴和中药材有限责任公司
27	上海虹桥中药饮片有限公司	77	杭州蜂之语蜂业股份有限公司
28	上海雷允上中药饮片厂有限公司	78	上海养和堂中药饮片有限公司
29	吉林敖东世航药业股份有限公司	79	北京东兴堂科技发展有限公司
30	湖南福泰中药饮片有限责任公司	80	上海德大堂国药有限公司
31	哈药集团世一堂中药饮片有限责任公司	81	云南海瑞迪生物药业有限公司
32	浙江中医药大学中药饮片有限公司	82	吉林华润和善堂人参有限公司
33	上海上药神象健康药业有限公司	83	云南绿生中药科技股份有限公司
34	四川千方中药股份有限公司	84	普洱淞茂滇草六味制药股份有限公司
35	成都康美药业生产有限公司	85	陇西千金药材有限公司
36	湖南柳城中药饮片有限公司	86	安徽科宝生物工程有限公司
37	安徽省万生中药饮片有限公司	87	江西樟树成方中药饮片有限公司
38	四川金岁方药业有限公司	88	通用嘉禾(吉林)天然药物有限公司
39	天力士东北现代中药资源有限公司	89	红河云百草药业有限公司
40	北京祥威药业有限公司	90	雅安迅康药业有限公
41	上海青浦中药饮片有限公司	91	四川滋宁中药饮片有限公司
42	广州白云山中药饮片有限公司	92	四川自强中药有限公司
43	广州白云山星珠药业有限公司	93	成都欣福源中药饮片有限公司
44	四川天植中药股份有限公司	94	成都市祺隆中药饮片有限公司
45	杭州华东中药饮片有限公司	95	江西国都中药饮片有限公司
46	浙江佐力百草中药饮片有限公司	96	江西和盈药业有限公司
47	泸州百草堂中药饮片有限公司	97	康美滕王阁(四川)制药有限公司
48	四川国药天江药业有限公司	98	四川百顺药业有限公司
49	衢州南孔中药有限公司	99	四川中创药业有限公司
50	湖南省松龄堂中药饮片有限公司	100	昆明轩庆生物科技有限公司

※表示该集团采用合并形式排名。

表 50　2020 年中药饮片工业企业法人单位医药工业主营业务收入 100 强

位次	企业名称	位次	企业名称
1	广东一方制药有限公司	51	四川金岁方药业有限公司
※2	江阴天江药业有限公司	52	上海养和堂中药饮片有限公司
3	北京康仁堂药业有限公司	53	成都市祺隆中药饮片有限公司
※4	国药集团冯了性(佛山)药材饮片有限公司	54	江西樟树成方中药饮片有限公司
5	云南白药集团中药资源有限公司	55	成都岷江源药业股份有限公司
6	北京同仁堂健康药业股份有限公司	56	湖南振兴中药有限公司
7	盛实百草药业有限公司	57	深圳太太药业有限公司
8	安徽协和成药业饮片有限公司	58	成都康美药业生产有限公司
※9	九州天润中药产业有限公司	59	江西瑞龙药业有限公司
10	云南鸿翔中药科技有限公司	60	贵州同济堂中药饮片有限公司
※11	上海上药华宇药业有限公司	61	成都欣福源中药饮片有限公司
12	四川圣上大健康药业有限公司	62	四川国强中药饮片有限公司
13	上海万仕诚国药制品有限公司	63	浙江佐力百草中药饮片有限公司
14	浙江惠松制药有限公司	64	吉林敖东世航药业股份有限公司
15	江西顺福堂中药饮片有限公司	65	通用嘉禾(吉林)天然药物有限公司
16	陕西兴盛德药业有限责任公司	66	北京协和制药二厂
17	四川新荷花中药饮片股份有限公司	67	四川天然生中药饮片有限公司
18	上海虹桥中药饮片有限公司	68	四川自强中药有限公司
19	云南三七科技有限公司	69	四川天利合药业有限公司
20	上海康桥中药饮片有限公司	70	江西国都中药饮片有限公司
21	上海上药神象健康药业有限公司	71	江西宏洁中药饮片有限公司
22	四川聚元药业集团有限公司	72	岷县顺兴和中药材有限责任公司
23	湖北天济药业有限公司	73	山东绿因药业有限公司
24	杭州华东中药饮片有限公司	74	云南益康药业有限公司
25	宜宾仁和中药饮片有限责任公司	75	江西康庆堂中药饮片有限公司
26	湖南省松龄堂中药饮片有限公司	76	泸州百草堂中药饮片有限公司
27	衢州南孔中药有限公司	77	浙江钱王中药有限公司
28	浙江景岳堂药业有限公司	78	四川博仁药业有限责任公司
29	云南七丹药业股份有限公司	79	安徽美誉中药饮片有限公司
30	樟树市庆仁中药饮片有限公司	80	昆明道地中药饮片厂
31	安徽省万生中药饮片有限公司	81	福建天人药业股份有限公司
32	广州白云山中药饮片有限公司	82	浙江胡庆余堂本草药物有限公司
33	湖南福泰中药饮片有限责任公司	83	广州白云山星群药业有限公司
34	云南名扬药业有限公司	84	四川省天府神龙中药饮片有限公司
35	四川天植中药股份有限公司	85	江西彭氏国药堂饮片有限公司
36	四川千方中药股份有限公司	86	青海同济药业股份有限公司
37	龙宝参茸股份有限公司	87	上海德大堂国药有限公司
38	湖南省南国药都中药饮片有限公司	88	云南养尊堂生物科技有限公司
39	上海雷允上中药饮片厂有限公司	89	北京太洋树康药业有限责任公司
40	四川省中药饮片有限责任公司	90	江西江中中药饮片有限公司
41	上海青浦中药饮片有限公司	91	江西康堡堂中药饮片有限公司
42	四川中创药业有限公司	92	哈药集团世一堂中药饮片有限责任公司
43	四川滋宁中药饮片有限公司	93	四川辅正药业股份有限公司
44	北京祥威药业有限公司	94	江西和盈药业有限公司
45	红河云百草药业有限公司	95	康美新开河(吉林)药业有限公司
46	浙江中医药大学中药饮片有限公司	96	四川国药天江药业有限公司
47	福建承天药业有限公司	97	北京金崇光药业有限公司
48	北京人卫中药饮片有限公司	98	江西致和堂中药饮片有限公司
49	湖南大自然制药有限公司	99	天士力东北现代中药资源有限公司
50	绍兴震元中药饮片有限公司	100	吉林华润和善堂人参有限公司

※表示该集团采用合并形式排名。

表 51　2020 年中药饮片工业企业法人单位利润总额 100 强

位次	企业名称	位次	企业名称
※1	江阴天江药业有限公司	51	安徽省万生中药饮片有限公司
2	广东一方制药有限公司	52	安徽科宝生物工程有限公司
3	北京康仁堂药业有限公司	53	广州白云山中药饮片有限公司
4	北京同仁堂健康药业股份有限公司	54	上海雷允上中药饮片厂有限公司
5	盛实百草药业有限公司	55	樟树市庆仁中药饮片有限公司
6	上海万仕诚国药制品有限公司	56	四川天植中药股份有限公司
7	安徽协和成药业饮片有限公司	57	榆林市广济堂中药开发有限责任公司
8	浙江惠松制药有限公司	58	贵州同济堂中药饮片有限公司
9	陕西兴盛德药业有限责任公司	59	宁夏永寿堂中药饮片有限公司
10	上海康桥中药饮片有限公司	60	陇西千金药材有限公司
11	云南鸿翔中药科技有限公司	61	天津市中药饮片厂有限公司
12	湖南福泰中药饮片有限责任公司	62	浙江胡庆余堂本草药物有限公司
※13	九州天润中药产业有限公司	63	浙江英特中药饮片有限公司
14	北京协和制药二厂	64	北京市双桥燕京中药饮片厂
15	四川新荷花中药饮片股份有限公司	65	云南名扬药业有限公司
16	湖北天济药业有限公司	66	云南养尊堂生物科技有限公司
17	四川千方中药股份有限公司	67	北京金崇光药业有限公司
18	宜宾仁和中药饮片有限责任公司	68	四川国药天江药业有限公司
19	四川聚元药业集团有限公司	69	四川金岁方药业有限公司
20	上海虹桥中药饮片有限公司	70	四川金匮源中药科技有限公司
21	四川中创药业有限公司	71	北京祥威药业有限公司
22	天士力东北现代中药资源有限公司	72	湖南省南国药都中药饮片有限公司
23	深圳太太药业有限公司	73	四川博仁药业有限责任公司
24	龙宝参茸股份有限公司	74	北京四方中药饮片有限公司
25	衢州南孔中药有限公司	75	江西广昆中药饮片有限公司
※26	上海上药华宇药业有限公司	76	通用嘉禾(吉林)天然药物有限公司
27	福建承天药业有限公司	77	江西樟树国康中药饮片有限公司
28	湖南振兴中药有限公司	78	安徽美誉中药饮片有限公司
29	上海养和堂中药饮片有限公司	79	四川善德轩药业有限公司
30	成都岷江源药业股份有限公司	80	上海青浦中药饮片有限公司
31	红河云百草药业有限公司	81	四川百胜药业有限公司
32	成都欣福源中药饮片有限公司	82	江西康庆堂中药饮片有限公司
33	北京太洋树康药业有限责任公司	83	四川滋宁中药饮片有限公司
34	绍兴震元中药饮片有限公司	84	四川兴盛源药业有限公司
35	湖南大自然制药有限公司	85	樟树市仁德中药饮片有限公司
36	江西江中药饮片有限公司	86	北京同仁堂健康药业(辽宁)有限公司
37	湖南省松龄堂中药饮片有限公司	87	昆明道地中药饮片厂
38	上海上药神象健康药业有限公司	88	岷县顺兴和中药材有限责任公司
39	浙江中医药大学中药饮片有限公司	89	青海三江源药业有限公司
40	江西瑞龙药业有限公司	90	湖北思安药业有限公司
41	杭州华东中药饮片有限公司	91	吉林省宏久生物科技股份有限公司
42	江西国都中药饮片有限公司	92	四川百顺药业有限公司
43	江西顺福堂中药饮片有限公司	93	辽宁鹿源参茸饮片有限公司
44	云南益康药业有限公司	94	湖州珍露生物制品有限公司
45	四川国强中药饮片有限公司	95	江西樟树成方中药饮片有限公司
46	云南七丹药业股份有限公司	96	青海同济药业股份有限公司
47	湖南省大豪药业有限责任公司	97	上海童涵春堂中药饮片有限公司
48	四川省中药饮片有限责任公司	98	洪雅县瓦屋山药业有限公司
49	福建天人药业股份有限公司	99	平凉市青松中药饮片有限公司
50	江西宏洁中药饮片有限公司	100	雅安迅康药业有限公司

※表示该集团采用合并形式排名。

表 52　2020 年生物药品工业企业法人单位资产总额 100 强

位次	企业名称	位次	企业名称
※1	中国生物技术股份有限公司	51	厦门特宝生物工程股份有限公司
※2	上海莱士血液制品股份有限公司	52	珠海亿胜生物制药有限公司
※3	沈阳三生制药有限责任公司	53	宁波荣安生物药业有限公司
※4	长春高新技术产业(集团)股份有限公司	54	山东先声生物制药有限公司
※5	华兰生物工程股份有限公司	55	哈药集团生物疫苗有限公司
6	甘李药业股份有限公司	56	艾康生物技术(杭州)有限公司
7	南京健友生化制药股份有限公司	57	哈尔滨派斯菲科生物制药有限公司
8	郑州安图生物工程股份有限公司	58	艾美卫信生物药业(浙江)有限公司
※9	烟台东诚药业集团股份有限公司	59	艾博生物医药(杭州)有限公司
※10	上海昊海生物科技股份有限公司	60	杭州九源基因工程有限公司
11	通化东宝药业股份有限公司	61	山东福田药业有限公司
12	信达生物制药(苏州)有限公司	62	哈药集团生物工程有限公司
13	玉溪沃森生物技术有限公司	63	上海联合赛尔生物工程有限公司
14	华熙生物科技股份有限公司	64	山东金城生物药业有限公司
15	博雅生物制药集团股份有限公司	65	杭州远大生物制药有限公司
16	深圳翰宇药业股份有限公司	66	北京世桥生物制药有限公司
17	河北常山生化药业股份有限公司	67	云南博浩生物科技集团股份有限公司
18	辽宁成大生物股份有限公司	68	晋城海斯制药有限公司
19	山东泰邦生物制品有限公司	69	广东菲鹏生物有限公司
20	四川远大蜀阳药业有限责任公司	70	成都欧林生物科技股份有限公司
21	深圳市天道医药有限公司	71	东莞博奥木华基因科技有限公司
22	安徽安科生物工程(集团)股份有限公司	72	艾美汉信疫苗(大连)有限公司
23	北京赛升药业股份有限公司	73	四川美大康华康药业有限公司
24	北京智飞绿竹生物制药有限公司	74	保定冀中药业有限公司
25	苏州盛迪亚生物医药有限公司	75	科兴(大连)疫苗技术有限公司
26	北京万泰生物药业股份有限公司	76	大连雅立峰生物制药有限公司
※27	科兴生物制药股份有限公司	77	协和麒麟(中国)制药有限公司
28	哈尔滨圣泰生物制药有限公司	78	山东康华生物医疗科技股份有限公司
29	石药集团百克(山东)生物制药股份有限公司	79	北京三元基因药业股份有限公司
30	上海复旦张江生物医药股份有限公司	80	蓝怡科技集团股份有限公司
31	成都康弘生物科技有限公司	81	海南通用同盟药业有限公司
32	常州千红生化制药股份有限公司	82	深圳奥萨制药有限公司
33	辽宁远大诺康生物制药有限公司	83	辽宁依生生物制药有限公司
34	杭州中美华东制药江东有限公司	84	罗赛洛(广东)明胶有限公司
35	贵州泰邦生物制品有限公司	85	吉林四长制药有限公司
36	山西康宝生物制品股份有限公司	86	安徽宏业药业有限公司
37	成都康华生物制品股份有限公司	87	北京四环生物制药有限公司
38	舒泰神(北京)生物制药股份有限公司	88	湖南康尔佳制药股份有限公司
39	武汉海特生物制药股份有限公司	89	上海荣盛生物药业有限公司
40	广东天普生化医药股份有限公司	90	江西浩然生物制药有限公司
41	深圳市卫光生物制品股份有限公司	91	中科生物制药股份有限公司
42	安徽智飞龙科马生物制药有限公司	92	四川新健康成生物股份有限公司
43	未名生物医药有限公司	93	北京百奥药业有限责任公司
44	浙江我武生物科技股份有限公司	94	内蒙古白医制药股份有限公司
45	博雅生物制药(广东)有限公司	95	浙江普康生物技术股份有限公司
46	百泰生物药业有限公司	96	江西生物制品研究所股份有限公司
47	珍奥集团股份有限公司	97	云南天宏香精有限公司
※48	同药集团有限公司	98	上海华新生物高技术有限公司
49	南岳生物制药有限公司	99	瑞普(保定)生物药业有限公司
50	合肥天麦生物科技发展有限公司	100	浙江远力健药业有限责任公司

※表示该集团采用合并形式排名。

表 53 2020 年生物药品工业企业法人单位医药工业主营业务收入 100 强

位次	企业名称	位次	企业名称
※1	中国生物技术股份有限公司	51	广东菲鹏生物有限公司
※2	长春高新技术产业(集团)股份有限公司	52	杭州远大生物制药有限公司
※3	沈阳三生制药有限责任公司	53	四川美大康华康药业有限公司
4	苏州盛迪亚生物医药有限公司	54	南岳生物制药有限公司
※5	华兰生物工程股份有限公司	55	安徽宏业药业有限公司
6	信达生物制药(苏州)有限公司	56	哈尔滨派斯菲科生物制药有限公司
※7	烟台东诚药业集团股份有限公司	57	深圳奥萨制药有限公司
8	甘李药业股份有限公司	58	大连雅立峰生物制药有限公司
9	玉溪沃森生物技术有限公司	59	山东福田药业有限公司
10	通化东宝药业股份有限公司	60	深圳未名新鹏生物医药有限公司
※11	上海莱士血液制品股份有限公司	61	舒泰神(北京)生物制药股份有限公司
12	南京健友生化制药股份有限公司	62	保定冀中药业有限公司
13	山东泰邦生物制品有限公司	63	艾美汉信疫苗(大连)有限公司
14	河北常山生化药业股份有限公司	64	成都诺迪康生物制药有限公司
15	深圳市天道医药有限公司	65	海南通用同盟药业有限公司
16	郑州安图生物工程股份有限公司	66	哈药集团生物疫苗有限公司
17	石药集团百克(山东)生物制药股份有限公司	67	云南博浩生物科技集团股份有限公司
18	博雅生物制药集团股份有限公司	68	山东金城生物药业有限公司
19	辽宁成大生物股份有限公司	69	康哲(湖南)制药有限公司
20	四川远大蜀阳药业有限责任公司	70	哈尔滨圣泰生物制药有限公司
21	常州千红生化制药股份有限公司	71	瑞普(保定)生物药业有限公司
22	华熙生物科技股份有限公司	72	成都欧林生物科技股份有限公司
23	安徽安科生物工程(集团)股份有限公司	73	北京四环生物制药有限公司
※24	上海昊海生物科技股份有限公司	74	上海华新生物高技术有限公司
※25	科兴生物制药股份有限公司	75	科兴(大连)疫苗技术有限公司
26	北京智飞绿竹生物制药有限公司	76	浙江远力健药业有限责任公司
27	广东天普生化医药股份有限公司	77	山东康华生物医疗科技股份有限公司
28	北京赛升药业股份有限公司	78	上海联合赛尔生物工程有限公司
29	成都康弘生物科技有限公司	79	辰欣佛都药业(汶上)有限公司
30	宁波荣安生物药业有限公司	80	长春博迅生物技术有限责任公司
31	成都康华生物制品股份有限公司	81	哈尔滨松鹤制药有限公司
32	杭州九源基因工程有限公司	82	东莞博奥木华基因科技有限公司
33	艾康生物技术(杭州)有限公司	83	江西浩然生物制药有限公司
※34	同药集团有限公司	84	黑龙江迪龙制药有限公司
35	辽宁远大诺康生物制药有限公司	85	北京金豪制药股份有限公司
36	深圳市卫光生物制品股份有限公司	86	蓝怡科技集团股份有限公司
37	杭州中美华东制药江东有限公司	87	海南海神同洲制药有限公司
38	贵州泰邦生物制品有限公司	88	宁波瑞源生物科技有限公司
39	百泰生物药业有限公司	89	江西生物制品研究所股份有限公司
40	深圳翰宇药业股份有限公司	90	湖南康尔佳制药股份有限公司
41	晋城海斯制药有限公司	91	河南远大生物制药有限公司
42	厦门特宝生物工程股份有限公司	92	福建省山河药业有限公司
43	艾博生物医药(杭州)有限公司	93	上海欣科医药有限公司
44	北京万泰生物药业股份有限公司	94	欧蒙(杭州)医学实验诊断有限公司
45	上海复旦张江生物医药股份有限公司	95	上海赛伦生物技术股份有限公司
46	协和麒麟(中国)制药有限公司	96	湖北华龙生物制药有限公司
47	珠海亿胜生物制药有限公司	97	北京三元基因药业股份有限公司
48	山西康宝生物制品股份有限公司	98	四川沃文特生物技术有限公司
49	山东先声生物制药有限公司	99	武汉海特生物制药股份有限公司
50	浙江我武生物科技股份有限公司	100	博雅生物制药(广东)有限公司

※表示该集团采用合并形式排名。

表 54　2020 年生物药品工业企业法人单位利润总额 100 强

位次	企业名称	位次	企业名称
※1	中国生物技术股份有限公司	51	江西生物制品研究所股份有限公司
※2	长春高新技术产业(集团)股份有限公司	52	珠海亿胜生物制药有限公司
※3	华兰生物工程股份有限公司	53	江西浩然生物制药有限公司
4	甘李药业股份有限公司	54	宁波瑞源生物科技有限公司
※5	上海莱士血液制品股份有限公司	55	大连雅立峰生物制药有限公司
6	苏州盛迪亚生物医药有限公司	56	宁波人健药业集团股份有限公司
7	山东泰邦生物制品有限公司	57	北京金豪制药股份有限公司
8	玉溪沃森生物技术有限公司	58	山东康华生物医疗科技股份有限公司
9	通化东宝药业股份有限公司	59	安徽宏业药业有限公司
10	辽宁成大生物股份有限公司	60	深圳奥萨制药有限公司
※11	沈阳三生制药有限责任公司	61	杭州九源基因工程有限公司
12	南京健友生化制药股份有限公司	62	罗赛洛(广东)明胶有限公司
13	华熙生物科技股份有限公司	63	珍奥集团股份有限公司
14	郑州安图生物工程股份有限公司	64	哈药集团生物疫苗有限公司
※15	烟台东诚药业集团股份有限公司	65	上海赛伦生物技术股份有限公司
16	四川远大蜀阳药业有限责任公司	66	科兴(大连)疫苗技术有限公司
17	石药集团百克(山东)生物制药股份有限公司	67	北京四环生物制药有限公司
18	深圳市天道医药有限公司	68	辽宁远大诺康生物制药有限公司
19	百泰生物药业有限公司	69	吉林四长制药有限公司
20	成都康华生物制品股份有限公司	※70	同药集团有限公司
21	广东菲鹏生物有限公司	71	上海欣科医药有限公司
22	安徽安科生物工程(集团)股份有限公司	72	成都诺迪康生物制药有限公司
23	成都康弘生物科技有限公司	73	深圳翰宇药业股份有限公司
24	宁波荣安生物药业有限公司	74	北京三元基因药业股份有限公司
25	浙江我武生物科技股份有限公司	75	艾康生物技术(杭州)有限公司
26	山东先声生物制药有限公司	76	成都欧林生物科技股份有限公司
27	贵州泰邦生物制品有限公司	77	福建省山河药业有限公司
28	博雅生物制药集团股份有限公司	78	杭州远大生物制药有限公司
29	信达生物制药(苏州)有限公司	79	晋城海斯制药有限公司
30	河北常山生化药业股份有限公司	80	黑龙江迪龙制药有限公司
31	北京智飞绿竹生物制药有限公司	81	康哲(湖南)制药有限公司
※32	上海昊海生物科技股份有限公司	82	四川新健康成生物股份有限公司
33	广东天普生化医药股份有限公司	83	蓝怡科技集团股份有限公司
34	北京万泰生物药业股份有限公司	84	杭州华津药业股份有限公司
35	深圳市卫光生物制品股份有限公司	85	保定冀中药业有限公司
36	杭州中美华东制药江东有限公司	86	江西赛基生物技术有限公司
37	北京赛升药业股份有限公司	87	葵花药业集团(唐山)生物制药有限公司
38	协和麒麟(中国)制药有限公司	88	浙江远力健药业有限责任公司
39	山西康宝生物制品股份有限公司	89	珠海市银科医学工程股份有限公司
40	上海复旦张江生物医药股份有限公司	90	烟台澳斯邦生物工程有限公司
※41	科兴生物制药股份有限公司	91	浙江东成生物科技股份有限公司
42	艾美汉信疫苗(大连)有限公司	92	上海华新生物高技术有限公司
43	山东金城生物药业有限公司	93	云南天宏香精有限公司
44	南岳生物制药有限公司	94	郑州伊美诺生物技术有限公司
45	辰欣佛都药业(汶上)有限公司	95	杭州澳亚生物技术股份有限公司
46	长春博迅生物技术有限责任公司	96	内蒙古白医制药股份有限公司
47	厦门特宝生物工程股份有限公司	97	四川沃文特生物技术有限公司
48	哈尔滨派斯菲科生物制药有限公司	98	湖南斯奇生物制药有限公司
49	云南博浩生物科技集团股份有限公司	99	湖南福来格生物技术有限公司
50	瑞普(保定)生物药业有限公司	100	欧蒙(杭州)医学实验诊断有限公司

※ 表示该集团采用合并形式排名。

表 55　2020 年医疗仪器设备及器械工业企业法人单位资产总额 100 强

位次	企业名称	位次	企业名称
※1	威高集团有限公司	51	常州奥斯迈医疗器械有限公司
※2	乐普(北京)医疗器械股份有限公司	52	北京市富乐科技开发有限公司
3	圣湘生物科技股份有限公司	53	上海太阳生物技术有限公司
4	上海微创医疗器械(集团)有限公司	54	嘉兴凯实生物科技股份有限公司
※5	上海凯利泰医疗科技股份有限公司	55	兰州西脉记忆合金股份有限公司
6	北京九强生物技术股份有限公司	56	杭州协合医疗用品有限公司
7	江西洪达医疗器械集团有限公司	57	杭州山友医疗器械有限公司
8	江西益康医疗器械集团有限公司	58	江西瑞邦实业集团有限公司
9	上海奕瑞光电子科技股份有限公司	59	上海力声特医学科技有限公司
10	大博医疗科技股份有限公司	60	石家庄亿生堂医用品有限公司
11	江苏硕世生物科技股份有限公司	61	杭州睿丽科技有限公司
12	康泰医学系统(秦皇岛)股份有限公司	62	四川南格尔生物医学股份有限公司
13	先健科技(深圳)有限公司	63	成都欧赛医疗器械有限公司
14	迈克医疗电子有限公司	64	辽宁开普医疗系统有限公司
15	创生医疗器械(中国)有限公司	65	浙江优亿医疗器械股份有限公司
16	广东宝莱特医用科技股份有限公司	66	邦盛医疗装备(天津)股份有限公司
17	浙江拱东医疗器械股份有限公司	67	鹰潭荣嘉集团医疗器械实业有限公司
18	天新福(北京)医疗器材股份有限公司	68	湖南平安医械科技有限公司
19	杭州博日科技股份有限公司	69	上海浦东金环医疗用品股份有限公司
20	江西三鑫医疗科技股份有限公司	70	易生科技(北京)有限公司
21	宁波戴维医疗器械股份有限公司	71	安捷伦生物(杭州)有限公司
22	珠海丽珠试剂股份有限公司	72	沈阳沈大内窥镜有限公司
23	桂林市啄木鸟医疗器械有限公司	73	北京周林频谱科技有限公司
24	四川港通医疗设备集团股份有限公司	74	浙江华福医用器材有限公司
25	杭州康基医疗器械有限公司	75	奥泰医疗系统有限责任公司
26	泰普生物科学(中国)有限公司	76	浙江微度医疗器械有限公司
27	松下电气机器(北京)有限公司	77	陕西智宇寰宸医疗器械有限公司
28	欧姆龙(大连)有限公司	78	武汉迈瑞科技有限公司
29	上海金塔医用器材有限公司	79	湖北天辉科技开发有限公司
30	老肯医疗科技股份有限公司	80	上海卫康光学眼镜有限公司
31	北京超思电子技术有限责任公司	81	南昌百特生物高新技术股份有限公司
32	安图实验仪器(郑州)有限公司	82	上海力申科学仪器有限公司
33	杭州博拓生物科技股份有限公司	83	天津市威曼生物材料有限公司
34	辽宁垠艺生物科技股份有限公司	84	福建梅生医疗科技股份有限公司
35	宁波天益医疗器械股份有限公司	85	宁波蓝野医疗器械有限公司
36	旭化成医疗器械(杭州)有限公司	86	乐普医学电子仪器股份有限公司
37	上海澳华内镜股份有限公司	87	珠海国佳新材股份有限公司
38	天津瑞奇外科器械股份有限公司	88	珠海迪尔生物工程有限公司
39	柯顿(天津)电子医疗器械有限公司	89	浙江优特格尔医疗用品有限公司
40	成都博奥晶芯生物科技有限公司	90	浙江天松医疗器械股份有限公司
41	浙江科惠医疗器械股份有限公司	91	武汉兰丁智能医学股份有限公司
42	成都市新津事丰医疗器械有限公司	92	大连川 S 医疗器具有限公司
43	尼普洛(上海)有限公司	93	成都赛普克生物科技股份有限公司
44	贝普医疗科技有限公司	94	浙江龙飞医疗器械有限公司,
45	鑫高益医疗设备股份有限公司	95	浙江史密斯医学仪器有限公司
46	北京怡和嘉业医疗科技股份有限公司	96	湖南省健缘医疗科技有限公司
47	山东育达医疗设备有限公司	97	浙江苏嘉医疗器械股份有限公司
48	深圳京柏医疗科技股份有限公司	98	成都联帮医疗科技股份有限公司
49	浙江巴奥米特医药产品有限公司	99	乐清市金泰实业有限公司
50	江西科伦医疗器械制造有限公司	100	浙江千喜车业有限公司

※表示该集团采用合并形式排名。

表56　2020年医疗仪器设备及器械工业企业法人单位医药工业主营业务收入100强

位次	企业名称	位次	企业名称
※1	威高集团有限公司	51	浙江优特格尔医疗用品有限公司
2	圣湘生物科技股份有限公司	52	湖南平安医械科技有限公司
3	江西洪达医疗器械集团有限公司	53	宁波蓝野医疗器械有限公司
※4	乐普(北京)医疗器械股份有限公司	54	杭州协合医疗用品有限公司
5	江西益康医疗器械集团有限公司	55	贝普医疗科技有限公司
6	欧姆龙(大连)有限公司	56	杭州创新生物检控技术有限公司
7	江苏硕世生物科技股份有限公司	57	浙江巴奥米特医药产品有限公司
8	康泰医学系统(秦皇岛)股份有限公司	58	爱尔博(上海)医疗器械有限公司
9	珠海丽珠试剂股份有限公司	59	江西科伦医疗器械制造有限公司
10	大博医疗科技股份有限公司	60	四川普瑞斯生物科技有限公司
11	杭州博日科技股份有限公司	61	湖南省健缘医疗科技有限公司
12	北京超思电子技术有限责任公司	62	成都欧赛医疗器械有限公司
13	上海微创医疗器械(集团)有限公司	63	安捷伦生物(杭州)有限公司
14	杭州博拓生物科技股份有限公司	64	福建梅生医疗科技股份有限公司
15	江西三鑫医疗科技股份有限公司	65	创生医疗器械(中国)有限公司
16	上海奕瑞光电子科技股份有限公司	66	上海澳华内镜股份有限公司
17	安图实验仪器(郑州)有限公司	67	宁波圣宇瑞医疗器械有限公司
18	深圳京柏医疗科技股份有限公司	68	大连JMS医疗器具有限公司
19	鹰潭荣嘉集团医疗器械实业有限公司	69	浙江优亿医疗器械股份有限公司
20	北京九强生物技术股份有限公司	70	北京万生人和科技有限公司
21	浙江华福医用器材有限公司	71	上海浦东金环医疗用品股份有限公司
※22	上海凯利泰医疗科技股份有限公司	72	心诺普医疗技术(北京)有限公司
23	先健科技(深圳)有限公司	73	嘉兴凯实生物科技股份有限公司
24	上海金塔医用器材有限公司	74	三贵康复器材(上海)有限公司
25	柯顿(天津)电子医疗器械有限公司	75	浙江灵洋医疗器械有限公司
26	北京怡和嘉业医疗科技股份有限公司	76	大连库利艾特医疗制品有限公司
27	桂林市啄木鸟医疗器械有限公司	77	浙江舒友仪器设备股份有限公司
28	四川港通医疗设备集团股份有限公司	78	江西丰临医疗科技股份有限公司
29	杭州康基医疗器械有限公司	79	成都博奥晶芯生物科技有限公司
30	杭州山友医疗器械有限公司	80	乐清市金泰实业有限公司
31	成都市新津事丰医疗器械有限公司	81	沈阳新松医疗科技股份有限公司
32	迈克医疗电子有限公司	82	北京白象新技术有限公司
33	杭州睿丽科技有限公司	83	上海力申科学仪器有限公司
34	天津瑞奇外科器械股份有限公司	84	沈阳迈思医疗科技有限公司
35	浙江拱东医疗器械股份有限公司	85	杭州华安医疗保健用品有限公司
36	尼普洛(上海)有限公司	86	江西晋瑞医疗器械有限公司
37	老肯医疗科技股份有限公司	87	浙江苏嘉医疗器械股份有限公司
38	陕西智宇寰宸医疗器械有限公司	88	安瑞医疗器械(杭州)有限公司
39	宁波天益医疗器械股份有限公司	89	天津市索维电子技术有限公司
40	宁波戴维医疗器械股份有限公司	90	武汉迈瑞科技有限公司
41	四川南格尔生物医学股份有限公司	91	珠海迪尔生物工程有限公司
42	北京市富乐科技开发有限公司	92	辽宁开普医疗系统有限公司
43	辽宁垠艺生物科技股份有限公司	93	松下电气机器(北京)有限公司
44	天新福(北京)医疗器材股份有限公司	94	杭州优尼克消毒设备有限公司
45	易生科技(北京)有限公司	95	上海正邦医疗科技有限公司
46	旭化成医疗器械(杭州)有限公司	96	宁波美生医疗器材有限公司
47	浙江科惠医疗器械股份有限公司	97	鑫高益医疗设备股份有限公司
48	上海太阳生物技术有限公司	98	珠海福尼亚医疗设备有限公司
49	江西瑞邦实业集团有限公司	99	天津市威曼生物材料有限公司
50	武汉中旗生物医药电子有限公司	100	成都美创医疗科技股份有限公司

※表示该集团采用合并形式排名。

中国药学年鉴

CHINESE PHARMACEUTICAL YEARBOOK

2020-2021

表 57　2020 年医疗仪器设备及器械工业企业法人单位利润总额 100 强

位次	企业名称	位次	企业名称
※1	威高集团有限公司	51	尼普洛(上海)有限公司
2	圣湘生物科技股份有限公司	52	湖南平安医械科技有限公司
※3	乐普(北京)医疗器械股份有限公司	53	兰州西脉记忆合金股份有限公司
4	江苏硕世生物科技股份有限公司	54	浙江苏嘉医疗器械股份有限公司
5	康泰医学系统(秦皇岛)股份有限公司	55	爱尔博(上海)医疗器械有限公司
6	大博医疗科技股份有限公司	56	鹰潭荣嘉集团医疗器械实业有限公司
7	珠海丽珠试剂股份有限公司	57	浙江优特格尔医疗用品有限公司
8	杭州博拓生物科技股份有限公司	58	安瑞医疗器械(杭州)有限公司
9	杭州博日科技股份有限公司	59	浙江舒友仪器设备股份有限公司
10	广东宝莱特医用科技股份有限公司	60	成都美创医疗科技股份有限公司
11	杭州康基医疗器械有限公司	61	北京市富乐科技开发有限公司
12	江西益康医疗器械集团有限公司	62	沈阳新松医疗科技股份有限公司
13	先健科技(深圳)有限公司	63	武汉中旗生物医疗电子有限公司
14	深圳京柏医疗科技股份有限公司	64	珠海福尼亚医疗设备有限公司
15	安图实验仪器(郑州)有限公司	65	宁波美生医疗器材有限公司
16	北京超思电子技术有限责任公司	66	深圳市库珀科技发展有限公司
17	北京怡和嘉业医疗科技股份有限公司	67	嘉兴凯实生物科技股份有限公司
18	浙江拱东医疗器械股份有限公司	68	浙江微度医疗器械有限公司
19	天新福(北京)医疗器材股份有限公司	69	杭州优尼克消毒设备有限公司
20	上海金塔医用器材有限公司	70	杭州创新生物检控技术有限公司
21	成都市新津事丰医疗器械有限公司	71	江西晋瑞医疗器械有限公司
22	上海奕瑞光电子科技股份有限公司	72	珠海迪尔生物工程有限公司
23	上海微创医疗器械(集团)有限公司	73	宁波明星科技发展有限公司
24	杭州睿丽科技有限公司	74	上海力申科学仪器有限公司
25	欧姆龙(大连)有限公司	75	天津市威曼生物材料有限公司
26	桂林市啄木鸟医疗器械有限公司	76	浙江巴奥米特医药产品有限公司
27	宁波戴维医疗器械股份有限公司	77	沈阳沈大内窥镜有限公司
28	北京九强生物技术股份有限公司	78	江西瑞邦实业集团有限公司
29	杭州山友医疗器械有限公司	79	杭州华安医疗保健用品有限公司
30	江西三鑫医疗科技股份有限公司	80	大连库利艾特医疗制品有限公司
※31	上海凯利泰医疗科技股份有限公司	81	杭州凯龙医疗器械有限公司
32	辽宁垠艺生物科技股份有限公司	82	绵阳立德电子股份有限公司
33	宁波天益医疗器械股份有限公司	83	四川锦江电子科技有限公司
34	上海太阳生物技术有限公司	84	心诺普医疗技术(北京)有限公司
35	浙江科惠医疗器械股份有限公司	85	杭州好克光电仪器有限公司
36	浙江优亿医疗器械股份有限公司	86	湖南省健缘医疗科技有限公司
37	四川港通医疗设备集团股份有限公司	87	浙江华福医用器材有限公司
38	沈阳迈思医疗科技有限公司	88	宁波圣宇瑞医疗器械有限公司
39	浙江天松医疗器械股份有限公司	89	天津美迪斯医疗用品有限公司
40	迈克医疗电子有限公司	90	南昌华安众辉健康科技有限公司
41	成都欧赛医疗器械有限公司	91	上海浦东金环医用品股份有限公司
42	杭州协合医用品有限公司	92	北京周林频谱科技有限公司
43	安捷伦生物(杭州)有限公司	93	成都迪康中科生物医学材料有限公司
44	江西洪达医疗器械集团有限公司	94	四川南格尔生物医学股份有限公司
45	旭化成医疗器械(杭州)有限公司	95	杭州京泠医疗器械有限公司
46	成都博奥晶芯生物科技有限公司	96	四川普瑞斯生物科技有限公司
47	松下电气机器(北京)有限公司	97	兰州汶河医疗器械研制开发有限公司
48	宁波蓝野医疗器械有限公司	98	常州奥斯迈医疗器械有限公司
49	贝普医疗科技有限公司	99	天津迈达医学科技股份有限公司
50	老肯医疗科技股份有限公司	100	海南金芦荟生物工程有限公司

※表示该集团采用合并形式排名。

表 58　2020 年卫生材料及医药用品工业企业法人单位资产总额 100 强

位次	企业名称	位次	企业名称
1	振德医疗用品股份有限公司	51	绍兴易邦医用品有限公司
2	奥美医疗用品股份有限公司	52	湖南省绿洲惠康发展有限公司
3	武汉明德生物科技股份有限公司	53	上海申风医疗保健用品有限公司
4	江西 3L 医用制品集团股份有限公司	54	黄石卫生材料药业有限
5	苏州百特医疗用品有限公司	55	湖北仙明医疗器械有限公司
6	浙江康德莱医疗器械股份有限公司	56	浙江华光胶囊股份有限公司
7	四川汇利实业有限公司	57	浙江天成医药包装有限公司
8	青岛华仁医疗用品有限公司	58	江西恒生实业有限公司
9	绍兴福清卫生用品有限公司	59	江西亚丰医材有限公司
10	河南曙光健士医疗器械集团股份有限公司	60	江西龙腾生物高科技有限公司
11	四川绵竹成新药用玻璃有限责任公司	61	杭州江南世家药业有限公司
12	海南欣安生物制药有限公司	62	南昌市恩惠医用卫生材料有限公司
13	建德市朝美日化有限公司	63	四川默森药业有限公司
14	江西侨明医疗器械有限公司	64	九江高科制药技术有限公司
15	金华市景迪医疗用品有限公司	65	安吉宏德医用品有限公司
16	武汉智迅创源科技发展股份有限公司	66	宁波市康家乐医疗器械有限公司
17	江西美宝利医用敷料有限公司	67	江西保尔安生物医疗科技有限公司
18	武汉国灸科技开发有限公司	68	人福医药集团医疗用品有限公司
19	辽宁爱尔创生物材料有限公司	69	绍兴港峰医用品有限公司
20	湖州金洁实业有限公司	70	江西庐乐医疗器械集团有限公司
21	上海强生有限公司	71	浙江朗柯生物工程有限公司
22	桂林紫竹乳胶制品有限公司	72	江西青山堂医疗器械有限公司
23	江苏亚邦天龙医用新材料有限公司	73	合肥特丽洁卫生材料有限公司
24	福建省百仕韦医用高分子股份有限公司	74	浙江安吉华埠实业有限公司
25	浙江伏尔特医疗器械股份有限公司	75	浙江康雅卫生用品有限公司
26	江西掌护医疗科技有限公司	76	浙江省浦江县恩尔康胶囊有限公司
27	浙江景嘉医疗科技有限公司	77	上海白云三和感光材料有限公司
28	江西美琳康大药业股份有限公司	78	海北夏格尔藏药开发有限公司
29	杭州艾力康医药科技有限公司	79	浙江迈兹袜业科技有限公司
30	浙江海圣医疗器械有限公司	80	天津新湾生物科技有限公司
31	宁波兴亚橡塑有限公司	81	广州从化信和气体有限公司
32	浙江润强医疗器械股份有限公司	82	浙江邦立医用品有限公司
33	费森尤斯卡比（广州）医疗用品有限公司	83	山东博达医用品股份有限公司
34	海南维力医疗科技开发有限公司	84	大英太极医疗器械有限公司
35	四川省遂宁市康达卫生材料有限公司	85	成都攀科医药包装有限公司
36	成都三勒浆药业集团四川华美制药有限公司	86	江西江中医药包装厂
37	上海输血技术有限公司	87	成都太合生物材料有限公司
38	四川省乐至贵均卫生材料有限公司	88	贵州盛峰药用包装有限公司
39	浙江益立胶囊股份有限公司	89	绍兴安迪斯医疗科技有限公司
40	杭州华威医疗用品有限公司	90	义乌市捷康医疗用品有限公司
41	海南森瑞谱生命科学药业股份有限公司	91	江西丽华鑫朗药业科技有限公司
42	四川友邦企业有限公司	92	汕头医用塑料制品厂
43	天津市普光医用材料制造有限公司	93	扬州市凯瑞特医疗用品有限公司
44	上海创始医疗科技（集团）有限公司	94	桐乡市施康制药有限公司
45	成都瑞琦医疗科技有限责任公司	95	美利泰格诊断试剂（嘉兴）有限公司
46	杭州圣石科技股份有限公司	96	桂林天和药业伊维有限公司
47	青海国草生物科技有限公司	97	湖州京城气体有限公司
48	浙江红雨医药用品有限公司	98	浙江昂利康胶囊有限公司
49	江西丰临医用器械有限公司	99	海南一鸿实业发展有限公司
50	江苏康宝医疗器械有限公司	100	象山华美塑料制品有限公司

中国药学年鉴

CHINESE PHARMACEUTICAL YEARBOOK

2020-2021

表59　2020年卫生材料及医药用品工业企业法人单位医药工业主营业务收入100强

位次	企业名称	位次	企业名称
1	振德医疗用品股份有限公司	51	湖南省绿洲惠康发展有限公司
2	奥美医疗用品股份有限公司	52	上海申凤医疗保健用品有限公司
3	绍兴福清卫生用品有限公司	53	江西恒生实业有限公司
4	苏州百特医疗用品有限公司	54	四川康宁医用器材有限公司
5	武汉明德生物科技股份有限公司	55	青海国草生物科技有限公司
6	四川汇利实业有限公司	56	浙江华光胶囊股份有限公司
7	建德市朝美日化有限公司	57	海南森瑞谱生命科学药业股份有限公司
8	四川省遂宁市康达卫生材料有限公司	58	浙江益立胶囊股份有限公司
9	浙江康德莱医疗器械股份有限公司	59	杭州艾力康医药科技有限公司
10	江西3L医用制品集团股份有限公司	60	浙江景嘉医疗科技有限公司
11	金华市景迪医疗用品有限公司	61	合肥特丽洁卫生材料有限公司
12	上海强生有限公司	62	海南维力医疗科技开发有限公司
13	江西美宝利医用敷料有限公司	63	湖北仙明医疗器械有限公司
14	江西龙腾生物高科技有限公司	64	江西江中医药包装厂
15	四川绵竹成新药用玻璃有限责任公司	65	福建省百仕韦医用高分子股份有限公司
16	江苏亚邦天龙医用新材料有限公司	66	桐乡市施康制药有限公司
17	浙江红雨医药用品有限公司	67	南昌飞翔乳胶制品有限公司
18	江西掌护医疗科技有限公司	68	浙江朗柯生物工程有限公司
19	武汉国灸科技开发有限公司	69	江西美琳康大药业股份有限公司
20	江西侨明医疗器械有限公司	70	宁波兴亚橡塑有限公司
21	桂林紫竹乳胶制品有限公司	71	成都攀科医药包装有限公司
22	四川默森药业有限公司	72	大英太极医疗器械有限公司
23	辽宁爱尔创生物材料有限公司	73	广州从化信和气体有限公司
24	青岛华仁医疗用品有限公司	74	杭州华威医疗用品有限公司
25	上海创始医疗科技(集团)有限公司	75	绍兴安迪斯医疗科技有限公司
26	天津市普光医用材料制造有限公司	76	浙江天成医药包装有限公司
27	河南曙光健士医疗器械集团股份有限公司	77	扬州市凯瑞特医疗用品有限公司
28	成都三勒浆药业集团四川华美制药有限公司	78	汕头医用塑料制品厂
29	江西保尔安生物医疗科技有限公司	79	江西青山堂医疗器械有限公司
30	成都瑞琦医疗科技有限责任公司	80	江西庐乐医疗器械集团有限公司
31	武汉智迅创源科技发展股份有限公司	81	浙江省浦江县恩尔康胶囊有限公司
32	浙江海圣医疗器械有限公司	82	山东博达医疗用品股份有限公司
33	费森尤斯卡比(广州)医疗用品有限公司	83	九江高科制药技术有限公司
34	浙江邦立医药用品有限公司	84	浙江迈兹袜业科技有限公司
35	四川省乐至贵均卫生材料有限公司	85	浙江安吉华埠实业有限公司
36	江西亚丰医材有限公司	86	天津新湾生物科技有限公司
37	绍兴港峰医用品有限公司	87	贵州盛峰药用包装有限公司
38	上海输血技术有限公司	88	义乌市捷康医疗用品有限公司
39	绍兴易邦医用品有限公司	89	浙江康雅卫生用品有限公司
40	南昌市恩惠医用卫生材料有限公司	90	人福医药集团医疗用品有限公司
41	浙江伏尔特医疗器械股份有限公司	91	桂林天和药业伊维有限公司
42	上海白云三和感光材料有限公司	92	浙江昂利康胶囊有限公司
43	四川友邦企业有限公司	93	北京康安高分子开发中心
44	江西丰临医用器械有限公司	94	上海美达义齿制作有限公司
45	黄石卫生材料药业有限	95	成都太合生物材料有限公司
46	杭州圣石科技股份有限公司	96	海南新阳光药械有限公司
47	安吉宏德医疗用品有限公司	97	海南一鸿实业发展有限公司
48	浙泊润强医疗器械股份有限公司	98	象山华美塑料制品有限公司
49	宁波市康家乐医疗器械有限公司	99	湖南金正方电子科技有限公司
50	杭州江南世家药业有限公司	100	美利泰格诊断试剂(嘉兴)有限公司

表 60　2020 年卫生材料及医药用品工业企业法人单位利润总额 100 强

位次	企业名称	位次	企业名称
1	振德医疗用品股份有限公司	51	大英太极医疗器械有限公司
2	奥美医疗用品股份有限公司	52	四川省乐至贵均卫生材料有限公司
3	武汉明德生物科技股份有限公司	53	安吉宏德医疗用品有限公司
4	绍兴福清卫生用品有限公司	54	浙江邦立医药用品有限公司
5	建德市朝美日化有限公司	55	桐乡市施康制药有限公司
6	江西美宝利医用敷料有限公司	56	庄西亚丰医材有限公司
7	苏州百特医疗用品有限公司	57	海南维力医疗科技开发有限公司
8	江西 3L 医用制品集团股份有限公司	58	南昌市恩惠医用卫生材料有限公司
9	辽宁爱尔创生物材料有限公司	59	上海白云三和感光材料有限公司
10	上海强生有限公司	60	江西青山堂医疗器械有限公司
11	江苏亚邦天龙医用新材料有限公司	61	人福医药集团医疗用品有限公司
12	浙江康德莱医疗器械股份有限公司	62	浙江省浦江县恩尔康胶囊有限公司
13	武汉国灸科技开发有限公司	63	江西丰临医用器械有限公司
14	江西掌护医疗科技有限公司	64	湖州金洁实业有限公司
15	海南森瑞谱生命科学药业股份有限公司	65	金华科源医药包装材料有限公司
16	金华市景迪医疗用品有限公司	66	扬州市凯瑞特医疗用品有限公司
17	杭州艾力康医药科技有限公司	67	天津新湾生物科技有限公司
18	上海创始医疗科技(集团)有限公司	68	绍兴安迪斯医疗科技有限公司
19	四川省遂宁市康达卫生材料有限公司	69	费森尤斯卡比(广州)医疗用品有限公司
20	江西龙腾生物高科技有限公司	70	南昌飞翔乳胶制品有限公司
21	浙江海圣医疗器械有限公司	71	浙江景嘉医疗科技有限公司
22	桂林紫竹乳胶制品有限公司	72	广州从化信和气体有限公司
23	宁波市康家乐医疗器械有限公司	73	九江高科制药技术有限公司
24	青岛华仁医用品有限公司	74	合肥特丽洁卫生材料有限公司
25	四川汇利实业有限公司	75	成都太合生物材料有限公司
26	浙江润强医疗器械股份有限公司	76	四川康宁医器材有限公司
27	江西侨明医疗器械有限公司	77	浙江迈兹袜业科技有限公司
28	河南曙光健士医疗器械集团股份有限公司	78	浙江天成医药包装有限公司
29	武汉智迅创源科技发展股份有限公司	79	成都攀科医药包装有限公司
30	江西保尔安生物医疗科技有限公司	80	浙江安吉华埠实业有限公司
31	四川绵竹成新药用玻璃有限责任公司	81	海北夏格尔藏药开发有限公司
32	成都瑞琦医疗科技有限责任公司	82	汕头医用塑料制品厂
33	四川友邦企业有限公司	83	湖北仙明医疗器械有限公司
34	浙江伏尔特医疗器械股份有限公司	84	桂林天和药业伊维有限公司
35	青海国草生物科技有限公司	85	绍兴富源气体有限公司
36	天津市普光医用材料制造有限公司	86	北京康安高分子开发中心
37	上海申风医疗保健用品有限公司	87	上海美达义齿制作有限公司
38	杭州圣石科技股份有限公司	88	江西庐乐医疗器械集团有限公司
39	江苏康宝医器械有限公司	89	海南新阳光药械有限公司
40	浙江华光胶囊股份有限公司	90	义乌市捷康医疗用品有限公司
41	湖南省绿洲惠康发展有限公司	91	湖州京城气体有限公司
42	绍兴易邦医用品有限公司	92	东莞奥博医疗器械科技有限公司
43	绍兴港峰医用品有限公司	93	浙江朗柯生物工程有限公司
44	四川默森药业有限公司	94	山东威高集团医用高分子制品股份有限公司
45	上海输血技术有限公司	95	威海洁瑞医用制品有限公司
46	杭州华威医疗用品有限公司	96	安徽普氏康药业股份有限公司
47	江西美琳康大药业股份有限公司	97	安徽省东明药械有限公司
48	浙江红雨医药用品有限公司	98	安吉吉祥医疗用品有限公司
49	江西恒生实业有限公司	99	安吉县慧峰医用敷料有限责任公司
50	浙江益立胶囊股份有限公司	100	安吉县阳光医药用品有限责任公司

中国药学年鉴

CHINESE PHARMACEUTICAL YEARBOOK 2020-2021

表 61　2020 年主要城市重点医院用药品种金额(前 200 名)

2020 年位序	2019 年位序	药品名称	用药金额(万元)	比 2016 年增减(%)
1	1	人血白蛋白	421 827.1	11.29
2	2	氯化钠	280 949.3	−19.00
3	3	紫杉醇	248 405.8	−18.64
4	4	地佐辛	205 985.3	−6.18
5	13	聚乙二醇化重组人粒细胞刺激因子	191 959.4	12.59
6	5	美罗培南	187 938.8	−12.15
7	19	贝伐珠单抗	175 067.8	12.56
8	12	人免疫球蛋白	173 398.7	−2.13
9	18	丁苯酞	161 957.7	1.94
10	22	他克莫司	157 340.5	4.75
11	11	头孢哌酮 + 舒巴坦, 复方	156 657.3	−13.69
12	15	艾司奥美拉唑	156 153.2	−5.97
13	43	奥希替尼	154 208.0	53.58
14	24	氨基酸, 复方	152 602.9	2.80
15	7	曲妥珠单抗	151 544.2	−22.46
16	9	伏立康唑	150 299.3	−20.41
17	25	碘克沙醇	148 868.7	1.52
18	14	哌拉西林 + 他唑巴坦, 复方	14 3551.6	−14.60
19	23	雷贝拉唑	133 407.3	−11.01
20	21	丙泊酚	130 760.1	−14.28
21	26	利妥昔单抗	130 419.8	−8.40
22	34	重组人血小板生成素	130 149.5	3.54
23	17	培美曲塞	127 435.3	−20.31
24	35	奥沙利铂	116 520.0	−3.86
25	16	泮托拉唑	116 237.4	−28.41
26	37	肠内营养剂	115 487.0	−0.10
27	28	多西他赛	111 290.5	−16.79
28	44	亮丙瑞林	110 778.2	11.11
29	10	莫西沙星	110 600.7	−41.23
30	20	布地奈德	108 236.0	−29.30
31	48	乙酰半胱氨酸	101 596.4	8.84
32	27	左氧氟沙星	101 102.6	−28.23
33	56	多柔比星	100 156.2	17.13
34	60	利伐沙班	99 785.2	19.37
35	50	戈舍瑞林	99 011.7	8.76
36	41	右美托咪定	98 351.0	−3.45
37	30	奥美拉唑	96 831.2	−24.97
38	46	甘精胰岛素	96 048.9	0.54
39	96	安罗替尼	92 248.1	41.80
40	51	吗替麦考酚酯	92 051.5	4.57
41	42	卡培他滨	91 444.5	−9.31
42	57	腹膜透析液	89 692.0	5.56
43	47	替加环素	88 575.1	−7.23
44	45	亚胺培南 + 西司他丁, 复方	83 239.3	−13.84
45	6	阿托伐他汀	82 474.1	−58.12
46	81	脂肪乳 + 氨基酸 + 葡萄糖, 复方	81 078.4	12.97
47	62	卡泊芬净	80 061.3	−2.60
48	64	替莫唑胺	79 257.6	−2.57
49	71	门冬胰岛素(预混)	76 275.1	0.23
50	67	硝苯地平	72 963.3	−7.26

（续表）

2020 年位序	2019 年位序	药品名称	用药金额（万元）	比 2016 年增减（%）
51	86	α-酮酸,复方	70 874.9	2.90
52	73	二甲双胍	70 716.1	−4.19
53	52	苯磺顺阿曲库铵	69 905.9	−19.97
54	63	利奈唑胺	69 549.5	−14.89
55	40	蛇毒血凝酶	69 414.9	−32.04
56	66	碘海醇	69 106.0	−13.53
57	82	奥曲肽	69 024.6	−3.80
58	85	重组人生长激素	68 264.9	−1.78
59	177	艾普拉唑	68 231.9	63.15
60	69	多拉司琼	68 217.4	−12.21
61	8	氯吡格雷	67 922.2	−64.07
62	36	氟比洛芬	67 467.2	−43.26
63	91	瑞芬太尼	66 851.2	0.70
64	39	兰索拉唑	65 919.2	−36.20
65	89	那屈肝素	65 338.4	−3.72
66	59	头孢他啶	65 157.0	−22.49
67	55	葡萄糖	64 463.8	−24.94
68	68	异甘草酸镁	64 194.8	−18.20
69	72	丙氨酰谷氨酰胺	64 044.8	−14.41
70	87	维生素,复方	63 369.4	−7.35
71	78	七氟烷	63 227.3	−12.60
72	109	帕瑞昔布	63 138.9	6.86
73	102	骨化三醇	62 007.6	−0.95
74	97	胸腺肽 α_1	61 628.0	−5.18
75	93	伊立替康	60 988.6	−7.38
76	74	伊马替尼	60 598.7	−17.88
77	84	重组人粒细胞集落刺激因子	60 585.5	−14.40
78	99	帕洛诺司琼	60 485.1	−5.64
79	116	美托洛尔	60 163.1	3.91
80	90	吉西他滨	60 026.0	−11.39
81	92	生长抑素	59 582.8	−10.20
82	133	氨氯地平＋缬沙坦,复方	58 700.8	11.37
83	110	依诺肝素	58 475.8	−0.76
84	77	头孢唑林	58 413.8	−19.62
85	54	氨溴索	57 410.1	−33.71
86	88	脂肪乳	57 118.4	−16.41
87	76	谷胱甘肽	57 086.9	−22.22
88	113	熊去氧胆酸	56 702.6	−3.20
89	144	西妥昔单抗	56 623.0	13.62
90	115	重组人促红细胞生成素	56 611.2	−2.46
91	80	拉氧头孢	56 595.1	−21.58
92	79	头孢唑肟	56 419.1	−21.84
93	152	重组人凝血因子Ⅷ	55 422.0	15.21
94	141	硼替佐米	54 611.1	7.65
95	131	埃克替尼	53 879.9	1.66
96	94	甲钴胺	52 923.0	−19.04
97	127	丙戊酸钠	52 604.8	−4.34
98	98	甘草酸苷,复方	52 542.7	−19.02
99	120	来曲唑	52 225.3	−8.26
100	137	碘佛醇	50 790.4	−1.94

（续表）

2020 年位序	2019 年位序	药品名称	用药金额(万元)	比 2016 年增减(%)
101	106	唑来膦酸	50 706.2	−15.37
102	161	人纤维蛋白原	50 505.6	10.00
103	996	帕妥珠单抗	50 168.7	2272.15
104	122	阿比特龙	49 730.2	−12.27
105	138	万古霉素	49 638.0	−3.28
106	29	阿卡波糖	49 210.0	−62.63
107	135	环孢素	48 752.7	−6.64
108	155	银杏叶提取物	48 605.5	2.49
109	65	头孢哌酮 + 他唑巴坦,复方	48 406.9	−39.67
110	111	左卡尼汀	48 342.8	−17.92
111	117	玻璃酸钠	48 216.0	−16.43
112	104	康莱特注射液	48 115.5	−22.26
113	197	多黏菌素 B	48 105.0	29.84
114	124	腺苷蛋氨酸	47 319.0	−15.44
115	147	洛铂	47 238.0	−4.64
116	132	舒芬太尼	47 191.7	−10.64
117	114	头孢曲松	47 102.1	−19.09
118	32	替加氟 + 吉美嘧啶 + 奥替拉西,复方	47 052.6	−63.23
119	33	恩替卡韦	46 812.8	−62.96
120	125	康艾注射液	46 226.0	−17.02
121	126	胞磷胆碱	46 083.3	−16.93
122	154	曲普瑞林	45 443.3	−4.66
123	176	阿那曲唑	45 154.6	6.75
124	284	烟酰胺	44 814.7	83.76
125	121	头孢呋辛	44 285.4	−22.03
126	134	多烯磷脂酰胆碱	44 051.6	−15.76
127	170	纳美芬	43 644.6	0.56
128	982	硫培非格司亭	43 209.7	1877.55
129	123	重组人促卵泡激素	43 209.2	−23.24
130	200	尼可地尔	42 815.7	16.71
131	195	罗沙替丁	42 770.4	15.06
132	146	布托啡诺	42 643.5	−13.96
133	139	缬沙坦	42 262.3	−17.45
134	128	甲泼尼龙	42 097.5	−20.90
135	194	克唑替尼	41 710.5	10.57
136	169	替格瑞洛	41 157.8	−5.21
137	119	头孢米诺	40 983.5	−28.26
138	186	重组人脑利钠肽	40 880.0	2.96
139	112	托烷司琼	40 610.6	−30.71
140	341	罂粟碱	40 542.4	117.74
141	145	索拉非尼	40 522.7	−18.39
142	173	比卡鲁胺	40 384.6	−5.25
143	83	头孢地尼	40 153.0	−43.74
144	218	依西美坦	40 064.1	22.19
145	157	布地奈德 + 福莫特罗,复方	39 977.6	−15.62
146	165	羟考酮	39 892.5	−10.25
147	180	匹伐他汀	39 716.1	−2.61
148	162	非布司他	39 558.3	−13.70
149	190	去甲肾上腺素	39 553.1	1.71
150	210	华蟾素胶囊	39 499.0	14.02

（续表）

2020 年位序	2019 年位序	药品名称	用药金额（万元）	比 2016 年增减（%）
151	238	微量元素,复方	39 473.1	31.67
152	164	碘普罗胺	39 448.3	-11.40
153	49	瑞舒伐他汀	39 335.6	-57.03
154	213	西格列汀	38 969.1	14.53
155	174	左氨氯地平	38 875.6	-8.71
156	189	双环醇	37 348.5	-4.00
157	233	度洛西汀	37 117.3	20.65
158	142	乌司他丁	37 097.8	-26.78
159	178	雷珠单抗	37 038.8	-11.27
160	31	奥拉西坦	36 879.7	-71.20
161	192	氟尿嘧啶	36 778.3	-3.65
162	299	乙酰谷酰胺	36 670.7	63.91
163	150	重组人 II 型肿瘤坏死因子受体-抗体融合蛋白	36 087.2	-26.37
164	95	奥氮平	35 949.0	-44.79
165	181	康柏西普	35 677.9	-12.41
166	191	碳酸钙 + 维生素 D_3,复方	35 587.8	-6.96
167	219	脑肽节苷脂,复方	35 550.8	8.47
168	224	乌拉地尔	35 544.9	11.46
169	963	卡瑞利珠单抗	35 286.3	1396.49
170	166	黄体酮	35 179.2	-20.33
171	53	奥司他韦	35 086.1	-59.52
172	156	羟乙基淀粉	34 783.8	-26.59
173	279	伊布替尼	34 549.7	38.17
174	212	羟氯喹	34 270.4	0.71
175	107	注射用血栓通	34 180.4	-42.89
176	227	鱼油 + 脂肪乳,复方	33 982.6	7.59
177	229	乙酰谷酰胺 + 红花提取物,复方	33 621.3	8.03
178	202	舍曲林	33 322.3	-6.71
179	261	伊班膦酸	33 143.0	21.40
180	235	达比加群酯	33 116.2	10.30
181	171	艾司西酞普兰	32 912.5	-24.03
182	75	单唾液酸四己糖神经节苷脂	32 715.0	-55.43
183	183	地氯雷他定	32 495.4	-19.47
184	160	醒脑静注射液	32 483.6	-29.79
185	196	左乙拉西坦	31 908.0	-13.91
186	226	美沙拉秦	31 356.9	-0.88
187	175	比阿培南	31 326.8	-26.00
188	136	吉非替尼	31 249.0	-39.80
189	207	白介素-11	31 194.3	-10.31
190	203	聚乙二醇 + 电解质,复方	30 884.1	-13.15
191	168	头孢孟多	30 878.6	-29.03
192	1367	阿来替尼	30 664.8	4 665.51
193	243	乳果糖	30 399.8	3.84
194	38	前列地尔	30 385.8	-71.18
195	216	低分子肝素钙	30 353.2	-8.58
196	211	阿帕替尼	30 345.2	-10.83
197	223	地屈孕酮	30 316.4	-6.02
198	204	单硝酸异山梨酯	30 021.7	-14.61
199	286	来那度胺	29 741.9	22.49
200	392	吡拉西坦	29 539.8	93.43

表 62 2020 年通过制剂国际认证企业

企业名称	认证类型	认证时间	剂　型
安士制药(中山)有限公司	美国 cGMP	2017 年 6 月	片剂
北京费森尤斯卡比医药有限公司	欧盟(德国)GMP	2017 年 5 月	片剂
北京泰德制药股份有限公司	日本	2017 年 8 月	无菌注射剂
博瑞生物医药(苏州)股份有限公司	美国 cGMP	2019 年 9 月	片剂、胶囊剂
常州四药制药有限公司	美国 cGMP	2018 年 7 月	胶囊剂
	日本	2018 年 3 月	片剂
常州制药厂有限公司	美国 cGMP	2019 年 1 月	片剂、胶囊剂
重庆药友制药有限责任公司	美国 cGMP	2016 年 4 月	片剂
费森尤斯卡比华瑞制药有限公司	欧盟(瑞典)GMP	2018 年 5 月	冻干粉针剂、注射剂
广东东阳光药业有限公司	欧盟(德国)GMP	2018 年 11 月	片剂、胶囊剂、颗粒剂、粉针剂
	美国 cGMP	2017 年 8 月	
广州悦康生物制药有限公司	日本	2018 年 3 月	片剂、胶囊剂
桂林南药股份有限公司	WHO	2018 年 10 月	片剂、注射剂
国药集团致君(深圳)制药有限公司	欧盟(德国)GMP	2017 年 5 月	注射剂
	欧盟(西班牙)GMP	2016 年 11 月	片剂
	WHO	2016 年 8 月	注射剂
杭州民生滨江制药有限公司	美国 cGMP	2019 年 10 月	片剂
杭州默沙东制药有限公司	澳大利亚 TGA	2016 年 1 月	注射剂、片剂
杭州中美华东制药有限公司	美国 cGMP	2017 年 2 月	注射剂
	欧盟(德国)GMP	2020 年 10 月	片剂、胶囊剂
海南普利制药股份有限公司	欧盟(荷兰、法国、德国 GMP	2018 年 11 月	注射剂
	美国 cGMP	2019 年 9 月	
	WHO	2020 年 9 月	
	欧盟(荷兰)GMP	2018 年 11 月	片剂、干混悬剂
	美国 cGMP	2020 年 12 月	片剂
海南双成药业股份有限公司	美国 cGMP	2019 年 4 月	片剂、胶囊剂
华北制药股份有限公司新制剂分厂	WHO	2017 年 4 月	粉针剂
华北制药河北华民药业有限责任公司	日本	2019 年 1 月	注射剂
	欧盟(英国)GMP	2017 年 8 月	
华润紫竹药业有限公司	WHO	2016 年 1 月	片剂
华益药业科技(安徽)有限公司	欧盟(英国)GMP	2016 年 11 月	片剂、胶囊剂
江苏豪森药业股份有限公司	美国 cGMP	2016 年 11 月	注射剂
	美国 cGMP	2016 年 8 月	片剂
	日本	2016 年 1 月	注射剂
江苏恒瑞医药股份有限公司	欧盟(英国、德国、荷兰) GMP	2017 年 1 月	注射剂
	美国 cGMP	2017 年 10 月	胶囊剂
	美国 cGMP	2017 年 8 月	注射剂
江苏康缘药业股份有限公司	澳大利亚 TGA	2017 年 6 月	胶囊剂、软胶囊剂、丸剂、颗粒剂、片剂
美罗药业股份有限公司	美国 cGMP	2016 年 11 月	片剂
	澳大利亚 TGA	2017 年 12 月	片剂
南京健友生化制药股份有限公司	美国 cGMP	2018 年 7 月	注射剂
南通联亚药业有限公司	美国 cGMP	2018 年 7 月	片剂、胶囊剂
齐鲁天和惠世制药有限公司	欧盟(意大利)GMP	2018 年 12 月	冻干粉针剂
	美国 cGMP	2017 年 2 月	
	日本	2016 年 7 月	
齐鲁制药(海南)有限公司	美国 cGMP	2016 年 11 月	冻干粉针剂、小容量注射剂
	欧盟(西班牙)GMP	2016 年 3 月	小容量注射剂
齐鲁制药有限公司	美国 cGMP	2018 年 8 月	注射剂、片剂
	澳大利亚 TGA	2016 年 5 月	粉针、小容量注射剂
	欧盟(英国) GMP	2017 年 2 月	

（续表）

企业名称	认证类型	认证时间	剂 型
青岛百洋制药有限公司	美国 cGMP	2018 年 3 月	片剂、胶囊剂
人福普克药业(武汉)有限公司	美国 cGMP	2017 年 11 月	片剂
	美国 cGMP	2016 年 6 月	软胶囊
山东达因海洋生物制药股份有限公司	澳大利~XTGA	2017 年 3 月	软胶囊剂、颗粒剂
山东绿叶制药有限公司	欧盟(德国)GMP	2016 年 5 月	片剂
山东新华制药股份有限公司	欧盟(英国)GMP	2016 年 12 月	片剂
	美国 cGMP	2020 年 2 月	片剂
上海勃林格殷格翰药业有限公司	澳大利亚 TGA	2016 年 7 月	片剂
上海迪赛诺生物医药有限公司	WHO	2020 年 9 月	片剂、硬胶囊剂
上海禾丰制药有限公司	WHO	2017 年 3 月	小容量注射剂
上海宣泰医药科技有限公司	美国 cGMP	2019 年 1 月	片剂、胶囊剂
深圳华润九新药业有限公司	欧盟(西班牙)GMP	2017 年 4 月	粉针剂
深圳立健药业有限公司	欧盟(德国)GMP	2021 年 7 月	注射剂
深圳市海滨制药有限公司	欧盟(德国)GMP	2017 年 10 月	无菌粉针剂
深圳市天道医药有限公司	欧盟(波兰)GMP	2016 年 9 月	小容量注射剂
深圳万乐药业有限公司	日本	2016 年 5 月	冻干粉针剂
深圳信立泰药业股份有限公司	欧盟(德国)GMP	2017 年 11 月	片剂
	欧盟(德国)GMP	2018 年 10 月	注射剂
石家庄以岭药业股份有限公司	欧盟(英国)GMP	2018 年 9 月	片剂、胶囊剂
	美国 cGMP	2017 年 1 月	片剂
石药集团欧意药业有限公司	美国 cGMP	2019 年 9 月	片剂
四川汇宇制药有限公司	欧盟(英国)GMP	2017 年 8 月	冻干粉针剂、小容量注射剂
四川科伦药业股份有限公司(新都工厂)	日本	2018 年 5 月	注射剂
天津天士力圣特制药有限公司	欧盟(荷兰)GMP	2017 年 12 月	片剂、胶囊剂
通用电气药业(上海)有限公司	美国 cGMP	2016 年 11 月	注射剂
	欧盟(挪威)GMP	2016 年 4 月	
武汉人福利康药业有限公司※	美国 cGMP	2019 年 12 月	硬胶囊剂
西安杨森制药有限公司	欧盟(比利时)GMP	2016 年 10 月	片剂、胶囊剂、口服混悬剂、栓剂、软膏剂
先声药业有限公司	欧盟(芬兰)GMP	2016 年 9 月	散剂
宜昌人福药业有限责任公司	美国 cGMP	2020 年 10 月	片剂
	2020 年 11 月	胶囊剂	
	欧盟(英国)GMP	2019 年 10 月	片剂
	2018 年 4 月	胶囊剂	
悦康药业集团有限公司	欧盟(德国)GMP	2016 年 4 月	片剂、胶囊剂
浙江海正药业股份有限公司	美国 cGMP	2019 年 5 月	片剂、胶囊剂
	WHO	2018 年 12 月	
浙江华海药业股份有限公司	日本	2018 年 10 月	片剂、胶囊剂、注射剂
	美国 cGMP	2019 年 7 月	
	美国 cGMP	2018 年 4 月	
	WHO	2018 年 3 月	
	欧盟(德国)GMP	2017 年 9 月	
浙江江北药业有限公司	WHO	2020 年 5 月	片剂
浙江金华康恩贝生物制药有限公司	美国 cGMP	2020 年 12 月	片剂
浙江京新药业股份有限公司	欧盟(德国)GMP	2020 年 12 月	片剂、胶囊剂
浙江巨泰药业有限公司	美国 cGMP	2019 年 9 月	片剂、胶囊剂
浙江普利药业有限公司	欧盟(荷兰)GMP	2019 年 5 月	片剂
正大天晴药业集团股份有限公司	欧盟(德国)GMP	2017 年 12 月	片剂

※表示通过制剂国际认证的企业,其认证剂型未投入生产。

中国药学年鉴 CHINESE PHARMACEUTICAL YEARBOOK 2020-2021

医院药学

Hospital Pharmacy

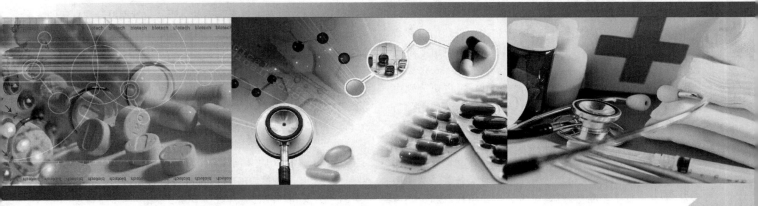

医院药剂

↗ **试点城市带量采购政策对某三级综合医院门诊心血管类原研药和仿制药利用状况的影响** 分析试点城市(4 个直辖市和 7 个较大规模城市)(简称"4 +7"城市)带量采购对心血管药物利用状况的影响,为仿制药替代原研药使用政策优化提供参考。选择上海某三级综合医院门诊治疗心血管疾病的 11 种既有仿制药也有原研药的药物,分析带量采购政策实施前(2018 年 4 月 1 日—9 月 30 日)及实施后(2019 年 4 月 1 日—9 月 30 日)仿制药和原研药使用量占比、使用金额占比、日费用比及仿制药替代原研药的潜在费用节省率。结果带量采购政策实施后,原研药使用数量占比、使用金额占比分别由 84.32% 下降至 58.12%、86.02% 下降至 78.16%;仿制药使用数量占比、使用金额占比分别由 15.68% 上升至 41.88%、13.98% 上升至 21.84%,仿制药与原研药日费用比由 0.87 降至 0.39。在疗效相同的条件下,政策实施前后仿制药替代原研药潜在可节省费用分别为 337.03 万元、333.99 万元,费用节省率分别为 35%、61%。"4 +7"带量采购政策大幅度增加了心血管类仿制药的使用数量,明显降低了药品费用;但对仿制药使用数量和金额占比影响较小,仍存在较大的费用节省空间。建议进一步加大仿制药替代原研药的政策宣传,加快仿制药一致性评价进程和采取措施避免原研药与仿制药价格差距的扩大。[药学实践杂志,2020,38(4):373-378] 　　　(黄　瑾　胡晋红)

↗ **某院调血脂药物"4 +7"带量采购模式** 分析"4 +7"带量采购对本院调血脂药物使用的影响。采用药物经济学对"4 +7"实行前后,本院 2018 年 3 月 18 日至 2019 年 3 月 17 日与 2019 年 3 月 18 日至 2020 年 3 月 17 日调血脂药物的销售数量、金额、用药频度(defined daily dose,DDDs)、日均费用(defined daily cost,DDC)、B/A 值等进行分析。结果"4 +7"实施后,入选目录的阿托伐他汀钙片和瑞舒伐他汀钙片在调血脂药物中的 DDDs 占比 41.85% 和 12.39%,销售金额为 14.92% 和 3.65%。阿托伐他汀钙片 DDDs 占相同通用名称 79.20%,销售金额占 36.92%,瑞舒伐他汀钙片 DDDs 占相同通用名称 87.29%,销售额占 48.99%。"4 +7"实行后较实施前 DDDs 增长 26.40%,销售金额下降 41.64%。"4 +7"实行后,入选目录药品使用率高,有效降低药品费用。[中国卫生标准管理,2020,11(23):41-43] 　　　(黄　瑾　胡晋红)

↗ **国家集中带量采购和使用试点工作执行中的"花洒效应"及管理策略** 评估国家组织药品集中采购和使用试点改革政策执行过程中采取不同改进措施对达成带量采购任务目标的影响和效果。调取本单位 2019 年 3 月 26 日—10 月 31 日以及 2018 年同期门诊用药、处方量及费用数据,利用 Excel 对数据进行统计分析。结果本单位历经观察期、停单个品种期、ARB 类降压药品类管理期以及大类降压药品类管理期四个阶段的探索改进,停用其他厄贝沙坦时,厄贝沙坦总体的日均使用总量从 629 片每天减少到 474 片每天,而 ARB(血管紧张素受体拮抗剂)同类药替米沙坦和缬沙坦日均使用量却分别增加了 19 片每天,7 片每天,日均处方数下降 1.71 张,难以如期完成任务;在进行大类降压药品类管理中标品厄贝沙坦的日均完成进度最快达 0.62% 每天,可提前 4 个月完成,且单张处方金额环比降幅最大 9.64 元,日均处方量增加 2.53 张。国家组织药品带量采购和使用政策执行过程中广泛存在"花洒效应",据此进行品类管理可合理加快完成进度的同时增加日均处方数,降低单张处方金额从而提高患者药品可及性,降低经济负担。[中国处方药,2020,18(7):9-12] 　　　(黄　瑾　胡晋红)

↗ **"4 +7"带量采购对某医院 SSRI 类抗抑郁药使用的影响** 分析"4 +7"带量采购对 SSRI 类抗抑郁药使用的影响,为政策制定和医院药事管理提供参考。采用药物经济学对"4 +7"实施后 6 个月和 2018 年同期 6 个月门诊 SSRI 类抗抑郁药的数量、金额、用药频度(DDDs)、日均费用(DDC)等进行分析。"4 +7"后,艾司西酞普兰片数显著增长,帕罗西汀金额明显下降。艾司西酞普兰的 DDDs 值增幅较大。艾司西酞普兰和帕罗西汀的 DDC 值较去年同期都下降明显。本次"4 +7"政策落地半年,切实降低了部分患者的用药负担,提升了医保基金的使用效率。[中国医院药学杂志,2020,40(13):1 479-1 483] 　　　(黄　瑾　胡晋红)

↗ **化学药品注射剂一致性评价与开展带量采购的思考** 国家组织药品带量采购和省市级药品带量采购均实现了部分破除药品价格虚高的作用。大规模的带量采购将成为未来化学药品注射剂降价的重要方式,而一致性评价则是其开展带量采购的重要前提之一。由于部分化学药品注射剂在临床使用上的高风险性,导致其一致性评价工作相对滞后。文章具体列出了几种高风险注射剂临床应用实例。目前,第 1 批国家组织药品集中采购只涉及 3 个通过或视同通过一致性评价的化学药品注射剂品种。随着带量采购的铺开,化学药品注射剂一致性评价将成为其扩展市场的关键。结合美国开展仿制药一致性评价的经验以及化学药品注射剂的临床特征分析,对于通过仿制药一致性评价的一般注射剂可开展带量采购,但对于高风险的注射剂应暂缓带量采购。[中国新药杂志,2020,(8):864-868] 　　　(黄　瑾　胡晋红)

↗ **基于 SWOT 分析法的药品带量采购政策研究** 药品带量采购政策的试点在全国范围内引起了医疗卫生领域的高度重视及关注,政策旨在进一步解决群众"看病难,看病贵"

的问题。文章以 SWOT 分析法对带量采购政策进行了分析,分别从带量采购政策内部的优势和劣势以及来自外部环境的机会和威胁等不同维度进行了横向研究,再从四个组合策略对政策进行了纵向的建议设想。研究认为,带量采购政策是我国医疗体制改革道路上的重要成果,是消除医疗市场灰色地带,摒弃以药养医,探索医药分家的有效手段。最后,对进一步推动带量采购提出了针对性对策和建议。[中国卫生事业管理,2020,37(12):910-912] (黄 瑾 胡晋红)

↗ **某院药品集中带量采购和使用管理探索** 分析某三级公立医院落实国家药品集中带量采购(volume-based procurement,VBP)的管理做法及成效。医院构建"上下联动、品类管理、智能监控"的 VBP 药品多学科协作管理机制,对医院2019 年 3 ~ 12 月 VBP 药品采购数据、患者医药费用、处方换药人次、患者满意率等数据进行分析。结果 2019 年医院采购任务完成率达 186.20%,超额完成采购任务。医院 VBP用药频度、日均费用合理,具有良好的社会效应及经济效应,管理模式初见成效。与 2018 年同期相比,2019 年 3 ~ 12 月医院累计医保结余 983.3 万元,住院次均费用、住院次均药品费用和住院次均医保费用分别下降 1.7%、2.6% 和2.6%。部分 VBP 药品存在"二次换药"现象,以心血管疾病相关药品占比大;患者满意度未受影响。医院初步建立"上下联动、品类管理、智能监控"的 VBP 药品管理模式,在完成国家采购任务的同时,为临床治疗需求提供保障。[中华医院管理杂志,2020,36(12):1 024-1 028] (黄 瑾 胡晋红)

↗ **南京地区 34 家医院 2016—2018 年国家谈判抗肿瘤药应用分析** 分析国家谈判对抗肿瘤药物使用趋势的影响,为临床合理用药提供参考。采用回顾性调查,对南京地区 34 家医院 2016 ~ 2018 年国家谈判抗肿瘤药物的用药金额、用药频度(DDDs)、限定日费用(DDC)及排序比(B/A)进行统计分析。南京地区 34 家医院国家谈判抗肿瘤药销售金额由2016 年的 10 089.78 万元增加至 2018 年的 24 795.21 万元,增长了 145.78%,其中利妥昔单抗的销售金额排名第 1 位。药品 DDDs 均有不同程度增长,排名第 1 位的药品为吉非替尼;DDC 值均呈大幅度下降趋势,降幅较大的药品为曲妥珠单抗;大部分药品的 B/A > 0.5,同步性较好。2016—2018年南京地区国家谈判抗肿瘤药物用量明显增长,药品价格大幅降低,提高了肿瘤患者用药的可及性和可负担性。[药物流行病学杂,志 2020,29(10):687-690] (黄 瑾 胡晋红)

↗ **2018—2019 年福建省国家谈判药品患者用药可及性调研分析** 调查分析福建省国家谈判药品患者用药可及性并探讨原因,提出改善建议。数据来源于福建省医疗保险就医数据库,应用 36 + 17 种国家谈判药品的相应编码,提取 2018年 7 月 1 日至 2019 年 4 月 30 日期间门诊、住院记录中的处方明细,采用 Excel 整理、汇总数据并进行分析。①36 种谈判药品和 17 种谈判药品的用药总金额分别为 5.00 亿元和1.34 亿元,推算年度医保基金支出分别为 3.90 亿元和 1.05亿元;②省直属单位的患者人均用药金额最高,其次为福州、厦门;比较各统筹区曲妥珠单抗的相对用药人数,省直属单位和福州市的相对用药人数与目标患者数接近;③部分地市的异地就诊金额高于本地就诊金额;④三甲医院谈判药品的使用金额及使用人数最多,二级医院、一级医院对治疗慢性病的谈判药品应用较多。自国家谈判药品纳入该省医保目录后,在该省得到很好的执行,福州地区参保人员的谈判药品可及性较好,异地就诊金额较少。但与其他省比较,未开通社会药店统筹部分限制了该省患者的药品可及性。[中国医疗保险,2020,(12):59-64] (黄 瑾 胡晋红)

↗ **国家谈判药品对综合医院医保管理的影响及对策** 利用广西壮族自治区南宁市某三甲医院信息管理系统,提取该医院 2017 年和 2018 年统筹区内医保患者数据,分析国家谈判药品使用对医院医保管理的影响。使用国谈药明显抬高了医院医保病人的住院次均费用、人次人头比、药占比等多项医保考核指标,给医院质量考核带来了"不利"影响,并且随着国谈药医保谈判机制的不断完善,国谈药的品种数量将会不断增加,使用国谈药的患者数量和占比也会继续增长,对医院医保管理带来了新的挑战。在既符合国家深化医药卫生体制改革的总体要求又充分满足广大国谈药使用患者需求的基础上,探索针对国谈药的有效管理方法是目前医院医保管理工作的重点和难点之一。对此,应完善对该类药品的管理,提高医院医保管理质量,切实保障患者的医保待遇。[卫生经济研究,2020,37(5):42-44] (黄 瑾 胡晋红)

药品不良反应(2019)

↗ **概述** 2019 年,按照国家对食品药品"四个最严"要求,药品不良反应监测评价工作平稳有序开展,法规制度不断完善,监测评价体系逐步健全,报告数量和质量稳步提升,风险控制手段更加成熟,相关工作取得明显成效,为药品监管提供了有力支撑。

一是完善信息系统,进一步夯实监测评价工作基础。完善国家药品不良反应监测网络系统,药品上市许可持有人(以下简称持有人)直接报告药品不良反应监测系统正式运行,持有人不良反应监测工作得到有效推动。继续加强与医疗机构的合作,探索药品不良反应监测新模式,目前已在 189家三级医疗机构建立药品不良反应监测哨点。2019 年全国97.4% 的县级地区报告了药品不良反应/事件,全国每百万人口平均报告数达到 1 130 份,为监测评价工作深入开展奠定了坚实的基础。

二是加强科学评价,及时处置风险预警信号。建立健全日监测、周汇总、季度分析工作机制,同时密切关注国内外监管动态,紧密结合临床用药实际,不断强化对药品不良反应报告数据的分析评价。根据评价结果,及时发布药品安全警示信息。2019 年发布停止含呋喃唑酮复方制剂生产销售使用公告,发布药品说明书修订公告 27 期,发布《药物警戒快讯》12 期。继续优化预警管理平台功能,对预警信号做到早发现、早应对、早调查、早处置,切实保障公众用药安全。

三是强化规范建设,推进 ICH 相关指导原则转化实施。发布《上市药品临床安全性文献评价指导原则(试行)》《药品上市许可持有人药物警戒年度报告撰写指南(试行)》,指导持有人开展监测、报告、分析和评价工作。稳步推进国际人用药品注册技术协调会(ICH)E2B(R3)转化实施,发布《个例安全性报告 E2B(R3)区域实施指南》;促进监管活动医学词典(MedDRA)应用,开展疾病术语映射研究,加强对持有人和监测机构的培训,为全面实施 ICH 相关指导原则提供技术保障。

四是积极宣传引导,努力提高公众对不良反应的认知度。举办第七届中国药物警戒大会,促进药物警戒领域的学术交流和经验分享。组织开展药品不良反应监测业务培训,指导持有人落实安全主体责任,强化风险管理意识。充分借助全国安全用药月平台,利用网络、电视、报纸等媒体,积极宣传药品不良反应知识,开展公众开放日和城乡携手共建等形式多样的活动,努力提高公众对药品不良反应的认知度。

2019 年全国药品不良反应监测网络收到《药品不良反应/事件报告表》151.4 万份。2019 年全国药品不良反应监测网络收到新的和严重药品不良反应/事件报告 47.7 万份;新的和严重药品不良反应/事件报告占同期报告总数的31.5%。2019 年全国药品不良反应监测网络收到严重药品不良反应/事件报告 15.6 万份,严重药品不良反应/事件报告占同期报告总数的 10.3%。

2019 年我国每百万人口平均报告数为 1 130 份。2019年全国 97.4% 的县级地区报告了药品不良反应/事件。按照报告来源统计,2019 年来自医疗机构的报告占 88.1%;来自经营企业的报告占 6.6%;来自持有人的报告占 5.2%;来自个人及其他报告者的报告占 0.1%。按照报告人职业统计,医生占 56.6%,药师占 22.3%,护士占 15.3%,其他职业占5.8%。2019 年药品不良反应/事件报告中,男女患者比为0.86∶1,女性略多于男性。14 岁以下儿童患者占 10.2%;65岁及以上老年患者占 29.1%。按照怀疑药品类别统计,化学药品占 84.9%、中药占 12.7%、生物制品占 1.6%,无法分类占 0.8%。按照给药途径统计,2019 年药品不良反应/事件报告中,注射给药占 62.8%、口服给药占 32.5%、其他给药途径占 4.7%。注射给药中,静脉注射给药占 92.5%、其他

注射给药占 7.5%。2019 年报告的药品不良反应/事件中,累及器官系统排名前 5 位的分别为皮肤及其附件损害、胃肠损害、全身性损害、神经系统损害和心血管系统损害。

↗ **基本药物监测情况** 2019 年全国药品不良反应监测网络共收到《国家基本药物目录》(2018 版)收载品种的不良反应/事件报告 68.0 万份,其中严重报告 7.6 万份,占 11.2%。报告涉及化学药品和生物制品占 89.5%,中成药占 10.5%。2019 年全国药品不良反应监测网络共收到国家基本药物化学药品和生物制品药品不良反应/事件报告 64.8 万例次,其中严重报告 8.8 万例次,占 13.5%。按照药品类别统计,报告数量排名前 5 位的分别是抗微生物药、心血管系统用药、抗肿瘤药、激素及影响内分泌药、治疗精神障碍药;累及器官系统排名前 5 位的是皮肤及其附件损害、胃肠损害、全身性损害、神经系统损害以及血液系统损害。2019 年全国药品不良反应监测网络收到国家基本药物中成药品不良反应/事件报告 8.9 万例次,其中严重报告 6 692 例次,占 7.6%。2019 年国家基本药物中成药部分 7 大类中,药品不良反应/事件报告总数由多到少依次为内科用药、骨伤科用药、妇科用药、外科用药、耳鼻喉科用药、儿科用药、眼科用药。以上监测数据表明,2019 年国家基本药物监测总体情况基本保持平稳。

↗ **化学药品、生物制品监测情况** 2019 年药品不良反应/事件报告中,涉及怀疑药品 163.5 万例次,其中化学药品占84.9%,生物制品占 1.6%。2019 年严重不良反应/事件报告涉及怀疑药品 19.9 万例次,其中化学药品占 90.0%,生物制品占 1.9%。2019 年化学药品、生物制品不良反应/事件报告中,男女患者比为 0.86∶1,女性多于男性。14 岁以下儿童患者的报告占 10.6%,65 岁及以上老年患者的报告占29.0%。2019 年药品不良反应/事件报告涉及化学药品中,例次数排名前 5 位的类别依次为抗感染药、心血管系统用药、肿瘤用药、镇痛药、电解质、酸碱平衡及营养药。2019 年严重药品不良反应/事件涉及化学药品中,报告数量最多的为抗感染药,占 32.2%;其次是肿瘤用药,占 28.8%。按严重报告占本类别报告比例计算,肿瘤用药的严重报告比例最高,为 42.1%,其次是免疫系统用药,为 24.3%。2019 年药品不良反应/事件报告涉及的生物制品中,抗毒素及免疫血清占 32.3%,细胞因子占 24.2%,血液制品占 4.7%。按剂型统计,2019 年化学药品不良反应/事件报告中,注射剂、口服制剂所占比例分别为 66.2% 和 29.8%,其他剂型占4.0%。生物制品中,注射剂、口服制剂占比分别为 97.5% 和0.3%,其他制剂占 2.2%。2019 年化学药品和生物制品不良反应/事件报告情况与 2018 年基本一致。从药品类别上看,抗感染药报告数量依然居首位,但占比延续了多年以来的下降趋势,提示其使用风险持续降低但仍需要关注;肿瘤

用药占比呈上升趋势,其严重报告构成比居首位,提示应关注肿瘤用药的用药风险。从患者年龄看,65 岁及以上老年患者不良反应较 2018 年略有升高,提示应关注此类用药群体的用药安全。

↗ **中药监测情况** 2019 年药品不良反应/事件报告中,涉及怀疑药品 163.5 万例次,其中中药占 12.7%;2019 年严重不良反应/事件报告涉及怀疑药品 19.9 万例次,其中中药占 7.1%。2019 年中药不良反应/事件病例报告中,男女患者比为 0.82:1,女性多于男性。2019 年中药不良反应/事件报告中,14 岁以下儿童患者占 8.1%,65 岁及以上老年患者占 28.2%。2019 年药品不良反应/事件报告涉及的中药中,例次数排名前 5 位的类别分别是理血剂中活血化瘀药(28.4%)、清热剂中清热解毒药(11.4%)、补益剂中益气养阴药(6.8%)、开窍剂中凉开药(6.1%)、祛湿剂中清热除湿药(5.7%)。2019 年中药严重不良反应/事件报告的例次数排名前 5 位的类别分别是理血剂中活血化瘀药(39.8%)、补益剂中益气养阴药(13.0%)、开窍剂中凉开药(10.5%)、清热剂中清热解毒药(8.6%)、解表剂中辛凉解表药(3.8%)。2019 年中药不良反应/事件报告按照给药途径分布,注射给药占 45.5%、口服给药占 46.4%、其他给药途径占 8.1%。注射给药中,静脉注射给药占 98.5%、其他注射给药占 1.5%。2019 年中药不良反应/事件报告数量及严重报告占比与 2018 年相比均有所下降。从给药途径看,注射给药占比略有下降。从药品类别上看,活血化瘀药报告数量依然居首位,但占比略有下降。总体情况看,2019 年各类别中药不良反应/事件报告数量呈下降趋势,但仍需要关注用药安全。

↗ **抗感染药用药监测情况** 2019 年全国药品不良反应监测网络共收到抗感染药不良反应/事件报告 51.9 万份,其中严重报告 5.0 万份,占 9.7%。抗感染药不良反应/事件报告占 2019 年总体报告的 34.3%。2019 年抗感染药不良反应/事件报告数量排名前 3 位的药品类别分别是头孢菌素类、喹诺酮类、大环内酯类,严重不良反应/事件报告数量排名前 3 位的药品类别分别是头孢菌素类、喹诺酮类、抗结核病药。2019 年抗感染药不良反应/事件报告中,注射剂占 80.7%,口服制剂占 16.5%,其他剂型占 2.8%;与药品总体报告剂型分布相比,注射剂比例偏高。严重不良反应/事件报告中,注射剂占 80.8%,口服制剂占 18.1%,其他剂型占 1.1%。2019 年抗感染药不良反应/事件报告中,严重报告的全身性损害、免疫功能紊乱和感染、呼吸系统损害、心血管系统损害和肝胆损害构成比明显偏高。抗感染药整体药品不良反应/事件报告中,口服制剂累及器官系统排名前 5 位的是胃肠损害、皮肤及其附件损害、神经系统损害、肝胆损害、全身性损害;注射剂累及器官系统排名前 5 位是皮肤及其附件损害、胃肠损害、全身性损害、免疫功能紊乱和感染、神经系统损

害。抗感染药严重药品不良反应/事件报告中,口服制剂累及器官系统排名前 5 位是皮肤及其附件损害、肝胆损害、胃肠损害、全身性损害、代谢和营养障碍;注射剂累及器官系统排名前 5 位是皮肤及其附件损害、全身性损害、呼吸系统损害、免疫功能紊乱和感染、胃肠损害。近年来,抗感染药不良反应/事件报告占总体报告比例呈现持续下降趋势,说明国家加强抗感染药使用管理等措施取得一定实效,但其严重不良反应报告数量仍然很高,提示抗感染药的用药风险仍需继续关注。

↗ **心血管系统用药监测情况** 2019 年全国药品不良反应监测网络共收到心血管系统用药的不良反应/事件报告 12.9 万例,占总体报告的 8.5%;其中严重报告 8 324 例,占 6.4%。按性别统计,2019 年心血管系统用药不良反应/事件报告中,女性患者比男性患者高 2.5 个百分点;严重报告中,男性患者比女性患者高 3.4 个百分点。按年龄统计,2019 年心血管系统用药不良反应/事件报告中,45~64 岁与 65 岁及以上年龄组分别占 42.8% 和 45.6%,远高于其他年龄组比例;严重报告中,65 岁及以上年龄组占 51.9%。2019 年心血管系统用药不良反应/事件报告,数量排名前 3 位的药品类别是降血压药、抗心绞痛药、抗动脉粥样硬化药;心血管系统用药严重报告,数量排名前 3 位的药品类别是抗动脉粥样硬化药、降血压药、抗心绞痛药。2019 年心血管系统用药不良反应/事件报告中,注射剂占 41.9%,口服制剂占 57.4%,其他剂型占 0.7%;严重报告中,注射剂占 51.4%,口服制剂占 47.6%,其他剂型占 1.0%。2019 年心血管系统用药不良反应/事件报告中,口服制剂累及器官系统排名前 5 位是神经系统损害、胃肠损害、全身性损害、呼吸系统损害、皮肤及其附件损害;注射剂累及器官系统前 5 位是神经系统损害、皮肤及其附件损害、全身性损害、胃肠损害、血管损害和出凝血障碍。统计分析结果显示,心血管系统用药不良反应/事件报告中,65 岁及以上年龄组患者报告占比及严重报告占比均明显高于总体报告中该年龄组患者水平,提示老年患者是心血管系统用药的主要群体,医务人员和患者应关注发生严重不良反应的风险。2019 年心血管系统用药不良反应/事件报告中,口服制剂报告比例较注射剂高出 15.5 个百分点,提示心血管系统用药不良反应/事件报告更多来自口服给药途径。在该类药品口服制剂中,他汀类药品严重不良反应/事件报告数量最多,这可能与他汀类药品使用较多有关,他汀类药品除用于血脂代谢紊乱及相关心血管疾病的治疗,还用于此类疾病的预防;此外,不排除其中存在的不合理、不规范使用情况,提示医务人员和患者应关注此类药品的风险。

↗ **注射剂用药监测情况** 2019 年药品不良反应/事件报告按照剂型统计,整体报告中注射剂占 63.3%,严重报告中注射剂占 74.3%。所有注射剂报告中,化学药品注射剂占

86.9%,中药注射剂占9.1%,生物制品占1.6%,无法分类占2.5%。化学药品注射剂的报告数量排名前3位的药品类别是抗感染药,肿瘤用药,电解质、酸碱平衡及营养药。中药注射剂报告数量排名前3位的药品类别是理血剂,补益剂,开窍剂。2019年注射剂不良反应/事件报告中,累及器官系统排名前5位的是皮肤及其附件损害、胃肠损害、全身性损害、神经系统损害、心血管系统损害。注射剂严重不良反应/事件中,累及器官系统排名前5位的是皮肤及其附件损害、全身性损害、血液系统损害、胃肠损害、呼吸系统损害。2019年药品不良反应/事件报告按剂型统计,注射剂总体报告占比较高,与近年来注射剂报告总体情况基本相似。注射剂不良反应/事件报告中,严重报告占比高,不良反应表现以过敏反应或过敏样反应为主,不排除不合理、不规范使用情况,提示我们需继续关注注射剂的用药风险。2019年儿童药品不良反应/事件报告中,注射剂占77.6%,口服制剂占16.4%。提示儿童作为特殊用药人群,受脏器发育尚未完全等因素影响,对药物更为敏感,耐受性较差,其注射用药风险需重点关注。

↗ **老年人用药监测情况** 2019年全国药品不良反应监测网络中65岁及以上老年患者相关的报告占29.1%。老年患者严重报告占老年患者报告总数的12.0%,略高于2019年总体报告中严重报告比例。2019年老年患者药品不良反应/事件报告中,男女患者比为0.95∶1。老年患者年龄分布中65~69岁老年患者报告占32.9%,70~74岁老年患者报告占25.3%。按照药品类别统计,化学药品占86.6%,中药占12.6%,生物制品占0.8%。化学药品排名居前的药品类别是抗感染药、心血管系统用药、肿瘤用药、神经系统用药、电解质、酸碱平衡及营养药;中药排名居前的药品类别是理血剂、补益剂、祛湿剂、开窍剂、清热剂。按照药品给药途径统计,注射给药占67.0%、口服给药占30.1%、其他给药途径占2.9%。注射给药中,静脉注射给药占92.7%、其他注射给药占7.3%。2019年老年患者药品不良反应/事件报告中,累及器官系统排名前5位的是胃肠损害、皮肤及其附件损害、全身性损害、神经系统损害、心血管系统损害。化学药品、中药累及器官系统排名前5位与总体基本一致。2019年老年患者药品不良反应/事件报告占整体报告的29.1%;老年患者严重报告所占比例高于整体报告中严重报告比例,提示老年患者受基础疾病较多、机体代谢水平较差以及用药情况复杂等因素影响,发生药品不良反应的风险更大,因此应持续关注老年人群用药安全。从2019年老年患者药品不良反应/事件报告统计数据看,在药品类别分布上,老年患者用药的化学药品中,心血管系统用药、神经系统用药的构成比高于该类别药品在化学药总体报告中的构成比,提示老年患者使用以上药品较多,不良反应发生情况较多。中药排名居前的药品类别为理血剂、补益剂、祛湿剂、开窍剂,这4类药品的使用与老年人疾病谱和生理特点有关。

↗ **药品风险控制** 根据2019年药品不良反应监测数据和分析评价结果,国家药品监督管理局对发现存在安全隐患的药品及时采取相应风险控制措施,以保障公众用药安全。①发布停止生产销售使用含呋喃唑酮复方制剂公告;②发布含头孢哌酮药品、丹参川芎嗪注射液、蟾酥注射液等药品说明书修订的公告27期,增加或完善40个(类)品种说明书中的警示语、不良反应、注意事项、禁忌等安全性信息;③发布《药物警戒快讯》12期,提示68个(类)品种的国外药品安全信息。

药品不良反应(2020)

↗ **概述** 2020年,面对突如其来的新冠肺炎疫情,全国各级药品不良反应监测机构上下同心,全力以赴,按照国家对食品药品"四个最严"要求,药品不良反应监测评价工作平稳有序开展,法规制度不断完善,监测评价体系逐步健全,报告数量和质量稳步提升,风险控制手段更加成熟,各项工作取得明显成效,为药品监管提供了科学有力支撑。

一是强化顶层设计,规划体系能力建设目标。发布《关于进一步加强药品不良反应监测评价体系和能力建设的意见》,明确"十四五"期间监测评价体系和能力建设的六项目标、九项任务和三项保障,加快完善监测评价制度体系,不断提高监测评价能力。

二是落实法规要求,推动配套技术规范出台。发布《药物警戒委托协议撰写指导原则(试行)》,起草《药物警戒质量管理规范》,指导药品上市许可持有人(以下简称持有人)开展监测、报告、分析和评价工作,推动药物警戒制度建立健全。

三是科学分析评价,充分发挥技术支撑作用。密切关注国内外监管动态,强化监测数据分析评价。根据评价结果,及时发布药品安全警示信息。2020年发布注销安乃近注射液等品种药品注册证书公告共3期,发布药品说明书修订公告共47期。

四是有效监测风险,保障疫情防控用药安全。面对疫情,全国各级监测机构迅速响应,密切跟进《新型冠状病毒肺炎诊疗方案》所列药品,重点关注相关预警信号、群体事件及药品不良反应报告情况,全面加强新冠肺炎防控及治疗药品监测、分析和评价,切实保障疫情防控用药安全。

五是升级信息系统,助力监测评价工作发展。加快转化实施ICH E2B(R3)数据标准,建成兼容在线报告、网关传输、XML文件递交多种报告途径的药品上市许可持有人直报系统。继续加强与医疗机构的合作,迄今为止,已在全国366家三级医疗机构建立药品不良反应监测哨点。

2020年全国药品不良反应监测网络收到《药品不良反应/事件报告表》167.6万份。2020年全国药品不良反应监测网络收到新的和严重药品不良反应/事件报告 50.6 万份；新的和严重药品不良反应/事件报告占同期报告总数的 30.2%。2020 年全国药品不良反应监测网络收到严重药品不良反应/事件报告 16.7 万份，严重药品不良反应/事件报告占同期报告总数的 10.0%。2020 年我国每百万人口平均报告数为 1 251 份。2020 年全国 98.3% 的县级地区报告了药品不良反应/事件。2020 年来自医疗机构的报告占 85.4%；来自经营企业的报告占 10.6%；来自持有人的报告占 3.9%；来自个人及其他报告者的报告占 0.1%。按照报告人职业统计，医生占 55.3%，药师占 24.7%，护士占 13.7%，其他职业占 6.3%。2020 年药品不良反应/事件报告中，男女性别比为 0.87∶1，女性略多于男性。从年龄分布看，14 岁以下儿童占 7.7%，65 岁及以上老年患者占 30.3%。按照怀疑药品类别统计，化学药品占 83.0%、中药占 13.4%、生物制品占 1.1%、无法分类者占 2.5%。按照给药途径统计，2020 年药品不良反应/事件报告中，注射给药占 56.7%、口服给药占 38.1%、其他给药途径占 5.2%。注射给药中，静脉注射给药占 91.1%、其他注射给药占 8.9%。2020 年报告的药品不良反应/事件中，累及器官系统排名前 3 位依次为胃肠系统疾病、皮肤及皮下组织类疾病、全身性疾病及给药部位各种反应。

↗ **基本药物监测情况**　2020 年全国药品不良反应监测网络共收到《国家基本药物目录（2018 年版）》收载品种的不良反应/事件报告 83.0 万份，其中严重报告 8.8 万份，占 10.6%。报告涉及化学药品和生物制品占 88.1%，中成药占 11.9%。2020 年全国药品不良反应监测网络共收到国家基本药物化学药品和生物制品药品不良反应/事件报告 78.1 万例次，其中严重报告 10.4 万例次，占 13.4%。2020 年国家基本药物化学药品和生物制品不良反应/事件报告按照药品类别统计，报告数量排名前 5 位的分别是抗微生物药、心血管系统用药、抗肿瘤药、激素及影响内分泌药、治疗精神障碍药；累及器官系统排名前 5 位的是胃肠系统疾病、皮肤及皮下组织类疾病、全身性疾病及给药部位各种反应、各类神经系统疾病以及各类检查。2020 年全国药品不良反应监测网络收到国家基本药物中成药不良反应/事件报告 10.5 万例次，其中严重报告 6 358 例次，占 6.0%。2020 年国家基本药物 7 大类中成药中，药品不良反应/事件报告总数由多到少依次为内科用药、骨伤科用药、妇科用药、外科用药、耳鼻喉科用药、儿科用药、眼科用药。以上监测数据表明，2020 年国家基本药物监测总体情况基本保持平稳。

↗ **化学药品、生物制品监测情况**　2020 年药品不良反应/事件报告中，涉及怀疑药品 179.8 万例次，其中化学药品占 83.0%，生物制品占 1.1%。2020 年严重不良反应/事件报告涉及怀疑药品 21.3 万例次，其中化学药品占 90.3%，生物

制品占 1.2%。2020 年化学药品、生物制品不良反应/事件报告中，男女患者比为 0.86∶1，女性多于男性。14 岁以下儿童患者的报告占 7.7%，65 岁及以上老年患者的报告占 30.9%。2020 年药品不良反应/事件报告涉及的化学药品中，例次数排名前 5 位的类别依次为抗感染药、心血管系统用药、肿瘤用药、电解质/酸碱平衡及营养药、神经系统用药。2020 年严重药品不良反应/事件涉及化学药品中，报告数量最多的为肿瘤用药，占 32.2%；其次是抗感染药，占 28.3%。按严重报告占本类别报告比例计算，肿瘤用药的严重报告比例最高，为 41.5%，其次是免疫系统用药，为 21.4%。2020 年药品不良反应/事件报告涉及的生物制品中，抗毒素及免疫血清占 37.8%，细胞因子占 27.7%，血液制品占 4.9%。按剂型统计，2020 年化学药品不良反应/事件报告中，注射剂、口服制剂所占比例分别为 60.4% 和 35.0%，其他剂型占 4.6%。生物制品中，注射剂、口服制剂占比分别为 94.4% 和 0.3%，其他制剂占 5.3%。总体情况分析，2020 年化学药品和生物制品不良反应/事件报告情况与 2019 年基本一致。从不良反应涉及患者年龄看，14 岁以下儿童占比较 2019 年明显降低，提示儿童用药的安全性总体良好；65 岁及以上老年患者占比持续升高，提示临床应加大对老年患者安全用药的管理。从药品类别上看，抗感染药报告数量依然居于首位，但占比已连续 9 年呈下降趋势，反映出临床抗感染药的使用日趋合理；肿瘤用药占比依然呈上升趋势，其严重报告构成比居于首位，提示肿瘤用药的安全性风险需持续关注。从药品剂型上看，化学药品和生物制品报告中注射剂占比均出现较明显下降，与总体报告中注射剂不良反应的下降趋势基本一致。

↗ **中药监测情况**　2020 年药品不良反应/事件报告中，涉及怀疑药品 179.8 万例次，其中中药占 13.4%；2020 年严重不良反应/事件报告涉及怀疑药品 21.3 万例次，其中中药占 6.3%。2020 年中药不良反应/事件报告中，男女患者比为 0.82∶1。14 岁以下儿童患者占 6.0%，65 岁及以上老年患者占 28.1%。2020 年药品不良反应/事件报告涉及的中药中，例次数排名前 5 位的类别分别是理血剂中活血化瘀药（25.8%）、清热剂中清热解毒药（11.9%）、祛湿剂中清热除湿药（6.5%）、补益剂中益气养阴药（5.7%）、祛湿剂中祛风胜湿药（4.6%）。2020 年中药严重不良反应/事件报告的例次数排名前 5 位的类别分别是理血剂中活血化瘀药（41.2%）、补益剂中益气养阴药（12.7%）、开窍剂中凉开药（7.9%）、清热剂中清热解毒药（7.3%）、祛湿剂中清热除湿药（3.0%）。2020 年中药不良反应/事件报告按照给药途径统计，注射给药占 33.3%、口服给药占 56.4%、其他给药途径占 10.3%。注射给药中，静脉注射给药占 97.8%、其他注射给药占 2.2%。总体情况分析，与 2019 年相比，2020 年中药不良反应/事件报告数量有所上升，但严重报告占比有所

下降。从给药途径看,注射给药占比下降较为明显。从药品类别上看,活血化瘀药的报告数量依然居首位,但占比略有下降。从总体情况看,2020 年中药占总体不良反应/事件报告比例呈下降趋势,但仍需要注意安全用药。

↗ 抗感染药用药监测情况 2020 年全国药品不良反应监测网络共收到抗感染药不良反应/事件报告 49.5 万份,其中严重报告 4.9 万份,占 9.8%。抗感染药不良反应/事件报告占 2020 年总体报告的 29.5%。2020 年抗感染药不良反应/事件报告数量排名前 3 位的药品类别分别是头孢菌素类、喹诺酮类、青霉素类,严重不良反应/事件报告数量排名前 3 位的药品类别分别是头孢菌素类、喹诺酮类、抗结核病药。2020 年抗感染药不良反应/事件报告中,注射剂占 76.0%,口服制剂占 20.3%,其他剂型占 3.7%;与药品总体报告剂型分布相比,注射剂比例偏高。严重不良反应/事件报告中,注射剂占 78.8%,口服制剂占 20.2%,其他剂型占 1.0%。2020 年抗感染药不良反应/事件报告中,严重报告的全身性疾病及给药部位各种反应、免疫系统疾病、呼吸系统、胸及纵隔疾病、各类检查构成比明显偏高。抗感染药整体药品不良反应/事件报告中,口服制剂累及器官系统排名前 5 位的是胃肠系统疾病、皮肤及皮下组织类疾病、各类神经系统疾病、肝胆系统疾病、全身性疾病及给药部位各种反应;注射剂累及器官系统排名前 5 位是皮肤及皮下组织类疾病、胃肠系统疾病、全身性疾病及给药部位各种反应、各类神经系统疾病、免疫系统疾病。抗感染药严重药品不良反应/事件报告中,口服制剂累及器官系统排名前 5 位是皮肤及皮下组织类疾病、肝胆系统疾病、各类检查、胃肠系统疾病、代谢及营养类疾病;注射剂累及器官系统排名前 5 位是皮肤及皮下组织类疾病、全身性疾病及给药部位各种反应、免疫系统疾病、呼吸系统、胸及纵隔疾病、胃肠系统疾病。近年来,抗感染药不良反应/事件报告占总体报告比例呈现持续下降趋势,说明国家加强抗感染药使用管理等措施取得一定实效,但其严重不良反应报告数量仍然很高,提示抗感染药的用药风险仍需继续关注。

↗ 心血管系统用药监测情况 2020 年全国药品不良反应监测网络共收到心血管系统用药的不良反应/事件报告 15.7 万份,占总体报告的 9.3%;其中严重报告 9 008 份,占 5.7%。按性别统计,2020 年心血管系统用药不良反应/事件报告中,女性患者比男性患者高 2.6 个百分点;严重报告中,男性患者比女性患者高 2.1 个百分点。按年龄统计,2020 年心血管系统用药不良反应/事件报告中,45 ~64 岁与 65 岁及以上年龄组分别占 43.5% 和 46.6%,远高于其他年龄组比例;严重报告中,65 岁及以上年龄组占 52.4%。2020 年心血管系统用药不良反应/事件报告数量排名前 3 位的药品类别是降血压药、抗心绞痛药、抗动脉粥样硬化药;心血管系统用

药严重报告数量排名前 3 位的药品类别是抗动脉粥样硬化药、降血压药、抗心绞痛药。2020 年心血管系统用药不良反应/事件报告中,注射剂占 29.0%,口服制剂占 70.1%,其他剂型占 0.9%;严重报告中,注射剂占 44.1%,口服制剂占 55.4%,其他剂型占 0.5%。2020 年心血管系统用药不良反应/事件报告中,口服制剂累及器官系统排名前 5 位是肝胆系统疾病、各类检查、各类神经系统疾病、全身性疾病及给药部位各种反应、皮肤及皮下组织类疾病;注射剂累及器官系统前 5 位是全身性疾病及给药部位各种反应、各类神经系统疾病、皮肤及皮下组织类疾病、心脏器官疾病、呼吸系统、胸及纵隔疾病。统计分析结果显示,心血管系统用药不良反应/事件报告中,65 岁及以上年龄组患者报告占比及严重报告占比均明显高于总体报告中该年龄组患者水平,提示老年患者是心血管系统用药的主要群体,医务人员和患者应关注发生严重不良反应的风险。2020 年心血管系统用药不良反应/事件报告中,口服制剂的报告占比明显高于注射剂,提示心血管系统用药不良反应/事件报告更多来自口服给药途径,同时不除外与疫情期间患者的诊治方式发生变化有关。口服制剂中,硝苯地平不良反应/事件报告数量最多。这可能与高血压患者需要长期用药,使用较多有关;严重不良反应/事件报告中,他汀类药品报告数量最多。这可能与他汀类药品使用较多有关,他汀类药品除用于血脂代谢紊乱及相关心血管疾病的治疗,还用于此类疾病的预防;此外,不排除其中存在的不合理、不规范使用情况,提示医务人员和患者应关注此类药品的风险。

↗ 诊断用药监测情况 2020 年全国药品不良反应监测网络共收到诊断用药的不良反应/事件报告 1.7 万份,占总体报告的 1.0%;其中严重报告 2 934 份,占 17.2%。按性别统计,2020 年诊断用药不良反应/事件报告中,男性患者比女性患者高 7.9 个百分点;严重报告中,男性患者比女性患者高 4.6 个百分点。按年龄统计,2020 年诊断用药不良反应/事件报告中,14 岁以下年龄组占 1.1%,15 ~ 44 岁年龄组占 18.7%,45 ~ 64 岁与 65 岁及以上年龄组分别占 50.2% 和 30.0%,高于其他年龄组比例;严重报告中,45 ~ 64 岁与 65 岁及以上年龄组分别占 48.0% 和 34.1%。2020 年诊断用药不良反应/事件报告数量排名前 3 位的药品是碘克沙醇、碘海醇、碘佛醇;诊断用药严重报告数量排名前 3 位的药品是碘克沙醇、碘海醇、碘佛醇。2020 年诊断用药严重不良反应/事件报告累及器官系统排名前 5 位的是皮肤及皮下组织类疾病、免疫系统疾病、全身性疾病及给药部位各种反应、呼吸系统、胸及纵隔疾病、各类神经系统疾病。诊断用药严重不良反应/事件报告中,不良反应主要表现为皮疹、过敏性休克、瘙痒症、类速发严重过敏反应、呼吸困难、超敏反应、胸部不适、血压降低等。2020 年诊断用药不良反应/事件报告总数排名前 10 位品种主要为含碘对比剂和含钆对比剂,严重

中国药学年鉴 CHINESE PHARMACEUTICAL YEARBOOK 2020-2021

不良反应/事件报告与以上情况相似,其中含钆对比剂报告数量占比略有上升。2020 年诊断用药严重不良反应/事件报告相比于整体报告,免疫系统疾病和呼吸系统、胸及纵隔疾病排名上升,报告数占比增加。诊断用药不良反应/事件报告中,45 岁及以上年龄组患者报告占比在 80% 以上,提示中老年患者是诊断用药使用后产生不良反应的主要群体,医务人员和患者应关注该群体发生严重不良反应的风险。使用含碘或含钆对比剂的患者发生的过敏性休克等严重不良反应,时间过程通常比较短,抢救不及时甚至有致命危险。对过敏性休克等严重反应要着重于严密观察、及早发现并及时处理。造影检查室内要配备各种处理和抢救的药品和器械,要有掌握处理技能的医护人员在场。同时,为进一步保障公众用药安全,生产企业应加强含碘、含钆对比剂的上市后安全性监测与研究,并及时将产品安全性信息传达给医务人员及患者。

➤ **注射剂用药监测情况** 2020 年注射剂(不含疫苗)不良反应/事件与 2019 年同期相比,总体报告数小幅下降,严重报告数小幅增长。按照剂型统计,2020 年药品总体不良反应/事件报告中注射剂(不含疫苗)占 57.0%,严重报告中注射剂(不含疫苗)占 73.0%。按药品分类统计,注射剂(不含疫苗)总体报告中化学药品注射剂占 88.1%,中药注射剂占 7.8%,生物制品占 1.5%,无法分类者占 2.6%;注射剂(不含疫苗)严重报告中化学药品注射剂占 90.4%,中药注射剂占 6.1%,生物制品占 1.4%,无法分类者占 2.1%。化学药品注射剂报告数量排名前 3 位的药品类别是抗感染药,肿瘤用药,电解质、酸碱平衡及营养药。中药注射剂总体报告涉及中药注射剂类别排名前 5 位的是理血剂、补益剂、开窍剂、清热剂、祛痰剂。2020 年注射剂总体不良反应/事件报告中,累及器官系统排名前 5 位的是皮肤及皮下组织类疾病、胃肠系统疾病、全身性疾病及给药部位各种反应、各类神经系统疾病和各类检查。注射剂严重不良反应/事件中,累及器官系统排名前 5 位的是血液及淋巴系统疾病、皮肤及皮下组织类疾病、各类检查、全身性疾病及给药部位各种反应和胃肠系统疾病。从剂型统计情况看,2020 年注射剂(不含疫苗)不良反应/事件总体报告数量与 2019 年同期相比小幅下降,但占比仍然相对较高,与近年来总体情况基本一致。从用药人群统计情况看,儿童的注射剂(不含疫苗)不良反应/事件报告数量与 2019 年同期相比小幅下降,但总体占比仍相对较高。根据注射剂监测情况,建议临床医生用药前仔细阅读产品说明书,重点关注相关安全性内容,处方前进行充分的获益与风险分析,始终遵照"能吃药不打针,能打针不输液"的用药原则合理选择用药。儿童作为特殊用药人群,受脏器发育尚未完全等因素影响,对药物更为敏感,耐受性较差,更应谨慎用药。

➤ **老年人用药监测情况** 2020 年全国药品不良反应监测网络中 65 岁及以上老年患者相关报告占 30.3%,较 2019 年略有升高。2020 年共收到老年患者严重报告占老年患者报告总数的 11.5%,高于 2020 年总体报告中严重报告比例。2020 年老年患者药品不良反应/事件报告中,男性和女性患者比例为 0.97∶1。65~69 岁老年患者报告占 33.7%,70~74 岁老年患者报告占 26.4%。按照药品类别统计,化学药品占 84.6%,中药占 12.3%,生物制品占 0.6%,无法分类者占 2.5%。化学药品排名前 5 位的是抗感染药、心血管系统用药、肿瘤用药、神经系统用药、电解质、酸碱平衡及营养药;中药排名前 5 位的是理血剂、补益剂、祛湿剂、清热剂、开窍剂。按照药品给药途径统计,注射给药占 61.7%、口服给药占 34.4%、其他给药途径占 3.9%。注射给药中,静脉注射给药占 92.7%、其他注射给药占 7.3%。2020 年老年患者药品不良反应/事件报告中,累及器官系统排名前 5 位的是胃肠系统疾病、皮肤及皮下组织类疾病、全身性疾病及给药部位各种反应、各类神经系统疾病、呼吸系统、胸及纵隔疾病,化学药品、中药累及器官系统排名前 5 位的与总体基本一致。2020 年老年患者药品不良反应/事件报告占报告总数的 30.3%,老年患者严重药品不良反应/事件报告所占比例高于总体报告中严重报告的构成比,提示老年患者受基础疾病较多,机体代谢水平较差以及用药情况复杂等因素影响,发生药品不良反应的风险更大,因此仍应持续关注老年人群用药安全。从 2020 年统计数据看,在药品类别分布上,老年患者用药的化学药品中,与 2019 年相同,心血管系统用药、神经系统用药的构成比高于该类别药品在化学药品总体报告中的构成比,提示老年患者使用以上药品较多,不良反应发生情况较多;中药排名居前的药品类别为理血剂、补益剂、祛湿剂,这 3 类药品的使用与老年人疾病谱和生理特点有关。

➤ **药品风险控制** 根据 2020 年药品不良反应监测数据和分析评价结果,国家药品监督管理局对发现存在安全隐患的药品及时采取相应风险控制措施,以保障公众用药安全。发布关于注销安乃近注射液等品种、含磺胺二甲嘧啶制剂、羟布宗片药品注册证书的公告共 3 期。发布甲磺酸阿帕替尼片、银杏叶片、复方甘草片等药品说明书修订公告共 47 期,增加或完善 57 个(类)品种说明书中的警示语、不良反应、注意事项、禁忌等安全性信息。发布《药物警戒快讯》12 期,报道国外药品安全信息 61 条。

用药评价与分析

➤ **我国单抗类药物的国内药物经济学评价研究现状** 系统评价我国单抗类药物的国内药物经济学评价研究现状。

计算机系统检索公开发表在中国期刊全文数据库、万方数据知识服务平台、中文期刊全文数据库的有关单抗类药物的药物经济学评价研究,并对其进行汇总分析。结果经逐层筛选后共纳入 29 篇文献,包括 16 篇成本-效用分析,13 篇成本-效果分析,最早的研究可追溯至 2009 年。从研究角度看,10 项研究未明确研究角度,8 项研究采用卫生体系角度,8 项采用医保支付方角度,3 项研究采用全社会角度;从贴现率看,13 项研究未考虑贴现,11 项研究采用 3% 的贴现率,5 项研究采用 5% 的贴现率;从所涉疾病来看,19 项研究为肿瘤类疾病,6 项研究为类风湿关节炎,2 项研究为湿性年龄相关性黄斑变性,2 项研究为过敏性鼻炎-哮喘综合征;从成本来看,21 项研究仅纳入了直接医疗成本,7 项研究纳入了直接成本和间接成本,1 项研究纳入了直接医疗成本和间接成本,所有研究均未纳入隐性成本;从敏感性分析看,7 项研究仅进行了单因素敏感性分析,8 项研究仅进行了多因素敏感性分析,10 项研究同时进行了单因素敏感性分析和概率敏感性分析,2 项研究未明确敏感性分析类型,2 项研究未进行敏感性分析。我国单抗类药物的药物经济学评价相关研究存在起步较晚且数量较少;研究角度及贴现率的选择不够统一;研究所涉及的疾病领域较为单一,主要涉及肿瘤性疾病;成本的识别较为单一;敏感性分析不够全面等问题。[中国药物经济学 2020,15(7):35-40]　　　　　　　　　（黄　瑾　胡晋红）

⬚ 抗肿瘤药物的创新性评价研究

创新性评价是抗肿瘤药物综合评价的重要指标之一。通过检索国内外相关数据库,查阅药物评价相关研究文献,对抗肿瘤药物创新性评价的内容进行分析。探讨抗肿瘤药物的创新性的评价内容与实际意义,为拟定国家抗肿瘤药物政策,优化基本药物目录提供依据,同时为临床决策提供数据参考。创新是引领发展的第一动力,而我国大部分药企因用于创新的资金不足;临床前研究的承受能力有限;审批手续繁琐周期较长等原因导致新药创新能力不强。创新性评价是抗肿瘤药物综合评价中重要的评价指标之一,不但包括药物的基本属性安全性、有效性等,也包括精准治疗、改善预后、提高顺应性、技术创新之类的指标。其评价过程是一个不断完善并一直持续的过程,如已上市的安罗替尼仍在多个晚期肿瘤中相继开展了大规模、随机对照临床试验,研究安罗替尼联合其他治疗的给药时机和剂量、生物标志物的确定、不良反应的管理等问题。我国抗肿瘤药物创新性研究以及评价起步较晚,与国际水平仍然存在一定差距,但通过国家政策不断鼓励和扶持抗肿瘤药物的创新性研究,不断完善创新性评价机制,已取得了初步的成效。大力开展抗肿瘤药物的创新性评价不仅可为拟定国家抗肿瘤药物政策,优化基本药物目录提供有效参考,也为临床决策提供可靠数据以实现临床合理用药、保障患者用药安全。[中国药物评价 2020,37(4):298-301]

（黄　瑾　胡晋红）

⬚ 程序性细胞死亡蛋白-1 抑制剂致患者甲状腺功能亢进的药物评价及不良反应分析

程序性细胞死亡蛋白-1(programmeddeath-1,PD-1)及其配体(programmeddeathligand-1,PD-L1)是机体免疫系统调控的重要分子,该信号通路是介导肿瘤免疫逃逸的主要机制之一。目前,针对 PD-1/PD-L1 的单克隆抗体已经在肿瘤的临床治疗中取得了显著效果,显示出良好的应用前景。但在临床应用中发现,PD-1/PD-L1 抑制剂会引起免疫相关不良反应,主要累及器官/系统包括皮肤、胃肠道、肝脏及内分泌系统等。以 PD-1/PD-L1 抑制剂为代表的免疫疗法为 NSCLC 带来新的方案,该对于采用其他治疗方案疗效不佳的晚期肺癌患者的疗效值得肯定。但在其应用于临床的过程中,也关注到一些免疫相关不良反应的发生,这些不良反应会给患者身心及治疗带来很大的影响,严重时可能危及生命。因此,在给予患者 PD-1/PD-L1 抑制剂治疗的同时,需密切监测不良反应相关指标,早发现、早干预,保证患者有效治疗和用药安全,为患者提供最优化的免疫治疗方案。[中南药学 2020,18(3):515-517]　　　（黄　瑾　胡晋红）

⬚ 儿童患者磷酸肌酸钠合理用药评价标准的建立与应用

为儿童患者合理使用磷酸肌酸钠提供参考。以磷酸肌酸钠说明书为基础,参考相关指南和临床文献,制订磷酸肌酸钠药物利用评价(DUE)标准。并以此标准回顾性评价 2018 年使用磷酸肌酸钠的儿童患者病历 200 份。制订的磷酸肌酸钠 DUE 标准包括用药指征、用药过程、用药结果 3 个方面。磷酸肌酸钠使用中不合理用药主要包括无适应证用药(14.0%)、异常心肌损伤指标未复查(36.4%)等。建立的儿童患者应用磷酸肌酸钠的 DUE 标准实用性和可操作性好。磷酸肌酸钠临床应用中尚存在一些问题,应加强点评和干预。[中国药师 2020,23(5):923-925]　（黄　瑾　胡晋红）

⬚ 基于"真实世界"的丹参酮ⅡA磺酸钠注射液用药合理性与安全性分析

为临床安全、合理地使用丹参酮ⅡA磺酸钠(STS)注射液提供参考。收集某三级医院 2016 年 1 月至 2017 年 12 月使用 STS 注射液的患者信息,根据药品说明书的相关建议,评价其用药合理性;采用成组设计和个人匹配法对其不良反应/事件(ADR/ADE)风险及影响因素进行单因素和多因素分析,考察其相关性。共纳入 3 283 例患者;STS 注射液的平均用药频度均小于 1.5,药物利用指数均小于 1.0,提示该院使用 STS 注射液基本合理。STS 注射液的不合理用药主要为适应证不恰当(46.48%),溶媒选择不合理(15.84%)和给药浓度过大(2.71%)。相关性分析结果显示,肾功能不全患者应用 STS 注射液后发生 ADR/ADE 的风险显著增加($P < 0.05$)。STS 注射液临床使用中存在超适应证、超浓度和溶媒不当情况,要加强对该制剂的用药评估和监测,对肾功能不全患者尤其要防范 ADR/ADE 的发生。[中国药房 2020,31(2):217-220]　　（黄　瑾　胡晋红）

中国药学年鉴 CHINESE PHARMACEUTICAL YEARBOOK 2020-2021

华法林利用评价的构建 运用药物利用评价去评价临床在使用华法林抗凝治疗过程中的合理性,为临床改善华法林的使用提供参考依据。按照药物利用评价的标准,以华法林说明书以及各种权威文献、治疗指南、专家共识为依据,建立适宜本医疗体系的华法林利用评价。设计调查项目,按照一定标准收集华法林治疗病例,逐份评价使用情况。评价结果显示临床在华法林的使用中整体比较合理。能够做到依适应证用药,用法用量符合相关标准,能够注意药品的相互作用。但也存在需要改进的现象,初剂量个体化给药还需提高,实施基因检测的患者占比 16.25%;INR 监测要更加规范化,INR 监测频率符合标准的仅为 33.75%;出院前达标的患者仅为 37.5%。药物利用评价可以发现临床实践用药过程中暴露出的合理性问题。可操作性强,能有效提高临床的用药质量。[中国处方药 2020,18(12):39-40]

(黄 瑾 胡晋红)

2016—2018 年成都市六家医疗机构呼吸系统药物调查分析 为了解医疗机构呼吸系统药物使用情况,为呼吸系统药物的合理应用提供依据。采用回顾性分析,统计出 2016 年至 2018 年成都市六所医疗机构呼吸系统用药情况,根据 ATC 分类法将呼吸系统用药分为平喘药、祛痰药和镇咳药三类,采用药物利用研究进行分析。结果呼吸系统药物三年来采购总品种数趋于平稳,而采购金额呈上升趋势,其中平喘药的品种数和采购金额占比一直稳居第一位。吸入用布地奈德混悬液采购金额 3 年稳居第一。孟鲁司特钠片的 DDDs 排名由 2016 年的第 17 名上升为 2018 年的第 2 名。注射用多索茶碱、盐酸溴已新葡萄糖注射液和痰热清注射液等的 DDC 都有明显下降。通过"新医改"政策的实施,大多数药品的 DDC 都呈现逐年下降的趋势。吸入用布地奈德混悬液和孟鲁司特钠片的使用频率持续升高,各医院使用这两种药物时需引起重视,避免不合理使用。[实用医院临床杂志 2020,17(3):41-45]

(黄 瑾 胡晋红)

疏血通注射液临床使用合理性与安全性再评价研究 探讨疏血通注射液临床使用合理性与安全性再评价问题。本研究按照分层随机抽取某医院某年度 1~12 月份临床使用疏血通注射液住院病历 120 份,用药品说明书推荐评价、药物利用研究和药物不良反应(ADR)监测的,探讨疏血通注射液临床使用合理性与安全性再评价问题。结果疏血通注射液评价指标合理性百分率以西医诊断(45.83%)、中医辨病(29.17%)、中医辨证(29.17%)和给药浓度(22.50%)均相对偏低;其超浓度使用情况严重(aDDDs/aDDCs = 10.25/20.48,dDUI/cDUI = 1.06/2.12);未见与疏血通注射液相关的 ADR。应加强疏血通注射液临床监测工作,尤其是超浓度使用问题。[中国临床药理学杂志 2020,36(13):1 884-1 886]

(黄 瑾 胡晋红)

2015—2018 年杭州市 12 家医院乳腺癌患者蒽环类药物使用分析 对 2015—2018 年杭州市 12 家医院蒽环类药物的用药金额、用药频度(DDDs)、限定日费用(DDC)及药物利用指数(DUI)等指标进行统计分析。2015—2018 年乳腺癌患者蒽环类药物的销售总金额呈下降趋势,相比 2015 年,2018 年销售金额下降 52.6%;销售金额及用药频率最高的是表柔比星,其次是多柔比星脂质体,多柔比星的 DDC、用药金额及 DDDs 均最低;4 种蒽环类药物的 DUI 在 0.80~1.06 之间。杭州市 12 家医院乳腺癌患者蒽环类药物的使用剂量基本合理,疗效较好、不良反应较低的蒽环类药物在临床使用中占优势。[药物流行病学杂志 2020,29(5):324-326,331]

(黄 瑾 胡晋红)

深圳市实施重点监控药品管控政策的效果评价 调查深圳市公立医疗机构重点监控药品的使用情况,为完善重点监控药品管理的相关政策,促进合理用药提供依据。对比全市 63 家二级及以上公立医疗机构实施重点监控药品政策前后的医疗收入、门诊和住院药品收入、药占比、重点监控药品使用金额,通过帕累托图分析法对我市部分药品实施重点监控前后数据进行分析,评价重点监控药品管控政策实施效果。深圳市全市公立医疗机构药占比从实施前 29.22% 下降到实施后 26.61%,重点监控药品采购总金额从 44 225.23 万元下降到 37 825.18 万元,重点监控药品采购金额占比从 5.52% 下降到 4.67%。由卫生行政部门指导和督促医疗机构建立重点监控药品管控制度,通过实施综合监管措施,可实现对重点监控药品的有效监管。[中国药师 2020,0(3):514-519]

(黄 瑾 胡晋红)

2013—2017 年全国麻醉性镇痛药物利用分析 调查全国 831 家医院麻醉性镇痛药物的使用情况及趋势,评价其用药合理性,促进医疗机构合理使用麻醉性镇痛药物,确保用药安全。对 2013—2017 年全国 831 家医院使用的麻醉性镇痛药物的品种、用量和金额等采取限定日剂量进行统计分析及评价。结果麻醉性镇痛药物中芬太尼类静脉用阿片药物的占比最大,且每年用量和金额持续增长,口服阿片类以羟考酮和吗啡为主,羟考酮的用量持续增长,吗啡用量有下降趋势。2013—2017 年全国医院麻醉性镇痛药物的金额和用量持续上升,各药物排序保持平稳。随着医疗需求的增加,麻醉性镇痛药物的使用也随之增长。2013—2017 年全国样本医院麻醉性镇痛药物的金额和用量持续上升,各药物总体排序保持平稳,总体使用合理。芬太尼类静脉用阿片类药物的用量增长明显,其效价高、起效快,广泛用于围术期的急性疼痛管理。口服阿片类药物的用量也不断增加,各样本医院 WHO《癌症疼痛三阶梯治疗指南》的基本原则落实较好,口服给药首选,按阶梯给药,按时给药。其中以羟考酮和吗啡为主,疗效确切、使用简便,且缓控释制剂便于保持稳定的血

中国药学年鉴 CHINESE PHARMACEUTICAL YEARBOOK 2020-2021

药浓度。[世界临床药物 2020,41(6):491-496]

(黄 瑾 胡晋红)

2017—2019 年天津市肿瘤医院抗肿瘤分子靶向药物的使用情况分析 分析 2017 年 1 月至 2019 年 12 月天津市肿瘤医院(天津医科大学肿瘤医院)抗肿瘤分子靶向药使用情况,为临床合理用药及抗肿瘤新药研发提供参考。收集天津市肿瘤医院 2017 年 1 月至 2019 年 12 月期间抗肿瘤分子靶向药品种/品规数、使用金额、在抗肿瘤药使用金额中的构成比,并对用药频度(DDDs)、限定日费用(DDC)及排序比(B/A)进行回顾性分析。结果 2017~2019 年,本院抗肿瘤分子靶向药品由 11 种增至 30 余种;使用金额及在抗肿瘤药使用金额中的构成比呈逐年快速增长趋势,3 年来使用金额由 0.28 亿元增长至 3.65 亿元,增加了 12 倍多,构成比从 9.31% 增至 41.57%;各抗肿瘤分子靶向药 DDDs 也大幅增加,其中以贝伐珠单抗、曲妥珠单抗增幅居前列;而 DDC 逐年下降,降幅大于 25%,随之,多数药物 B/A 值逐渐接近或大于 1,使用金额与 DDDs 趋于一致。本院抗肿瘤分子靶向药物使用与本院收治患者人群特征和指南治疗方案基本一致,使用基本合理;医改新政策出台,分子靶向药纳入医保,药品价格大幅下降,患者治疗费用降低,使得更多患者的治疗与国际接轨,提高了治疗的有效率,成为新医改政策的直接受益者。[现代药物与临床 2020,35(12):2 459-2 466]

(黄 瑾 胡晋红)

2016—2018 年南京地区白蛋白及免疫球蛋白类生物制品利用分析 研究南京地区 2016—2018 年白蛋白及免疫球蛋白类生物制品的临床利用趋势。对南京地区 37 家医院 2016—2018 年白蛋白及免疫球蛋白类生物制品的品种、销售金额、构成比、用药频度(DDDs)、限定日费用(DDC)等进行统计分析。白蛋白及免疫球蛋白类生物制品的使用总金额逐年增长,平均年增长率 19.54%,其中人血白蛋白、静脉注射人免疫球蛋白和狂犬病人免疫球蛋白 3 种药物 3 年销售金额均排在前 3 位,且所占比例均超过 90%。而人血白蛋白、静脉注射人免疫球蛋白和乙型肝炎人免疫球蛋白 3 种药物 3 年 DDDs 均排在前 3 位。南京地区白蛋白及免疫球蛋白类生物制品临床应用广泛,使用量和销售金额整体均呈快速增长趋势。[药物流行病学杂志 2020,29(7):484-487]

(黄 瑾 胡晋红)

2016—2018 年南京地区下丘脑和腺垂体激素类药物应用分析 了解南京地区 2016~2018 年下丘脑和腺垂体激素类药物的临床应用情况,评估其变化趋势。对 2016—2018 年南京地区 44 家医院使用的下丘脑和腺垂体激素类药物的品种、销售金额、构成比、用药频度(DDDs)、限定日费用等进行统计分析。2016~2018 年南京地区下丘脑和腺垂体激素

类药物销售金额年增长率分别为 28.82% 和 -0.18%。销售金额居前列的是奥曲肽、生长抑素、戈舍瑞林、亮丙瑞林、曲普瑞林和卵泡刺激素,占年总销售金额、DDDs 值比例均超过 70%;而戈那瑞林、加尼瑞克、促肾上腺能皮质激素的销售金额、DDDs 连续 3 年排在末位,且占总销售金额、DDDs 值比例不到 0.2%。下丘脑和腺垂体激素类药物在南京地区医院应用广泛,销售金额和使用量整体上呈增长后趋于平稳的趋势,大部分药物的限定日费用呈降低趋势。[药物流行病学杂志 2020,29(4):252-255]

(黄 瑾 胡晋红)

2016—2018 年南京地区调脂药物利用分析 分析江苏省南京地区 2016~2018 年调脂药物使用情况,为合理使用调脂药物提供参考。使用用药金额、用药频度(DDDs)、限定日费用(DDC)、排序比(B/A)对南京地区 55 家医院调脂药物进行统计分析。结果 2016—2018 年,南京地区调脂药用药金额和 DDDs 均逐年递增,复合年增长率(CAGR)分别为 12.51% 和 17.46%。在 24 种调脂药用药金额和 DDDs 排序中,阿托伐他汀、瑞舒伐他汀、依折麦布、血脂康稳居前 4 位,且阿托伐他汀和瑞舒伐他汀占据绝对优势。多甘烷醇、降脂灵和保利尔的 DDC 排序前 3 位。多数调脂药物的 B/A 值接近 1。南京地区调脂药物使用合理,药物使用集中在他汀类,其中阿托伐他汀和瑞舒伐他汀是最常用的品种。[临床药物治疗杂志 2020,18(8):33-38]

(黄 瑾 胡晋红)

2016—2018 年南京地区 50 家医院免疫调节药物使用调查 了解近年南京地区免疫调节药物的应用情况和趋势,为临床合理使用免疫调节药物提供参考。依据江苏省医药情报研究所提供的数据,分别统计和计算 2016—2018 年南京地区 50 家医院免疫调节药物的销售金额、用药频度(DDDs)、限定日费用(DDC)、排序比等指标,并分析用药趋势。2016—2018 年南京地区 50 家医院免疫调节药物销售金额呈逐年下降趋势,免疫增强药下降更显著。免疫抑制药销售金额排名前 3 位的是他克莫司、吗替麦考酚酯和环孢素;DDDs 排名前 3 位的是雷公藤总苷、他克莫司和吗替麦考酚酯,2018 年艾拉莫德 DDDs 排名升至第二;免疫抑制药排序比为 0.54。乌司他丁和匹多莫德等免疫增强药销售金额上升明显;羧甲基淀粉钠、川黄口服液和参麦注射液 DDDs 排名连续 3 年位居前四,白细胞介素-2DDDs 下降较多;免疫增强药排序比为 0.19。三级医院为免疫调节药物主要使用者,但 2017 年开始,二级及以下医院免疫调节药物使用逐渐增多。南京地区免疫调节药物的使用基本符合患者的用药需求,其中免疫增强药用量逐年下降,与其使用合理性增加有关。[药物流行病学杂志 2020,29(8):552-555]

(黄 瑾 胡晋红)

2019 冠状病毒病(COVID-19)重型、危重型患者用药管

理经验 2019 冠状病毒病(COVID-19)重型、危重型患者往往合并基础疾病,用药种类复杂,存在潜在的药物相互作用、特殊人群用药等问题。依据《新型冠状病毒肺炎诊疗方案(试行第六版)》,基于《2019 冠状病毒病(COVID-19)诊疗浙江经验》,总结重型、危重型患者选择抗病毒药物、糖皮质激素、血管活性药物、抗菌药物、微生态制剂、营养支持方案等经验,建议针对药物疗效和疗程评估、药物不良反应防治、潜在药物相互作用识别、基于生物安全防护的个体化用药监测以及特殊人群给药等进行重点用药管理,以期为 COVID-19 患者临床药物选择和用药管理提供参考。[浙江大学学报:医学版 2020,49(2):158-169]　　　(黄 瑾 胡晋红)

■ **重症新型冠状病毒肺炎患者抗病毒治疗的药物利用评价:洛匹那韦/利托那韦**　对重症新型冠状病毒肺炎(COVID-19)患者治疗期间洛匹那韦/利托那韦(LPV/r)的临床使用现状进行分析,为临床合理使用提供参考。回顾性分析 2020 年 2 月 1 日至 2 月 29 日某重症 COVID-19 患者定点收治医院使用 LPV/r 的病例,对患者人口学特征、LPV/r 剂量、用药时机、疗程、联合用药情况等进行统计分析。结果共有 217 例患者使用 LPV/r,患者以老年人(>64 岁)居多(90 例,41.5%),用药疗程多 ≤ 10 日(159 例,73.3%)。抗病毒治疗方案以 LPV/r 单用(125 例,57.6%)或联合阿比多尔(71 例,32.7%)为主。重症 COVID-19 患者治疗期间 LPV/r 使用疗程、剂量、联合用药基本符合指南或文献推荐,但仍存在 3 种抗病毒药物联合使用,应关注用药安全性与合理性。[医药导报 2020,39(6):780-783]　　　(黄 瑾 胡晋红)

■ **重症新型冠状病毒肺炎患者抗病毒治疗的药物利用评价:α-干扰素**　探讨重症新型冠状病毒肺炎(COVID-19)患者 α-干扰素临床应用情况,为其合理使用提供参考。采用回顾性研究,收集某重症 COVID-19 定点收治医院 2020 年 2 月 1 日至 29 日使用 α-干扰素的住院病历,对使用 α-干扰素的重症 COVID-19 患者的人口学特征、用法用量、用药时机、用药疗程及合并使用抗病毒药物等情况进行统计分析。共 261 例患者使用 α-干扰素,给药途径全部为雾化吸入,用法用量符合国家《新型冠状病毒肺炎诊疗方案》推荐方案,用药时机 1～30 日,用药疗程 1～16 日,211 例患者存在 α-干扰素与其他抗病毒药物联合应用,联合应用药物包括阿比多尔、洛匹那韦/利托那韦、奥司他韦、利巴韦林、更昔洛韦、磷酸氯喹和硫酸羟氯喹等。α-干扰素治疗 COVID-19 仍然存在用药时机不等、疗程不一致等现象,亦存在部分患者联合应用 3 种以上抗病毒药物,其安全性和合理性应引起关注。[医药导报 2020,39(7):918-922]　　　(黄 瑾 胡晋红)

■ **重症新型冠状病毒肺炎患者抗病毒治疗的药物利用评价:阿比多尔**　分析阿比多尔在重症新型冠状病毒肺炎(COVID-19)患者中临床应用现状,为其合理使用提供参考。收集某重症 COVID-19 定点收治医院 2020 年 2 月 1～29 日使用阿比多尔病历资料,对患者特征、阿比多尔用法用量、用药时机、疗程及联合使用抗病毒药物等情况进行回顾性分析。结果共收集使用阿比多尔用药患者病历 303 份,中老年(>50 岁)占 57.43%,患者用药时机 1～30 日,用法用量基本为一次 0.2g,一日 3 次(98.68%),疗程 2～25 日;阿比多尔联合其他抗病毒药物比例为 42.24%,联用品种包括 α-干扰素(19.14%)、洛匹那韦/利托那韦(13.53%)等。重症 COVID-19 患者阿比多尔用法用量基本合理,但存在用药时机与用药疗程差异大的情况,少数患者合用抗病毒药物品种超过 3 种,其合理性和安全性值得重视。[医药导报 2020,39(7):922-925]　　　(黄 瑾 胡晋红)

■ **重症新型冠状病毒肺炎患者抗病毒治疗的药物利用评价:利巴韦林**　分析利巴韦林在重症新型冠状病毒肺炎(COVID-19)患者中的临床应用现状,为其合理使用提供参考。采用回顾性研究,收集某重症 COVID-19 定点收治医院 2020 年 2 月 1～29 日期间使用利巴韦林的住院患者信息,对患者人口学特征及利巴韦林用法用量、用药时机、疗程及联合使用抗病毒药物等情况进行分析。结果 131 例使用利巴韦林治疗的患者在各年龄组段均有分布,男性略多于女性;126 例(96.18%)采用静脉滴注治疗,102 例(77.86%)用法用量符合国家诊疗指南推荐,用药时机为 3～41 日,用药疗程 1～22 日。除利巴韦林外,110 例患者联合其他抗病毒药物治疗,联用品种有阿比多尔、洛匹那韦/利托那韦、重组人干扰素 α2b、奥司他韦等。重症 COVID-19 患者中利巴韦林用法用量基本合理,但存在用药时机不等、用药疗程差异大、部分患者单用利巴韦林或联合使用 3 种及以上抗病毒药物的现状,其合理性和安全性值得重视。[医药导报 2020,39(6):776-780]　　　(黄 瑾 胡晋红)

■ **1 549 例患儿莲必治注射液应用合理性分析及药物利用研究**　探讨莲必治注射液在儿童患者中的应用合理性以及中药注射剂在儿童患者中的药物利用研究。对 2018 年某儿童医院应用莲必治注射液的住院患儿资料进行回顾性分析,结合药品说明书以及患儿年龄、体质量,对给药剂量、给药浓度、用药频次及溶剂选择等方面进行统计分析;计算儿童药物利用指数,初步探讨中药注射剂在儿童患者中的合理评价。最终纳入 1 549 例患儿,合理性评分均值为 5.43 分;适应证合理率最低,仅为 45.32%(702/1549);给药浓度均值超过规定范围(0.8～1.5 g/L),最小浓度为 0.2 g/L,最大浓度达 6.25 g/L。年龄方面,≤1 岁患儿的儿童药物利用指数-剂量(cdDUI)>1.1,而 >4 岁患儿的 cdDUI <0.9,不同年龄段患儿的儿童药物利用指数-浓度(ccDUI)均 >1,尤以 ≤6 个月为著。体重方面,≤ 30 kg 患儿的儿童药物利用指数

（cDUI）均 >1.1，而 >30 kg 患儿的 cDUI 均 <0.9。从年龄、体质量和平均给药剂量、药物利用指数可见，均存在低年龄或低体重患儿莲必治注射液用药量大，而高年龄或高体质量患儿用药量不足的现象，且均存在给药浓度过高的现象。因此，应加强中药注射剂在儿童中应用的合理性评价。［中国医院用药评价与分析 2020,20（3）:328-332］

（黄 瑾 胡晋红）

蟾酥注射液在儿童患者中的合理用药分析及药物利用研究 随机抽取该院 204 份使用蟾酥注射液儿童患者的病历，根据药品说明书并考虑患儿年龄、体重，对给药剂量、给药浓度、溶媒选择、用药频次以及给药前后是否冲管等方面进行统计分析，并就蟾酥注射液在儿童患者中的应用进行药物利用研究。204 名患儿在溶媒选择、给药频次及用药前后冲管方面的准确率为 100%。使用蟾酥注射液的患儿中有化脓性感染指征的占 72.06%，其平均疗程为（5.65±2.13）日。按年龄分为幼儿组、学龄前期儿童组和学龄期儿童组，分别有 37 124 和 43 例，平均给药剂量分别为（2.00±0），（2.51±0.11）和（3.25±0.21）ml。学龄前期儿童组的平均给药剂量与幼儿组和学龄期儿童比较，差异均有统计学意义（均 $P<0.05$）。按体重分为 10~20，20~30，30~40 和 >40 kg 4 个组（编号 1,2,3,4 组），其单位体质量用药量分别为（0.15±0.05），（0.13±0.04），（0.11±0.03）和（0.06±0.02）ml/kg。1 组和 3 组比较，4 组和 1,2,3 组比较，差异均有统计学意义（均 $P<0.05$）。不同体重分组的儿童药物利用指数均小于 1，这提示给药剂量不足。应加强蟾酥注射液在儿童患者临床应用中的监测，以促进临床合理应用。［中国临床药理学杂志 2020,0（3）:351-353］（黄 瑾 胡晋红）

基于加权逼近理想解排序法人血白蛋白注射液药物利用评价 探讨基于加权逼近理想解排序法（TOPSIS 法）人血白蛋白注射液评价标准建立的。创建人血白蛋白注射液合理性应用点评细则，采用属性层次分析法加权计算评价指标的相对权重，并运用 TOPSIS 的数据处理评价各病历医嘱与完全合理医嘱的距离即其相对接近程度系数 Ci，计算合理医嘱的比例，以评价用药合理性。对西安市第四医院 2018 年 1~12 月 336 例住院使用人血白蛋白的医嘱进行合理性分析。结果 336 例病例中相对接近程度系数 Ci 最高的为 1.0，最低的 0.3，18.75%（63/336）为合理，72.92%（245/336）为基本合理（0.6≤Ci<0.8），8.33%（28/336）为不合理（Ci<0.6）。基于加权 TOPSIS 法建立与实施人血白蛋白点评较为科学，该院人血白蛋白注射液临床应用较为合理。［安徽医药 2020,24（6）:1 254-1 257］（黄 瑾 胡晋红）

基于加权 TOPSIS 法的香丹注射液药物利用评价标准的建立与运用 通过建立医院患者使用香丹注射液的药物利用评价标准，进一步使用加权 TOPSIS 法对香丹注射液的使用情况进行分析、评价，为其临床合理使用提供参考。以药品说明书为基础，结合《中药注射剂临床使用基本原则》和相关文献制定马鞍山市中医院患者使用香丹注射液药物利用评价标准，据此标准细则采用加权 TOPSIS 法对 2019 年笔者所在医院 70 例使用香丹注射液的归档病历进行分析、评价。结果 70 例评价病历中，相对接近度 ≥60% 的有 63 例（90.0%），<60% 的有 7 例（10.0%）。采用加权 TOPSIS 法对香丹注射液合理性进行多个指标的评价，可操作性强，评价结果直观可信。马鞍山市中医院应用香丹注射液总体较为规范，但仍存在一些问题，应加强宣教与管理，促进临床合理用药。［中国现代应用药学 2020,37（22）:2 792-2 796］

（黄 瑾 胡晋红）

TOPSIS 属性分层法在红花黄色素注射液评价的适用性评估 利用加权逼近理想值排序法（TOPSIS）对红花黄注射液进行属性分层的药物评价，并将点评结果与常规药物利用评价（DUE）进行比较，评估该法的适用性。结合 DUE 法建立评价标准，采用属性层次模型（AHM）加权法计算各指标的相对权重，运用 TOPSIS 的数据处理无量纲化和归一化计算各病历医嘱与完全合理医嘱的距离，直接将指标和医嘱量化，按患者诊断和年龄进行分层评价及排序，并与常规 DUE 评价结果进行比较，以评估运用 TOPSISI 分层法进行用药评价的适用性。运用 TOPSIS 属性分层法，300 份病历 Ci = 0.821 8，其中完全合理的病历占 55.67%（Ci = 1），合理病历占 1.67%（1 > Ci > 0.8），基本合理病历占 21%（0.8 > Ci > 0.6），不合理病历占 21.67%（Ci < 0.6）。TOPSISCi 法和 DUE 法相比，合理性趋势相同，均能计算合理率，但 TOPSIS 法还能根据指标权重的不同，直接将指标和结果量化归一，结果精密度和区分度更高，具有可比性，评价深度更高，更加客观、全面。经过近一年的辅助用药点评后，该院红花黄色素注射液应用基本合理，但仍存在很多问题。与常规 DUE 法相比，TOPSIS 法在一定程度上消减了主观随意性，计算结果精密度、区分度和评价深度更高，运用 TOPSIS 属性分层法对红花黄色素注射液进行评价是合理可行的。［中国医院药学杂志 2020,40（8）:922-928］（黄 瑾 胡晋红）

注射用帕瑞昔布钠药物利用评价标准的建立与应用 建立注射用帕瑞昔布钠药物利用评价（DUE）标准，评价其临床使用的合理性和规范性，为临床合理用药提供参考。参考药品说明书、相关指南和专家共识建立注射用帕瑞昔布钠 DUE 标准。设计患者使用调查表，依据制定的 DUE 标准评价该院 2019 年 1~10 月帕瑞昔布钠使用的合理性与规范性。用药指征符合标准率为 90.0%；用药过程中各项标准符合率为 65.0%，存在超剂量用药、用药过程中未按照要求监测血压、联合用药不合理、配伍禁忌等方面的不合理现象；用药结果符合标准率 90.0%。建立药物 DUE 标准,可促进药物评价工作的标准化和规范化;发现临床用药中的问题,有利于提高临床合理用药水平。[中国药师 2020,23(10):1 974-1 977]

(黄 瑾 胡晋红)

酮咯酸氨丁三醇注射液药物利用评价标准的建立及应用 建立酮咯酸氨丁三醇注射液的药物利用评价标准,并评价其临床用药情况。以药物说明书为基础,参照相关规范和专家共识,建立酮咯酸氨丁三醇注射液药物利用评价标准,采用回顾性研究,对亳州市人民医院 2019 年 1~12 月 200 例使用酮咯酸氨丁三醇注射液的病例进行合理性评价。结果用药指征符合率为 83.5%,用法用量正确率为 45.5%,疗程合理率为 75.5%,联合用药合理率为 55.5%。笔者所在医院酮咯酸氨丁三醇注射液使用合格率较低,主要问题表现在用法用量不适宜、超疗程用药。应特别注意酮咯酸氨丁三醇注射液辅料中含有乙醇,避免发生双硫仑样反应,确保患者用药的安全性。[中国现代应用药学 2020,37(21):2 659-2 663]

(黄 瑾 胡晋红)

利伐沙班药物利用评价标准的建立与应用 建立利伐沙班药物利用评价(drug use evaluation,DUE)标准,为临床合理应用利伐沙班提供参考。以利伐沙班药品说明书为基础,参考相关指南和文献,并通过与临床专家讨论,从用药指征、用药过程和用药结果 3 个方面建立 DUE 标准。采用回顾性调查,对福建医科大学附属漳州市医院 2018 年 1 月至 2019 年 6 月使用利伐沙班的住院患者病历进行评价。结果共纳入 591 份病历,用药合理率为 60.41%,不合理用药情况主要为剂量偏小(27.75%)、超说明书用药(11.50%)和药物相互作用(9.64%)3 方面。建立的利伐沙班 DUE 标准有较强的科学性、实用性和可行性,在禁忌证、使用质子泵抑制剂预防利伐沙班相关胃黏膜损伤及超说明书用药的管理方面可进一步优化。[中国现代应用药学 2020,37(20):2 543-2 548]

(黄 瑾 胡晋红)

华法林药物利用评价标准的建立与应用 建立华法林的药物利用评价(DUE)标准。为临床合理用药提供参考。以华法林药品说明书为基础,参考权威文献和指南制定华法林 DUE 标准。依据此标准从用药指征、用药过程和用药结果等三个方面,对某院 2018 年 1 月至 2019 年 9 月 111 例住院患者使用华法林情况进行回顾性分析评价。不同科室、不同适应证、不同性别及年龄患者的华法林用药情况与部分抗凝指标存在明显差异($P < 0.05$)。依据建立的华法林 DUE 评价标准评价,该院华法林使用中禁忌证、依从性、治疗效果等方面的标准符合率 100%,基本合理;用药不合理主要表现为:剂量调整符合标准率为 93.7%,INR 值监测频率为 54.3%,特殊人群用药符合标准率为 88.9%,INR 异常升高/

出血时处理符合标准率为 87.5%,药物相互作用符合标准率为 72.6%,INR 达标率仅为 24.3%。该院华法林临床使用存在一定问题,建立华法林 DUE 标准可为规范华法林临床应用提供参考,促进华法林合理使用。[中国药师 2020,23(8):1 572-1 577]

(黄 瑾 胡晋红)

运用药物利用研究指标评价药品对 DRGs 费用合理性影响——以抗菌药物和质子泵抑制剂为例的实证研究 通过药物利用研究相关指标对 DRGs 药品费用的合理性进行评价,为医院及医保部门对各组药品费用的管理提供与依据。根据 CN-DRGs 分组方案,选取某院两年 5 个消化系统疾病非手术 DRGs 组。对各组住院费用及药品费用等情况进行汇总整理,并对各组的抗菌药物和质子泵抑制剂(PPI)的药物利用指标进行统计分析。5 个 DRGs 组的药占比最低的为 GU15 组(43.85%),最高为 GT19 组(60.16%)。各 DRGs 组抗菌药物的使用率范围 38.46%(GT19)~64.86%(GS11);药物利用指数范围在 0.59(GU15)~0.78(GT19);使用强度范围在 20.99(GU11)~53.28(GS15)。PPI 的使用率范围 51.65%(GT19)~97.83%(GS11);药物利用指数范围在 1.35(GU15)~2.25(GS15);使用强度范围在 61.57(GT19)~310.63(GS15)。该院 GT19、GU11 和 GU15 组的 PPI 和抗菌药物的使用可能存在不合理现象,药品费用有进一步下降的空间;利用药物利用研究的来进行 DRGs 分组的用药合理性评价具有可行性。[中国医院药学杂志 2020,40(22):2 313-2 316]

(黄 瑾 胡晋红)

2012—2016 年浙江省 11 家医院肺癌合并感染患者碳青霉烯类药物利用分析 分析浙江省 11 家医院肺癌合并感染患者碳青霉烯类药物使用情况及用药趋势,促进临床合理用药。分层抽取 2012—2016 年浙江省 11 家医院每年 40 天的医嘱数据,对肺癌合并感染患者使用碳青霉烯类药物的用药金额、用药频度(DDDs)、限定日费用(DDC)以及药物利用指数(DUI)进行统计分析。2012—2016 年浙江省 11 家医院碳青霉烯类药物中,亚胺培南/西司他丁的用药金额最高,DDC 连续 3 年排名第一;美罗培南 DDDs 连续 3 年居于榜首;5 种碳青霉烯类药物的 DUI 范围为 0.89~1.7,亚胺培南/西司他丁和法罗培南的 DUI 接近于 1,比阿培南、美罗培南、帕尼培南/倍他米隆的 DUI 均 >1,但呈下降趋势。浙江省 11 家医院肺癌合并感染患者碳青霉烯类药物用药剂量存在不合理现象,2015 年后用药剂量不合理情况整体有下降趋势,抗菌药物合理使用在该地区的用药宣教和管控有一定成效。[药物流行病学杂志 2020,0(3):174-177]

(黄 瑾 胡晋红)

老年高血压患者口服一线降血压药物利用分析:全国多中心研究 分析 2017 年全国 8 个城市老年高血压患者 5 类一线降血压药物的使用特征,为老年患者合理使用降血压药物提供参考数据。基于 2017 年《医院处方分析合作项目》随机抽取的处方数据,采用药物利用分析,对各类降血压药物处方量前 5 位的药品进行处方数、药品金额和处方日剂量分析。结果共抽取 8 个城市 101 家医院处方 904 296 张。男女比例为 1.01,中位年龄 76 岁。钙通道阻滞药(CCB)、β 受体阻断药(β-B)和血管紧张素 II 受体阻断药(ARB)是处方量前 3 位的降血压药。各类处方量最大的品种(构成比)依次为:氨氯地平(15.85%)、美托洛尔(14.60%)、缬沙坦(6.97%)、螺内酯(3.69%)和培哚普利(2.06%)。中位药品金额最高的品种依次为:氯沙坦(139.16 元)、硝苯地平(107.80 元)、阿罗洛尔(104.40 元)、培哚普利(97.80 元)和托拉塞米(36.40 元)。血管紧张素转化酶抑制药(ACEI)、ARB 和 CCB 类药物处方日剂量/限定日剂量(PDD/DDD)均值大于 1,分别为 1.52、1.42 和 1.29。合并肾病的患者的 5 类降血压药 PDD/DDD 均值高于未合并肾病患者。合并肝病的患者的 ACEI、ARB 和利尿剂(DU)类降血压药 PDD/DDD 均值高于未合并肝病患者。CCB、β-B 和 ARB 是老年高血压患者最常用的 3 类降血压药,特别是氨氯地平、美托洛尔和缬沙坦;仍需警惕老年高血压患者降压药物禁忌证,重视合并肾病、肝病患者的药物剂量管理。[医药导报,2020,39(2):156-160]

(黄瑾 胡晋红)

门诊现状调查与
用药咨询

药师门诊现状调查与分析 郑婷婷等通过各地卫生健康委网站、医疗机构官方网站、门诊挂号信息平台等公布的信息,结合问卷调查,于 2019 年 2 月调查 15 省(市、自治区)143 所医院的药学门诊开展情况,并进行对策研究。结果:143 所医院中,共 38 所医院开展药学门诊,其中三级医院 31 所,占参与调研三级医院总数的 47.7%;二级医院 7 所,占参与调研二级医院总数的 9.0%。在接受调研的医院中,仅有 11 所三级医院对药学门诊进行了收费,占开展药学门诊三级医院的 35.5%。张昕怡等通过医院线上挂号平台和医院官网获取药学门诊开设情况,包括专业方向、收费情况以及出诊药师资质等。结果:1 326 家三甲医院中开设药学门诊的医院共有 172 家,占所调查医院总数的 12.97%;其中药学门诊开设数量排名前 5 的省份分别为广东 43 家(43/116,37.07%)、北京 20 家(20/60,33.33%)、浙江 15 家(15/45,33.33%)、江苏 14 家(14/83,16.87%)、上海 8 家(8/38,21.05%)。在开设有药学门诊的 172 家三甲医院中,74 家医院在调查中尚未获得所开设药学门诊的具体专业方向;在可获得专业方向的 98 家医院中,药学门诊开设专业主要包括

妊娠/哺乳期用药管理(31 家,31.63%)、抗凝/抗栓(30 家,30.61%)、慢病管理(28 家,28.57%)、疼痛管理(17 家,17.35%)、儿童用药管理(17 家,17.35%);此外,部分医院根据本院医疗服务特色开设了特色药学门诊为患者提供更多样的药学服务,如积水潭医院开设了骨质疏松药学门诊,中南大学湘雅二医院开设了关节置换医药联合门诊以及广州医科大学第一附属医院开设了药品分剂量药学门诊等。张雪艳等对我国药师门诊现状进行了总结分析。目前我国药学门诊大多开设在三级综合医院,形成了综合药学门诊和专科药学门诊两个类别,涵盖抗凝、呼吸、全科、慢病、妊娠、疼痛、肿瘤、内分泌、老年病等多个学科或方向,主要形式有药师独立坐诊、医师药师联合门诊、多学科 MDT 门诊、网络药学门诊。药师资质方面:各地要求各不相同,多为本科及以上、中级以上职称、3 年以上相关工作经验,有些地方要求经过临床药师规范化培训或通过 MTM 培训。收费方面:联合门诊药师不单独收费;药师独立坐诊的药学门诊大部分免费,少部分收取定额挂号费或按药师职称收费。服务提供方面:临床药师在面对面了解患者疾病史、用药史、家族史、过敏史后,主要为患者提供包括药物咨询、药物治疗评估、用药依从性评估、药物重整、合理用药指导、不良反应鉴别与处理、健康宣教及随访等一系列药学服务。开展药学门诊是药学服务的重要内容,目前多地医疗机构对开设药学门诊进行了初步探索,但在药学门诊发展过程中仍存在一些问题。药学门诊的国际经验显示,国家层面的政策规范指导、健全的电子病历系统、高效的预约随访机制、明确的药师处方权以及成熟的药学服务收费体系,是推动药学门诊发展的主要因素。为贯彻落实《关于加强医疗机构药事管理促进合理用药的意见》(国卫医发[2020]2 号),进一步规范发展药学服务,提升药学服务水平,促进合理用药,国家卫健委发布《国家卫生健康委办公厅关于印发医疗机构药学门诊服务规范等 5 项规范的通知》,规范医疗机构药学门诊服务,保障药学门诊工作质量。[中国医院,2020,24(02):5-7;中国药学杂志,2021,56(10):849-853;卫生经济研究,2021,38(11):26-29]

(王景浩 陈明浩 杨倩之 胡晋红)

药学门诊的认知程度与收费情况 何文文对药师对药学服务的认知情况进行调查。如今医院门诊之中大部分药师针对于药学服务方面都具备一定程度的认知,但还有待提高;比如,部分药师觉得药学服务仅仅只是为病患者提供药品,同时,对门诊药学服务要求的具体内容尚不清楚;另外,部分药师对于当前临床的基本知识以及药学专业方面的基础知识尚且不能够完全掌握。通过对于调查结果的深入分析可知,目前影响药学服务方面的因素很多,主要可以列为:①医院在工作人员的编制方面存在紧缺问题;②部分医院对于门诊工作安排的管理制度尚且不够完善,使药剂科室未能更加有效的进行药学服务相关的工作。另外,张昕怡在调

中国药学年鉴 CHINESE PHARMACEUTICAL YEARBOOK 2020-2021

查中国三甲医院药学门诊开设情况时,对药学门诊收费情况进行统计:在开设有药学门诊的 172 家三甲医院中,21 家医院的药学门诊不收取挂号费或诊疗费;75 家医院的药学门诊会收取相应的挂号费或诊疗费(其中首都医科大学附属朝阳医院的精准用药门诊收取 100 元诊疗费/次,其余专业药学门诊不收取费用;深圳市中医院药物治疗管理门诊收取 25 元诊查费/次,其余专业药学门诊不收取费用。5 家医院部分门诊收费情况尚不清楚),其中有 10 家医院按出诊药师职称不同收费标准不同,其余医院药学门诊收费标准与当地/该医疗机构普通门诊收费标准相同。目前关于药学门诊的收费标准各个地区/医疗机构的做法不一,尚未有统一标准。2018 年,广东省卫健委出台了《关于加强医疗机构药事管理和药品控费推动药学服务高质量发展的通知》(粤卫〔2018〕108 号),明确提出要积极推动设立药事服务费。针对药师提供的包括药品调剂、患者用药教育和评估以及血药浓度监测等在内的药学服务设立收费项目,进行药学服务收费是全球通用的做法。对药学门诊进行合理收费,一方面体现了药师的药学服务价值;另一方面则更加有利于药学门诊及整个行业学科的良性可持续发展。[临床医药文献电子杂志,2020,7(22):189;中国药学杂志,2021,56(10):849-853]

(王景浩 陈明浩 杨倩之 胡晋红)

门诊用药咨询的情况分析 刘艳辉等探讨了药物治疗管理(MTM)服务对门诊老年慢病患者的干预效果,选取上海市浦东新区公利医院 2018 年 1 月至 2019 年 6 月药学门诊收治的 160 名患有高血压或(和)糖尿病老年慢病患者,随机分为干预组和对照组;对照组接受普通药物咨询,干预组至少在药学门诊实施 1 次完整 MTM 服务,随访时间不少于 6 个月。利用经济、临床和人文产出(ECHO)模型及药物治疗相关问题(DRPs)的改善,评价药师 MTM 服务前后的效果。结果:入组 6 个月后,干预组在改善经济结果、临床结局、人文评价、解决药物相关问题方面与对照组有显著性差异。孙士臣等选取 2019 年 4 月至 2020 年 9 月天津市第三中心医院药学门诊 1 647 例患者咨询记录进行归纳整理分析。结果:咨询者年龄以 50 ~ 70 岁为主,多为患者本人或其家属;咨询药品种类最多的为消化系统药物,其次分别为心血管系统药物和抗菌和抗病毒药物;咨询问题以用法用量为主,大部分患者经指导服药后感觉药学指导有所受益。药学咨询量于 2019 年 4 ~ 12 月趋势为增长,2020 年 1 ~ 9 月受新冠疫情影响,咨询量降低但相对稳定。陈海飞等分析了复旦大学附属华山医院北院药学门诊运行情况,收集了药学门诊相关信息,包括就诊患者的年龄、性别、咨询内容、咨询药物种类和对用药建议的接纳情况等进行分析。结果:药学门诊运行 1 年来,共有 416 人次患者就诊,以≥60 岁的老年人为主,女性居多,咨询的主要问题是药物使用的注意事项和生活方式,咨询的药物种类以心血管疾病治疗药物为主,就诊

患者的满意度高,为 98.1%。陈泽鹏等收集中山大学孙逸仙纪念医院药师门诊接诊患者的用药数据情况和用药咨询,对患者多重用药情况和用药疑问进行统计分析。结果:94% 的患者同时使用的药物数量超过 5 种;其中服用最多的药物包括碳酸钙 D_3、甲泼尼龙、甲氨蝶呤、叶酸、来氟米特等。咨询改善病情的抗风湿药物用药的问题最多,其中甲氨蝶呤为最多患者关注的药物。该调查为药师类风湿关节炎的处方精简工作提供了数据支持与参考,有助于药师有针对性地进行个体化药学服务,提升药学服务水平。谭涵梦等以问卷调查的形式,回顾分析广州医科大学附属第一医院药学门诊 2018 年 1 ~ 12 月的就诊数据,分析就诊量和患者黏性。2018 年药学门诊通过直接挂号就诊的人数共计 438 例次,其中 COPD 门诊 188 例次,分药门诊 166 例次,药品不良反应门诊 51 例次,抗凝门诊 33 例次。患者黏性最高的是 COPD 门诊,就诊两次和就诊三次及以上人数占专科门诊总就诊人数的 53.33%,其次是分药门诊(47.36%),抗凝门诊和药品不良反应门诊仅 28.00% 和 21.95%。问卷调查结果显示,患者对药师服务态度满意度达 98.48%,专业满意度达 94.68%,就诊环境满意度达 95.44%,整体就诊体验满意度达 96.96%。此外,71.86% 的患者认为单次就诊时间保持在 10 ~ 20 分钟为宜;92.02% 的患者认为有必要开设药学门诊;84.03% 的患者认为药学门诊收费合理;71.86% 的患者是通过医院宣传得知药学门诊;76.81% 的患者表示会向身边的人推荐药学门诊。开展药物咨询服务,可提高药学服务质量,减少患者用药不良反应的额发生,有助于提升患者满意度,促进药房和谐发展。[中国医院药学杂志,2020,40(01):1-22;天津药学,2020,32(04):30-33;上海医药,2021,42(05):3-5;今日药学,2021,31(02):150-153;]

(王景浩 陈明浩 杨倩之 胡晋红)

临床药师参与门诊窗口药学咨询 张凤分析了首都医科大学石景山教学医院临床药师参与门诊用药咨询的情况,方法:收集 2018 年 9 月至 2020 年 9 月临床药师参与门诊用药咨询窗口接待的用药咨询情况并进行统计分析。结果:门诊用药咨询窗口共接待咨询 74 例,不包括药品供应问题及价格咨询。主要用药咨询人群为患者及家属,占咨询总人数的 71.62%。咨询的主要内容有适应证、用法用量、相互作用、不良反应、禁忌证等。曲芯瑶选择在 2017 年 1 月至 2019 年 1 月长春中医药大学附属医院收治的患者 2 000 例作为研究对象,从中抽取 1 000 例中药用药案例,对比两个时间段内的中药不良反应情况。结果:对临床药学干预的应用,能够显著降低患者服用中药产生的不良反应概率;并且通过中药注射剂的方式相比较其他类型的中药药剂,不良反应率明显要高,差异有统计学意义($P < 0.05$),静脉滴注给药的不良反应发生率明显高于其他给药途径,差异有统计学意义($P < 0.05$)。药师在利用自身掌握的药物相关知识为患者提供用药咨询的同时,也需继续学习和提高医学知识,查找工作中

的漏洞,为更多的患者提供安全、有效、经济的药学服务。[中国处方药,2021,19(10):54-56;临床医药文献电子杂志,2020,7(47):144-151](王景浩 陈明浩 杨倩之 胡晋红)

门诊药房开展合理用药咨询的效果 何雪梅选取 2019 年 2 月至 2020 年 2 月在广东省惠州市博罗县中医院药房取药的 240 例患者作为研究对象,将 2019 年 2~8 月该院药房未开展药物咨询服务收治的 120 例患者作为对照组,将 2019 年 9 月以后药房开展药物咨询服务后收治的 120 例患者作为本研究观察组;比较两组对药房服务的满意率、用药不良反应发生率、实施前后药房工作人员的药学服务质量评分、药师药物相关知识考核评分。结果:观察组满意率为 96.67% 高于对照组的 85.00%;观察组用药后不良反应率为 5.00% 低于对照组的 13.00%($P < 0.05$);实施后药师的药学服务质量评分、药师药物相关知识考核评分显著高于实施前($P < 0.05$)。王思颖收集、总结湖南省湘潭市中心医院 2013 年至 2017 年门诊患者的用药咨询记录,并按照咨询患者的基本情况、咨询内容分别统计并分析。结果:门诊特殊人群咨询中,以 60 岁以上老年人比例最高,达到 55.3%,其次为小于 2 周岁的婴幼儿(22.8%)及 2~6 周岁的儿童(11.0%)。咨询问题最多的依次为用法用量、服药注意事项、药品疗效等。咨询内容中,关于药品基本信息的咨询最多,达 35.5%;其次为用药方法/途径,达 31.9%;再次为用药注意事项,达 15.9%。为门诊患者尤其是特殊人群提供合理的用药咨询服务,是医院药学发展的重要组成部分。用药咨询服务与患者沟通至关重要。良好的沟通既能够提高患者对医院药学服务的满意度,也是患者用药安全的进一步保障。在门诊药房开展药物咨询服务,可提高门诊药房药学服务质量,减少患者用药不良反应的额发生,有助于提升患者满意度,促进药房和谐发展。[智慧健康,2021,7(09):31-33;海峡药学,2020,32(02):189-191]

(王景浩 陈明浩 杨倩之 胡晋红)

药学门诊/用药咨询中的住院药房用药咨询 叶顺萍根据 2017 年 1~12 月的 104 例住院患者用药咨询情况,开展回顾性分析,分析住院患者药房用药咨询情况,药师、患者的咨询态度,总结用药咨询管理,对 3 名药师进行访谈,分析其在对咨询的对象进行解答时知信行情况。结果:104 例对象,共进行用药咨询 156 例次,内容包括药品的用法、特殊人群用药、药物不良反应、禁忌证或药物的相互作用情况、贮藏条件等。蒋杰采取随机抽样的方法,收集解放军总医院第五医学中心 28 个临床科室工作人员关于药学服务满意度的调查问卷。采用利克特量表,设置态度分值,通过 Microsoft Excel 软件对评分进行统计分析。结果:收集有效问卷 226 份,满意度平均得分 > 4.3 分;病区对住院药房的药学服务基本满意,用药咨询评分最低,仅为 4.38 ± 0.49 分,发药准确度

(4.44 ± 0.89 分)和有效沟通(4.84 ± 0.39 分)方面有待提高。各科室对住院药房的药学服务基本满意,问题主要体现在用药咨询和发药准确度等方面,整体药学服务质量还有一定的上升空间。住院患者药房用药咨询问题比较集中,特殊类型的患者占一定的比例,药师对患者及其家属咨询的态度有待改善,有困惑时咨询他人的比重并不高,对于不影响用药安全的问题重视程度不足。[海峡药学,2020,32(05):202-203;中国医院用药评价与分析,2020,20(03):369-371]

(王景浩 陈明浩 杨倩之 胡晋红)

药学门诊/用药咨询中的中药 & 中成药用药咨询 何杏仪等分析了中药药学门诊服务模式的建立和意义,通过选取广州中医药大学顺德医院药学门诊 2018 年 1 月至 2020 年 4 月接诊的患者 122 例为研究对象,回顾性分析 122 例患者用药咨询情况,以问卷方式调查患者中药相关知识、中药安全用药意识及对中药药学门诊服务评价。结果:患者的中药用药安全意识较弱,认为中药很安全占比 16.39%,大部分安全占比 72.95%;曾自行服用中药或保健品占比 77.87%,经医师诊断服用中药仅占 36.89%。94.28% 的患者表示,通过中药药学门诊服务对提高中药安全意识有帮助;90.98% 的患者对开展中药药学门诊持肯定的态度。中药临床药师参与药学门诊,可一定程度促进中药临床药学开展,降低中药药源性疾病的风险,对当前药学门诊的发展道路具有借鉴意义。[临床合理用药杂志,2021,14(25):12-14]

(王景浩 陈明浩 杨倩之 胡晋红)

QCC 在提高医院药房药学服务质量中的应用 林颖等随机抽取 2019 年 8~9 月 31 张处方作为研究对象,分析品管圈在提高医院药房药学服务质量中的应用效果。从 2019 年 8 月开始在门诊药房中实施药学服务质量管理品管圈活动,活动结束后统计发药状况,比较改善前后的影响度、用药咨询满意评分和投诉频次。结果:改善后药房评价项目的评分状况良好,且评分均高于 90 分,门诊药学服务满意度为 100%,以此作为活动主题。改善前后影响度比较,改善后明显优于改善前,用药咨询满意度评分和投诉频次比较,改善后明显高于改善前。将品管圈活动应用于医院药房药学服务,可优化服务质量,提升门诊药学服务满意度,保证药房发药正确。[北方药学,2020,17(02):174-175]

(王景浩 陈明浩 杨倩之 胡晋红)

基于互联网的药学门诊/用药咨询 徐乐加等对"互联网 +"背景下医院开展的线上药学门诊服务进行总结,收集中山大学附属第三医院 2020 年 3 月 27 日—12 月 31 日线上药学门诊接诊的所有有效咨询,对患者年龄、性别、咨询次数等个人资料及咨询内容进行分类统计。结果:在 368 位咨询患者中,以中青年女性为主。有效咨询共 423 例次,关于药

物使用方面的相关问题最多,占56.2%;其次是关于不良反应的咨询,占23.6%,另外还有16.78%是关于妊娠哺乳期的用药咨询。邵明鸣等探讨了妊娠哺乳期开展药学门诊线上咨询的前景。方法:收集"苏州市立医院"微信公众号上2020年2月8日—3月31日的154例妊娠哺乳期妇女用药咨询服务数据,对咨询用药人员、咨询问题、咨询药物类型等进行分类统计,并与线下咨询模式比较,分析在线药学服务的获益和局限,以及移动互联网药学服务模式的发展前景。结果:154例线上咨询中,哺乳期妇女83例(53.90%)、妊娠期妇女71例(46.10%);咨询药物问题104例(67.53%)、咨询诊疗问题50例(32.47%);涉及最多的药物为外用药(36/168,21.43%),其次为中成药(26/168,15.48%)、维生素和微量元素(24/168,14.29%)、内分泌系统用药(22/168,13.10%)、抗菌药物(22/168,13.10%)等;咨询最多的问题为哺乳期用药的安全性(53/104,50.96%),其次为孕期用药的安全性(23/104,22.12%);孕期各阶段涉及孕早期的问题最多(32/171,45.07%),哺乳期各阶段涉及2~6月龄婴儿的问题最多(28/146,60.87%);诊疗问题主要有叙述症状并问该用什么药(30/150,60.00%)和根据检验报告如何调整用药(20/150,40.00%)。廖莉等探讨药品语音二维码标签用于儿童患者用药指导的可行性,收集药物咨询问题并进行统计分析,以此为导向,通过活码管理系统开发药品语音二维码标签,选择咨询人次多的药品进行试用并评价。结果:2017年1月至2018年12月期间共收集959例药物咨询问题,电话咨询为主,其中第Ⅱ类咨询问题类型(药物合理使用)>80%。试用药品克拉霉素干混悬剂、布洛芬混悬液、口服补液盐和蒙脱石散使用语音二维码标签的访问率分别为65.53%、58.32%、49.86%和48.44%,使用前后的咨询人次数和咨询率显著降低($P<0.01$),语音二维码标签的患者满意度达97.50%。线上药学门诊服务有其独特优点,作为线下药学门诊服务的补充,可更好地让药师做好药学服务,促进患者合理用药。基于"互联网+用药指导"模式开发的药品语音二维码标签适用于儿童患者,可行性高,可推广至更多特殊患者人群或其他药品。[现代医院,2021,21(09):1 413-1 415;中国药业,2021,30(20):27-30;中国现代应用药学,2020,37(08):1 007-1 010]

（王景浩 陈明浩 杨倩之 胡晋红）

▱ **非计划妊娠女性用药咨询** 陈娟等对2015年6月1日至2019年9月30日意外妊娠前来咨询用药影响的女性资料进行整理,并跟踪随访,使用Excel进行数据统计,以调查用药咨询对意外妊娠女性早期妊娠抉择的影响,为后期育龄女性对用药的潜在生殖毒性咨询提供参考。结果:意外妊娠咨询的用药人员中女性占总数97.42%;女性年龄26~30岁人群为主体占50.55%;根据孕妇的用药时机进行分类统计,备孕期咨询比例为11.99%,全或无期咨询比例为45.02%,

致畸敏感期咨询比例为27.12%等;用药品种数统计中服用一种药比例为31.00%,服用两种药比例18.26%等;抗菌药物、中药、呼吸系统、性激素、消化系统等咨询较多占比分别为21.15%、17.99%、14.29%、8.80%、7.55%等;前来咨询的意外妊娠人群中88.56%的人员采纳了药师的倾向性建议,11.44%的人员未采纳建议。药师应加强自身的各项能力,为育龄人群或医务人员提供更为全面、科学的药品信息。[海峡药学,2020,32(02):112-114]

（王景浩 陈明浩 杨倩之 胡晋红）

▱ **妊娠期/哺乳期妇女的用药咨询** 周晓玲等分析了医院药学门诊妊娠期用药咨询的基本情况,通过对四川省成都市妇女儿童中心医院2018年4月至2019年7月的药学门诊妊娠期用药咨询记录,进行回顾性统计与分析。结果:共接受妊娠期用药咨询525例,孕早期的用药咨询比例最高;咨询量最多的药物类别为中药/中成药(32.85%),其次为抗感染药物(20.33%),中药中成药用药咨询是妊娠期用药咨询的重要内容,是提高药学服务水平、促进妊娠期中药/中成药合理应用的重要环节。叶淑雅以微信形式初步调研了浙江省妊娠期和哺乳期用药相关的药学门诊的开设概况,并就浙江大学医学院附属妇产科医院2016年1月至2019年8月药学门诊的咨询要素、就诊人次、构成、咨询排名前10位的药品和疾病种类,以及常见的非药物因素,进行阶段性的回顾分析和讨论。结果妊娠期哺乳期用药门诊的专科特色决定了非药物性相关信息收集的重要性;门诊咨询问题以妊娠期用药为主,其中意外妊娠后的药物咨询人次远多于备孕咨询;咨询药品占比较高的为抗菌药物、紧急避孕药和抗感冒药物;非药物因素以饮酒、X线、CT检查相关的咨询为主;排除咨询者自行用药外,主要用药原因为妊娠合并甲状腺疾病、乙型肝炎和多囊卵巢综合征。王柯静等以药品说明书及《中国药典2015年版(一部)》为基础,查阅古今典籍及生殖毒性、胚胎毒性相关文献,形成基于暴露人群的中成药妊娠期安全性信息数据库,分析暴露中成药的品种特点及安全性证据。结果:该调查共涉及1 105个中成药,被《中国药典(一部)》收录且标注为妊娠禁忌的有73个,其中妊娠禁忌信息与药品说明书标注相符的有48个(65.75%);含《中国药典2015年版(一部)》分类为"禁用""忌用""慎用"药材的中成药分别为46、1及207个,药品说明书标注所含药材禁忌信息的有68个;含西药成分的中成药有27个,常用成分包括对乙酰氨基酚、马来酸氯苯那敏、咖啡因等,为中成药妊娠期安全性研究提供参考。梅洪梁汇总鼓楼医院临床药师接受产科临床和门诊的用药咨询363例,对基本情况、咨询内容、问题类型和药物种类进行统计,通过帕累托法则进行分析。结果:在363例用药咨询中,咨询人员以医生为主,共212例(占58.40%);咨询问题主要来自产科住院病区(229例,占63.09%);咨询内容中药物对妊娠的影响所占比例最大;问

中国药学年鉴 CHINESE PHARMACEUTICAL YEARBOOK 2020-2021

题类型中妊娠期用药(200 例,占 55.10%)和哺乳期用药(34 例,占 9.37%)数量最多;抗微生物药物、电解质、维生素及营养类药物、消化系统药物、中成药等为咨询药物种类的主要因素。临床药师在产科接受的用药咨询所涉及的各分类有鲜明的规律及差异,在药学服务中宜重点把握主要因素,为产科提供更优质的药学服务。黄桦等对昆明医科大学第一附属医院 2016 年 3 月至 2020 年 9 月的妊娠期用药咨询情况进行分析。结果:该院妊娠期用药咨询门诊累计提供 8 408 例次咨询服务,咨询者平均年龄(32.13 ± 4.76)岁,涉及 16 类疾病;咨询例次数排序居前 3 位的药物种类分别为营养元素补充剂(4684 例次,占 55.71%)、抗微生物药(1496 例次,占 17.79%)和中成药(669 例次,占 7.96%)。妊娠期用药咨询服务的开展,改善了妊娠期妇女对药物治疗的认知,促进了妊娠期合理用药,充分体现了临床药师的专业价值。[中国药业,2020,29(08):86-87;实用药物与临床,2021,24(01):91-96;中国药业,2021,30(20):8-13;药学与临床研究,2020,28(05):393-397;中国医院用药评价与分析,2021,21(05):616-619]

(王景浩　陈明浩　杨倩之　胡晋红)

⬈ 儿童用药咨询及回访效果

韩燕侠等对儿童患者门诊用药咨询记录开展回顾性分析,通过对 2018 年 4 ~9 月山西省儿童医院门诊用药咨询室 1 188 例儿童患者用药咨询记录按照内容和药物类别进行分类,利用帕累托图对咨询问题的内容进行分析,并针对典型案例进行解析。结果:咨询内容以药品"用法用量及特殊剂型使用方法"(426 例,占比 35.86%)、"作用与适应证"(245 例,占比 20.62%)及"使用注意事项"(217 例,占比 18.27%)为主。咨询药物类别以耳鼻喉科用药(305 例,占比 25.67%)、呼吸系统用药(287 例,占比 24.16%)、消化系统用药(180 例,占比 15.15%)和皮肤科用药(175 例,占比 14.73%)居多。安晓霞回顾分析郑州大学附属儿童医院 2018 年 5 月至 2019 年 12 月 623 例儿童用药咨询记录,采用 Excel 软件绘制帕累托图,对咨询内容和所涉及药品种类进行统计分析,探究门诊用药咨询的主要因素。结果:咨询内容排在前三位的是用法用量 182 例(29.21%)、特殊剂型使用方法 115 例(18.46%)及特殊人群用药 92 例(14.77%)。咨询药物种类以中成药最多 193 例(30.98%),其次为外用药(包括鼻喷剂、吸入雾化剂、眼用制剂及乳膏剂)135 例(21.67%),抗感染药物 98 例(15.73%)。儿童用药有自己的特色,主要咨询问题为用法用量和特殊剂型使用方法,这与儿童的常见疾病有关。咨询药师需要掌握更多的儿童用药专业知识,为广大患儿提供更精准的药学服务,提高患儿的用药依从性,达到药物治疗目的。[中国临床药学杂志,2020,29(02):136-139;实用医药杂志,2021,38(07):629-632]

(王景浩　陈明浩　杨倩之　胡晋红)

⬈ 呼吸系统疾病用药咨询

王鸣凯探讨了药学服务对门诊慢性阻塞性肺疾病(COPD)稳定期患者用药依从性及认知程度的影响。方法:选取南通大学附属医院分院 2018 年 1 月至 2019 年 12 月 66 例门诊 COPD 稳定期患者为研究对象,采用随机数字表法将其分为对照组和试验组,各 33 例。对照组给予常规用药指导,试验组给予药学服务。比较两组用药依从性、疾病认知程度及不良反应发生情况。结果:试验组用药依从性优良率为 100% ,疾病认知程度优良率为 100% ,均高于对照组的 78.79% 、81.82% ,差异有统计学意义(P < 0.05)。试验组不良反应发生率为 3.03% ,低于对照组的 18.18% ,差异有统计学意义(P < 0.05)。陈静等于 2019 年 1 ~6 月向上海市嘉定区南翔医院呼吸内科门诊中确诊为 COPD 并参加药学门诊咨询的患者发放《慢性阻塞性肺疾病药学门诊接受度问卷》《患者慢性阻塞性肺疾病基础知识及吸入剂掌握情况测评问卷》,测评患者对药学门诊接受度及 COPD 吸入制剂掌握情况。结果:共发放问卷 360 份,回收问卷 306 份,有效回收率 85.0% 其中 97 例(31.7%)患者曾接受过药师用药教育,130 例(42.5%)患者此次为第一次接受用药教育,79 例(25.8%)患者认为自己不需要用药教育。在不需要用药教育患者中,14 例次(9.2%)对药师缺乏信任感。《患者慢性阻塞性肺疾病基础知识及吸入剂掌握情况测评问卷》结果显示,大多数患者分数在 60 分左右,说明患者 COPD 基础知识及吸入制剂掌握方面严重欠缺。高春红等将上海市杨浦区中心医院 113 例接受治疗的哮喘患者,依据盲抽法分为对照组(n = 56)与观察组(n = 57)。两组患者均予以常规治疗,对照组行常规护理干预,观察组行药师指导干预,比较两组患者临床疗效、吸入剂使用方法掌握率及用药满意度。结果:观察组总有效率、吸入剂使用方法掌握率、用药满意度均高于对照组(P < 0.05)。药师指导干预可有效提高门诊哮喘患者临床治疗效果,提高患者吸入剂使用方法掌握程度与用药满意度。患者对药学门诊药师用药宣教认识度不够,药师可在药学门诊工作中丰富宣教内容,有效促进临床合理用药和呼吸系统疾病管理。[中外医学研究,2020,18(34):173-175;山西医药杂志,2020,49(21):2 891-2 893;贵州医药,2021,45(04):621-622]

(王景浩　陈明浩　杨倩之　胡晋红)

⬈ 社区用药咨询

王睿韬等回顾性分析 2018 ~2019 年间 980 例次医疗联合体定点社区卫生服务机构采集的社区患者用药咨询和满意度调查结果,并进行统计分析。结果:药物咨询者以老年人为主,≥60 岁的老年人占 80.71% (791/980),患病种类≥3 种者占 50.31% (493/980)、患病时程≥3 年者占 62.22% (649/980);主要药物咨询与用药问题为药物的用法与用量(60.10% ,589/980)、诊断与用药不符(8.67% ,85/980)及给药途径错误(7.35% ,72/980);咨询者的整体满意度为 91.94% 。鞠永红等分析 2017 年 6 月至 2019 年 9 月在门诊和合理用药咨询的社区 COPD 患者共患

中国药学年鉴　CHINESE PHARMACEUTICAL YEARBOOK　2020-2021

肺外疾病的相关用药资料及相关合理用药药学服务指导。结果:共汇总213例患者信息,其中男122例(57.28%),女91例(42.72%);年龄(68.52±15.71)岁,病程(7.32±3.16)年。共患一种肺外疾病62例(29.11%),两种疾病91例(42.72%),3种疾病49例(23.00%),共患四种疾病及以上11例(5.16%),共患3种以上疾病者多重用药情况达100.00%。不合理用药状况以长期固定应用某种药物22.03%、不按时用药15.25%,和不遵医嘱不按剂量用药14.41%比例较高。估计可能存在药物不良反应情况以心律失常11.90%与肝功能损害11.90%占首位。社区慢性病患者在用药过程中存在一定问题和错误,临床药师开展社区患者用药咨询在减少用药错误、降低药物不良反应发生方面起到了一定的积极作用。[临床药物治疗杂志,2021,19(04),76-78;中国社区医师,2021,37(19),14-15]

(王景浩 陈明浩 杨倩之 胡晋红)

处方/医嘱审核

处方前置审核的综合分析 徐晶晶等汇总2018年11月至2019年3月智能辅助决策系统上线后对门诊干预的处方,和2017年11月至2018年3月未引进该系统门诊处方前置审核资料,分析对比利用信息化辅助门诊处方前置审核前后的影响。系统上线后处方合格率均在99.70%以上,医师主动修改率平均为46.93%,药师平均处方干预率9.22%,不合理类型主要为诊断不全、相互作用、用法用量不适宜。利用信息系统辅助处方前置审核模式,可有效提高处方质量。药师需在实践中不断优化和完善规则,从而保证用药安全。周水芳等收集福建医科大学附属第一医院2018年1~12月7 121张门诊和急诊前置审核回退的问题处方进行分类统计,分析处方前置审核的效果。该院7 121张不合理处方中,主要存在诊断与用药不符、用法用量不适宜、药品选择不适宜、用药途径不适宜、药物配伍不适宜等问题。相比传统审核处方模式,前置处方审核模式可以简化不适宜处方修改过程、减少不合格处方、提升就诊者取药效率等优势。处方前置审核可以保证医生用药规范性、提高处方质量和药师工作效率,促进临床合理用药、保障患者用药安全。王素梅等根据该院药师建立的处方前置审核系统规则和《处方管理办法》等审方规则,选取系统使用前后的所有门诊处方,分析处方前置审核系统对该院门诊处方质量的影响。使用处方前置审核后,处方平均合格率提高了10.25%。应用处方前置审核系统可明显改善临床不合理用药的现状,提高门诊处方质量,促进安全合理用药。封学伟等回顾性分析处方前置审核系统在妇产专科医院的应用数据和特点,对2018年1

月1日至12月31日某妇产专科医院前置审核系统判定的不合理处方进行分析,汇总科室分布、错误类型、涉及药品,通过帕累托法则进行分析。共分析处方1 008 039张,处方前置审核系统点评提示不合理处方13 270张,药师审核排除假阳性提示4 693张,成功干预处方8 549张处方。8 549张不合理处方中涉及药品的共14类,其中妇产科外用药2 098例次(24.54%)、激素及其有关药物1 752例次(20.49%)、影响血液及造血系统药物994(11.63%)、营养类药物971例次(11.36%)、抗感染药物954例次(11.16%),累积占比79.18%。不合理类型可分为11类,其中适应证不适宜4 725例次(55.27%)和单日用药超量1 719例次(20.11%)累积占比75.38%。处方前置审核系统的应用有利于保证患者用药的安全、有效、经济、适宜。陈喆等根据"三审三拦三沟通"审方模式和不合理处方分级管理原则,设计并上线有8个模块,即处方/医嘱实时自动审核,药师实时处方/医嘱审核,处方/医嘱点评,知识库维护与自定义,多院区管理,药品信息查询,统计分析和用户权限管理组成的前置审方系统。结果系统启用后(2018年9月至2019年8月),共计审核处方2 072 624张,预审触发报警15 147张:1级1 402张,2级5 279张,3级8 466张,其中需药师人工审方处方1 205张,占所有处方0.06%,较之启用前(2017年9月至2018年8月)处方合理率从98.94%上升至99.27%,抗菌药物使用率从11.13%降低至9.64%,差异均有统计学意义($P < 0.000\ 1$)。前置审方系统可以显著提高处方合理率,降低药师审方工作压力,成为合理用药的重要保障。武明芬等通过文献检索和用户使用情况调查,从系统的审核速度、功能特点、版本更新、用户体验和市场售价等几个方面进行综合评价。美德医集成了中、美两国药品数据库和用药规则;PASS和iPRC数据库信息全面并提供详细的更新说明;天际健康与普华和诚响应速度快,目前国内用户较多;慧药通结构清晰,方便维护和升级。前置审核系统各具特点和优势,功能已基本能胜任医院的日常工作,但仍存在数据库不够全面、无效警示过多、更新维护不及时等不足,仍需进一步发展完善。陈健达等利用该院"合理用药系统"中的全处方点评工作系统分析该院2018年7~8月(维护规则前)与2018年9月至2019年10月(维护规则后)触发"慎用""禁忌"级例数、医生例数、品种数量以及专项点评的合格率、门诊中成药用量。维护规则后触发"慎用"级、触发"禁忌"级处方比例呈下降趋势,且低于维护规则前触发比例,差异有统计学意义($P < 0.05$)。与规则维护前相比,维护规则后触发"慎用"及"禁忌"级医生例数降低、触发药品品种数量减少、每月处方用药的用法用量专项点评的合格率升高;维护规则后每月处方用药门诊中成药用量少于维护规则前,差异有统计学意义($P < 0.05$)。采用"合理用药系统"进行处方用药前置干预能够提高临床的合理用药水平,将不合理用药有效拦截在取药前,确保用药安全、有效、合理,为基层医院药师开展药学服务提供一种可

行的方法,值得推广。李明娟运用深度学习的方法,提出医院智能化处审核系统方案,将处方结果提交医生作为处方开具参考。经过智能化处审核系统后,门诊处方开具合格率提高5.17%。智能化审核系统有助于医院的处方合理性的提高。张清华等系统总结北京某三甲医院门诊处方前置审核系统管理模式,比较实施前后6个月门诊处方合格率变化,并对医师的使用满意度进行问卷调查分析。该院依靠合理用药知识库及医嘱审核规则建立合理用药前置审核软件,采用信息系统、人工审核、处方点评、循证药学查询、临床沟通、及时更新规则相结合的方式,对处方实施"三次审查"的闭环式管理模式,门诊处方合格率从实施前的93.34%上升至98.31%($P < 0.05$)。门诊医师对该系统总体满意度达到了76.2%,对参与药师的满意度达到了81.6%。杜静等对2019年4～9月普外科处方前置审核系统干预的不合理处方以及人工审核情况进行统计分析。2019年4～9月处方审核系统警示出4级及以上处方259 963张,主要以"适应证不符"最为突出,占系统4级以上警示处方的61.95%。人工审核打回处方601张,占4级及以上警示处方的0.23%,其中"必须修改"的处方371张,占打回处方的61.73%。处方前置审核系统有效提高用药安全,系统仍需不断升级改进。许开成等抽取审方系统完善前和完善后两个时间段的处方分别作为对照组和观察组,对两组处方的数据进行分析。对照组的处方拦截率为18.6%,处方通过率为81.4%,假阳性率为10.2%,假阴性率为0.48%。观察组的处方拦截率为8.4%,处方通过率为91.6%,假阳性率为3.5%,假阴性率为0.01%,差异均具有统计学意义($P < 0.05$)。审方系统完善后,拦截率、假阴性率和假阳性率均显著降低,证明审方系统在完善后能更好地识别处方上的用药情况,能更全面、更准确地审核处方。官玲花等对某医院安全用药智能辅助决策系统中2018年11月至2019年4月审方药师干预的353例门急诊不合理用药处方进行回顾性分析。利用安全用药智能辅助决策系统实时监测,审方药师及时干预353例处方中给药剂量不宜(69.69%)、遴选药物不适宜(9.35%)、联合用药不适宜(7.65%)、给药频次不适宜(3.68%)、适应证不适宜(2.83%)、重复给药(2.83%)、溶媒选择不适宜(2.27%)、给药途径不适宜(1.13%)、未标记皮试结果(0.57%)等九项类型情况。对不合理用药处方进行前置审方干预,改变了既往问题处方的修改由患者来回医师、药师、护师之间的繁琐流程,改善了患者的就医体验,提升了患者满意度,保障了患者用药安全。杨艳模等采用对照、回顾性研究方法,选取前置审方前门诊抗菌药物注射剂处方652张为对照组;运用合理用药软件系统中自定义规则库建立、弹框警示、审方药师干预处方点评与信息药师沟通干预后,选取门诊抗菌药物注射剂处方255张作为试验组。将干预前后的结果进行统计、分析。抗菌药物静脉处方占比对照组为0.97%,试验组为0.36%;不合理处方占比对照组为

26.99%,试验组为14.12%;处方中抗菌药物金额对照组平均为373.78元,试验组平均为330.46元。通过前置审方对抗菌药物注射剂使用的干预,可降低门诊抗菌药物静脉输液使用率,减少其不合理处方比率,降低患者药费,促进门诊抗菌药物静脉输液处方质量持续改进。尹春华等随机抽取2015年至2018年某院门诊输液内容完整的处方4 125张作为研究对象,2015年该院开始实施前置性处方审核和干预工作,记录2015年输液处方不合格原因及占比并统计2015年至2018年该院门诊输液处方的不合格率。2015年输液处方不合格种类占比由高到低依次为书写不规范、溶媒不当、浓度不当、频次不当、配伍不当、无适应证用药等,输液处方不合格率为9.03%,2016年为6.57%、2017年为4.70%、2018年为2.66%,相较于2015年明显降低,对比差异具有统计学意义($P < 0.05$)。实施前置性处方审核及干预工作可明显减少输液不合理处方发生率,提高输液处方质量。吴光樑等收集和整理2018年第四季度不合理的门诊处方,分析药师对其干预的情况。发现问题主要包括医师疏忽及手误导致的、患者原因导致的有潜在问题的、未备案的超说明书用药及因为技术问题出现的问题处方。药师对其中309张处方进行了干预,干预成功率为72.49%。对处方审核时发现的问题处方进行分析,能发现门诊问题处方的常见类型、出现频率及医师对此类问题反馈的接受程度,为规范门诊合理用药及进一步推行处方前置审核提供很好的参考。邱洪等通过对2018年门诊药房处方进行事前干预,并每月将汇总分析结果上报医教部,医教部将分析的结果结合临床实际问题,采取针对性的整改措施,如定期召开用药讲座,药品点评分析,医师绩效与用药合理性挂钩等。2018年门诊药房事前干预处方共4 315张,其中3 115张给予退药处理,余下1 200张经开方医师再次确认后调配。事前干预的处方问题分为三类:不规范处方、用药不适宜处方和超常处方,共涉及九个方面的不合理用药。通过一系列整改措施,不合理处方现象大大减少。通过医教部与药剂科共同努力,为临床提供合理的用药依据及超说明书用药的规范流程,大大提高该院合理用药水平,保障患者用药安全、有效、经济。许开成等抽取审方系统上线后2019年6月的门诊处方61 379张作为观察组,及抽取审方系统上线前2018年6月的门诊处方60 518张作为对照组,对两组处方进行事后处方点评及结果分析。审方系统上线前,对照组的处方合格率为91.51%,审方系统上线后,观察组的处方合格率为99.97%。审方系统能自动过滤80.62%的合理处方,系统判定不合理后转人工判定为合理处方的占19.35%。借助审方系统审核处方比传统的纯人工审核处方,能更省时、更省力、更准确,能更好地促进合理用药,保障用药安全。蒋正立等创建前置审方全流程,搭建审方组织架构,确定审方方式和流程,成立审方药师团队,明确审方内容,运用审方系统开展前置审方工作,不断完善用药规则,实现审方闭环管理。实施前置审方,减少了患者

取药跑动次数,提高了处方合格率,通过了 HIMSS(门诊)六级评审。结论基于患者"最多跑一次"改革,实施前置审方,让患者用药更合理、更安全,提升就医体验。王渊等将厦门大学附属第一医院门诊 2017 年 1 月至 2018 年 1 月期间开具的 1 362 张处方和 2018 年 2 月至 2019 年 2 月期间开具的 1 429 张处方作为研究对象。该院从 2018 年 2 月开始建立用药点评机制,并将其应用于门诊处方管理中。对该院门诊两个阶段开具的 2 791 张处方中的用药资料进行回顾性研究。比较这两个阶段门诊处方的用药情况。在 2017 年 1 月至 2018 年 1 月期间该院门诊开具的 1 362 张处方中,有 158 张处方存在用药不合理的情况,其不合理用药率为 11.61%;导致这 158 张处方不合理用药的原因是:临床诊断书写不全、单张处方给药的种类超过 5 种、给药的途径不适宜、药品的种类与患者的病症不适宜和重复给药。与实施用药点评机制前相比,实施用药点评机制后该院门诊处方中的不合理用药率明显降低,$P < 0.05$。用药点评机制在医院门诊处方管理中的应用效果显著,可明显提高门诊用药的合理性。郭洮羽等根据相关法律法规,对某院智慧医疗服务区半年的不合格处方进行分析归类。统计该院智慧医疗服务区半年处方 28 851 张,其中不合格处方 3 437 张,占比 11.91%。该院智慧医疗服务区不合格处方 90% 以上可以通过采取相关改进措施避免,面临即将开展的处方前置审核工作,药师应不断加强专业技能,促进药品安全有效合理使用。吴柳花等回顾性分析江西省南城县人民医院 2018 年 6~12 月未进行处方审核的处方 1 248 例,将其列为常规组,2019 年 1~6 月医院进行处方审核的处方 1 248 例,将其列为观察组,比较处方审核前后的不合理处方发生率及具体原因。观察组的 1 248 例处方中,不合理处方 10 例(0.80%);常规组的 1 248 例处方中,不合理处方 41 例(3.29%),差异有统计学意义($P < 0.05$)。观察组不合理处方中,诊断与用药不符 5 例(50.00%),药品选择不适宜 4 例(40.00%),配伍禁忌 1 例(10.00%);常规组不合理处方中,诊断与用药不符 23 例(56.10%),药品选择不适宜 11 例(26.83%),用法用量不适宜 5 例(12.20%),配伍禁忌 2 例(4.88%)。药剂师做好处方审核工作,能显著降低不合理处方的发生率,促进患者的合理用药,不仅能提高医院的经济效益和社会效益,还能避免医患纠纷的发生。[中国卫生标准管理,2020,11(04):91-93;海峡药学,2020,32(04):203-205;上海医药,2020,41(13):53-56;中国病案,2020,21(02):56-59;中国临床药学杂志,2020,29(03):193-198;中南药学,2019,17(09):1 547-1 552;北方药学,2020,17(05):164-166;中国医院药学杂志,2020,40(04):443-447;临床普外科电子杂志,2020,8(01):32-36;中国处方药,2020,18(07):41-42;海峡药学,2020,32(06):230-232;中南药学,2020,18(04):717-720;世界最新医学信息文摘,2019,19(64):240-241;中国当代医药,2019,26(34):154-157;海峡药学,2019,31(10):224-225;智慧健康,2020,6(13):23-25;医院管理论坛,2020,37(01):52-54;当代医药论丛,2020,18(10):141-142;按摩与康复医学,2020,11(09):92-94;临床合理用药杂志,2020,13(02):97-98]

(吴新荣 林鸿举 杨晨 胡晋红)

↗ **医嘱前置审核的综合分析** 钟荣翠等引入审方中心系统,通过建立和维护系统的知识库,协助药师进行处方/医嘱审核。2018 年 6 月至 2019 年 8 月,住院医嘱通过系统 8 级直接拦截的医嘱为 1 833 组,药师人工复审核医嘱 368 880 组,干预医嘱 1 383 组。利用审方中心平台,实行医嘱的前置审核,可有效及时拦截不合理处方,降低临床用药差错风险,提高医嘱合格率,进一步保障用药安全。刘冰心选择某院 2017 年 5 月及 2018 年 5 月的住院儿童患者医嘱进行研究。2017 年 5 月儿童住院患者医嘱共 1 329 条为对照组,2018 年 5 月儿童住院患者医嘱共 1 272 条为观察组。对照组采取常规处方点评的方法,观察组则采用前置医嘱审核的方法。实施前置医嘱审核半年后比较两组不合理医嘱发生率,并分析原因。观察组审核率为 100.00%,明显高于对照组的 25.36%;观察组不合理医嘱发生率为 0.94%,明显低于对照组的 2.26%,差异有统计学意义($P < 0.05$);不合理医嘱原因分析结果显示,观察组在剂量,用药频率,溶媒,用药途径及重复用药方面不合理医嘱发生率明显低于对照组,观察组不合理医嘱集中在相互作用,适应证及品种选择上。前置医嘱审核可明显降低儿童住院患者不合理医嘱的发生率,减少剂量,用药频率,溶媒,用药途径及重复用药方面不合理医嘱的发生。王子民等收集某医院 2019 年 1~2 月鼻饲医嘱情况,分析不合理医嘱。临床药师改进医嘱审核系统,进行用药指导宣教。分析干预后(2019 年 3~4 月)鼻饲医嘱的情况,对比临床药师干预前后的效果。临床药师干预前:1~2 月鼻饲医嘱 5 598 条,不合理医嘱总条数 462 条(8.25%)。前置审核系统共生成 318 条提示,正确提示 181 条(占 56.92%),医生接受 136 条。临床药师干预后:3~4 月鼻饲医嘱 6 530 条,不合理医嘱 228 条(占 3.49%),干预后不合理医嘱显著减少($P < 0.01$)。前置审核系统共生成 190 条提示,正确提示 176 条(占 92.63%),其中医生接受 171 条(90.00%),干预后医生接受度显著提高($P < 0.01$)。临床药师通过改进医嘱前置审核系统,提高了系统审核能力以及医生对系统的依从性,促进临床合理用药。翟蕾等统计 2018 年 8 月至 2019 年 7 月医嘱拦截及打回情况,分析审核模式建立后住院医嘱合格率变化情况。自 2018 年 8 月 1 日至 2019 年 7 月 31 日 12 个月时间内,医院系统共拦截医师医嘱 3 124 条,提示 383 161 条,审方药师打回医嘱 857 条,调配过程共干预医嘱 46 条,且基本呈逐月下降趋势。该院基于审方辅助系统的住院医嘱审核模式有效保证了患者用药安全,不合理医嘱条目数减少,提升了该院合理用药水平。林燕等纳入 2018 年 10 月至 2019 年 9 月中国科学技术大学附属第一医院/安徽省

立医院一线药师基于"智慧软件"干预的3504条不合理医嘱,运用Excel软件进行统计分析。3504条不合理医嘱干预的主要原因包括给药剂量不适宜、药物配伍不适宜、溶剂选择不适宜、溶剂量不适宜、给药频次不适宜以及医嘱录入错误等;其中,超说明书用量的构成比最高(1183条,占33.8%),医嘱重复的构成比最低(4条,占0.1%);溶剂量不适宜干预成功率最高,为44.8%(148/330);神经外科不合理医嘱干预成功率最高,为32.6%(239/734)。住院药房一线药师主要负责调剂工作,医嘱审核人员不固定,审核过程依赖"智慧软件",医嘱审核水平有待提高;应定期对一线药师进行医嘱审核理论培训,对不合理医嘱进行分析总结;建立医嘱集中审核中心,由临床药师及经过医嘱审核培训的专职药师从多方面来进行医嘱审核,提高医嘱审核率及干预成功率。邵晨等依靠合理用药知识库及医嘱审核规则建立起合理用药前置审核系统,将该前置审核系统作为干预工具,比较干预前后不合理医嘱审出率。结果经过前置审核系统的干预,不合理医嘱审出率从0.12%提高至0.25%,差异有统计学意义(P<0.001)。结论应用医嘱前置审核系统,可以有效提高不合理医嘱的审出率,保障患者用药安全。张楠等利用合理用药决策支持系统,结合临床药师人工审核,建立医嘱前置审核工作模式。比较前置审核工作模式实施前(2018年1~8月)、实施后(2019年1~8月)清华大学附属垂杨柳医院住院病历用药医嘱审核率;同时,回顾性抽取医嘱前置审核工作模式实施前、实施后住院病历各400份,进行用药医嘱合理性评估,对比分析医嘱不合理用药问题的变化情况。与实施前比较,医嘱前置审核工作模式实施后,住院病历用药医嘱审核率由45.09%(20.45万张/45.35万张)提高至100%(51.14万张/51.14万张),差异有统计学意义(P<0.05)。借助合理用药决策支持系统的医嘱前置审核工作模式,可有效促进临床合理用药。刘朋朋等从首都医科大学附属北京同仁医院南区医院信息系统收集病区药房2015年9月1日至2016年8月31日,2017年9月1日至2018年8月31日间医嘱审核数以及不合理医嘱干预有关资料,进行回顾性分析,统计分析临床药师参与病区药房管理前后不合理医嘱数量的变化。临床药师参与病区药房管理后,干预不合理用药医嘱由99例上升到254例,干预率由原来的0.01%上升到0.03%,用法用量不适宜115例,占比45.3%,其他类型(药物选择不适宜、重复给药、给药途径不适宜、不良相互作用等)139例,占比54.7%;临床药师参与病区药房管理前,用法用量不适宜61例,占比61.6%,其他类型(药物选择不适宜、重复给药、给药途径不适宜、不良相互作用等)38例,占比38.4%。临床药师归属病区药房参与医嘱审核,有利于提高药学整体水平,保证病人用药安全。王丽君等以北京地坛医院收治的布氏菌病患者为研究对象,以2018年7~12月的住院患者为观察组,2018年1~6月住院患者为对照组,依据提前设计的利福平药物相互作用模板,开展医嘱审核和

干预,并对干预的效果进行评价。观察组59例患者,医嘱749条,男性49例(83.1%),女性10例(16.9%),年龄17个月~71岁,平均年龄(50.0±15.6)岁,平均住院(16.5±9.4)d。对照组患者50例,医嘱653条,男性43例(86.0%),女性7例(14.0%),年龄31月~71岁,平均年龄(51.4±12.9)岁;平均住院(16.7±11.0)d,2组患者年龄、性别、住院天数、医嘱条数等差异无统计学意义(P>0.05)。建立联合用药模板,主要包括奥美拉唑、硝苯地平、苯磺酸氨氯地平、咪达唑仑、酒石酸美托洛尔、地西泮和氟康唑7种药物。临床药师干预观察组相互作用医嘱32条,干预率4.30%(32/749),医师接受了23条临床药师建议,接受率71.88%;对照组存在相互作用却没有干预的医嘱35条,漏审率5.40%(35/653)。以利福平药物相互作用为切入点进行审核医嘱,可显著提高医嘱审核的准确性,减少漏审率,保障患者用药安全。[北方药学,2020,17(02):170-171;实用药物与临床,2020,23(06):557-560;中国卫生产业,2020,17(10):73-75;中国医院用药评价与分析,2020,20(07):882-884,888;中国医院用药评价与分析,2020,20(07):863-866,871;安徽医药,2020,24(06):1251-1253;临床药物治疗杂志,2019,17(08):74-77]

(吴新荣 林鸿举 杨晨 胡晋红)

中药处方前置审核的综合分析 季敏等在上海市杨浦区中医医院与上海市文献馆合作研发的"中药临床审方系统",将中药饮片审方的介入点提前在"事前",实现"事前"审方的智能化,结合人工的"事中"和"事后"审核点评,形成了中药饮片处方的事前实时干预、事中互动审方和事后点评分析一体化的全程监控,并比较分析2018年人工审方组与2019年"中药临床审方系统"的智能化审方组的审方结果,与人工审核相比,"中药临床审方系统"的审方介入点提前至"事前"环节,明显提高不合格处方的发现率,在提升中药饮片临床合理用药方面具有实用和推广价值。[中草药,2020,51(14):3840-3844] (吴新荣 刘艳艳 杨晨 胡晋红)

静脉用药处方/医嘱审核效益分析 王姣等采用回顾性分析方法,调取2018年10月1~31日山东大学齐鲁医院PIVAS接收的全部静脉用药医嘱及对不合理用药医嘱的干预结果,分析PIVAS干预不合理用药医嘱产生的药品资源、人力资源节约情况。结果:2018年10月1~31日PIVAS药师共审核用药医嘱412782组,其中不合理医嘱1967组,占0.417%,包括不规范、不适宜及超常医嘱等类型。通过PIVAS药师干预不合理用药医嘱,及时纠正医师用药医嘱错误,节约了药品资源及护理工时。袁春妮探讨了静脉用药集中调配中心药师在医保预付制度下的作用。方法:选取2020年9~12月经过静脉集中调配中心药师审核的2030例参保患者5600条处方作为观察组,另选取2015年9~12月没有经过静脉集中调配中心药师审核的2010例参保患者4650

条处方作为对照组,比较两组住院费用与医保费及参保不合理处方情况。结果:观察组住院总费用、自付费用、拒付人数低于对照组、医保费用高于对照组,差异有统计学意义($P <$ 0.05);观察组不合理处方及不合理大处方数、抗菌药物使用率、抗菌药物使用强度低于对照组,差异有统计学意义($P <$ 0.05)。结论:在医保预付制度下,PIVAS进行用药医嘱审核对于保障患者临床合理用药具有积极意义,有利于节约医疗资源,降低参保住院患者静脉用药的经济费用。[中国卫生标准管理,2021,12(07),104-105;中国药物滥用防治杂志,2021,27(05),786-787]

(王景浩　陈明浩　杨倩之　胡晋红)

↗ **静脉用药处方/医嘱审核模式探索**　傅梦瑶通过探讨在进行静脉药物配置中心不合理医嘱干预期间,拟定责任药师干预方案并应用可行性。方法:选择湖南省人民医院2018年12月至2019年3月收治的52例药物配置患者作为实验对象,信封法分组后拟定每组不合理医嘱干预方案。参照组(26例):拟定传统干预方案展开;实验组(26例):拟定传统干预方案+责任药师干预方案展开;就组间满意度评分、不合理医嘱发生率展开对比。结果:实验组药物配置患者满意度评分高于参照组($P < 0.05$);实验组以及参照组分别抽取200份医嘱展开调查,最终发现,实验组药物配置患者不合理医嘱发生率(1.50%,3/200)低于参照组(17.50%,35/200)($P < 0.05$)。严定强等建立静脉用药集中调配中心(PIVAS)全肠外营养液(TPN)处方自动化审方模式,在静脉用药调配管理系统中开发TPN审方模块,查阅药品说明书和肠外营养指南,将TPN审核要点、药品属性和计算公式等编辑成处方审核规则导入系统,由系统后台实现计算和判断。结果:TPN审方系统实现了热量、渗透压、离子浓度、糖脂比、热氮比的计算和配伍禁忌等方面的自动化审核,计算准确,大大提高了TPN的审核效率。项健生选取20个临床科室的静脉用药配置中心,进行药物配置过程中出现的用药不合理的处方进行调查研究,探究建立合理用药工作模式的效果。结果:在对静脉药物进行配置的过程中,只有合理建立用药工作模式,建立有效的静脉药物处方审核干预程序,合理进行处方更正,才能够采用更加规范的流程进行静脉药物配置,提升对静脉药物配置的合格率,提升用药安全。结论:静脉药物配置中心合理用药工作模式构建的过程中,需要及时对静脉用药的处方进行审核干预,明确干预流程,有利于减少不合理用药及不合理配比的情况出现,提升患者应用药物的安全性,提升治疗的有效性,减少医患纠纷,提升医院的工作效率和水平;此外,开发处方审核系统可提高处方审核的效率及准确性,有利于PIVAS处方审核工作的推进。[北方药学,2020,17(04):185-186;药学与临床研究,2020,28(02):157-160;当代临床医刊,2020,33(01):100-151]

(王景浩　陈明浩　杨倩之　胡晋红)

↗ **经过静脉用药处方/医嘱审核干预的对比分析**　陈春莲针对南方科技大学医院静配中心于2018年1~6月出现的227例不合理用药医嘱进行分析,并采取相应的干预措施,对比干预前后的不合理用药情况。结果:在本次的研究中,不合理医嘱共227例(1.2%),其中用法用量不适宜共有198例(87.2%),是最为主要的不合理原因,其次为存在配伍禁忌或不良作用的处方,共有19例(8.4%),此外重复给药3例(1.3%),未关联在一起3例(1.3%),遴选药品不适宜1例(0.4%),其他原因3例(1.3%);经过干预后,不合理医嘱干预成功率均保持在88%以上;且不合理用药医嘱对比干预前有明显的下降($P < 0.05$)。张弦抽取皖南医学院弋矶山医院2016年1~6月(干预前)和2017年1~6月(干预后)的医嘱,针对不合理用药医嘱采用干预措施,比较干预前后医嘱不合理率及纠正率。结果:不合理用药医嘱主要类型为溶媒选择错误、用法用量不适宜、配伍禁忌、给药途径不适宜等。干预后不合理用药医嘱率由2.83%降至1.22%($P <$ 0.001),不合理用药医嘱纠正率由75.59%提高至93.96%($P < 0.001$)。车华燕等选取2016年1月至2017年1月茂名市人民医院静配中心处方10 000张作为对照组,另选取2017年2月至2018年1月静配中心处方10 000张作为观察组,对2组所抽取处方进行合理性分析,针对问题处方,对照组进行常规干预,观察组则进行药师干预,比较2组不合理处方张数、不合理处方类型分布及不合理处方风险程度。结果:对照组共有不合理处方1 942张(19.42%),观察组共有不合理处方351张(3.51%),2组比较差异有统计学意义($P < 0.01$);医嘱开立错误、用法错误、药物过量、溶剂用量不当不合理处方与对照组相比得到显著改善($P < 0.01$);配伍禁忌、频次错误、溶剂选取不当等方面比较差异无统计学意义($P > 0.05$);观察组低风险占比明显高于对照组($P < 0.01$)。陈迪等对天津医院2018~2020年拦截的住院患者静脉药物不合理医嘱进行统计分析。结果2018~2020年不合理医嘱854份,占总配置数量的0.27%;按错误类型排名前3位分别是溶媒选择不当、给药频次错误、用药剂量错误;按药品类别统计依次为普通药品、抗菌药物、细胞毒药物与全静脉营养药物;创伤病区不合理医嘱数量最多。在药师的干预下,静脉药物不合理医嘱发生率从2018年的0.305 5%下降至2020年的0.219 5%。结论:药师进行用药干预可有效减少不合理医嘱,显著提高天津医院静脉药物的合理用药水平。陈鑫通过研究盐城市第一人民医院2017年6月至2018年6月600例患者,以随机数字表法分为2组各300例,对照组给予一般药学服务干预,静配中心依据药方医嘱向患者所入住科室发放相关静脉注射药品;观察组患者在对照组的基础上,药方均给予静配中心审方药师严格审核。结果观察组临床用药差错率为7.00%(21/300),对照组临床用药差错率为14.66%(44/300),两组间比较($x^2 = 9.127$ 2,$P =$ 0.0025),比较组间临床用药差错率,明显观察组相对较低,

存在显著性差异,具有统计学意义($P < 0.05$)。陈海妍抽取广东省连州市人民医院 2018 年 1~12 月静脉药物配置中心处方50 000 份,分析不合理处方情况,于 2019 年 1 月至 2020 年 1 月开展药师干预,再次抽取静脉药物配置中心处方50 000 份,比较药师干预前后静脉药物配置中心不合理处方率、不合理处方类型及发生率。结果:药师干预后,静脉药物配置中心不合理处方率为 0.05%,低于药师干预前的 0.11%($\chi^2 = 8.340, P = 0.004$)。药师干预前,不合理处方排名前 3 位为溶剂用量不当(0.28‰)、溶剂选择不当(0.24‰)、药物超剂量(0.22‰);药师干预后,各种类型不合理处方发生率均降低,溶剂用量不当降幅最大为 57.14%,药物频次不当降幅次之为 55.56%,药物超剂量降幅居第 3 位为 54.55%。陈桂香等选取东莞康华医院 2019 年 6 月至 2020 年 6 月住院的患者医嘱中不良医嘱 300 组进行分析,依据时间段不同分为对照组(2019 年下半年)与观察组(2020 年上半年)各 150 组;对照组给予一般药学服务干预,观察组药方均通过静脉用药调配中心审方药师严格审核后使用静脉注射药品;比较各月份两组患者药品超量、配伍禁忌、用法错误、使用溶媒不当、医嘱错误,抗菌药物、化疗药物、普通药品、TNP 处方与高风险处方、中风险处方、低风险处方数量变化。结果:观察组药物不合理处方数比对照组少,观察组不合理处方类型如药品超量、配伍禁忌、用法错误、使用溶媒不当、医嘱错误发生率明显低于对照组;观察组不合理处方中抗菌药物、化疗药物、普通药品和 TPN 处方数量、高风险处方数、中风险处方数、低风险处方数均低于对照组。温坚坤等通过回顾性分析 2018 年 1~6 月广东省江门市中心医院住院患者的抗肿瘤药物静脉用药医嘱,统计患者不合理用药状况,作为干预前资料;2018 年 7~12 月临床药师参与医嘱审核,对不合理医嘱进行干预,统计患者不合理用药状况,作为干预后资料。将该院全年得到的数据行统计学分析,比较干预前后抗肿瘤药物的不合理医嘱改变状况和药师干预效果。结果:干预后的不合理医嘱率为 3.28%,低于干预前的 8.78%,差异有统计学意义($P < 0.05$);干预前后妇科、耳鼻喉科、肿瘤科、肝胆肠胃外科、胸外科不合理医嘱率比较,差异均有统计学意义($P < 0.05$);干预前后放疗科及其他不合理医嘱率比较,差异无统计学意义($P > 0.05$)。肖丽玉择取 2017 年泉州市儿童医院静脉配置中心 55 例患者的 TPN 处方(随机抽取 55 例患者 2 个月内 TPN 处方各 10 张,共 550 张)进行分析;2018 年实施针对性管理(随机抽取 50 例患者 2 个月内 TPN 处方各 10 张,共 500 张)进行分析。记录管理措施实施前后患者 TPN 使用时间,观察管理措施实施后的 TPN 处方不合理应用情况。结果:管理措施实施后 TPN 使用时间为 1~3 日比例高于实施前,4~8 日、9~15 日、>15 日比例低于实施前($P < 0.05$)。管理措施实施后 TPN 处方不合理应用率低于实施前($P < 0.05$)。黄晓英等根据药品说明书及相关用药指南和专业资料,完善医院细胞毒性药物的

审方规则,结合 PIVAS 审方软件,将细胞毒性药物的审方规则运用于 PIVAS 审方系统中,设置前置审方系统;药师根据系统审核情况,进行针对性的二次审核,以确保医嘱的准确性和合理性;比较审方前置规则建立与实施前后不合理医嘱审核情况及审核时间。结果:审方前置规则建立与实施前(2017 年 1~12 月)审核细胞毒性药物处方 40 682 例,审方前不合理医嘱 211 例;审方前置规则建立与实施后(2018 年 1~12 月)审核细胞毒性药物处方 37 707 例,审方前不合理医嘱 168 例,不合理医嘱下降 20.38%。审方前置规则建立与实施后,处方拦截率高于审方前置规则建立与实施前($\chi^2 = 4.854, P = 0.028$),出科差错率低于审方前置规则建立与实施前($\chi^2 = 4.635, P = 0.031$)。与审方前置规则建立与实施前比较,审方前置规则建立与实施后平均每天处方审核时间节约 15.2 分钟。张京莉等选择 2016 年 4 月至 2017 年 4 月太和县人民医院常规发药的 18 个科室的医嘱资料 12 720 份作为对照组;选择 2017 年 5 月至 2018 年 5 月医院静脉用药集中调配中心的 18 个科室的医嘱资料 13 680 份作为观察组;建立标准化的静脉用药集中调配中心的用药医嘱的相关审核程序,培训药师的专业能力,强化其与医师的双向互动,确保合理用药;比较两组的处方审核率、不合理医嘱发生率、用药的不良事件发生率及不合理医嘱的类型。结果:观察组处方审核率为 100.00%,明显高于对照组的 79.24%($P < 0.01$);观察组不合理医嘱发生率为 0.18%,明显低于对照组 1.34%($P < 0.01$);观察组不良事件发生率为 0.15%,明显低于对照组的 1.04%($P < 0.01$);两组医嘱信息错误、给药途径错误、溶媒用量和选择错误及其他经比较差异均无统计学意义($P > 0.05$),其中,医嘱信息错误、溶媒用量和选择错误的占比均较大。结论:针对静配中心出现不合理处方的现象,给予药师干预,能够显著降低不合理处方发生率,降低不合理处方的危险程度,降低静脉输液的风险,有效促进药物合理使用,充分保障患者用药安全。[海峡药学,2020,32(11):215-217;临床合理用药杂志,2020,13(04):111-112;临床合理用药杂志,2021,14(11):145-146;现代药物与临床,2021,36(08):1 739-1 744;中西医结合心血管病电子杂志,2020,8(17):176-177;临床合理用药杂志,2021,14(22):145-147;中国处方药,2021,19(04):49-50;中国当代医药,2020,27(07):175-177;临床合理用药杂志,2020,13(33):39-41;临床合理用药杂志,2021,14(16):29-31;临床合理用药杂志,2021,14(14):132-134]

(王景浩 陈明浩 杨倩之 胡晋红)

■ 静脉药物处方/医嘱审核综合回顾分析 王振敏等采用回顾性调查方法,对 2019 年 10 月至 2020 年 9 月抽取的天津市环湖医院 59 089 份医嘱进行处方点评分析。结果:发现不合理用药率为 0.72%,其中包含溶媒选择不适宜、溶媒量不适宜、用法与用量不适宜及药物联合使用不合理等。汪英等随机抽取 2019 年 6 月至 2020 年 4 月江苏省启东市人民医院

静脉药物调配中心长期医嘱99 090份,分析静脉药物调配中心不合理处方,并探讨有效干预措施。结果99 090份长期医嘱中不合理处方120份(0.12%),不合理用药处方类型为溶媒用量不合理、溶媒选择不合理、超说明书用药、配伍禁忌、给药频次错误、给药途径不合理及未达到治疗剂量。张艳珍等通过对广西壮族自治区贵港市人民医院PIVAS建立后2018年10月至2019年8月临床医师开立的住院医嘱处方141 899份进行汇总,分析不合理处方情况。结果:审核141 899份医嘱处方中不合理处方160份;其中,存在溶媒品种、用量不适宜处方106份,药物用法用量不适宜处方38份,有配伍禁忌或不良相互作用处方5份,抗生素应用不适宜处方11份。陈楷斌等采用审方软件结合《临床静脉用药调配与使用指南》《中国医师药师临床用药指南》、药物说明书、《处方管理法》2019年版相关规定、《中国药典》2015年版、《432种静脉注射剂配伍指南》2011年版、《2014临床注射药物应用指南》以及对应各种疾病的《药物应用指南》等等进行综合审方,并应用于临床用药的指导中。回顾性分析东莞市滨海湾中心医院2016~2019年出现的300张不合理处方,分析静配中心以审方为重点的临床药学的有效性。结果:处方出错类型主要分为4大类:①给药方式错误:溶媒选取不合理108张,出错率为36.00%;溶媒稀释液选用出错39张,出错率为13.00%;静脉注射或肌内注射被用于静脉滴注25张,出错率为8.33%;不遵守临床药动学原理28张,出错率为9.33%。②重复用药处方35张,出错率为11.67%。③配伍禁忌:药理配伍禁忌16张,出错率为5.33%;物理配伍禁忌13张,出错率为4.33%;化学配伍禁忌10张,出错率为3.33%;其中溶媒选取不合理的概率最高。陈桂枝通过福建医科大学附属协和医院审核系统软件,对2019年1月至2019年12月接收的1 023 938条处方进行审核。结果:不合理医嘱共有16 054条,占总处方数的1.57%,主要表现为溶媒量不合理(10.96%)、溶媒选用错误(6.32%)、批次安排不合理(5.93%)、存在非静配药(5.18%)、溶媒规格错误(5.09%)。魏彩等采用回顾性分析方法,从不合理处方的类型、科室分布、高警示药品、发现途径等方面,对安徽医科大学第二附属医院2015—2018年13 876组不合理处方进行统计分析。结果:总不合理处方占总处方的0.17%;溶媒规格不当是数量最多的类型,占总不合理处方数的47.64%;ICU是不合理处方数量最多的科室,占本科室总处方数的0.92%;高警示药品中非肠道和口服化疗药占比最高,占此类总处方数的0.53%;审方时发现的最多,占62.71%;干预成功率为99.85%。王佩佩等对合肥市第二人民医院住院部39个临床科室的长期静脉滴注用药医嘱进行审核、统计及分析。结果:共计971条不合理医嘱,包括溶媒选择不当、浓度不适宜、医嘱录入有误、给药剂量不适宜、配伍不当和重复用药;这6种类型中,以溶媒选择不当(348条,占不合理医嘱总数的35.84%)和浓度不适宜(196条,占不合理医嘱总数的

20.19%)为主。粮文旺收集广西壮族自治区南溪山医院静配中心2019年1~12月审方记录中的不合理用药医嘱,进行分类归纳及分析。结果在2019年PIVAS 160 934张静脉输液医嘱中,审核发现不合理用药医嘱共793条,不合理率为0.49%,其中普药和化疗药物不合理医嘱642张,全肠外营养液(TPN)151张。何琛雄收集湖南省湘潭市中心医院2018年提交至静配中心的医嘱1 754 530条,对其中审方记录的不合理用药医嘱进行归纳、分析及总结。结果:1 754 530条医嘱中,不合理医嘱6 068条占0.35%,包括溶媒选择不适宜、稀释浓度不适宜、给药剂量不适宜、配伍禁忌、给药频次不适宜、给药途径不适宜等。敖莹选取2019年4月至2020年3月期间,上饶市立医院静脉药物配置中心20 000份医嘱进行调查,将审核出的720份不合理医嘱用作研究对象,经统计分析,明确不合理用药原因。结果:在720份不合理医嘱中,溶媒选择不合理274份,药物配伍不合理137份,药物信息录入错误21份,用法、用量不适宜288份。周芬等抽取北部战区总医院2018年10月至2019年9月期间,每月抽取处方1 000张,累计12 000张,分类汇总后进行处方点评。结果:12 000张处方中,不合理处方共237张;其中,用法用量不适宜185张,溶媒不合理34张,配伍禁忌9张,药物相互作用4张,重复用药3张,给药途径错误2张。张凤莹以天津市第一中心医院2017—2019年PIVAS用药医嘱作为研究对象,药师对用药医嘱进行合理性分析。结果:在2017~2019年中,PIVAS共有4 071 266份临床医嘱,其中不合理医嘱1 826份,不合理率为0.45‰。主要错误类型为录入药品错误(33.35%)、溶媒选择错误(23.44%)、用法用量错误(18.95%),以及药品浓度不适宜(14.79%)。通过审方药师干预成功医嘱为1 818份,干预成功率为99.56%。苏卉等收集常熟市第一人民医院2018年1月至2020年10月间PIVAS审方记录的2 492 981张医嘱,分析其医嘱用药的合理性以及不合理医嘱用药的原因。结果:2 492 981张医嘱中,不合理用药医嘱有669张(占调配输液医嘱的0.268‰),其中不合理抗菌药物医嘱占不合理医嘱的10.31%;不合理医嘱中TOP 3的病区有急诊内科、肿瘤科(20病区)和中医科;不合理用药类型TOP 3有溶媒用量不适宜、溶媒种类不适宜和给药频次不适宜;TOP 3药品类别有消化系统用药、免疫调节剂和血液系统用药;不合理医嘱中涉及药品种数较多的类别有抗肿瘤药物、抗菌药物和消化系统药物;不合理医嘱中涉及的单品种药品为香菇多糖、卡络磺钠和氢溴酸山莨菪碱;克林霉素在不合理医嘱中列抗菌药物类别TOP 1。高雪松选取2018年3月20日至2020年4月15日盐城市第三人民医院PIVAS出现的用药不合理医嘱与患者资料,共481份,依据《400种中西药注射剂临床配伍应用检索表》《注射液配伍变化检索表》《中国医师药师临床用药指南》等以及参照药品说明书对医嘱中用药合理性进行评定。结果:不合理用药常见类型为溶媒选择不当(31.39%),其次为给药次

中国药学年鉴

CHINESE PHARMACEUTICAL YEARBOOK

2020-2021

数不当(19.96%)、抗菌药物使用不当(11.43%)、医嘱录入错误(11.43%)、抗菌药物使用不当(11.43%)、药物稀释浓度不当(10.60%)、单次剂量使用不当(8.32%)。溶媒选择不当问题中常见药物包括泮托拉唑钠、乙酰谷酰胺、多烯磷脂酰胆碱、水溶性维生素等。结论:静脉药物调配中心不合理处方需药师采取对应措施进行干预,提升自身专业知识水平,利用诸多渠道了解药物最新动态,认真总结积累经验,提升药师工作效率,保证输液合理性、患者用药有效性、安全性及经济性,以减少不合理用药,保障患者用药安全合理。[中国处方药,2021,19(01):65-66;临床合理用药杂志,2021,14(31):141-143;临床合理用药杂志,2021,14(19):45-47;名医,2020,(03):268;海峡药学,2020,32(10):211-212;安徽医药,2020,24(09):1 880-1 883;中国处方药,2020,18(11):45-47;中国处方药,2021,19(05):6-10;临床合理用药杂志,2020,13(16):1-2;药品评价,2021,18(02):65-67;中国合理用药探索,2020,17(06):10-13;中国处方药,2020,18(11):7-49;抗感染药学,2021,18(04):475-482;临床合理用药杂志,2021,14(31):136-138]
(王景浩　陈明浩　杨倩之　胡晋红)

↗ **静脉用抗肿瘤药的不合理医嘱审核分析** 姚燕萍等选取前江苏省苏州市相城人民医院药剂科 2018 年 1～12 月干预接收的 351 份静脉抗肿瘤药物处方及其 170 例患者为对照组,并选取 2019 年 1～12 月干预后接收的 351 份静脉抗肿瘤药物处方及其 170 例患者为研究组。通过对静脉用抗肿瘤药物配置及使用的不合理情况进行分析,从而采取针对性的干预措施,比较干预前后不合理处方发生情况及患者满意度。结果:与对照组比较,研究组不合理处方总发生率显著较低,差异有统计学意义(P < 0.05);与对照组比较,研究组各项满意度评分均较高,差异有统计学意义(P < 0.05)。刘夕兵等选定南通市肿瘤医院静脉药物配置中心于 2018 年 2 月至 2020 年 2 月开具细胞毒药物配置处方的 9 356 例患者,共 31 700 份处方,按照干预时间不同分为观察组(4 815 例,针对性药物配置干预)与对照组(4 541 例,传统药物配置干预)两组,比较组间药物配置质量评分、用药满意率、处方不合理率及副作用发生率。结果:干预后,观察组细胞毒药物配置处方的不合理率(0.42%)较对照组低,差异有统计学意义(P < 0.05);干预后,观察组药物配置医师的药物配伍评分、给药顺序评分、溶媒用量评分、溶媒选择评分、审方核对评分均较对照组高,差异有统计学意义(P < 0.05;干预后,观察组细胞毒药物用药患者脱发、骨髓抑制等副作用的发生率(4.15%)较对照组低,差异有统计学意义(P < 0.05),干预后用药满意率(99.65%)则较对照组高,差异有统计学意义(P < 0.05)。谢显琴采用系统抽样方式选取福建省立医院1 000 份静脉药物配置中心医嘱进行回顾性分析,并对静脉药物配置中心医嘱审核中抗肿瘤药物不合理医嘱的情况进行分析。结果:在不合理医嘱类型中,溶媒选择不合理的不

合理医嘱数量为 39 条,占 39.00%;溶媒剂量不当的不合理医嘱数量为 34 条,占 34.00%;药物数量和剂量不相符的不合理医嘱数量为 22 条,占 22.00%;给药剂量不当的不合理医嘱数量为 4 条,占 4.00%;超说明书用药的不合理医嘱数量为 1 条,占 1.00%,各个类型相比较差异有统计学意义(P < 0.05)。其中,溶媒选择不合理情况最为常见;100 张不合理医嘱中,单一用药、二药联用、三药联用、四药联用分别占抗菌药处方的 50.00%、30.00%、20.00%、0,其中以单一用药处方最为常见。高薇对江苏省如皋市人民医院 2019 年1～6 月静脉用药调配中心抗肿瘤药物处方共 500 份进行点评,分析其中不合理应用情况,总结原因。结果:本组 500 份抗肿瘤药物处方中不合理处方占 2.20%,其中溶媒或剂量选择不合理占 36.36%,药物超剂量使用占 18.18%,给药途径错误占 18.18%,重复给药占 9.09%,给药顺序错误占9.09%,配伍禁忌占 9.09%。李琳选取 2018～2020 年赣州市人民医院静配中心抗肿瘤药不合理处方 74 份,参照肿瘤专科药师临床手册、最新药品说明书、相关参考文献等资料,检查、分析静配中心抗肿瘤药不合理处方情况,主要分为溶媒错误(包括溶媒选择不合理、溶媒用量不合理、超剂量用药及其他)及药物剂量、给药顺序、给药时间不合理。结果:该院静配中心 74 份抗肿瘤药不合理处方以溶媒错误(占36.5%)为主,其次为药物剂量不合理(占 28.4%)、给药顺序不合理(占 20.3%)、用药时间不合理(占 14.8%)。溶媒错误处方以溶媒选择不合理(占 44.5%)为主,其次为溶媒用量不合理(占 29.6%)、超剂量用药(占 22.2%)。溶媒选择不合理处方药物以奥沙利铂、紫杉醇脂质、表柔比星、依托泊苷为主。溶媒用量不合理处方药物以吉西他滨(占37.5%)为主,其次为依托泊苷(占 25.0%)、异环磷酰胺(占25.0%)、伊立替康(占 12.5%)。药物剂量不合理处方中的药物有顺铂(占 38.1%)、长春新碱(占 33.3%)、氟达拉滨(占 28.6%)。李灵琦等汇总厦门大学附属第一医院 2019 年4～9 月药品辅助决策系统拦截的抗肿瘤药物不合理处方,并通过比对文献及药品说明书对拦截不合理及不适宜的处方进行分析。结果:该院常用抗肿瘤药物共 58 个品种,拦截不合理及不适宜处方 4 573 份,其中药物浓度不适宜处方 25 个品种,共计 2 974 份;溶媒选择不适宜处方 38 个品种,共计2 215 份;给药途径不适宜处方 24 个品种,共计 955 份。钟文辉等抽取 2017—2019 年江西省赣州市人民医院 PIVAS 记录的抗肿瘤药物医嘱 254 412 份,其中审核出不合理医嘱865 份。统计不合理医嘱分布类型,并分析常见溶媒选择不合理情况、常见溶媒量不合理情况、常见给药顺序不合理情况和常用给药剂量不合理情况。结果:254 412 份抗肿瘤药物医嘱中共审核出 865 份不合理医嘱,不合理用药率为0.34%,其中溶媒选择不合理 489 份,占 56.53%;溶媒量不合理 188 份,占 21.73%;给药顺序不合理 46 份,占 5.32%;给药剂量不合理 112 份,占 12.95%;其他 30 份,占 3.47%;

489 份溶媒选择不合理的医嘱中,注射用奥沙利铂占比最高,为 23.11%;188 份溶媒不合理的医嘱中,注射用吉西他滨占比最高,为 24.47%;46 份给药顺序不合理的医嘱中,IP 占比最高,为 32.61%;112 份给药剂量不合理的医嘱中,艾迪注射液占比最高,为 30.36%。结论:在静脉用抗肿瘤药物配置及使用过程中通过加强医嘱审核、抗肿瘤药物医嘱点评以及运用药学专业知识提出合理化建议,能够减少药品不良反应情况出现,提升肿瘤药物使用的合理性及安全性。[中国医药科学,2020,10(24):96-98;中国处方药,2020,18(10):67-68;中国医药科学,2020,10(08):197-200;心理月刊,2020,15(09):218;临床合理用药杂志,2021,14(30):169-171;临床合理用药杂志,2020,13(30):147-149;医学理论与实践,2021,34(15):2 696-2 698]

(王景浩　陈明浩　杨倩之　胡晋红)

↗　静脉用抗菌药物的不合理医嘱审核分析　杜卓等根据药品说明书、《抗菌药临床应用指导原则》《静脉用药集中调配质量管理规范》等相关规定,对不合理抗菌药物处方的不同类型进行统计分析。采用 Microsoft Office Excel 2003 版软件进行统计,并采用 SPSS 19.0 软件进行统计学分析。结果:2017 年佛山市第一人民医院静脉用药调配中心的所有抗菌药不合理处方中,浓度不当 724 例、用法不当 550 例、其他不当 479 例。江胡杰对医院静脉配置中心审方药师干预的抗菌药物进行归类统计分析,一方面为抗菌药物合理、安全、有效使用提供参考,另一方面体现审方药师参与临床用药的重要性,处方审核能大大提高抗菌药物的合理应用。方法:审方药师对浙江中医药大学附属第二医院静配中心 2019 年抗菌药物干预医嘱进行分类统计分析。静脉配置中心是以成组形式接收医嘱的,使审方药师有可能发现不合理医嘱,并把不合理医嘱及时告知主治医生,继而请其重新开具或重新确认医嘱,从而提高医院处方的合格率,保障住院患者合理、安全、有效用药。结果:2019 年抗菌药物干预记录共计 201 条,占所有不合理医嘱地比例为 18.5%。其中抗菌药物频次不正确、剂量不正确、浓度不正确所占比例高达 95% 以上。郭岱年等分别收集汕头大学医学院附属肿瘤医院 PIVAS 药师干预前后 6 个月,用药频次为一日 2 次的时间依赖型抗菌药物的使用例数及配置输注批次、用药时间间隔数据,并进行对比。结果:该院使用的时间依赖型抗菌药物共 11 个品种,其中以头孢呋辛用量最多(干预前后分别占比 26.27% 及 24.22%);干预前,该类药物 bid 处方共 4 914 例,其中不规范输注(时间间隔少于 3 h)的有 502 例(10.02%),干预后该比例仅为 1.71%,差异具有统计学意义(P < 0.05)。结论:静脉配置中心对抗菌药物的处方审核,促进抗菌药物合理应用,有效地使用抗菌药物,从而保障住院患者的安全用药。[佛山科学技术学院学报(自然科学版),2021,39(03):16-18;中医药管理杂志,2020,28(12):109-110;中国药师,2020,23(02):321-324]　(王景浩　陈明浩　杨倩之　胡晋红)

↗　中药注射剂不合理医嘱审核分析　白顺民等抽取焦作市第二人民医院静脉药物调配中心(PIVAS)2018 年 7 ~ 12 月间中药注射剂不合理用药医嘱 186 份,分析其中药注射剂不合理医嘱发生的原因,并提出解决的措施。结果:186 份中药注射剂医嘱中,其存在主要问题包括溶剂选择不合理、溶媒用量不合理、用法用量不合理、超疗程用药、药物联用不合理、配伍不合理等问题。凌洁敏等通过绘制帕累托图,对广州医科大学附属第二医院 2016 年 1 月至 2017 年 8 月静脉药物配置中心审核的中药注射剂的不合理处方分类统计,找出主要影响因素及次要因素并详细分析。结果:2016 年 1 月至 2017 年 8 月,该院 PIVAS 发现中药注射剂不合理医嘱 253 例,主要是溶媒选择不合理,溶媒稀释比例不合理,超剂量用药,配伍禁忌,浓度过高及单用。其中,溶媒选择不合理,溶媒剂量不合理为主要因素;超剂量用药为次要因素;配伍禁忌,浓度过高,单用为一般因素。蔡莉收集 2017 年 3 ~ 8 月江门市五邑中医院 PIVAS 中药注射剂医嘱 18 352 份,对其中不合理医嘱按分析指标进行汇总、统计和分析。结果:PIVAS 中药注射剂不合理医嘱 1 567 份,不合理医嘱占总医嘱份数的 8.54%(1 567/18 352)。不合理医嘱主要为溶媒及溶媒量选择不当,占不合理医嘱的 63.18%(1 567/1 990);其次为单次用药剂量不当和超适应证用药,分别为 19.53%(306/1 567)和 16.46%(258/1 567)。单次用药剂量不合理医嘱以超过说明书用药剂量用药为主,另有极少数用药途径不合理医嘱和与胰岛素配伍不当医嘱。马海霞等对 2019 年 1 ~ 12 月大庆市人民医院静脉用药调配中心中药注射剂医嘱进行统计分析:收集中药注射剂医嘱 9 927 例,其中不合理医嘱 206 例,不合理医嘱占 2.08%,主要包括溶媒种类选择不合理、溶媒用量不合理、用药剂量不合理、配伍禁忌、录入错误等方面。结论:对于医嘱中存在中药注射剂不合理用药现象,药师应严格审核制度,加强干预力度,以进一步规范中药注射剂的合理使用,确保临床用药的安全性。[抗感染药学,2020,17(01):28-32;临床医药文献电子杂志,2020,7(18):160-161;西部中医药,2020,33(01):102-105;现代药物与临床,2021,36(01):187-190]

(王景浩　陈明浩　杨倩之　胡晋红)

↗　儿科静脉药物处方/医嘱审核分析　汤迎军抽取 2019 年 1 月至 2020 年 3 月间苏州大学附属儿童医院 PIVAS 用药处方,统计其医院各病区(新生儿科、神经外科、普外科等)静脉用药不合理处方 222 张,分析其不合理用药的原因,并提出干预措施。结果:222 张 PIVAS 静脉用药处方不合理原因主要集中在:①溶媒剂型、剂量选择不适宜 72 张;②药物浓度使用不当 129 张;③配伍不当 13 张;④用药途径不适宜 8 张。韩莉莉等对郑州大学附属儿童医院静脉药物配置中心常见不合理医嘱进行归纳和分析。结果:常见不合理医嘱可以分为溶媒选择不当、药物浓度不当、药品选用不当、用药禁

中国药学年鉴

CHINESE PHARMACEUTICAL YEARBOOK 2020-2021

忌和处方录入错误。结论：儿童医院 PIVAS 静脉用药存在不合理用药现象，药师应通过对不合理用药原因的分析，归纳整理制定出相应的药品审核细则并将规则录入 HIS 系统，临床通过 HIS 系统和药师审方双重审核系统，有效遏制或避免 PIVAS 不合理用药的发生，降低静脉输液的风险。[抗感染药学，2020，17（09）：1 282-1 284；中国现代应用药学，2020，37（02）：248-251]

（王景浩 陈明浩 杨倩之 胡晋红）

成人肠外营养液医嘱审核的回顾性分析 李樱媚等通过调取 2018 年 5 月至 2019 年 9 月中山大学附属第七医院肠外营养处方共 1 944 张，对处方的稳定性和有效性进行评价，包括葡萄糖浓度、氨基酸浓度、阳离子浓度、添加其他治疗药物、糖脂比、热氮比以及药理营养素使用等。结果：1 944 张处方中，合理处方 1 063 张，处方合理率为 54.68%；不合理处方 881 张，其中糖脂比不合理处方 457 张（占 51.87%），热氮比不合理处方 449 张（占 50.96%），氨基酸浓度不合理处方 313 张（占 35.53%），药理营养素使用不合理处方 153 张（占 17.37%），其他药物添加不合理处方 28 张（占 3.18%），葡萄糖浓度不合理处方 19 张（占 2.16%），阳离子浓度超标处方 18 张（占 2.04%）。孔倩怡等以中山大学附属第六医院 2018 年 1 月至 2019 年 12 月全院住院患者发至静脉配置中心的肠外营养处方为分析依据，统计不合理处方数量，分析不合理处方的不合理性。结果：2018 年和 2019 年不合理处方占比分别是 0.24% 和 0.11%，不合理处方数量递减。张俊鹏等选取中山大学附属第一医院 2018 年 1 月至 2019 年 9 月的肠外营养液处方 148 389 份进行统计分析。结果：不合理医嘱处方 835 份，占 0.56%。记录的不合理原因有配伍不合理、组分配比不合理、浓度不合理、用法用量不合理等。陈康娜等抽取中山大学附属第五医院 2019 年 6 月 1 日至 12 月 31 日的 TPN 处方共 5 744 份，分析处方的合理性。结果：5 744 张处方中，不合理处方 158 张（2.75%），不合理问题 368 例次，排名前三位的问题依次为糖脂比不合理（1.50%）、营养液组分不完整（1.36%）、阳离子浓度超标（1.10%）。彭莲等收集中山大学附属第三医院 2019 年 6~8 月肠外营养处方共 200 张，根据《临床药物治疗学营养支持治疗》等相关指南进行合理性分析点评。结果：本次分析点评的处方中糖脂比不合理的有 6 例（占 0.3%）；热氮比不合理的有 94 例（占 47%）；阳离子浓度不合理的有 7 例（占 0.35%）；维生素用量不合理的有 31 例（占 15.5%）；谷氨酰胺/总氨基酸供给量不合理的有 61 例（占 30.5%）；胰岛素用量过大的有 3 例（1.5%）。廖洪娟对龙岩市第二医院 2019 年 4~6 月的 TPN 处方的合理性进行审核，并对不合理处方进行干预。结果：不合理现象主要是超剂量用药、配伍禁忌、给药剂量等，与医师沟通后并重新修改。结论：肠外营养医嘱在不同医院之间普遍存在不同程度的不合理之处，临床营养药师和 PIVAS 药师应当充分发挥专业技能，对肠外营养处方进行实时审核与干预，促进了临床肠外营养液的合理应用，对提高患者肠外营养治疗效果有重要意义。[中国医院用药评价与分析，2020，20（06）：712-715；临床医药文献电子杂志，2020，7（47）：171-172；中国药物经济学，2020，15（04）：27-30；临床合理用药杂志，2021，14（16）：147-149；海峡药学，2020，32（10）：201-202；海峡药学，2021，33（07）：192-193]

（王景浩 陈明浩 杨倩之 胡晋红）

新生儿肠外营养液医嘱审核的回顾性分析 王彩云等收集 2018 年 1~7 月苏州科技城医院 NICU 的新生儿肠外营养处方共 320 份，患儿共 52 例，其中早产儿 38 例，足月儿 14 例，对新生儿肠外营养三种固定组套处方的成分进行分析，统计患儿的住院时间、使用 TPN 的时间、患儿摄入的液体量、热卡量、血糖、肝功能等，并结合患儿的生长发育情况，评价三种固定组套处方的合理性。结果：三种固定组套处方在临床应用中的稳定性能够得到保证，糖速、热氮比、电解质浓度均在合理范围内，但 52 例患儿中存在 3 例前期液体量摄入过多，320 份处方中存在 114 份热卡摄入不足，早产儿组套处方中缺少电解质钠和镁，足月儿组套中缺少电解质镁等。结论：新生儿肠外营养三种固定组套处方在临床的实际应用中，能够基本满足大多数新生儿的生长发育需求，但肠外营养处方存在热卡和蛋白质摄入不足，需要进一步完善。[儿科药学杂志，2020，26（10）：44-48]

（王景浩 陈明浩 杨倩之 胡晋红）

质量管理工具在静脉用药处方/医嘱审核中的应用 王岩岩等跟踪山东省淄博市中心医院 2016~2019 年各年不合理医嘱，采用 PDCA 循环管理方法发现不合理医嘱审核现状，分析原因，制订相应的目标及措施并持续改进，2016 年为实施干预前，2017 年（第一轮干预）、2018 年（第二轮干预）和 2019 年（第三轮干预）为实施干预后，分析比较干预前后不合理医嘱前置审核率及不合理医嘱类型占比情况。结果：实施三轮干预后，第二轮、第三轮干预不合理医嘱前置审核率均高于干预前，差异有统计学意义（P < 0.05）；第三轮干预不合理医嘱前置审核率高于第二轮干预，差异有统计学意义（P < 0.05）；第一轮干预不合理医嘱前置审核率与干预前比较，差异无统计学意义（P > 0.05）。第三轮干预不合理医嘱类型占比低于干预前，差异有统计学意义（P < 0.05），第二轮干预不合理医嘱类型占比与干预前比较，部分类型差异有统计学意义（P < 0.05），第一轮干预不合理医嘱类型占比与干预前比较，差异无统计学意义（P > 0.05）。刘军等运用品管圈的手法，通过 PDCA 循环对本院静脉药物集中配置中心（PIVAS）的抗菌药物不合理医嘱进行管控，提高其更正率。方法：统计出 2018 年 9~12 月间如皋市人民医院 PIVAS 抗菌药物的不合理医嘱及更正的医嘱数，对未进行修正的不合理用药汇总分析，采取措施进行改善，并将改善前和改善后的结果进行比较。结果:PIVAS 抗菌药物的不合理医嘱更正率由 41% 提升到了 65.4%。结论:PDCA 循环管理能有效提升医嘱前置审核率,降低不合理医嘱类型比例,促进临床合理用药。[中国当代医药,2020,27(28):167-170;江苏卫生事业管理,2020,31(04):460-463]

(王景浩　陈明浩　杨倩之　胡晋红)

处方/医嘱点评

➐ 门/急诊处方的用药点评分析　霍秀颖等按 1% 的比例随机抽取北京某医院门诊处方 18 206 张,并用帕累托图对不合理处方进行分析。其中不合理处方 1 358 张,占总点评处方数的 7.46%。该院不合理处方存在 11 类问题,主要因素 2 项,次要因素 2 项,一般因素 7 项,其中适应证不适宜、处方超量、用法与用量不适宜以及重复用药是导致该院门诊处方不合理的主要因素。唐宏辉调取某院 2018 全年门诊不合格处方共计 14 321 张,采用回顾性研究方法,依据处方点评规范、药品说明书等,按用药不适宜处方、不规范处方和超常处方相关条款进行分析。其中用药不适宜处方 8 447 张、占不合格处方 58.98%;不规范处方 4 963 张、占不合格处方 34.66%;超常处方 911 张、占不合格处方 6.36%。该院用药不适宜比例高,需要针对不合格主要原因制定措施加以改善,保障患者用药安全。郭佳随机抽查北京林业大学医院 2016 年 1 月至 2018 年 12 月,共计 3 600 张处方进行点评分析。结果发现 2016~2018 年门诊处方不合格率逐年降低;不适宜处方错误占处方总错误数比例为 63.96%;超常处方错误占 19.37%;不规范处方错误占 16.67%。通过持续、规范的处方点评工作,促进医疗机构合理用药;通过分析不合理用药处方,发现医院在合理用药工作上仍有多方面亟待改进。张启慧对某院从 PASS 系统中随机抽取 2018 年 1 月至 2018 年 12 月门、急诊处方 12 000 张进行点评,对其常见不合理用药问题进行汇总分析。其中门、急诊处方中不合理处方占 593 张,不合格率为 4.94%。通过处方点评发现该院门、急诊不合理用药现象较多,应进一步加强管理,提高处方质量,促进临床合理用药。邱皓提取"北京市社区医院处方点评系统"内数据,对本中心 2016~2018 年度处方点评结果进行回顾性分析。2016~2018 年度共点评处方 3 859 张,处方合格率为 93.03%,不合理处方总数 269 张。不合理处方中以用药不适宜处方居多,多为药品用法用量不适宜。处方点评可及时发现处方中不合理用药情况。处方点评中存在的问题,需要社区中心、医师、药师共同努力,协调配合,以提高处方质量,不断提升合理用药水平。游涛等采用回顾性研究方法,集中点评北京市 4 个社区 2018 年 11 月至 2018 年 12 月的 7 700 张社区处方,并对处方不合理情况进行汇总分析。7 700 张社区处方中,临床诊断以高血压、2 型糖尿病和冠心病为主,分别为 1 580 张(占 20.52%)、1 309 张(占 17.00%)和 1 142 张(占 14.83%;不合理处方共 770 张(占 10.00%),其中不规范处方 28 张(占 0.36%)、用药不适宜处方 671 张(占 8.71%)、超常处方 71 张(占 0.92%)。社区不合理处方较为常见,应采取有效防范措施,提高基本医疗机构合理用药的水平。高明超等利用北京市社区医院处方点评系统数据库,对丰台社区卫生服务中心 2017—2019 年处方点评结果进行回顾分析。分析了处方 3 519 张,用药基本指标均符合相关标准;其中合理用药处方 3 018 张,占比 85.76%,不合理用药处方 501 张,占比 14.24%。处方点评结果为较为合理,但处方还存在某些问题,需要社区卫生服务中心、医师和药师进一步提高合理用药水平。陆尧等随机选择某院 2016 年 1 月至 2018 年 12 月期间门诊治疗的 3 600 例患者(3 600 份处方),2016、2017、2018 三个年度处方数均为 1 200 份,其中 2016 全年处方没有进行用药处方点评,自 2017 年起实施用药处方点评,观察 2016、2017、2018 各年间不合格处方的发生情况,并作出对比分析。2016 年处方不合格总发生率为 7.41%,和 2017 年的 3.83%、2018 年的 3.42% 相比较,差异均较为显著;不合格处方存在的问题主要有处方无诊断或诊断不全面、药师未签名、单张门急诊处方品种 >5 个、门诊超出 7 日量或急诊超过 3 日量、用法与用量不科学、用药途径不合理、无指征使用抗菌药物及超适应证用药等。肖明等随机抽取某院 2017 年 5 月(干预前)、7 月(干预后)出院带药处方各 100 张,采用该院出院带药管理规定,在医院信息系统中设置药品每日最高剂量,以及制订科室专科用药目录等措施应对用药不合理现象。通过处方点评,分析处方不合理原因,比较干预前后处方不合理率,并通过帕累托图分别找出主要、次要、一般因素。结果干预后组处方不合格率为 10.00%(10/100),明显低于干预前组的 30.00%(30/100,$P < 0.05$);帕累托图分析结果显示,干预前组以适应证不适宜及用法用量不适宜为主要因素,超量处方为次要因素,给药途径不适宜、重复用药、遴选药物不适宜为一般因素;干预后组以用法用量不适宜及适应证不适宜为主要因素,给药途径不适宜为次要因素,超量处方、遴选药物不适宜为一般因素,无重复用药处方。采用处方点评方法对住院患者出院带药进行分析,并积极干预,可有效提高出院带药处方合格率,对于促进临床合理用药具有积极意义。吴雅君随机抽取某院 2016 年 7 月至 2017 年 6 月的 900 张处方作为对照组,2017 年 7 月至 2018 年 6 月的 900 张处方为观察组,对照组沿用传统的处方管理模式,观察组采用处方点评管理模式。对两组处方各项指标和不合理的处方类型比例进行比较分析。观察组中使用抗菌药物和注射剂的处方比例均明显低于对照组,使用基本药物的处方比例明显高于对照组($P < 0.05$);观察组的内容书写不规范、未使用药品规

范名、单张急诊处方超过 5 种药品、未选择基本药物、不合理联合用药、使用高价药和使用多种药效相同药物的处方比例均明显低于对照组($P < 0.05$)。处方点评管理制度,改善处方质量,促进了临床合理用药,提高医疗质量,降低用药的风险,保障医疗安全。薛丽随机抽取某院 2019 年 1~6 月 500 张作为研究对象,按照时间顺序将其分为参照组与观察组,各 250 张,其中参照组为 2019 年 1~3 月期间的处方,其时间段为常规处方管理,观察组为 2019 年 4~6 月期间的处方,其时间段在常规处方管理方式的基础上,进行处理点评,观察并对比两组处方质量。观察该院不同时期的处方质量,其中观察组期间的处方质量合格率为 92.80%,参照组期间处方质量合格率为 80.80%,两组比较,差异有统计学意义($P < 0.05$)。医院应用处方点评管理方式,能够明显改善处方质量,有利于减少临床用药不合理事件的出现,值得研究推广。刘佳宁等采用回顾性分析方法,对某院 2019 年 1 月至 2019 年 4 月 60 000 张门诊处方进行分析,并对问题处方进行点评。点评发现不合理处方 752 张,平均合格率为 98.75%。不规范方 396 张,用药不适宜处方 356 张,超常处方 0 张。深入开展处方点评工作对促进临床合理用药,规范门诊处方,起到指导作用。甄炬荃等随机抽取某院 2018 年 6 月 1 日实施处方点评反馈制度前后各半年时间内的门诊处方共 2 000 张作为研究对象,处方点评反馈制度实施前和实施后各 1 000 份,对比分析该院实施处方点评前后各半年时间内门诊处方合格率、临床不合理用药率及药物处方相关情况。处方点评制度实施后的处方合格率为 93.7%,高于实施前的 82.6%,差异有统计学意义($P < 0.05$);处方点评制度实施后的临床不合理用药率为 1.40%,低于实施后的 7.50%,差异有统计学意义($P < 0.05$)。实施后用药时间短于实施前,用药种类少于实施前,用药费用低于实施前,差异有统计学意义($P < 0.05$)。处方点评下可有效改善临床用药质量,提高处方书写规范情况,避免不合理、不必要药物的应用,对临床合理用药起积极促进作用。冯华抽取了 2017 年 7 月至 12 月期间徐州市沛县中医院门诊开具的 600 张处方及其审核的结果作为研究对象。医院成立处方审核小组。处方审核小组的成员对这些处方中用药的适宜性进行审核。统计这些处方的不合率,分析不合格处方的具体类型。门诊处方的不合格率为 9.33%(56/600)。在 56 张不合格处方中,不规范处方、用药不适宜处方、超常处方分别有 25 张、22 张、9 张,所占的比例分别为 44.64%、39.29%、16.07%。在 25 张不规范处方中,有 6 张处方存在内容不全的情况,所占的比例为 24%;有 15 张处方存在未遵照要求开具抗菌药的情况,所占的比例为 60%;有 2 张处方存在药品名称使用错误的情况,所占的比例为 8%;有 2 张处方存在医生签名不规范的情况,所占的比例为 8%。在 22 张用药不适宜处方中,有 4 张处方存在重复用药的情况,所占的比例为 18.18%;有 5 张处方存在配伍禁忌,所占的比例为 22.73%;有 6 张处方

存在用药与诊断不符的情况,所占的比例为 27.27%;有 4 张处方存在联合用药不合理的情况,所占的比例为 18.18%;有 3 张处方存在药品剂型选择不当的情况,所占的比例为 13.64%。在 9 张超常处方中,有 4 张处方存在超说明书用药的情况,所占的比例为 44.44%;有 5 张处方存在同时使用多种药理作用相似药品的情况,所占的比例为 55.56%。门诊处方中存在不合理用药的情况。医院应加大监管力度,提高门诊处方的质量,确保患者用药的安全性。香秋梅等按照 1% 比例随机抽取某院 2018 年 1~12 月的门诊处方 3 747 张,对处方合理性进行评价,分析用药不合理原因。共 201 张不合理处方。其中,未写临床诊断或临床诊断书写不全的 60 张(29.85%),适应证不适宜的 14 张(6.97%),遴选药品不适宜的 9 张(4.48%),药品剂型或给药途径不适宜的 14 张(6.97%),用法用量不适宜的 92 张(45.77%),联合用药不适宜的 2 张(1%),重复给药的 7 张(3.48%),有配伍禁忌的 1 张(0.5%),超说明书用药的 2 张(1%)。加强处方点评工作可规范临床医师用药行为,促进医院医疗质量提升,提高药师业务水平。钟莹将 2017 年 6 月至 2018 年 6 月期间肇庆市端州区人民医院开具的 5 000 张处方设为对照组(REG组),将 2018 年 7 月至 2019 年 6 月期间肇庆市端州区人民医院开具的 5 000 张处方设为观察组(OBG 组)。比较两组处方中不合格处方所占的比例、不合格方的分布情况及其中抗菌药物的用药频度和药物利用指数。OBG 组处方中不合格处方所占的比例低于 REG 组处方中不合格处方所占的比例,$P < 0.05$。在 OBG 组不合格的处方中,书写不规范的处方、用药适应证或联合用药不当的处方及超常规用药的处方所占的比例均低于 REG 组不合格处方中此类处方所占的比例,$P < 0.05$。OBG 组处方中抗菌药物的用药频度低于 REG 组处方中抗菌药物的用药频度,$P < 0.05$。OBG 组处方中抗菌药物的药物利用指数小于 REG 组处方中抗菌药物的药物利用指数,$P < 0.05$。王俊等对某疗养院保健门诊 2018 年所开具的 3 529 张处方进行点评分析。合理处方 3 256 张,不合理处方 273 张。不合理的项目"无特殊情况下,门诊处方超过 7 日用量,急诊处方超过 3 日用量,慢性病、老年病或特殊情况下需要适当延长处方用量未注明理由的""开具处方未写临床诊断或临床诊断书写不全的""药品的剂量、规格、数量、单位等书写不规范或不清楚的"位居前 3 位。该疗养院保健门诊处方合理率不高,应坚持并完善处方点评制度,提高处方质量,促进临床合理用药及用药安全。陈健媚等回顾性分析 2017 年及 2018 年该院门、急诊的处方用药情况,随机抽取 2017 年及 2018 年每月门急诊处方各 100 例,统计基本信息,计算门急诊处方抽样合格率,前后对比两年数据,分析、总结经验。2017 年门急诊各随机抽取 1 200 例处方,门诊共使用药品 2 601 种,抗菌药处方 172 例,不合理用药处方 102 例,处方抽样合格率为 91.5%(1 098/1 200)。急诊共使用药品 3 389 种,抗菌药处方 650 例,不合理

用药处方 120 例,处方抽样合格率为 90.0%(1 080/1 200)。2018 年抽取同样样本量后统计得知门诊共使用药品 2 558 种,抗菌药处方 108 例,不合理用药处方 40 例,处方抽样合格率为 96.7%(1 160/1 200)。急诊共使用药品 2 734 种,抗菌药处方 539 例,不合理用药处方 42 例,处方抽样合格率为 96.5%(1 158/1 200)。该院门急诊用药基本合理,且经过医院颁布新处方点评管理制度、加强医务人员合理用药培训、强化监督和处罚的力度等有力措施,更加保证药物使用的安全性、有效性、合理性。李正林对某院门诊 300 例患者的 300 张处方开展点评,并对不合格处方进行分析。共 19 张(6.33%)处方存在不合理现象,其中不规范处方 13 张,用药不适宜处方 6 张。不规范处方中,处方前记或者后记的内容缺失、签字不规范 3 张,占 15.79%(3/19);处方药师未适宜性审核 1 张,占 5.26%(1/19);未采取药品规范名称开具处方 2 张,占 10.53%(2/19);药品的剂量、数量、规格及单位的书写不清楚或不规范 2 张,占 10.53%(2/19);用法、用量采取遵医嘱等含糊不清字句描述 2 张,占 10.53%(2/19);开具处方没有书写临床诊断或者未书写完全临床诊断 2 张,占 10.53%(2/19);未依据抗菌药物的临床临床应用管理规定开具抗菌药物处方 1 张,占 5.26%(1/19)。用药不适宜处方中适应证不适宜 1 张(5.26%),药品选择不适宜 1 张(5.26%),用法及用量不适宜 1 张(5.26%),联合用药不适宜 1 张(5.26%),存在配伍禁忌或者不良相互作用 1 张(5.26%),重复给药 1 张(5.26%)。该院门诊处方存在较多问题,且药师在审核处方与合理用药方面发挥着重要作用,需要加强处方管理及监督检查,以促进处方质量的提升。周文娟点评 2017 年 7 月至 2018 年 6 月期间广西桂林市七星区东江社区卫生服务中心门诊 2 400 张处方(不包括含麻醉药品和精神类药品的处方)。2 400 张处方中,共有 188 张不合理的处方,占处方总数的 7.83%。188 张不合理的处方中,有 87 张用药不适宜的处方,占不合理处方总数的 46.28%、占处方总数的 3.63%;有 101 张不规范的处方,占不合理处方总数的 53.72%、占处方总数的 4.21%;无超常处方。广西桂林市七星区东江社区卫生服务中心的门诊处方存在一定的不合理现象。应进一步加强对门诊处方进行点评监管的力度,以提高临床用药的合理性和有效性,确保患者用药的安全性。杨猛抽取该院自 2018 年 6 月至 2019 年 6 月 1 055 张门诊西药房进行分析,该院 1 055 张门诊西药房不合理用药处方中,不合理处方前三位为用法用量不适宜、临床诊断书写不规范、剂型或给药途径不适宜,分别占 54.50%、22.37%、10.05%。结论门诊西药房不合理处方以用法用量不适宜、临床诊断书写不规范、剂型或给药途径不适宜多见,应加强对该类处方的审核,提高用药安全性。岳溪对某院进行回顾性统计分析,对处方点评工作落实前后处方书写的规范化及用药的合理情况进行对比分析。对近半年来共 1 820 张处方进行抽样检查,发现在对处方进行干预之后三个月的

门诊处方中,无论是药品数量种类还是抗菌药物的使用率和处方费用都明显下降,同时处方规范性也得到提升。所以在门诊处方点评过程中,应针对所出现的问题进行及时有效干预,并通过处方点评来进行强化管理。周瑜等通过收集该院 2018 年 4 月 1 日至 2019 年 3 月 31 日期间的门诊药房处方,按季度(2018 年第二季度、第三季度、第四季度及 2019 年第一季度)进行处方点评,发现并及时纠正不合理用药情况,规范医师的处方书写,促进临床合理。陈菲菲等选取 2017~2018 年的 8 600 张处方进行点评,对包括基本用药情况、用药指征、用法用量、用药禁忌、联合用药和点评结果等方面进行二次点评及分析汇总。①存在"差错"点评的处方 18 张,包括错判 10 张、漏判 7 张、少判 1 张;②12 张是上级药师复核后发现,5 张由质控部门工作人员复核发现,另有 1 张是医生申诉纠错;③涉及内容较广,包括用药指征、用法用量、用药禁忌和联合用药等。作为临床药师,要及时更新自己的知识,保持医药知识的新鲜度,科学把握文献,辩证看待药品说明书的权威性和滞后性,做好临床医师的用药参谋。柴婷婷随机抽取某院 2018 年 1~12 月门诊处方每月 200 张,共 2 400 张,将不合理用药问题分类统计并详细分析。其中合理处方 2 287 张,占 95.3%,不合理处方 113 张,占 4.7%,其中不规范处方 65 张、占不合理处方的 57.5%,用药不适宜处方 38 张、占不合理处方的 33.6%,超常处方 10 张、占不合理处方的 8.8%。该院 2018 年处方合格率基本达标,但仍存在一定的不合理用药现象,应采取相应的措施,通过积极地主动干预和反馈,确保患者用药安全、经济、有效。胡廷婷等分析了某三甲医院 2018 年 6 月至 2019 年 5 月门诊处方,采用人工点评方式对处方的合理性进行评价,并通过 Pareto 图分析造成门诊处方不合理用药的主要、次要及一般因素。随机提取该院门诊处方共计 23 658 张,不合理用药处方 1 022 张,占 4.32%。不合理用药的主要因素为适应证不适宜、临床诊断书写不全;次要因素为用法用量不适宜;一般因素为医师未按规定开具抗菌药物、临床诊断不规范、联合用药不适宜、药品剂型或给药途径不适宜、遴选药品不适宜、重复给药、超禁忌用药。通过 Pareto 图对门诊不合理用药处方进行分析,有利于确定该院门诊不合理用药处方存在问题的主要因素和次要因素,从而有针对性地实施药学干预,提高临床用药的合理性。童艳丽等随机抽取某院 2016 年 7~11 月,每月 400 张,共 2 000 张网络医院处方,分别按月统计分析处方的基本指标,如处方诊断分布、中西药用药比例、抗菌药物使用率、处方点评不合理率等指标。结果疾病主要集中分布在消化道、呼吸道、鼻咽喉部、妇科等领域的轻度疾病上;处方中西药占主导地位,抗菌药物使用率符合标准,并且随着临床药师处方点评工作的开展,不合格处方率呈下降趋势。席骏钻等通过 PASS 合理用药系统,收集 2018 年 1~12 月如皋市人民医院的门急诊处方 610 149 张,对存在问题的处方进行统计分析,对主要科室不合理处方的类型进行分类汇

总,并进行6个月的干预,比较干预前后处方合理率。结果:2018年1~12月该院门急诊药房调配处方610149张,点评不合理处方57 504张,占处方总数的9.42%,其中不规范处方14 170张(24.64%),不适宜处方41 643张(72.42%),超常处方1 691张(2.94%),处方合理率90.58%;收集2019年1~6月该院的门急诊处方370 826张,采用同样的方法进行点评,对不合理处方进行6个月的干预后,处方合理率由2018年的90.58%升高至2019年的97.19%。医院门急诊处方合理率已达97%以上。李秀琴分析某院门诊药房随机抽查的处方,审核中发现的50张不合理处方为研究对象,依据问题类型进行统计分析。目前该院门诊不合理处方有用法用量不合理、药物配伍不合理等,需要进一步改进措施。何展祥等随机抽取2016年1~12月本院门急诊1 200张处方,对其逐一评价,并对不合理处方进行统计、分析。1 200张门急诊处方中,不合理处方71张,占比5.92%。抗菌药物处方346张,占比28.83%,其中抗菌药物二联处方46张,占抗菌药物处方的13.29%。平均每张处方金额为158.98元。注射用药品处方214张,占比17.83%。用药不适宜处方42张,占不合理处方比例59.2%。不规范处方13张,占不合理处方比例18.3%。超常处方16张,占不合理处方比例22.5%。该院门急诊处方基本合理,但仍存在部分不合理的处方,需要药师及时反馈及干预,配合医生合理使用药物,建立更加完善的处方点评制度。张玲等抽取医院2017年6月至2019年5月期间门急诊处方14 400张进行点评,分析其不合格处方科室的分布及不合格用药类型的分布,总结门急诊处方点评中存在的问题,寻找提高门急诊处方质量的方法。14 400张不合格处方中,其中1 665张用药处方不合格(占11.56%),科室分布以儿科、内分泌科、肿瘤科处方不合格率分别为22.60%、20.72%和16.74%;不合格类型中不规范处方238张(占14.29%)、不适宜处方1 412张(占84.80%)和超常处方15张(占0.90%);给药剂量不足(占43.36%)是存在的主要问题。门急诊处方点评是提高门急诊处方质量、推动临床合理用药、保障患者用药安全的有效方法;通过处方点评加强了医院门急诊医疗质量管理(处方合理率达88.44%),促进了合理用药。张桂芬等分析某医院2018年9月至2019年11月间门急诊处方43 200张,依据药品说明书和相关法规等要求,点评与分析其用药的合理性,采用帕累托图分析不合理处方原因,找到造成不合理处方的主要、次要及一般因素以及管理对策。结果:43 200张处方中,不合理用药处方2 054张,其不合理率为4.75%;在不合理处方中,其不合理之处2 235例次;不合理的主要因素为开具处方未写临床诊断或临床诊断书未写全(626例次,占28.01%)、联合用药不适宜(340例次,占15.21%)、用法用量含糊不清(276例次,占12.35%)、单张门急诊处方超过5种药品(190例次,占8.50%)以及未按照《抗菌药物临床应用指导原则》管理规定开具抗菌药物处方(185例次,占

8.28%)等;处方不合理的次要因素为适应证不适宜(124例次,占5.55%)、医师签名与签章不规范或与留样不一致(118例次,占5.28%);处方不合理的一般因素为用法用量不适宜(99例次,占4.43%)等。医院应依据不合理处方类型制订行之有效的管理措施,加大行政干预和处方点评力度,规范处方用药行为,以促进临床合理用药、确保医疗安全。王燕对2017年7~12月门诊处方进行统计分析。结果通过9 562张,不合理用药87张,其中,用法不合理27张、用量不合理20张、药物联用不合理3张、诊断与用药不符5张、超量开药6张、输入错误26张。药师对门诊用药处方进行分析,对不合理用药信息反馈给开处方医师,提高门诊处方的合理用药,减少患者对药物发生的不良反应。赖晓霞等通过电子点评系统,按照随机原则每月抽取门急诊医师每人5张处方进行点评,2017年点评处方数为20 662张,其中不合格处方247张,处方合格率为98.80%。医师开具的处方存在的主要问题包括:诊断书写不规范或诊断不全,药物用法、用量不适宜以及用药适应证不适宜等。该医院的门急诊处方基本合理,但是仍存在不容忽视的问题,应当引起高度重视;处方点评工作需持续进行,以确保医院处方质量不断提升。曾文静等随机抽取某院2017年门急诊处方,每月150张,共1 800张,采用excel软件建立点评结果及不合理处方统计数据库,并进行分析。该院门急诊处方不合理处方占调查处方的4.11%,主要表现在诊断不规范、用法用量不准确、适应证不适宜等。该院通过进行近十年门急诊处方点评及干预,门急诊处方用药已基本合理,但仍有不合理方面有待改进。徐珏华等分析某院2017年1~12月门诊处方2 069张,结果使用抗菌药物的处方379张,抗菌药物使用率为18.32%。不合格处方84张,占4.06%,主要表现为不规范处方、用药不适应处方及未注明理由的超量处方等。该院的门诊处方基本合理,但仍存在一些不合格现象,需采取有效措施,进一步提高门诊处方合格率。郑巧燕随机抽取某院2018年7~12月的门急诊处方9 236张审核其合理性,并进一步对不合理处方进行点评、分析。该院门急诊处方不合格率为8.02%,不合理处方类型多集中在不适宜处方;抗菌药物使用率为4.66%,抗菌药物处方不合格率21.86%,抗菌药物静脉用药处方不合格率69.84%。该院门急诊处方总体用药情况较合理,但仍存在一些问题,应在开展处方点评的基础上进一步加强处方管理。处方点评有利于处方规范化和提高临床合理用药水平。伍小婷随机抽取某院2017年1~12月门急诊处方共2 400张(不包含麻醉药品、精神药品处方),对不规范处方和不合理用药处方进行统计分析。不规范处方211张,占抽取处方总数的8.79%;不合理用药处方68张,占抽取处方总数的2.83%。该院门急诊处方仍存在一些问题,医院应进一步加强处方管理,医师和药师应该加强理论知识学习,共同促进合理用药,以保证患者用药安全。肖军随机抽取2018年6月至2019年6月门诊处方

600 份,对不同科室处方进行分类,按照《医院处方点评规范》《处方管理办法》《抗菌药物临床应用指导原则》,分析药物处方合理用药情况。各科室处方药品种类、抗菌药物数量、抗菌药物使用百分率、处方金额、注射药物百分率比较,差异有统计学意义($P<0.05$)。600 份处方中,不合理处方 10 张(1.67%);其中出现处方缺项情况 4 张(40.0%),内科和外科各 1 张、儿科 1 张、五官科 1 张;字迹模糊 4 张,其中儿科 3 张、外科 1 张;儿科不合理用药 1 张(0.17%)。该院各科处方用药中,用药趋于合理,但仍然存在大量不规范之处,需要加强管理。欧焕娇等随机抽查 2017 年 6 月至 2019 年 6 月 8 家社区服务站,点评分析处方共 3 567 张,其抗菌药物使用率为 21.75%,糖皮质激素的使用率为 11.44%,不合理处方发生率为 7.06%。不合理处方中剂型与给药途径不适宜最为常见,其次为无适应证用药、遴选药物不适宜与用法用量不适宜。社区服务站应以处方点评为基石,临床药师联合社区卫生服务办常规开展处方点评并将点评结果反馈给医生,以增强基层医师安全用药意识,促进临床合理用药。陈磊等采用回顾性研究方法,对某中心 2015 年 5 月至 2018 年 7 月完成诊疗的患者,统计分析不合理用药情况。抽取 5 327 例,合理用药 4 589 例(占 86.15%),不合理用药 738 例(占 13.85%),其中不规范处方 38 例(占 0.71%),用药不适宜 693 例(占 13.01%),超常用药 7 例(占 0.13%)。该中心虽然门诊合理用药率较高,但是用药不适宜的情况却突出,应积极完善处方点评制度,建立反馈协调、绩效考核机制,促进临床合理用药。朱骞随机抽取该院 2018 年 8 月至 2019 年 5 月的门诊处方 4 960 张,抽取的 4 960 张处方中,不合格处方 645 张,比例为 13.00%。主要表现在诊断不全或诊断不明;用法用量错误、诊断与用药不符、皮试未进行标注、超常用量未注明原因及处方进行修改处未标注修改日期,医师签名不规范等问题。通过系统的干预后,处方合格率由干预前的 65.10% 提高到 93.50%,效果明显。赖静怡选取本院 2017 年 9 月至 2018 年 9 月的 10 979 张门诊处方,其中 2017 年 9 月至 2018 年 2 月为处方点评实施前(5 425 张),2018 年 3~9 月为处方点评实施后(5 554 张)。观察实施前后门诊处方用药情况、不规范情况、处方不合理情况。实施后,门诊处方药品通用名使用率 100.00%、国家基本药物使用率 44.74% 高于实施前的 93.16% 和 27.78%,抗菌药物使用率 60.01% 低于实施前的 85.75%,差异有统计学意义($P<0.05$)。未标明年龄、临床诊断不规范、未标明需要皮试、修改处方未签名、药物用量超标、医师签名不规范、药师单独值班未双签发生率均低于实施前,差异有统计学意义($P<0.05$)。临床诊断与用药不符、用法用量错误、重复用药、用药禁忌、配伍禁忌发生率均低于实施前,差异有统计学意义($P<0.05$)。赖静怡抽调本院药剂科 2 000 张处方作为研究对象,随机分为对照组及观察组,各 1 000 张。对照组实施常规处方审核,观察组实施三级处方点评模式。观察比较两组合格与不合格

处方占比、门诊处方用药情况及门诊处方不合理用药情况。结果观察组合格处方占比 96.20% 高于对照组的 80.50%,差异有统计学意义($P<0.05$)。观察组药品通用名处方占比 100.0% 及国家基本药物使用处方占比 45.8%,均高于对照组的 95.8%、19.5%,抗菌药物使用处方占比 60.5% 低于对照组的 86.8%,差异有统计学意义(P0.05)。药剂科积极实施三级处方点评模式,可有效改善临床合理用药情况,提高处方水平,有利于临床合理用药。王梦迪等运用鱼骨图、柏拉图及 PDCA 循环分析法,每月随机抽取该院 2017 年 7 月至 2018 年 6 月门急诊处方 200 张,共计 2 400 张处方,按照《医院处方点评管理规范(试行)》制定的标准进行评价,判断不合理处方并对其进行统计、分析,以 2017 年 7~12 月的不合理处方作为对照组,应用鱼骨图分析法、柏拉图分析法、PDCA 循环分析法改进某院处方点评工作后,以 2018 年 1~6 月的不合理处方作为实验组,比较两组的差异性。对照组的 1 200 张处方中不合理处方 72 张(6.00%),处方合格率为 94.00%,其中不规范处方(46 张)、用药不适宜处方(16 张)、重复用药处方(4 张)分别占 63.89%、22.22%、5.56%。实验组的 1 200 张处方中不合理处 29 张(2.42%),处方合格率为 97.58%,其中不规范处方(15 张)、用药不适宜处方(7 张)、重复用药处方(3 张)分别占 51.72%、24.14%、10.35%,两组合格率有显著性差异。由于鱼骨图、柏拉图及 PDCA 循环分析法在处方点评工作中的运用,该院门急诊的处方合格率有显著性提升。因此,鱼骨图、柏拉图及 PDCA 循环分析法值得在处方点评中推广使用。杨森典等抽取某院门急诊处方 25 9151 张,并进行点评与分析,处方包括药学干预前(2017 年下半年)121 253 张,药学干预后 137 898 张(2018 年上半年)。药学干预前,门急诊处方不合理率为 7.11%,药学干预后下降至 2.53%;药学干预后,处方质量在前记不规范、处方超量、遴选药品不适宜、用法用量不适宜、医师未签名等方面明显提高。持续的处方点评和干预可提高医院处方质量,促进临床合理用药。李秀侠等运用 PDCA 循环管理模式,根据 2017 年该院门急诊处方点评结果,分阶段制定干预措施并实施,随机抽取该院 2017 年 1~6 月(干预前)和 2018 年 1~6 月(干预后)门急诊处方各 30 000 张,评价干预前后用药情况。结果干预前后比较,抗菌药物使用率由 21.0% 降至 17.4%,平均每张处方用药品种数由 2.3 种降至 2.0 种,注射剂使用率由 15.3% 降至 13.2%,不合理处方占比由 6.9% 降至 1.1%。结论 PDCA 循环管理模式实施后,处方用药合理性提高,干预过程中发现医师的知晓和重视是处方质量提高的核心。林娟娟等借助医院的信息系统对 2018 年上半年门急诊辅助用药处方数排序,确定处方数排名前 10 位辅助用药,并根据点评依据建立点评标准,从 2018 年 7 月开始对辅助用药进行专项点评、事后干预。从医院信息系统中分别抽取 2018 年 1~6 月干预前使用这 10 种辅助用药的处方 2 866 份,2018 年 7~12 月实施干预后的处

方 2 885 份,比较干预前后的使用情况。通过临床药师专项点评干预后,辅助用药不合理使用情况得到有效改善,排名前 10 位的辅助用药处方数占同期门急诊总处方数的比例由干预前的 4.42% 降至干预后的 1.97%。适应证不适宜、联合用药不合理、用法用量不合理、重复用药及用药禁忌等不合理比例均比干预前有所减少。实施专项点评干预,可以有效地提高门急诊辅助性药物在临床上的合理使用率。张静文等回顾性分析某院的普外科 2018 年 4 月 28 日至 2018 年 6 月 1 日期间的住院医嘱,共查阅患者 984 名患者医嘱,审核医嘱共 9 029 条,发现问题医嘱 88 条,已修改医嘱 74 条,接纳率 83.69%,干预前后对科室药占比、DDD 值、抗菌药物使用率进行比较,P 值均 < 0.05。临床药师通过药学交班的模式,对普外科住院医嘱审核干预有利于促进临床合理用药,减少医疗风险,同时可有效降低科室药占比。陆林生分析 2018 年 1 月起,信宜市人民医院开启门诊慢性病患者用药方案。以用药方案审核新模式应用后 3 个月(2018 年 1 ~ 3 月)门诊慢性病患者的 1 069 张用药处方为研究对象,抽取既往传统用药方案审核模式下 3 个月(2017 年 1 ~ 3 月)门诊慢性病患者的 1 035 张用药处方为对照。观察用药方案审核新模式干预效果,比较两组处方金额及合理性,评价应用成效。基于门诊慢性病用药方案审核新模式开具的 1 069 张处方中,药师干预处方 235 张,干预内容 261 项,干预率 21.98%。构成比居前五位的干预内容依次为降低处方费用、联合用药不适宜、遴选药品不适宜、用药与诊断不符、无指征用药,分别占比 31.80%、16.86%、15.33%、9.58% 和 7.28%。新模式下各月门诊慢性病患者用药处方金额均较传统模式有所下降,处方点评显示不合理处方率(0.84%)也低于传统模式,差异有统计学意义(P < 0.05)。引入门诊慢性病患者用药方案审核新模式,对保证患者用药安全、降低医疗费用、减轻医疗负担具有积极作用。李花选取 2017 年全年某院收治的 700 例门诊处方作为常规处方管理组;2018 年全年在 2017 年门诊处方制度的基础上,对于处方的管理方面加强审核强化管理,随机选取该阶段的 700 例门诊处方作为实时审核强化管理组。比较两组错误率及现场点评情况。实时审核强化管理组在药物品种、剂量错误等方面的总错误率 8.3% 低于常规处方管理组,差异具有统计学意义(P < 0.05)。对门诊药房处方进行实施审核强化管理后,处方的错误率有效降低,提高了科室人员工作效率,临床效果明显。[中国医院用药评价与分析,2020,20(07):879-881;湖北科技学院学报(医学版),2019,33(05):424-426;中国社区医师,2019,35(33):9-10;青海医药杂志,2019,49(12):67-68;中国药事,2019,33(12):1 469-1 472;中国卫生标准管理,2020,11(09):7-10;中国处方药,2020,18(04):42-44;世界最新医学信息文摘,2019,19(78):265-276;中国药业,2020,29(14):36-37;中医药管理杂志,2019,27(16):105-107;临床医药文献电子杂志,2019,6(90):175,178;智慧健康,2020,6(10):14-16;中国当代医药,

2020,27(05):149-151;当代医药论丛,2019,17(16):156-157;临床合理用药文献电子杂志,2020,7(31):166-167;当代医药论丛,2020,18(04):24-25;海峡药学,2020,32(06):214-215;;北方药学,2020,17(02):181-182;中国现代药物应用,2020,14(06):196-198;当代医药论丛,2020,18(11):102-103;临床医药文献电子杂志,2020,7(52):187-188;中西医结合心血管病电子杂志,2019,7(29):181-182;山西医药杂志,2019,48(22):2 805-2 807;中国合理用药探索,2020,17(02):26-29;中国现代药物应用,2019,13(22):225-227;中国药物警戒,2020,17(06):366-369,376;现代医院,2020,20(03):383-386;临床合理用药杂志,2020,13(16):5-7;临床医药文献电子杂志,2019,6(86):185;中国现代药物应用,2019,3(16):154-155;抗感染药学,2020,17,01:17-20;抗感染药学,2020,17(05):662-667;世界最新医学信息文摘,2019,19(A4):315-316;临床合理用药杂志,2019,12(32):110-111;海峡药学,2019,31(11):220-221;临床合理用药杂志,2019,12(34):128-129;海峡药学,2020,32(02):195-197;海峡药学,2019,31(08):250-252;中国社区医师,2020,36(11):10-11;中国当代医药,2020,27(13):170-172,176;中国合理用药探索,2019,16(10):180-183;西藏医药,2020,41(02):3-4;中国现代药物应用,2020,14(03):226-227;中国实用医药,2020,15(01):181-182;中国医药指南,2020,18(10):155-156,159;北方药学,2019,16(11):188-189;中国药业,2019,28(21):86-88;现代医药卫生,2019,35(19):3 080,3 089-3 090;中国处方药,2020,18(07):6-8;海峡药学,2020,32(06):187-189;中国处方药,2019,17(09):68-69;中国卫生标准管理,2019,10(22):20-22]

(吴新荣 黄笑芳 杨 晨 胡晋红)

↗ **医嘱用药的点评干预** 向虹宇等按 10% ~ 25% 的比例随机抽取 2018 年 1 ~ 9 月某院草堂病区住院用药医嘱 6 422 条,根据《处方管理办法》和《医院处方点评管理规范》的要求,对住院用药医嘱的书写规范性、用药剂量、用药疗程、适应证和药物相互作用等进行全要素点评。6 422 条住院用药医嘱中,合理医嘱 6 331 条,医嘱合理率为 98.58%;不合理医嘱主要涉及用法与用量不适宜、适应证不适宜、药品剂型或给药途径不适宜、有配伍禁忌或不良相互作用、开具病区用药医嘱未写临床诊断或临床诊断书写不全和遴选的药品不适宜等;通过长期持续的住院用药医嘱点评,病区用药医嘱合理率总体保持在较高水平。病区住院用药医嘱点评工作有利于规范合理用药,有利于提高药物治疗的安全性、有效性和经济性。翁烽等收集 2016 年 10 月至 2017 年 9 月间住院病例医嘱 377 份,统计医嘱中不合理用药情况,同时根据对点评结果干预与否将其分为行政干预前 189 份和行政干预后 188 份,比较和分析不合理医嘱产生的原因。377 份医嘱中,干预前不合理用药医嘱 67 份(占 35.45%),干预后不合理用药医嘱 45 份(占 23.94%);不合理用药类型前 3 位

分别为超说明书用药、抗菌药物使用不合理、用药频次不合理;干预后不合理率显著低于干预前(23.94% VS 35.45%,$P < 0.05$)。医嘱中超说明书用药、抗菌药物使用不合理是医院住院患者医嘱用药不合理的主要类型,医嘱点评与行政干预措施相结合有助于降低住院患者医嘱用药的不合理率,确保患者用药的合理性和安全性。陈霞明等根据《霍山县医院合理用药检查抽取病历、门诊处方方案和实施细则》抽取某院2018年9~12月住院患者病历293份,按照《医院处方点评管理规范(试行)》等规定的标准分析住院患者用药的合理性,并提供改进措施。在抽取的293份病历中,不合理病历占10.92%(32份);不合理病历按科室划分以疼痛科占比最大(100.00%);不合理用药的情况有如下8种:遴选药品不适宜、用法用量不适宜、无指征用药、抗菌药使用不规范、疗程不适宜、围手术期用药不适宜、联合用药不适宜、辅助药物占比超标。通过对住院患者用药进行精准管控模式的医嘱专项点评,能够加强患者用药质量的管理,为临床合理用药提供改进依据。张凤怡等采用回顾性分析方法选取南京市浦口医院2016年7月至2018年6月纳入的临床路径病例,按时间分为第一年度2016年7月至2017年6月,第二年度2017年7月至2018年6月。第一年度完成医嘱点评的临床路径病例726份,第二年度1 021份。临床药师通过本院电子病历系统每月对完成临床路径病历随机选取3~5份进行合理用药点评。第二年度总体合格率高于第一年度,神经内科、内分泌科第二年度合格率高于第一年度($P < 0.05$)。第一年度辅助用药不合理使用发生率高于第二年度($P < 0.05$)。临床药师参与临床路径用药医嘱点评,可提高临床路径用药合格率,使抗菌药及辅助用药使用更趋于合理,因此临床药师应积极参与临床用药治疗,针对典型临床路径用药不规范行为实时干预,确保临床合理用药。尤丽敏对该院2016年1~12月随机抽取的3 015份病历进行点评分析。抽查的3 015份病历中有535份存在用药不合理现象。不合理用药主要体现在无适应证用药、用法用量不适宜、联合用药不适宜、溶媒选择不适宜、给药途径不适宜、用药疗程不合理。通过住院医嘱点评,可及时发现病区的用药问题,有效促进临床合理用药。石雪静等随机抽取医院2016年1月至2017年7月各病区出院病历3 200份,统计、分析用药情况。3 200份用药医嘱中,不合理用药医嘱605份,占18.91%。其中,药品的溶媒选择和适应证不适宜占比较高,分别为25.29%和22.31%。医院用药医嘱不合格率依然偏高。[中国医院用药评价与分析,2020,20(06):716-718,722;抗感染药学,2020,17(02):180-182;中国处方药,2020,18(06):36-38;临床合理用药杂志,2019,12(33):139-140,144;临床合理用药杂志,2019,12(22):104-105]
　　　　　　　　　　　　(吴新荣　林鸿举　杨　晨　胡晋红)

◪　**处方/医嘱中的抗感染药物的点评分析**　曹畅等采用回顾性分析方法对2018年度复旦大学附属中山医院厦门医院门诊抗菌药物处方进行点评,并应用帕累托法分析不合理处方的类型及原因。2018年度门诊处方共计15 5875张,其中抗菌药物处方23 014张(14.76%),合理抗菌药物处方21 109张,合理率91.72%。不合理处方1 905张(8.28%),帕累托分析显示主要因素为无适应证用药(802例,42.10%)和适应证不适宜(691例,36.27%),次要因素为用法用量不适宜(219例,11.50%),一般因素为临床诊断书写不全(127例,6.67%),遴选药品不适宜(62例,3.25%)和给药途径不适宜(4例,0.21%)。王超亚采用分层等比抽样方法选取2018年2月至2019年2月河南省原阳县人民医院门诊抗生素处方2 000例,根据《抗生素临床应用指导原则》、药品说明书、临床药理学知识,对抗生素不合理处方进行点评,存在不合理用药处方193例,主要包括无指征用药、重复用药、临床诊断书写不全、联合用药不当、用法用量不当、适应证不符合。栾文乾采用回顾性分析方法随机抽取2018年1~12月江苏省宜兴市和桥医院门诊医生开具的12 000张抗菌药物处方进行点评,共计11 886张合理,占99.05%,114张不合理,占0.95%,不合理用药原因包括药品剂型不当、联合用药不当、给药途径不当等,用药不当、适应证不当、超常处方等为主要原因,分别占45.61%、24.56%、12.28%。10个科室5 057张抗菌药物处方合理用药率为98.93%,不合理用药率为1.07%,内科不合理用药率稍高于其他科室。蒋明调查江油市中医医院2017年1~12月门诊抗菌药物处方7 950张,对其用药合理性进行点评,总不合理处方752张,无病原学诊断40张,无指征使用抗菌药物104张,抗菌药物品种选择不合理258张,用药剂量不合理27张,用药时间间隔不合理17张,用药疗程不合理262张,用药途径不合理1张,无指征联合用药41张,未遵循联合用药原则2张;江油市中医医院门诊抗菌药物的应用存在诸多不合理问题,应针对不合理用药的问题提出解决方法,促进门诊抗菌药物的合理应用。康亮华抽取2018年8月至2019年7月间门诊处方和医嘱24 000张(每月2 000张)进行点评,抗菌药物处方4 037张占16.82%;抗菌药物使用率逐年下降,处方合格率逐年升高,至2019年7月份处方合格率达98.88%;其中抗菌药物不合理处方237张占5.87%;处方不合理原因有适应证不适宜占45.57%,其次为选用药物不适宜占23.21%。采用数字化信息系统实施抗菌药物专项处方点评,有效遏制了抗菌药物的不合理使用,处方合格率显著提高。杨薇等抽取2018年1~12月间门诊临床开具的抗菌药物处方8 109张进行点评,不合理用药处方639张占7.88%,其中不合理用药原因主要为无感染指征使用抗菌药物和抗菌药物遴选不适宜等。左松等使用随机抽样法抽取武警成都总队医院2015年1月至2017年12月的门诊处方进行点评,门诊不合理使用抗菌药物的主要问题为遴选抗菌药物及给药频次、剂量不适宜。皮肤科、妇科门诊的抗菌药物使用比率最高,临床选择倾向性较大。张军等选择门诊开具的835份抗菌药物处

中国药学年鉴 CHINESE PHARMACEUTICAL YEARBOOK 2020-2021

方进行点评分析,不合理用药发生率 6.71%。其中,用法用量不合理 12 份(1.44%);药物配伍不合理 22 份(2.63%);适应证不适宜 6 份(0.72%);给药途径不合理 16 份(1.92%)。56 份不合格处方中,皮肤科 21 份(2.51%),感染科 16 份(1.92%),消化内科 10 份(1.20%),肝胆外科 4 份(0.48%),介入科 3 份(0.36%),其他科室 2 份(0.24%)。抗菌药物不合理应用现象较为普遍。蒋红采用回顾性分析法随机抽取 2018 年 1 月至 12 月期间泰兴市中医院门诊西药房的 6500 张处方进行统计分析及处方点评,使用抗菌药的处方有 1 577 张(占 24.26%),单一用药处方占 80.72%,联合用药处方占 19.28%;其中口服给药处方占 94.04%,肌内注射给药处方占 3.11%,静脉滴注给药处方占 2.85%;其中用药频率排在前五位的药品依次为头孢丙烯、头孢克肟、头孢唑肟、阿奇霉素和头孢尼西钠。有 37 张处方存在不合理用药的情况,其不合理用药率为 2.35%,其中抗菌药的用量用法不适宜处方的占比(占 35.14%)最高,无指征用药处方的占比(占 18.92)次之。在 2018 年 1 月至 12 月期间泰兴市中医院门诊西药房抗菌药的临床应用情况基本合理。杨斐然采用回顾性分析法对 2019 年 1 月至 3 月期间保山市人民医院门诊开具的 2 000 张抗菌药物处方进行点评和分析,使用头孢菌素类抗菌药物的处方有 984 张,所占的比例为 49.2%(984/2 000),其中用药不合理的处方有 235 张,所占的比例为 11.75%(235/2 000),无指征使用抗菌药物的处方有 131 张,所占的比例最高。孔艺等采用回顾性分析法对随机抽查的广东药科大学附属第一医院 2017、2018 和 2019 年抗菌药物处方 7 659、7 829 和 9 016 张进行分析。处方不合理率从 9.32% 下降至 3.87%,用法用量不适宜为主要的不合理类型。2017 年和 2019 年门诊抗菌药使用率分别为 7.72%、6.17% 和 6.72%;急诊抗菌药使用率分别为 35.72%,31.59% 和 36.71%。实施专项处方点评后,2019 年抗菌药物处方点评合理率已符合国家标准。王谢运用 Excel 2019 点评 2017 年 1 月至 2018 年 12 月门急诊信息系统(HIS)中选取 26 000 张抗菌药物的处方,2018 年度门急诊抗菌药物应用率下降、合理处方率增加,未注明皮试结果、适应证不适宜、遴选药品不适宜、用法用量不适宜、联合用药不适宜、无适应证用药、无正当理由超说明书用药都下降,适应证、用法用量、遴选药品这三项不适宜在抗菌药物不合理的应用中存在的比例最大。对门急诊抗菌药物处方专项点评成果分析,有利于把控抗菌药物不合理应用。万人南采用回顾性分析法通过医院 HIS 系统和临床药学点评系统,随机抽取医院 2018 年 1~12 月门急诊抗菌药物处方 5 421 张进行点评分析,其中不合理处方 255 张占 4.70%,不合理类型主要包含给药途径不适宜、用法用量不适宜、联合用药不当、适应证不适宜、重复用药等。通过各个季度的处方点评,在给药之前进行公示。前三个季度主要是采取惩罚措施,在第四个季度门急诊抗菌药物处方质量得到明显调整。定期进行

处方点评,动态监测抗菌药物的使用情况,针对不合理的用药情况,及时反馈、及时干预,从而促进门急诊抗菌药物的合理应用。刘一帆等抽取安徽医科大学附属阜阳医院 2018 年 1~12 月的抗菌药物处方进行点评,分析其不合理情况,抽取抗菌药物处方共 19 899 张,不合理处方有 2 340 张,占 11.76%,不合理类型主要有不规范处方、适应证不适宜处方、用法用量不适宜处方、联合用药不适宜处方及其他用药不适宜处方。刘斌峰等利用深圳市龙岗区第二人民医院信息系统调取 2019 年 5 月急诊内科、外科处方 8 556 张,抗菌药物处方 2 580 张,静脉注射抗菌药处方 1 309 张,对处方进行病种分布、医生用药习惯、用药频度进行分析,随机抽取 1~20 日静脉注射抗菌药处方 438 张进行专项点评及不合理用药点评分析,不合理处方 42 张,占抽查处方的 9.6%(42/438)。深圳市龙岗区第二人民医院静脉抗菌药物使用不合理,使用药物抗菌谱与病种分布致病菌有偏差,抗菌药物静脉给药率较高。余娜采用回顾性分析法对 2018 年 1~12 月惠州市中大惠亚医院门急诊开具的 5 640 张抗菌药物处方进行点评和分析。用药不合理处方所占的比例为 3%(169/5 640),在这 169 张用药不合理的处方中,适应证不适宜的抗菌药物处方所占的比例最高,使用头孢类抗菌药物的处方所占的比例最高。不合理使用抗菌药物科室中排名前五的科室为妇产科门诊、急诊内科、泌尿外科门诊、综合外科门诊和眼科门诊,惠州市中大惠亚医院的门急诊存在一定的不合理应用抗菌药物的情况。任萌等回顾性分析陕西省结核病防治院 2018 年 10 月至 2019 年 6 月的所有门诊抗菌药物处方,统计分析 DDDs 排名前 10 位的药品、不合理处方类型及占比。门诊抗菌药物平均使用率为 0.70%,不合理处方率为 50.23%,且抗菌药物处方不合理率总体呈下降趋势,主要存在问题为用法用量不适宜和无适应证用药;B/A 显示抗菌药物的用药金额与用药人次的同步性较好。通过每月门诊抗菌药物处方的专项点评工作,陕西省结核病防治院的门诊抗菌药物处方质量和合理使用的各项指标得到很大改善,但仍存在使用不合理的现象。赵华等抽取 2016 年至 2018 年 3 年间诊疗的 TOP50 医生开具的抗菌药物处方(10 张/人,每月 500 张,计 18 000 张),点评其用药的合理性,并将不合理用药处方按照不合理用药类型采用帕累托图找出其原因与对策,1 467 张处方存在不合理用药因素,其中遴选的药品、剂型、给药途径和用法用量不适宜(1 046 张占 71.30%),次要因素为序贯选药不适宜(94 例占 6.41%)、无特殊情况下未优先选用基本药物(76 例占 5.18%)及治疗用抗菌药物合理疗程大于 3 天(含 3 天以上)(69 例占 4.70%)。采用帕累托图分析导致不合理用药的主要因素,有效干预并制定改进方案,从而提高了门急诊抗菌药物临床用药的合理性。翟琉采用回顾性分析的方法从 2018 年每月抗菌药物处方中抽 25% 的医生,每个医生 50 张,不满 50 张的全部点评,第一季度(99.04%)到第四季度(99.32%)抗菌药物的处方合格率总

中国药学年鉴

CHINESE PHARMACEUTICAL YEARBOOK

2020-2021

体呈上升趋势;不合格处方共 198 张,占 0.83%;主要有:超常处方、适应证不适宜、用法用量不适宜、联合用药不适宜等。李蔷选择 2015 年 1 月至 2015 年 12 月作为对照阶段,收集此阶段急诊抗菌处方,分析并制定点评方法,选择 2017 年 1 月至 2017 年 12 月作为观察阶段,施行点评方案并对处方书写情况进行相应调整,随机抽取两个阶段抗菌处方各 2 100 张作为研究对象,分析两个阶段内处方不合格情况。观察阶段处方不合格率 1.48% 显著低于对照阶段的 3.24%($P < 0.05$);观察阶段及对照阶段抗菌药物处方不合理情况比例前 2 名均为诊断书写不当(38.71%,41.18%)、药证不符(38.71%,36.76%)。施行抗菌药物处方点评制度并对抗菌药物使用情况进行及时调整,有助于减少处方不合格,促进临床合理使用抗菌药物。张当义等随机抽选深圳市大鹏新区南澳人民医院 2018 年 7 月至 2019 年 6 月期间所开具含抗菌药门诊、急诊处方共 2 000 份设为研究对象,将 2018 年 7 ~ 12 月未建立处方点评模式及药师审核制度时期内 1 000 份抗菌药处方设为对照组,将 2019 年 1 ~ 6 月期间建立抗菌药物处方点评模式及药师审核制度后所开具 1 000 份抗菌药处方设为研究组,开展对比性研究。结果相较对照组,研究组不合理处方总量、药物用量不合理处方、药品类型不合理处方及联合用药不合理处方发生率均明显降低,且各类药物不良反应发生率均有不同幅度下降,研究组各项药师工作质量评分均明显高于对照组,$P < 0.05$。唐吉等随机选取 2017 年 10 月至 2018 年 10 月吉林市人民医院门、急抗菌药物处方 2 000 份,分为实验组与对照组各 1 000 分,实验组应用回归分析法对抗菌药物处方用药进行点评和分析。实验组四个季度的处方合格率分别是 96.0%、95.18%、93.73%、89.02%;对不合格处方来源的分布情况进行分析,肾内科占 23.13%,儿科占 21.45%,所占比例较多;与对照组相比,实验组处方中发现出现错误问题的发生率较低。处方点评方式能够有效提升门急诊抗菌药物应用合理性,临床医师需进一步加强对门、急诊抗菌药物管理,通过各种手段提高抗菌药物使用的合理性、有效性。薛露利用医院 PASS 临床药学管理系统,随机抽取 2017 年 10 月至 2018 年 9 月睢宁县中医院南院区抗菌药物住院医嘱 960 份进行分析。960 份抗菌药物住院医嘱中不合理医嘱 94 份,占比 9.79%,其中 29 份联合用药不适宜,33 份药品选择不适宜,4 份溶媒用量不合理,7 份更换抗菌药物缺乏指征,17 份清洁手术围术期用药不规范,1 份用药频次不合理,2 份无指征使用抗菌药,1 份给药剂量不合理。余娜等随机抽取惠州市中大惠亚医院 2019 年 1 ~ 9 月住院抗菌药物使用病历共 306 份进行医嘱的适宜性点评,并分析住院抗菌药物使用的合理性。经过专项点评整治,抗菌药物使用强度由 41.39DDDs 下降为 35.96DDDs,抗菌药物医嘱点评的合格率由 83.95% 上升至 89.89%;共有 36 份不合理病历,主要包括用药时间过长、给药剂量不适宜、药品品种选择不适宜以及联合用药不适宜等。临床药师与

医师共同参与抗菌药物专项点评干预,能够更加快速有效地发现和解决抗菌药物不合理使用的问题,可促进医院抗菌药物合理使用。李立随机抽查医院 2018 年 1 ~ 12 月住院医嘱,每月共抽取 240 份含抗菌药物医嘱的住院病历,共抽查病历 2 880 份。发现存在抗菌药物不合理应用的病历 262 份,占总数的 9.1%,共有 273 条用药不适宜医嘱。黄娟等收集医院 2017 年抗菌药物使用数据,总结抗菌药物使用中的不合理问题,并分析原因,结合原四川省卫生计生委员会"三医监管"制订技术方法与技术线路,并对实施管理前后的效果进行评价。抗菌药物管理过程中的主要问题为抗菌药物管理工作组职责落实不到位、医师用药水平整体不高、临床药师工作不完善、技术支撑体系存在缺陷等;实施管理前(2017 年)和管理后(2018 年、2019 年)的数据对比显示,住院患者抗菌药物使用率、使用强度、处方点评不合理率分别由管理前的 59.46%、45.75、5.93% 降至 54.41%、38.39、2.53%(2018 年)和 54.46%、38.90、3.01%(2019 年)。通过完善抗菌药物管理工作组、成立抗菌药物科学化管理小组、加强临床药师服务工作、建设个体化药物治疗实验室等改进方式,结合"三医监管",促进了抗菌药物合理使用,有助于建立抗菌药物合理使用的长效管理模式。周晨从 2015 年 1 月至 2018 年 10 月期间苏州高新区人民医院药房调剂的处方中选取 65 张不合理应用抗菌药物的处方进行点评分析。有 26 张(占 40%)不规范处方,有 30 张(占 46.15%)用药不适宜处方,有 9 张(占 16.07%)超常处方。医师的签名或盖章不规范、处方的内容缺项或书写不规范、药物的用法及用量不当是导致该医院不合理应用抗菌药物的主要原因。导致苏州高新区人民医院不合理应用抗菌药物的原因众多。该医院应通过提高临床医师应用抗菌药物的水平、督促其规范地开具处方、积极开展处方审核与点评工作,及时发现和纠正不合理应用抗菌药物的问题,以提高处方的质量,保障抗菌药物应用的合理性和安全性。赵枫选取 2017 年 7 月至 2018 年 6 月期间河南科技大学第三附属医院门诊及住院患者用药记录为样本,对抗菌药物使用率、抗菌药物费用占比及使用强度进行对比分析。通过处方点评制度干预后,急诊、门诊、住院部及 I 类切口抗菌药物使用率从 46.21%、28.23%、69.37%、89.27% 下降至 33.16%、21.01%、56.42%、41.23%;抗菌药物费用占比从 19.93% 下降至 15.13%;抗菌药物使用强度从 94.16DDD/百人天下降至 59.42DDD/百人天。处方点评制度通过对于临床抗菌药物使用的干预,降低抗菌药物使用率、抗菌药物费用占比及抗菌药物使用强度,减少患者治疗成本,同时提升医院管理及治疗水平。陆伟亮等回顾性分析 2017 年 7 月至 2018 年 6 月的门诊处方和出院病历,每月随机抽取门诊处方 120 张,出院病历 60 份,共计 2 160 张,进行统计点评分析。抗菌药物应用率由 48.1% 下降到 33.7%;注射剂应用率由 70.9% 下降到 48.3%;抗菌药物不合理处方率由 38.0% 降至 13.7%。

苏宵苇抽取普洱市人民医院 2017 年 3 月至 2018 年 4 月的 1 059 张处方为对照组,观察组取 2018 年 5 月至 2019 年 6 月的 1 123 张处方,对照组采取常规管理,分析存在的问题,加强处方点评,制定针对性改进措施并于观察组中实施。观察两组不合理用药概率,分析不合理用药类别。观察组不合理用药概率为 0.89%,低于对照组,$P < 0.05$;在不合理用药方面,以剂量或疗程不当所占比例最高,为 34.67%,其次是重复用药、药物选择不当等。彭文婷等选取广东省云浮市云城区人民医院 2018 年 7 月至 2019 年 1 月评分制抗菌药物处方医嘱点评模式建立之后 1 895 例应用抗生素的住院患者作为观察组,另选取广东省云浮市云城区人民医院 2018 年 1 ~ 6 月评分制抗菌药物处方医嘱点评模式建立之前 1 894 例应用抗生素的住院患者作为对照组。分析比较两组抗菌药处方的检验结果、不合格处方分类以及药师工作水平评价。观察组抗菌药物处方的检验合格率 95.98% 高于对照组的 88.96%,差异有统计学意义($P < 0.05$)。观察组无指征用药占 1.89%、缺项 0、剂量不合适占 2.11%、给药途径不合适 0,均低于对照组的 2.90%、2.58%、3.16%、2.37%,差异均有统计学意义($P < 0.05$)。观察组药师药品管理水平评分(97.35 ± 1.61)分、处方书写水平评分(96.92 ± 2.04)分、审核处方水平评分(96.28 ± 2.25)分、处方调配水平评分(97.75 ± 1.51)分高于对照组的(87.03 ± 3.61)、(85.55 ± 2.96)、(89.75 ± 3.28)、(90.16 ± 2.39)分,差异均有统计学意义($P < 0.05$)。该院评分制抗菌药物处方医嘱点评模式的建立可有效提高抗菌药处方的检验合格率。孟彩彩选取 666 例贾汪区人民医院三年内处方,将其分为两组作为研究对象,在两组处方中,333 例经过处方点评的处方为观察组,333 例未经过处方点评的处方为对照组,对比两组处方内的抗菌药物使用情况,分析采用处方点评为药物临床应用带来的干预效果。观察组处方均是采用处方点评后的处方,其抗菌药物使用情况均与对照组明显不同,其抗菌药物使用率以及用药强度均明显低于未采用处方点评的对照组处方,对比其中数据可知差异有统计学意义($P < 0.05$)。陈芬燕选择医院 2017 年 10 月至 2018 年 10 月开展"药师参与处方点评"活动期间收治的患者 47 例为观察组,选择未开展"药师参与处方点评"活动期间收治的患者 47 例为对照组,比较 2 组临床医师的用药知识评分、抗菌类西药应用效果与安全性。观察组临床医师对症用药评分、用法用量评分、药物配伍评分、不良反应评分均高于对照组,差异均有统计学意义($P < 0.05$)。观察组不合理用药率及不良反应发生率均低于对照组,有效率高于对照组,差异均有统计学意义($P < 0.05$)。[中国药物应用与监测,2019,16(05):302-304;首都食品与医药,2020,27(06):84;北方药学,2019,16(08):195-196;中药与临床,2019,10(22):44-46;抗感染药学,2019,16(10):1 712-1 714;抗感染药学,2019,16(12):2 073-2 075;临床医药文献电子杂志,2019,6(90):148-149;中西医结合心

血管病电子杂志,2019,7(30):192;当代医药论丛,2019,17(23):123-124;当代医药论丛,2020,18(05):65-66;今日药学,2020,30(08):548-551;航空航天医学杂志,2020,30(08):591-594;临床医药文献电子杂志,2020,7(27):167-171;海峡药学,2019,31(11):209-210;北方药学,2020,17(02):188-190;当代医药论丛,2019,17(22):71-74;临床医学研究与实践,2020,5(06):122-124;抗感染药学,2020,17(06):805-808;海峡药学,2019,31(12):217-219;中国医药指南,2020,18(06):95;海峡药学,2020,32(05):182-184;临床医药文献电子杂志,2019,6(91):171-172;临床医药文献电子杂志,2020,7(26):186-188;中国药物经济学,2020,15(06):53-56;中国医药指南,2019,17(34):100-101;中国药业,2020,29(14):7-11;当代医药论丛,2019,17(18):115-116;黑龙江医学,2020,44(02):242-244;临床合理用药杂志,2020,13(08):124-125;名医,2020,01:84;中国实用医药,2020,15(10):169-171;世界最新医学信息文摘,2019,19(62):259-261;临床合理用药杂志,2019,12(22):112-113]

(吴新荣 黄琳琅 杨晨 胡晋红)

⤴ **医嘱中的围手术期抗感染药物的点评分析** 唐吉等从吉林市人民医院药学部 2017 年 12 月至 2018 年 12 月进行 Ⅰ 类手术切口患者中抽取 180 份病历,将 180 份分为两组,对照组 90 份病历未进行处方点评;实验组 90 份病历进行处方点评,比较两组抗菌药物医嘱点评的相关指标。对照组病历显示患者使用抗菌药物使用率高于实验组。对照组患者抗菌药使用的强度高于实验组。对照组 Ⅰ 类手术切口预防使用抗菌药物的频率高于对照组。对照组 Ⅰ 类手术切口使用抗菌药物时间不超出一天的百分比低于实验组。对照组中使用抗菌药物的患者与实验组患者检测出的微生物检验样本送检率相比没有明显差异。对于 Ⅰ 类手术切口患者抗菌物处方进行点评,可以改善抗菌药物的使用情况,提高抗菌药物使用的合理性及利用率。麦瑛文选择 2017 年 1 月 1 日至 2018 年 7 月 1 日来广东省中西医结合医院进行治疗的 Ⅰ 类切口手术患者 86 例作为研究对象,使用随机数字表法随机分成对照组与观察组,每组各 43 例。对照组患者未实行专项处方点评,对观察组患者处方点评前后用药合理性进行评价,建立抗菌药物奖惩制度,开展合理用药教育,比较两组患者治疗效果以及合理用药指标。观察组患者合理用药情况均优于对照组患者,观察组患者治疗有效率为 91.70% 显著高于对照组患者的 65.11%,组间比较,差异具有统计学意义($P < 0.05$)。持续的抗菌药物专项处方点评效果显著,具有促进合理用药的作用。穆山丹根据医院 2018—2019 年收治的 439 份患者的相关资料,开展回顾性分析,分析专项处方点评模式建设前后的围术期抗菌药物预防使用情况,手术围术期抗菌药物预防使用不合理情况及抗菌药物预防使用的类别频次。专项处方点评模式实施以后,抗菌药物的合

理使用率为 50.3%,抗菌药物不合理使用发生率为 91%。在合理用药的患者中使用抗菌药物涉及到了第一代头孢菌素类药物(如头孢唑林),第二代头孢菌素类药物(如头孢呋辛)。专项处方点评模式可以让医院清洁手术围术期抗菌药物的使用效果得到有效提升。[临床医药文献电子杂志,2019,6(75):171-174;深圳中西医结合杂志,2019,29(20):134-135;中国医药指南,2020,18(05):173-174]

(吴新荣 黄琳琅 杨 晨 胡晋红)

处方/医嘱中的抗感染重点专科的用药点评分析 张潇云抽取 2017 年 2 月至 2018 年 12 月间收治的外科病区患者抗菌药物用药医嘱,根据点评结果 96 例属不合理用药,其原因有临床无指征使用抗菌药物、抗菌药物的品种选用不合理、抗菌药物的用法用量不合理、抗菌药物的治疗疗程不合理、抗菌药物的联合应用不合理等。临床药师不定期审核用药医嘱,并参与临床抗菌药物治疗工作,有助于提高临床合理使用抗菌药物水平。黄金岳等回顾性抽取徐州市肿瘤医院产科 2018 年一季度的出院患者病历进行抗菌药物医嘱点评,并对不合理医嘱进行理想化修正,统计修正前后的住院患者抗菌药物使用率和抗菌药物使用强度。结果修正前,产科实际抗菌药物使用率为 80.77%,抗菌药物使用强度为 18.40 用药频度(DDDs)/百人天。经理想化修正后抗菌药物使用率为 50.77%,抗菌药物使用强度为 9.19DDDs/百人天,其中会阴侧切术不合理使用抗菌药物对上述指标变化的影响最大。利用抗菌药物医嘱点评,理想化修正不合理抗菌药物医嘱,能够指导抗菌药物临床应用控制指标的合理设定,提高抗菌药物科学化管理成效。黄崔艳成立药物评定小组,回顾性随机选取 2016 年至 2017 年于海门市中医院儿科门诊就诊并开具抗菌药物的儿科患者处方 500 张,分析海门市中医院儿科门诊处方中抗菌药物使用的种类、给药途径、所治疗的疾病与用药不合理之处。患儿的抗菌药物使用主要用来治疗上呼吸道疾病,并且使用药物多为头孢类,给药方式为口服给药,静脉滴注,除此以外,还存在诸多的不合理用药问题。杨克云随机抽取上海市嘉定区妇幼保健院新生儿科 2018 年 5~8 月使用抗菌药物的病历资料 120 份,并进行抗菌药物专项点评,新生儿科存在过度预防性使用抗菌药物情况;头孢他啶与氨苄西林舒巴坦存在不合理联用;抗菌药物用法用量不合理。张恒金等依据药品说明书、《抗菌药物临床应用指导原则(2015 版)》等分析了 1 200 名支气管肺炎患者的医嘱,比较干预前后抗菌药物的使用情况。江苏省徐州市铜山区中医院抗菌药物不合理使用率显著下降(干预前 26.83% VS 干预后 16.33%),主要存在问题为用法用量错误、联合用药不合理、超适应证用药等。江苏省徐州市铜山区中医院儿科抗菌药物不合理使用情况明显改善,药学干预取得一定成效,促进了临床合理用药。[抗感染药学,2019,16(08):1 346-1 348;徐州医科大学学报,2019,39(10):745-749;临床医药文献电子杂志,2019,6(A1):189-191;临床合理用药杂志,2019,12(33):132-134;医学理论与实践,2019,32(18):2 996-2 997](吴新荣 黄琳琅 杨 晨 胡晋红)

处方/医嘱中的抗菌药物专项点评 于旭红等抽查中国人民解放军 305 医院 2018 年 3 034 例使用喹诺酮类抗菌药物的门诊和急诊患者处方,对其中 864 例≥65 岁且使用喹诺酮类抗菌药物患者的处方进行评价和分析。有 352 例患者发生问题处方,其中未按照国家药监局新的说明书修改意见而错误选用喹诺酮药物 342 例、超适应证 5 例、无适应证 1 例、禁忌证用药 4 例等。张圣雨等通过回顾性处方点评的方法,抽查 2018 年 11 月的 113 份病历作为干预前研究资料,抽取 2019 年 2 月份的 82 份病例作为干预后研究资料,依据相关规定和指南对使用碳青霉烯类抗菌药物的处方进行打分点评,再将分数结果反馈至各个科室,提出干预措施和跟踪管理。干预前不合理率为 37.2%,干预后不合理率为 19.5%,干预前后差异有统计学意义(P < 0.05),无用药指征,用法用量不适宜的干预后数量明显减少,但联合使用不规范、未进行病原学送检、未进行会诊及其他的不合理类型,在干预后数量未见明显改善,仍然存在不合理用药问题。贾立华等回顾性分析抽查北京北亚骨科医院 2017 年至 2019 年应用美罗培南的 43 例患者用药。依据患者病情转归结果分别计算用药频度(DDDs)和药物利用指数(DUI);采用临床肺部感染评分(CPIS)评估肺部感染用药适宜性;结合处方专项点评指南评估其他用药不适宜问题。平均 DUI 为 1.92,其中死亡组 DUI 为 2.11;死亡组 CPIS 高于生存组,治疗好转组和无好转或恶化组的 CPIS 差异不大,但好转组用药后的 CPIS 有所下降。其他不适宜问题包括药物配伍禁忌、相互作用和联用药品的不良反应风险。药物综合评价应多维度、分层次,以降低患者用药风险为目的,DUI 和 CPIS 可作为恰当选择和适时停用美罗培南的重要依据。裴俊俊等从 2019 年 1 月份使用头孢西丁钠住院病历中随机抽取 30 份,门诊使用头孢西丁钠的所有处方 392 份,对头孢西丁钠的用法用量、适应证及联合使用等进行点评。门诊不合理用药率为 100.00%,主要存在的问题是使用头孢西丁钠的频次不合理、无指征用药和选药不合理等。住院使用头孢西丁钠的不合理率也是 100.00%,频次不合理为 63.33%。医院头孢西丁钠抗菌药物的使用存在严重不合理之处,开展处方和医嘱点评及与临床医师的良好沟通是促进抗菌药物合理使用的有效措施。[中国临床药理学杂志,2020,36(07):854-856;中国医院药学杂志,2020,40(15):1 670-1 673;中国合理用药探索,2020,17(06):33-36;临床合理用药杂志,2020,13(07):11-12]

(吴新荣 黄琳琅 杨 晨 胡晋红)

处方/医嘱中的消化专科用药的点评分析 丁晓霞等应

用 HIS 系统和 SPSS21.0 数据分析系统,对 2014 年至 2019 年甘肃省肿瘤医院收治的 623 例恶性肿瘤化疗患者使用保肝药的现状进行综合分析和评价,筛选出符合纳入标准的 569 例,210 例患者存在用药不合理现象,其中,57 例为无适应证用药（占 27.14%）;30 例为保肝药遴选不合理（占 14.29%）;67 例为联合用药不当（占 31.90%）;35 例为保肝药用法与用量不合理（占 16.67%）;21 例为用药疗程不规范（占 10.00%）。对于恶性肿瘤化疗患者保肝药的应用存在不合理现象,临床药师应及时进行医嘱点评和分析,积极与临床医师沟通,干预不合理用药现象,提高临床用药水平,促进临床合理用药。汪华君等分析 PDCA 循环管理对降低质子泵抑制剂（PPIs）临床不合理用药的效果及其对策,抽取 2017 年第 4 季度使用质子泵抑制剂的住院患者医嘱 50 份为 PDCA 管理干预前组;抽取 2018 年第 1、2、3、4 季度使用质子泵抑制剂的住院患者医嘱 200 份为 PDCA 管理干预后组,分析其医嘱中使用质子泵抑制剂合理用药的专项点评,比较干预前后使用合理率差异,分析不合理使用的类型及其原因。PDCA 循环管理干预后,质子泵抑制剂不合理使用率从 28% 降至 16%,其合理使用率不断上升。覃国统等采用横断面研究方法,通过医院信息管理系统调查干预前（2016 年 7 月 15 日,8 月 15 日和 9 月 15 日）,干预后（2017 年 7 月 15 日,8 月 15 日和 9 月 15 日）河池市第三人民医院所有使用 PPI 的住院患者相关信息。以药品说明书和《应激性溃疡防治专家建议》为指南制定用药标准,对干预前后 PPI 使用情况进行评价分析,评定干预效果。干预前,调查总住院患者 1 693 例,PPI 使用率为 27.05%（458 例）,用药合理率为 52.40%（240/458）。干预后,调查总住院患者 2 095 例,PPI 使用率为 8.54%（179 例）,用药合理率为 68.16%（122/179）。干预前后,住院患者性别,年龄分布的差异均无统计学意义（$P > 0.05$）;干预后,住院患者 PPI 使用率较干预前明显降低,用药合理率较干预前明显提高,差异均有统计学意义（$P < 0.05$）。韩嘉伦等通过对抽取 2018 年北京朝阳医院门诊所有口服质子泵抑制药的处方,共计 73 739 张,进行处方专项点评并分析用药合理性。其中,用法用量不合理处方共计 9 431 张,占 12.8%,主要问题为使用时间、剂量及频次不当;适应证不合理处方共计 12 546 张,占 17.0%,主要问题为无适应证用药或超说明书用药。门诊口服质子泵抑制药的使用基本合理,应持续进行其用法用量和适应证的管理,避免过度使用,促进合理用药。王金花探讨专项处方点评模式干预对某院质子泵抑制剂使用的影响,选取某院 2014 年 1 月至 2015 年 1 月 HIS 系统使用质子泵抑制剂的 1 833 份病历为对照组,此期间未实施专项处方点评模式干预;另选取某院 2017 年 1 月至 2019 年 1 月 HIS 系统使用质子泵抑制剂的 1 833 份病历为观察组,此期间实施专项处方点评模式干预,开展专项处方点评工作,对对照组 1 833 份病历进行点评,然后将结果反馈到临床,进行改进,于观察组进行实施。对比

两组病历的质子泵抑制剂使用合理率、使用强度、平均分以及不合理情况类型。结果两组病历中质子泵抑制剂使用不合理类型包括药品不良反应未上报、无病志记录、用药疗程过长、联合用药不当、用法用量不合理、剂型选择不合理、无用药指征;观察组病历质子泵抑制剂使用合理率、平均分明显高于对照组,使用强度明显低于对照组（$P < 0.05$）。专项处方点评模式干预可有效促进质子泵抑制剂合理使用,应将其作为质子泵抑制剂的临床应用管理方法。[中国医院用药评价与分析,2019,019(012):1 511-1 513,1 517;抗感染药学 2019(9):1 500-1 503;中国医院用药评价与分析,2020,20(04):489-491,494;中国临床药理学杂志,2019,35(15):1 683-1 685;中国处方药,2019,17(11):42-43]

（吴新荣　秦译炜　杨　晨　胡晋红）

✓ 处方/医嘱中的心血管专科用药的点评分析 李静媛分析 2017 年 3 月至 2018 年 10 月本院治疗的 1 876 例 HBP 患者（1 876 张处方）,将出现不良反应的 51 例 HBP 患者作为 A 组,剩余 1 825 例患者作为 B 组。其中,不合理处方共 117 例,其中药物品种不当选择 58 例（49.57%）、联合用药方案不合理 23 例（19.66%）、疗程过长 13 例（11.11%）、剂量过大 12 例（10.26%）,其他 11 例（9.40%）。不良反应发生率最高的为低血压 13 例（25.49%）,其次为头痛 8 例（15.69%）。A 组的不良反应影响因素与 B 组相比差异有统计学意义（$P < 0.05$）。HBP 患者经联合用药治疗后可能会发生不良反应,累及多个器官与系统,类型多样,应在临床用药期间积极预防不良反应,把握其用药禁忌,以确保联合用药疗效。陈艳芳等探讨冠心病处方不合理用药现状及影响因素,为药师处方审核提供参考,促进临床合理用药。方法:对广东省 97 家医院在 2018 年 8～10 月的 1 000 张门诊冠心病不合理处方进行处方审核,分析不合理用药类别及影响因素。结果:1 000 张冠心病不合理处方中,联合用药不合理占 53%,用法用量不合理占 37.3%,遴选药物不合理占 23.5%。冠心病各类药物的不合理用药类别存在统计学差异（$P < 0.001$）。处方中使用氯吡格雷、合并使用抗凝药物或合并房颤是导致抗血栓用药不合理的主要影响因素。结论:处方医师和审方药师需重视各类冠心病治疗药物的不合理用药情况,尤其是联合用药不合理和抗血栓药物使用不合理情况,保障患者用药安全。姚丽莉等回顾医院 2018 年心内科门诊开出的 24 672 份处方资料,发现 1 184 份不合理用药处方,不合格率为 4.79%。不合理情况主要表现为重复用药、用药与诊断不符、用量用法不当、联合用药不当等。医师态度不端正、对药物不了解、诊断技术差、用药检查落实不到位等是引起心内科不合理用药的原因。张慧通过回顾性调查分析医院 2016 年 1 月至 2018 年 12 月使用丹参酮ⅡA 磺酸钠注射液的患者病历 1 914 份,2016 年至 2018 年各年不合理使用比例分别为 25.85%、20.80%、13.31%。不合理表现及占

比：无适应证用药分别为48.87%、44.74%、45.59%；用法用量不适宜分别为35.75%、28.07%、25.00%；用药疗程长分别为42.08%、36.84%、33.82%；联合用药不适宜分别为10.86%、7.89%、10.29%。经过专项处方点评，丹参酮ⅡA磺酸钠注射液使用不合理的现象逐年减少。[当代医学，2019，25（30）：167-168；中国医院药学杂志，2020，40（16）：1 763-1 767；中医药管理杂志，2020，28（8）：107-109；临床合理用药杂志，2019（23）：1-2，4]

（吴新荣　秦译炜　杨　晨　胡晋红）

↗ 处方/医嘱中的呼吸科专科用药的点评分析　唐慧等评价实施综合干预措施对医院重症医学科患者临床使用注射用氨溴索的相关因素。抽取医院重症医学科2017年1～6月间收治的临床使用注射用氨溴索的患者111例资料（干预前组）；另抽取2017年7～12月间收治的临床使用注射用氨溴索患者92例资料（干预后组）；通过医嘱审核、信息系统用药信息提示，分析临床药师参与患者用药的合理性点评，并干预注射用氨溴索的临床使用。干预后医院重症医学科患者注射用氨溴索的使用合理率高达86.96%，显著高于干预前，并经组间比较其差异有统计学意义（$P < 0.05$）。采用综合干预模式促进了临床注射用氨溴索的合理使用，发挥了临床药师的专业作用，确保了患者的用药安全。杨少杰等分析住院患者采用雾化吸入途径给药的药品使用情况和合理性。回顾性分析2019年1～6月雾化吸入途径用药的使用情况，随机抽取600份病历对其雾化吸入医嘱进行点评分析。结果雾化吸入途径用药消耗金额最大为吸入用布地奈德混悬液，为32.60万元，采用雾化吸入途径给药的药品DDDs最大的为异烟肼注射液，为38 667。9种非雾化剂型药品中，硫酸沙丁胺醇注射液、盐酸氨溴索注射液、注射用盐酸氨溴索、金银花免煎颗粒、注射用糜蛋白酶、注射用盐酸溴己新的雾化比例均＞50%，金额占比均＞60%。采用雾化吸入疗法最多的3个临床诊断为支气管结核（182例）、喉结核（105例）、肺结核（87例），占抽取病历的62.33%，不合理医嘱数最多的2个类型为给药途径不适宜（269个）、用法用量不适宜（327个），占比为75.83%。[抗感染药学，2019，16（09）：1 519-1 522；实用药物与临床，2020]

（吴新荣　吴　琼　杨　晨　胡晋红）

↗ 处方/医嘱中的内分泌专科用药的点评分析　李全志等建立2型糖尿病处方合理性评价标准，为不同医疗机构的药师提供统一的点评依据。随机抽取北京市22家医院2017年6月5～9日的门急诊全部处方，利用处方点评软件对其中的3 2682张2型糖尿病处方进行分析，针对典型问题设计标准架构，参考说明书和指南建立处方合理性评价标准。2型糖尿病处方的不合理问题主要涉及药物的适应证、人群、用法用量、禁忌证和相互作用。本研究建立了非胰岛素降糖药物、胰岛素、糖尿病并发症用药三类药物的处方评价标准。2型糖尿病处方合理性评价标准可以为药师提供一个基于说明书和指南的简洁、凝练的处方评价体系，保持点评尺度的统一性，保证点评标准的时效性，提高处方评价工作的效率。林雅静等分析骨吸收抑制剂在骨质疏松治疗中的合理用药情况，为其临床合理用药提供参考依据。随机整群抽取某院2018年3月至2019年3月期间100例使用骨吸收抑制剂治疗的骨质疏松患者临床资料进行分析，主要对其使用情况进行回顾性分析，总结骨吸收抑制剂在临床骨质疏松疾病治疗中的合理使用情况。骨吸收抑制剂使用量排在前4位的分别是阿仑膦酸钠、雷洛昔芬、降钙素、己烯雌酚，其中阿仑膦酸钠使用频率最多。此外，骨吸收抑制剂不合理使用的情况主要包括无适应证用药、超量用药、疗程过长、配伍禁忌等，其中超疗程用药为主要的不合理使用问题。某院骨吸收抑制剂的使用情况从总体层面上还是比较合理，但仍存在一些不合理用药的情况。田威等利用DRGs工具对某院颌骨手术围术期糖皮质激素的使用情况进行分析，探讨围术期糖皮质激素合理用药评价的新模式。提取某院口腔科2016年全年行颌骨相关手术患者的临床资料，对所有病例使用糖皮质激素的给药时机、用法用量及给药途径等相关信息进行统计，利用疾病诊断相关分组（DRGs）工具将患者进行分组，对相同分组病例糖皮质激素的使用情况进行分析。同一DRGs分组下颌骨手术围术期糖皮质激素的使用情况存在差异，多数使用了糖皮质激素的病例均为术后连续多日使用，临床药师将点评结果反馈给临床医师后，围术期糖皮质激素的使用情况得到改善。利用DRGs大数据进行合理用药评价的方式可取得更客观的医嘱点评结果，促进临床合理化用药。何雯等回顾性分析某院2015年至2018年糖皮质激素类药物点评结果及存在的问题，对不合理使用情况进行统计分析，为药学干预提供方向，为临床合理用药提供参考。将糖皮质激素类药物处方、医嘱从HIS及PASS系统导出，利用分层抽样法抽取处方1 440份、医嘱960份，采用帕累托和回顾性分析方法分析糖皮质激素使用情况。2 400份糖皮质激素类药物处方医嘱中共有254份存在不合理现象，不合理率为10.58%，其中：药品剂型或给药途径不适宜89份，占35.04%；适应证不适宜56份，占22.05%；用法用量不适宜46份，占18.11%；遴选药品不适宜40份，占15.75%；临床诊断书写不全23份，占9.05%。[临床药物治疗杂志，2019，17（09）：33-37；中国医药科学，2019，9（21）：74-77；巴楚医学，2020，3（01）：126-128；农垦医学，2020，42（03）：271-274]

（吴新荣　吴　琼　杨　晨　胡晋红）

↗ 处方/医嘱中的骨科专科用药的点评分析　林雪峰等分析临床药师对骨科住院患者辅助用药合理使用的干预效果，选取某院骨科2017年1～6月（干预前）的住院病历，对其中的辅助用药医嘱进行专项点评，将发现的典型问题进行归纳总结,采取措施进行干预。收集 2017 年 7～12 月(干预后)的骨科辅助用药住院医嘱进行点评,以辅助用药合理使用率、适应证合理率、用法用量合理率、溶媒合理率、疗程合理率、联合用药合理率作为考察指标,分析干预前后上述指标的变化,分析是否存在统计学意义,以此评估干预效果。干预前骨科使用辅助用药的住院病历共 489 份,干预后骨科使用辅助用药的病历共 492 份,干预后的用药合理使用率(85.37%)、适应证合理率(93.09%)、用法用量合理率(95.93%)、溶媒合理率(93.90%)、疗程合理率(89.84%)、联合用药合理率(94.30%)均分别高于干预前的 41.72%、81.60%、83.23%、85.89%、83.64%、85.89%,差异有统计学意义($P < 0.05$)。[中国当代医药,2020,02(18)]

(吴新荣　吴　琼　杨　晨　胡晋红)

↗ **处方/医嘱中的神经专科用药的点评分析**　乔晨等抽取 2018 年 5 月至 2019 年 5 月间收治的使用神经营养辅助用药的医嘱和病历 240 份,统计其不合理用药的原因。240 份医嘱,其中不合理医嘱 29 份占 12.08%,其他 4 份占 1.67%;不合理的原因主要有适应证不适宜、遴选药品不适宜、药品给药途径不适宜、用法与用量不适宜、溶媒选用不适宜、联合用药不适宜、存在配伍禁忌和重复给药。通过对神经营养辅助用药专项医嘱审核和点评,规范了神经营养药物合理用药水平,确保了患者用药的合理性和安全性。刘瑞雪等通过对医院镇静催眠药的应用现状分析,为合理用药提供参考,提高医院合理用药水平。方法通过医院计算机系统收集、整理 2018 年 1～12 月门诊镇静催眠药的处方数据,抽取 1 508 张处方进行回顾性统计分析。结果处方中男性 618 人(40.98%),女性 890 人(59.02%);60 岁以上的老龄患者 663 人(43.97%)。镇静催眠药使用以佐匹克隆、艾司唑仑和阿普唑仑为主,使用量排在前三位;其中佐匹克隆在镇静催眠药应用中使用量最大。结论女性和中老年患者是主要使用人群,医院镇静催眠药使用情况和应用基本合理,但仍存在一些用药时间偏长的问题,应引起医生与药师重视,确保镇静催眠药物安全合理使用。姜莹等探讨电子处方结合事前审核系统在第二类精神(简称"精二")药品管理中的应用效果。方法:在推进精二处方由手工向电子化推进的基础上,结合事前审核与干预系统的设置,对比两种模式下的特点,并分析所干预的不合理医嘱原因。结果:住院药房采用电子处方与事前审核系统相结合的模式,有效避免了传统手工处方管理模式容易发生的问题,同时更全面地保障了医嘱的规范合理性。结论:电子处方结合事前审核系统加强了第二类精神药品的管理,防止处方流弊被他人用作非医疗用途。提升了住院精二药品医嘱下达、审核、执行的效率,促进住院药师与医师的沟通配合,使医生开具的处方得到合理的监督,保障了病人用药的安全性和处方的规范性。郑恩香等对该院第二类精神药品进行处方点评,评价不合格处方情况。方法:研究时间以 2018 年 1 月至 2019 年 4 月为准,回顾此期间该院应用第二类精神药品的 4 714 例患者资料,根据处方点评结果,分析不合格处方的原因。结果该院 2018 年 1 月至 2019 年 4 月期间总计使用 15 种第二类精神药品,其中片剂有 11 种,注射剂有 4 种,处方最多的是苯巴比妥钠注射液,最少的是佐匹克隆片。4 714 张第二类精神药品处方中,统计到不合格处方 108 张,不合格率为 2.29%;这些处方中 82 例患者发生不良反应,不良反应发生率高达 1.74%,占不合格处方的 75.93%;主要为消化系统、中枢神经系统、泌尿系统和心脑血管系统方面的不良反应。临床诊断不明确、适应证不适宜、用法用量不当、联合用药不当是引起处方不合格的主要原因。结论该院 2018 年 1 月至 2019 年 4 月第二类精神药品的使用还存在一定的不合理之处,要确保药品的使用安全,还应加强对精神药品的管理,提高药师的专业技能。陆培培等分析医院第二类精神药品处方审核管理成效及不合理典型处方情况,提升第二类精神药品处方合格率,为进一步改进提供思路。方法:制定第二类精神药品处方标准格式,开展持续的第二类精神药品处方合格率审核、考核。结果:门诊药房第二类精神药品处方不合理率由开始点评时的 19.71% 稳步下降,2017 年第四季度第二类精神药品不合理处方率为 3.58%、2018 年四季度不合理处方率只有 1.48%,处方数上升了 29%、不合理处方数减少了 46.6%、不合理处方率下降了 56%。结论:持续的第二类精神药品处方点评能够提升处方合理率,但仍待进一步提升。王子惠等通过对该院门诊抗抑郁药使用情况进行处方点评,提高处方合格率及该药使用的合理性。方法抽取 2018 年该院门诊所有抗抑郁药的处方,共计 48 719 张,对其用法用量、适应证等进行专项点评,分析其用药合理性。结果抗抑郁药处方中用法用量不合理处方共 145 张,占 0.30%;无适应证或超说明书适应证用药处方共计 671 张,占 1.38%。结论该院门诊抗抑郁药的临床使用基本合理,应持续进行其用法用量和适应证的管理,促进合理用药。[抗感染药学,2019,16(08):1 324-1 327;继续医学教育,2019,33(09):154-156;上海医药,2019,40(21):52-54;世界复合医学,2019,5(08):175-177;上海医药,2019,40(17):50-52,59;中国临床药理学杂志,2020,36(11):1 583-1 585]

(吴新荣　黄琳琅　吴　琼　杨　晨　胡晋红)

↗ **处方/医嘱中的眼科专科用药的点评分析**　刘洪奕等采用改良 Jadad 量表对文献进行评分,将≥4 分作为高质量文献。结合文献,对上海交通大学医学院附属瑞金医院眼科 2018 年 1～12 月 65 份 5-氟尿嘧啶注射液医嘱进行处方点评。根据国际疾病分类 10 版统计临床诊断情况。在 Jadad 量表法筛选的文献中,5-氟尿嘧啶主要用于原发性开角型青光眼等手术治疗,眼科病区使用 5-氟尿嘧啶注射液有 89.23% 在合理用药范围,未发现药品不良反应。采用改良

中国药学年鉴 CHINESE PHARMACEUTICAL YEARBOOK 2020-2021

Jadad 量表法筛选文献评价超说明书用药,是为超说明书用药提供循证依据的一种新的尝试。[中国医刊,2020,55(6):636-638]

(吴新荣 秦译炜 杨晨 胡晋红)

处方/医嘱中的妇科用药的点评分析 刘鸽等分析医院早期妊娠终止妊娠用药情况,探讨用药方案的合理性,为临床合理用药提供参考。抽取 2016 年 7 月至 2018 年 2 月每月 6,12,18,24 日医院门诊早期妊娠终止妊娠处方共 4 497 张,评价分析处方中终止妊娠方式、联合用药情况及用药合理性。4 497 张处方中,三联用药处方所占比例最高,单一用药处方所占比例最低;常用药物包括中成药、抗菌药物、雌孕激素类药物(避孕药)和终止妊娠药物等 4 类;不合理处方共 298 张,构成比最高的是联合用药不适宜(124 张,占 41.6%),其次为抗菌药物用药选择不合理(112 张,占 37.7%)和用药疗程过长(62 张,占 20.7%)。[中国合理用药探索,2019,16(08):193-195]

(吴新荣 吴琼 杨晨 胡晋红)

处方/医嘱中的皮肤专科用药的点评分析 徐敏霞抽取 2018 年 1~12 月常州市武进区常武太湖医院皮肤病性病门诊开具的处方共计 732 张。全部样本处方调剂前均进行实时审核,事后由医院处方点评小组进行点评,分析门诊用药分布情况,对比处方审核与点评的不合理用药筛查情况。732 张样本处方中,单一用药 37 张(5.05%),联合用药 695 张(94.95%),平均使用药物 3.15 种。处方点评不合理处方检出率(2.73%)高于处方审核(2.32%),处方不合理问题主要为大处方、重复用药、药品选择不适宜、联合用药不当。处方审核是事前筛查不合理处方的有效手段,联合事后处方点评补充与完善,可更好地为医院门诊药品合理使用提供客观依据。[临床合理用药杂志,2020,13(17):140-141]

(吴新荣 黄琳琅 杨晨 胡晋红)

处方/医嘱中的抗凝药物的点评分析 朱珠等统计分析 2018 年 10 月至 2019 年 3 月苏州大学附属第二医院住院患者中阿加曲班注射液的使用情况。阿加曲班注射液的临床应用涉及多个科室、多种疾病。本次点评发现 75.3% 的患者存在适应证不合理,39.3% 用法用量不合理,8.7% 联合用药不合理。阿加曲班注射液的应用总体欠合理,存在超适应证及不合理用药现象,临床医师应注意规避风险,合理使用阿加曲班注射液,选择安全、有效、经济的药物。吴颖其等回顾性分析 2017 年 1 月至 2018 年 3 月住院患者中有深静脉血栓形成诊断的 19 例患者的临床资料,统计患者基本情况、临床诊断、手术情况、常见危险因素、用药前后辅助检查情况以及用药情况,并通过用药合理性评价表来评价抗凝药物应用的合理性。根据合理性评价标准对 19 例病例进行评价,存在的不合理用药情况主要为药物选择不合理 4 例(21.05%)、用法用量不合理 9 例(47.37%)、监测指标不合理 4 例(21.05%)、用药疗程不合理 13 例(68.42%)、更换药物不合理 5 例(26.32%)。妇科抗凝药物的使用存在不合理现象,妇产科临床药师可以以此为切入点,通过开展知识宣教、用药建议、医嘱审核、处方点评等方式提高抗凝药物在临床的合理使用,也可通过对下肢深静脉血栓形成患者开展用药教育、定期随访等工作体现药师价值。丁征等临床药师根据处方点评管理规范对 NOACs 的处方适宜性进行点评,并制定 NOACs 处方专项点评制度和细则来实施点评,医保部门将点评结果反馈给处方医师。2018 年 10 月至 2019 年 7 月共点评了 200 份 NOACs 处方,不合格处方占 51.5%,其中不适宜处方占 7.5%,均为无适应证用药,不符合医保报销范畴处方占 44%。经过临床药师的点评和医保部门的反馈沟通,同比 2018 年 8 月,2019 年 7 月的达比加群酯和利伐沙班医保用量分别降低了 28.3% 和 2.5%,且每月达比加群酯用量逐渐下降,利伐沙班每月用量基本保持平衡,临床药师通过 NOACs 专项处方点评工作,不仅规范了医师的处方行为,也协助医保部门减轻了总额控制条件下的 NOACs 支付压力,体现了药师在医院药学中的专业价值。[中国现代应用药学,2020,37(08):995-998;中南药学,2019,17(10):1793-1797;药学与临床研究,2020,28(03):226-228]

(吴新荣 黄琳琅 杨晨 胡晋红)

处方/医嘱中的非甾体抗炎药的点评分析 王明明等促进临床安全、合理使用艾瑞昔布。利用某院医院信息系统(HIS),调阅 2019 年 4 月门诊应用艾瑞昔布的处方 1 527 张,以《处方管理办法》《医院处方点评管理规范(试行)》《骨关节炎诊治指南》及艾瑞昔布药品说明书等相关疾病临床诊疗指南为依据,从艾瑞昔布的适应证、用法用量、配伍等方面分析用药合理性。女性患者明显多于男性(57.69% 比 42.31%);患者年龄主要为 36~65 岁,平均(49.86 ± 14.05)岁;骨科开具处方最多(1 009 张,66.08%),其次为免疫风湿科(221 张,14.47%),再次为疼痛科(152 张,9.95%);不合理用药处方 152 张(9.95%),其中给药频次不当 72 张(47.37%)、无适应证用药 65 张(42.76%)、重复用药 42 张(27.63%)、联合用药不适宜 36 张(23.68%);处方诊断以骨关节炎最多(536 张,35.10%);联合使用最多的药物为地奥司明(313 张,20.50%)。该院门诊对艾瑞昔布的应用总体较合理,但存在一定的不合理用药现象。临床医师应按规范开具处方,调配、核发药师和临床药师应严格对处方进行审核和点评,提高处方质量,确保临床安全、合理用药。赵昕等通过合理用药管理平台,建立注射用非甾体抗炎药的药品个性化规则,开展处方前置审核和人工审核,从而促进临床合理用药。基于合理用药管理平台,依据说明书、专家共识等,建立注射用氯诺昔康、氟比洛芬酯注射液、酮咯酸氨丁三醇注射液精准数据库,并进行处方分级管理。通过随机抽取合理用药管理平台开发前(2018 年 7 ~ 9 月,对照组)和开发后(2018 年 10 ~ 12 月,干预组)使用 3 种药物各 100 例手术患者,对其使用指征、疗程、给药途径、剂量、给药频次、联合用药、药物不良反应进行合理性评价。对干预前后 3 个月的使用人次、使用强度及使用金额等方面进行统计与对比分析。3 种注射用非甾体抗炎药的不合理医嘱比例显著下降,从干预前的 38.54% 降至干预后的 11.67%,降幅达 69.53%。干预组的给药途径、给药剂量、疗程、联合用药和选药不适宜的发生率均明显降低($P < 0.01$)。2 组在使用指征不明、溶媒选择不适宜和不良反应发生率方面差异均无统计学意义。干预后 3 种药物的使用人次、使用强度和使用金额均显著降低($P < 0.05$ 或 $P < 0.01$)。应用合理用药管理平台可智能、精准化、个体化服务于临床,提高审核效率,从源头上规范使用注射用非甾体抗炎药,促进药师积极探索新的工作模式,提高医院合理用药水平。王珍珍等评价某三乙医院非甾体抗炎药注射剂在外科术后镇痛的应用情况,并分析其应用合理性。利用该院的电子病例等 HIS 系统、合理用药软件,抽取 2018 年 1 ~ 12 月术后使用非甾体抗炎药注射剂的住院电子病例 3 905 份进行回顾性点评。该院术后使用非甾体抗炎药注射剂的患者共有 3 905 例,集中于手足外科、骨科、泌尿外科等科室,其中不合理病例 1 406 份(36.01%),27 例(0.69%)出现不良反应。不合理用药主要表现为用法用量不适宜(1 375 例,35.21%)、联合用药不适宜(179 例,4.58%)、选药不适宜(48 例,1.23%)、超说明书用药(8 例,0.20%)。该院外科术后应用非甾体抗炎药注射剂存在不合理情况,85.28% 的不合理病例为用法用量中的给药方式选择静脉滴注。该院术后非甾体抗炎药注射剂合理使用有较大改进空间,术后使用非甾体抗炎药应严格依据药品说明书用药。[中国药业,2020,29(14):30-33;中国现代应用药学,2020,37(01):110-113;中国现代应用药学,2019,36(22):2 853-2 857]

（吴新荣 吴 琼 杨 晨 胡晋红）

↗ 处方/医嘱中的抗肿瘤用药的点评分析 张静等分析和评价医院抗肿瘤药物临床使用的合理性,为抗肿瘤药物的合理使用提供参考。抽取 2018 年 7 ~ 12 月间妇科收治的肿瘤患者使用含抗肿瘤药物医嘱 114 份,统计抗肿瘤药物医嘱临床使用情况,按照"点评标准"评价抗肿瘤药物的临床使用(如溶媒品种、溶媒量、给药顺序、静脉滴注速度等)的合理性以及不合理使用原因及其对策。114 份使用抗肿瘤药物医嘱中,其用药合理医嘱 103 份(合理率为 90.35%),不合理医嘱 11 份(占 9.65%);不合理用药原因为医师超权限使用 2 例(占 18.18%)、给药滴注速度不适宜 2 例(占 18.18%)、给药顺序不适宜 4 例(占 36.36%)、未充分水化 1 例(占 9.09%)、不合理的输液保管与使用 2 例(占 18.18%)。医院临床抗肿瘤药物使用总体较合理,但仍需要进一步改进,必要时开展治疗药物监测(TDM);同时应关注不良反应和疗

效,最大限度地减少药物不良反应的发生,确保药物使用的安全、有效、合理和个体化。刘硕等了解辽宁省肿瘤医院曲妥珠单抗住院医嘱的用药合理性及药品不良反应发生情况,通过医院 PASS 系统,选取 2018 年使用曲妥珠单抗的全部住院医嘱,进行回顾性分析;对医嘱中患者的性别、年龄和诊断进行汇总分析;对病例报道的不良反应进行分类汇总。共收集 2 646 条曲妥珠单抗住院医嘱,涉及 495 例患者,其中,女性患者 483 例(占 97.58%),远多于男性患者(12 例,占 2.42%);>40 ~ 60 岁患者居多(324 例,占 65.45%)。2 646 条曲妥珠单抗住院医嘱中,乳腺癌患者医嘱居多(2 525 条,占 95.43%),其次为胃癌患者(58 条,占 2.19%);不合理医嘱 385 条,医嘱不合理率为 14.55%,主要为用法与用量不合理(309 条,占不合理医嘱数的 80.26%);曲妥珠单抗致不良反应 440 例次,均为常见不良反应,未发现严重不良反应。李庆妍等为抗肿瘤药物的处方点评提供参考,促进肿瘤内科处方质量持续改进。对肿瘤内科临床药师 2016 ~ 2018 年的医嘱审核、处方点评的人工记录进行回顾性分析,对不合理的问题进行分类、分析。共收集了临床药师的医嘱审核、处方点评的人工记录共 1 358 例,其中对不合理医嘱进行干预了 662 例。2016 年至 2018 年不合理医嘱的总量及比例均有下降。赵琳婷等分析实施处方前置审核工作后对某院门诊抗肿瘤用药处方质量的影响。选取某院 2017 年 11 月至 2018 年 8 月门诊处方中每个月所有抗肿瘤用药处方,共计 14 598 张,进行处方点评。其中 2017 年 11 月至 2018 年 3 月(5 个月)为未开展处方前置审核工作的阶段,2018 年 4 ~ 8 月(5 个月)则开始处方前置审核工作,对比实施处方前置审核工作前后 5 个月医院门诊抗肿瘤药处方质量的变化。14 598 张处方中不合理处方 1 060 张占处方总数的 7.26%,其中用法用量不适宜(83.87%)为不合理主要因素。开展处方前置审核后 5 个月,门诊抗肿瘤药处方合格率从 89.65% 上升至 95.47%($P = 0.011$),其中用法用量不适宜处方从 9.04% 降至 3.48%($P = 0.012$),开展处方前置审核后 2018 年 4 ~ 8 月每月门诊抗肿瘤处方合格率逐渐升高,分别为 91.80%、93.37%、96.62%、97.42%、97.56%,用法用量不适宜不合理处方数呈逐渐下降趋势。张永娜等分析和点评某院使用托烷司琼的情况,采用回顾性分析的方法,点评 2017 年 6 ~ 12 月应用托烷司琼的 2 320 份住院患者病例。在抽取的 2 320 份病历中,不合理病历 839 份,占总病历的 36.2%,其中,药物选择不适宜占 30.5%,用法用量不适宜占 62.0%,联合用药不适宜占 5.2%,其他用药不合理占 2.3%。刘斌等探讨提升止吐医嘱规范性和科学性的具体方法,为无呕病房创建工作提供参考。根据止吐指南及预点评结果,制定止吐医嘱专项点评标准,由医院组织专家讨论达成共识后实施。无呕病房中由临床药师根据点评标准进行事中及事后审核,非无呕病房中临床药师仅在事后审核。建立了止吐医嘱专项点评标准 7 大要点;药学干预后,无呕病房止吐医嘱合理率从

中国药学年鉴 CHINESE PHARMACEUTICAL YEARBOOK 2020-2021

77.33% 提升到 98.67%，平均分从（91.96 ± 15.28）提高到（99.91 ± 0.88），患者呕吐发生率从 17.33% 降低到 8.67%，干预前后差异有显著意义。非无呕病房止吐医嘱合理率从 55.33% 提升到 91.33%，平均分从（86.77 ± 18.06）提高到（96.85 ± 10.51），患者呕吐发生率从 27.33% 降低到 16.67%，干预前后差异有显著意义。无呕病房干预效果优于非无呕病房。顾海娟等探讨异常动态用药专项点评与干预手段在肿瘤专科医院促进合理用药的效果。选取 2017 年 1～12 月，每月对医院药品消耗及用药结构进行统计分析，对 11 个异常动态用药药品进行医嘱专项点评分析，并对医嘱合理率低于 65% 的药品提供合理使用书面建议；并进行后续跟踪点评，以持续改进。主要不合理原因为无指征用药、重复用药、频次不适宜、疗程不适宜、剂量不正确等。对医嘱合理率低于 65% 的异常动态用药，经过干预后，再次分析其合理率；其中复方氨基酸注射液（20AA）、盐酸帕洛诺司琼注射液和注射用头孢替安的医嘱合理率有明显提高。肿瘤专科医院异常动态用药建立专项点评制度、并进行超常预警干预，效果明显，以期进一步为管理部门和医院合理用药提供参考。叶佳丹等对首都医科大学附属北京天坛医院注射用化疗药物使用情况进行点评，以提高化疗药物临床应用的合理性及安全性。由信息中心导出 2016 年 1 月至 2017 年 11 月使用注射用化疗药物的患者用药医嘱，通过 HIS 系统，统计化疗患者的一般资料、诊断、使用的化疗方案及其剂量、溶媒、药物浓度、给药次序、给药速度及辅助化疗药物的使用情况等。2016 年 1 月至 2017 年 11 月间使用注射用化疗药物的患者共 992 例，共计 9 744 条医嘱。不合理医嘱 533 条（5.5%），涉及患者 121 例（12.2%）。涉及不合理医嘱最多的前 3 位药物分别为依托泊苷注射液（459 条，86.1%）、注射用奈达铂（28 条，5.3%）、注射用培美曲塞二钠（25 条，4.7%）。不合理医嘱中出现的用药差错主要为溶媒选用不当（481 条，90.2%）以及诊断与用药不符（25 条，4.7%）。[抗感染药学，2020,05(25)；中国医院用药评价与分析，2019,19(12)：1 508-1 510,1513；中国处方药，2020,18(07)：37-38；哈尔滨医科大学学报，2020,54(02)：218-221；中国合理用药探索，2019,16(09)：4-6；中国医院药学，2019,39(24)：2 551-2 553；海峡药学，2019,31(08)：157-159；临床药物治疗杂志，2019,12(15)]

（吴新荣 吴 琼 杨 晨 胡晋红）

⟋ 处方/医嘱中的麻醉用药的点评分析 李雯等探讨 PDCA 循环在麻醉药品处方点评中的应用效果，以提高麻醉药品处方合格率，保证患者用药安全。全样本量抽取 2015 年宜宾市第一人民医院门诊麻醉药品处方，用 PDCA（计划、执行、检查、处理）循环管理模式对麻醉药品处方点评中出现的问题进行分析，并制订整改措施及效果评价。该院 2015 年一季度麻醉处方共抽查方 6 902 张，不合格处方总数 253 张，处方合格率 96.33%。存在的问题为药品规格开具错误、处方

书写错误、用药时间错误、余弃未注明具体数量、诊断不全、盐酸哌替啶用于癌性疼痛等。2015 年二季度麻醉处方共抽查处方 7 229 张，点评方法同前，通过检查阶段处方点评发现主要问题为芬太尼及吗啡注射液处方余弃未注明具体数量。2015 年二季度麻醉处方共抽查处方 7 290 张，点评方法同前，处方合格率由第一季度的 96.33% 上升至 99.28%，不合格率下降幅度达到 79.00%。PDCA 循环在麻醉药品处方点评中的应用效果良好，可以提高本院麻醉药品处方合格率。赵美凤等探讨"癌痛规范化治疗示范病房"创建工作开展的意义。提取 2015 年 1 月至 2017 年 12 月期间癌痛患者中使用镇痛药的相关数据，分析比较癌痛治疗药物使用频度，并对此期间的麻精处方进行点评总结。"癌痛规范化治疗示范病房"创建过程，第三阶梯和第一阶梯（包含辅助性止痛药）镇痛药 DDDs 逐年上升，第二阶梯镇痛药 DDDs 逐年下降。合格处方比例逐年上升，2017 年对比 2015 年的处方前记（98.72%、85.2%）、处方正文（97.6%、82.72%）和用药合理性（96.09%、81.82%），差异具有统计学意义（$P < 0.05$）。建立一个癌痛规范化治疗示范病房，对二级医院的镇痛药的合理使用和对麻精处方的规范具有积极的作用。许怀亮等对上海市某二级医院住院部开具的 320 张麻醉药品处方进行点评与分析，以促进麻醉药品的合理使用。将 2018 年 1 月至 12 月期间上海市某二级医院住院部开具的 320 张麻醉药品处方作为研究对象。对这些处方进行点评与分析，总结其中麻醉药品的使用情况及不合格处方的数量和类型。在这 320 张麻醉药品处方中，开具枸橼酸芬太尼注射液、盐酸吗啡缓释片、盐酸羟考酮缓释片、盐酸吗啡注射液、盐酸哌替啶注射液、枸橼酸舒芬太尼注射液和其他麻醉药品的处方分别有 80 张、65 张、54 张、42 张、39 张、21 张与 19 张；其中，不合格的处方共有 21 张，占 6.56%。在这 21 张不合格的处方中，书写不规范的处方有 13 张（占 61.9%），用药不合理的处方有 8 张（占 38.1%）。该医院住院部开具的麻醉药品处方存在部分处方书写不规范及用药不合理的情况。张雪峰等分析江苏省泰兴市中医院门诊麻醉药品的应用情况，以期为临床上为合理地应用麻醉药品提供参考依据。选取 2018 年 1 月至 2018 年 12 月期间江苏省泰兴市中医院门诊西药房调配的 1 404 张应用麻醉药品的处方为研究对象。对这 1 404 张处方中应用麻醉药品的种类及占比进行统计，分析该医院门诊在麻醉药品应用方面的合理性，总结不合理应用麻醉药品处方的类型及分布情况。在这 1 404 张应用麻醉药品的处方中，应用芬太尼针处方的占比最高，其次为应用布桂嗪针与吗啡针的处方。其中，有 1 370 张（占 97.58%）处方对麻醉药品的应用合理，有 34 张（占 2.42%）处方为不合理处方。在这 34 张不合理处方中，有 31 张不规范处方，有 3 张用药不适宜处方。江苏省泰兴市中医院门诊最为常用的麻醉药品依次为芬太尼针、布桂嗪针与吗啡针。该医院门诊在麻醉药品的临床应用方面基本合理。但在该医院门诊开具的应

用麻醉药品的处方中,仍存在不规范的处方、用法及用量不适宜的处方等不合理的处方。缪旭等分析江苏大学附属医院肿瘤科癌痛治疗医嘱点评。抽取每季度肿瘤科癌痛治疗的出院患者病历 30 份进行点评,统计 2017 年第 4 季度至 2018 年第 3 季度点评结果,分析用药不合理情况。本研究共统计癌痛治疗病历 120 份,不合理病历 18 份,占比 15%,不合理情况包括用药指征不适宜、药品选择不适宜、用量不适宜及给药途径不适宜。通过对癌痛治疗医嘱进行点评分析,可促进癌痛治疗药物的使用更加规范合理。刘源等分析临床药学服务对基层医院癌痛患者规范化治疗及其疗效的影响。选取 2018 年 1 ~ 12 月间收治的癌痛患者 126 例资料为研究对象,按药学服务前后将其分成实施前组(63 例)及实施后组(63 例),分析其采用规范化治疗与临床药学服务前后的临床疗效差异。实施后组患者干预后处方点评各项评分值均高于实施前组($P < 0.05$);实施后组干预后对癌痛患者的相关知识问卷调查评分值均高于实施前组($P < 0.05$),SAS、SDS 评分值均低于实施前组($P < 0.05$)。刘洋等对某院门诊癌痛患者应用镇痛药物的情况进行评价与分析,为镇痛药的合理使用提供参考。提取 2019 年门诊癌痛患者药物处方,分析镇痛药的应用情况并对处方进行点评。收集处方 1 463 张,发现门诊癌痛患者中肺癌所占比例最高,为 40.81%,其次为食管癌(8.07%)、乳腺癌(7.66%)。应用最多的镇痛药物为盐酸吗啡片,其次是盐酸羟考酮缓释片(10 mg),而用药频度(DDDs)排名第一的是盐酸羟考酮缓释片(40 mg)。镇痛药剂型共 4 类,包括口服剂型、注射剂型、栓剂及贴剂。不合理处方数占 11.48%。田英超等对某院门诊麻醉药品处方进行点评,分析不合理处方,以促进麻醉药品的合理使用。收集某院 2017 年 8 月至 2018 年 7 月门诊麻醉药品处方进行点评,并分析不合理处方。共收集 1 398 张麻醉药品处方,不合理处方 45 张(3.2%),主要不合理处方类型为前、后记不规范,用法、用量不适宜等。庄春阳等分析帕累托图和鱼骨图分析法在麻醉药品处方点评中的应用价值。抽取 2018 年 1 ~ 12 月沈阳市第四人民医院麻醉药品处方 6 000 张,对其中不合理处方进行帕累托图分析,明确不合理处方类型,进一步运用鱼骨图进行原因分析,提出整改意见。不合理处方 223 张(占 3.72%),总不合理用药 253 例次。帕累托图分析结果显示不合理处方类型中主要因素包括处方书写不规范或缺项、诊断不全、用法用量不适宜、超量;次要因素为给药途径不适宜、选药不适宜;一般因素为超说明说用药、联合用药不适宜、特殊人群用药不适宜。利用帕累托图和鱼骨图分析麻醉药品不合理处方类型并进行干预,可促进麻醉药品合理使用。孙振青等探讨麻醉与一类精神药品处方的合理性及存在问题对策。点评 2016 年 1 月至 2018 年 12 月的全院麻醉与一类精神药品处方共计 63 532 张,依据《处方管理办法》《麻醉药品、精神药品处方管理条例》的相关规定对全部处方进行综合分析点评。2016—2018

年处方合格率依次为 99.47%、99.71%、99.83%。经处方点评与分析,查找问题及寻求对策,处方合格率有所提升,仍存在问题,需持续加强管理,确保精处方的开具更加规范合理。[临床合理用药杂志,2019,12(36):175-177;海峡药学,2019,3112):252-255;当代医药论丛,2020,18(08):137-138;当代医药论丛,2019,17(22):122-123;临床合理用药杂志,2019,12(24):145-146,148;抗感染药学,2020,17(06):845-847;药品评价,2020,17(12):1-4;中国药物依赖性杂志,2019,28(04):307-310;中国药物经济学,2019,14(10):60-63;世界最新医学信息文摘,2019,19(91):196]

(吴新荣 吴 琼 杨 晨 胡晋红)

↗ **医嘱中的重点监控药物与辅助用药的点评分析** 刘从海等采取系统抽样方法,抽取 2018 年 3 月 22 家二级以上医疗机构中住院时间为 5 ~ 30 日医院使用了重点监控药物的出院病历 1 320 份,进行合理用药集中评价,采用 Excel 2017 软件对评价结果进行统计与分析。1 320 份重点监控药物病历中,不合理用药病历 351 份,占 26.59%,中医院和民营医院不合理用药较突出;不合理用药共 710 例次,其中,无指征用药 237 例次(占 33.38%),用法与用量不适宜 263 例次(占 37.04%),联合用药不适宜 185 例次(占 26.06%),药物遴选不当 25 例次(占 3.52%)。张志峰等回顾分析 2018 年 1 ~ 12 月医院普外科、骨外科、内科、产科、妇科等所收治 470 例患者的辅助用药资料,由医院临床药师对于辅助用药资料进行专项点评以及巡查,分析临床药师干预对提高辅助用药应用合理性的作用。经研究统计发现,470 例患者的辅助用药医嘱数量为 864 份,依据《新编药物学》的分类方法统计分析辅助用药情况发现:医院所应用范围最为广泛的药物包括肠内营养乳剂、脂肪乳(10%)氨基酸(15)葡萄糖(20%)注射液、脂肪乳氨基酸(17)葡萄糖(11%)注射液、多种微量元素注射液(Ⅱ)、脂溶性维生素注射液(Ⅱ)、注射用水溶性维生素、匹多莫德颗粒、奥拉西坦注射液、丹参川芎嗪注射液、参芎葡萄糖注射液、丹红注射液、参麦注射液、丹参注射液、依达拉奉注射液以及注射用鼠神经生长因子。依据数据统计发现,不合理用药的情况主要包括超说明书用法用量、适应证不适宜、联合用药不适宜、溶媒选择不适宜、用药疗程延长、药物配伍不当以及使用未注意用药禁忌证。864 份辅助用药数量分别来自普外科、骨外科、神经外科、内科、妇科、产科、儿科、新生儿科。结论在临床辅助用药中,对于辅助用药实施审核评价,应保持客观依据,通过对临床药师进行干预,可提高辅助用药应用合理性,有利于辅助用药风险性的降低。李冬等利用药品信息管理系统,统计 2016 年和 2018 年同期排名前 10 位的重点监控药品销售金额、用量、用药频度、药物利用指数等,并从适应证、用法用量、联合用药等方面进行医嘱点评分析。干预后重点监控药品金额、用量均有所下降,不合理应用集中表现为适应证不适宜、重复用药、用量不适宜等方面。徐彬等随机抽取上海交通大学医学院附属新华医院崇明分院2018年10～12月涉及辅助用药的出院病历1 200份,对病历中辅助用药的使用情况进行点评分析,并根据PCNE分类体系对辅助用药医嘱中药物相关问题(DRPs)进行分类汇总。发生DRPs的病历数量为317份,共363个DRPs。"治疗安全性""治疗效果"及"其他方面"三个问题类型数量及占比分别为227(62.53%)、39(10.74%)及97(26.72%)。按原因分类统计,主要集中在"药物选择""剂量选择"及"治疗疗程"三个方面,数量及占比分别为191(48.11%)、91(22.92%)及75(18.89%)。辅助用药临床应用合理性还有待进一步提高。依据PCNE分类体系的解析,需加强向临床反馈目前辅助用药医嘱存在的问题。朱婷等随机抽取临床药师干预前(2017年7～12月)及干预后(2018年7～12月)使用转化糖电解质注射液的住院患者病历各420份,以循证医学的方法制定点评标准,组织专项处方点评小组进行系统点评,比较干预前后该药使用情况的变化。干预后转化糖电解质注射液消耗总金额下降32.1%,用药不合理率从干预前的40.2%下降为干预后的19.5%;干预后的适应证不适宜、禁忌证和超疗程使用与干预前相比明显降低,以上差异均有统计学意义(P<0.05)。[中国医院用药评价与分析,2019,19(09):1 134-1 136;临床合理用药杂志,2019,12(35):108-110;中国药物应用与监测,2019,16(04):235-238;安徽医药,2020,24(07):1 468-1 473;药品评价,2019,16(15):42-43]

(吴新荣 林鸿举 杨 晨 胡晋红)

⬈ **医嘱中的肠外营养药物的点评分析** 邵奇等对某三甲医院普外科2018年1～12月住院患者的PN处方情况进行回顾性统计分析,依据相关指南对全营养混合液处方进行合理性评价。本次调查的2 408例PN的处方中96.4%的患者具有PN指征;但仍存在微营养素缺失(14.7%)、氨基酸品种选用不当(3.4%)、热氮比不合理(20.3%)、糖脂比不合理(17.9%)、阳离子浓度不合理(2.3%)、胰岛素用量过大(2.8%)等问题。该院普外科PN处方主要存在热氮比、糖脂比不合理和微营养素缺失等问题,临床药师应积极对PN处方进行审核与干预,确保临床安全合理用药。曾玉兰等提取某院2017年1月至2018年6月使用肠外营养制剂病历,随机抽取540份,结合患者营养状况,临床诊断和实验室检查结果,对其肠外营养医嘱的合理性进行分析。发现540份肠外营养医嘱中,不合理用药医嘱161份,不合理用药率为29.8%。肠外营养医嘱不合理用药主要表现为给药途径不当(39份,占24.2%),药品遴选不适宜(38份,占23.6%),溶媒不适宜(37份,占23.0%)等。开具肠外营养处方时,应充分考虑患者的基本情况,同时兼顾肠外营养制剂的合理使用。宋雪敏等回顾2018年下半年至2019年上半年共4 303份TPN医嘱,统计不合理的处方;结合患者的营养状况、临床诊断、实验室检查指标,对TPN的不合理使用情况进行综合

分析。发现4 303张TPN医嘱中,经处方审核系统拦截的存疑医嘱再由药师人工判定为不合理的共334张。肠外营养稳定性评价中:热氮比、糖脂比、阳离子浓度、氨基酸浓度、葡萄糖浓度等不合理项目所占不合格医嘱的比例分别为71.86%、7.19%、5.39%、7.19%、1.80%;TPN组方错误占比6.29%。在合理性药物选择中:妊娠剧吐、胆囊炎或胆囊切除术、肾功能不全、肝功能不全、三酰甘油>4.5mmol/L、渗透压>900mOsm/L、钾离子浓度超标等不合理项目所占比例分别为0.30%、0.60%、2.99%、3.59%、1.50%、1.20%、0.30%。智能审方系统能有效促进TPN合理用药。药师建议对于在TPN稳定性评价中,补充无脂肪乳的TPN中糖脂比、阳离子浓度、脂溶性维生素等的组方规则;在合理性药物选择判定中,针对严重肝肾功能不全患者,将肌酐清除率、CTP评分指标、凝血状况等纳入审方规则中予以完善。[药物流行病学杂志,2019,28(09):600-602,609;药品评价,2020,17(01):15-18;药学与临床研究,2020,28(01):56-59,62]

(吴新荣 林鸿举 杨 晨 胡晋红)

⬈ **处方/医嘱点评中的老年患者用药干预** 陈辉等随机抽取2018年1～6月(干预前)和2018年7～12月(干预后)老年住院患者使用注射用红花黄色素病历各480份,评价超说明书用药干预效果。发现老年住院患者超说明书使用注射用红花黄色素问题严重。涉及的超说明书用药类型主要有超适应证用药、超溶媒、配伍禁忌和超注意事项,干预后各类型超说明书用药例数均明显下降,超说明书用药医嘱比例由干预前的56.61%下降至16.21%,不良反应上报数量由干预前的8例降至干预后的3例。老年住院患者注射用红花黄色素超说明书用药情况普遍存在,利用合理用药软件实时监测与临床药师审核互补的方式可以显著减少超说明书用药。罗荣连等通过医院系统抽取2018年1～12月全部老年内科病例共2 956份,临床药师筛选出该院老年内科住院患者使用抗菌药物的医嘱922份,对抗菌药物使用的合理性进行点评分析,并提出奖罚措施。发现在点评的922份病历中有46份存在不合理用药医嘱,占点评医嘱的5%。通过临床药师对使用抗菌药物医嘱的点评干预和医院对抗菌药物奖惩措施的落实,抗菌药物使用合理性明显提高。曾婧婕等利用处方点评软件,选取该院2018年6月的老年患者门急诊处方21 某医院661例,评价PIM使用情况。发现发生至少1种PIM某医院3993例(18.4%)。A级警示处方3 021例,其中高风险警示处方2例(0.1%);B级警示处方1 076例,其中高风险警示处方501例(46.6%)。疾病状态下PIM某医院A级警示处方125例。该院老年人门急诊潜在不适当用药情况较严重,应引起临床重视,以提高老年人用药安全。[药学研究,2020,39(05):304-307;International Infections Diseases(Electronic Edition),2020,9(01):20-21;中国乡村医药,2019,26(21):31-33]

(吴新荣 林鸿举 杨 晨 胡晋红)

↗ **处方/医嘱中的儿科用药的点评分析** 马医宗等为了解儿科呼吸道感染用药情况,促进合理用药,抽取 2018 年 4 ~ 12 月上海交通大学医学院附属新华医院儿内科门急诊处方 6 078 张,统计小儿呼吸道感染率、抗菌药物使用率、伴发热患儿用药情况以及联合使用、单独使用中成药情况等,并对处方规范性、用药合理性进行分析。6 078 张儿内科门急诊处方中,诊断为呼吸道感染的处方共 5 101 张,占 83.93%;呼吸道感染患儿抗菌药物使用率为 77.67%(3 962/5 101);58.69%(2 994/5 101)的患儿伴发热;呼吸道感染患儿中成药联合使用率、单独使用率分别为 67.71%(3 454/5 101)、4.65%(237/5 101);不合理呼吸道感染处方 12 张,涉及遴选药品不适宜、药品用法与用量不适宜、重复用药和药品适应证与诊断不符。陆秀芬等分析 2018 年度南京医科大学附属江苏盛泽医院儿科用药的情况。将 2018 年度南京医科大学附属江苏盛泽医院儿科开具的 2 400 张处方作为研究对象。对这些处方进行点评,分析处方中使用抗菌药物和注射剂的情况及不合理用药的情况。在这 2 400 张处方中,使用抗菌药物的处方有 1 183 张,占 49.29%;使用注射剂的处方有 1 128 张,占 47%。在这 2 400 张处方中,使用率居前三位的抗菌药物分别是阿奇霉素、拉氧头孢与头孢呋辛钠,使用率居前三位的注射剂分别是热毒宁、阿奇霉素与拉氧头孢。在这 2 400 张处方中,不合理用药的处方共有 175 张,占 7.29%。在这 175 张不合理用药的处方中,用药适应证不适宜、药品剂型或给药途径不适宜、药物的用法或用量不适宜、重复给药、无适应证用药及存在其他不合理用药情况的处方分别为 25 张、19 张、44 张、20 张、36 张和 31 张。2018 年度该医院儿科抗菌药物和注射剂的使用率及不合理用药的发生率偏高。该医院儿科不合理用药的表现主要是用药适应证不适宜、药品剂型或给药途径不适宜、药物的用法或用量不适宜、重复给药及无适应证用药等。肖丹丹等调查某医院儿科门诊呼吸系统疾病的药物使用情况,为临床合理用药提供参考。抽查 2018 年第一季度诊断为呼吸系统疾病的处方 1 200 张,对处方中疾病分布、用药种类、用法用量、给药途径等进行统计与分析。在 1 200 张处方中,在诊断上以上呼吸道感染、支气管炎、支气管哮喘为主,这 3 种疾病占比 90.42%。共使用 8 类 52 种药物,使用频率最高的前三位药物分别为中成药制剂(62.92%)、抗菌药物(49.83%)、平喘药(44.33%)。口服给药为最常用给药方式。处方点评合格率 90.08%,适应证、用法用量不适宜和联合用药不适宜问题较为突出,分别占 4.50%、2.67% 和 2.33%。在儿科呼吸系统疾病的治疗用药中,存在抗菌药物使用频度偏高、联合用药不当、适应证不适宜、中成药用法用量不适宜等现象,需引起重视。蒋志平等探索建立儿科药品知识库和合理用药规则库,为儿科处方/医嘱审核信息化辅助系统建设打下基础,提高儿科处方审核质量和效率,减少儿科临床不合理用药。通过对在院药品说明书、儿科临床循证资料、药学权威著作

等资料中关键用药信息的提取,根据《医疗机构处方审核规范》要求,整理编制儿科用药处方适宜性审核的自定义规则。初步建立一套基于儿科药品属性和儿童用药特点的药品知识库和合理用药规则库,将其作为核心数据库嵌入处方审核信息化辅助系统。两个数据库的建立以儿科循证学资料为依据,符合儿童群体用药特点,可帮助减少儿科处方不合理现象,促进儿科临床合理用药。陆燕红等通过处方点评探讨儿童口腔科抗菌药物的规范使用。随机抽取某儿童专科医院口腔科 2018 年 3 月份使用的抗菌药物处方 395 张,从临床诊断、抗菌药物种类、抗菌药物联合使用情况、抗菌药物使用疗程等几个方面进行分析。395 张抗菌药物处方中,临床诊断书写不规范处方 24 张,占 6.08%;抗菌药物使用品种均为非限制使用级品种,其中三代头孢菌素类 211 张,占 53.42%;抗菌药物给药途径以口服为主(346 张,占 87.59%);395 张处方中抗菌药物均为单一用药。该院口腔科抗菌药物的使用基本合理,但在抗菌药物的遴选和给药剂量方面仍有不足之处,故仍需继续加强监督该科室抗菌药物的使用情况,促进抗菌药物的规范使用。戴海燕等探讨某院儿童重症手足口病临床用药情况,评价合理性,为本病治疗合理用药提供参考。随机从 2017 年 10 月至 2019 年 2 月收治重症手足口病患儿中择取 50 例为研究对象,回顾性调研患儿临床资料,归纳统计用药情况,包括用药种类、给药方法、药物使用率等,评价用药合理性,分析不合理原因。全部患儿均接受抗病毒治疗,以利巴韦林使用构成比最高(96.0%)。7 例联合应用抗生素(14.0%),其他用药十余种,以甲泼尼龙使用率最高(98.0%),氨基酸(86.0%)与维生素(82.0%)次之。医嘱点评显示 2 例不合理用药,不合理率 4.0%。陆莹等基于该院门诊急诊儿科的处方点评现状,探究门急诊处方药品超说明书及用药现状,结合其现有危险因素为加强合理用药提供数据基础。抽取该院儿科门急诊自 2016 年 4 月至 2017 年 3 月期间的处方资料为依据(共计 1 200 张),判断超说明书的实际用药情况,并根据其用药类型、年龄段超说明书用药等途径,分析超说明书其发生率、用药分类及药品构成比等情况,继而探究门急诊处方及儿童患者超说明书的用药现状。该院门急诊处方(38.67%)及相关用药记录(26.35%)超说明用药的发生率处于较高水平,中成药(34.00%)、缺乏用药信息(29.40%)、给药频次(25.80%)、新生儿(75.00%)、头孢唑肟(6.42%)等发生超说明书用药的比例相对较高,差异有统计学意义($P < 0.05$)。门急诊儿童处方中存在超说明书用药的情况较为普遍,其可能与患儿的年龄、给药频次、药物种类等因素存在一定联系,需不断改进现有医疗体系,严格执行用药标准,不断提升儿童用药的安全标准。王浩然等分析门诊药房处方前置审核在儿科的应用效果。调取该院 2019 年 1 ~ 6 月未实施处方前置审核系统进行处方点评的儿科处方 12 320 张及 2019 年 7 ~ 12 月门诊实施该系统后进行处方点评的儿科处

方 16 556 张,比较实施处方前置审核系统前后处方合格情况及不合理用药情况。实施处方前置审核系统后,该院儿科门诊总不合理处方由上半年的 230(1.87%)张,下降至下半年的 105(0.63%)张,降幅为 66.31%;其中不规范处方、用药不适宜处方和超常处方分别下降了 17.72%、68.42% 和 89.19%,下半年不合理处方率低于上半年(P < 0.05)。徐君等分析医院 2017 ~ 2018 年间儿科患者抗菌药物临床使用的状况。抽取 2017 ~ 2018 年间医院儿科门诊抗菌药物处方 650 张,统计其处方中抗菌药物使用品种、抗菌药物使用率、用药频度以及抗菌药物联合用药情况,分析儿科患者抗菌药物使用的合理性及不合理使用的原因。抽取的 650 张儿科门诊处方中,头孢呋辛的使用频率为最高(占 17.69%),其次为阿莫西林-克拉维酸(占 15.69%);阿奇霉素位列第三,用药频率为 13.85%;在联合用药方面,以单联用药、二联用药相对较少;从年龄分布情况看,1 ~ 3 岁患儿使用抗菌药物比例为最大;650 张处方中,68 张处方存在抗菌药物不合理使用情况,其中给药频次不正确占 36.76%,其次为无适应证用药(占 17.65%)。曹斐等分析医院 2018 年 1 ~ 6 月儿科门诊用药情况,为儿科患者临床合理用药提供参考。采用人工随机抽签法抽取医院 2018 年 1 ~ 6 月儿科门诊处方 1 243 张,统计其患者的信息、用药品种数和抗菌药物、注射剂、静脉输液、基本药物等使用情况;分析其处方用药合理性及不合理用药的原因。儿科门诊 1 243 张处方中,每张处方平均用药品种数为(3.05 ± 0.69)种,每张处方使用基本药物平均数为(1.35 ± 0.45)种,基本药物使用率为 45.21%;不合理用药处方 29 张(2.33%),抗菌药物使用率为 46.74%。儿科患者用药存在一定的不规范现象,主要问题在于适应证不适宜用药,应加强硬件建设,为合理用药提供基础设备,加强其合理用药规范管理,以确保儿童用药的安全性和有效性。刘丹等对陆军军医大学第二附属医院 2019 年儿科门诊抗菌药物的使用情况并进行合理分析。回顾性分析陆军军医大学第二附属医院 2019 年 1 月至 12 月儿科门诊使用抗菌药物的处方 9 026 张,分析疾病构成、抗菌药物品种使用情况、联合应用情况、不合理应用情况、DDDs。9 026 张处方中抗菌药物使用前三为大环内酯类、头孢类、青霉素类,占比 87.14%;口服剂型,占比 84.29%,注射剂型,占比 15.71%;以一联用药为主,占比为 99.65%;二联用药处方占比为 0.35%;不合理处方 591 张(占比 6.55%)。陆军军医大学第二附属医院 2019 年儿科门诊抗菌药物使用仍存在不合理情况,需要加强沟通,提高合理使用抗菌药物的水平。曹莹等评价儿童肺炎住院患者临床用药的合理性,为患儿临床合理用药提供参考。抽取 2018 年 5 月至 2019 年 5 月间符合诊断标准的 208 例住院肺炎患儿的临床信息及用药资料,分析其病原学与药敏检测结果及其临床用药的合理性。208 例肺炎患儿中,128 例患儿行痰标本细菌培养占 61.54%;208 例患儿均为联合用药,其中与 2 种抗菌药物联用 102 例占 49.04%,2 种以上

联用 24 例占 11.54%,同时与抗病毒药联用 82 例占 39.42%;不合理联用品种主要为抗菌药物、清热解毒类中成药注射剂、糖皮质激素和质子泵抑制剂(PPI);不合理医嘱用药的主要原因为品种选择不合理、溶媒选择和用量不合理和联合用药不合理。儿童肺炎患者不合理用药原因较突出的是过多的抗菌药物间和其他品种的联用、辅助用药和 PPI 超说明书用药,需要加强医嘱前置的审核,提高对患儿用药的合理性。张珠间等分析某院儿科门诊使用药物的情况,为合理用药提供依据和参考。抽取 2019 年 1 ~ 6 月儿科门诊处方 2 350 张,统计分析儿科的疾病分布比例,抗菌药物的使用状况和不合理处方。2 350 张儿科门诊处方中,抗菌药物的使用比例为 62%,不合理处方的比例为 8%。邹刚玲等了解某院儿科门诊抗菌药物的使用情况,为儿科门诊合理应用抗菌药物提供用药参考。随机抽查该院 2018 年 7 ~ 12 月儿科门诊使用抗菌药物处方 816 张,根据相关点评标准和细则,对抗菌药物使用合理性进行分析评价。816 张处方共涉及 27 种疾病的临床诊断,病种以呼吸系统感染性疾病为主,占 93.38%;使用药物以头孢菌素类为主,共使用 677 例,占 82.97%。抗菌药物处方以一联用药为主,占 83.09%,二联用药处方占 16.91%。不合理处方 274 例(占 33.58%),不合理项主要为无指征用药(40.88%)、用法用量不合理(29.56%)、遴选药物不适宜(25.55%)和剂型选用不合理(9.12%)。该院儿科门诊抗菌药物仍存在较多不合理使用情况,需进一步加强抗菌药物合理应用以保障患儿用药的安全性和有效性。于菊香等对某院儿科门诊抗菌药物处方进行点评,并提出合理使用抗菌药物的建议。医院 HIS 系统抽取 2018 年 1 ~ 12 月(每月 5,15,25 号全部处方)3 212 张儿科门诊处方,进行按种类归类,总结抗菌药物处方使用情况。应用抗菌药物处方共 1 098 份,占比 34.18%,抗菌药物口服有 753 份,占比 68.58%,输液有 330 份,占比 30.05%,口服 + 输液 15 份,占比 1.37%;抗菌药物单一使用 855 份(77.87%),二联使用 231 份(21.04%),三联使用 12 份(1.09%)。其中抗菌药物不合理的处方总数为 68 份(6.19%),分别为无指征使用抗菌药物有 22 份(32.35%);药物选择不合理 20 份(29.41%);用法用量不合理 10 份(14.71%);溶剂选择不合理 1 份(1.47%);联合用药不合理 15 份(22.06%)。该院儿科门诊处方抗菌药物使用较为合理,但是也存在门诊抗菌药物使用比例较高和一定程度的不合理用药处方,相关的儿科医生和药师都要针对这样的问题给予高度的重视,加强相关规定的管理,做到合理用药。李文斌等分析临床药师对儿科医嘱进行审核的意义。采用回顾性分析法,对 2018 年 1 月 1 日至 2019 年 12 月 31 日某院儿科医嘱审核中临床药师发现的医嘱用药错误情况进行详细的分析和再评价。本次分析的内容主要包括患儿的一般资料,医嘱用药错误分级、用药错误的类型以及指导干预措施等情况。在 26 984 张儿科医嘱中审核出了 145 张

（0.54%）用药错误医嘱，其中幼儿期患儿 75 例，占比 51.72%，在医嘱用药错误分级方面，以 B 级错误（发生医嘱错误，但是未将药物发给患儿，或者是发给了患儿，但是患儿未服用）用药为主，占比 57.24%（83/145），在 145 张用药错误的医嘱中，呼吸系统用药错误占比最高 34.48%（50/145），其次为抗感染用药错误 30.34%（44/145）；在用药错误的类型方面，占比最高的是药品品种遴选错误 27.59%（40/145），其次为给药频次错误 24.83%（36/145）、给药剂量及疗程错误 15.86%（23/145）。根据本次分析得到的结果，临床药师和医师进行了沟通和交流，医师对用药错误进行了相应的整改，再次出错比例明显下降。医院各部门工作人员均应树立安全用药理念，临床医师尤其应加强对儿科医嘱用药情况的审核，准确识别所存在的错误用药医嘱，避免用药错误事件的发生。黄建芳等分析医院儿科门诊处方的点评结果及其用药的合理性与不合理用药的原因，为医院临床合理用药提供参考。抽取 2018 年 8 月至 2019 年 8 月间门诊就诊的 1 000 张患儿用药处方，分析其门诊处方用药患者用药的合理性及不合理用药的原因。1 000 张患儿用药处方中，处方合格数为 857 张（合格率为 85.70%），不合格处方 143 张（不合格率为 14.30%）；不合格处方中主要有不规范的处方 89 张占不合格处方的 62.24%，不适宜的处方为 54 张占不合格处方的 37.76%；使用抗菌药物的处方 653 张占所有处方的 65.30%；静脉给药后发热的患儿为 547 例占所有患儿的 54.70%；患儿平均药品的使用种数为 2.16 种，基本药物使用平均数为 1.67 种。吴丹等完善现有儿童合理用药知识库，用以降低儿童用药差错发生率，提高儿童药物治疗的安全性和有效性。通过查阅相关资料构建儿童处方医嘱知识库，以此为基础，在医生开具医嘱和处方时自动推荐用法用量，并对医嘱及处方进行前置审核，按不同安全等级予以拦截。2018 年 11 月至 2019 年 4 月，前置审方系统共审核住院医嘱 906 945 条，由于儿童合理用药知识库的使用，住院医嘱中慎用、相对禁用和绝对禁用医嘱占总医嘱的比例分别从 71.71%、5.45% 和 0.12% 下降至 35.86%、3.51% 和 0.08%，开嘱医生对系统的适应性和用药的合理性逐月提高。儿童合理用药知识库的使用，降低了医院住院患儿用药差错的发生率，提高了医疗同质化水平，是值得考虑推广的医疗服务模式。杨珏等回顾性调查某儿童医院门急诊吸入型糖皮质激素布地奈德混悬液的临床使用情况，为保证儿童用药安全，促进临床合理使用吸入型糖皮质激素提供参考。随机抽取 2018 年 4 月门急诊使用布地奈德混悬液的 1 000 张处方，统计其科室分布、患儿年龄分布、临床诊断分布情况，并对处方的适应证、联合用药情况、用法用量、配伍禁忌等内容分析点评。0～3 岁年龄段使用该药的比例达 71.60%，属于用药风险较大的人群。不合理处方占 63.80%，主要是不适宜处方及超常处方。不适宜处方主要是布地奈德混悬液与复方异丙托溴铵雾化溶液一起配伍使用，占 23.00%；超常处方主要为无适应证用药处方，占 49.70%。

[中国医院用药评价与分析，2020,20(03):347-349,353；当代医药论丛，2020,18(08):75-76；药学与临床研究，2019,27(04):307-310；中南药学，2020,18(06):1 076-1 080；临床合理用药杂志，2019,12(32):1-2；人人健康，2019,(23):445,440；中国卫生产业，2019,16(27):179-181；医学信息，2020,33(14):155-156；抗感染药学，2020,17(07):968-970；抗感染药学，2020,17(02):168-172；现代医学与健康研究电子杂志，2020,4(13):85-87；抗感染药学，2020,16(12):2 069-2 072；中国处方药，2020,18(01):46-47；今日药学，2020,30(05):352-355；中国处方药，2020,18(02):39-40；中国处方药，2020,18(06):52-54；抗感染药学，2019,16(11):1 856-1 859；中国药学杂志，2020,55(12):1 046-1 050；医药导报，2019,38(12):1 656-1 661]

（吴新荣　吴　琼　杨　晨　胡晋红）

➦ **处方/医嘱中的中成药的点评分析**　刘畅等收集 2018 年辽宁省肿瘤医院门诊中成药处方共 9 744 张，每个月随机抽取 100 张，共抽取 1 200 张处方，采用回顾性分析方法对所抽取的处方用药合理性进行点评分析。在 1 200 张处方中，合理处方 1144 张，不合理处方 56 张，处方合格率为 95.3%。不合理处方中不规范处方 13 张，占不合理处方 20.00%；超常处方 12 张，占不合理处方 18.47%；不适宜处方共 40 张，占不合理处方 61.53%。其中用法用量不适宜处方最多，共 25 张，占 38.46%。辽宁省肿瘤医院门诊处方采用前置审核和后置点评相结合的工作模式，中成药处方总体基本合理，但仍存在不合理用药的情况。药师应不断提高处方审核及点评能力，规范临床医生用药，保证患者用药安全。马永力等参照《处方管理办法》及《医院处方点评管理规范（试行）》的规定，药品说明书及三级处方点评管理小组共同制定的处方点评细则等，建立三级中成药全处方点评模式。门诊兼职临床中药师利用 PASS 对中成药处方进行初次全处方点评；临床中药师对门诊兼职临床中药师的点评报告进行复核，并提交给处方点评管理小组；处方点评管理小组根据处方点评报告及临床医生反馈的信息，向医院药物与治疗学委员会报告并提出相应的改进措施。医院门诊中成药处方合格率由全处方点评前的 87.6% 上升至 99.0%，不规范处方和超常处方当前基本不再出现。医院中成药全处方点评的模式提高了门诊处方合格率，有效地促进了临床的合理用药，并为其他医院中成药处方的点评工作提供了参考。戴玉梅回顾性调查门诊中成药处方 750 张，依据中医药理论知识、《处方管理办法》《中成药临床应用指导原则》中对中药师审核处方要求/规定以及药品说明书，分析中成药处方中存在的不合理问题。构建门诊处方点评机制，对比实施处方点评前后不合理用药现象的改善情况。实施处方点评前中成药处方点评不合理占比为 12.40%，实施后为 9.07%，差异有统计学意义（P < 0.05）。门诊中成药处方不合理表现在多个方

面,实施处方点评能够提高门诊处方的质量,减少不合理用药的情况。时琳等选择 2018 年 1 月至 2018 年 12 月医院所开具的 14 281 张处方(14 个重点监测中成药品种),通过点评软件进行专项处方点评,再由处方点评小组药师对所得结果进行二次筛查。软件处理结果基本合理,但在中医辨证、重复用药等方面有待改进;信息化技术应用不够精准,筛查准确度不够高,还需要药师后续进行人工审核。程华尧等采用回顾性调查分析方法和分层定比抽样法随机抽取海南省妇女儿童医学中心 2018 年 1~12 月门急诊儿童中成药处方,按照有关规定进行点评。应用中成药的病儿年龄分布在 12 岁以下占比 98.33%。其中 1~3 岁年龄段使用比率最高,达到 40.58%。儿童中成药处方中使用单一品种比率较高,达到 54.33%。儿童中成药作用类别以止咳化痰、清热解毒、解表、消食化积类最多。儿童中成药处方 82.25% 为西医师开具,中医师开具儿童中成药仅占 17.75%(儿童就诊选择西医科室的绝对数量多)。不合理处方主要为临床诊断不规范 62.26%、无理由使用超过 7 日用量 15.85%、用法用量不适宜 13.21% 等;儿童中成药药品不良反应(ADR)主要以皮肤系统、消化系统为主,一般较为轻微。该医学中心门急诊广泛应用中成药治疗儿童疾病,儿童中成药使用情况总体安全,但仍应加强西医师、西药师合理应用中成药知识培训。徐群英采用随机抽样法分别选择 2017 年 2 月至 2018 年 3 月(应用前)、2018 年 5 月至 2019 年 6 月(应用后)医院精神专科中成药说明书各 1000 张及用药处方各 500 张作为调查样本,依据《说明书管理方法》和《医院说明书点评管理规范》调查样本的说明书标识、处方及临床用药不规范的发生情况。中成药规范化管理应用后中成药说明书"药物成分""核准日期""用法用量""不良反应""毒理药理及临床试验""特殊用药"的标识率明显高于应用前(P<0.05)。应用后处方不规范发生率明显低于应用前(P<0.05)。应用后临床用药不规范发生率明显低于应用前(P<0.05)。原海晓等通过计算机处方点评系统随机抽取 2017 年 1 月 1 日至 2019 年 12 月 31 日某卫生院门、急诊中成药处方,每月 100 张,共计 3 600 张。对所抽取处方进行逐一审核,点评、分析其合理性。2017 年至 2019 年中成药处方量占比基本持平,中成药金额占比逐步下降。2017 年至 2019 年用量前十的品种均以清热剂、活血剂、解表剂、止咳剂为主,中药注射剂的用量逐步下降,用量前十的品种符合基层医疗机构诊疗常见病用药需求。2017 年至 2019 年中成药不合理用药处方量占比分别是 18.58%、16.58% 和 15.58%,中成药不合理用药率逐年下降。不合理用药情况前 3 位为:重复用药,用法、用量不适宜和适应证不适宜,其中以重复用药情况最为严峻,2018 年和 2019 年的适应证不适宜处方率明显少于 2017 年,差异有统计学意义(P<0.05)。某院中成药的不合理使用比例相对较高,需要加强医师培训和药师处方前置审核工作,共同促进某院中成药的合理使用。吉建等搜集 2018 年 1~12 月河南省洛阳正骨医院中成药专项点评不合理处

方 743 份,采用帕累托图及鱼骨图进行分析,整改前(2018 年 1~6 月)中成药不合理用药处方为 537 张,整改后(2018 年 7~12 月)为 206 张。帕累托图分析显示,不合理用药主要类型为:用法用量不适宜(25.33%)、适应证不适宜(15.26%)、禁忌证用药(14.71%)、联合用药不适宜(13.78%)、重复用药(10.43%)。整改后,处方不合格率由 2.29% 降至 0.84%,差异有统计学意义(P<0.01)。利用帕累托图及鱼骨图分析法准确分析中成药不合理用药情况,有针对性地采取整改措施,可有效促进中成药合理用药。汤玲巧等随机抽取 2019 年病区中成药处方,每月 500 张,共计 6 000 张,对其药物类别、不合理因素进行分析。不合格处方共 555 张,不合格率为 9.25%。其中清热药 1 239 张,止咳药 1 048 张,祛湿药 993 张,补虚药 831 张,理血药 783 张,外用药 632 张。不合理处方中重复用药占 11.17%、超说明书用药占 8.64%、联合用药不适宜占 24.86%、用法及用量不适宜占 11.35%、遴选药品不适宜占 23.24%、适应证不适宜占 10.81%。针对病区不合理用药情况,可以从完善点评制度、建立处罚机制、转变服务理念、加强专业培训、开展用药宣传等方面加强管理,从而降低中成药处方不合理率,保证用药安全。张鹏勇选取 2016 年 2 月至 2018 年 3 月确山县人民医院药房中成药处方 1 000 例,按时间顺序分为观察组和对照组。对照组选取 2016 年 2 月至 2017 年 2 月未接受中成药处方点评的中成药处方 500 例,观察组选取 2017 年 3 月至 2018 年 3 月医院接受中成药处方点评的中成药处方 500 例。观测两组中成药临床不合理用药情况、医疗纠纷。观察组用药异常 0 例,配伍禁忌 0 例,重复用药 1 例,超剂量用药 1 例,超疗程用药 1 例,处方书写不规范 1 例,合计 4 例(0.8%),对照组用药异常 5 例,配伍禁忌 7 例,重复用药 7 例,超剂量用药 9 例,超疗程用药 11 例,处方书写不规范 2 例,合计 41 例(8.2%);观察组优于对照组(P<0.05)。医疗纠纷观察组 1 例(0.20%),对照组 11 例(2.20%),差异有统计学意义(P<0.05)。张杰择取 2019 年 1~6 月江苏省中医院溧阳分院开展中药处方点评后药房调剂的 1 900 张中药处方为实验组,另择取 2017 年 6 月至 2018 年 1 月该院中药处方点评前药房调剂的 1 850 张中药处方为对照组,统计两组不合理处方检出率。中西医结合处方构成比最高(59.26%),单一用药次之(26.89%)。经点评,实验组筛查不合理处方 22 张,包括无指征用药 5 张,遴选药品不适宜 7 张,用法用量不当 8 张,重复用药 2 张,不合理处方检出率(1.16%)高于对照组($\chi^2 = 12.553$,P<0.05)。结论中药处方点评能够提高中成药不合理处方检出率,对提升中成药临床合理应用水平具有积极作用。余应嘉等参照《中成药重复用药评分表》进行量化及用药点评,通过医院 HIS 系统抽取 2018 年 10 月至 2019 年 3 月门急诊处方中同时使用 2 种或以上的中成药处方 1 000 张,涉及 14 个科室,其中排名前 3 位的科室分别是内科(24.9%)、骨伤科(16.8%)及急诊内科(13.9%);判定

为重复使用中成药处方的涉及 8 个科室,其中内科处方最多;评分分值为 5 分以上的处方重复用药比例为 100%;重复使用中成药排名前三的用药为肺力咳合剂 + 苏黄止咳胶囊,占 19.05%;金嗓利咽丸 + 橘红痰咳液,占 14.29%;蒲地蓝消炎口服液 + 清热解毒软胶囊,占 11.11%。通过《中成药重复用药评分表》对中成药联合使用是否存在重复用药情况进行量化判定具备一定可行性,评分 5 分以上可作为判定中成药是否存在重复用药的分值界线,为中成药重复用药点评及处方前置审核提供操作性较强的参考依据。郑姗等通过桂林市人民医院住院系统电子病历平台,选取 2016 年 1 月 1 日至 2019 年 8 月 30 日已归档的使用中药注射剂的出院患者(住院时间 > 3 日)的电子病历 1 000 份,对中药注射剂不合理用药医嘱采用帕累托图法分析。1 000 份中药注射剂病历中,658 份存在不合理用药情况(占 65.80%);不合理用药累计 879 频次,涉及 8 种不合理用药类型,其中频次数排序居前 3 位的为用量不适宜、选择溶剂不适宜和适应证不适宜,构成比分别为 27.99%(246 频次)、25.82%(227 频次)和 18.66%(164 频次),经帕累托图分析,三者为主要因素;次要因素为未单独使用;一般因素为存在有配伍禁忌的药物接瓶输注而不冲管、遴选药品不适宜、疗程不当及重复用药。临床药师可对出现的不合理用药因素进行实时监测,并制订相应的干预措施如处方专项点评,以促进中药注射剂的合理使用。程俏添等通过制订审方规则表,对阳江市人民医院"智慧合理用药处方前置审核系统(简称审方系统)"的"知识库"中存在不合理或不完善的规则进行优化设置,结合医院中药注射剂实际用药情况及存在的不合理问题,对中药注射剂用药规则在适应证、用法用量、重复用药等方面进行用药规则精细化设置,以保障用药合理安全有效。统计精细化设置后(2019 年 6~9 月)中药注射剂的处方及医嘱合格率、处方前置审核干预成功率及审核类型不合理率。从 2019 年 6~9 月,系统拦截中药注射剂处方及医嘱合格率从 81.43% 逐渐升高至 96.83%,处方前置审核时药师干预问题处方成功率从 40.04% 上升至 89.01%,其中用法用量、重复用药、联合用药问题类型占比降幅显著。对中药注射剂用药规则进行精细化设置促进了处方前置审核工作的有效开展,提高了中药注射剂合理使用,培养了审方药师的综合能力。[现代药物与临床,2019,34(8):2 530-2 533;中医药管理杂志,2020,29(9):104-107;临床合理用药杂志,2019,12(35):102-103;中成药,2020,42(10):2 817-2 819;安徽医药,2019,23(10):2 101-2 104;中医药管理杂志,2020,28(04):109-111;中国处方药,2020,18(5):26-28;中国中医药信息杂志,2020,27(4):129-132;中医药管理杂志,2020,28(11):104-106;实用中医内科杂志,2020,34(01):91-93;中国卫生标准管理,2019,10(20):103-105,现代医院,2019,19(10):1 520-1 523;中国医院用药评价与分析,2020,20(5):596-598,602;中国药物经济学,2020,15(1):37-41,46]

(吴新荣　秦译炜　杨　晨　胡晋红)

🖊 **处方/医嘱中的中西药联用的点评分析**　王丽虹等随机抽查福建省福州市第二医院 2017 年 4 月至 2018 年 4 月门诊中西药联用处方 1 200 张,从理化性质、药动学、药理作用、药效学作用等方面分析处方的合理性,结果不合理联用处方共 70 张,占 5.83%;其中体外理化禁忌占 0.83%,药动学相互作用占 2.58%,药理配伍禁忌占 1.17%,药效学拮抗占 1.25%,结论中西药联用中存在不合理联用现象,应逐步开展中西药联用的处方点评,并加强临床医生和中西药师的中西药联用的知识培训。[福建医药杂志,2019,41(5):80-83]

(吴新荣　刘艳艳　杨　晨　胡晋红)

🖊 **处方/医嘱中的中药饮片与中成药的点评分析**　黄巧巧随机抽取乐清市中医院 2018 年 5 月至 2019 年 4 月门诊中药处方 17 190 张处方,结合处方点评相关法律法规对合理用药情况进行点评,发现不合理处方 438 张(2.55%),中药饮片 247 张(1.44%),中成药 191 张(1.11%)。中药饮片不合理处方为脚注问题 127 张(51.42%),剂量超量未注明原因及再次签名 41 张(16.60%),剂量用量不足 5 张(2.02%),有毒饮片超剂量未注明原因及再次签名 40 张(16.20%),配伍禁忌(十八反、十九畏)23 张(9.31%),超常处方 11 张(4.45%);中成药不合理处方主要为适应证不符 33 张(17.28%),中药配伍管理错误 85 张(44.5%),用法用量错误 67 张(35.08%),重复用药 6 张(3.14%)。结论是中药处方的书写和用药基本合理,但仍然存在少数不合理现象,在临床工作中要发挥中药师处方点评的积极作用。张民等应用医院信息系统处方点评模块随机抽取并评价甘肃省中医院 2015 年 7 月至 2019 年 4 月门诊处方,采用 SPSS22.0 对 3 571 条不合理处方按问题类型归类分析,结果不合理处方情形共 21 项,其中主要因素有三项:①用法用量不适宜;②开具处方未写临床诊断及中医证型或书写不全;③中药饮片处方药物未按照"君、臣、佐、使"的顺序排列或未按要求标注药物调剂、煎煮等特殊要求。次要因素有两项:①适应证不适宜;②无特殊情况下门诊处方超过 7 日用量,急诊处方超过 3 日用量,慢性病、老年病或特殊情况下需要适当延长处方用量未注明理由。其他 16 项为一般因素。建议应对不合理处方的主要因素进行干预和追踪,加强监测次要因素,重视一般因素的影响,以精准开展药学服务。贾永涛等抽取郑州中医骨伤病医院 2019 年 9~11 月的门急诊中药处方 505 份进行点评,平均合格率 90.69%。不合格处方共 47 张,其中不规范处方 38 张,占比 80.85%,主要为开具处方未写临床诊断或临床诊断书写不全,无特殊情况下门诊处方超过 7 日用量,急诊处方超过 3 日用量,慢性病、老年病或特殊情况下需要适当延长,处方用量未注明理由;用药不适宜处方 9 张,占比 19.15%,主要为用法用量不适宜;超常处方 1 张,占比 2.13%,为毒性中药超量。结论是须加强中药处方管理,严格规范医师用药行为。高佳兵抽取嘉善县姚庄镇卫生院

2012 年 5 月至 2013 年 11 月间 1 800 份中药处方,筛选不合格处方并分析不合格原因。不合格处方共 102 份(5.67%),其中书写潦草、不规范导致不合格的处方 38 份(2.11%),为处方不合格的主要原因,其他因素如药物剂量差错、前记差错或不规范、药名书写不规范、脚注书写差错、炮制方法未注明等 64 份(3.56%)。贾黎华等随机抽取金华市中医医院 2017 年 10 月至 2018 年 9 月共 6 000 张门诊中药处方,根据《中国药典》及《浙江省中药炮制规范》(2015 年版)进行评价,其中不合理处方 568 张(9.47%),以特殊用法未标注(22.53%)、配伍禁忌(21.83%)、缺少中医诊断(18.13%)最常见。张晓东随机抽取新昌县中医院 2017 年门诊中药处方 3 600 张进行规范性与合理性点评,不合理处方 323 张(8.97%),以药物用量不规范(20.74%)、配伍禁忌(16.41%)、缺少中医诊断(13.93%)、特殊用法未标注(13.62%)最为常见。严善莹等随机抽取上海市静安区中医医院 2017 年 1~12 月 2 400 张中药处方根据有关法律法规进行点评分析,不合理处方共 52 张(2.167%),其中中药饮片处方(0.583%)存在配伍禁忌、单味中药饮片超剂量、适应证不适宜,中成药处方(1.583%)存在临床诊断书写不全、适应证不适宜、配伍禁忌、处方中有改动医生未签字、联合用药不适宜以及超剂量、遴选药品不适宜与用法用量有误等,并制定持续改进措施如:每季度召开处方质量会议进行点评;加强中药处方审核与业务培训,定期组织中药三基考试;定期召开医疗质量安全讲评和医师会议,开展合理用药宣教工作;将处方合理性纳入医院质量管理工作,采取公示、约谈、警告、批评、限期整改、绩效处罚等干预措施。李晓燕等回顾性分析整理广州医科大学附属第六医院清远市人民医院 2018 年至 2019 年所有不合理处方,采取通过信息系统提示拦截用量超量、配伍禁忌、重复用药,每月汇总处方用药情况告知科室并书面告知医生,定期参加临床科室质控会议开展合理用药宣教等干预措施,不合理处方张数由 2018 年的 259 张减少至 2019 年的 107 张,不合理处方类型减少张数前三位分别是未按要求标注药物调剂煎煮等特殊要求(45 张)、用量不适宜(35 张)、处方用量超过 7 d(20 张),不合理处方类型降幅前三位分别是用量不适宜(77.8%)、未按要求标注药物调剂煎煮等特殊要求(77.6%)、重复开具相同药品(76.0%),效果明显。汪蓓等在 2018 年 2 月至 2019 年 3 月上海市杨浦区定海社区卫生服务中心 7 088 张门诊中药饮片处方中随机抽取 1 400 张进行点评与分析,不合理处方 279 张,占比 19.93%,存在的问题包括:未注明特殊用法 210 张(75.27%)、中医辨证诊断不全 48 张(17.20%)、电子处方修改未二次签名 38 张(13.62%)、遴选药物不适宜 8 张(2.87%)、超常规剂量 5 张(1.79%)和配伍禁忌 1 张(0.36%)。蒋永和等随机抽取广州市东升医院 2018 年门诊中药饮片处方 2 400 张进行点评,不合理处方 167 张(6.96%),不合理处方的主要类型为重复用药(28.74%)、临

床诊断不规范(23.35%)、脚注不规范(15.57%)和药物用量不规范(14.97%),应进一步加强处方管理和监督工作。刘湘随机抽取河源市中医院 2018 年门诊中药饮片处方 1 200 张进行统计并分析,不合理处方 722 张(60.16%),其中超剂量使用中药饮片占比最大共计 317 张(26.14%)。王坤等运用上海中医药大学附属龙华医院自行研发的处方分析系统 PA 随机抽取 2018 年门诊中药饮片处方 4 800 张对规范性、用药适宜性等方面进行点评与分析,不合理处方 375 张(7.8%),主要问题有未写中医诊断及证型 81 张(21.6%)、重复用药 132 张(35.2%)和超剂量用药、违反"十八反、十九畏"配伍用药 162 张(43.2%)等。国琦等回顾性分析 2018 年首都医科大学附属北京中医医院中药饮片处方点评统计资料,医院信息系统筛出 192 张不合理处方中,77 张因系统无法识别毒性药超量、"十八反、十九畏"药是否双签字而判定成为不合理的处方,其余 115 张主要涉及 9 类问题,排名前 3 位的是诊断、证型与用药选择不符 51 张(44.3%)、无特殊情况需要适当延长处方用量未注明理由 30 张(26.1%)和用法与用量不适宜 11 张(9.6%),建议应用医院信息系统进行中药饮片处方点评保证抽样的合理性与提高工作效率水平的同时,完善系统中饮片处方信息。季旎瑰等借助临床合理用药智能管理系统,结合 Excel 软件对第二军医大学长征医院 2018 年全年门诊中药饮片处方进行点评、分析并干预,通过制定落实及完善中药处方点评细则、持续改进医院信息化建设、及时与医生沟通、开展专项的中药处方点评、建立便携式的院内审方点评处方的知识库等措施,提升中药处方合理率。郭跃山等抽取 2018 年门诊中药饮片处方 4 200 张进行点评分析,处方合格率为 78.3%,存在问题主要有中医临床诊断缺失或不完整、中医辨证与用药不符、特殊煎法饮片未标脚注、处方煎法服法错误等,并采取系列措施如:执行中药饮片"双限"管理、定期召开中药饮片点评专家小组会议、药剂科协同医务科科教科增加对医师相关专业知识的培训、推进中药饮片信息化建设、提升中药师专业技术水平等,提升中药临床药学服务能力。唐海龙选取成都市双流区第一人民医院 2018 年 1~12 月 2 043 张门诊中药饮片处方进行点评分析,不合理处方 334 张,其中不规范处方 302 张(90.42%)、不适宜处方 32 张(9.58%)、超常处方 0 张;处方不合理的主要原因有缺少中医诊断和辨证(46.11%)、脚注问题(20.06%)、处方药物未按照"君、臣、佐、使"排列(14.37%)。暴慧军随机抽取 2018 年河南省直第三人民医院门诊中药饮片、中药配方颗粒处方 2 400 张进行点评,不合格处方 176 张(7.3%),其中不规范处方占比 84.09%,用药不适宜处方占比 8.52%,超常处方占比 7.39%,应加强医生在开具中药处方时的规范性,根据中医辨证论治的原则合理给药,严格控制给药剂量和味数,以提高中药处方质量。辛红霞选取 2018 年 6 月至 2019 年 6 月北京西城区广内社区卫生服务中心中药饮片处方 1 837 张进行点评和分析,存在不

合理用情况 329 张（17.90%），其中未注明特殊用法 216 张（65.65%），中医辨证诊断不全 57 张（17.33%），电子处方修改未二次签名 26 张（7.90%），遴选药物不当 19 张（5.77%），药物剂量超量 9 张（2.74%），配伍禁忌 2 张（0.61%），建议强化落实与督查处方用药不合理情况，定期培训中药师以提升审方能力，构建区域联合事前审方软件以提升全区中药饮片处方合理用药率。忻晓晶等抽取天津中医药大学第一附属医院 2017 年 11 月至 2018 年 10 月门诊中药处方 11 142 张进行点评与汇总分析，不合理中药处方 152 张，主要问题前 3 名为特殊煎煮药物未标注、药食同源、超味数处方，临床药师点评后及时与医生沟通，可提高医生对不合理处方的重视度，使不合理处方呈逐月下降趋势。李欣随机抽取 2019 年 9 月至 2020 年 2 月广州市第一人民医院中药饮片处方 1 200 张进行点评与分析，不合理使用率为 25.07%，主要问题为有毒/小毒中药超量使用、未注明特殊煎煮要求。李国英等随机抽取新疆医科大学第二附属医院 2018 年 1～12 月门诊中药饮片处方 1 200 张进行点评分析，不合理处方 227 张（18.92%），主要是临床诊断不规范、书写不规范、使用方法错误、用药味数偏多、用药剂量偏大、毒性中药使用不合理，建议完善处方点评制度、监督机制，全方位提升中药师审核处方的能力，促进处方规范化。桑楣随机抽取上海市嘉定区中医医院 2017 年 1～12 月 1 200 张中药处方进行点评分析，不合理处方为 114 张（9.50%），较 2016 年的 16.42% 有较明显好转，主要问题有用法用量不规范、未体现中医辨证的特点、适应证不适宜、配伍禁忌等，值得关注的是重复用药有上升趋势；建议加强中药点评制度的实施与管理，做好处方的审核工作，加强临床医生的用药指导。苏小玲等从计算机系统中导出福建中医药大学附属第二人民医院 2018 年 1 月至 2018 年 9 月 143 632 张电子处方进行统计点评分析，不合理处方 273 张（0.19%），其中脚注不明 10 例（3.65%）、重复用药 18 例（6.59%）、药物剂量不当 113 例（41.39%）、处方前记缺失 23 例（8.42%）、超疗程用药 9 例（3.29%）、药症不符 12 例（4.39%）、其他不适宜情况 88 例（32.23%）。黄轩采用随机抽取肇庆市第二人民医院 2016 年 1～12 月门诊中药饮片处方 780 张进行点评分析，不合理处方 247 张（31.67%），其中不规范处方（中医诊断不规范、未使用药品规范名称、未按要求标注药物调剂煎煮等特殊要求、门诊处方超 7 d 用量未标明原因）197 张（79.76%），不适宜处方（适应证不适宜、用法不适宜、药物剂量不适宜、存在配伍禁忌或不良相互作用、重复用药、超常处方）50 张（20.24%）。黄桂芬等以广州市番禺区中医院 2018 年 6～12 月为对照组，2019 年 1～6 月为干预组，分别随机抽取 1 200 张中药饮片处方开展点评分析，合格率由 84.92% 上升至 96.75%（P<0.05）。孟娟选取南京中医药大学附属扬州市中医院 2018 年 4 月至 2018 年 10 月 122 578 张门诊中药饮片处方进行点评分析，不合理处方 6 120 张（4.99%），其中用

法用量不合理 23.99%，处方书写不规范 13.92%，给药途径不合理 11.68%，存在药物配伍禁忌 20.56%，临床诊断与用药不符 8.46%，处方诊断书写不规范 14.41%，未注明特殊用法 3.56%，医生未签章处方 3.42%。郝志明等随机抽取大连市中医医院 2016 年 10 月至 2017 年 9 月 1 200 张中药饮片处方进行点评并以典型案例为例对点评策略进行解析，不合理处方为 139 张（11.58%），不合理率逐月下降（由 2016 年 10 月 18.00% 下降至 2017 年 9 月 3.00%），其中临床诊断、医师签章规范、特殊煎法、单味药超剂量等不规范问题均逐渐减少，提示通过每月定期门诊处方点评能显著提高处方的规范性及合理率。张妩云选取 3 名具有丰富临床经验以及专业性较强的中医师，抽取 2016 年 1 月至 2018 年 6 月福州市马尾区医院中药处方 1 500 张进行合理性评价，不合理处方 86 张（5.73%），分别为用法用量不适宜、适应证不适宜、书写不规范等，医院中药处方的合理用药还有一定的改进空间，尤其在用法用量不适宜、适应证不适宜等方面表现严峻，应规范临床医师合理用药意识，以提高中药合理使用水平。马永力等依据《医院处方点评管理规范（试行）》、《中国药典》2015 年版和《浙江省炮制规范》2015 年版等法规的相关规定及三级处方点评管理小组共同制定的处方点评细则等，建立三级中药饮片全处方点评模式：门诊中药房药师利用合理用药软件对中药饮片处方进行初次全处方点评、临床药师对点评结果进行复核并形成报告后提交给处方点评管理小组、处方点评管理小组根据点评结果及医生的反馈向医院报告并提出相应的改进措施，门诊饮片处方合理率由全处方点评前的 77.7% 上升至 99.4%，协定方适应证适宜性的合格率从 26.1% 上升至 100%，提示全处方点评的模式提高了门诊处方合格率，有效地促进了合理用药，可为规范各级医院的中药饮片点评工作提供参考。唐榕调取广州市第一人民医院 2019 年 1～6 月中医科门诊儿童中药饮片处方 1 259 张进行用药合理性统计分析，不合理处方 188 张，以特殊用法错误和药物用量不适宜为主，用药基本符合疾病类型，金额合理，但部分处方存在不合理情况还需进一步改进。

［中医药管理杂志，2020，28（10）：100-103；中国中医药信息杂志，2020，27（06）：127-130；中国合理用药探索，2020，17（03）：25-29；中医药管理杂志，2019，27（24）：81-82；中医药管理杂志，2019，27（20）：46-48；中医药管理杂志，2020，28（02）：229-232；上海医药，2019，40（15）：58-59；北方药学，2020，17（07）：189-190；中国医院用药评价与分析，2019，19（08）：1 005-1 006，1 009；广西中医药大学学报，2019，22（04）：119-122；海峡药学，2020，32（03）：190-192；中国医院用药评价与分析，2019，19（11）：1 385-1 387；中国医院用药评价与分析，2020，20（01）：110-113，117；中国合理用药探索，2020，17（04）：27-31；中国医药指南，2020，18（10）：1-5；基层医学论坛，2019，23（25）：3 675-3 677；中国医药导刊，2019，21（08）：480-483；中国社区医师，2020，36（19）：5-6；临床合理用

药杂志,2019,12(36):29-31;中国当代医药,2020,27(17):184-187;中国医药导报,2019,16(32):131-134;黑龙江中医药,2019,48(06):140-141;海峡药学,2020,32(07):198-199;中国实用医药,2019,14(24):122-124;北方药学,2020,17(05):193-194;中国处方药,2019,17(10):54-55;中国当代医药,2019,26(36):201-203,210;临床合理用药杂志,2020,13(16):99-100;中医药管理杂志,2019,27(23):106-109;今日药学,2020,30(03):190-193]

（吴新荣　刘艳艳　杨　晨　胡晋红）

↗ **处方/医嘱中的中药饮片的专项点评**　陈丽敏等通过HIS系统分别导出384份2016年1～3月和78份2017年9～10月的广州中医药大学顺德医院使用了中药饮片红豆杉的病历医嘱和处方,对其规范性、适宜性、处方使用金额等进行专项点评并对结果进行统计分析,结果此类处方涉及1～87岁各个年龄段的患者,处方诊断涉及肿瘤、感冒、咳嗽、妇科疾病及多种内科杂病,存在一定程度的滥用现象,主要体现在适应证不适宜、使用疗程不合理、无正当理由使用高价药等方面;因红豆杉具广谱抗肿瘤作用,存在一定程度的骨髓抑制、神经毒性、胃肠道等不良反应,临床使用过程中应严格把握适应证和使用人群,建议限肿瘤专科使用,不建议在儿童患者中使用。[广东药科大学学报,2020,36(03):417-420]

（吴新荣　刘艳艳　杨　晨　胡晋红）

临床药师

↗ **临床药师参与感染性疾病药物治疗**　抗感染用药会诊是临床药师参与临床药物治疗的一项重要工作。临床药师参与感染性疾病药物治疗方案的设计和实施,为临床医生提供用药帮助,可以在参与抗感染治疗用药决策时体现专业优势,正确、及时地解决临床用药问题,主要在特殊人群的感染,如新生儿感染、肾功能不全患者、老年患者等;特殊部位感染或特殊合并疾病的感染患者,如肺部感染、肺部感染伴药物热患者、肺部感染合并肾功能不全患者、脊柱术后感染、血流感染等;特殊病原微生物所致严重感染;抗感染药物导致其他疾病,如糖尿病足患者抗菌药物致真菌性肠炎、哌拉西林他唑巴坦致药物热。临床药师参与1例异位ACTH综合征合并烟曲霉菌感染患者治疗中,临床药师参与ICU查房过程,结合该患者本身有入住ICU指征,存在感染高危风险,且免疫力低下、合并真菌感染等特点,制定个体化用药方案,包括药物调整建议和药物对器官功能影响的监护,在及时调整药物治疗过程中起到积极作用,促进了患者病情转归。[中国药师,2019,22(11):2 067-2 069;中国现代应用药学,

2020,37(06):719-723;海峡药学,2020,32(02):199-201;海峡药学,2019,31(09):219-220;临床合理用药杂志,2020,13(17):141-142;抗感染药学,2019,16(11):1 920-1 923;药物流行病学杂志,2020,29(07):493-496;中国现代药物应用,2020,14(03):222-223;中国医药指南,2019,17(22):190-191;药学服务与研究,2019,19(05):342-344,363;药学服务与研究,2019,19(06):423-427,433;中国处方药,2019,17(11):46-47;中国临床药学杂志,2020,29(04):305-307;中国处方药,2020,18(06):58-59;中南药学,2020,18(01):131-134;中国现代应用药学,2019,36(17):2 209-2 212;抗感染药学,2019.16(10):1 732-1 734;中国药业,2020,29(02):48-51;医药论坛杂志,2020,41(06):64-67]

（王　卓　陈美琪　胡晋红）

↗ **临床药师参与肿瘤患者药物治疗**　临床药师参与抗肿瘤药物治疗与安全管理能够有效改善临床不合理用药情况,降低不良反应、风险事件发生率,缩短患者住院时间,减轻患者医疗负担。临床药师参与1例晚期转移性胃癌患者免疫检查点抑制剂联合化学治疗加小分子靶向药物联合应用,根据患者的实际情况对化疗方案以及靶向药物的选择,使用剂量进行个体化建议,并且对患者进行全程药学监护,保障患者的用药安全。在探讨新型抗肿瘤药物阿帕替尼在晚期非小细胞肺癌老年患者中的治疗中,通过药学查房、医师、药师双师门诊等方式,临床药师参与1例阿帕替尼在晚期非小细胞肺癌中的治疗,结合药物特性及患者伴有高血压、老年等特殊情况提出用药建议、指导患者用药,积极处理药物相关不良反应及对未出现的不良反应提出预防监护措施,患者得到有效治疗。临床药师还为1例治疗思路和个体化治疗方案存在争议的胸膜肺母细胞瘤并有心脏转移的患儿提供药学监护,根据疾病的起源及分布特点等给出用药建议,并全程提供药学监护。患儿病情得到控制,在控制肿瘤发展的同时,减少了不良反应的发生,以保障患儿的合理用药[中国合理用药探索,2020.17(06):25-28;临床合理用药杂志,2019,12(30):113-114;中南药学,2020,18(07):1 215-1 218][中国现代应用药学,2020,37(13):1 627-1 632]

（王　卓　陈美琪　胡晋红）

↗ **临床药师参与内分泌疾病药物治疗**　内分泌科常见疾病治疗中,临床药师全程参与内分泌科患者的治疗过程能够有效提升患者的用药依从性、治疗质量、满意度,降低患者的治疗费用。在解决住院2型糖尿病患者药物相关问题(DRPs)上,在药物治疗管理(MTM)实践中,临床药师利用实践中引入欧洲医药保健网(Pharmaceutical Care Network Europe,PCNE)分类系统,可实现DRPs的系统收集、分析、干预、解决和评价;建立的MTM服务模式可为规范药学服务模式提供参考。糖尿病作为慢性病终生需要药学服务,药学监

护应贯穿于住院糖尿病患者的整个药学服务中,临床药师参与内分泌科临床实践为切入点,建立了中医院住院糖尿病患者药学监护服务模式,以中西医结合治疗为特色,中医药特色疗法为亮点。妊娠合并糖尿病是一种特殊的妊娠疾病,并且糖尿病和血脂关系非常密切。在1例糖尿病合并妊娠并血脂异常的患者,临床药师根据其病例特点、实验室检查等,结合相关指南推荐,对该患者进行全面的药学监护,为临床提供合理的药学建议,即采取饮食管理及运动疗法,同时给予胰岛素控制血糖,使患者血糖控制平稳。糖尿病合并妊娠并血脂异常患者通过血糖的有效控制,可促使血脂恢复正常。因此临床治疗该类疾病,临床药师既要密切监测血脂水平,也要密切关注药物的不良反应、治疗效果,促进用药合理性,保障患者用药安全。[中国药物与临床,2020,20(11):1888-1889;中国药房,2019,30(19):2 685-2 690;中国医院药学杂志,2019,39(21):2 205-2 209;临床合理用药杂志,2020,13(21):169-171]　　　　(王　卓　陈美琪　胡晋红)

↗ 临床药师参与呼吸疾病药物治疗

随着疫情蔓延,新冠病毒引发全球关注,在全球抗击疫情之时,临床药师也参与了临床治疗之中。在1例新型冠状病毒肺炎(COVID-19)患儿的药物治疗过程中,临床药师运用药学专业知识和最新的临床研究证据,参与和协助临床调整治疗方案,及时发现患儿的药物治疗问题,提出合理化建议,对患儿家属进行用药教育,既提高了临床药物治疗水平,也提高患儿用药的安全性、有效性。吴庆荣等报道了临床药师参与2例COVID-19患者的临床治疗,通过结合患者治疗期间药物不良反应、病情变化及"诊疗指南"以协助临床医师调整治疗方案,监护用药全过程。临床药师参与临床治疗和全过程的药学监护后,2例患者均治愈出院。临床药师以药物使用方法、用药教育及不良反应监测为切入点,为COVID-19患者实施药学监护,促进临床合理用药,确保了患者用药的安全性和有效性。在为COVID-19患者提供药学监护中,临床药师应充分做好药物治疗分析,及时识别各类药物不良反应、药物相互作用等,参与多学科协作诊疗讨论,提供药物信息,为患者提供科学、合理和个体化的给药方案。马佳慧报道了临床药师通过掌握尘肺合并慢性阻塞性肺疾病患者用药史,结合具体临床案例分析中发现的常见问题,实现药物重整的药学服务实践。发现药物重整可减少药物使用过程中出现的给药频次、药物用法用量不当,以及停药不及时、药物相互作用等问题发生。药物重整工作为患者药物治疗提供了安全的保障,为我国临床药师参与临床药物治疗提供了一种新的工作方式。[中国现代应用药学,2020,37(04):390-393;抗感染药学,2020,17(07):1 080-1 084;中国现代应用药学,2020,37(06):641-645;黑龙江医学,2019,43(12):1 493-1 494]

(王　卓　陈美琪　胡晋红)

↗ 临床药师参与抗凝治疗及凝血相关疾病药物治疗

在1例非瓣膜病房颤合并肾功能不全患者服用华法林后INR异常升高及波动的分析和干预中,考虑到药物相互作用、华法林用药基因检测和疾病状态对华法林抗凝作用的影响,如对乙酰氨基酚、苯溴马隆、艾司奥美拉唑、螺内酯、NSAIDs及其他抗栓药物(肝素、依诺肝素、氯吡格雷)都可以影响华法林的抗凝效果,华法林基因多态性、肝肾功不全等疾病状态亦可解释该患者对华法林所需维持剂量较低的现象。临床药师对患者的治疗方案进行了个体化药学监护,并对患者进行了华法林用药教育。临床药师参与华法林抗凝治疗的个体化药学服务,有助于加强应用华法林的房颤合并肾功能不全患者的抗凝管理。袁琴报道临床药师参与1例肿瘤患者发生下肢深静脉血栓的治疗,通过抗凝治疗药物的选择、剂量调整、对患者进行用药监护及用药教育,将患者的国际化标准比值INR控制在目标范围,规避了复方阿司匹林对华法林的抗凝影响,提高了患者药物治疗的依从性。武明芬等在为203例门诊和12例住院患者提供291次和18次抗栓药物治疗管理服务(MTMs)中发现,门诊患者需要重点关注依从性、药物不良事件和用法用量,住院患者需要重点关注药物不良事件、抗栓疗效监测和特殊人群用药。开展抗栓MTMs可以作为临床药学工作的良好切入点,能够体现临床药师的专业价值。范琳琳等报道临床药师通过追踪1例乳腺纤维腺瘤患者术后16d合并大隐静脉血栓患者的诊疗过程,查阅相关资料,分析病因和评估治疗,发现其中可能存在不适宜的处置,并提出相关干预措施。临床药师对患者的评估应当更加细致并延长其血栓风险的筛查时长,必要时进行易栓体质的排查,且需根据现有指南选择适当的药物进行足量足疗程抗凝预防,而一旦发生血栓时应当根据指南进行规范的诊治。[甘肃医药,2019,38(08):742-743;中国医院药学杂志,2020,40(02):213-218;临床药物治疗杂志,2020,18(06):82-84]

(王　卓　陈美琪　胡晋红)

↗ 其他

温宁绥报道了临床药师参与皮肤专科药学会诊的3例典型病例,在这3例典型病例中,临床药师充分利用自身专业优势,在药学会诊中协助临床做出了合理的药物治疗决策。药学会诊实践表明,临床药师不仅为临床提供了优良的药学服务,而且在专科疾病药物治疗中发挥了重要作用。临床药师参与1例腹膜透析伴有下肢截肢术后患者的诊疗过程,临床药师结合患者腹膜透析的特殊病理状态,在碘造影剂、抗栓药物、镇痛药物及低钾血症处理方面,从药物选择、剂量调整、给药途径等角度进行分析,提供药学建议,并进行药学监护,充分发挥了临床药师在疾病治疗过程中的协同作用,促进临床合理用药。[中南药学,2019,17(11):1 975-1 977;药物流行病学杂志,2019,28(09):603-607]

(王　卓　陈美琪　胡晋红)

中国药学年鉴 CHINESE PHARMACEUTICAL YEARBOOK 2020-2021

药品监督管理

Drug Supervision and Administration

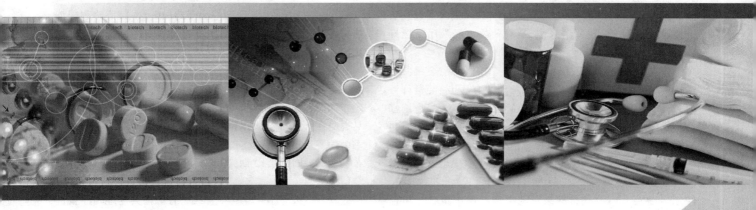

2019 年

药品监督管理

概况 2019 年,全国药监系统坚持以习近平新时代中国特色社会主义思想为指导,深入贯彻党中央、国务院决策部署,以党的建设为统领,全面落实"四个最严"要求,加强药品安全监管,法治建设成效显著,审评审批制度改革持续深化,监管执法全面加强,监管体系不断健全,党风廉政建设扎实推进,防范了风险、守住了底线,推动药品市场秩序持续好转,各项工作取得优异成绩。

药品生产和经营许可情况 截至 2019 年底,全国共有原料药和制剂生产企业 4 529 家,全国共有《药品经营许可证》持证企业 54.4 万家,其中批发企业 1.4 万家;零售连锁企业 6 701 家,零售连锁企业门店 29.0 万家;零售药店 23.4 万家。

药品注册情况 2019 年在新药审批工作中国家局共批准新药临床 577 件,批准新药生产的新药证书及批准文号 14 件,批准文号 35 件;共批准按新药申请程序申报临床申请 109 件,批准按新药申请程序申报生产 12 件。2019 年共批准仿制药临床申请 107 件,生产申请 373 件;共批准进口药品临床申请 494 件,上市 74 件;国家局共批准药品补充申请 2 996 件。全国各省(区、市)局共批准药品补充申请 3 515 件,备案 14 888 件。

药品不良反应(事件)报告情况 2019 年全国药品不良反应监测网络收到《药品不良反应(事件)报告表》151.4 万份,收到新的和严重药品不良反应(事件)报告 47.7 万份;新的和严重药品不良反应(事件)报告占同期报告总数的 31.5%,受到严重药品不良反应(事件)报告 15.6 万份,严重药品不良反应(事件)报告占同期报告总数的 10.3%。按照报告人职业统计,医生占 56.6%,药师占 22.3%,护士占 15.3%,其他职业占 5.8%。按照给药途径统计,注射给药占 62.8%、口服给药占 32.5%、其他给药途径占 4.7%。注射给药中,静脉注射给药占 92.5%、其他注射给药占 7.5%。2019 年报告的药品不良反应(事件)中,累及器官系统排名前 5 位的分别为皮肤及其附件损害、胃肠损害、全身性损害、神经系统损害和心血管系统损害。2019 年药品不良反应(事件)报告中,其中化学药品占 84.9%,生物制品占 1.6%,严重不良反应(事件)报告涉及怀疑药品 19.9 万例次,其中化学药品占 90.0%,生物制品占 1.9%。药品不良反应(事件)报告涉及化学药品中,例次数排名前 5 位的类别依次为抗感染药、心血管系统用药、肿瘤用药、镇痛药、电解质、酸碱平衡及营养药。报告数量最多的为抗感染药,占 32.2%;其次是肿瘤

用药,占 28.8%。按严重报告占本类别报告比例计算,肿瘤用药的严重报告比例最高,为 42.1%,其次是免疫系统用药,为 24.3%。涉及的生物制品中,抗毒素及免疫血清占 32.3%,细胞因子占 24.2%,血液制品占 4.7%。2019 年药品不良反应(事件)报告中,涉及怀疑药品 163.5 万例次,其中中药占 12.7%。药品不良反应(事件)报告涉及的中药中,例次数排名前 5 位的类别分别是理血剂中活血化瘀药(28.4%)、清热剂中清热解毒药(11.4%)、补益剂中益气养阴药(6.8%)、开窍剂中凉开药(6.1%)、祛湿剂中清热除湿药(5.7%)。严重不良反应(事件)报告的例次数排名前 5 位的类别分别是理血剂中活血化瘀药(39.8%)、补益剂中益气养阴药(13.0%)、开窍剂中凉开药(10.5%)、清热剂中清热解毒药(8.6%)、解表剂中辛凉解表药(3.8%)。根据 2019 年药品不良反应监测数据和分析评价结果,国家药品监督管理局对发现存在安全隐患的药品及时采取相应风险控制措施,发布停止生产销售使用含呋喃唑酮复方制剂公告;发布含头孢哌酮药品、丹参川芎嗪注射液、蟾酥注射液等药品说明书修订的公告 27 期,增加或完善 40 个(类)品种说明书中的警示语、不良反应、注意事项、禁忌等安全性信息;发布《药物警戒快讯》12 期,提示 68 个(类)品种的国外药品安全信息。

投诉举报情况 2019 年各级监管机构共受理药品投诉举报 7.1 万件,立案 3 329 件,结案 4 396 件。

案件查处 2019 年全年共检查药品生产企业 22 342 家次,药品批发企业 35 746 家次,药品零售企业 937 648 家次,责令停产停业 1 394 户。共查处违反药品法律法规案件 77 093 件,罚没款共计 50 072.9 万元,其中生产假药案 95 件,按假药论处案 129 件,销售假药案 1 099 件,按假药论处案 1 210 件;生产劣药案 442 件,按劣药论处案 593 件,销售劣药案 4 372 件,按劣药论处案 6 101 件。吊销药品生产许可证 3 件,吊销药品经营许可证 118 件。

执业药师考试注册 2019 年度全国执业药师职业资格考试报考人数为 834 475 人,实际参考人数为 709 687 人,参考率 85.05%。全国执业药师职业资格考试成绩合格人数约 13.3 万人,合格率约为 18.72%。截至 2019 年 12 月底,全国通过执业药师职业资格考试的合格人数累计达 116 万人,全国执业药师注册人数为 516 003 人。每万人口执业药师人数为 3.7 人。注册于药品零售企业的执业药师 465 236 人,占注册总数的 90.2%。注册于药品批发企业的执业药师为 33 987 人,药品生产企业的执业药师为 3 664 人,医疗机构的执业药师为 12 816 人,其他领域的执业药师为 300 人。

习近平对中医药工作作出重要指示 2019 年 10 月,中共中央总书记、国家主席、中央军委主席习近平对中医药工作作出重要指示指出,中医药学包含着中华民族几千年的健康养生理念及其实践经验,是中华文明的一个瑰宝,凝聚着

中国人民和中华民族的博大智慧。新中国成立以来,我国中医药事业取得显著成就,为增进人民健康作出了重要贡献。习近平强调,要遵循中医药发展规律,传承精华,守正创新,加快推进中医药现代化、产业化,坚持中西医并重,推动中医药和西医药相互补充、协调发展,推动中医药事业和产业高质量发展,推动中医药走向世界,充分发挥中医药防病治病的独特优势和作用,为建设健康中国、实现中华民族伟大复兴的中国梦贡献力量。

↗ 习近平主持召开中央全面依法治国委员会第二次会议

2019 年 2 月 25 日下午,中共中央总书记、国家主席、中央军委主席、中央全面依法治国委员会主任习近平主持召开中央全面依法治国委员会第二次会议并发表重要讲话。中共中央政治局常委、中央全面依法治国委员会副主任李克强、栗战书、王沪宁出席会议。会议审议通过了《中央全面依法治国委员会 2019 年工作要点》《全国人大常委会 2019 年立法工作计划》《国务院 2019 年立法工作计划》等文件稿。习近平强调,改革开放 40 年的经验告诉我们,做好改革发展稳定各项工作离不开法治,改革开放越深入越要强调法治。要完善法治建设规划,提高立法工作质量和效率,保障和服务改革发展,营造和谐稳定社会环境,加强涉外法治建设,为推进改革发展稳定工作营造良好法治环境。会议指出,规范重大行政决策程序,是依法治国的迫切需要。法治是最好的营商环境。要把平等保护贯彻到立法、执法、司法、守法等各个环节,依法平等保护各类市场主体产权和合法权益。要用法治来规范政府和市场的边界,尊重市场经济规律,通过市场化手段,在法治框架内调整各类市场主体的利益关系。对食品、药品等领域的重大安全问题,要拿出治本措施,对违法者用重典,用法治维护好人民群众生命安全和身体健康。

↗ 李克强对中医药工作作出批示

中共中央政治局常委、国务院总理李克强作出批示指出,中医药学是中华民族的伟大创造。在推进建设健康中国的进程中,要坚持以习近平新时代中国特色社会主义思想为指导,深入贯彻党中央、国务院决策部署,大力推动中医药人才培养、科技创新和药品研发,充分发挥中医药在疾病预防、治疗、康复中的独特优势,坚持中西医并重,推动中医药在传承创新中高质量发展,让这一中华文明瑰宝焕发新的光彩,为增进人民健康福祉做出新贡献。

↗ 王勇调研药品监督管理工作

11 月 8 日,国务委员王勇来到中国食品药品检定研究院和国家药监局药品审评中心实地调研,察看了生物制品检定所、医疗器械检定所、药品审评受理大厅等,深入了解基层一线工作情况。他指出,药品安全事关人民健康福祉,事关社会和谐稳定,容不得丝毫马

虎和松懈。各地区各有关部门和全国药监系统要坚决落实习近平总书记"四个最严"要求,全面贯彻即将实施的疫苗管理法和新修订的药品管理法,进一步加强和改进药品监管工作,完善药品监管体系,提升药品监管和服务能力,筑牢药品安全屏障,促进药品行业持续健康高质量发展。要持续推进药品医疗器械审评审批制度改革,加快临床急需境外上市新药审评审批,满足公众临床需求。要持续改进和完善疫苗监管工作,强化对疫苗生产企业全覆盖的监督检查,确保疫苗质量安全。要严防严管严控药品安全风险,完善隐患排查整治长效机制,依法惩治违法违规行为,切实保障人民身体健康和生命安全。

↗ 《中华人民共和国疫苗管理法》发布实施

2019 年 6 月 29 日,第十三届全国人民代表大会常务委员会第十一次会议通过了《中华人民共和国疫苗管理法》(以下简称《疫苗管理法》),当日,以第三十号国家主席令公布,自 2019 年 12 月 1 日起施行。《疫苗管理法》共有十一章一百条,其法律框架是:第一章总则,第二章疫苗研制和注册,第三章疫苗生产和批签发,第四章疫苗流通,第五章预防接种,第六章异常反应监测和处理,第七章疫苗上市后管理,第八章保障措施,第九章监督管理,第十章法律责任,第十一章附则。《疫苗管理法》全面贯彻落实习近平总书记关于药品监管"四个最严"的要求,在"总则"中就旗帜鲜明地提出"国家对疫苗实行最严格的管理制度",表现在:①研制环节,对疫苗临床试验实行更加特殊的受试者保护,要求审慎选择受试者,合理设置受试者群体和年龄组;疫苗的临床试验应当由三级医疗机构或者省级以上疾病预防控制机构实施或者组织实施。②生产环节,疫苗管理法提出了严格的生产准入管理。除了要符合药品管理法的一般要求外,还应该符合行业的发展规划和产业政策,既要具备适度规模和产能储备,还要具备保证生物安全的制度和设施。生产企业的法定代表人、主要负责人应该具有良好的信用记录,其他关键岗位的人员也应该具备相应的专业背景、从业经验。要求疫苗生产过程符合核定的工艺和质量控制标准。按照规定对疫苗生产的全过程和疫苗质量进行审核和检验。产品上市后,制定并且实施风险管理计划,主动开展上市后的研究,持续优化生产工艺和质量控制标准。对疫苗还要实施批签发管理,每批产品上市前都应该经过批签发机构的审核和检验。③配送环节,疫苗由上市许可持有人按照采购合同约定,直接向疾控机构供应,疾控机构按照规定向接种单位供应,配送疫苗应该遵循疫苗储存、运输的管理规范,全过程要符合规定的温度、冷链储存等相关要求,而且能够实时监测、记录温度,以保证疫苗的质量。④处罚方面,《疫苗管理法》对生产销售假、劣疫苗、申请疫苗注册提供虚假数据,以及违反相关质量管理规范等违法行为,设置了远比一般药品更高的处罚,规定构成违法犯罪依法从重追究刑事责任,提高罚款幅度,如生产、销售的疫苗

属于假药的,最高罚款从相应货值金额的 30 倍增加至 50 倍;属于劣药的,最高罚款从 20 倍增加至 30 倍。针对有严重违法行为的责任人员,也增加了行政拘留等惩罚。

↗ **《疫苗管理法》对疫苗实行的管理制度** 《疫苗管理法》对疫苗管理实行八种制度。(1)国家实行免疫规划制度。居住在中国境内的居民,依法享有接种免疫规划疫苗的权利,履行接种免疫规划疫苗的义务。政府免费向居民提供免疫规划疫苗。县级以上人民政府及其有关部门应当保障适龄儿童接种免疫规划疫苗。监护人应当依法保证适龄儿童按时接种免疫规划疫苗。(2)国家实行疫苗全程电子追溯制度。国务院药品监督管理部门会同国务院卫生健康主管部门制定统一的疫苗追溯标准和规范,建立全国疫苗电子追溯协同平台,整合疫苗生产、流通和预防接种全过程追溯信息,实现疫苗可追溯。疫苗上市许可持有人应当建立疫苗电子追溯系统,与全国疫苗电子追溯协同平台相衔接,实现生产、流通和预防接种全过程最小包装单位疫苗可追溯、可核查。疾病预防控制机构、接种单位应当依法如实记录疫苗流通、预防接种等情况,并按照规定向全国疫苗电子追溯协同平台提供追溯信息。(3)国家对疫苗生产实行严格准入制度。从事疫苗生产活动,应当经省级以上人民政府药品监督管理部门批准,取得药品生产许可证。生产准入条件:从事疫苗生产活动,除符合《药品管理法》规定的从事药品生产活动的条件外,还应当具备下列条件:①具备适度规模和足够的产能储备;②具有保证生物安全的制度和设施、设备;③符合疾病预防、控制需要。(4)国家实行疫苗批签发制度。每批疫苗销售前或者进口时,应当经国务院药品监督管理部门指定的批签发机构按照相关技术要求进行审核、检验。符合要求的,发给批签发证明;不符合要求的,发给不予批签发通知书。(5)国家对儿童实行预防接种证制度。在儿童出生后一个月内,其监护人应当到儿童居住地承担预防接种工作的接种单位或者出生医院为其办理预防接种证。接种单位或者出生医院不得拒绝办理。监护人应当妥善保管预防接种证。预防接种实行居住地管理,儿童离开原居住地期间,由现居住地承担预防接种工作的接种单位负责对其实施接种。(6)国家实行预防接种异常反应补偿制度。实施接种过程中或者实施接种后出现受种者死亡、严重残疾、器官组织损伤等损害,属于预防接种异常反应或者不能排除的,应当给予补偿,补偿范围实行目录管理,并根据实际情况进行动态调整。(7)国家实行疫苗责任强制保险制度。疫苗上市许可持有人应当按照规定投保疫苗责任强制保险。因疫苗质量问题造成受种者损害的,保险公司在承保的责任限额内予以赔付。(8)国家实行疫苗安全信息统一公布制度。疫苗安全风险警示信息、重大疫苗安全事故及其调查处理信息和国务院确定需要统一公布的其他疫苗安全信息,由国务院药品监督管理部门会同有关部门公布。

↗ **加强疫苗上市后管理** 《疫苗管理法》对疫苗上市后管理专列一章,做出了明确规定。①疫苗上市许可持有人应当建立健全疫苗全生命周期质量管理体系,制定并实施疫苗上市后风险管理计划,开展疫苗上市后研究,对疫苗的安全性、有效性和质量可控性进行进一步确证。对批准疫苗注册申请时提出进一步研究要求的疫苗,疫苗上市许可持有人应当在规定期限内完成研究;逾期未完成研究或者不能证明其获益大于风险的,国务院药品监督管理部门应当依法处理,直至注销该疫苗的药品注册证书。②疫苗上市许可持有人应当对疫苗进行质量跟踪分析,持续提升质量控制标准,改进生产工艺,提高生产工艺稳定性。生产工艺、生产场地、关键设备等发生变更的,应当进行评估、验证,按照国务院药品监督管理部门有关变更管理的规定备案或者报告;变更可能影响疫苗安全性、有效性和质量可控性的,应当经国务院药品监督管理部门批准。③疫苗上市许可持有人应当根据疫苗上市后研究、预防接种异常反应等情况持续更新说明书、标签,并按照规定申请核准或者备案。国务院药品监督管理部门应当在其网站上及时公布更新后的疫苗说明书、标签内容。④疫苗上市许可持有人应当建立疫苗质量回顾分析和风险报告制度,每年将疫苗生产流通、上市后研究、风险管理等情况按照规定如实向国务院药品监督管理部门报告。⑤国务院药品监督管理部门可以根据实际情况,责令疫苗上市许可持有人开展上市后评价或者直接组织开展上市后评价。对预防接种异常反应严重或者其他原因危害人体健康的疫苗,国务院药品监督管理部门应当注销该疫苗的药品注册证书。⑥国务院药品监督管理部门可以根据疾病预防、控制需要和疫苗行业发展情况,组织对疫苗品种开展上市后评价,发现该疫苗品种的产品设计、生产工艺、安全性、有效性或者质量可控性明显劣于预防、控制同种疾病的其他疫苗品种的,应当注销该品种所有疫苗的药品注册证书并废止相应的国家药品标准。

↗ **《中华人民共和国药品管理法》修订实施** 《中华人民共和国药品管理法》(以下简称《药品管理法》)由第十三届全国人民代表大会常务委员会第十二次会议于 2019 年 8 月 26 日修订通过,以第三十一号主席令予以公布,自 2019 年 12 月 1 日起施行。法律框架为:第一章总则,第二章药品研制和注册,第三章药品上市许可持有人,第四章药品生产,第五章药品经营,第六章医疗机构药事管理,第七章药品上市后管理,第八章药品价格和广告,第九章药品储备和供应,第十章监督管理,第十一章法律责任,第十二章附则。修订后的《药品管理法》共 12 章 155 条,全文 20 656 字。这是《药品管理法》自 1984 年颁布以来的第二次系统性、结构性的重大修改,修订的总体思路是:①将药品领域改革成果和行之有效的做法上升为法律,为公众健康提供更有力的法治保障;②全面贯彻落实党中央有关药品安全"四个最严"要求,确立了以人民健康为中心,坚持风险管理、全程管控、社会共治的基本原则,要求建立科学、严格的监督管理制度,全面提升药品质量,保障药品的安全、有效、可及;③突出重点,落实各方责任,强化监督检查,严惩重处违法行为,坚决守住公共安全底线、坚决维护最广大人民群众身体健康。其主要内容如下。①专门设立了"药品研制与注册"一章,建立健全药品审评审批制度。通过建立沟通交流、专家咨询等制度,将临床试验由审批制改为到期默示许可制,对生物等效性试验以及药物临床试验机构实行备案管理等措施提高审评审批效率,优化审评审批流程。对临床急需的短缺药品、防治重大传染病和罕见病等疾病的新药、儿童用药优先审评审批;对治疗严重危及生命且尚无有效治疗手段的疾病以及公共卫生方面急需的药品,可以附带条件批准上市。②规定从事药品研制,应当遵循药物非临床研究质量管理规范、药物临床试验质量管理规范,保障药品研制全过程持续符合法定要求。规定持有人应当建立药品质量保证体系,严格药品上市放行。持有人应当按照国家规定全面评估、验证变更事项对药品安全性、有效性和质量可控性的影响。同时要求持有人应当建立并实施追溯制度,保证药品可追溯。③对药品上市后管理也提出了明确要求,规定建立年度报告制度,持有人每年将药品生产销售、上市后研究、风险管理等情况按照规定向药品监管部门报告。同时持有人应当主动开展药品上市后研究,对药品安全性、有效性和质量可控性进行进一步确证,对已识别风险的药品及时采取风险控制措施。给用药者造成损害的,依法承担赔偿责任。④全面加大对违法行为的处罚力度,提高了财产处罚幅度。如对无证生产经营、生产销售假药等违法行为,罚款数额由货值金额的二倍到五倍提高到十五倍到三十倍,货值金额不足十万元的以十万元计,也就是最低罚款一百五十万元。生产销售劣药违法行为的罚款,也从货值金额的一倍到三倍提高到十倍到二十倍。对假劣药违法行为责任人的资格处罚由十年禁业提高到终身禁业,对生产销售假药被吊销许可证的企业,十年内不受理其相应申请。对生产销售假药和生产销售劣药情节严重的,以及伪造编造许可证件、骗取许可证件等情节恶劣的违法行为,可以由公安机关对相关责任人员处五日至十五日的拘留。对严重违法的企业,落实"处罚到人",在对企业依法处罚的同时,对企业法定代表人、主要负责人、直接负责的主管人员和其他责任人员也予以处罚,包括没收违法行为发生期间其所获收入、罚款、一定期限甚至终身禁业等。

实行药品上市许可持有人制度 《药品管理法》第三章专列一章,明确国家对药品管理实行药品上市许可持有人制度。药品上市许可持有人制度即拥有药品技术的药品研发机构和生产企业,通过提出药品上市许可的申请,获得药品注册证书,以其自身名义将产品投向市场,对药品全生命周期承担责任的一项制度。药品上市许可持有人是指取得药品注册证书的企业或者药品研制机构等。药品上市许可持有人应当依照本法规定,对药品的非临床研究、临床试验、生产经营、上市后研究、不良反应监测及报告与处理等承担责任。药品上市许可持有人的法定代表人、主要负责人对药品质量全面负责。药品上市许可持有人的权利:①生产药品的规定:药品上市许可持有人可以自行生产药品,也可以委托药品生产企业生产。药品上市许可持有人自行生产药品的,应当依照本法规定取得药品生产许可证;委托生产的,应当委托符合条件的药品生产企业。药品上市许可持有人和受托生产企业应当签订委托协议和质量协议,并严格履行协议约定的义务。国务院药品监督管理部门制定药品委托生产质量协议指南,指导、监督药品上市许可持有人和受托生产企业履行药品质量保证义务。血液制品、麻醉药品、精神药品、医疗用毒性药品、药品类易制毒化学品不得委托生产;但是,国务院药品监督管理部门另有规定的除外。②销售药品的规定:药品上市许可持有人可以自行销售其取得药品注册证书的药品,也可以委托药品经营企业销售。药品上市许可持有人从事药品零售活动的,应当取得药品经营许可证。药品上市许可持有人自行销售药品的,应当具备本法规定的条件;委托销售的,应当委托符合条件的药品经营企业。药品上市许可持有人和受托经营企业应当签订委托协议,并严格履行协议约定的义务。③允许许可转让:经国务院药品监督管理部门批准,药品上市许可持有人可以转让药品上市许可。受让方应当具备保障药品安全性、有效性和质量可控性的质量管理、风险防控和责任赔偿等能力,履行药品上市许可持有人义务。药品上市许可持有人的义务:①药品上市许可持有人应当制定药品上市后风险管理计划,主动开展药品上市后研究,开展药品上市后不良反应监测,及时报告疑似不良反应,对问题药品及时召回。②实施药品追溯制度。药品上市许可持有人、药品生产企业、药品经营企业和医疗机构应当建立并实施药品追溯制度,按照规定提供追溯信息,保证药品可追溯。③药品上市许可持有人应当建立年度报告制度,每年将药品生产销售、上市后研究、风险管理等情况按照规定向省、自治区、直辖市人民政府药品监督管理部门报告。

优化临床试验管理,提高临床试验审批效率 修订实施的《药品管理法》将临床试验由批准制调整为到期默示许可制,将临床试验机构由认证管理调整为备案管理,提高临床试验审批效率。《药品管理法》规定:开展药物临床试验,应当按照国务院药品监督管理部门的规定如实报送研制方法、质量指标、药理及毒理试验结果等有关数据、资料和样品,经国务院药品监督管理部门批准。国务院药品监督管理部门应当自受理临床试验申请之日起六十个工作日内决定是否同意并通知临床试验申办者,逾期未通知的,视为同意。其中,开展生物等效性试验的,报国务院药品监督管理部门备案。开展药物临床试验,应当在具备相应条件的临床试验机构进行。药物临床试验机构实行备案管理,具体办法由国务院药品监督管理部门、国务院卫生健康主管部门共同制定。根据新修订《药品管理法》,2019 年 11 月 29 日,国家药监局国家卫生健康委印发了《关于发布药物临床试验机构管理规定的公告》(2019 年第 101 号),自 2019 年 12 月 1 日起施行。该公告明确:药物临床试验机构应当具备的基本条件包括:①具有医疗机构执业许可证,具有二级甲等以上资质,试验场地应当符合所在区域卫生健康主管部门对院区(场地)管理规定。开展以患者为受试者的药物临床试验的专业应当与医疗机构执业许可的诊疗科目相一致。②具有与开展药物临床试验相适应的诊疗技术能力;③具有与药物临床试验相适应的独立的工作场所、独立的临床试验用药房、独立的资料室,以及必要的设备设施;④具有掌握药物临床试验技术与相关法规,能承担药物临床试验的研究人员;其中主要研究者应当具有高级职称并参加过 3 个以上药物临床试验;⑤开展药物临床试验的专业具有与承担药物临床试验相适应的床位数、门急诊量;⑥具有急危重病症抢救的设施设备、人员与处置能力;⑦具有承担药物临床试验组织管理的专门部门;⑧具有与开展药物临床试验相适应的医技科室,委托医学检测的承担机构应当具备相应资质;⑨具有负责药物临床试验伦理审查的伦理委员会;⑩具有药物临床试验管理制度和标准操作规程;⑪具有防范和处理药物临床试验中突发事件的管理机制与措施;⑫卫生健康主管部门规定的医务人员管理、财务管理等其他条件。该公告规定:国家药品监督管理部门负责建立"药物临床试验机构备案管理信息平台"(简称备案平台),用于药物临床试验机构登记备案和运行管理,以及药品监督管理部门和卫生健康主管部门监督检查的信息录入、共享和公开。药物临床试验机构应当自行或者聘请第三方对其临床试验机构及专业的技术水平、设施条件及特点进行评估,评估符合本规定要求后备案。药物临床试验机构按照备案平台要求注册机构用户,完成基本信息表填写,提交医疗机构执业许可证等备案条件的资质证明文件,经备案平台审核通过后激活账号,按照备案平台要求填写组织管理架构、设备设施、研究人员、临床试验专业、伦理委员会、标准操作规程等备案信息,上传评估报告,备案平台将自动生成备案号。药物临床试验机构对在备案平台所填写信息的真实性和准确性承担全部法律责任。备案的药物临床试验机构名称、地址、联系人、联系方式和临床试验专业、主要研究者等基本信息向社会公开,接受公众的查阅、监督。药物临床试验机构备案后,应当按照相关法律法规和《药物临床试验质量管理规范》要求,在备案地址和相应专业内开展药物临床试验,确保研究的科学性,符合伦理,确保研究资料的真实性、准确性、完整性,确保研究过程可追溯性,并承担相应法律责任。疾病预防控制机构开展疫苗临床试验,应当符合疫苗临床试验质量管理相关指导原则,由备案的省级

以上疾病预防控制机构负责药物临床试验的管理,并承担主要法律责任;试验现场单位承担直接法律责任。

《药品管理法》对网络销售药品的规定 《药品管理法》对网络销售药品作了规定:①遵守药品经营的规定。药品上市许可持有人、药品经营企业通过网络销售药品,应当遵守本法药品经营的有关规定。具体管理办法由国务院药品监督管理部门会同国务院卫生健康主管部门等部门制定。②不得在网络上销售的药品。疫苗、血液制品、麻醉药品、精神药品、医疗用毒性药品、放射性药品、药品类易制毒化学品等国家实行特殊管理的药品不得在网络上销售。③备案规定。药品网络交易第三方平台提供者应当按照国务院药品监督管理部门的规定,向所在地省、自治区、直辖市人民政府药品监督管理部门备案。④对进入平台资质的审核规定。第三方平台提供者应当依法对申请进入平台经营的药品上市许可持有人、药品经营企业的资质等进行审核,保证其符合法定要求,并对发生在平台的药品经营行为进行管理。⑤对违反本法规定行为的处理。第三方平台提供者发现进入平台经营的药品上市许可持有人、药品经营企业有违反本法规定行为的,应当及时制止并立即报告所在地县级人民政府药品监督管理部门;发现严重违法行为的,应当立即停止提供网络交易平台服务。

《药品管理法》规定药品实行附条件批准制度 《药品管理法》第二十六条规定:对治疗严重危及生命且尚无有效治疗手段的疾病以及公共卫生方面急需的药品,药物临床试验已有数据显示疗效并能预测其临床价值的,可以附条件批准,并在药品注册证书中载明相关事项。第七十八条规定:对附条件批准的药品,药品上市许可持有人应当采取相应风险管理措施,并在规定期限内按照要求完成相关研究;逾期未按照要求完成研究或者不能证明其获益大于风险的,国务院药品监督管理部门应当依法处理,直至注销药品注册证书。附条件审批制度可以缩短临床试验研发时间,使急需治疗的患者能第一时间用上新药。既满足了临床急需,同时又确保了上市药品的安全。

《药品管理法》对假药、劣药作出新的界定 修订后的《药品管理法》按照药品功效重新界定假药劣药范围,将上一版法规规定的"假药、劣药、按假药论处、按劣药论处"两类四种违法行为,调整为假药、劣药两种违法行为,不再保留按假药论处和按劣药论处的概念。对原按假药论处、按劣药论处情形中"国务院药品监督管理部门禁止使用的药品、必须批准而未经批准生产、进口的药品、必须检验而未经检验即销售的药品、使用必须批准而未经批准的原料药生产的药品、使用未经批准的直接接触药品的包装材料和容器生产的药品"单独设定法律条款。新版《药品管理法》第九十八条规

定:有下列情形之一的,为假药:①药品所含成分与国家药品标准规定的成分不符;②以非药品冒充药品或者以他种药品冒充此种药品;③变质的药品;④药品所标明的适应证或者功能主治超出规定范围。有下列情形之一的,为劣药:①药品成分的含量不符合国家药品标准;②被污染的药品;③未标明或者更改有效期的药品;④未注明或者更改产品批号的药品;⑤超过有效期的药品;⑥擅自添加防腐剂、辅料的药品;⑦其他不符合药品标准的药品。

↗ 中共中央国务院关于促进中医药传承创新发展的意见

2019 年 10 月 26 日,新华社受权发布了《中共中央国务院关于促进中医药传承创新发展的意见》(以下简称《意见》)。该《意见》从健全中医药服务体系、发挥中医药在维护和促进人民健康中的独特作用、大力推动中药质量提升和产业高质量发展、加强中医药人才队伍建设、促进中医药传承与开放创新发展、改革完善中医药管理体制机制等六个方面提出了20 条意见。其中:第三个方面为大力推动中药质量提升和产业高质量发展。在此项下,提出了 4 条意见。①加强中药材质量控制。强化中药材道地产区环境保护,修订中药材生产质量管理规范,推行中药材生态种植、野生抚育和仿生栽培。加强珍稀濒危野生药用动植物保护,支持珍稀濒危中药材替代品的研究和开发利用。严格农药、化肥、植物生长调节剂等使用管理,分区域、分品种完善中药材农药残留、重金属限量标准。制定中药材种子种苗管理办法。倡导中医药企业自建或以订单形式联建稳定的中药材生产基地,评定一批国家、省级道地药材良种繁育和生态种植基地。健全中药材第三方质量检测体系。加强中药材交易市场监管。到 2022年,基本建立道地药材生产技术标准体系、等级评价制度。②促进中药饮片和中成药质量提升。加快修订《中华人民共和国药典》中药标准(一部),建立最严谨标准。健全中药饮片标准体系,制定实施全国中药饮片炮制规范。改善市场竞争环境,促进中药饮片优质优价。加强中成药质量控制,促进现代信息技术在中药生产中的应用,提高智能制造水平。探索建立以临床价值为导向的评估路径,综合运用循证医学等方法,加大中成药上市后评价工作力度,建立与公立医院药品采购、基本药物遴选、医保目录调整等联动机制,促进产业升级和结构调整。③改革完善中药注册管理。建立健全符合中医药特点的中药安全、疗效评价方法和技术标准。及时完善中药注册分类,制定中药审评审批管理规定,实施基于临床价值的优先审评审批制度。加快构建中医药理论、人用经验和临床试验相结合的中药注册审评证据体系,优化基于古代经典名方、名老中医方、医疗机构制剂等具有人用经验的中药新药审评技术要求,加快中药新药审批。鼓励运用新技术新工艺以及体现临床应用优势的新剂型改进已上市中药品种,优化已上市中药变更技术要求。优化和规范医疗机构中药制剂备案管理。④加强中药质量安全监管。以中

药饮片监管为抓手,向上下游延伸,落实中药生产企业主体责任,建立多部门协同监管机制,探索建立中药材、中药饮片、中成药生产流通使用全过程追溯体系,用 5 年左右时间,逐步实现中药重点品种来源可查、去向可追、责任可究。强化中成药质量监管及合理使用,加强上市产品市场抽检,严厉打击中成药非法添加化学品违法行为。加强中药注射剂不良反应监测。推进中药企业诚信体系建设,将其纳入全国信用信息共享平台和国家企业信用信息公示系统,加大失信联合惩戒力度。完善中药质量安全监管法律制度,加大对制假制劣行为的责任追究力度。

↗ 国务院取消和下放一批行政许可事项

2019 年 3 月 6日,《国务院关于取消和下放一批行政许可事项的决定》发布(国发〔2019〕6 号)。国务院经研究论证,决定取消 25 项行政许可事项,其中第 25 条提出,取消省级药监部门对国产药品的注册初审,改由国家药监局直接受理国产药品注册申请。国家药监局要通过以下措施优化服务、加强监管:①优化工作流程,完善工作标准,做好直接受理工作。②提高药品注册审评人员的专业能力,用最严谨的标准、最严格的监管、最严厉的处罚、最严肃的问责,严格实施技术审评和审批,把牢药品注册上市关口,切实加强药品安全监管。

↗ 国务院办公厅印发《深化医药卫生体制改革 2019 年重点工作任务》

2019 年 5 月 23 日,国务院办公厅以国办发〔2019〕28 号文印发了《国务院办公厅关于印发深化医药卫生体制改革 2019 年重点工作任务的通知》(以下简称《任务》)。《任务》指出,要以习近平新时代中国特色社会主义思想为指导,全面贯彻党的十九大和十九届二中、三中全会精神,认真落实党中央、国务院关于实施健康中国战略和深化医药卫生体制改革的决策部署,坚持以人民健康为中心,坚持保基本、强基层、建机制,紧紧围绕把以治病为中心转变为以人民健康为中心,落实预防为主,加强疾病预防和健康促进,紧紧围绕解决看病难、看病贵问题,深化医疗、医保、医药联动改革,坚定不移推动医改落地见效、惠及人民群众。《任务》明确了两方面重点工作内容。①要研究制定的文件,共 15 个文件。主要涉及健康中国行动、促进社会办医健康规范发展、鼓励仿制的药品目录、规范医用耗材使用、以药品集中采购和使用为突破口进一步深化医改、医疗机构用药管理、互联网诊疗收费和医保支付、卫生专业技术人员职称制度改革、建立完善老年健康服务体系、二级及以下公立医疗机构绩效考核、加强医生队伍管理、医联体管理、公立医院薪酬制度改革、改进职工医保个人账户、医疗保障基金使用监管等方面。②要推动落实的重点工作,主要围绕解决看病难看病贵问题和加强医院管理等方面,提出 21 项具体工作。解决看病难方面,提出推进国家医学中心和区域医疗中心建设、有序发展医联体促进分级诊疗、深化"放管服"改革支持

社会办医、促进"互联网＋医疗健康"发展、统筹推进县域综合医改、实施健康中国行动、加强癌症等重大疾病防治等重点工作。解决看病贵方面，提出扎实推进国家组织药品集中采购和使用试点，加强对中标药品质量、试点地区公立医疗机构优先使用和药款结算、中标药品及原料药生产的监测，做好保证使用、确保质量、稳定供应、及时回款等工作。开展试点评估，认真总结试点经验，及时全面推开。巩固完善国家基本药物制度，以省为单位明确各级各类公立医疗机构基本药物使用比例，建立优先使用激励和约束机制。完善医保药品目录动态调整机制，将基本药物目录内符合条件的治疗性药品按程序优先纳入医保目录范围。把高血压、糖尿病等门诊用药纳入医保报销。要完善短缺药品监测预警机制，对临床必需、易短缺、替代性差等药品，采取强化储备、统一采购、定点生产等方式保障供应。总结评估地方体现药事服务价值的探索和做法。《任务》指出：支持中医药事业传承创新发展，发挥中医药在治未病、重大疾病治疗、疾病康复中的重要作用。完善中医药服务体系和符合中医药特点的医保支付政策，推进典籍研究利用和活态传承，布局建设重点实验室等科研创新体系，深入实施重大疑难疾病中西医临床协作试点。加强中药材质量管理，推动建立全链条质量追溯体系，改革完善中药注册管理。加强中医药人才培养，促进院校教育和师承教育相结合，完善职称评聘等评价激励制度。《任务》强调，各地区、各有关部门要切实加强领导，采取有力措施，勇于担当作为，按时保质完成各项任务。要主动发布、充分释放改革政策信息，做好经验推广，凝聚改革共识。《任务》还明确了各项改革任务的负责部门，对需要制订的政策文件提出时间和进度要求。

⬈ 国务院办公厅印发《关于建立职业化专业化药品检查员队伍的意见》 2019 年 7 月 18 日，国务院办公厅以国办发〔2019〕36 号文印发了《国务院办公厅关于建立职业化专业化药品检查员队伍的意见》（以下简称《意见》。该意见指出：职业化专业化药品（含医疗器械、化妆品）检查员是指经药品监管部门认定，依法对管理相对人从事药品研制、生产等场所、活动进行合规确认和风险研判的人员，是加强药品监管、保障药品安全的重要支撑力量。为贯彻党中央、国务院决策部署，建立职业化专业化药品检查员队伍，进一步完善药品监管体制机制，经国务院同意，现提出以下意见。《意见》指出，要以习近平新时代中国特色社会主义思想为指导，按照党中央、国务院关于加强药品安全监管的决策部署，遵循科学监管规律，深化药品监管体制机制改革，坚持源头严防、过程严管、风险严控，强化药品安全监督检查，切实保障人民群众身体健康和用药用械安全。建立职业化专业化药品检查员队伍的主要目标是坚持职业化方向和专业性、技术性要求，到 2020 年底，国务院药品监管部门和省级药品监管部门基本完成职业化专业化药品检查员队伍制度体系建设。

在此基础上，再用三到五年时间，构建起基本满足药品监管要求的职业化专业化药品检查员队伍体系，进一步完善以专职检查员为主体、兼职检查员为补充，政治过硬、素质优良、业务精湛、廉洁高效的职业化专业化药品检查员队伍，形成权责明确、协作顺畅、覆盖全面的药品监督检查工作体系。《意见》提出了五方面政策措施。一是完善药品检查体制机制：①构建国家、省两级职业化专业化药品检查员队伍，配备满足检查工作要求的专职检查员，为药品监管行政执法等提供技术支撑。在此基础上，国务院药品监管部门和省级药品监管部门要重点强化疫苗等高风险药品检查员队伍建设。②强化检查机构建设，进一步加强国务院药品监管部门药品审核查验机构及国家疫苗检查机构建设，负责国家级职业化专业化药品检查员队伍日常管理。完善省级药品监管部门检查机构设置，负责省级职业化专业化药品检查员队伍日常管理。③明确了国务院药品监管部门、省级药品监管部门检查事权划分。④落实检查要求，国务院药品监管部门和省级药品监管部门要制定完善药品检查工作规则和流程规范，强化各项检查工作。进一步加强药品全过程质量安全风险管理，专项检查、飞行检查等工作要全面推行"双随机、一公开"监管，加快推进基于云计算、大数据、"互联网＋"等信息技术的药品智慧监管，提高监督检查效能。⑤完善检查工作协调机制。国务院药品监管部门建立全国统一的检查员库和检查员信息平台，实现国家级和省级检查员信息共享和检查工作协调联动。建立健全检查员统一调配使用机制，根据工作需要统筹调配检查员开展检查工作。二是落实检查员配置。合理确定队伍规模，规范检查员编制管理，创新检查员管理机制，多渠道充实检查员队伍。药品监管部门要严格按照相应的资格条件，有计划、有步骤地充实职业化专业化药品检查员队伍。可通过直接划转监管部门内部有资质的监管人员、培训考核相关专业人员、面向社会公开招聘等方式，不断充实检查员队伍。三是加强检查员队伍管理。职业化专业化药品检查员实行分级分类管理，按照检查品种，将检查员分为药品、医疗器械、化妆品 3 个检查序列，并根据专业水平、业务能力、工作资历和工作实绩等情况，将检查员划分为初级检查员、中级检查员、高级检查员、专家级检查员 4 个层级，每个层级再细分为若干级别，对应不同的任职条件、职责权限、技术职称和考核标准，享有相应的薪酬待遇。确立严格的岗位准入和任职条件，建立科学合理的考核评价与职级升降机制。四是不断提升检查员能力素质。强化检查员业务培训，鼓励检查员提升能力水平，创新高素质检查员培养模式。初任检查员通过统一培训且考试考核合格后，方可取得药品监管部门颁发的检查工作资质。加大检查员培训机构、培训师资建设力度，构筑终身培训体系。检查员每年接受不少于 60 学时的业务知识和法律法规培训。五是建立激励约束机制。拓宽检查员职业发展空间，完善检查员参加相应职称评审的政策，建立检查员薪酬待遇保障机制，强化纪

中国药学年鉴 CHINESE PHARMACEUTICAL YEARBOOK 2020-2021

律约束和监督。

国务院办公厅《关于进一步做好短缺药品保供稳价工作的意见》印发 2019 年 10 月 11 日，国务院办公厅以国办发〔2019〕47 号文印发了《关于进一步做好短缺药品保供稳价工作的意见》。为进一步做好短缺药品保供稳价工作，更好保障群众基本用药需求，《意见》提出以下相应政策举措。(1) 在保供方面：①加强协同监测。搭建国家短缺药品多源信息采集平台，建立协同监测机制，实现原料药和制剂在注册、生产、采购、价格等方面的信息联通共享，提高监测应对的灵敏度和及时性。②做好短缺药品清单管理。实行短缺药品清单管理制度，制定国家和省级临床必需易短缺药品重点监测清单和短缺药品清单，并动态调整。③实施短缺药品停产报告。药品上市许可持有人停止生产短缺药品的，应按照规定向药品监督管理部门报告。医疗保障部门及时向同级联动机制牵头单位报告停产对市场供给形势的影响，卫生健康部门及时研判停产药品短缺风险。④落实直接挂网和自主备案采购政策。对于短缺药品清单中的品种，允许企业在省级药品集中采购平台上自主报价、直接挂网，医疗机构自主采购；对于短缺药品清单和重点监测清单中的药品，医疗机构可线下搜寻药品生产企业，在省级药品集中采购平台自主备案。⑤建立健全短缺药品常态储备机制。优化中央和地方医药储备结构，充分发挥省级医药储备功能，筛选一批临床必需、用量不确定且容易发生短缺的药品纳入储备，明确储备短缺药品调用程序。(2) 在稳价方面：①加强药品价格异常情况监测预警。定期监测采购价格变化情况，对价格出现异常波动的，及时了解情况并提示预警。②强化药品价格常态化监管。完善药品价格成本调查工作机制，建立价格和招标采购信用评价制度。对于存在价格上涨幅度或频次异常、区域间价格差异较大等情况的药品，综合运用监测预警、成本调查、函询约谈、信息披露、暂停挂网等措施，坚决予以约束。③加大对原料药垄断等违法行为的执法力度。建立市场监管、公安、税务、药品监督管理等部门协同联动工作机制，开展多部门联合整治，整治结果及时向社会公布。以最严的标准依法查处原料药和制剂领域垄断、价格违法等行为，坚持从重从快查处；构成犯罪的依法追究刑事责任，坚决处置相关责任人，形成有效震慑。④分类妥善处理一些药品价格过快上涨问题。对涨价不合理且违法的，依法依规实施处罚；对涨价不合理但尚不构成违法的，约谈敦促企业主动纠正，必要时采取公开曝光、中止挂网、失信惩戒等措施。(3) 完善短缺药品多层次供应体系。①建立健全短缺药品常态储备机制。优化中央和地方医药储备结构，加大短缺药品储备力度。充分发挥省级医药储备功能，筛选一批临床必需、用量不确定且容易发生短缺的药品纳入储备。②提升药品生产供应能力和质量水平。结合药品供应保障需求和全国布局，2019 年再推进 2 家小品种药（短缺药）集中生产基地建设，实现稳定生产供应的小品种药（短缺药）增加 40 种。运用中央预算内投资等方式，支持短缺药品供应保障能力提升。通过加大支持和引导力度、推进仿制药质量和疗效一致性评价、完善药品采购政策等措施，促进医药产业提质升级，优化提升药品生产供应能力和质量。③增加药用原料有效供给。推动制剂企业联合原料药企业组成供应联盟，整合上下游优质产业资源，引导原料药企业向制剂企业直接供应，鼓励原料药和制剂一体化生产。落实优化原料药等登记和审评审批程序相关政策措施，持续深化"放管服"改革，提高原料药等审评审批效率和水平。

国家药监局对宣传贯彻《中华人民共和国疫苗管理法》提出要求 2019 年 7 月 30 日，国家药监局以国药监法〔2019〕32 号文件发布了《关于宣传贯彻中华人民共和国疫苗管理法的通知》(以下简称《通知》)，对做好《疫苗管理法》宣传贯彻工作的有关事项提出了要求。《通知》指出：疫苗关系人民群众健康，关系公共卫生安全和国家安全，是国家战略性、公益性产品。《疫苗管理法》坚持"以人民为中心"的思想，将中央部署的疫苗监管新举措以法律形式固化，将分散的疫苗管理规范整合集成，对疫苗研制、生产、流通、预防接种及监督管理作出系统性规定，以立法促改革，以立法强监管，以立法保权益。各单位要从贯彻落实党中央、国务院关于加强疫苗管理的重要指示批示精神，从坚决维护广大人民群众最根本利益的高度，充分认识宣传贯彻《疫苗管理法》的重要性和必要性，按照"科学立法、严格执法、公正司法、全民守法"的要求，进一步增强责任感和使命感，抓紧抓好抓实《疫苗管理法》的宣传贯彻工作。积极开展《疫苗管理法》的学习、宣传和培训，抓紧制定完善相关配套制度，切实加强疫苗监管能力建设，积极做好法律实施的准备工作。要切实履行监管职责，强化执法检查，严厉打击违法行为，积极保障公众健康。《通知》要求各级药品监督管理部门要紧紧围绕学懂法律条文，学通法律精神，制定切实可行的学习培训计划。明确学习任务和具体要求，落实责任分工和督查考核，做到有计划、有目标、有执行、有考核。要通过举办培训班、研讨会、专题讲座、网络培训和送法下基层等方式，紧密结合监管实际，强化一线执法人员学习培训，要指导和督促本行政区域内的疫苗上市许可持有人、流通配送和接种单位认真学习领会《疫苗管理法》，全面落实主体责任，形成全方位、多层次、无死角的学习宣传格局。牢牢把握"安全第一、风险管理、全程管控、科学监管、社会共治"的基本原则，认真学习最严格的疫苗管理制度，认真学习疫苗全生命周期质量管理的具体要求和鼓励创新发展与保障可及的具体措施，认真学习各级政府与相关部门的具体责任，认真学习疫苗安全社会共治的具体规定，认真学习严惩重处违法行为的具体内容。创新学习宣传方式。深入开展《疫苗管理法》"进机关、进乡村、进社区、进学校、进企业、进单位"法治宣传教育主题活动,采取丰富多彩、生动活泼、群众喜闻乐见的形式和手段,开展形式多样的学习宣传活动。《通知》指出:药品监督管理部门应重点抓好配套制度和监管能力建设,积极做好《疫苗管理法》实施的准备工作,抓紧制订疫苗全程电子追溯制度、对疫苗生产实行严格准入制度、疫苗批签发制度、疫苗责任强制保险制度和疫苗安全信息统一公布等制度,抓紧推进相关规章和规范性文件、技术指南的制修订,并按照职业化检查员队伍建设的总体部署,加强监管队伍能力建设,完善飞行检查、有因检查、派驻检查等工作制度。《通知》指出:切实强化疫苗药品监管执法,积极维护人民群众健康权益:①深入推进药品审评审批制度改革。鼓励疫苗药品创新和产品可及。鼓励多联多价疫苗和创新疫苗及防治重大疾病所需疫苗的研发,优化审评审批流程,对符合规定的品种予以优先审评审批。②加强监督检查,严厉打击疫苗药品领域违法行为。要牢固树立问题导向,坚持风险理念,统筹运用检查、检验、监测、投诉举报等手段排查风险,从源头防范疫苗质量风险。要做到对疫苗生产企业检查的高频次和全覆盖,依法严查重处违法违规生产行为。③强化疫苗监管队伍建设。通过培养、招录、资源整合等方式遴选一批作风过硬、业务精良的检查员,并持续加强业务培训和实战演练,不断提升监管队伍的整体素质和业务水平。《通知》要求各级药品监督管理部门要把宣传贯彻《疫苗管理法》列入当前重要工作议事日程,针对疫苗监管特点,加强领导,明确任务,落实责任,周密部署,制定工作实施方案,建立相应的人员和财政经费投入保障机制。

📌 **国家药监局对宣传贯彻《中华人民共和国药品管理法》提出要求** 2019 年 9 月 25 日,国家药监局以国药监法〔2019〕45 号文件发布了国家药监局关于学习宣传贯彻《中华人民共和国药品管理法》的通知,对做好《药品管理法》学习宣传贯彻工作的有关事项提出了 5 条要求。①深刻领会立法目的和立法精神,充分认识宣传贯彻《药品管理法》的重要意义。药品安全事关广大人民群众切身利益,事关经济社会发展大局。《药品管理法》的修订,全面落实中央决策部署和"四个最严"要求,以立法助推改革,以法治保障民生,以加强药品管理,保证药品质量,保障公众用药安全和合法权益,保护和促进公众健康为立法目的,在保障公众用药权益、激励产业创新发展方面必将发挥极其重要的作用。各地区、各单位要充分认识宣传贯彻《药品管理法》的重要性和必要性,切实增强责任感和使命感,加强组织领导,明确工作任务,落实工作责任,强化经费保障,严格督查考核,积极开展《药品管理法》学习宣传贯彻工作。②把握基本原则和重点内容,确保各项新制度有效落实。各地区、各单位要将学习《药品管理法》作为当前药品监管的一项重要任务,密切联系实际,深刻领会《药品管理法》的基本原则,积极学习宣传企业主体责任、药品全过程管理、药品安全监督检查、违法行为查处、监管责任落实等重点内容。要充分认识《药品管理法》对现

行药品监管制度的改革和创新,结合监管事权和辖区实际,对药品监管新制度、新方式、新内容深入学习、认真研究,提出完善药品监管工作的新方案,确保各项药品监管工作符合《药品管理法》最新要求,满足公众用药安全新期待。③夯实监管基础,推动监管体系和监管能力现代化。各单位要以贯彻《药品管理法》为契机,进一步加强监管技术机构建设,提高审评审批、检验、核查、监测评价等能力。要按照《国务院办公厅关于建立职业化专业化药品检查员队伍的意见》(国办发〔2019〕36 号)部署,强化检查机构建设,合理确定队伍规模,多渠道充实职业化、专业化药品检查员队伍,加强业务培训,建立检查员纪律约束和监督机制,加快推进检查员队伍建设和能力建设。④加快配套规章制修订,建立科学严格的监管制度。各地区要认真总结监管执法经验,对药品上市许可持有人制度下的协同监管、GMP 和 GSP 认证取消后药品生产经营的许可和检查、行政处罚幅度大幅提升后自由裁量权的规范等问题,认真研究,及时出台落实的制度规则,切实做好法律实施的准备工作。鼓励各地结合当地监管实际,根据法律法规章和国家药监局规定,因地制宜制定具体办法,明确各项实施要求,确保《药品管理法》的有效贯彻执行。⑤创新普法方式方法,营造新法实施良好氛围。各地区、各单位要整合资源,创新方式,拓展渠道,全方位开展普法宣传工作。要围绕企业主体责任,突出针对性和实效性,采取集中培训、专题讲解、上门辅导、视频答疑、编写手册、督促宣贯等多种方式,加大对药品研发机构和生产经营企业的宣传力度,指导企业学通、学懂法律条文,宣传鼓励创新措施,明确监管具体要求。要充分发挥报刊、广播、电影、电视、互联网、手机等各类媒介作用,采取开设专题专栏、在线访谈、专家解读以及政策图解、微视频等群众喜闻乐见的形式,主动宣传《药品管理法》的新制度、新举措、新规定、新要求,倡导社会共治,营造《药品管理法》宣传贯彻的良好氛围。

📌 **全国药品监督管理工作会议在北京召开** 2019 年 1 月 10~11 日,全国药品监督管理工作会议在北京召开,会议以习近平新时代中国特色社会主义思想为指导,认真贯彻党的十九大和十九届二中、三中全会精神,落实中央经济工作会议部署,总结 2018 年工作,部署 2019 年任务。会上传达了国务委员王勇对药品监管工作的重要批示。国家市场监督管理总局党组书记、局长张茅出席会议并就进一步加强药品监管工作提出要求,国家市场监督管理总局党组成员、中央纪委国家监委驻总局纪检监察组组长刘实出席会议。国家市场监督管理总局党组成员、国家药品监督管理局党组书记、副局长李利,国家药品监督管理局局长焦红出席会议并讲话。张茅在讲话中充分肯定了 2018 年药品监管工作取得的成绩,他强调,药品安全事关人民群众健康福祉、事关社会稳定、事关经济发展大局,药监系统肩负的使命光荣而艰巨。要主动把药品监管工作放到经济社会全局、放到市场监

中国药学年鉴

CHINESE PHARMACEUTICAL YEARBOOK

2020-2021

管工作大局中思考谋划,健全完善监管体制机制,落实地方各级特别是市县两级市场监管部门药品监管职责。要在落实"四个最严"上下功夫,在防范安全风险上下功夫,在形成监管合力上下功夫,在加快审评审批上下功夫,在制度机制建设上下功夫,在加强党的建设上下功夫,更好地落实中央的部署,满足群众的期盼,顺应发展的需求,应对形势的挑战,以更强烈的责任担当和更扎实的工作作风,把药品监管工作做得更精、更细、更专、更优、更强,全力保障人民群众用药安全有效。李利指出,要深刻认识保障药品安全是严肃的政治问题、重大的经济问题、基本的民生问题和严谨的技术问题,做好 2019 年的药品监管工作,要坚持一个导向,把习近平总书记提出的"最严谨的标准、最严格的监管、最严厉的处罚、最严肃的问责"贯穿于药品监管全过程。要坚定两个目标,加强风险隐患排查整治,强化疫苗等高风险产品监管,落实各方药品安全责任,牢牢守住药品安全底线;深化审评审批制度改革,优化政务服务,支持研发创新,追求药品高质量发展高线。要夯实三个支撑,完善法律法规制度,建立健全药品监管体系,加强监管保障能力建设。要坚持和全面加强党对药品监管各项工作的领导,推动全面从严治党向纵深发展。焦红部署了 2019 年的六项重点工作。①完善法规标准体系,落实"四个最严"要求。积极推动法律法规制修订和实施,加快标准体系建设。②深化审评审批制度改革,推动医药产业高质量发展。加快新药上市,全力推进仿制药质量和疗效一致性评价,深入推进医疗器械审评审批制度改革,完善化妆品注册备案管理。③推进完善疫苗监管体系,坚决守住安全底线。严格落实疫苗监管事权,加强监督检查,加大疫苗批签发检验检查力度,实行案件挂牌督办。④坚持风险管理理念,严防严控风险。强化高风险重点产品监管和抽检监测工作,严厉打击违法违规行为。⑤推进监管科学研究,提升监管现代化水平。⑥大力推进智慧监管,持续创新监管方式方法。焦红提出三点要求:①充实监管力量,落实监管责任,压实企业主体责任,强化属地管理责任;②加强能力建设,夯实监管基础,完善监管部门质量管理体系,建立健全药品应急管理机制,促进监管业务能力提升;③增强服务意识,提升监管效能,以行动践行服务意识,以廉洁监管树立药监新形象。国家药品监督管理局党组成员、副局长徐景和、陈时飞、颜江瑛出席会议。各省(区、市)及新疆生产建设兵团药监部门,国家药监局机关各司局及直属单位代表参加会议。有关部委代表应邀参加会议。

[↗] **全国药品注册管理和上市后监管工作会议** 2019 年 1 月 17~18 日,全国药品注册管理和上市后监管工作会议在北京召开。会议以习近平新时代中国特色社会主义思想为指引,深入贯彻党中央国务院关于药品监管工作决策部署,贯彻落实全国药品监督管理工作会议精神,总结 2018 年药品注册管理和上市后监管工作,部署 2019 年工作任务。国

家药品监督管理局党组书记李利、国家药品监督管理局局长焦红出席会议并讲话,国家药品监督管理局副局长陈时飞主持并作会议总结。焦红充分肯定 2018 年药品监管工作取得的成绩。焦红强调,下一步,药品监管部门要认真落实"四个最严"要求,着力解决我国药品领域不平衡不充分发展的问题。持续推进"放管服"改革,通过政策引导,有效监管和优化服务,促进医药产业持续健康发展。要加快临床急需和罕见病治疗药品的审评审批,制定鼓励药物研发创新的政策。推动法律法规制修订,不断完善标准体系建设。强化高风险重点产品监管,用好检查、抽检、监测等多种监管手段,严防严管严控安全风险。始终坚持科学监管理念,完善监管体制机制,努力提高药品监管的科学化、法治化、国际化、现代化水平,持续提高人民群众满意度、获得感。会议部署了 2019 年药品注册管理的重点工作:完善药品注册法规标准体系,加快推进《药品注册管理办法》等一系列规章制度的制修订,继续推进《中国药典》(2020 年版)编制工作;深化药品审评审批制度改革,完善药品临床试验默示许可,进一步提高药物临床试验管理能力和药物临床研究水平;全力推进仿制药一致性评价,坚持标准不降低,进一步完善相关评价要求和指导原则,在保障药品可及性的基础上,分类推进;加强药物研制环节监管,完善药品注册现场检查管理,强化审评与检查检验工作的有机衔接,严厉打击数据造假,确保药物研究的真实性。会议明确了 2019 年药品上市后监管的重点任务:结合《药品管理法》修正案的颁布实施,推进药品生产、流通、抽查检验、不良反应监测等一系列监督管理办法的制修订;明确监管事权、细化监管流程、突出监管协作,探索建立药品全生命周期监管工作机制;强化疫苗监管,推动职业化药品检查员队伍建设,强化疫苗批签发管理,加大对疫苗生产企业检查力度,挂牌督办疫苗违法案件;强化药品抽检和不良反应监测,强化网络售药监管,强化对高风险品种监管;推进信息化追溯体系建设,提升监管效率;融合检查和稽查工作,建立协调联动机制,用好行刑衔接,严惩重处违法行为各省(区、市)及新疆生产建设兵团药监部门,国家药监局机关各司局及直属单位代表参加了会议。

[↗] **全国药品不良反应监测评价工作会** 2019 年 2 月 21~22 日,2019 年度全国药品不良反应监测评价工作会议在北京召开。会议主要任务是全面落实全国药品监督管理工作会议要求,总结 2018 年工作,部署 2019 年任务。国家药品监督管理局党组成员、副局长徐景和出席会议并讲话,国家局药品评价中心主任沈传勇作 2019 年全国药品不良反应监测评价工作报告。会议指出,要认真贯彻落实全国药品监管工作会议精神,深刻认识新时代、新体制、新理念、新格局带来的机遇和挑战,提高政治站位、深化规律认识、拓宽监管视野,切实增强做好新时代药品监测评价工作的使命感、责任感以及主动性、创造性。广大药品监测评价人员要深刻把握

我国药品监测评价工作的定位、定势和定力。要按照全国药品监管工作会议"坚持一个导向、坚定两个目标、夯实三个支撑"的要求,坚持"五注重、五强化"基本工作方法,即重基础、强体系,重方法、强能力,重分析、强应用,重检查、强落实,重交流、强合作。统筹兼顾、科学安排,妥善处理好风险与责任、体系与能力、制度与机制、数量与质量、继承与创新的关系,推动药品监测评价工作行稳致远。会议部署了2019年七项重点工作:落实药品上市许可持有人直接报告不良反应制度;开展坚持基于风险的评价,提升风险防控水平;加大创新药械监测评价力度;加强医疗器械不良事件监测和再评价管理;深入开展100个医疗器械品种的重点监测工作;创新监测模式,继续推动哨点联盟建设;稳步推进化妆品不良反应与药物滥用监测工作。来自全国各省、自治区、直辖市、解放军和新疆生产建设兵团、副省级城市药品不良反应监测中心负责人以及国家局药品评价中心相关人员参加了会议。

↗ **国家药监局召开"4+7"集采中标品种监管工作调度会** 2019年3月13日,国家药监局网站发布,国家药品监督管理局近日召开了"4+7"集采中标品种监管工作调度会,进一步贯彻落实党中央国务院关于药品集中采购和使用试点工作部署,研究部署通过仿制药一致性评价药品特别是"4+7"集采中标品种的监管工作,全力保障药品质量安全。"4+7"集采中标品种企业所在地省级药品监督管理部门有关负责人,国家药监局药品注册司、药品监管司、中检院、药审中心、核查中心、评价中心等有关单位负责人参加会议。国家药品监督管理局党组成员、副局长陈时飞出席会议并讲话。会议指出,要充分认识做好"4+7"集采中标品种和通过一致性评价的药品监管工作的重要意义。药品集中采购和使用试点是党中央国务院的重要决策部署,是深化医改、解决看病难看病贵问题的重大举措。药品监管部门必须提高认识,认真贯彻党中央国务院的决策部署,把"4+7"集采中标品种的监管作为当前一项重要工作任务来抓,切实增强人民群众安全用药的获得感。会议强调,各级药品监管部门要加强全链条、全生命周期监管,加强对中标企业执行GMP、GSP等各项规范的检查,加强中标品种原辅包材的延伸检查。各地监管人员要牢固树立风险意识,处理好服务产业发展和监管的关系,严守质量安全底线。会议要求,要全面落实企业主体责任,企业要严格按照一致性评价通过的标准和要求组织生产,落实全生命周期质量责任,切实保障药品质量安全;要切实落实监管责任,结合各地监管实际,细化分工,落实责任,切实做好中标品种和通过一致性评价品种生产、流通、使用环节的监管工作;要积极配合有关部门做好供应保障工作,积极支持企业兼并重组、联合发展,保障药品供应和人民群众用药可及;要以"4+7"集采中标品种监管为抓手,探索建立通过一致性评价品种的长效监管措施。

↗ **2019年全国药品监管政策法规工作会议召开** 2019年7月25~26日,2019年全国药品监管政策法规工作会议在北京召开。会议深入学习习近平新时代中国特色社会主义思想,以习近平总书记全面依法治国新理念新思想新战略为指导,贯彻落实2019年全国药品监督管理工作会议精神,总结2018年药品监管机构改革以来的政策法规工作成绩,部署下一阶段重点工作任务,全面推进新时代药品监管政策法规工作。国家药监局相关司局、直属单位,各省(市、区)及新疆生产建设兵团药监局分管负责人和法制部门负责人参加会议。国家药监局党组成员、副局长徐景和出席会议并讲话。会议充分肯定了2018年全国药品监管政策法规工作取得的成绩,就进一步做好新时代药品监管政策法规工作明确提出要求:①加快建立更加完备的药品监管法律规范体系,不断完善以药品管理法为核心的中国特色药品安全法律体系,及时通过立法巩固监管改革创新成果。②加快建立更加开放的药品监管政策研究机制,围绕药品监管重大理论和现实问题,深入开展基础性、前瞻性、战略性研究。③全面推进严格规范公正文明执法,完善药品执法工作机制,加大检查执法力度,强化行政执法和刑事司法有机衔接。④加快建立更加权威的药品监管法治监督体系,强化监督检查、考核评价、督查督办力度,强化执法业务指导和监督,保障法律法规在全国的统一实施。

↗ **《执业药师职业资格制度规定》《执业药师职业资格考试实施办法》发布实施** 随着新的法律法规实施和药品安全监管工作的发展,1999年由原国家药品监督管理局和原人事部共同修订的《执业药师资格制度暂行规定》和《执业药师资格考试实施办法》(人发〔1999〕34号,以下简称"34号文")已经无法适应执业药师队伍发展和监管工作的实际需要。3月18日,国家药监局、人力资源社会保障部以(国药监人〔2019〕12号)文联合发出通知,印发了《执业药师职业资格制度规定》(以下简称《制度规定》)和《执业药师职业资格考试实施办法》(以下简称《考试办法》)。《制度规定》包含总则、考试、注册、职责、监督管理、附则六章,共计35条。《考试办法》共计11条,对执业药师职业资格考试的组织实施单位、考试时间、考试科目、免试条件、考试周期、考试纪律等均提出了明确要求。与原有制度相比,《制度规定》和《考试办法》主要变化:①提高执业药师学历准入门槛,将最低学历要求从中专调整为大专,并适当提高相关专业考生从事药学(中药学)岗位的工作年限。根据《制度规定》,申请参加执业药师职业资格考试,必须具备以下条件之一:取得药学类、中药学类专业大专学历,在药学或中药学岗位工作满5年;取得药学类、中药学类专业大学本科学历或学士学位,在药学或中药学岗位工作满3年;取得药学类、中药学类专业第二学士学位、研究生班毕业或硕士学位,在药学或中药学岗位工作满1年;取得药学类、中药学类专业博士学位;取得药学类、中药学类相关专业相应学历或学位的人员,在药学或中药学岗位工作的年限相应增加1年。②对全国执业药师注册工作实行信息化管理,建立执业药师诚信记录,对执业活动进行信用管理。③针对执业药师在职不在岗、《执业药师注册证》挂靠行为、企业不按要求配备执业药师等监管难题,明确对执业药师及执业单位的惩处措施,对有不良信息记录的执业药师在申报注册时受限。《制度规定》提出,对未按规定配备执业药师的单位,由所在地县级以上负责药品监督管理的部门责令限期配备,并按照相关法律法规予以处罚。《制度规定》明确,以欺骗、贿赂等不正当手段取得《执业药师注册证》的,由发证部门撤销《执业药师注册证》,三年内不予执业药师注册;构成犯罪的,依法追究刑事责任。《制度规定》强调,持证人注册单位与实际工作单位不符的,由发证部门撤销《执业药师注册证》,并作为个人不良信息由负责药品监督管理的部门记入全国执业药师注册管理信息系统。买卖、租借《执业药师注册证》的单位,按照相关法律法规给予处罚。④加强执业药师职业资格与药学专业中级职称挂钩有效衔接的可操作性。《制度规定》还明确了职称制度与职业资格制度的衔接,规定"专业技术人员取得执业药师职业资格,可认定其具备主管药师或主管中药师职称,并可作为申报高一级职称的条件"。⑤明确港澳台居民在参加国家执业药师资格考试、注册、继续教育、执业等活动时,与内地(大陆)居民无差别待遇。⑥将考试周期由两年调整为4年,注册有效期5年。为保证制度平稳衔接和过渡,国家药监局、人力资源社会保障部还在相关通知中明确:①参加2018年度执业药师资格考试,报考全部科目且部分科目合格的大专及以上学历(学位)的应试人员,其2018年合格科目考试成绩继续有效,并按照四年一个周期顺延至2021年。②符合原人事部、原国家药品监督管理局《关于修订印发〈执业药师资格制度暂行规定〉和〈执业药师资格考试实施办法〉的通知》(人发〔1999〕34号,以下简称原规定)要求的中专学历人员(含免试部分科目的中药学徒人员),2020年12月31日前可报名参加考试,考试成绩有效期按原规定执行,各科目成绩有效期最迟截至2020年12月31日。

↗ 开展药品零售企业执业药师"挂证"行为整治工作
2019年3月19日,国家药监局综合司以药监综药管〔2019〕22号发布了《关于开展药品零售企业执业药师"挂证"行为整治工作的通知》。通知指出:3月15日晚,中央广播电视总台曝光了重庆市部分药品零售企业执业药师"挂证"、不凭处方销售处方药等问题,造成了恶劣社会影响。为全面落实药品监管"四个最严"要求,严厉打击执业药师"挂证"行为,现决定在全国范围内开展为期6个月的药品零售企业执业药师"挂证"行为整治。1.整治目标:通过整治,查处并曝光一批违法违规的药品零售企业和从业人员,有效遏制"挂证"行

为,形成严查重处的高压态势和强大威慑,进一步规范药品经营秩序和执业药师执业行为,切实保障人民群众用药安全有效。2.整治内容:在2017年部署开展的城乡接合部和农村地区药店诊所药品质量安全集中整治基础上,各地要进行"回头看",并按照《国家药监局关于加强2019年药品上市后监管工作的通知》(国药监药管〔2019〕7号)要求,组织对药品零售企业开展监督检查,重点查处执业药师"挂证"等违法违规经营行为。要将药品零售企业"挂证"整治与规范进货渠道、严格票据管理等日常监督检查内容相结合,督促药品零售企业提高质量管理和药学服务水平。3.工作安排分自查整改阶段和监督检查阶段。(1)自查整改阶段。所有药品零售企业对照《药品流通监督管理办法》《药品经营质量管理规范》要求开展自查,对执业药师配备不到位、不凭处方销售处方药等问题,采取切实有效措施主动进行整改。企业自查整改情况应于2019年4月30日前报属地市(或县)级负责药品监管的部门。所有注册执业在药品零售企业的执业药师亦须一并开展自查,凡是存在"挂证"行为、不能在岗服务的执业药师,应立即改正或于2019年4月30日前主动申请注销《执业药师注册证》。(2)监督检查阶段。自2019年5月1日起,各省级局组织对行政区域内的药品零售企业开展监督检查,并按照以下要求处理:①凡检查发现药品零售企业存在"挂证"执业药师的,按严重违反《药品经营质量管理规范》情形,撤销其《药品经营质量管理规范认证证书》。②凡检查发现药品零售企业未按规定配备执业药师的,按照《中华人民共和国药品管理法》第七十八条规定依法查处;同时,将该企业列入年度重点检查对象,进行跟踪检查或飞行检查。③凡检查发现药品零售企业未按规定销售处方药的,依据《药品流通监督管理办法》第三十八条规定予以处罚。④凡检查发现存在"挂证"行为的执业药师,撤销其《执业药师注册证》,在全国执业药师注册管理信息系统进行记录,并予以公示;在上述不良信息记录撤销前,不能再次注册执业。为了做好药品零售企业执业药师"挂证"行为整治工作,国家药监局提出了四条要求:广泛宣传引导;严格监督检查;推动社会共治;落实监管责任。对于查实药品零售企业存在执业药师"挂证"的,应通报当地医保管理等部门,取消其医保定点资格,形成部门联合惩戒机制。对于查实的"挂证"执业药师,撤销其《执业药师注册证》,并对外公示。要将"挂证"执业药师纳入信用管理"黑名单",积极探索多部门联合惩戒、共同打击的长效机制。对工作推动不力、整治效果不佳的地区,予以通报批评。

↗ 《进口药材管理办法》发布 2019年5月16日,国家市场监督管理总局令第9号公布了《进口药材管理办法》,适用进口药材申请、审批、备案、口岸检验以及监督管理。该办法的主要内容:1.药材应当从国务院批准的允许药品进口的口岸或者允许药材进口的边境口岸进口。2.国家药品监督

管理局主管全国进口药材监督管理工作。国家药品监督管理局委托省、自治区、直辖市药品监督管理部门(以下简称省级药品监督管理部门)实施首次进口药材审批,并对委托实施首次进口药材审批的行为进行监督指导。省级药品监督管理部门依法对进口药材进行监督管理,并在委托范围内以国家药品监督管理局的名义实施首次进口药材审批。允许药品进口的口岸或者允许药材进口的边境口岸所在地负责药品监督管理的部门(以下简称口岸药品监督管理部门)负责进口药材的备案,组织口岸检验并进行监督管理。3. 进口药材分为首次进口药材和非首次进口药材。首次进口药材,是指非同一国家(地区)、非同一申请人、非同一药材基原的进口药材。首次进口药材申请与审批的程序为:(1)首次进口药材,申请人应当通过国家药品监督管理局的信息系统填写进口药材申请表,并向所在地省级药品监督管理部门报送规定的资料:①进口药材申请表;②申请人药品生产许可证或者药品经营许可证复印件,申请人为中成药上市许可持有人的,应当提供相关药品批准证明文件复印件;③出口商主体登记证明文件复印件;④购货合同及其公证文书复印件;⑤药材产地生态环境、资源储量、野生或者种植养殖情况、采收及产地初加工等信息;⑥药材标准及标准来源;⑦由中国境内具有动、植物基原鉴定资质的机构出具的载有鉴定依据、鉴定结论、样品图片、鉴定人、鉴定机构及其公章等信息的药材基原鉴定证明原件。(2)省级药品监督管理部门收到首次进口药材申报资料后,应当出具受理通知书;(3)申请人收到首次进口药材受理通知书后,应当及时将检验样品报送所在地省级药品检验机构;(4)省级药品检验机构完成样品检验,向申请人出具进口药材检验报告书,并报送省级药品监督管理部门。(5)省级药品监督管理部门对符合要求的,发给一次性进口药材批件。进口药材批件编号格式为:(省、自治区、直辖市简称)药材进字+4位年号+4位顺序号。首次进口药材申请人应当在取得进口药材批件后1年内,从进口药材批件注明的到货口岸组织药材进口。进口单位应当向口岸药品监督管理部门备案,通过信息系统填报进口药材报验单,并按照规定报送资料。口岸药品监督管理部门应当对备案资料的完整性、规范性进行形式审查,符合要求的,发给进口药品通关单,收回首次进口药材批件,同时向口岸药品检验机构发出进口药材口岸检验通知书。进口单位持进口药品通关单向海关办理报关验放手续。非首次进口药材,应当按照规定直接向口岸药品监督管理部门办理备案。非首次进口药材实行目录管理,具体目录由国家药品监督管理局制定并调整。4. 进口的药材应当符合国家药品标准。《中国药典》现行版未收载的品种,应当执行进口药材标准;《中国药典》现行版、进口药材标准均未收载的品种,应当执行其他的国家药品标准。少数民族地区进口当地习用的少数民族药材,尚无国家药品标准的,应当符合相应的省、自治区药材标准。该管理办法还规定了法律责任:进口

单位提供虚假的证明、文件资料样品或者采取其他欺骗手段取得首次进口药材批件的,依照药品管理法等法律法规的规定处理。进口单位提供虚假证明、文件资料或者采取其他欺骗手段办理备案的,给予警告,并处1万元以上3万元以下罚款。

↗ 《药品质量抽查检验管理办法》印发 为加强药品监督管理,规范药品质量抽查检验工作,国家药监局组织修订了《药品质量抽查检验管理办法》,2019年8月12日以(国药监药管〔2019〕34号)印发,要求各级药品监管部门和药品检验机构遵照执行。药品质量抽查检验是对上市后药品监管的技术手段,应当遵循科学、规范、合法、公正原则。药品质量抽查检验根据监管目的一般可分为监督抽检和评价抽检。监督抽检是指药品监督管理部门根据监管需要对质量可疑药品进行的抽查检验,评价抽检是指药品监督管理部门为评价某类或一定区域药品质量状况而开展的抽查检验。《药品质量抽查检验管理办法》(以下简称《办法》)共八章五十八条。对制定年度药品质量抽查检验计划、药品抽样、药品检验、复验、监督管理和信息公开等事项作了规定。该《办法》明确:国务院药品监督管理部门和省级药品监督管理部门应当制定年度药品质量抽查检验计划,按照目标明确、重点突出、统筹兼顾、有效覆盖的要求对药品质量抽查检验工作进行安排部署。省级药品监督管理部门制定的药品质量抽查检验计划,应当与国家药品质量抽查检验计划相互衔接,各有侧重,在扩大覆盖面的同时,避免重复。市县级人民政府负责药品监督管理的部门应当根据上级药品监督管理部门制定的计划,结合实际情况,制定本行政区域内药品质量抽查检验实施方案,实施方案应当突出属地药品监管工作要求。药品监督管理部门制定药品质量抽查检验计划,可以将下列药品作为抽查检验重点:①本行政区域内生产企业生产的;②既往抽查检验不符合规定的;③日常监管发现问题的;④不良反应报告较为集中的;⑤投诉举报较多、舆情关注度高的;⑥临床用量较大、使用范围较广的;⑦质量标准发生重大变更的;⑧储存要求高、效期短、有效成分易变化的;⑨新批准注册、投入生产的;⑩其他认为有必要列入抽查检验计划的。药品质量抽查检验所需费用由组织相应任务的药品监督管理部门从财政列支,并严格执行财务管理相关规定要求。《办法》指出:药品监督管理部门可自行完成抽样工作,也可委托具有相应工作能力的药品监管技术机构进行抽样。承担药品抽样工作的单位(抽样单位,下同)应当按照药品监督管理部门下发的药品质量抽查检验计划制定具体的抽样工作实施方案,开展抽样工作应当按照国务院药品监督部门组织制定的《药品抽样原则及程序》进行。抽样单位应当配备具有抽样专业能力的抽样人员,抽样人员应当熟悉药品专业知识和药品管理相关法律法规。抽样人员执行现场抽样任务时不得少于2人,抽样时应当向被抽样单位出示相关证

明文件,原则上同一人不应当同时承担当次抽样和检验工作。抽样场所应当由抽样人员根据被抽样单位类型确定。从药品生产环节抽样一般为成品仓库和药用原、辅料或包装材料仓库,从药品经营环节抽样一般为经营企业的药品仓库或零售企业的营业场所,从药品使用单位抽样一般为药品库房,从药品互联网交易环节抽样一般为与线上一致的线下药品仓库。抽取的样品必须为已放行或验收入库的待销售(使用)的药品,对明确标识为待验产品或不符合规定(不合格)产品的,原则上不予抽取。抽样人员应当使用专用封签现场签封样品,按要求填写《药品抽样记录及凭证》,并分别由抽样人员和被抽样单位有关人员签字、加盖抽样单位和被抽样单位有效印章;同时可根据需要向被抽样单位索取相应资料和证明性文件复印件,并加盖被抽样单位有效印章。《办法》要求药品检验机构应当对送检样品的外观、状态、封签等可能影响检验结果的情况进行核对,并对药品抽样记录及凭证内容、药品封签签字盖章等情况进行核对,核对无误后予以签收。对需冷链保存等特殊储运条件的样品,应当检查其储运全过程的温湿度记录符合要求后方可签收。药品检验机构应当对签收样品逐一登记并粘贴标识,分别用于检验或按贮藏要求留存。除抽查检验计划另有规定外,药品检验机构应当自收到样品之日起 25 个工作日内出具检验报告书;特殊情况需延期的,应当报组织抽查检验工作的药品监督管理部门批准。药品检验机构应当对出具的药品检验报告书负责,检验报告书应当格式规范、内容真实齐全、数据准确、结论明确。检验原始记录、检验报告书的保存期限不得少于 5 年。《办法》对公开药品质量抽查检验结果作了规定:组织抽查检验的国务院药品监督管理部门和省级药品监督管理部门应当按照有关规定公开药品质量抽查检验结果。药品质量抽查检验结果公开内容应当包括抽查检验药品的品名、检品来源、标示生产企业、生产批号、药品规格、检验机构、检验依据、检验结果、不符合规定项目等。有证据证实药品质量不符合规定原因的,可以适当方式备注说明。药品质量抽查检验结果公开不当的,应当自确认公开内容不当之日起 5 个工作日内,在原公开范围内予以更正。本办法自发布之日起实施。《国家食品药品监督管理局关于印发药品质量抽查检验管理规定的通知》(国食药监市〔2006〕379 号)自本办法发布之日起废止。

↗ **药监局印发推进药品智慧监管行动计划** 2019 年 5 月 21 日,国家药监局以国药监综〔2019〕26 号文印发了《国家药品监督管理局关于加快推进药品智慧监管的行动计划》(以下简称《行动计划》)。《行动计划》指出,要落实全国药品监督管理工作部署,加强智慧监管谋篇布局,充分发挥整体规划的引领作用,坚持一张蓝图绘到底,统筹管理,协同建设,实现监管与信息技术融合发展;充分发挥云计算优势,加快监管业务系统整合,实现业务系统的整体部署升级和云化支撑;充分发挥大数据优势,强化数据中心建设,实行精准监管和科学监管,提升监管效能;充分发挥"互联网 +"优势,提升监管便捷性,推进社会共治,推进阳光监管,让问题产品无处藏身、不法制售者难逃法网,不断提升人民群众对药品安全的获得感。根据《行动计划》,到 2020 年,要建立起符合信息技术发展趋势的药品监管信息化建设技术与应用框架。在此基础上,再经过 3～5 年的时间,推进信息技术与监管工作深度融合,形成"严管"加"巧管"的监管新局面。《行动计划》布置了 7 项重点任务,包括整合基础平台、畅通网络互联、完善标准规范、强化数据管理、提升应用服务、强化信息安全、促进新技术应用。同时,设置了药品监管云建设、国家药监局电子政务内外网建设、药品监管信息化标准体系建设、药品监管数据共享平台建设与管理、建立药品医疗器械和化妆品品种档案、数据应用与合作、国家药品监管应用平台建设、国家药监局"互联网 + 政务服务"平台建设、药品追溯协同服务及监管系统建设、国家药品监管电子证照数据库建设、国家药监局安全运维平台建设、国家药监局信任体系建设、移动应用管理平台建设、信息化项目管理系统建设 14 项任务专栏。

↗ **国家药监局启动中国药品监管科学行动计划** 2019 年 4 月 30 日,国家药品监督管理局发布通知,决定开展药品、医疗器械、化妆品监管科学研究,启动实施中国药品监管科学行动计划。通知指出,立足我国药品监管工作实际,围绕药品审评审批制度改革创新,密切跟踪国际监管发展前沿,拟通过监管工具、标准、方法等系列创新,经过 3～5 年的努力,制定一批监管政策、审评技术规范指南、检查检验评价技术、技术标准等,有效解决影响和制约药品创新、质量、效率的突出性问题,加快实现药品治理体系和治理能力现代化。监管科学行动计划明确了 3 项重点任务:建设 3～5 家药品监管科学研究基地;启动一批监管科学重点项目;推出一批药品审评与监管新制度、新工具、新标准、新方法。首批启动的行动计划项目共有九项,分别是细胞和基因治疗产品技术评价与监管体系研究、纳米类药物安全性评价及质量控制研究、以中医临床为导向的中药安全评价研究、上市后药品的安全性监测和评价方法研究、药械组合产品技术评价研究、人工智能医疗器械安全有效性评价研究、医疗器械新材料监管科学研究、真实世界数据用于医疗器械临床评价的方法学研究、化妆品安全性评价方法研究。药品监管科学研究基地将依托国内知名高等院校、科研机构,围绕药品全生命周期,开展监管科学重点项目研究,开发系列新工具、新标准和新方法,夯实我国药品监管科学基础,助力药品监管科学可持续发展。同时,深入开展药品监管科学基础理论研究,推进监管科学学科建设,培养监管科学领军人才。

↗ **启用新版《药品生产许可证》等许可证书** 2019 年 8 月

7 日,国家药监局综合司以(药监综药管〔2019〕72 号)文发布了关于启用新版《药品生产许可证》等许可证书的通知。《通知》指出:为规范药品行政许可证明文件样式和换发工作,根据《中华人民共和国药品管理法》和《中华人民共和国药品管理法实施条例》及有关药品上市后监管的法规规定,国家药品监督管理部门统一制定《药品生产许可证》等许可证书样式。许可证书样式共有 7 种:《药品生产许可证》《医疗机构制剂许可证》《药品经营许可证》《放射性药品生产许可证》《放射性药品经营许可证》《放射性药品使用许可证》《互联网药品信息服务资格证书》(包括正、副本)。《通知》要求新版证书的正、副本上须注明日常监管机构和监督举报电话,落实监管责任,接受社会监督。《通知》明确:新版许可证书样式自 2019 年 9 月 1 日起启用,各省(区、市)药品监督管理局应按照新版许可证书样式向新申领单位核发相关证书。发放、使用电子证书的地区,电子证书样式应当与新版纸质证书样式保持一致。《通知》要求各省(区、市)药品监督管理局要高度重视新版许可证的换发工作,结合实际周密部署,确保换证工作平稳有序。要明示办理标准、程序要求,按照时限办理,严格审查把关。不符合要求的,不予换证。为便于统一管理,对 2019 年尚未到期的许可证书,由各省(区、市)药品监督管理局组织在 2020 年 12 月底前为其更换新版许可证,有效期与原证一致。

做好疫苗信息化追溯体系建设工作 2019 年 12 月 12 日,国家药监局综合司、国家卫生健康委办公厅联合印发《关于做好疫苗信息化追溯体系建设工作的通知》(以下简称《通知》)。明确在 2020 年 3 月 31 日前,全国各地应当建成疫苗信息化追溯体系,实现所有上市疫苗全过程可追溯。《通知》要求,北京、天津、内蒙古、上海、江苏、海南、重庆先行试点,率先完成疫苗信息化追溯体系建设,并于 2019 年 12 月 31 日前完成与疫苗追溯协同服务平台(以下简称协同平台)的衔接,2020 年 1 月 31 日前按规定向协同平台提供本省(区、市)内疫苗生产、流通和预防接种全过程追溯信息,达到疫苗追溯要求。《通知》鼓励其他有条件的地区参与试点。未参与试点的地区,应当按照《通知》要求加快推进追溯体系建设。2020 年 3 月 31 日前,全国各地应当建成疫苗信息化追溯体系,实现所有上市疫苗全过程可追溯,确保疫苗最小包装单位可追溯、可核查。《通知》提出了做好疫苗信息化追溯体系建设工作的 5 项主要任务。①建立统一的追溯标准和规范,包括《药品信息化追溯体系建设导则》《药品追溯码编码要求》《药品追溯系统基本技术要求》《疫苗追溯基本数据集》《疫苗追溯数据交换基本技术要求》5 个标准。其中,《疫苗追溯基本数据集》《疫苗追溯数据交换基本技术要求》2 个标准对疫苗追溯参与方提出了追溯信息采集、存储、传输和交换的具体技术要求;其余 3 个为基础通用标准。②建立疫苗追溯协同服务平台和监管系统。国家药监局负责建

设疫协同平台,在疫苗信息化追溯体系中发挥"桥梁"和"枢纽"作用,连接免疫规划信息系统和疫苗信息化追溯系统,整合疫苗生产、流通和预防接种全过程追溯信息;为疫苗信息化追溯系统提供地址解析服务,实现疫苗全程可追溯。国家药监局和各省级药品监管部门分别建设国家和省级疫苗信息化追溯监管系统,根据监管需求采集数据,监控疫苗流向,充分发挥追溯信息在日常监管、风险防控、产品召回、应急处置等监管工作中的作用。③建立省级免疫规划信息系统。各省级卫生健康部门负责建立符合疫苗信息化追溯标准的省级免疫规划信息系统,并与协同平台相衔接。通过该系统验证本省内疫苗采购入库信息,依法如实记录本省疫苗流通、库存、预防接种等追溯信息,并按标准向协同平台提供追溯信息。④建立疫苗信息化追溯系统。上市许可持有人承担疫苗信息化追溯系统建设的主要责任,按照"一物一码、物码同追"的原则建立疫苗信息化追溯系统,并与协同平台相衔接;要对所生产疫苗进行赋码,提供疫苗各级包装单元生产、流通追溯数据,实现疫苗追溯信息可查询。上市许可持有人可以自建也可通过第三方技术机构建立疫苗信息化追溯系统。疫苗信息化追溯系统应当满足有关标准规范,满足公众查询需求。⑤社会参与方提供技术服务。信息技术企业、行业组织等单位可作为第三方技术机构,提供疫苗信息化追溯专业服务。相关发码机构应有明确的编码规则,并协助药品上市许可持有人将其基本信息、编码规则、药品标识等相关信息向协同平台备案,确保药品追溯码的唯一性和准确性。《通知》还从高度重视,抓紧落实;先行先试,按时完成;加强考核,落实责任 3 个方面提出了保障措施。

国家市场监督管理总局公布药品、医疗器械等广告审查管理暂行办法 2019 年 12 月 24 日,国家市场监督管理总局令第 21 号公布了《药品、医疗器械、保健食品、特殊医学用途配方食品广告审查管理暂行办法》(以下简称《办法》)。《办法》的主要内容有:(1)药品广告的审查部门。国家市场监督管理总局负责组织指导药品、医疗器械、保健食品和特殊医学用途配方食品广告审查工作。各省、自治区、直辖市市场监督管理部门、药品监督管理部门(以下称广告审查机关)负责药品、医疗器械、保健食品和特殊医学用途配方食品广告审查,依法可以委托其他行政机关具体实施广告审查。(2)药品广告的内容准则和发布要求药品广告的内容应当以国务院药品监督管理部门核准的说明书为准。药品广告涉及药品名称、药品适应证或者功能主治、药理作用等内容的,不得超出说明书范围。药品广告应当显著标明禁忌、不良反应,处方药广告还应当显著标明"本广告仅供医学药学专业人士阅读",非处方药广告还应当显著标明非处方药标识(OTC)和"请按药品说明书或者在药师指导下购买和使用"。药品广告应当显著标明广告批准文号。药品广告中应当显

著标明的内容,其字体和颜色必须清晰可见、易于辨认,在视频广告中应当持续显示。药品广告不得包含下列情形:①使用或者变相使用国家机关、国家机关工作人员、军队单位或者军队人员的名义或者形象,或者利用军队装备、设施等从事广告宣传;②使用科研单位、学术机构、行业协会或者专家、学者、医师、药师、临床营养师、患者等的名义或者形象作推荐、证明;③违反科学规律,明示或者暗示可以治疗所有疾病、适应所有症状、适应所有人群,或者正常生活和治疗病症所必需等内容;④引起公众对所处健康状况和所患疾病产生不必要的担忧和恐惧,或者使公众误解不使用该产品会患某种疾病或者加重病情的内容;⑤含有"安全""安全无毒副作用""毒副作用小";明示或者暗示成分为"天然",因而安全性有保证等内容;⑥含有"热销、抢购、试用""家庭必备、免费治疗、赠送"等诱导性内容,"评比、排序、推荐、指定、选用、获奖"等综合性评价内容,"无效退款、保险公司保险"等保证性内容,怂恿消费者任意、过量使用药品的内容;⑦含有医疗机构的名称、地址、联系方式、诊疗项目、诊疗方法以及有关义诊、医疗咨询电话、开设特约门诊等医疗服务的内容;⑧法律、行政法规规定不得含有的其他内容。(3)不得发布广告的药品。①麻醉药品、精神药品、医疗用毒性药品、放射性药品、药品类易制毒化学品,以及戒毒治疗的药品;②军队特需药品、军队医疗机构配制的制剂;③医疗机构配制的制剂;④依法停止或者禁止生产、销售或者使用的药品;⑤法律、行政法规禁止发布广告的情形。(4)广告发布媒体的限制。处方药广告只能在国务院卫生行政部门和国务院药品监督管理部门共同指定的医学、药学专业刊物上发布。(5)药品广告的申请和审批。药品广告审查申请应当依法向生产企业或者进口代理人等广告主所在地广告审查机关提出。申请药品广告审查,应当依法提交《广告审查表》、与发布内容一致的广告样件,以及合法有效的材料,申请人可以到广告审查机关受理窗口提出申请,也可以通过信函、传真、电子邮件或者电子政务平台提交药品广告申请。广告审查机关收到申请人提交的申请后,应当在五个工作日内作出受理或者不予受理决定。申请材料齐全、符合法定形式的,应当予以受理,出具《广告审查受理通知书》。申请材料不齐全、不符合法定形式的,应当一次性告知申请人需要补正的全部内容;广告审查机关对申请人提交的材料进行审查,自受理之日起十个工作日内完成审查工作。经审查,对符合规定的广告,作出审查批准的决定,编发广告批准文号。药品广告批准文号的有效期与产品注册证明文件、备案凭证或者生产许可文件最短的有效期一致。产品注册证明文件、备案凭证或者生产许可文件未规定有效期的,广告批准文号有效期为两年。药品广告批准文号的文书格式:药广审(视/声/文)第000000-00000号;空格内为省份简称,数字前6位是有效期截止日(年份的后两位、月份、日期),后5位是省级广告审查机关当年的广告文号流水号。经广告审查机关审查通过并

向社会公开的药品广告,可以依法在全国范围内发布。(6)违反药品广告法律法规的法律责任。

➚ 2019年调整国家执业药师资格考试大纲部分内容

2019年4月8日,国家药品监督管理局执业药师资格认证中心发布了《关于2019年调整国家执业药师资格考试大纲部分内容的通告》(2019年第1号)(以下简称《通告》)。《通告》指出:受国家药品监督管理局委托,国家药品监督管理局执业药师资格认证中心根据《国家执业药师资格考试大纲(第七版)》(以下简称《大纲》)相关规定,确定2019年执业药师资格考试药事管理与法规科目大纲部分内容调整事宜。(1)《大纲》中药事管理与法规科目细目和要点的考试内容,涉及下列新政策法规的,按照新政策规定掌握。涉及到①《第十三届全国人民代表大会第一次会议关于国务院机构改革方案的决定》等3件全国人民代表大会及常委会审议通过的法律和决定;②2018年国务院机构改革对与药品安全监管相关的部委局职能配置和调整的相关文件等5件国务院发布的行政法规及相关规定;③《关于印发执业药师职业资格制度规定和执业药师职业资格考试实施办法的通知》(国药监人〔2019〕12号)等12件国家市场监督管理总局、国家卫生健康委员会、人力资源社会保障部和国家药品监督管理局发布的部门规章及相关规定。(2)《大纲》调整的具体内容:《执业药师职业资格制度规定》《改革完善仿制药供应保障及使用政策的意见》《关于做好辅助用药临床应用管理有关工作的通知》等法规的部分考核内容,在原《大纲》中未做要求,需要进行相应调整。调整内容为:①在第一大单元第一小单元中,增加第五细目"执业药师执业活动的监督管理"及要点"监督检查的内容""违法违规参加资格考试、不按规定配备注册及'挂证'行为的处理"。②在第二大单元第二小单元中,增加第四细目"改革完善仿制药供应保障及使用政策"及要点"《改革完善仿制药供应保障及使用政策的意见》的主要内容"。③在第三大单元第一大单元第二细目对应要点中,将"卫生计生部门职责"变更为"卫生健康部门职责""工商行政管理部门职责"变更为"市场监管部门职责",增加"医疗保障部门的职责"。④在第五大单元第二小单元第五细目中,增加要点"辅助用药临床应用管理"。⑤在第六大单元第四小单元中,增加细目"古代经典名方中药复方制剂的管理"和要点"古代经典名方目录""古代经典名方的中药复方制剂的管理要求"。

➚ 2019年全国安全用药月活动在北京启动

10月17日,由国家药品监督管理局主办,中国药学会、人民网·人民健康承办的2019年全国安全用药月启动仪式暨第四届中国药品安全论坛在北京举办。国家药品监督管理局局长焦红出席启动仪式并致辞。国家药监局党组成员、副局长颜江瑛,全国人大常委会法制工作委员会、公安部、卫生健康委、国家市

场监管总局等相关人员，药品监管部门、医疗机构、科研单位、新闻媒体和科普志愿者等各界人士代表出席启动仪式。2019年全国安全用药月活动以"安全用药 良法善治"为主题。启动仪式上，全国人大常委会法律工作委员会行政法室、国家药监局政策法规司、科技与国际合作司负责人围绕新修订《药品管理法》《疫苗管理法》的立法意义、立法思路和主要内容以及中国药品监管科学行动计划进行了主题发言。国家药监局药品审评中心和核查验中心负责人分别介绍了本部门在深化药品审评审批制度改革、职业化专业化药品检查员队伍建设等方面所做的工作。启动仪式上还发布了《中国家庭用药手册》（疫苗和免疫接种）和2019年公众十大用药提示，并由专家进行了梳理解读。

↗ **2019年度药审中心药品审评工作** 2019年，药审中心受理新注册申请8 082件（含器械组合产品5件，以受理号计，下同），其中需技术审评的注册申请6 199件（含4 907件需药审中心技术审评和行政审批的注册申请），直接行政审批（无需技术审评，下同）的注册申请1 878件。药审中心受理的8 077件药品注册申请中，化学药注册申请受理量为6 475件，占2019年全部注册申请受理量的80.2%，2019年，受理需技术审评的注册申请6 199件，较2018年增加11.21%，其中化学药注册申请为4 937件，较2018年增长了10.72%，占全部需技术审评的注册申请受理量的79.64%；中药注册申请257件，较2018年降低了14.33%；生物制品注册申请1 005件，较2018年增长了23.3%。药审中心受理国产1类创新药注册申请528件（244个品种），其中受理临床申请503件（228个品种），上市申请25件（16个品种）。按药品类型统计，化学药401件（144个品种），生物制品127件（100个品种），创新药的适应证主要集中在抗肿瘤、抗感染和消化系统疾病领域。药审中心受理5.1类化学药进口原研药注册申请157件（92个品种），受理1类进口创新药注册申请172件（75个品种），创新药的适应证主要集中在抗肿瘤、内分泌和神经系统疾病领域。2019年4 423件在审评审批和等待审评审批的注册申请中，启动审评3 334件，审评结束等待核查450件，处于暂停审评计时等待关联品种（290件）、等待申请人核对质标说明书包装标签工艺（235件）、等待检验报告（36件）等情况中的任务共639件。完成技术审评的6 817件注册申请中，中药注册申请300件，生物制品注册申请1 104件，化学药注册申请为5 413件，化学药注册申请约占全部审评完成量的79%。行政审批注册申请完成情况，①总体情况。2019年，药审中心完成行政审批中药、化学药、生物制品注册申请5 983件，其中完成审评审批的注册申请（临床试验申请、一致性评价、补充申请、进口药品再注册申请及复审）4 075件，完成直接行政审批的注册申请（无需技术审评的补充申请、临时进口申请）1 908件。②审评审批完成情况。4 075件需药审中心审评审批的注册申请中，临

床试验申请1 124件（含验证性临床）、一致性评价345件、补充申请2 127件、进口药品再注册申请471件、复审8件。按照临床试验60日默示许可制度，药审中心完成审评审批后发出临床试验通知书1 178份，含1 066份《临床试验通知书》和112份《暂停临床试验通知书》。③直接行政审批完成情况。1 908件药审中心技术审评的直接行政审批注册申请中，补充申请1 491件、临时进口申请417件。1 908件药审中心直接行政审批注册申请平均审批时限为9.9个工作日，其中有1 905件在法定的20日时限内完成，全年平均按时限完成率为99.8%。2019年药审中心将253件（按通用名计139个品种）注册申请纳入优先审评程序，同比降低19.2%，其中儿童用药和罕见病用药52件。2019年有143件注册申请（按通用名计82个品种）通过优先审评程序，得以加快批准上市，如我国自主研发的1类创新药注射用甲苯磺酸瑞马唑仑、甘露特钠胶囊，治疗罕见病法布雷病注射用阿加糖酶β、B受体激活因子配体（RANKL）抑制剂地舒单抗注射液、治疗糖尿病的聚乙二醇洛塞那肽注射液、治疗银屑病的本维莫德乳膏、非小细胞肺癌靶向治疗药物达可替尼片等药品。2019年，药审中心基于技术审评需要和申请人合规情况，启动核查任务1 230个，其中药学现场核查任务782个，临床试验数据核查任务446个，药理毒理研究核查任务2个。2019年，药审中心接收核查报告1 242份，其中药学现场检查报告689份，临床试验核查报告551份，药理毒理研究核查报告2个，基于投诉举报和审评发现的问题，2019年药审中心启动有因检查12个，接收有因检查报告8份。

（杨世民 杨 悦 程新萍）

省市药监动态

↗ **天津市在全国率先成立疫苗实训基地** 2019年11月26日，天津市疫苗实训基地在天津经济技术开发区生物医药园揭牌成立。该基地以药品生产企业主体合规能力建设和药监部门规范化和专业化监管能力建设为原则，旨在为企业提供精细化、精准化服务，保障疫苗药品质量安全。基地主要包含以下职责：①为药品生产企业提供法律法规讲解、政策指导等，提升企业主体质量合规；②为监管人员提供疫苗研发、生产等环节的专业技术和国际法规培训，提升监管水平；③邀请国内外资深疫苗审核查验专家，现场教学，提升监管人员实战水平，打造全国一流的疫苗培训示范基地。

↗ **山东省药监局行政许可事项全部实行"电子证书"** 自2019年10月1日起，山东省药品监督管理局所有省级行政许可事项实行"电子证书"，实现了办理行政许可"零跑腿"，

做到了"不见面"审批。继 2019 年山东省首批 37 个许可事项实行"电子证书",开启"网上申报、网上受理、网上审评、网上审批和网上发证"的全程电子化模式后,所有省级行政许可事项全部实行"电子证书",开启了无纸化、网络化的审批模式。与纸质证书相比,电子证书更安全高效。申请人足不出户,在线就可完成各类行政许可的申请、打印,极大的方便了企业和群众。此外,电子证书采用电子签名技术,数据不会被篡改,可溯性强,永久保存。电子证书一经签发,与纸质证书具有同等的法律效力,可通过扫描电子证书二维码或登录山东药监局官方网站对证书进行查询或核对。

◢ **广东省药品研发机构获批全国第一家中药新药上市许可持有人** 2019 年 1 月,广东省药品研发机构——广州奇绩医药科技有限公司申报的中药六类新药金蓉颗粒获批上市,成为全国首家由研发机构作为药品上市许可持有人进行委托生产的中药新药品种。金蓉颗粒(原金蓉消癖颗粒)源自广东省中医院的院内制剂"消癖口服液"。广东省药监局在科研立项、新药报批等方面加大对医院制剂转化的支持,搭建医疗机构与研究机构、高等院校、药品生产企业等开展项目合作平台,利用其资金和研发优势对医疗机构具有潜力的品种进行科学评价,通过鼓励医疗机构制剂开发为新药上市。

◢ **广东省疫苗追溯监管平台上线试运行** 2019 年 12 月 31日,广东省疫苗追溯监管平台上线试运行启动仪式在广州举行。广东省疫苗追溯监管平台包括"一中心三系统",即疫苗监管数据中心、疫苗追溯监管系统、疫苗追溯协同系统和疫苗追溯智能分析系统。系统建设坚持"物码同追、冷链并行"应用主导原则,实现广东省内疫苗从生产、配送、预防接种全环节疫苗流向追溯监管以及全过程冷链温度环境实时监控,实现疫苗最小包装单位来源可追溯、去向可监控、冷链可核查、责任可追究。广东省疫苗追溯监管平台的建成,提供了较为强大的疫苗监管协同工作分发处理服务功能,为疫苗质量安全事件应急处置、召回、协查等工作提供有力的技术支撑。

◢ **北京市完成首例应用传统工艺配制中药制剂品种备案**
2019 年 4 月,北京市首个应用传统工艺配制中药制剂品种完成备案,并通过北京市药品监督管理局门户网站向社会公开备案信息。根据《中华人民共和国药品管理法实施条例》有关规定,医疗机构配制制剂,须取得制剂批准文号后方可配制。为促进中医药发展,《中华人民共和国中医药法》提出把应用传统工艺配制的中药制剂品种由审批制改为备案制管理,并由医疗机构对制剂的安全、有效、质量负总责。依据《中华人民共和国中医药法》,北京市出台了《北京市医疗机构应用传统工艺配制中药制剂备案管理实施细则(试行)》,

明确了备案流程、资料要求、管理机制及监管要求等有关内容,并开发建设了可全程电子化提交申报资料的备案信息平台,确保了备案工作顺利、有序实施。

◢ **上海市药监局召开"上海药店"APP 推广会** 2019 年 5月 5 日,上海市药监局组织召开"上海药店"APP 推广动员大会。会议就"加强社区药品安全智能化治理研究"课题的背景、意义、基本内容进行了传达,就后台数据报送、维护和监管标准,以及 APP 的宣传、推广和应用等方面明确了工作要求,并就信息上报、APP 企业端操作应用进行了针对性的培训,推动企业在应用中不断完善和提高系统信息,服务好市民购药需求。"上海药店"APP 是贯彻落实市委加强城市精细化管理、提高社区药品安全智能治理的重要举措,是融药品购销便民服务与提升监管效能于一体的手机软件。

◢ **陕西省药监局大幅压缩药品再注册时间** 2019 年 8 月2 日,陕西省药监局印发《2019 年药品再注册工作方案》(简称《方案》),按照"坚持稳中求进,强化风险治理,深化放管服改革,细化责任落实,优化审评审批流程"的思路,对药品再注册申报资料内容、工作程序、工作时限等环节进一步进行了优化。明确陕西省药品再注册审批时限由原来的90 个工作日压缩为 41 个工作日,药品生产企业再注册申报资料由原来一式 3 份减至 1 份,医药企业人员到陕西省药监局办事次数由 5 次减少到 2 次。《方案》明确,药品再注册申报资料主要包括:①药品批准证明文件;②药品生产企业对再注册药品的安全性、有效性和质量可控性的综合评价报告;③五年内药品临床使用情况及不良反应情况总结;④五年内生产、销售、抽验情况总结,对产品不合格情况的说明;⑤药品处方、生产工艺、药品标准和生产药品制剂所用原料药的来源等内容。同时明确,企业存在药品有效期届满前未提出再注册申请;未达到国家药监局批准上市时提出的有关要求;未按照要求完成 IV 期临床试验以及未按照规定进行药品不良反应监测等 9 种情形之一的药品不予再注册。

◢ **江苏省药品上市许可持有人信息平台上线运行** 江苏省于 2017 年 4 月 25 日正式上线运行了江苏省药品上市许可持有人(英文简称:MAH)试点工作信息平台,参与试点的申请人可以通过微信搜索公众号"江苏省 MAH 试点工作信息平台"申请注册。信息平台结合现代网络化数据库管理和微信群及时聊天的特点,由 MAH 资源、政策消息、互动三大功能组成,为注册会员提供 MAH 相关产业资源、注册政策法规信息和试点讨论搭建一个信息共享平台,下设七个专业微信功能群:MAH 持有人和 CMO 资源交流群、MAH 委托生产管理群、MAH 委托销售管理群、MAH 异地监管职责群、MAH 保险和药害救济群、MAH 制度下的 ADR 监测群、临床试验交流群,以促进持有人、受托生产企业、经营企业和监管部门之间的工作交流。江苏省 MAH 试点工作信息平台推进了食品药品监管部门、MAH、受托企业之间信息共享,促进 MAH 制度下医药产业资源的合理配置。

↗ **青海省召开疫苗管理厅际联席会议** 2019 年 12 月 6 日,青海省疫苗管理厅际联席会议第一次会议在西宁召开。会议由青海省委宣传部、省卫健委和省市场监管局牵头,共计 12 个成员单位相关负责人及联络员参加了会议。会议审议通过了《青海省疫苗安全事件应急预案》《青海省疫苗管理厅际联席会议工作职责及工作制度》和《青海省疫苗管理厅际联席会议办公室工作制度》。此外,会议就加强疫苗监管能力建设、稳步推进疫苗药品检查员队伍建设、加强疫苗电子追溯体系建设、疫苗安全事件应急处置等工作进行部署。进一步明确了疫苗安全监管工作目标任务、职责分工,建立健全议事规则和工作制度,形成权责清晰、运行高效的疫苗管理体系,搭建起"安全第一、风险管理、全程管控、科学监管、社会共治"的青海省疫苗安全管理新格局。

↗ **新疆维吾尔自治区药监局对全区第二类精神药品经营企业进行全覆盖检查** 新疆维吾尔自治区药监局于 2019 年 10 月至 12 月对全区第二类精神药品经营企业开展全覆盖检查。该局成立了 4 个专项检查组,对全区 13 个地(州、市)的第二类精神药品经营企业进行检查。重点检查了第二类精神药品购销渠道、购买方资质审核以及安全管理等情况,并根据销售记录抽取一定比例跟踪核实药品销售流向,切实保证第二类精神药品经营环节的渠道清晰、资质合规、风险可控。

↗ **河北药监局颁布《河北省中药材标准》** 河北省药监局颁布的《河北省中药材标准》自 2019 年 6 月 1 日起实施。《标准》注重质控指标的专属性,检验方法的科学性、合理性,由前言、品名目次、正文、索引构成。正文部分收载了牛蒡根、金莲花、雪梨等国家药品标准未收载而河北省内常用到的 123 个中药材品种,标准正文采用《中国药典》2015 版编写格式并借鉴其检测方法,建立了显微、薄层色谱等专属性强的鉴别方法。每个品种详细介绍了标准制定过程和实验数据,并附显微照片,薄层色谱图,液相、气相色谱图等。《河北省中药材标准》填补了河北省常用中药材与饮片监管的空白,是河北省药品研究、生产、经营、使用、检验和监督管理的重要依据。

↗ **《广东药物临床试验蓝皮书》发布** 2019 年 1 月 28 日《广东药物临床试验蓝皮书》(以下简称《蓝皮书》)正式发布。药物临床试验是药品全生命周期管理中的重要一环,是促进生物医药产业发展的有力支撑。本次由临床试验专业委员会编撰的《蓝皮书》,从区域分布、药物临床试验情况、I期临床中心建设等方面总结了广东省药物临床试验的发展状况,并对广东省药物临床试验技术与人才状况作出了较为中肯的分析和评价,对于推动做好广东药物临床试验工作具有里程碑意义。

↗ **长三角区域首次开展药品联合培训** 2019 年 11 月 5 日,来自江浙沪三省市的检查员和部分放射性药品生产企业人员共同参加了上海药品审评核查中心举办的放射性药品生产及使用专题培训班。培训主要从放射性药物的开发和临床应用、放射性药品生产企业及医疗机构放射性药品使用监管、美国 FDA 创新放射性药品批准的法规要求以及质量关注点等方面介绍了国内外放射性药品开发、生产监管和临床应用情况。通过互相交流学习,检查员熟悉了放射性药品生产企业的检查重点,提高了放射性药品 GMP 检查的能力。

↗ **江浙沪皖四地签署药品检查能力建设合作 3 + 1 研讨会谅解备忘录** 2019 年 5 月,上海、浙江、江苏、安徽三省一市的审评认证中心在南京召开了江浙沪皖药品检查能力建设合作 3 + 1 研讨会,并签署药品检查能力建设合作 3 + 1 研讨会谅解备忘录。会议通过了《CAR-T 细胞技术产品生产现场一般意见》,重点围绕 CAR-T 细胞技术产品检查工作及机构合作交流进行研讨,按照"三统一、三共享"原则开展 CAR-T 细胞技术产品检查工作,即统一规范资料技术审查要点、统一现场检查技术标准、统一现场检查工作程序,共享现场检查方案、共享检查结果、共享检查资源,加快形成步调一致、统筹有力、共享共赢的区域合作机制,共同促进区域医药产业健康发展。

↗ **京津冀三地签署药品、医疗器械和化妆品安全监管区域联动合作框架协议** 2019 年 12 月 5 日,北京、天津和河北三地药监局联合召开京津冀药品、医疗器械和化妆品协同监管发展研讨会。会上三方共同签署了《京津冀药品医疗器械化妆品区域联动合作框架协议》《京津冀药品安全协同监管区域合作协议》和《京津冀医疗器械科学协同监管区域合作协议》。三地药监部门统一在医药新产业、新业态、新技术、新模式下的许可审评、注册、许可以及监管标准,共同研究信用等级评价体系,共同出台互查互评监督检查细则等制度,共建许可审查员、检查员队伍,强化事中事后监管和跨区域联合执法检查,在实施药品上市许可持有人制度和医疗器械注册人制度方面紧密合作。在加强检查员队伍建设方面,借助京津冀三地区域企业优势,建立医疗器械监管人员实训基地,医疗器械技术审评培训实践基地,创新培训方式,通过实地培训、观摩学习、动手实操和研讨交流等,提升检查员审评员业务能力,强化事中事后监管;在信息共享方面,完善信息共享和风险交流机制,三地定期通报药品、医疗器械和化妆

中国药学年鉴

CHINESE PHARMACEUTICAL YEARBOOK

2020-2021

品检验监测、不良反应或不良事件等风险管理信息,实现区域性监管信息和数据共享;在案件查办联动机制方面,建立京津冀快速反应、协同应对的药品、医疗器械和化妆品突发事件应急处置协作机制,通过成立三地协查小组,在案件线索、调查取证、检验监测等方面互相配合支持,严厉惩处跨区域违法犯罪行为。

↗ **北京市药检所《药检人教您识中药》获2019年度北京市优秀科普产品一等奖** 北京市药品检验所编著的科普书籍《药检人教您识中药》在北京市科普基地联盟举办的首届"2019年北京市优秀科普产品评选活动"中荣获一等奖。《药检人教您识中药》一书是市药检所为普及中药知识,保障用药安全,组织检验一线专家,结合工作实践,利用业余时间编写的科普作品。全书共计17余万字,260余幅图片,收载128种中药品种,涵盖了国家有关部门公布的药食同源品种以及公众关注度高的贵细中药,如冬虫夏草、铁皮石斛、人参、西洋参等。"真伪图片"所涉及的中药标本均为市药检所馆藏,经过了严格的筛选和鉴定,特征显著,易学易辨。书中每个药味内容以专业知识为基础,通过深入浅出、通俗易懂、图文并茂的方式,为普通民众讲解中药历史渊源、识药辨药和用药存药的要点。

↗ **广东省出台疫苗安全事件应急预案** 2019年12月30日,广东省出台了《广东省疫苗安全事件应急预案(试行)》(以下简称《预案》)。《预案》试行期为2年,结合广东疫苗管理省情进行编制,明确遵循统一领导、分级负责、预防为主、快速反应、协同应对、依法规范、科学处置的原则,内容主要包括总则、组织体系、监测、预警、报告和评估、分级响应、风险沟通、后期处置、保障措施和预案实施等8个部分。根据疫苗质量安全事件的危害程度和应对工作需要等因素,将疫苗安全事件分为特别重大、重大、较大和一般4个级别,依次对应Ⅰ、Ⅱ、Ⅲ、Ⅳ级响应。

(贾夏怡)

特殊药品管理

↗ **将含羟考酮复方制剂的品种列入精神药品管理** 2019年7月11日,国家药监局、公安部、国家卫健委联合发布《关于将含羟考酮复方制剂等品种列入精神药品管理的公告(2019年第63号)》。该公告自2019年9月1日起施行。具体内容为:口服固体制剂每剂量单位含羟考酮碱大于5毫克,且不含其他麻醉药品、精神药品或药品类易制毒化学品的复方制剂列入第一类精神药品管理;口服固体制剂每剂量单位含羟考酮碱不超过5毫克,且不含其他麻醉药品、精神

药品或药品类易制毒化学品的复方制剂列入第二类精神药品管理;丁丙诺啡与纳洛酮的复方口服固体制剂列入第二类精神药品管理。

↗ **特殊药品生产流通信息报告系统正式运行** 2019年1月8日,国家药监局发布《关于特殊药品生产流通信息报告系统正式运行的通知》(药监综药管〔2019〕1号)。具体内容如下:①特殊药品生产、经营企业应在发生生产、经营活动后7日内按照每品种、每规格、每批次的方式将原料药和制剂的购进、生产、销售等详细情况在特药信息报告系统内填报或导入数据。如企业注册信息有变更,及时在系统内修改后报省级药品监督管理部门审核。②各省级药品监督管理部门要定期审核系统内企业上报信息,发现企业上报信息不完整、不准确的,督促企业及时更正。③各省级药品监督管理部门要主动利用特药信息报告系统内的查询、统计功能,定期查看特殊药品信息数据。对存在可疑情况的及时开展调查核查,对发现的违规销售、伪造资质、骗购特殊药品等违法违规行为,予以依法严厉查处。

↗ **《2019年兴奋剂目录》发布** 2018年12月26日,国家体育总局、中华人民共和国商务部、中华人民共和国国家卫生健康委员会、中华人民共和国海关总署、国家药品监督管理局联合发布《2019年兴奋剂目录》(以下简称目录)。目录根据《反对在体育运动中使用兴奋剂国际公约》和《反兴奋剂条例》相关规定制定。目录包括两部分。第一部分是兴奋剂品种,目录将兴奋剂品种分为7大类,共计344个品种(表1)。第二部分是对运动员进行兴奋剂检查的有关规定。包括运动员禁用方法、运动员兴奋剂检查项目、运动员兴奋剂检查样本中某些禁用物质的浓度上限、运动员治疗用药、特殊说明、特殊项目禁用的物质、特定物质、未获批准的物质和其他禁用物质。其中蛋白同化制剂和肽类激素的进出口管理按照《蛋白同化制剂和肽类激素的进出口管理办法》(国家食品药品监督管理总局 海关总署 国家体育总局令第9号)的有关规定执行。目录自2019年1月1日起施行。

表1 2019年兴奋剂品种情况

序号	类别	数量/个
1	蛋白同化制剂品种	85
2	肽类激素品种	65
3	麻醉药品品种	14
4	刺激剂(含精神药品)品种	74
5	药品类易制毒化学品品种	3
6	医疗用毒性药品品种	1
7	其他品种(阻滞剂、利尿剂)	102

(贾夏怡)

生物制品管理

↗ **脱细胞角膜植片产品获批上市** 2019年9月，国家药监局审查批准了青岛中皓生物工程有限公司生产的创新产品"脱细胞角膜植片"的注册申请。该产品由猪眼角膜经脱细胞与病毒灭活等工艺制备而成，由猪角膜的前弹力层和部分基质层组成，主要成分为胶原蛋白。用于未累及全层的真菌性角膜溃疡，且经系统用药治疗两周以上无效或临床医生认为有手术指征的患者。与已上市同类产品相比，该产品所采用的脱细胞处理方式更加温和，使所得角膜基质的板层结构保留相对完整且抗原成分得以较大程度地脱除。该产品的获批上市，为未累及全层的真菌性角膜溃疡治疗提供了新的选择。

↗ **长三角沪浙区域协作开展生物制品交流培训会** 2019年11月14～17日，长三角沪浙区域生物制品交流培训会在上海举办，上海药品审评核查中心与浙江省药品认证检查中心约30名检查员参会。本次交流培训会创新了培训模式，以跨省际中心合作、专题化课程、生产基地理论实操互动的形式，聚焦生物制药新设备、新技术、新领域。培训会以"生物制品"为主题，邀请了国内大型生物制药装备和生产企业的专家，详细地讲解了"生物制药的核心设备—生物反应器""生物制品配液系统原理与质量控制""低压层析柱结构设计特点及生物制药中的应用""DCS控制系统在生物制药的应用及生物制药信息化方向的探讨""生物制品的冻干技术""单抗产品的质量属性和质量控制""CAR-T细胞治疗产品生产工艺及过程中控制""GE细胞治疗整体解决方案"等专题知识。培训期间，组织检查员实地观摩了生物制药装备厂家的分离纯化车间、配液车间、细胞治疗车间、冻干机车间、隔离器车间、细胞与基因治疗实验室等，并就生物制品的关键设备结构原理、风险控制点和关注点、现场检查中发现的设备相关问题进行了广泛深入学习交流。

↗ **国家药监局增设重庆口岸药品监督管理局生物制品进口备案职能** 2019年1月16日，国家药监局发布《关于同意重庆口岸药品监督管理局增设生物制品进口备案职能的批复》（国药监药注函〔2019〕9号）。具体内容如下：①同意重庆口岸药品监督管理局增设生物制品进口备案职能。自批复印发之日起，重庆口岸药品监督管理局可办理生物制品进口备案手续。②重庆市食品药品检验检测研究院负责进口生物制品的口岸检验工作。对目前重庆市食品药品检验检测研究院尚不具备检验能力的品种、项目以及按批签发管理的生物制品，可由重庆市食品药品检验检测研究院根据重庆市口岸药品监督管理局发出的《进口药品口岸检验通知书》

抽取样品后，送中国食品药品检定研究院进行检验。重庆市口岸药品监督管理局凭中国食品药品检定研究院出具的检验报告办理进口备案手续。③重庆市药监局和重庆市食品药品检验检测研究院应持续加强自身建设，不断提高管理能力和技术水平，保障药品进口管理工作的顺利开展。

（贾夏怡）

进出口药品管理

↗ **国家药监局启用《药品进出口准许证》网络管理系统** 2019年12月23日，国家药监局发布《关于启用药品进出口准许证管理系统的通知》（药监综药管函〔2019〕631号）。国家药监局与海关总署国家口岸管理办公室共同在国际贸易"单一窗口"公共平台上建设了药品进出口准许证管理系统。该系统自2019年12月25日起正式启用，用于在网上全程办理蛋白同化制剂和肽类激素进出口的申请、受理、审批和联网核查等业务。申请单位通过该系统提交蛋白同化制剂和肽类激素进出口申请电子资料，同时按照《反兴奋剂条例》提交进口国政府主管部门的相关证明文件等资料进行核验。申请单位在"单一窗口"网站上还可办理进口药品备案等进出口业务。各省级药品监管部门应当结合蛋白同化制剂和肽类激素进出口审批工作实际，确定审批层级和相应工作人员，并与软件开发单位沟通，在系统中予以设定，确保系统按时启用。需要申请或增加密钥的，应尽快按照《关于做好新版药品进出口准许证管理系统应用准备工作的通知》（药监药管函〔2019〕537号）的要求办理。药品进出口准许证管理系统已具备与海关部门共享蛋白同化制剂和肽类激素准许证信息的功能，无须再另行向海关系统上传信息。

↗ **对《进口药品通关单》《药品进口准许证》《药品出口准许证》扩大实施联网核查** 2019年3月25日，海关总署、国家药品监督管理局发布关于《进口药品通关单》等3种监管证件扩大实施联网核查的公告（2019年第56号）。公告具体内容如下。①自本公告发布之日起，在全国范围内推广实施《进口药品通关单》《药品进口准许证》《药品出口准许证》电子数据与进出口货物报关单电子数据的联网核查。②药品监督管理部门根据相关法律法规的规定签发上述证件，将证件电子数据传输至海关，海关在通关环节进行比对核查，并按规定办理进出口手续。联网核查实施前已签发的证件，企业可凭纸质证件在有效期内向海关办理进出口手续。③报关企业按照海关通关作业无纸化改革的规定，可采用无纸方式向海关申报。因海关和药品监督管理部门审核需要，或计算机管理系统、网络通信故障等原因，可以转为有纸报关作业或补充提交纸质证件。④企业可登录中国国际贸易"单一窗口"查询证件电子数据传输状态。⑤中国电子口岸数据中心为联网核查的技术支持部门。 （贾夏怡）

药品标准化工作

↗ **国家药监局发布关于疫苗追溯管理的 5 项信息化标准**

2019 年国家药监局共发布实施了 5 项疫苗信息化追溯体系建设标准。5 项标准分别为《疫苗追溯基本数据集》《疫苗追溯数据交换基本技术要求》《药品追溯系统基本技术要求》《药品信息化追溯体系建设导则》和《药品追溯码编码要求》。5 项标准既相互协调，又各有侧重，有效解决了疫苗追溯过程中不同环节不同系统的数据共享难题。《药品信息化追溯体系建设导则》规定了药品信息化追溯体系的基本构成及功能要求，以及药品上市许可持有人或生产企业、经营企业、使用单位、监管部门等药品信息化追溯体系参与方的具

体任务。《药品追溯码编码要求》规定了药品追溯码的具体要求，包括编码原则、编码对象和构成要求，药品上市许可持有人或生产企业应根据编码对象选择符合本标准要求的具体编码规则进行编码，完成"一物一码"的药品序列化工作等。《药品追溯系统基本技术要求》对企业自建或第三方建设的药品追溯系统提出了系统功能、数据存储和安全运维等具体要求，指导药品上市持有人或生产企业根据标准自建或者选择符合要求的第三方药品追溯系统。《疫苗追溯基本数据集》对疫苗上市许可持有人或生产企业、配送单位、疾病预防控制机构和接种单位提出了追溯信息采集和存储的具体要求，明确了上述追溯参与方在追溯过程中，应采集和存储的数据内容。《疫苗追溯数据交换基本技术要求》对疫苗上市许可持有人或生产企业、配送单位、疾病预防控制机构和接种单位提出了追溯数据交换的具体要求，明确了交换技术、交换内容和交换格式，提出了交换安全要求。

↗ **2019 年药品说明书修订情况** 2019 年国家药监局发布 29 期公告对 41 个药品的说明书进行了修订，具体内容见表 2。

表 2 2019 年药品说明书修订情况

序号	药品名称/剂型	药品说明书修订事项
1	肿节风注射液	增加警示语
2	小金制剂（丸剂、胶囊剂、片剂）	对【不良反应】【禁忌】和【注意事项】项进行修订
3	静注人免疫球蛋白（pH4）和冻干静注人免疫球蛋白（pH4）	增加警示语，并对【不良反应】【注意事项】【老年用药】等项进行修订
4	养血清脑颗粒（丸）	按照国家药监局发布的该非处方药说明书范本，提出修订说明书的补充申请。内容涉及【药品名称】【成分】【性状】【功能主治】【规格】【用法用量】【不良反应】【禁忌】【注意事项】【药物相互作用】【贮藏】【包装】【有效期】【执行标准】【批准文号】【说明书修订日期】和【生产企业】
5	普济丸	按照国家药监局发布的该非处方药说明书范本，提出修订说明书的补充申请。内容涉及【药品名称】【成分】【性状】【功能主治】【规格】【用法用量】【不良反应】【禁忌】【注意事项】【药物相互作用】【贮藏】【包装】【有效期】【执行标准】【批准文号】【说明书修订日期】和【生产企业】
6	胃痛宁片	转换为处方药；应注明"请仔细阅读说明书并在医师指导下使用"，对警示语、【不良反应】【禁忌】【注意事项】及【药物相互作用】等项进行修订
7	化痔栓	转换为处方药；应注明"请仔细阅读说明书并在医师指导下使用"，对警示语、【不良反应】【禁忌】及【注意事项】等项进行修订
8	消栓通络制剂	转换为处方药；应注明"请仔细阅读说明书并在医师指导下使用"，对【不良反应】【禁忌】及【注意事项】等项进行修订
9	含头孢哌酮药品（包括注射用头孢哌酮钠、注射用头孢哌酮钠舒巴坦钠、注射用头孢哌酮钠舒巴坦钠（1:1）、注射用头孢哌酮钠舒巴坦钠（2:1）、注射用头孢哌酮钠他唑巴坦钠、注射用头孢哌酮钠他唑巴坦钠（4:1）、注射用头孢哌酮钠他唑巴坦钠（8:1））	对【不良反应】【禁忌】【药物相互作用】等项进行修订
10	阿莫西林（钠）克拉维酸钾制剂（包括注射剂、片剂、混悬剂、颗粒剂和胶囊剂）	对【不良反应】【禁忌】及【注意事项】等项进行修订
11	伤科接骨片	增加警示语，并对其和稳心制剂（颗粒剂、胶囊剂、片剂）药品说明书【不良反应】【禁忌】及【注意事项】等项进行修订
12	稳心制剂	增加警示语，并对其和稳心制剂（颗粒剂、胶囊剂、片剂）药品说明书【不良反应】【禁忌】及【注意事项】等项进行修订
13	牛黄解毒制剂	增加警示语，并对其和稳心制剂（颗粒剂、胶囊剂、片剂）药品说明书【不良反应】【禁忌】及【注意事项】等项进行修订
14	骨刺胶囊和骨刺片	对【警示语】【不良反应】【禁忌】和【注意事项】等项进行修订
15	蟾酥注射液	对【警示语】【不良反应】【禁忌】及【注意事项】等项进行修订

（续表）

序号	药品名称/剂型	药品说明书修订事项
16	通关藤注射液（消癌平注射液）	增加警示语，并对【不良反应】【禁忌】及【注意事项】项进行修订
17	甲磺酸溴隐亭片	对【适应证】和【禁忌】等项进行修订
18	含牛源性乳糖的注射用甲泼尼龙琥珀酸钠	对【禁忌】和【注意事项】项进行修订
19	西达本胺片	对【不良反应】和【注意事项】等项进行修订
20	氯氮平片	对【不良反应】和【注意事项】等项进行修订
21	化痰平喘片	对【不良反应】【禁忌】及【注意事项】等项进行修订
22	心脉隆注射液	增加警示语，对【不良反应】【禁忌】及【注意事项】项进行修订
23	骨筋丸口服制剂（丸剂、胶囊剂、片剂）	对【不良反应】【禁忌】及【注意事项】项进行修订
24	薄荷通吸入剂	按照国家药监局发布的该非处方药说明书范本，提出修订说明书的补充申请。内容涉及【不良反应】【禁忌】和【注意事项】
25	清凉鼻舒吸入剂	按照国家药监局发布的该非处方药说明书范本，提出修订说明书的补充申请。内容涉及【不良反应】【禁忌】和【注意事项】
26	白避瘟散	按照国家药监局发布的该非处方药说明书范本，提出修订说明书的补充申请。内容涉及【不良反应】【禁忌】和【注意事项】
27	薄荷锭	按照国家药监局发布的该非处方药说明书范本，提出修订说明书的补充申请。内容涉及【不良反应】【禁忌】和【注意事项】
28	麝香醒神搽剂	按照国家药监局发布的该非处方药说明书范本，提出修订说明书的补充申请。内容涉及【不良反应】【禁忌】和【注意事项】
29	通达滴鼻剂	按照国家药监局发布的该非处方药说明书范本，提出修订说明书的补充申请。内容涉及【不良反应】【禁忌】和【注意事项】
30	复方熊胆通鼻喷雾剂	按照国家药监局发布的该非处方药说明书范本，提出修订说明书的补充申请。内容涉及【不良反应】【禁忌】和【注意事项】
31	丹参川芎嗪注射液	对【不良反应】和【注意事项】等项进行修订
32	活血止痛胶囊等口服制剂（片剂、散剂、软胶囊剂、胶囊剂）	对【警示语】【不良反应】【禁忌】及【注意事项】等项进行修订
33	脑苷肌肽注射液	对【禁忌】和【注意事项】等项进行修订
34	复方骨肽注射剂（注射用复方骨肽和复方骨肽注射液）	对【不良反应】和【注意事项】等项进行修订
35	热毒宁注射液	对【不良反应】【禁忌】及【注意事项】等项进行修订
36	风湿马钱片	对【不良反应】【禁忌】及【注意事项】等项内容进行修订
37	腰痹通胶囊	对【不良反应】【禁忌】及【注意事项】等项进行修订
38	妇科千金片等口服制剂（包括片剂、胶囊剂、丸剂）	对【不良反应】【禁忌】及【注意事项】等项进行修订
39	云南红药胶囊等口服制剂（包括胶囊剂、散剂）	对警示语、【不良反应】【禁忌】及【注意事项】等项进行修订
40	丹香冠心注射液	增加警示语，并对【不良反应】【禁忌】及【注意事项】等项进行修订
41	复方斑蝥胶囊	对【不良反应】【禁忌】及【注意事项】等项进行修订

（贾夏怡）

药品检验工作

◤ **2019 年全国药监部门查处制售假劣药品概况**　2019 年全国各级药监部门认真贯彻落实习近平总书记有关药品安全"四个最严"要求，组织开展对药品生产企业和药品经营企业的监督检查，严厉打击制售假劣药品违法行为。2019 年全年共检查药品生产企业 22 342 家次，药品批发企业 35 746 家次，药品零售企业 937 648 家次，责令停产停业 1 394 户。

共查处违反药品法律法规案件 77 093 件，罚没款共计 50 072.9 万元，其中生产假药案 95 件，按假药论处案 129 件，销售假药案 1 099 件，按假药论处案 1 210 件；生产劣药案 442 件，按劣药论处案 593 件，销售劣药案 4 372 件，按劣药论处案 6 101 件。吊销药品生产许可证 3 件，吊销药品经营许可证 118 件。

◤ **2019 年国家药监局颁布的药品补充检验方法汇总**　2019 年国家药监局共发布 24 项药品补充检验方法的公告，详见表 3。

表 3　2019 年国家药监局颁布的药品补充检验方法汇总

序号	药品名称	检验物质	检验方法
1	心可宁胶囊	酸性红 73	高效液相色谱法（《中国药典》2015 年版通则 0512）
2	妇科止带片	金胺 O	高效液相色谱法（《中国药典》2015 年版通则 0512）
3	心宁片	赤芍、三七茎叶植物组织	显微镜检查。本品为部分浸膏片，除三七、川芎原药材组织外，不得检出赤芍、三七茎叶植物组织

（续表）

序号	药品名称	检验物质	检验方法
4	银柴颗粒	灰毡毛忍冬皂苷乙	高效液相色谱法（《中国药典》2015 年版通则 0512）
5	心可舒胶囊	人参皂苷 Rb3	高效液相色谱法（《中国药典》2015 年版通则 0512）和质谱法（《中国药典》2015 年版通则 0431）
6	女金丸	牛源性成分	高效液相色谱（《中国药典》2015 年版通则 0512）和质谱法（《中国药典》2015 年版通则 0431）
7	女金丸	苋菜红、日落黄和亮蓝	先按照薄层色谱法（《中国药典》2015 年版通则 0502）试验，若检出相同颜色的斑点，或相同位置有干扰不能判断时，则采用高效液相色谱法（《中国药典》2015 年版通则 0512）验证。必要时，可采用高效液相色谱-质谱联用方法验证
8	女金丸	松香酸	高效液相色谱法（《中国药典》2015 年版通则 0512）
9	洁白胶囊（丸）	松香酸	先按照薄层色谱法（《中国药典》2015 年版通则 0502）试验，若检出相同颜色的斑点，或相同位置有干扰不能判断时，则采用高效液相色谱法（《中国药典》2015 年版通则 0512）验证。必要时，可采用高效液相色谱-质谱联用方法验证
10	归脾丸（浓缩丸）	酸枣仁植物组织	显微镜检查。本品为部分浸膏浓缩丸，除党参、当归、甘草、木香植物组织特征外，不得检出酸枣仁植物组织
11	胆香鼻炎片	苍耳子、金银花及甘草植物组织	显微镜检查。本品为部分浸膏片，除鹅不食草植物组织特征外，不得检出苍耳子、金银花及甘草植物组织
12	阿胶颗粒	牛皮源成分	高效液相色谱法（《中国药典》2015 年版通则 0512）和质谱法（《中国药典》2015 年版通则 0431）
13	阿胶黄芪口服液	牛皮源成分	高效液相色谱法（《中国药典》2015 年版通则 0512）和质谱法（《中国药典》2015 年版通则 0431）
14	妇科止带片	牛皮源成分	高效液相色谱法（《中国药典》2015 年版通则 0512）和质谱法（《中国药典》2015 年版通则 0431）
15	鹿角胶	猪皮源成分	高效液相色谱法（《中国药典》2015 年版四部通则 0512）和质谱法（《中国药典》2015 年版四部通则 0431）
16	龟甲胶	猪皮源成分	高效液相色谱法（《中国药典》2015 年版四部通则 0512）和质谱法（《中国药典》2015 年版四部通则 0431）
17	阿胶	猪皮源成分	高效液相色谱法（《中国药典》2015 年版四部通则 0512）和质谱法（《中国药典》2015 年版四部通则 0431）
18	沉香化滞丸	松香酸	先按照高效液相色谱法（《中国药典》2015 年版通则 0512）测定；必要时，可采用高效液相色谱-质谱联用方法验证
19	半夏药材及饮片生半夏、法半夏、姜半夏、清半夏	水麦冬酸	先按照高效液相色谱法（《中国药典》2015 年版通则 0512）测定；必要时可采用高效液相色谱-质谱联用方法确证
20	绿袍散	金胺 O 检查项	先按照高效液相色谱法（《中国药典》2015 年版通则 0512）测定；必要时可采用高效液相色谱-质谱联用方法确证
21	妇舒丸	牛皮源成分	高效液相色谱法（《中国药典》2015 年版通则 0512）和谱法（《中国药典》2015 年版通则 0431）
22	三七粉	三七茎叶	显微镜检查。视野不得检出以下植物组织：叶肉组织，叶肉组织由类圆形薄壁细胞组成，含叶绿体。如仅有 1 个检查点视野中检出上述植物组织，应依法制片复试，复试不得检出；人参皂苷 Rb3 按照高效液相色谱法（《中国药典》2015 年版通则 0512）测定
23	阿胶补血膏	牛皮源成分	高效液相色谱法（《中国药典》2015 年版通则 0512）和谱法（《中国药典》2015 年版通则 0431）
24	阿胶补血口服液	阿胶补血口服液	高效液相色谱法（《中国药典》2015 年版通则 0512）和谱法（《中国药典》2015 年版通则 0431）

（贾夏怡）

新药审批

↗ **银屑病治疗药物本维莫德乳膏获批上市** 2019 年 5 月，国家药监局通过优先审评审批程序批准 1 类创新药本维莫德乳膏上市。该药用于局部治疗成人轻至中度稳定性寻常型银屑病。维莫德是一种酪氨酸蛋白激酶抑制剂，可通过抑制 T 细胞酪氨酸蛋白激酶，干扰/阻断细胞因子和炎症介质的释放、T 细胞迁移以及皮肤细胞的活化等发挥治疗作用。维莫德乳膏的上市可为成人轻度至中度稳定性寻常型银屑病患者提供一种新的药物治疗手段。

↗ **糖尿病治疗药物聚乙二醇洛塞那肽注射液获批上市** 2019 年 5 月，国家药监局通过优先审评审批程序批准 1 类创新药聚乙二醇洛塞那肽注射液（商品名：孚来美）上市，用于成人改善 2 型糖尿病患者的血糖控制。聚乙二醇洛塞那肽是长效 GLP-1 受体激动剂，可促进葡萄糖依赖的胰岛素分泌，配合饮食控制和运动，单药或与二甲双胍联合，用于改善成人 2 型糖尿病患者的血糖控制。聚乙二醇洛塞那肽注射液的上市可为 2 型糖尿病患者提供新的治疗手段。

↗ **我国首个贝伐珠单抗生物类似药获批上市** 2019 年 12 月，国家药监局批准齐鲁制药有限公司研制的贝伐珠单抗注射液（商品名：安可达）上市注册申请。该药是国内获批的首个贝伐珠单抗生物类似药，主要用于晚期、转移性或复发性非小细胞肺癌、转移性结直肠癌患者的治疗。贝伐珠单抗是利用重组 DNA 技术制备的一种人源化单克隆抗体 IgG1，通过与人血管内皮生长因子（VEGF）结合，抑制 VEGF 与其受体结合,阻断血管生成的信号传导途径,抑制肿瘤细胞生长。作为抗肿瘤血管生成的重要药物之一,贝伐珠单抗被应用于多种恶性肿瘤的治疗。此次获批的贝伐珠单抗注射液是国内首家以原研贝伐珠单抗为参照药、按照生物类似药途径研发和申报生产的产品,获得国家重大新药创制专项支持,国家药监局按照优先审评审批程序批准该品种上市。本品的获批上市提高了该类药品的可及性,为国内患者治疗提供了新的选择。

↗ **我国首个阿达木单抗生物类似药获批上市** 2019 年 11 月,国家药监局批准百奥泰生物制药股份有限公司研制的阿达木单抗注射液(商品名:格乐立)上市注册申请。该药是国内获批的首个阿达木单抗生物类似药,适应证为强直性脊柱炎、类风湿关节炎和银屑病等自身免疫性疾病。阿达木单抗注射液是全球首个获批上市的全人源抗肿瘤坏死因子 α (TNF-α)单克隆抗体,可特异性地与可溶性人 TNF-α 结合并阻断其与细胞表面 TNF 受体 p55 和 p75 的相互作用,从而有效地阻断 TNF-α 的致炎作用。除此之外,阿达木单抗还可能通过结合跨膜 TNF-α,产生抗体依赖的细胞介导的细胞毒性作用(ADCC)、补体依赖的细胞毒作用(CDC)、诱导细胞凋亡等效应,清除一部分致病的靶细胞。此次获批的阿达木单抗注射液是国内首家以原研阿达木单抗为参照药、按照生物类似药途径研发和申报生产的产品,并获得国家科技重大新药创制重大专项支持。

↗ **慢性髓性白血病治疗药物甲磺酸氟马替尼获批上市** 2019 年 11 月,国家药监局通过优先审评审批程序批准了甲磺酸氟马替尼(商品名:豪森昕福)上市注册申请。该药是拥有我国自主知识产权的创新药,用于治疗费城染色体阳性的慢性髓性白血病(Ph + CML)慢性期成人患者。甲磺酸氟马替尼为小分子蛋白酪氨酸激酶(PTK)抑制剂。通过抑制 Bcr-Abl 酪氨酸激酶活性,抑制费城染色体阳性的 CML 和部分急性淋巴细胞白血病患者的瘤细胞增殖,诱导肿瘤细胞凋亡。甲磺酸氟马替尼的上市为我国慢性髓性白血病(Ph + CML)慢性期成人患者提供了新的用药选择。

↗ **国家药监局有条件批准轻度至中度阿尔茨海默病药物甘露特钠胶囊上市** 2019 年 11 月,国家药监局有条件批准了甘露特钠胶囊(商品名"九期一")上市注册申请,用于轻度至中度阿尔茨海默病,改善患者认知功能。该药的上市将为患者提供了新的用药选择。该药是以海洋褐藻提取物为原料,制备获得的低分子酸性寡糖化合物,是我国自主研发并拥有自主知识产权的创新药,获得国家重大新药创制科技重大专项支持。

↗ **系统性红斑狼疮治疗药物贝利尤单抗获批上市** 2019 年 7 月,国家药监局通过优先审评审批程序批准了英国葛兰素公司的贝利尤单抗进口注册申请。该药用于正在接受标准治疗的活动性、自身抗体阳性的系统性红斑狼疮(SLE)成人患者,是第一个用于治疗 SLE 的单抗药物。根据药物研究数据显示,贝利尤单抗对 SLE 能够实现持续的疾病控制、有助于稳定长期症状、改善患者的长期预后。现有 SLE 治疗选择不多,临床需求未得到满足,贝利尤单抗联合标准治疗法用于治疗自身抗体阳性的成人活动性 SLE 患者具有良好的获益风险比。该产品的获批可为 SLE 患者治疗提供新的选择。

(贾夏怡)

↗ **2019 年批准的新药(化学药品)**

药品名称	剂型	规 格	批准文号	申请单位
碳酸氢钠林格注射液	注射剂	500ml	H20190021	江苏恒瑞医药股份有限公司
复方电解质注射液(Ⅴ)	注射剂	500ml	H20190022	内蒙古白医制药股份有限公司
溶菌酶滴眼液	眼用制剂	8ml:40mg(0.5%)	H20190023	沈阳兴齐眼药股份有限公司
聚乙二醇洛塞那肽注射液	注射剂	0.5ml:0.1mg(以 $C_{187}H_{288}N_{50}O_{59}S$ 计)	H20190024	江苏豪森药业集团有限公司
聚乙二醇洛塞那肽注射液	注射剂	0.5ml:0.2mg(以 $C_{187}H_{288}N_{50}O_{59}S$ 计)	H20190025	江苏豪森药业集团有限公司
本维莫德乳膏	乳膏剂	10g:0.1g(1%)	H20190026	广东中昊药业有限公司
碳酸氢钠林格注射液	注射剂	500ml	H20190027	四川科伦药业股份有限公司
碳酸氢钠林格注射液	注射剂	1000ml	H20190028	四川科伦药业股份有限公司
可利霉素片	片剂	0.2g(20 万单位)	H20190029	上海同联制药有限公司
注射用福沙匹坦双葡甲胺	注射剂	150mg(以 $C_{23}H_{22}F_7N_4O_6P$ 计)	H20190030	正大天晴药业集团股份有限公司
甘露特钠胶囊	胶囊剂	150mg	H20190031	上海绿谷制药有限公司
甲磺酸氟马替尼片	片剂	0.1g(以甲磺酸氟马替尼计)	H20190032	江苏豪森药业集团有限公司
甲磺酸氟马替尼片	片剂	0.2g(以甲磺酸氟马替尼计)	H20190033	江苏豪森药业集团有限公司
注射用甲苯磺酸瑞马唑仑	注射剂	36mg[按瑞马唑仑($C_{21}H_{19}BrN_4O_2$)计]	H20190034	江苏恒瑞医药股份有限公司
甲苯磺酸尼拉帕利胶囊	胶囊剂	100mg(按 $C_{19}H_{20}N_4O$ 计)	H20190035	再鼎医药(苏州)有限公司

↗ **2019 年批准的新药(中药)**

药品名称	剂型	规 格	批准文号	申请单位
小儿荆杏止咳颗粒	颗粒剂	每袋5g(相当于饮片18.33g)	Z20190021	湖南方盛制药股份有限公司
芍麻止痉颗粒	颗粒剂	每袋5g(相当于饮片18.8g)	Z20190022	天士力医药集团股份有限公司

↗ 2019 年批准的新药（生物制品）

药品名称	剂型	规 格	批准文号	申请单位
利妥昔单抗注射液	注射剂	100mg/10ml/瓶	S20190021	上海复宏汉霖生物制药有限公司
屋尘螨皮肤点刺诊断试剂盒	诊断试剂盒	本品中各瓶装量均为 2ml。屋尘螨点刺液的蛋白浓度为 0.1mg/ml；阳性对照的磷酸组胺浓度为 1.7mg/ml；阴性对照仅含甘油和生理盐水	S20190022	浙江我武生物科技股份有限公司
乙型肝炎人免疫球蛋白	注射剂	100IU（1ml）/瓶	S20190023	山西康宝生物制品股份有限公司
乙型肝炎人免疫球蛋白	注射剂	200IU（2ml）/瓶	S20190024	山西康宝生物制品股份有限公司
乙型肝炎人免疫球蛋白	注射剂	400IU（4ml）/瓶	S20190025	山西康宝生物制品股份有限公司
四价流感病毒裂解疫苗	注射剂	0.5ml/瓶/盒	S20190026	江苏金迪克生物技术有限公司
注射用卡瑞利珠单抗	注射剂	200mg/瓶	S20190027	苏州盛迪亚生物医药有限公司
重组人生长激素注射液	注射剂	10IU/3.33mg/1ml/支	S20190028	安徽安科生物工程（集团）股份有限公司
重组人生长激素注射液	注射剂	4IU/1.33mg/1ml/支	S20190029	安徽安科生物工程（集团）股份有限公司
人免疫球蛋白	注射剂	150mg/瓶（10%，1.5ml）	S20190030	新疆德源生物工程有限公司
人免疫球蛋白	注射剂	300mg/瓶（10%，3ml）	S20190031	新疆德源生物工程有限公司
精蛋白重组人胰岛素注射液	注射剂	3ml∶300IU（笔芯）	S20190032	合肥天麦生物科技发展有限公司
精蛋白重组人胰岛素注射液（预混 30/70）	注射剂	3ml∶300IU（笔芯）	S20190033	合肥天麦生物科技发展有限公司
人凝血酶原复合物	注射剂	每瓶含人凝血因子Ⅸ200IU	S20190034	南岳生物制药有限公司
人凝血酶原复合物	注射剂	每瓶含人凝血因子Ⅸ300IU	S20190035	南岳生物制药有限公司
人凝血酶原复合物	注射剂	300IU/瓶	S20190036	山西康宝生物制品股份有限公司
注射用重组特立帕肽	注射剂	200IU/20μg/瓶	S20190037	信立泰（苏州）药业有限公司
阿达木单抗注射液	注射剂	40mg/0.8ml	S20190038	百奥泰生物制药股份有限公司
乙型肝炎病毒、丙型肝炎病毒、人类免疫缺陷病毒（1＋2 型）核酸检测试剂盒（PCR-荧光法）	体外诊断试剂	96 人份/盒	S20190039	珠海丽珠试剂股份有限公司
贝伐珠单抗注射液	注射剂	100mg∶4ml	S20190040	齐鲁制药有限公司
甘精胰岛素注射液	注射剂	3ml∶300 单位（10.92mg）	S20190041	通化东宝药业股份有限公司
甘精胰岛素注射液	注射剂	10ml∶1000 单位（36.4mg）	S20190042	通化东宝药业股份有限公司
阿达木单抗注射液	注射剂	0.8ml∶40mg	S20190043	海正生物制药有限公司
水痘减毒活疫苗	注射剂	复溶后每瓶 0.5ml。每 1 次人用剂量为 0.5ml，含水痘-带状疱疹活病毒应不低于 3.3 lg PFU	S20190044	科兴（大连）疫苗技术有限公司
替雷利珠单抗注射液	注射剂	10ml∶100mg	S20190045	勃林格殷格翰生物药业（中国）有限公司
13 价肺炎球菌多糖结合疫苗	注射剂	0.5ml/瓶或支，每 1 次人用剂量为 0.5ml，含肺炎球菌 1 型多糖 2.6μg、3 型多糖 2.5μg、4 型多糖 3.0μg、5 型多糖 2.5μg、6A 型多糖 2.5μg、7F 型多糖 2.85μg、9V 型多糖 2.5μg、14 型多糖 2.75μg、18C 型多糖 3.25μg、19A 型多糖 2.6μg、19F 型多糖 2.75μg、23F 型多糖 3.0μg 和 6B 型多糖 6.0μg	S20190046	玉溪沃森生物技术有限公司
双价人乳头瘤病毒疫苗（大肠埃希菌）	注射剂	每瓶 0.5ml（西林瓶），含重组人乳头瘤病毒 16 型 L1 蛋白 40μg，重组人乳头瘤病毒 18 型 L1 蛋白 20μg	S20190047	厦门万泰沧海生物技术有限公司

（孙友松）

2020 年

药品监督管理

↗ **概况** 2020 年，面对突如其来的新冠肺炎疫情，全国药监系统认真落实党中央、国务院决策部署，按照"四个最严"要求，迎难而上，勇于担当，疫情防控工作取得重大成果，药品监管体制机制逐步完善，全生命周期监管不断强化，审评审批制度改革持续深化，法规标准制度体系加快完善，药品监管能力得到全面提升，顺利完成"十三五"规划确定的主要目标任务，取得历史性成就。

药品生产、经营企业情况 截至 2020 年底，全国有效期内药品生产企业许可证 7 690 个（含中药饮片、医用气体等药品生产企业情况）。从所生产产品类别看，生产原料药和制剂的企业有 4 460 家，生产化学药的企业有 3 519 家，生产中成药的企业有 2 160 家，生产中药（含饮片）企业 4 357 家，生产医用气体的企业有 671 家，生产特殊药品的企业有 224 家。截至 2020 年底，全国共有《药品经营许可证》持证企业 57.33 万家。其中，零售药店 24.10 万家，占经营企业数量的 42.03%，零售连锁企业和门店数量 31.92 万家，占比 55.68%，批发企业 1.31 万家，占比 2.29%。

药品生产、经营企业日常监管情况 2020 年各级监管机构共检查药品生产企业 1.99 万家次，发现违法的生产企业 202 家次，发现违规的生产企业 2 293 家次，完成整改 3 262 家次，立案查处 284 家次。2020 年各级监管机构共检查药品经营企业 340.37 万家次。其中,检查批发企业 4.90 万家次,发现存在违反药品经营相关管理规定的企业 5 941 家次,完成整改 6 492 家次。检查零售企业 335.48 万家次,发现存在违反药品经营相关管理规定行为的企业 9.51 万家次,完成整改 10.24 万家次。

药品行政受理情况 ①国家药品监督管理局(以下简称国家局)行政受理情况。2020 年国家局受理进口(含港澳台)药品临床试验申请 587 件,上市申请 300 件,再注册申请 320 件,补充申请 3 685 件;受理国产药品临床试验申请 1 099 件,上市申请 1 076 件,补充申请 1 520 件;受理仿制药质量和疗效一致性评价申请 881 件,临时进口申请 489 件。2020 年国家局受理中药保护品种初次保护申请 7 件,同品种申请 0 件,延长保护期申请 5 件,补充申请 0 件。②省局行政受理情况。2020 年各省(区、市)局受理药品补充审批申请 3 397 件,受理药品补充备案申请 25 638 件;受理再注册申请 90 094 件。受理进口药材首次申请 108 件,非首次申请 337 件,补充申请 6 件。

药品注册审批情况 ①新药临床申请及按新药临床申请程序申报的审批情况。2020 年国家局共批准新药临床 879 件(不包含进口药品),其中中药天然药物 9 件,化学药品 647 件,生物制品 223 件;共批准按新药申请程序申报临床申请 181 件,其中中药天然药物 11 件,化学药品 97 件,生物制品 73 件。②创新药申请的审批情况。2020 年共批准创新药临床品种 1 096 个,批准创新药生产品种 20 个。③进口药品申请的审批情况。2020 年共批准进口药品临床 604 件,上市 128 件。④仿制药申请的审批情况。2020 年共批准仿制药临床 41 件,生产 722 件。⑤药品再注册申请的审批情况。2020 年全国各省(区、市)局共批准国产药品再注册 93 667 件,国家局共批准进口药品再注册 453 件。⑥药品补充申请的审批情况。2020 年国家局共批准药品补充申请 5 124 件,备案 2 807。全国各省(区、市)局共批准药品补充申请 3 052 件,备案 24 136 件。⑦进口药材审批情况。2020 年共批准进口药材首次申请 58 件,非首次申请 604 件,补充申请 8 件。⑧按药品管理的体外诊断试剂的审批情况。2020 年共批准按药品管理的体外诊断试剂生产申请 1 件,再注册申请 2 件,补充申请 12 件。⑨国产、进口药品批准文号情况。截至 2020 年底,全国共有国产药品批准文号 156 355 件,进口药品注册证 4 269 件。

药品抽检情况 2020 年按照国家抽检计划抽检 1.82 万批次,不合格 104 批次,总不合格率为 0.57%。化学药品、中成药、中药饮片、生物制品、药品包装材料和药用辅料的不合格率分别为 0.43%、0.54%、1.97%、0.00% 和 0.00%。2020 年各省(区、市)共检验药品 19.38 万批次,不合格 1079 批次,不合格率 0.56%。

进口药品检验情况 2020 年中检院及 19 个口岸药检所对 6 935 批次、105 亿美元的申请进口药品进行了检验,检验不合格 167 批次,占总批次的 2.41%,不合格药品金额达 3 760.41 万美元。

药品不良反应监测、处理及安全性评价情况 2020 年国家药品不良反应监测中心共收到药品不良反应报告 167.58 万份。其中严重病例 16.74 万件,死亡病例报告 1 489 件。不良反应报告处理数量 10 件。2020 年全国共对 55 种药品进行了安全性评价。包括:化学药品 29 种,中药 24 种,生物制品 2 种。按评价结果采取的管理措施分,发布药品不良反应信息通报 1 次,修改说明书 47 个,撤销 3 个。2020 年国家局对 32 种药品进行了 OTC 转换,其中,化学药处方药转非处方药 6 件;中药处方药转非处方药 26 件。

药品案件查处情况 2020 年共查处药品案件 6.17 万件,同比减少 19.97%。查处药品案件货值金额 7.34 亿元,同比减少 63.11%。从货值划分来看,货值 10 万元以下的案件占药品案件总数的 99.53%。从案件货值金额总额来看,有 8 个省的药品案件货值金额总额都超过了 1 000 万元。货值 50 万元以上案件共有 95 件,同比增加 35.71%。其中,货值 1 000 万元至 1 亿元案件 7 件,分别为湖南(2)、上海(2)、广东(1)、新疆(1)、河南(1)查处;1 亿元以上案件 1 件,为广东查处。2020 年来源于日常监管和专项检查的案件占药品案件总数的 80.88%,来源于监督抽验的案件占总数的 5.58%。药品案件的违法主体以经营企业和医疗机构为主,分别占到药品案件总数的 72.38%、21.88%。查处结果方面,责令停产停业 262 户,同比减少 81.21%;吊销许可证 91 件,同比减少 28.35%;移送司法机关 327 件,同比减少 74.01%;刑事处罚 119 人,同比减少 2.46%。

执业药师注册情况 2020 年度全国执业药师职业资格考试报考人数为 738 901 人,实际参考人数为 610 132 人,参考率 82.57%。2020 年度执业药师职业资格考试药学类、中药学类各科目的合格标准均为 72 分(试卷满分均为 120 分)。截至 2020 年 12 月底,全国执业药师注册人数为 594 154 人,同比去年增加 78 151 人。每万人口执业药师人数为 4.2 人(已达到《"十三五"国家药品安全规划》每万人口执业药师人数超过 4 人的目标要求)。注册于药品零售企业的执业药师 541 264 人,占注册总数的 91.1%。注册于药品批发企业、药品生产企业、医疗机构和其他领域的执业药师分别为 34 329、3 929、14 514、118 人。

全国人大常委会通过《中华人民共和国刑法修正案(十一)》 2020 年 12 月 26 日,十三届全国人大常委会第二十四次会议表决通过了中华人民共和国刑法修正案(十一)。其中,涉及食品药品领域修改的内容有:(1)将刑法第一百四十一条修改为:"生产、销售假药的,处三年以下有期徒刑或者拘役,并处罚金;对人体健康造成严重危害或者有其他严重情节的,处三年以上十年以下有期徒刑,并处罚金;致人死亡或者有其他特别严重情节的,处十年以上有期徒刑、无期徒刑或者死刑,并处罚金或者没收财产"。"药品使用单位的人员明知是假药而提供给他人使用的,依照前款的规定处罚"。(2)将刑法第一百四十二条修改为:"生产、销售劣药,对人体健康造成严重危害的,处三年以上十年以下有期徒刑,并处罚金;后果特别严重的,处十年以上有期徒刑或者无期徒刑,并处罚金或者没收财产。药品使用单位的人员明知是劣药而提供给他人使用的,依照前款的规定处罚"。(3)在刑法第一百四十二条后增加一条,作为第一百四十二条之一:"违反药品管理法规,有下列情形之一,足以严重危害人体健康的,处三年以下有期徒刑或者拘役,并处或者单处罚金;对人体健康造成严重危害或者有其他严重情节的,处三年以上七年以下有期徒刑,并处罚金"。①生产、销售国务院药品监督管理部门禁止使用的药品的;②未取得药品相关批准证明文件生产、进口药品或者明知是上述药品而销售的;③药品申请注册中提供虚假的证明、数据、资料、样品或者采取其他欺骗手段的;④编造生产、检验记录的。"有前款行为,同时又构成本法第一百四十一条、第一百四十二条规定之罪或者其他犯罪的,依照处罚较重的规定定罪处罚"。(4)将刑法第四百零八条之一第一款修改为:"负有食品药品安全监督管理职责的国家机关工作人员,滥用职权或者玩忽职守,有下列情形之一,造成严重后果或者有其他严重情节的,处五年以下有期徒刑或者拘役;造成特别严重后果或者有其他特别严重情节的,处五年以上十年以下有期徒刑"。①瞒报、谎报食品安全事故、药品安全事件的;②对发现的严重食品药品安全违法行为未按规定查处的;③在药品和特殊食品审批审评过程中,对不符合条件的申请准予许可的;④依法应当移交司法机关追究刑事责任不移交的;⑤有其他滥用职权或者玩忽职守行为的。

🡥 《中共中央国务院关于深化医疗保障制度改革的意见》

为深入贯彻党的十九大关于全面建立中国特色医疗保障制度的决策部署,着力解决医疗保障发展不平衡不充分的问题,2020年2月25日,中共中央国务院制定了《关于深化医疗保障制度改革的意见》(以下简称《意见》),2020年3月5日新华社受权发布。《意见》全文共八个部分28条,以习近平新时代中国特色社会主义思想为指导,全面贯彻党的十九大和十九届二中、三中、四中全会精神,坚持以人民健康为中心,坚持问题导向、目标导向、结果导向,全面部署医疗保障制度改革工作,研究提出了"1+4+2"的总体改革框架。其中,"1"是力争到2030年,全面建成以基本医疗保险为主体,医疗救助为托底,补充医疗保险、商业健康保险、慈善捐赠、医疗互助共同发展的多层次医疗保障制度体系;"4"是健全待遇保障、筹资运行、医保支付、基金监管四个机制;"2"是完善医药服务供给和医疗保障服务两个支撑。《意见》提出了4条改革措施完善待遇保障机制。①坚持和完善依法覆盖全民的基本医疗保险制度,职工和城乡居民分类保障,待遇与缴费挂钩,体现多缴多得的原则。②改革职工基本医保

险个人账户,建立健全门诊共济保障机制,着力补齐门诊保障短板。③增强医疗救助托底保障,通过提高年度医疗救助限额、合理控制政策范围内自付费用比例等硬措施,进一步减轻贫困群众医疗负担。④强化基本医疗保险、大病保险与医疗救助三重保障功能,促进各类医疗保障互补衔接,加快发展商业健康保险,统筹调动慈善医疗救助力量,支持医疗互助有序发展,满足群众多元保障需求。《意见》专章部署协同推进医药服务供给侧改革任务,强调充分发挥药品、医用耗材集中带量采购在深化医药服务供给侧改革中的引领作用,在推动解决医疗服务体系领域深层次的体制机制问题、缓解群众看病贵问题上取得更大成效。①深化药品、医用耗材集中带量采购制度改革,坚持招采合一、量价挂钩,以带量采购为原则,全面推进药品、医用耗材集中采购,建立健全省级招标采购平台,推进构建区域性、全国性联盟采购机制。②建立以市场为主导的价格形成机制,建立医药价格信息、产业发展指数监测与披露机制,综合运用监测预警、函询约谈、提醒告诫、成本调查、信用评价等方式规范价格行为。完善医疗服务项目准入制度,建立价格科学确定、动态调整机制,推进医疗服务价格改革试点。深入治理药品、高值医用耗材价格虚高,使更多常用药品、医用耗材回归合理价格区间。③增强医药服务可及性,健全全科和专科医疗服务合作分工的现代医疗服务体系,加快发展社会办医,规范"互联网+医疗"等新服务模式发展,做好仿制药质量和疗效一致性评价受理与审评,通过完善医保支付标准和药品招标采购机制,支持优质仿制药研发和使用,促进仿制药替代。健全短缺药品监测预警和分级应对体系。④促进医疗服务能力提升,规范医疗机构和医务人员诊疗行为,推行处方点评制度,促进合理用药。加强医疗机构内部专业化、精细化管理,分类完善科学合理的考核评价体系,改革完善人事薪酬制度。

🡥 李克强考察国家新冠肺炎药品医疗器械应急平台

2月28日,中共中央政治局常委、国务院总理、中央应对新冠肺炎疫情工作领导小组组长李克强赴国家新冠肺炎药品医疗器械应急平台考察。他强调,要贯彻习近平总书记重要讲话精神,按照中央应对疫情工作领导小组部署,抓住当前急需的关键环节,更大力度开展医疗科技攻关,力争在高效检测试剂、有效药物和疫苗等方面尽快取得更大突破,为战胜疫情增添利器。有关部门负责人汇报了新冠肺炎检测试剂研制和应用情况,我国率先研制出核酸检测试剂,目前生产量可以满足需要,此外还研制出抗体检测试剂和可同时鉴别新冠肺炎与其他5种呼吸道疾病的检测试剂。李克强对此予以肯定,他说,检测试剂在这次疫情防控中发挥了十分关键作用,下一步要抓紧研制出检测时间更短、结果更准、操作更简便的试剂,同时做好相关设备配套和人员培训,增强检测能力,更好做到早发现,这样有利于早隔离、早治疗,遏制疫情

中国药学年鉴 CHINESE PHARMACEUTICAL YEARBOOK 2020-2021

传播、提高治愈率。专家们介绍，经过科学试验和临床探索，已研发筛选出一些针对轻重症的有效中西药进入诊疗方案，还有一些药物正在开展临床试验。李克强仔细询问这些药的作用和安全性。他说，药物是病毒的克星，全社会对此急迫期待，要进一步做好筛选和临床试验工作，种类不在多，关键要集中精选几种安全可靠、临床效果显著的主打药，让医务人员和群众更好使用，更有效救治重症患者、降低病亡率，更有效阻止轻症转为重症，这样克制病毒、战胜疫情就更有底气。李克强特别关心疫苗研发情况，详细了解目前几条技术路线的进展、什么时候可开展临床试验。他说，防控疫情采取了多方面措施，但最终战胜疫情还要有疫苗。疫苗研发要持续加大力度，既要抓紧推进、早出产品，又要尊重科学规律、严格按标准保证质量，调动各方面优势力量面对面合作，潜心研究、联合攻关，同时瞄准重点方向加强国际合作，尽早研制出安全有效疫苗，给群众吃定心丸。李克强叮嘱有关部门，要密切跟进试剂、药物、疫苗研发生产情况，主动加强对接服务，完善监管，在不降低标准的前提下提高检定和审评审批效率。加大对研发的支持力度，促进形成合力，提高研发质量，取得经得起检验的成果。同时对研发成果发布加强统筹协调，及时发出权威声音，保证公众得到准确可靠的信息。李克强勉励平台工作人员积极主动履职尽责，对防疫和科研一线所需急事急办、特事特办，勉励医药科研人员、医务人员继续与时间赛跑，加强研发、救治，依靠科学，用精良武器战胜疫情。

↗ 《深化医药卫生体制改革 2020 年下半年重点工作任务》

2020 年 7 月 16 日，国务院办公厅《关于印发了深化医药卫生体制改革 2020 年下半年重点工作任务的通知》（国办发〔2020〕25 号）。

《深化医药卫生体制改革 2020 年下半年重点工作任务》（以下简称《任务》）。《任务》指出：2020 年下半年深化医药卫生体制改革，要以习近平新时代中国特色社会主义思想为指导，落实党中央、国务院决策部署，坚持以人民为中心的发展思想，坚持保基本、强基层、建机制，统筹推进深化医改与新冠肺炎疫情防治相关工作，把预防为主摆在更加突出位置，补短板、堵漏洞、强弱项，继续着力推动把以治病为中心转变为以人民健康为中心，深化医疗、医保、医药联动改革，继续着力解决看病难、看病贵问题，为打赢疫情防控的人民战争、总体战、阻击战，保障人民生命安全和身体健康提供有力支撑。《任务》提出了 2020 年下半年的重点任务：①加强公共卫生体系建设。改革完善疾病预防控制体系，完善传染病监测预警系统，健全公共卫生应急物资保障体系，做好秋冬季新冠肺炎疫情防控，加强公共卫生队伍建设。②深入实施健康中国行动。持续改善生产生活环境，倡导健康文明生活方式，加强重点人群健康促进，提升慢性病防治水平，加大传染病、地方病、职业病等防治力度。③深化公立医院综合

改革。健全医疗卫生机构和医务人员绩效考核机制，建立和完善医疗服务价格动态调整机制，深化薪酬制度和编制管理改革，落实政府对符合区域卫生规划的公立医院基本建设和设备购置等投入政策。④深化医疗保障制度改革。提高基本医疗保障水平，推进医保支付方式改革，加强医保基金管理，健全监管机制，加快发展商业健康保险。⑤健全药品供应保障体系。完善药品耗材采购政策，促进科学合理用药，加强药品耗材使用监管，做好短缺药品保供稳价工作。

↗ 全国药品监督管理暨党风廉政建设工作会议在北京召开

1 月 16～17 日，全国药品监督管理暨党风廉政建设工作会议在北京召开。国家市场监督管理总局局长、党组书记肖亚庆，中央纪委国家监委驻市场监管总局纪检监察组组长、总局党组成员刘实出席会议并讲话。市场监管总局党组成员、国家药品监督管理局党组书记李利，国家药品监督管理局局长焦红出席会议并讲话。国家药品监督管理局领导徐景和、陈时飞、颜江瑛出席会议。会议总结了 2019 年工作，研究部署 2020 年药品监督管理和党风廉政建设工作。2020年药品监管工作的总体思路是：以习近平新时代中国特色社会主义思想为指导，全面贯彻党的十九大和十九届二中、三中、四中全会精神，增强"四个意识"、坚定"四个自信"、做到"两个维护"，坚持以"四个最严"要求为根本导向，守底线保安全，追高线促发展，统筹做好防风险、抓改革、提质量、强基础各项工作，不断强化党建引领，完善制度体系，优化运行机制，充实监管力量，创新方式方法，推进药品监管体系和监管能力现代化，切实保障药品安全有效，维护人民群众健康权益，为决胜全面建成小康社会做出积极贡献。李利指出，做好 2020 年药品监管工作，推进药品监管体系和监管能力现代化，要做好五个方面重点工作。①加强风险防控体系和能力建设，改革和完善疫苗监管体制机制，完善隐患排查机制，推动落实企业主体责任，完善药品安全应急管理机制。②加强药监法治体系和能力建设，抓好法律法规宣传培训和配套规章制度修订，建立完善药品标准体系，强化药品监管执法。③加强审评审批体系和能力建设，优化审评审批机制，改革创新中药审评审批模式，扎实推进仿制药质量和疗效一致性评价，深化放管服改革。④加强技术保障体系和能力建设，配强药品监管力量，加强专业人才队伍建设，加快推进智慧监管，积极发展监管科学和监管技术。⑤加强社会共治体系和能力建设，强化药品监管全生命周期协同，推动落实药品安全党政同责，吸引全社会广泛参与，积极参与国际药品安全治理，不断开创药监事业改革发展新局面。焦红总结了2019 年药品监管工作，从六个方面对 2020 年工作进行了部署。①建设完备规范的法规制度体系，加快法规制度修订，强化法规制度宣贯，规范法规制度执行，全面提升依法行政能力。②建设科学规范的审评审批体系，服务中央重大战略部署，鼓励药品创新发展，积极支持中药传承创新发展，促进

仿制药高质量发展,深化医疗器械审评审批制度改革,完善化妆品注册备案管理,全面提升服务发展能力。③建设权责清晰的疫苗管理体系,加强生产环节监督检查,全面实施疫苗电子追溯制度,做好疫苗国家监管体系(NRA)评估工作,完善疫苗短缺供应保障机制,全面提升疫苗监管能力。④建设应对有力的风险防控体系,紧盯高风险产品,加强中药质量监管,强化检查检验,加快警戒制度落地,严厉打击违法犯罪行为,全面提升安全治理能力。⑤建设保障有力的技术支撑体系,科学编制"十四五"规划,全面实施监管科学行动计划,加强标准体系建设,持续深化国际合作,大力发展智慧监管,全面提升科学监管能力。⑥建设协同高效的现代治理体系,强化责任落实,加强监管队伍建设,优化提升政务服务,打造社会共治格局,持之以恒推进作风建设,全面提升综合治理能力。

2020 年药品注册管理和上市后监管工作会议召开

2020 年 1 月 18 ~ 19 日,全国药品注册管理工作和上市后监管工作会议在北京召开。会议总结 2019 年药品注册管理和上市后监管工作,查找风险、分析形势,部署 2020 年各项任务。各省(区、市)及新疆生产建设兵团药监部门,国家药监局机关各司局及直属单位代表参加了会议,国家药品监督管理局党组成员、副局长陈时飞出席会议并讲话。会议就 2020 年药品注册管理重点工作进行了部署:①着眼全局,统筹好全国药品注册管理工作,按照法律法规要求的属地监管事权,细化落实药品注册管理各层级工作任务,发挥好注册管理在药品全生命周期管理中的作用。②注重实效,全面推进新修订《药品注册管理办法》配套文件制修订,做好新旧法规的过渡衔接工作。③守正创新,改革完善中药注册管理,加快建立健全符合中医药特点的中药安全、疗效评价方法和技术标准,推动中药传承和创新发展。④统筹规划,继续做好新药好药上市有关工作,推进仿制药一致性评价。会议还要求,尽快启动处方工艺信息采集,持续加强药物研制环节监管,并对各省级药监部门 2020 年药品注册管理工作予以指导。会议同时明确了 2020 年药品上市后监管的重点任务:①以贯彻落实"两法"为根本,夯实法规制度基础,努力健全药品上市后监管的机制规范,提升监管法治化、科学化、规范化水平。②强化高风险产品监管,要把高风险产品特别是疫苗和血液制品的监管作为药品上市后监管的重中之重,强化生产环节源头监管,加强各环节风险隐患排查,及时发现和化解重大风险隐患。③强化企业责任落实,坚持问题导向、风险防控,不断强化监督检查,提升抽检效能,加快推进药物警戒制度。④针对问题风险易发多发的环节或领域,集中开展专项整治,排查化解风险隐患,实现关口前移。⑤围绕药品上市后监管能力持续提升,积极推进智慧监管、监管科学,强化政策研究、部门协调和应急处置各项工作。

国家药监局综合司印发首次药品进口口岸评估标准

2020 年 1 月 3 日,国家药监局综合司印发了首次药品进口口岸评估标准的通知。明确了首次药品进口口岸评估标准。主要内容有:①申请增设首次药品(不含药材)进口口岸应与需求相匹配。区域内已设立自由贸易区的或地方政府设置生物医药产业园区,有明确规划涉及生物医药产业的,区域内生物医药企业提出明确首次药品进口需求的。②申请首次药品进口的口岸药品检验机构应具有可了解掌握国外最新药品技术标准的国内外专家不少于 3 人(如世界卫生组织、美国药典会、欧洲 EDQM 专家等,国内药典委员会委员、国际 GMP 检查员等)。③申请首次药品进口的口岸药品检验机构应具有国家级标准相关科研项目研究经历。具有国际药品标准(国外药典标准)的研究工作经历并至少 50 个国内药品标准的研究工作经历(包括国家药典标准、国家药品注册标准)。④申请首次药品进口的口岸药品检验机构近三年内参加国内权威机构(中国合格评定国家认可委员会、中国食品药品检定研究院等)组织的能力验证及比对试验至少 10 次,参加国际权威机构(世界卫生组织、国际药学联合会、欧洲药品质量管理局等)组织的能力验证试验至少 2 次,且均应为满意级别。⑤申请首次药品进口的口岸药品检验机构检验检测能力应满足药品口岸检验的要求,具备覆盖国内外药典标准收载的全部项目能力。近 5 年完成各类药品检验任务涉及全检的国内外标准数量不少于 100 个,其中进口药品标准数量不少于 30 个(包括进口药品的口岸检验、监督抽检、药品标准复核工作)。⑥申请首次药品进口的口岸药品检验机构应具备独立的科研能力,机构应承担过省部级以上的相关科研项目研究工作。依据此评估标准,口岸药品监督管理部门可根据药品进口需求,向国家药品监督管理局提出首次药品进口口岸申请。

国家药监局印发省级中药饮片炮制规范备案程序及要求

2020 年 1 月 22 日,国家药监局印发了关于省级中药饮片炮制规范备案程序及要求的通知(国药监药注[2020]2号)。该通知指出:按照《中华人民共和国药品管理法》规定,各省、自治区、直辖市人民政府药品监督管理部门制定的炮制规范应当报国务院药品监督管理部门备案。为进一步做好省级中药饮片炮制规范的备案工作,国家药监局对有关备案程序和要求作了规定。①各省(区、市)药品监督管理部门应当在发布前,依据国家法律、法规和相关管理规定、指导原则等,组织对制定的省级中药饮片炮制规范开展合规性审查。②备案前,省级药品监督管理部门可就有关事宜与国家药监局药品注册管理司进行沟通交流。③省级药品监督管理部门自发布省级中药饮片炮制规范之日起 30 日内向国家药品监督管理局正式提交备案材料。备案材料包括发布公告、文本及起草说明等。④省级中药饮片炮制规范不符合形式审查要求的,国家药品监督管理局不予备案,并及时将有关问题反馈相关省级药品监督管理部门,省级药品监督管理部门修改相关内容后重新备案。该通知要求省级药品监督管理部门应当按照信息公开要求及时将已经备案的省级中药饮片炮制规范收载品种目录及相关信息通过网站向社会公开,以便公众查询。省级中药饮片炮制规范中存在不符合现行法律、法规及相关技术要求情形的,一经发现,国家药品监督管理局将责令相关省级药品监督管理部门予以撤销或纠正。

↗ **国家药监局要求进一步加强监督检查确保疫情防控用药用械质量安全** 2020 年 1 月 28 日,药监局网站发布消息,在前期工作部署的基础上,近日,国家药监局对进一步加强新型冠状病毒感染的肺炎疫情防控用药用械质量监管工作作出部署,要求全国药品监管系统进一步提高思想认识和政治站位,把思想和行动统一到党中央、国务院的部署要求上来,把疫情防控相关工作作为当前药品监管工作的重中之重,切实履行监管职责,保障防控用药用械质量安全。国家药监局要求各地药品监管部门强化药品医疗器械生产流通环节的监督检查,重点对疫情防控相关生物制品、抗病毒类药品、医用防护口罩、医用防护服、呼吸机及相关体外诊断试剂等生产企业进行监督检查,加强监督抽检和不良反应(事件)监测。对疫情防控相关药品医疗器械经营企业开展针对性监督检查,重点检查进货渠道、购销记录、储运条件等内容,督促企业严格遵守药品、医疗器械经营质量管理规范,确保经营药品医疗器械可追溯。国家药监局要求各地药品监督管理部门要落实"四个最严"要求,依法严肃查处生产、流通环节违法行为。

↗ **国家药监局党组研究部署药监部门疫情防控工作** 2 月 3 日,国家药品监督管理局召开党组扩大会议,传达学习贯彻习近平总书记在中央政治局常委会会议上的重要讲话精神,研究进一步落实中央决策部署,抓实抓细药监部门疫情防控各项工作。会议指出,习近平总书记重要讲话,对进一步做好疫情防控工作做出部署,对经济社会各项工作做出安排,为打赢疫情防控阻击战、实现经济社会发展目标任务指明了方向,提供了遵循。各级药品监管部门要把思想和行动统一到习近平总书记重要讲话精神上来,增强"四个意识"、坚定"四个自信"、做到"两个维护",增强大局意识和全局观念,服从统一领导指挥,强化履职尽责担当,抓实抓细药监部门疫情防控各项工作,坚定不移把党中央各项决策部署落到实处。会议要求:①药监部门积极会同有关部门,严厉打击制售假劣药品、医疗器械等违法犯罪行为,净化市场环境。②全面加强质量安全监管,重点加强疫情防控所需药械的质量监管,加强应急审批药械上市后监管。③全力支持疫情防控有效药品和疫苗研发,加强应急审批临床试验监管。④积极配合有关部门,做好疫情防控物资

供应保障。⑤及时准确发布权威信息,加强用药用械科普宣传,增强群众安全用药意识。⑥加强统筹协调,统筹推进年度工作目标任务。⑦做好全系统特别是一线工作人员的安全防护,严防疫情传播。

↗ **国家药监局多措并举 保障疫情防控用药用械需求** 2 月 25 日,国务院联防联控机制举办新闻发布会,介绍维护市场秩序、支持复工复产相关情况。国家药品监督管理局副局长颜江瑛出席发布会并表示,疫情发生以来,国家药监局紧急开辟药品医疗器械应急审批绿色通道,各省级药监部门指导企业合理安排生产,充分释放产能,全力支持临床供应。截至 2 月 24 日,医用防护服日产量已达到 33 万套,医用防护口罩日产量达到 84.4 万个,核酸检测试剂产能每日可达到 170 万人份,抗体检测试剂产能每日可达到 35 万人份。国家药监局采取了多项措施保障应急防控物资需要以及防疫所需的药品和医疗器械。①制定药品和医疗器械应急审批工作方案,建立了有关审批工作机制,组建了药品医疗器械应急审批特别专家组,科学有序开展工作。②加快审评审批,推动产品尽早上市用于防疫需要。对疫情防控所需的药品注册申请,在确保产品安全性和有效性基础上,加快审评审批;对于医用口罩、医用防护服等医疗器械产品的注册、生产许可和检验检测等实施特别措施,合并审批流程;对于转产生产医疗器械的企业实行应急审批,依法办理医疗器械注册证和生产许可证,全力满足防疫所需。③及时服务企业,扩大产能。药监部门加强对企业的指导,对疫情防控相关药械生产企业开展"一对一"服务,提供全程咨询、技术支持和政策指导。对疫情防控所需药品,各省级药监部门指导企业合理安排生产,充分释放产能。为降低企业负担,对进入医疗器械应急审批程序且与新冠肺炎相关的防控产品,以及进入药品特别审批程序且与治疗和预防新冠肺炎有关的药品,均免征注册费用。3 月 12 日,国务院联防联控机制举办新闻发布会,介绍加强市场监管和风险排查情况。国家药品监督管理局药品监管司司长袁林在发布会上表示,截至 3 月 11 日,在国家药监局部署开展的疫情防控相关药品专项抽检中,全国各级药品监管部门共组织抽检疫情防控用药 4 433 批次,已完成检验 2 532 批次,样品总合格率为 99.88%;"国家药品抽检信息系统"收录数据显示,各地药品检验机构已完成国抽抽样 4 523 批次,其中抗病毒中成药专项品种 258 批次,目前检出结果全部都符合规定。结合不良反应监测、监督检查、现场督导等综合评估,疫情防控相关药品质量状况总体良好。袁林表示,围绕依法强化药品质量监管、保障疫情防控药品安全这个中心,全国药品监管系统全力以赴做好防控用药质量监管。国家药监局有针对性地强化药品质量监管,围绕《新型冠状病毒感染的肺炎诊疗方案》推荐的中药品种,特别是针对注射剂等重点品种,分类分级,精准施策,全面加强监督检查和质量监管;组织全国药品监管部门,

中国药学年鉴 CHINESE PHARMACEUTICAL YEARBOOK 2020-2021

进行多批次、多层次、分重点、有针对性的专项检查；加强相关中药品种的专项抽检；专项部署加强不良反应监测工作。截至目前，尚未发现相关中药品种产生严重群体性不良反应事件，也尚未接到或监测到需要关注的严重不良反应风险信号，中成药整体质量状况良好。

▱ **国家市场监管总局公布《药品注册管理办法》** 2020 年 3 月 30 日，国家市场监管总局以总局 27 号令公布了《药品注册管理办法》（以下简称《办法》），自 2020 年 7 月 1 日起施行。与 2007 版《办法》相比，本次引入了许多新的理念和制度设计：①固化了近些年药品审评审批制度改革推出的新的改革举措，将药品监管中一些比较核心的新制度在新修订《办法》中体现。比如药品上市许可持有人制度、药物临床试验默示许可、优先审评审批、原辅包和制剂关联审评审批、沟通交流、专家咨询等新制度。②进一步优化审评审批程序。比如药品注册检验可以在受理前启动、药品注册现场核查和上市前药品生产质量管理规范检查同步实施等新理念。《办法》充实了鼓励药物研制和创新的内容，以提高药品可及性：一是结合我国医药产业发展和临床治疗需求实际，参考国际经验，增设药品加快上市注册程序一章，设立突破性治疗药物、附条件批准、优先审评审批、特别审批四个加快通道，并明确每个通道的纳入范围、程序、支持政策等要求。二是将《药品管理法》《疫苗管理法》及国务院文件中列明的临床急需的短缺药、儿童用药、罕见病用药、重大传染病用药、疾病防控急需疫苗和创新疫苗等均明确纳入加快上市注册范围。《办法》更加注重药物研制和注册管理的科学规律：一是将沟通交流制度纳入药品注册管理的基本制度。良好的沟通交流是提高审评审批质量和效率的基础。一方面，申请人在药物临床试验申请前、药物临床试验过程中以及药品上市许可申请前等关键阶段，可以就重大问题与药品审评中心等专业技术机构进行沟通交流；另一方面，药品注册过程中，药品审评中心等专业技术机构可以根据工作需要组织与申请人进行沟通交流。二是建立了符合药物临床试验特点的管理制度。比如对药物临床试验实施默示许可，生物等效性试验实施备案；从对受试者安全的保护角度，明确了药物临床试验期间变更的管理和申报路径等。三是建立了更加符合药物研制和监管实践的上市许可和上市后变更管理制度。药品上市许可有完整路径、直接申报上市路径和非处方药路径，优化了申报和审批程序。药品上市后变更按照审批、备案和报告事项进行分类管理。《办法》明确了药品注册管理遵循公开、公平、公正的原则，对加强药品审评审批过程公开透明、加强社会监督、保护持有人合法权益和保障审评审批公平公正作出清晰的规定。《办法》根据前期改革经验，对药品注册申请审评审批结论有争议的救济途径进行了优化：一是为简化程序，提高实效，新修订《办法》不再单设审批结束后的复审程序，而是将复审工作的实质内容前置到审评结束前，对审评结论有异议的，申请人可以在审评阶段提出，将异议问题尽早在前端解决。二是审批结束后，申请人仍有异议的，可以采取行政复议和行政诉讼等手段维护权益。

▱ **《药品注册管理办法》设立"药品加快上市注册程序"** 《药品注册管理办法》第四章为 "药品加快上市注册程序"，设立"突破性治疗药物、附条件批准、优先审评审批、特别审批"四个加快通道，明确了纳入的范围、程序、支持政策等要求。（1）突破性治疗药物程序：药物临床试验期间，用于防治严重危及生命或者严重影响生存质量的疾病，且尚无有效防治手段或者与现有治疗手段相比有足够证据表明具有明显临床优势的创新药或者改良型新药等，申请人可以申请适用突破性治疗药物程序。申请适用突破性治疗药物程序的，申请人应当向药品审评中心提出申请。符合条件的，药品审评中心按照程序公示后纳入突破性治疗药物程序。对纳入突破性治疗药物程序的药物临床试验，给予以下政策支持：①申请人可以在药物临床试验的关键阶段向药品审评中心提出沟通交流申请，药品审评中心安排审评人员进行沟通交流；②申请人可以将阶段性研究资料提交药品审评中心，药品审评中心基于已有研究资料，对下一步研究方案提出意见或者建议，并反馈给申请人。（2）附条件批准程序：药物临床试验期间，符合以下情形的药品，可以申请附条件批准：①治疗严重危及生命且尚无有效治疗手段的疾病的药品，药物临床试验已有数据证实疗效并能预测其临床价值的；②公共卫生方面急需的药品，药物临床试验已有数据显示疗效并能预测其临床价值的；③应对重大突发公共卫生事件急需的疫苗或者国家卫生健康委员会认定急需的其他疫苗，经评估获益大于风险的。申请附条件批准的，申请人应当就附条件批准上市的条件和上市后继续完成的研究工作等与药品审评中心沟通交流，经沟通交流确认后提出药品上市许可申请。经审评，符合附条件批准要求的，在药品注册证书中载明附条件批准药品注册证书的有效期、上市后需要继续完成的研究工作及完成时限等相关事项。对附条件批准的药品，持有人逾期未按照要求完成研究或者不能证明其获益大于风险的，国家药品监督管理局应当依法处理，直至注销药品注册证书。（3）优先审评审批程序：药品上市许可申请时，以下具有明显临床价值的药品，可以申请适用优先审评审批程序：①临床急需的短缺药品、防治重大传染病和罕见病等疾病的创新药和改良型新药；②符合儿童生理特征的儿童用药品新品种、剂型和规格；③疾病预防、控制急需的疫苗和创新疫苗；④纳入突破性治疗药物程序的药品；⑤符合附条件批准的药品；⑥国家药品监督管理局规定其他优先审评审批的情形。申请人在提出药品上市许可申请前，应当与药品审评中心沟通交流，经沟通交流确认后，在提出药品上市许可申请的同时，向药品审评中心提出优先审评审批申请。符合条件的，药品审评中心按照程序公示后纳入优先审评审批程序。对纳入优先审评审批程序的药品上市许可申请，给予以下政策支持：①药品上市许可申请的审评时限为一百三十日；②临床急需的境外已上市境内未上市的罕见病药品，审评时限为七十日；③需要核查、检验和核准药品通用名称的，予以优先安排；④经沟通交流确认后，可以补充提交技术资料。（4）特别审批程序：在发生突发公共卫生事件的威胁时以及突发公共卫生事件发生后，国家药品监督管理局可以依法决定对突发公共卫生事件应急所需防治药品实行特别审批。对实施特别审批的药品注册申请，国家药品监督管理局按照统一指挥、早期介入、快速高效、科学审批的原则，组织加快并同步开展药品注册受理、审评、核查、检验工作。特别审批的情形、程序、时限、要求等按照药品特别审批程序规定执行。对纳入特别审批程序的药品，可以根据疾病防控的特定需要，限定其在一定期限和范围内使用。

↗ **调整生产药品批准文号的格式** 《药品注册管理办法》第一百二十三条对生产药品批准文号格式作了新的规定。药品批准文号的格式分为境内生产药品批准文号格式、中国香港、澳门和台湾地区生产药品批准文号格式和境外生产药品批准文号格式3种情形。境内生产药品批准文号格式为：国药准字 H（Z、S）+ 四位年号 + 四位顺序号。中国香港、澳门和台湾地区生产药品批准文号格式为：国药准字 H（Z、S）C + 四位年号 + 四位顺序号。境外生产药品批准文号格式为：国药准字 H（Z、S）J + 四位年号 + 四位顺序号。其中，H 代表化学药，Z 代表中药，S 代表生物制品。

↗ **国家市场监管总局公布《药品生产监督管理办法》** 根据新修订《药品管理法》，为落实生产质量责任，保证生产过程持续合规，符合质量管理规范要求，加强药品生产环节监管，规范药品监督检查和风险处置，市场监管总局修订了《药品生产监督管理办法》（以下简称《办法》），2020 年 3 月 30日，国家市场监管总局以总局 28 号令予以公布，自 2020 年 7月 1 日起施行。《办法》的主要内容有：①全面规范生产许可管理。明确药品生产的基本条件，规定了药品生产许可申报资料提交、许可受理、审查发证程序和要求，明确了《药品生产许可证》应当载明许可证编号、分类码、企业名称、统一社会信用代码、住所（经营场所）、法定代表人、企业负责人、生产负责人、质量负责人、质量受权人、生产地址和生产范围、发证机关、发证日期、有效期限等项目。企业名称、统一社会信用代码、住所（经营场所）、法定代表人等项目应当与市场监督管理部门核发的营业执照中载明的相关内容一致。②全面加强生产管理。明确要求从事药品生产活动，应当遵守药品生产质量管理规范等技术要求，按照国家药品标准、经药品监管部门核准的药品注册标准和生产工艺进行生产，保证生产全过程持续符合法定要求。生产、检验等记录应当完整准确，不得编造和篡改。药品上市许可持有人应当建立药

品质量保证体系，配备专门人员独立负责药品质量管理，对受托药品生产企业、药品经营企业的质量管理体系进行定期审核，监督其持续具备质量保证和控制能力。③全面加强监督检查。按照属地监管原则，省级药品监管部门负责对本行政区域内的药品上市许可持有人、制剂、化学原料药、中药饮片生产企业的监管。对原料、辅料、直接接触药品的包装材料和容器等供应商、生产企业开展日常监督检查，必要时开展延伸检查。建立药品安全信用档案，依法向社会公布并及时更新，可以按照国家规定实施联合惩戒。④全面落实最严厉的处罚。坚持利剑高悬，严厉打击违法违规行为。进一步细化《药品管理法》有关处罚条款的具体情形。对违反《药品生产监督管理办法》有关规定的情形，增设了相应的罚则条款，保证违法情形能够依法处罚。

↗ **《药品生产监督管理办法》对生产监督检查的主要内容和检查频次作出规定** 《药品生产监督管理办法》（以下简称《办法》）第四十九条规定：省、自治区、直辖市药品监督管理部门负责对本行政区域内药品上市许可持有人、制剂、化学原料药、中药饮片生产企业的监督管理。省级药品监督管理部门应当对原料、辅料、直接接触药品的包装材料和容器等供应商、生产企业开展日常监督检查，必要时开展延伸检查。《办法》第五十三条规定，药品生产监督检查的主要内容包括：①药品上市许可持有人、药品生产企业执行有关法律、法规及实施药品生产质量管理规范、药物警戒质量管理规范以及有关技术规范等情况；②药品生产活动是否与药品品种档案载明的相关内容一致；③疫苗储存、运输管理规范执行情况；④药品委托生产质量协议及委托协议；⑤风险管理计划实施情况；⑥变更管理情况。监督检查包括许可检查、常规检查、有因检查和其他检查。《办法》第五十四条规定：省级药品监督管理部门应当坚持风险管理、全程管控原则，根据风险研判情况，制定年度检查计划并开展监督检查。年度检查计划至少包括检查范围、内容、方式、重点、要求、时限、承担检查的机构等。《办法》第五十五条规定：省级药品监督管理部门应当根据药品品种、剂型、管制类别等特点，结合国家药品安全总体情况、药品安全风险警示信息、重大药品安全事件及其调查处理信息等，以及既往检查、检验、不良反应监测、投诉举报等情况确定检查频次：①对麻醉药品、第一类精神药品、药品类易制毒化学品生产企业每季度检查不少于一次；②对疫苗、血液制品、放射性药品、医疗用毒性药品、无菌药品等高风险药品生产企业，每年不少于一次药品生产质量管理规范符合性检查；③对上述产品之外的药品生产企业，每年抽取一定比例开展监督检查，但应当在三年内对本行政区域内企业全部进行检查；④对原料、辅料、直接接触药品的包装材料和容器等供应商、生产企业每年抽取一定比例开展监督检查，五年内对本行政区域内企业全部进行检查。省级药品监督管理部门可以结合本行政区域内药品生产监

中国药学年鉴

CHINESE PHARMACEUTICAL YEARBOOK

2020-2021

管工作实际情况,调整检查频次。

↗ **《医药代表备案管理办法(试行)》发布** 为规范医药代表学术推广行为,促进医药产业健康有序发展,国家药监局组织制定了《医药代表备案管理办法(试行)》(以下简称《管理办法》),2020 年 9 月 30 日予以发布。该办法所称医药代表,是指代表药品上市许可持有人在中华人民共和国境内从事药品信息传递、沟通、反馈的专业人员。《管理办法》明确:医药代表主要工作任务为:拟订医药产品推广计划和方案;向医务人员传递医药产品相关信息;协助医务人员合理使用本企业医药产品;收集、反馈药品临床使用情况及医院需求信息。《管理办法》规定,医药代表可通过下列形式开展学术推广等活动:①在医疗机构当面与医务人员和药事人员沟通;②举办学术会议、讲座;③提供学术资料;④通过互联网或者电话会议沟通;⑤医疗机构同意的其他形式。《管理办法》对药品上市许可持有人、医药代表不得有的情形作了规定。药品上市许可持有人不得有下列情形:未按规定备案医药代表信息,不及时变更、删除备案信息;鼓励、暗示医药代表从事违法违规行为;向医药代表分配药品销售任务,要求医药代表实施收款和处理购销票据等销售行为;要求医药代表或者其他人员统计医生个人开具的药品处方数量;在备案中提供虚假信息。医药代表在医疗机构开展学术推广等活动应当遵守卫生健康部门的有关规定,并获得医疗机构同意。医药代表不得有下列情形:未经备案开展学术推广等活动;未经医疗机构同意开展学术推广等活动;承担药品销售任务,实施收款和处理购销票据等销售行为;参与统计医生个人开具的药品处方数量;对医疗机构内设部门和个人直接提供捐赠、资助、赞助;误导医生使用药品,夸大或者误导疗效,隐匿药品已知的不良反应信息或者隐瞒医生反馈的不良反应信息;其他干预或者影响临床合理用药的行为。《管理办法》明确:药品上市许可持有人对医药代表的备案和管理负责;药品上市许可持有人为境外企业的,由其指定的境内代理人履行相应责任。药品上市许可持有人应当与医药代表签订劳动合同或者授权书,并在国家药品监督管理局指定的备案平台备案医药代表信息。备案平台由国家药品监督管理局委托中国药学会建设和维护。

↗ **国家医疗保障局发布《基本医疗保险用药管理暂行办法》** 《基本医疗保险用药管理暂行办法》(以下简称《办法》),2020 年 7 月 30 日以国家医疗保障局令第 1 号发布,自 2020 年 9 月 1 日起施行。《办法》指出:纳入国家《药品目录》的基本条件是:符合临床必需、安全有效、价格合理等基本条件,经国家药品监管部门批准,取得药品注册证书的化学药、生物制品、中成药(民族药),按国家标准炮制的中药饮片。支持符合条件的基本药物按规定纳入《药品目录》。《办法》明确了 8 类不纳入基本医保的药品,包括主要起滋补作用的

药品,含国家珍贵、濒危野生动植物药材的药品,预防性疫苗和避孕药品等。不纳入《药品目录》的范围:主要起滋补作用的药品;含国家珍贵、濒危野生动植物药材的药品;保健药品;预防性疫苗和避孕药品;主要起增强性功能、治疗脱发、减肥、美容、戒烟、戒酒等作用的药品;因被纳入诊疗项目等原因,无法单独收费的药品;酒制剂、茶制剂,各类果味制剂(特别情况下的儿童用药除外),口腔含服剂和口服泡腾剂(特别规定情形的除外)等;其他不符合基本医疗保险用药规定的药品。国务院医疗保障行政部门建立完善动态调整机制,原则上每年调整一次。《办法》规定:《药品目录》内的药品,有下列情况之一的,经专家评审后,直接调出《药品目录》:包括被药品监管部门撤销、吊销或者注销药品批准证明文件的药品;被有关部门列入负面清单的药品;综合考虑临床价值、不良反应、药物经济性等因素,经评估认为风险大于收益的药品;通过弄虚作假等违规手段进入《药品目录》的药品;国家规定的应当直接调出的其他情形。《药品目录》内的药品,符合以下情况之一的,经专家评审等规定程序后,可以调出《药品目录》:在同治疗领域中,价格或费用明显偏高且没有合理理由的药品;临床价值不确切,可以被更好替代的药品;其他不符合安全性、有效性、经济性等条件的药品。《办法》明确了基本医疗保险基金支付的条件:参保人使用《药品目录》内药品发生的费用,符合以下条件的,可由基本医疗保险基金支付:①以疾病诊断或治疗为目的;②诊断、治疗与病情相符,符合药品法定适应证及医保限定支付范围;③由符合规定的定点医药机构提供,急救、抢救的除外;④由统筹基金支付的药品费用,应当凭医生处方或住院医嘱;⑤按规定程序经过药师或执业药师的审查。《办法》指出:国家《药品目录》中的西药和中成药分为"甲类药品"和"乙类药品"。"甲类药品"是临床治疗必需、使用广泛、疗效确切、同类药品中价格或治疗费用较低的药品。参保人使用"甲类药品"按基本医疗保险规定的支付标准及分担办法支付。"乙类药品"是可供临床治疗选择使用,疗效确切、同类药品中比"甲类药品"价格或治疗费用略高的药品。使用"乙类药品"按基本医疗保险规定的支付标准,先由参保人自付一定比例后,再按基本医疗保险规定的分担办法支付。协议期内谈判药品纳入"乙类药品"管理。各省级医疗保障部门按国家规定纳入《药品目录》的民族药、医疗机构制剂纳入"乙类药品"管理。中药饮片的"甲乙分类"由省级医疗保障行政部门确定。

↗ **国家医疗保障局发布《零售药店医疗保障定点管理暂行办法》** 《零售药店医疗保障定点管理暂行办法》(以下简称《办法》)经 2020 年 12 月 24 日第 2 次局务会议审议通过,2020 年 12 月 30 日予以公布,自 2021 年 2 月 1 日起施行。定点零售药店是指自愿与统筹地区经办机构签订医保协议,为参保人员提供药品服务的实体零售药店。《办法》规定取得

药品经营许可证,并同时符合以下条件的零售药店均可申请医疗保障定点:①在注册地址正式经营至少 3 个月;②至少有 1 名取得执业药师资格证书或具有药学、临床药学、中药学专业技术资格证书的药师,且注册地在该零售药店所在地,药师须签订 1 年以上劳动合同且在合同期内;③至少有 2 名熟悉医疗保障法律法规和相关制度规定的专(兼)职医保管理人员负责管理医保费用,并签订 1 年以上劳动合同且在合同期内;④按药品经营质量管理规范要求,开展药品分类分区管理,并对所售药品设立明确的医保用药标识;⑤具有符合医保协议管理要求的医保药品管理制度、财务管理制度、医保人员管理制度、统计信息管理制度和医保费用结算制度;⑥具备符合医保协议管理要求的信息系统技术和接口标准,实现与医保信息系统有效对接,为参保人员提供直接联网结算,建立医保药品等基础数据库,按规定使用国家统一医保编码;⑦符合法律法规和省级及以上医疗保障行政部门规定的其他条件。零售药店向统筹地区经办机构提出医疗保障定点申请,提供规定的材料,统筹地区经办机构应即时受理。对申请材料内容不全的,经办机构自收到材料之日起 5 个工作日内一次性告知零售药店补充。统筹地区经办机构应组织评估小组或委托符合规定的第三方机构,以书面、现场等形式开展评估。评估小组成员由医疗保障、医药卫生、财务管理、信息技术等专业人员构成。自受理申请材料之日起,评估时间不超过 3 个月。对于评估合格的,纳入拟签订医保协议的零售药店名单向社会公示。定点零售药店具有为参保人员提供药品服务后获得医保结算费用,对经办机构履约情况进行监督,对完善医疗保障政策提出意见建议等权利。定点零售药店应当为参保人员提供药品咨询、用药安全、医保药品销售、医保费用结算等服务。符合规定条件的定点零售药店可以申请纳入门诊慢性病、特殊病购药定点机构。医疗保障行政部门依法依规通过实地检查、抽查、智能监控、大数据分析等方式对定点零售药店的医保协议履行情况、医疗保障基金使用情况、药品服务等进行监督。

↗ **国家市场监管总局等部门联合印发《粤港澳大湾区药品医疗器械监管创新发展工作方案》** 2020 年 11 月 25 日,国家市场监管总局、国家药监局、国家发展改革委等 8 部门以国市监〔2020〕159 号文印发《粤港澳大湾区药品医疗器械监管创新发展工作方案》(下称《工作方案》)。提出到 2022 年,将基本建立粤港澳大湾区内地医疗机构使用港澳上市药品医疗器械的体制机制,到 2035 年将建成全国医药产业创新发展示范区和宜居宜业宜游的国际一流湾区。《工作方案》的主要任务为:(1)在粤港澳大湾区内地符合条件的医疗机构,可以按规定使用已在港澳上市的药品和医疗器械。允许临床急需、已在港澳上市的药品,以及临床急需、港澳公立医院已采购使用、具有临床应用先进性的医疗器械,经广东省人民政府批准后,在粤港澳大湾区内地符合条件的医疗

机构使用。(2)在粤港澳大湾区进一步深化药品医疗器械审评审批制度改革,建立国家药品医疗器械技术机构分中心,在中药审评审批、药品上市许可人、医疗器械注册人等制度领域实施创新举措,增设药品进口口岸,为推动粤港澳大湾区生物医药产业创新发展提供机制保障。①加快国家药监局药品审评检查大湾区分中心和医疗器械审评检查大湾区分中心建设。分中心可为粤港澳大湾区生物医药产业创新发展提供国家级的技术指导,靠前服务粤港澳大湾区的生物医药企业和创新团队,有利于降低创业创新成本,促进产业集聚发展。②推动粤港澳大湾区中医药发展。《工作方案》提出国家药监局委托广东省药监局开展港澳已上市外用中成药进口审评审批,简化外用中成药进口注册流程,缩短外用中成药进口上市审批时间,这是国家药监局顺应港澳民众用药习性,靠前服务港澳医药企业的重要举措。③在粤港澳大湾区开展药品上市许可持有人和医疗器械注册人制度改革。通过支持港澳已获药品医疗器械进口注册证的药品上市许可持有人和医疗器械注册人,将原本在港澳生产的药品医疗器械,转移到粤港澳大湾区内地进行生产和上市,充分发挥港澳对接国际创新要素的优势和大湾区内地创新转化及产品制造的优势,进一步推动粤港澳大湾区生物医药产业深度融合,实现粤港澳大湾区医药产业共同发展。④在广东省中山市增设药品进口口岸。中山火炬高技术产业开发区是首批国家级生物医药高新区,药品进口需求量大,在中山市增设药品进口口岸是国家药监局和海关总署支持广东生物医药发展的重要举措。

↗ **国家市场监督管理总局发布《生物制品批签发管理办法》** 根据新制修订《药品管理法》和《疫苗管理法》,为规范生物制品批签发行为,保证生物制品安全、有效,国家市场监督管理总局修订了《生物制品批签发管理办法》(以下简称《办法》),2020 年 12 月 23 日,以国家市场监督管理总局令第 33 号发布。《办法》的主要内容为:①全面规范批签发行为。强化全生命周期管理要求,规范细化操作要求,明确批签发豁免的情形、批签发检验项目和频次要求,强化批签发工作中生产工艺偏差管理要求。②全面厘清批签发主体责任。明确批签发职责分工和重大质量风险产品查处程序,明确批签发机构等药品专业技术机构职责,落实上市许可持有人主体责任。③全面加强批签发风险管理。省级药品监督管理部门、批签发机构、核查中心等严格按照要求开展批签发过程的监督检查,必要时开展延伸检查。对于发现的质量问题、缺陷和风险及时进行调查评估,采取必要措施处理。④全面落实最严厉的问责。严厉打击违法违规行为。严格按照《药品管理法》和《疫苗管理法》有关处罚条款的具体情形,对违反《生物制品批签发管理办法》有关规定的单位和个人依法依规进行问责、处罚。《办法》在进一步强化风险管理,保障药品质量安全方面提出了 4 条措施:①落实企业主

中国药学年鉴

CHINESE PHARMACEUTICAL YEARBOOK 2020-2021

体责任。明确批签发申请人的相关责任,对发生与生物制品质量有关的重大安全事件,依法报告并开展风险处置,确保风险得到及时控制。持有人应当立即对相关生物制品采取停止销售、召回、销毁等控制措施。强调生产过程中开展风险及偏差的评估、控制、验证、沟通、审核等质量管理活动,对已识别的风险及时采取有效风险控制措施。②加强监督检查。省级药品监管部门根据风险管理原则,对批签发全过程进行监督检查,对存在质量风险的情况开展现场检查,进行技术评估。批签发机构严格按照要求开展批签发技术审查和样品检验工作,根据申请批签发品种的工艺及质量控制成熟度和既往批签发等情况进行综合评估。③强化风险处置。批签发机构在批签发过程中应按规定及时报告发现存在的药品质量安全风险情况,提出风险控制建议。药品监管部门在日常监督中发现的重大质量风险情况,及时向批签发机构通报。通过检查发现确存在质量风险或安全隐患的,药品监督管理部门应当依法采取相应的控制措施,如责任约谈、限期整改,以及暂停或不予批签发等。风险消除或整改完成后,采取控制措施的药品监督管理部门应当解除控制措施。④强化问责处置。规定批签发相关单位及人员未按规定作出批签发结论的,违反程序要求向申请人或第三方透露工作信息导致严重后果的,或者批签发过程中存在受贿行为的,未按规定进行现场检查的,分层级对违规和违法行为进行相应的处理。

国家药监局发文规范药品零售企业配备使用执业药师

2020年11月20日,国家药监局以国药监药管〔2020〕25号下发了《关于规范药品零售企业配备使用执业药师的通知》。(以下简称《通知》)。《通知》指出:近年来,国家药监局不断加强执业药师制度建设和队伍建设,持续推动执业药师配备使用,积极发挥执业药师在保障公众用药安全有效方面的重要作用。但是,目前执业药师队伍发展不平衡、不充分,部分地区药品零售企业执业药师配备不到位的问题还比较突出。根据新修订的《中华人民共和国药品管理法》(以下简称《药品管理法》)有关规定,为规范执业药师配备使用,国家药监局强调:①坚持执业药师配备政策,稳步提高配备水平。要坚持和完善执业药师职业资格准入制度,坚持药品经营企业执业药师依法配备使用要求。原则上,经营处方药、甲类非处方药的药品零售企业,应当配备执业药师;只经营乙类非处方药的药品零售企业,应当配备经过药品监督管理部门组织考核合格的业务人员。针对当前部分地区执业药师不够用、配备难的实际情况,省级药品监督管理部门在不降低现有执业药师整体配备比例前提下,可制定实施差异化配备使用执业药师的政策,并设置过渡期。过渡期内,对于执业药师存在明显缺口的地区,允许药品零售企业配备使用其他药学技术人员承担执业药师职责,过渡期不超过2025年。②细化落实执业药师配备要求,强化监督检查责任落

实。省级药品监督管理部门要根据行政区域内执业药师和药学技术人员队伍实际情况,结合经营品种、经营规模、地域差异以及药品安全风险等因素,制定具体实施方案,分阶段、分区域推进执业药师配备使用,稳步提升药品零售企业执业药师配备使用比例。过渡期内,各市县负责药品监管的部门要加强对行政区域内药学技术人员的管理,对药品零售企业按规定配备药学技术人员的情况进行登记,建立相关信息档案。要落实"四个最严"要求,对新开办药品零售企业严格审核把关;加强对执业药师(或药学技术人员)配备和在岗执业情况的监督检查,督促其尽职履责。对于不按规定配备且整改不到位的药品零售企业,应当依法查处,并采取暂停处方药销售等行政处理措施。对查实的"挂证"执业药师要录入全国执业药师注册管理信息系统、撤销其注册证书并坚决予以曝光;还要将"挂证"执业药师纳入信用管理"黑名单",实施多部门联合惩戒。③切实发挥执业药师作用,持续加强队伍建设。药品零售企业执业药师应当负责本企业药品质量管理,督促执行药品管理相关的法律法规及规范;负责处方审核和监督调配,向公众提供合理用药指导和咨询服务;负责收集反馈药品不良反应信息等药学工作。药品零售企业要严格执行《药品管理法》有关规定,在坚持执业药师配备原则的同时,更要充分发挥执业药师的作用。各地要高度重视执业药师队伍建设,制定相关政策引导药学技术人才积极参加执业药师资格考试,逐年提升本行政区域内执业药师的配备使用比例;要规范执业药师继续教育,促进执业药师持续更新专业知识,更好地发挥作用;要探索建立多部门政策联动机制,促进执业药师配备使用和执业药师队伍健康发展。

2020年执业药师职业资格考试启用新版考试大纲

国家药品监督管理局委托国家药品监督管理局执业药师资格认证中心组织专家、学者和执业药师,在2015年版《国家执业药师资格考试大纲》(第七版)的基础上,修订编写了2020年版《国家执业药师职业资格考试大纲》(第八版)(以下简称2020年版考试大纲)。2020年版考试大纲经人力资源社会保障部审定,于2020年3月公布实施。2020年版考试大纲,是在借鉴和总结2015年版考试大纲和近年考试工作的基础上,立足执业药师职业资格考试大纲"以用定考、科学合理、保障能力"的定位和要求,以岗位胜任力为导向,结合我国药学专业技术人才和药学教育实际情况进行修订,力求更好实现"以用定考、以考促学、学以致用"的考试大纲"指挥棒"作用。新版考试大纲,在保持必要的基本理论、基本知识、基本技能等"三基"要求的前提下,逐步提高对专业知识的领会、运用、分析、综合、评价的能力要求。内容兼顾药品生产、批发、零售、使用四大领域的药品保障相关要求,侧重要求药品经营企业和医院药房中与执业药师执业相关的知识与技能,重点要求作为合格执业药师所应具备的在药品质量管理和药学服务两方面的综合性执业能力。对于部分执

业药师应具备但不适宜通过现有考核方式来反映的能力要求,将在后续的执业药师继续教育要求中进一步明确和完善。新版考试大纲将从 2020 年开始实施。2020 年度执业药师职业资格考试各科目均以新版考试大纲为命题依据。曾参加 2019 年度考试但还有部分考试科目未合格的考生,可参加以新版考试大纲为命题依据的相应科目考试。

《国家药监局关于促进中药传承创新发展的实施意见》发布 2020 年 12 月 25 日,国家药监局以国药监药注〔2020〕27 号文发布了《关于促进中药传承创新发展的实施意见》。(以下简称实施意见)。《实施意见》由"指导思想"和"促进中药守正创新""健全符合中药特点的审评审批体系""强化中药质量安全监管""注重多方协调联动""推进中药监管体系和监管能力现代化"等六大方面内容组成,包含了 20 条具体措施,涵盖了中药审评审批、研制创新、安全性研究、质量源头管理、生产全过程质量控制、上市后监管、品种保护等以及中药的法规标准体系、技术支撑体系、人才队伍、监管科学、国际合作等内容。《实施意见》指出要促进中药守正创新。坚持以临床价值为导向,鼓励开展以患者为中心的疗效评价,探索引入真实世界证据用于支持中药新药注册上市;推动古代经典名方中药复方制剂研制,建立与古代经典名方中药复方制剂特点相适应的审评模式,成立古代经典名方中药复方制剂专家审评委员会,实施简化审批;促进中药创新发展,推动开展多区域临床试验规范性研究能力与体系建设,促进中药临床研究质量整体提升;鼓励二次开发,支持运用符合产品特点的新技术、新工艺以及体现临床应用优势和特点的新剂型改进已上市中药品种;加强中药安全性研究,加大对来源于古代经典名方、名老中医验方、医疗机构制剂等具有人用经验的中药新药安全性评价技术标准的研究等。《实施意见》明确要健全符合中药特点的审评审批体系。根据中药注册产品特性、创新程度和研制实践情况,改革中药注册分类,不再仅以物质基础作为划分注册类别的依据,开辟具有中医药特色的注册申报路径;构建"三结合"审评证据体系,进一步重视人用经验对中药安全性、有效性的支持作用,按照中药特点、研发规律和实际,构建中医药理论、人用经验和临床试验相结合的审评证据体系;改革完善中药审评审批制度,对突发重大公共卫生事件中应急所需的已上市中药增加功能主治实施特别审批等。《实施意见》提出要强化中药质量安全监管。加强中药质量源头管理,加强开展中药新药资源评估,保障中药材来源稳定和资源可持续利用;加强生产全过程的质量控制,持续修订完善包括中药材、中药饮片、中间产品和制剂等在内的完整的内控质量标准体系,保持药品批间质量稳定可控;加强上市后监管,加大保护中药品种力度。修订《中药品种保护条例》,将中药品种保护制度与专利保护制度有机衔接,并纳入中药全生命周期注册管理之中等。《实施意见》指出要推进中药监管体系和监管能

力现代化。完善中药法规标准体系;健全完善中药全生命周期监管制度体系;强化技术支撑体系建设,加强"智慧监管"建设,创新利用大数据、互联网、云计算等现代信息技术,推进药品追溯信息互通共享;加强中药监管科学研究,建立中药监管科学合作研究基地和国家药监局重点实验室,强化中药监管基础性、战略性问题研究;加强监管队伍建设,加快职业化、专业化的中药审评员、检查员队伍建设,完善分级分类管理制度,明确岗位准入和任职条件;积极推动国际传统药监管合作,深入参与国际传统药相关政策规则制定、标准协调,推动中药标准国际化等。

《药物临床试验质量管理规范》修订发布 为深化药品审评审批制度改革,鼓励创新,进一步推动我国药物临床试验规范研究和提升质量,国家药品监督管理局会同国家卫生健康委员会组织修订了《药物临床试验质量管理规范》(以下简称《规范》),2020 年 4 月 23 日发布,自 2020 年 7 月 1 日起施行。《规范》修订从原 13 章 70 条调整为 9 章 83 条,从原 9 000 余字增加到 24 000 余字。《规范》修订保留了总则、研究者、申办者、试验方案、附则 5 个章节;增加了术语及其定义、伦理委员会、研究者手册、必备文件管理等 4 个章节;删除了临床试验前的准备与必要条件、受试者的权益保障、监查员的职责、记录与报告、数据管理与统计分析、试验用药品的管理、质量保证、多中心试验 8 个章节,将其章节涉及内容按照责任主体和试验环节调整到相应的章节;《世界医学大会赫尔辛基宣言》作为总的原则性要求纳入"总则"中,不再附全文;临床试验保存文件作为指导原则单独另行发布。《规范》的主要内容为:①细化明确参与方责任。伦理委员会作为单独章节,明确其组成和运行、伦理审查、程序文件等要求。突出申办者主体责任,明确申办者是临床试验数据质量和可靠性的最终责任人,加强对外包工作的监管。合同研究组织应当实施质量保证和质量控制。研究者具有临床试验分工授权及监督职责。临床试验机构应当设立相应的内部管理部门,承担临床试验相应的管理工作。②强化受试者保护。伦理委员会应当特别关注弱势受试者,审查受试者是否受到不正当影响,受理并处理受试者的相关诉求。申办者制定方案时明确保护受试者的关键环节和数据,制订监察计划应强调保护受试者权益。研究者应当关注受试者的其他疾病及合并用药,收到申办者提供的安全性信息后应考虑受试者的治疗是否需要调整等。③建立质量管理体系。申办者应当建立临床试验的质量管理体系,基于风险进行质量管理,加强质量保证和质量控制,可以建立独立数据监察委员会,开展基于风险评估的监察。研究者应当监管所有研究人员执行试验方案,并实施临床试验质量管理,确保源数据真实可靠。④优化安全性信息报告。明确了研究者、申办者在临床试验期间安全性信息报告的标准、路径以及要求。研究者向申办者报告所有严重不良事件。伦理委员会要求研究

者及时报告所有可疑且非预期严重不良反应。申办者对收集到的各类安全性信息进行分析评估,将可疑且非预期严重不良反应快速报告给所有参加临床试验的相关方。⑤规范新技术的应用。电子数据管理系统应当通过可靠的系统验证,保证试验数据的完整、准确、可靠。临床试验机构的信息化系统具备建立临床试验电子病历条件时,研究者应首选使用,相应的计算机化系统应当具备完善的权限管理和稽查轨迹。⑥参考国际临床监管经验。临床试验的实施应当遵守利益冲突回避原则;生物等效性试验的临床试验用药品应当进行抽样、保存等;病史记录中应该记录受试者知情同意的具体时间和人员;若违反试验方案或《规范》的问题严重时,申办者可追究相关人员的责任,并报告药品监督管理部门。⑦体现卫生健康主管部门医疗管理的要求。伦理委员会的组成、备案管理应当符合卫生健康主管部门的要求;申办者应当向药品监督部门和卫生健康主管部门报告可疑且非预期严重不良反应。

↗ **第十一届药典委员会执行委员会会议召开** 4月9日,第十一届药典委员会执行委员会会议在北京召开。会议听取了国家药典委员会关于2020年版《中国药典》编制工作情况报告,审议并通过了2020年版《中国药典》草案。第十一届药典委员会主任委员、国家药品监督管理局局长焦红,副主任委员、国家卫生健康委员会副主任曾益新出席会议并讲话。副主任委员、国家药监局副局长陈时飞主持会议。国家药典委员会秘书长兰奋向全体执委汇报2020年版《中国药典》编制工作情况。焦红指出,新修订《药品管理法》进一步强化了国家药品标准的法定性作用,要不断巩固药典的法律地位,加强药品标准体系和管理能力建设,全面提升国家药品标准整体水平。2020年版《中国药典》稳步推进药典品种收载,进一步满足了国家基本药物目录和基本医疗保险目录品种的需求。国家药品标准体系日趋完善,药品标准水平显著提升,药品安全性要求持续加强,导向性作用日益显著。其颁布实施,将有利于整体提升我国药品标准水平,进一步保障公众用药安全,推动医药产业结构调整,促进我国医药产品走向国际,实现由制药大国向制药强国的跨越。会上,中国工程院院士张伯礼、中国科学院院士陈凯先、中国工程院院士王军志分别代表中药、化学药、生物制品领域就各部药典的整体情况、突出特点和下一步工作建议做了主题发言。来自工信部、国家民委、国家卫健委、国家医保局、国家中医药管理局、国家药监局、中央军委后勤保障部等相关部门的机构委员和各相关领域专家委员22人出席北京主会场会议,其他42位执行委员通过远程视频方式参加会议。

↗ **开展国家组织药品集中采购和使用中选药品专项检查**
2020年3月10日,国家药监局综合司发布了《关于开展国家组织药品集中采购和使用中选药品专项检查工作的通知》(以下简称《通知》)。《通知》指出:通过企业自查和集中检查方式,全面落实药品监管"四个最严"要求和属地监管责任,全面落实中选药品上市许可持有人的质量主体责任,全面落实中选药品监督检查和抽检两个全覆盖,进一步提升中选药品上市许可持有人质量保证能力,进一步保障中选药品质量安全,进一步落实中选药品"一物一码"追溯要求。检查内容分为重点品种和重点内容。①重点品种:《国务院办公厅关于印发国家组织药品集中采购和使用试点方案的通知》(国办发〔2019〕2号)、《关于国家组织药品集中采购和使用试点扩大区域范围的实施意见》(医保发〔2019〕56号)、《关于开展第二批国家组织药品集中采购和使用工作的通知》(医保发〔2020〕2号),以及后续纳入国家组织药品集中采购和使用的中选药品。②重点内容:中选药品生产执行药品生产质量管理规范情况、数据真实可靠情况;落实原辅料质量控制、严控源头质量风险情况;按照国家药品标准和经药品监管部门核准的生产工艺进行生产情况;委托双方落实委托生产质量管理责任情况;执行药物警戒和药品不良反应监测、对抽检不合格等存在质量安全风险药品的处理控制情况;生产企业向联合采购办公室报告中选药品产能情况;中选药品上市许可持有人落实药品信息化追溯体系建设情况;中选药品的配送单位及有关医疗机构、零售企业的质量管理情况。此项工作安排分为3个阶段:①企业自查阶段(自2000年3月起至2020年6月)。各省级药品监管部门结合本辖区监管实际,按照本通知要求制定专项检查工作方案,确保专项检查工作的覆盖性和针对性。组织药品上市许可持有人或者生产企业,对中选药品的生产环节进行自查,对企业自查、药品监管部门调查以及社会关注的可能影响药品质量风险进行风险评估、原因分析、制定整改措施,形成自查整改报告。于2020年6月30日前将自查整改报告(加盖公章)报所在地省级药品监管部门。②集中检查阶段(7~9月)。各省级药品监管部门组织对辖区内中选药品开展集中检查。要强化问题导向,畅通投诉举报渠道,对中选药品生产企业实施"一企一档"管理,开展全覆盖检查。要建立监管台账,督促企业限期整改有关问题隐患,逐一对账销号。要对生产环节的中选药品实施全覆盖抽检。要监督中选药品上市许可持有人加快建设药品信息化追溯体系。地方药品监管部门要依职责督促中选药品的配送单位及有关医疗机构、零售企业持续合规,确保中选药品在流通使用环节的质量安全。要加强工作调研,及时组织研判监管工作中发现的问题和有关工作建议。③总结报告阶段(10月)。各省级药品监管部门要全面总结专项检查工作的好做法、好经验。工作总结应于2020年10月30日前报国家药监局药品监管司。

↗ **推进重点品种信息化追溯体系建设工作** 10月13日,国家药监局发布了关于做好重点品种信息化追溯体系建设工作的公告,提出药品上市许可持有人应当落实全过程药品质量管理的主体责任,建立信息化追溯系统,收集全过程追溯信息,于 2020 年 12 月 31 日之前,基本实现国家药品集中采购中选品种、麻醉药品、精神药品、血液制品等重点品种可追溯。为了做好此项工作,国家药监局负责制定统一的药品追溯标准和规范。发布实施了 8 个药品信息化追溯体系建设的标准,包括《药品信息化追溯体系建设导则》《药品追溯码编码要求》《药品追溯系统基本技术要求》《药品上市许可持有人和生产企业追溯基本数据集》《药品经营企业追溯基本数据集》《药品使用单位追溯基本数据集》《药品追溯消费者查询基本数据集》《药品追溯数据交换基本技术要求》。国家药监局建设药品追溯协同服务平台(以下简称协同平台),不断完善药品追溯数据交换、共享机制。协同平台提供药品追溯码编码规则备案和药品上市许可持有人药品信息化追溯系统(以下简称追溯系统)地址解析服务,辅助实现不同追溯系统互通互享,实现药品全过程可追溯。国家药监局要求各省级药品监管部门根据监管需要建设本省药品信息化追溯监管系统,进行数据采集,监控药品流向,充分发挥追溯信息在日常监管、风险防控、产品召回、应急处置等监管工作中的作用。要求药品上市许可持有人、药品经营企业应当按照《药品信息化追溯建设导则》等标准和规范要求,建立并实施药品追溯制度,提供追溯信息,保证药品可追溯。药品上市许可持有人承担追溯系统建设的主要责任,可以自建追溯系统,也可以委托第三方技术机构建设,按照统一的药品追溯编码要求,对药品各级销售包装单元赋以唯一追溯标识。同一药品追溯码,只允许在同一追溯系统中实现追溯。在生产入库时,应在追溯系统中保存入库信息,在销售药品时,应通过追溯系统向下游相关企业或医疗机构提供相关追溯信息,以便下游企业或医疗机构验证反馈。药品上市许可持有人要做到及时、准确获得所生产药品的全过程信息。进口药品上市许可持有人可委托进口药品代理企业履行追溯系统建设责任。药品经营企业在采购药品时,应通过追溯系统向上游企业索取相关追溯信息,在药品验收时进行核对,并将核对信息通过追溯系统反馈上游企业;在销售药品时,应通过追溯系统向下游企业或有关机构提供追溯信息。国家药监局要求各级药品监督管理部门要依法依职责加强对本辖区药品上市许可持有人、进口药品代理企业、药品经营企业的行政指导和监督检查,督促其按照《药品管理法》和药品信息化追溯建设标准要求落实追溯责任;要将追溯系统建设情况、追溯信息提供情况纳入日常监督检查项目,确保重点品种信息化追溯工作顺利开展,按时完成。

国家药监局召开推进药品智慧监管电视电话会议
2020 年 10 月 23 日,国家药监局召开推进药品智慧监管电视电话会议。国家药监局副局长颜江瑛出席会议并讲话。国家局各司局及直属单位相关负责同志在主会场参加会议。各省(区、市)和新疆生产建设兵团药监部门信息化分管领导

和有关人员在各分会场参加会议。会议深入学习贯彻习近平总书记系列重要指示精神,总结前期药监系统信息化建设工作经验、分析形势,研究部署深化药品智慧监管、全面加强信息化引领药品监管的工作措施。会议对前期药品智慧监管工作给予充分肯定。会议强调,智慧监管是有效应对重大突发公共卫生事件的迫切需要,是提升药品监管体系和能力现代化水平的重要支撑,是实现药品全生命周期风险管理的重要手段,是深化"互联网 + 政务服务"、优化营商环境的客观要求。要深刻认识药品智慧监管面临的新形势、新使命、新要求,强化举措、开拓思路,全面加强智慧监管建设,不断提升监管体系和能力的现代化水平。会议对下一阶段药品智慧监管工作作出部署。①加强"大规划"建设,构建统筹协作管理体系。编制好药品智慧监管"十四五"规划,推动形成全国规划"一盘棋"。②加强"大平台"建设,构建共享协同工作体系。要迭代升级国家智慧监管平台,持续完善"互联网 + 政务服务"平台,充分发挥药监云平台的作用。③加强"大数据"建设,构建智慧决策支撑体系。要加强大数据资源分析利用,建设完善多层次数据资源开放利用体系,实现信息共享共用。④加强"大系统"建设,构建监管信息化支撑体系。做好"两法两条例"及相关配套规章制度的信息化保障;加强疫苗追溯系统运行管理,在 2020 年底前基本实现重点品种可追溯。⑤加强"大安全"建设,完善网络安全保障体系,层层压实网络安全责任。

国家药监局召开药品监管科学工作座谈会 10 月 26 日,国家药品监督管理局召开药品监管科学工作座谈会,听取各药品监管科学研究基地工作进展,研究部署下一步工作。国家药监局局长焦红出席会议并讲话。国家药监局副局长徐景和主持。焦红指出,中国药品监管科学行动计划发布后,国家药监局已启动实施首批 9 个重点研究项目,与国内著名高校、科研机构建设了 11 个国家药品监管科学研究基地,认定了首批 45 家国家药监局重点实验室,系统开展药品监管科学应用研究。焦红充分肯定各药品监管科学研究基地取得成绩的基础,对下一步推进监管科学工作提出要求:①坚持国际视野。紧扣国际发展前沿,以更加开放的视野推进监管科学工作,更好地服务监管、服务产业、服务公众;②加强顶层设计。适时制定监管科学规划,将立足当前与谋划长远有机结合,科学安排,稳步推进;③突出特色优势。各监管科学研究基地要聚焦药品监管工作实际,突出专业优势,发挥基地优势,强化优势互补,形成推进合力;④完善运行机制。坚持开放共享理念,加强国家局相关司局和直属单位与各研究基地以及各研究基地之间的沟通交流,推进信息与资源共享;⑤强化对外宣传。要及时向社会传递药品监管科学研究成果,更好地服务产业发展和公众需求。⑥深化国际交流。积极参与国际药品监管科学研究,充分借鉴国际药品监管科学的最新成果,同时为国际药品监管科学发展

贡献中国的智慧和力量。

2020 年全国安全用药月活动 由国家药品监督管理局主办,中国药学会、人民网健康频道承办的 2020 年全国安全用药月启动仪式暨第五届中国药品安全论坛 11 月 3 日在北京举办。国家药监局党组成员、副局长陈时飞出席启动仪式并致辞。国家卫生健康委、市场监管总局、国家中医药管理局、中国科学技术协会等部委相关领导,药品监管部门、医疗机构、科研单位、新闻媒体等各界代表和科普志愿者出席启动仪式。启动仪式上,国家药监局综合司、器械注册司、药品监管司、科技国合司相关负责同志分别围绕"应急科普,助力构筑战疫健康防线""审评攻坚,服务疫情防控应急需求""强化监管,确保抗疫药械质量安全""监管科学,推进药品监管体系和监管能力现代化"进行了主题发言。国家药典委、国家药监局药品审评中心分别就药品标准体系建设、药审改革实效为主题作发言。启动仪式上还发布了 2020 年公众十大用药提示和《中国家庭用药手册》(儿童安全用药)并由专家进行了梳理解读,以提高公众的安全用药水平和健康素养。本年全国安全用药月活动以"安全用药 战疫同行"为主题,活动历时 1 个月,期间举办"安全用药 战疫同行"系列宣传活动、药品安全网络知识竞赛、安全用药大家谈、药品安全知识系列科普等 12 项主题活动。各级药品监管部门组织了公众开放日、网络知识竞赛、互动体验活动等,推动公众更多了解安全用药知识,促进药品安全领域深入交流,以药品安全社会共治助力"健康中国"。

2020 年度药审中心药品审评工作 2020 年,药审中心完成中药(包括民族药)、化学药、生物制品各类注册申请审评审批共 11 582 件(含器械组合产品 4 件,以受理号计),较 2019 年增长 32.67%。其中,完成需技术审评的注册申请 8 606 件(含 5 674 件需药审中心技术审评和行政审批注册申请),较 2019 年增长 26.24%;其中:化学药注册申请为 6 778 件,较 2019 年增长 25.22%;中药注册申请 418 件,较 2019 年增长 39.33%;生物制品注册申请 1 410 件,较 2019 年增长 27.72%;化学药注册申请约占全部技术审评完成量的 78.76%。完成直接行政审批(无需技术审评)的注册申请 2 972 件。在完成需技术审评的 8 606 件注册申请中,完成新药临床试验(IND)申请审评 1 561 件,较 2019 年增长 55.94%;完成新药上市申请(NDA)审评 289 件,完成仿制药上市申请(ANDA)审评 1 700 件;完成仿制药质量和疗效一致性评价申请(以补充申请途径申报)1 136 件,较 2019 年增长 103.22%;完成补充申请技术审评 3 250 件,较 2019 年增长 24.19%。2020 年,药审中心审评通过批准 IND 申请 1 435 件,较 2019 年增长 54.97%;审评通过 NDA 208 件,较 2019 年增长 26.83%;审评通过 ANDA 918 件;审评通过批准一致性评价申请 577 件,较 2019 年增长 121.92%。药审中

心审评通过创新药 NDA 20 个品种,审评通过境外生产原研药品 NDA 72 个品种(含新增适应证品种)。2020 年,药审中心完成审评的中药注册申请 418 件。其中,完成 IND 申请 37 件,完成 NDA 8 件,完成 ANDA 3 件。药审中心审评通过批准中药 IND 申请 28 件,审评通过中药 NDA 4 件(连花清咳片、筋骨止痛凝胶、桑枝总生物碱片及桑枝总生物碱)。2020 年,药审中心完成审评的化学药注册申请 6 778 件。其中,完成化学药临床申请(IND 申请和验证性临床)共 1 086 件,较 2019 年增长 45.58%;完成化学药 NDA 163 件;完成化学药 ANDA 1 697 件;完成一致性评价申请 1 136 件,较 2019 年增长 103.22%;完成化学药补充申请 2 248 件,较 2019 年增长 23.72%。药审中心完成审评的化学药注册申请中,审评通过批准 IND 申请 907 件,较 2019 年增长 51.42%;审评通过 NDA 115 件,较 2019 年增长 30.68%;审评通过 ANDA 918 件,较 2019 年增长 15.33%。药审中心完成审评的化学药 IND 申请 960 件,审评通过批准 IND 申请 907 件。其中,1 类创新化学药 IND 申请 694 件(298 个品种),较 2019 年增长 40.77%,品种数较 2019 年增长 57.67%。药审中心审评通过批准 IND 申请的 694 件 1 类创新化学药中,抗肿瘤药物、抗感染药物、循环系统疾病药物、内分泌系统药物、消化系统疾病药物和风湿性疾病及免疫药物较多,占全部创新药临床试验批准数量的 80.69%。药审中心完成审评的化学药 NDA 共 163 件。其中,审评通过化药 NDA 115 件,审评通过 1 类创新化学药 NDA 14 个品种。完成审评的一致性评价申请共 1 136 件,审评通过 577 件。其中,审评通过批准口服固体制剂一致性评价 456 件,审评通过批准注射剂一致性评价申请 121 件。药审中心完成审评的生物制品注册申请共 1 410 件。其中,完成预防用生物制品 IND 申请(预防用 IND 申请)27 件,完成治疗用生物制品 IND 申请(治疗用 IND 申请)537 件,较 2019 年增长 58.88%;完成预防用生物制品 NDA(预防用 NDA)9 件,完成治疗用生物制品 NDA(治疗用 NDA)108 件,完成体外诊断试剂 NDA(体外诊断 NDA)1 件。2020 年,药审中心完成中药、化学药、生物制品各类注册申请行政审批共 8 646 件,较 2019 年增长 44.51%。其中,完成审评审批的注册申请(临床试验申请、一致性评价申请、补充申请、境外生产药品再注册及复审)5 674 件,较 2019 年增长 39.24%;完成直接行政审批的注册申请(无需技术审评的补充申请、临时进口申请)2 972 件,较 2019 年增长 55.77%。

2020 年度药品不良反应(事件)报告情况 2020 年全国药品不良反应监测网络收到《药品不良反应(事件)报告表》167.6 万份。1999 年至 2020 年,全国药品不良反应监测网络累计收到《药品不良反应(事件)报告表》1 687 万份。2020 年全国药品不良反应监测网络收到新的和严重药品不良反应(事件)报告 50.6 万份;新的和严重药品不良反应(事件)报告占同期报告总数的 30.2%。2020 年全国药品不良反应

监测网络收到严重药品不良反应(事件)报告 16.7 万份,严重药品不良反应(事件)报告占同期报告总数的 10.0%。每百万人口平均报告数为 1 251 份。全国 98.3% 的县级地区报告了药品不良反应(事件)。按照报告来源统计,2020 年来自医疗机构的报告占 85.4%;来自经营企业的报告占 10.6%;来自持有人的报告占 3.9%;来自个人及其他报告者的报告占 0.1%。按照报告人职业统计,医生占 55.3%,药师占 24.7%,护士占 13.7%,其他职业占 6.3%。2020 年药品不良反应(事件)报告中,男女性别比为 0.87:1,女性略多于男性。从年龄分布看,14 岁以下儿童占 7.7%,65 岁及以上老年患者占 30.3%。按照怀疑药品类别统计,化学药品占 83.0%、中药占 13.4%、生物制品占 1.1%、无法分类者占 2.5%。按照给药途径统计,2020 年药品不良反应(事件)报告中,注射给药占 56.7%、口服给药占 38.1%、其他给药途径占 5.2%。注射给药中,静脉注射给药占 91.1%、其他注射给药占 8.9%。2020 年报告的药品不良反应(事件)中,累及器官系统排名前 3 位依次为胃肠系统疾病、皮肤及皮下组织类疾病、全身性疾病及给药部位各种反应。2020 年全国药品不良反应监测网络共收到《国家基本药物目录(2018 年版)》收载品种的不良反应(事件)报告 83.0 万份,其中严重报告 8.8 万份,占 10.6%。报告涉及化学药品和生物制品占 88.1%,中成药占 11.9%。2020 年药品不良反应(事件)报告涉及的化学药品中,例次数排名前 5 位的类别依次为抗感染药、心血管系统用药、肿瘤用药、电解质/酸碱平衡及营养药、神经系统用药。2020 年严重药品不良反应(事件)涉及化学药品中,报告数量最多的为肿瘤用药,占 32.2%;其次是抗感染药,占 28.3%。按严重报告占本类别报告比例计算,肿瘤用药的严重报告比例最高,为 41.5%,其次是免疫系统用药,为 21.4%。2020 年药品不良反应(事件)报告涉及的生物制品中,抗毒素及免疫血清占 37.8%,细胞因子占 27.7%,血液制品占 4.9%。2020 年化学药品和生物制品不良反应(事件)报告情况与 2019 年基本一致。从不良反应涉及患者年龄看,14 岁以下儿童占比较 2019 年明显降低,提示儿童用药的安全性总体良好;65 岁及以上老年患者占比持续升高,提示临床应加大对老年患者安全用药的管理。从药品类别上看,抗感染药报告数量依然居于首位,但占比已连续 9 年呈下降趋势,反映出临床抗感染药的使用日趋合理;肿瘤用药占比依然呈上升趋势,其严重报告构成比居于首位,提示肿瘤用药的安全性风险需持续关注。

2020 年药品不良反应(事件)报告涉及的中药中,例次数排名前 5 位的类别分别是理血剂中活血化瘀药(25.8%)、清热剂中清热解毒药(11.9%)、祛湿剂中清热除湿药(6.5%)、补益剂中益气养阴药(5.7%)、祛湿剂中祛风胜湿药(4.6%)。2020 年中药严重不良反应(事件)报告的例次数排名前 5 位的类别分别是理血剂中活血化瘀药(41.2%)、补益剂中益气养阴药(12.7%)、开窍剂中凉开药(7.9%)、清热剂中清热解毒药(7.3%)、祛湿剂中清热除湿药(3.0%)。2020 年中药不良反应(事件)报告按照给药途径统计,注射给药占 33.3%、口服给药占 56.4%、其他给药途径占 10.3%。注射给药中,静脉注射给药占 97.8%、其他注射给药占 2.2%。与 2019 年相比,2020 年中药不良反应(事件)报告数量有所上升,但严重报告占比有所下降。从给药途径看,注射给药占比下降较为明显。从药品类别上看,活血化瘀药的报告数量依然居首位,但占比略有下降。从总体情况看,2020 年中药占总体不良反应(事件)报告比例呈下降趋势,但仍需要注意安全用药。根据 2020 年药品不良反应监测数据和分析评价结果,国家药品监督管理局对发现存在安全隐患的药品及时采取相应风险控制措施,以保障公众用药安全。发布关于注销安乃近注射液等品种、含磺胺二甲嘧啶制剂、羟布宗片药品注册证书的公告共 3 期。发布甲磺酸阿帕替尼片、银杏叶片、复方甘草片等药品说明书修订公告共 47 期,增加或完善 57 个(类)品种说明书中的警示语、不良反应、注意事项、禁忌等安全性信息。发布《药物警戒快讯》12 期,报道国外药品安全信息 61 条。

(杨世民 杨 悦 程新萍)

省市药监动态

↗ **全国首张科研机构持有人《药品生产许可证》落地上海**
2020 年 7 月 1 日,上海市药监局发出全国首张研究型持有人《药品生产许可证》。上海市药监局依据新修订的《药品生产监督管理办法》,在修订完善本市"一网通办"平台办事指南和许可流程的基础上,开启在线申报入口,并依申请开展技术审评和审批发证工作。自 2015 年起,上海在全国率先开展了允许生产许可和上市许可分离的药品上市许可持有人制度改革试点,截至 2019 年底,上海市已有 54 家申请人申报的 137 件 MAH 申请(133 个品种),31 个品种为 1 类创新药。目前已有 69 个品种获批上市,涉及 18 家持有人,其中 9 家为研制机构持有人(包括集团持有)。目前,上海所有试点期间品种已上市的 9 家研制机构持有人都已经完成了《药品生产许可证》的申报工作。

↗ **粤港澳中医药政策与技术研究中心在粤澳合作中医药科技产业园揭牌**
2020 年 8 月 28 日,粤港澳中医药政策与技术研究中心(以下简称"研究中心")在粤澳合作中医药科技产业园举行揭牌仪式。研究中心由广东省药品监管局、国家药品监督管理局南方医药经济研究所与粤澳合作中医药科技产业园共建,搭建起了内地药品监管部门、行业专家和医药企业进行中医药政策与技术交流、研究、传播的平台,可有效解决粤港澳大湾区中医药产业和企业发展过程中面临的政策、技术方面的困难和瓶颈。研究中心的主要职责是：①借助粤港澳大湾区发展的契机，立足政策与技术两个层面，充分发挥中医药特色优势，有力促进推动粤港澳大湾区成为全国生物医药产业创新发展示范区。②对中医药及大健康领域的区域深度合作交流，进行科学系统的前瞻性探索和研究。③进一步完善产学研一体化链条，尤其为促进澳门经济适度多元发展，增强澳门中医药产业发展的软实力提供有力支撑。④整合区域的各类互补优势，打造中医药产业聚集高地及大湾区健康产业生态圈，为中医药的现代化、标准化及国际化做出贡献。

国家药监局药品审评检查大湾区分中心和医疗器械技术审评检查大湾区分中心挂牌成立　2020 年 12 月 23 日上午，国家药监局、广东省政府和深圳市政府在深圳市福田区举行国家药品监督管理局药品审评检查大湾区分中心、医疗器械技术审评检查大湾区分中心（以下简称"两个分中心"）挂牌仪式。挂牌仪式上，国家药监局、广东省政府和深圳市委常委、市政府三方签署了合作协议。两个分中心的职责是：①强化粤港澳大湾区药品医疗器械监管，服务大湾区和国家药品医疗器械监管改革创新；②优化营商环境，不断增强区域内药品医疗器械企业和有关研发机构的创新力和竞争力，助力大湾区药品医疗器械产业健康发展；③发挥大湾区技术创新能力和药品医疗器械研发人才、技术平台集聚的优势，为大湾区加快建成国内领先、国际一流的生物医药产业发展高地，引领驱动大湾区药品医疗器械高质量发展注入强劲动力。

福建省药监局组建"疫情应对应急突击队"　2020 年 1 月 23 日，福建省药监局组建了"疫情应对应急突击队"。疫情应对应急突击队涵盖涉及疫情防控工作的主要部门，由该局医疗器械处、药品生产处、药品流通处、综合处、药品稽查办负责人和骨干力量组成，下设综合协调、防范防控、新闻舆情三个小组共 23 人，所有人员全时待命出动、全力组织防控工作，在疫情防控中确保能及时有效处置突发情况。1 月 23 ~ 29 日，先后派出 3 个专家指导组赴各地，了解掌握 18 家相关药械企业生产品种和注册情况，并指导企业恢复生产；组织医疗器械处、注册审批处、认证审评中心等部门专业人员，对提出拟生产口罩、防护服等产品的 8 家企业，开展上门服务和现场办公，实施"一企一策"，并安排人员驻厂督办，推动相关产品在确保质量的前提下尽快生产上市；1 月 25 日起，每日安排药品稽查办派出 10 个检查组 30 人，对各设区市（含平潭）"两品一械"企业进行应急检查。截至 1 月 30 日，福建省药监系统共出动监管人员 15 856 人次，对 9 941 家生产经营企业、零售药店开展监督检查，发现问题并责令整改 25 家次，约谈单位 17 家次，立案调查企业 4 家次，有力

保障了疫情时期药械安全。

上海新型冠状病毒核酸检测试剂盒日均产能约 22 万人份　2020 年 2 月 4 日，上海市举行新闻发布会，通报新型冠状病毒感染肺炎防控工作情况。上海市药监督局全力做好相关医疗器械应急核查和应急审批，配合国家药监局做好病毒诊断试剂盒应急注册工作，并对 3 家企业申报的医用外科口罩、医用防护服产品开展应急审批工作。上海 3 家新型冠状病毒核酸检测试剂盒生产企业的日均产能约为 22 万人份，预计日增加医用口罩产能约 70 万个，产品在保证该市临床需求的同时供应相关省市疾控中心和医疗机构。上海市药监局从 1 月 22 日到 25 日，紧急派出 3 批技术审评骨干，完成对该市 3 家企业应急产品注册体系现场核查工作，并督促、指导企业尽快制定整改计划、完成上报注册。2 月 1 日，上海市药品监督局紧急印发《关于做好本市新型冠状病毒感染的肺炎疫情防控期间医疗器械应急审批工作的通知》，按照"统一指挥、早期介入、快速高效、科学审批"的原则，对医用口罩、医用防护服等急需的医疗器械开展应急审评审批。

天津市开展药械化专项整治"2020 利剑行动"　天津市药品监督管理局自 2020 年 10 月 10 日起，在全市范围内开展药械化专项整治"2020 利剑行动"。专项整治行动为期 50 天，按照"源头严防、过程严管、风险严控"原则，坚持全主体、全品种、全链条严格监管，重点对疫情防控所需药品、第二类精神药品、打击非法收售药品、"两品一械"网络销售、防疫医疗器械质量安全、高风险医疗器械（高值医用耗材）、医疗器械使用环节质量安全、不良反应监测等方面开展专项检查，彻底排查各环节安全隐患，严惩重处违法违规行为，全面净化药械化市场，维护人民群众身体健康和生命安全。

广东省药品检验所药物安评中心（毒理研究中心）揭牌　2020 年 10 月 10 日，广东省药品检验所药物安评中心（毒理研究中心）在广州开发区正式揭牌。该中心的主要工作包括药品注册检验、药品上市前评价、上市后再评价、风险监测等安全评价，以及疫苗批签发检验。中心的主要职责是：①提升广东药品检验所在药物安全评价等方面的能力，进一步改善广东医药产业创新环境，吸引全国乃至全球优质创新资源落地广东，推动广东生物医药产业不断走向规范化、标准化、国际化。②作为服务区域生物医药聚集群产业发展的重要平台，为生物医药产业在广州开发区加速聚集和持续高质量发展提供强有力的技术支撑。

天津中药监管科学研究中心挂牌成立　2020 年 9 月 9 日天津中药监管科学研究中心在天津中医药大学中医药研究院成立。天津中医药大学与天津市药监局共同签署《中药监管科学战略合作协议》，张伯礼院士担任该研究中心首席科学家。双方

充分利用自身人才、技术及政策优势，共同开展中药监管科学政策研究、技术研究、人才培养，共建天津市中药产、学、研一体交流平台及双方共同认可的其他中医药项目的合作。

↗ **陕西省启动药品安全放心工程行动** 2020 年 7 月 15 日，陕西省人民政府召开"药品安全放心工程"行动视频启动仪式。会议主要内容为：加快健全完善监管体制机制体系、疫苗管理运行体系、安全发展共赢体系、风险防控体系、应急处置体系和社会共治体系等"六大体系"，完善体制机制、压实各方责任，加快推进陕西药品安全治理体系和监管能力现代化，服务保障疫情防控和经济社会发展大局，保障人民群众用药安全放心、有效可及。

↗ **江苏省针对疫苗 NRA 评估工作召开疫苗管理省级部门联席会议** 2020 年 7 月 23 日，江苏省召开疫苗管理省级部门联席会议第二次全体会议。会议总结交流了疫苗监管工作情况，研究推进疫苗国家监管体系（NRA）评估等重点任务。具体内容为：①加强疫苗药品生产流通使用全过程监管。抓好生产、流通、使用各个环节管理措施的落实，加大违法违规行为打击力度，严惩重处疫苗药品领域违法犯罪行为。②强化制度机制建设，提升疫苗药品监管能力，建立完善检查、检测、审评、监测"四位一体"疫苗药品监管技术支撑体系。加快推进药品检查机构和职业化专业化检查员队伍建设。③加强科研保障和技术攻关，优化产品上市许可服务，推动产业区域协同发展，持续推动疫苗药品产业转型升级创新发展。④充分发挥协调机制作用，形成各司其职、各负其责，齐心协力、联动推进的疫苗管理工作格局。⑤对照世界卫生组织评估要求，做好各项工作，完善相关制度，发挥省疫苗管理省级部门联席会议平台作用，及时组织开展 NRA 自评估，查漏补缺，持续完善，确保高质量做好评估准备工作。

↗ **宁夏药监局六项机制做好疫情防控工作** 2020 年 2 月，宁夏回族自治区药品监督管理局建立六项机制，全力服务保障防控疫情的相关药品医疗器械质量安全。六项机制的主要内容为：①应急审批管理机制。对全区医用口罩、医用防护服等防疫工作急用医疗器械实施 3 项特殊管理措施，先后对宁夏红十字会接受捐赠的 4 种防护用品、宁夏普益医疗器械公司从阿联酋紧急进口的口罩等产品第一时间进行了现场专业性检查。②行刑衔接联防联控机制。联合自治区公安厅治安总队和卫健委、工信厅相关部门，有效发挥行刑衔接机制作用，加大对疫情防控期间制售假劣医用口罩、医用防护服、医用手套等违法犯罪行为的打击力度，严惩重处违法违规经营及销售不合格药品医疗器械行为，确保疫情防控物资质量安全。③网络监测沟通机制。积极协调国家药监局医疗器械网络交易监测中心等机构，按照线上线下一致原则，全面摸排梳理并密切监测涉及宁夏的通过网络渠道违法

违规销售假劣医用口罩、抗病毒药品等案件线索，做到早发现、早预防、早处理。④投诉信息督查督办机制。协调自治区"12315"投诉举报中心，全面梳理自 2020 年 1 月 20 日以来涉及药品医疗器械化妆品质量安全方面的投诉举报信息，特别是对医用口罩等紧缺物资的投诉举报线索进行甄别，并督促做好相关事项的调查处理。⑤应急抽检机制。积极主动联系协调陕西省医疗器械质量检验研究院为宁夏开通绿色快检通道，并通过建立"宁夏医疗器械应急抽检微信群"等方式与其保持经常性业务沟通，为加强医用口罩、医用防护服等急用医疗器械的检测提供技术保障。⑥案件查办应急机制。在接到新疆维吾尔自治区药监局《关于协调调查"一次性使用口罩"相关情况的函》后，第一时间组成调查核实小组，并联合公安部门，经多地走访排查，及时摸清情况并向新疆药监局进行了回复，有效提升了药监系统跨省区协同协作的工作效能。

（贾夏怡）

特殊药品管理

↗ **国家药监局督导检查特殊药品安全管理工作** 2020 年 9 月 17 日，国家药监局组织对北京市特殊药品生产经营管理情况进行了调研和督导检查。督导检查组先后赴麻醉药品定点生产企业以及麻醉药品和第一类精神药品定点区域性批发企业，听取了相关企业特殊药品生产经营管理情况的汇报，深入到特殊药品生产车间、仓库等对特殊药品生产经营储存等安全管理情况进行了督导检查，并与北京市、区两级药品监管部门和部分特殊药品生产经营企业就当前特殊药品管理工作中面临的问题和挑战进行了座谈和交流。

↗ **国家药监局督导检查疫苗、血液制品等药品质量安全监管工作** 2020 年 9 月 7~8 日，国家药监局在云南、四川督导检查疫苗、血液制品及中药饮片质量安全监管工作。督导检查组一行到企业查看疫苗、血液制品生产质量管理情况，中药饮片质量管理工作情况，与部分疫苗、血液制品生产企业有关负责人座谈交流，召集部分派驻疫苗生产企业检查员召开会议，并听取有关省级药品监管部门加强有关产品质量安全监管情况和派驻检查员工作情况。药品质量安全是企业的生命线，企业要严格遵守法规要求，建立覆盖药品研发、生产、销售、配送、使用全生命周期质量控制体系。

↗ **国家药物滥用监测哨点（医疗机构）公布** 2020 年 10 月 26 日，国家药监局发布《关于公布国家药物滥用监测哨点（医疗机构）的通知》（药监综药管〔2020〕96 号），具体内容见表 1。

中国药学年鉴

CHINESE PHARMACEUTICAL YEARBOOK

2020-2021

表1　国家药物滥用监测哨点(医疗机构)名单

(续表)

序号	省份	名称	类型	序号	省份	名称	类型
1	北京	北京大学第六医院	专科	50	河南	新乡医学院第二附属医院	专科
2	北京	首都医科大学附属北京安定医院	专科	51	河南	郑州大学第二附属医院	综合
3	北京	北京回龙观医院	专科	52	河南	洛阳市第五人民医院	专科
4	天津	天津市安定医院	专科	53	河南	郑州市第一人民医院	综合
5	天津	天津医科大学总医院	综合	54	湖北	武汉市精神卫生中心	专科
6	天津	天津市第一中心医院	综合	55	湖北	武汉大学中南医院	综合
7	河北	河北医科大学第一医院	综合	56	湖北	国药东风总医院	综合
8	河北	石家庄市第八医院	综合	57	湖北	宜昌市优抚医院	专科
9	河北	沧州市精神病医院	专科	58	湖北	荆州市精神卫生中心	专科
10	山西	山西医科大学第一医院	综合	59	湖南	中南大学湘雅二医院	综合
11	山西	太原市精神病医院	专科	60	湖南	衡阳市中心医院	综合
12	山西	山西省社会福利精神康宁医院	专科	61	湖南	郴州市精神病医院	专科
13	山西	北大医疗潞安医院	综合	62	广东	深圳市康宁医院	专科
14	内蒙古	内蒙古自治区精神卫生中心	专科	63	广东	广州医科大学附属脑科医院	专科
15	内蒙古	通辽市精神卫生中心	专科	64	广东	梅州市第三人民医院	专科
16	内蒙古	呼伦贝尔市精神卫生中心	专科	65	广东	江门市第三人民医院	专科
17	内蒙古	乌兰察布市精神康复医院	专科	66	广西	广西壮族自治区脑科医院(广西壮族自治区精神卫生中心)	专科
18	辽宁	沈阳市安宁医院	专科	67	广西	广西壮族自治区百色市第二人民医院	专科
19	辽宁	大连市第七人民医院	专科	68	海南	海南省人民医院	综合
20	辽宁	盘锦辽油宝石花医院	综合	69	海南	海南省安宁医院	专科
21	吉林	吉林省神经精神病医院	专科	70	海南	海南医学院第一附属医院	综合
22	吉林	长春市第六人民医院	专科	71	重庆	重庆市梁平区精神卫生中心	专科
23	黑龙江	哈尔滨医科大学附属第一医院	综合	72	重庆	重庆市渝中区精神卫生中心	专科
24	黑龙江	哈尔滨市第一专科医院	专科	73	重庆	重庆市长寿区第三人民医院	综合
25	上海	上海市虹口区精神卫生中心	专科	74	四川	成都市第四人民医院	专科
26	上海	徐汇区精神卫生中心	专科	75	四川	广元市精神卫生中心	专科
27	江苏	镇江市精神卫生中心(镇江市第五人民医院)	专科	76	四川	四川省南充精神卫生中心	专科
28	江苏	无锡市精神卫生中心	专科	77	四川	攀枝花市第三人民医院	专科
29	江苏	苏州市广济医院	专科	78	四川	宜宾市第一人民医院	综合
30	江苏	南京鼓楼医院	综合	79	贵州	贵州省第二人民医院	专科
31	江苏	东南大学附属中大医院	综合	80	贵州	贵州医科大学第三附属医院	综合
32	浙江	浙江省立同德医院	综合	81	云南	昆明医科大学第一附属医院	综合
33	浙江	湖州市第三人民医院	专科	82	云南	云南省大理大学第一附属医院	综合
34	浙江	温州康宁医院	专科	83	云南	云南省精神病医院	专科
35	安徽	合肥市第四人民医院	专科	84	云南	玉溪市第二人民医院	专科
36	安徽	安徽医科大学第一附属医院	综合	85	西藏	拉萨市人民医院	综合
37	安徽	马鞍山市中心医院 v	综合	86	陕西	西安交通大学第二附属医院	综合
38	安徽	中国科学技术大学附属第一医院安徽省立医院	综合	87	陕西	宝鸡市康复医院	专科
39	福建	厦门市仙岳医院	专科	88	陕西	渭南市精神病医院	专科
40	福建	福建省福州神经精神病防治院	专科	89	陕西	西安市中心医院	综合
41	福建	宁德市医院	综合	90	甘肃	张掖市红十字精神病院	专科
42	福建	龙岩第三医院	专科	91	甘肃	白银市精神卫生中心	专科
43	江西	吉安市第三人民医院	专科	92	甘肃	兰州市第三人民医院	专科
44	江西	宜春市第三人民医院	专科	93	青海	青海省第三人民医院	专科
45	江西	江西省惠民医院(江西省直属门诊部)	综合	94	青海	武警青海总队医院	综合
46	山东	山东省精神卫生中心	专科	95	青海	青海省民和县中医院	综合
47	山东	滨州医学院附属医院	综合	96	宁夏	宁夏安宁医院	专科
48	山东	济宁市精神病防治院	专科	97	新疆	乌鲁木齐市第四人民医院	专科
49	山东	烟台市心理康复医院	专科	98	新疆	新疆医科大学第一附属医院	综合
				99	新疆	新疆自治区人民医院	综合
				100	新疆兵团	石河子绿洲医院	专科

↗ **《2020 年兴奋剂目录》发布** 2019 年 12 月 30 日,国家体育总局、商务部、国家卫健委、海关总署、国家药监局联合发布《2020 年兴奋剂目录》(以下简称目录)。目录包括两部分。第一部分是兴奋剂品种,目录将兴奋剂品种分为 7 大类,共计 349 个品种(表 2)。第二部分是对运动员进行兴奋剂检查的有关规定。包括运动员禁用方法、运动员兴奋剂检查项目、运动员兴奋剂检查样本中某些禁用物质的浓度上限、运动员治疗用药、特殊说明、特殊项目禁用的物质、特定物质、未获批准的物质和其他禁用物质。目录自 2020 年 1 月 1 日起施行。

表 2 2020 年兴奋剂品种情况

序号	类 别	数量/个
1	蛋白同化制剂品种	87
2	肽类激素品种	65
3	麻醉药品品种	14
4	刺激剂(含精神药品)品种	75
5	药品类易制毒化学品品种	3
6	医疗用毒性药品品种	1
7	其他品种(?-阻滞剂、利尿剂)	104

(贾夏怡)

生物制品管理

↗ **国家药监局附条件批准国药中生北京公司新型冠状病毒灭活疫苗(Vero 细胞)注册申请** 2020 年 12 月 30 日,国家药监局附条件批准国药集团中国生物北京生物制品研究所有限责任公司的新型冠状病毒灭活疫苗(Vero 细胞)注册申请。该疫苗是首家获批的国产新冠病毒灭活疫苗,适用于预防由新型冠状病毒感染引起的疾病。国家药监局根据《疫苗管理法》《药品管理法》相关规定,按照药品特别审批程序,进行应急审评审批,附条件批准上市注册申请。同时,国家药监局要求该疫苗上市许可持有人应继续开展相关研究工作,完成附条件的要求,及时提交后续研究结果。

↗ **《药品生产质量管理规范(2010 年修订)》血液制品附录修订稿的公告** 2020 年 6 月 30 日,国家药监局关于发布《药品生产质量管理规范(2010 年修订)》血液制品附录修订稿的公告(2020 年第 77 号)。《中华人民共和国药品管理法》实施后,国家药监局按照《药品生产质量管理规范(2010 年修订)》第三百一十条规定,对《血液制品》附录进行了修订,作为《药品生产质量管理规范(2010 年修订)》配套文件。其主要内容共七章三十五条。适用于人血液制品的生产管理、质量控制、贮存、发放、运输和处理。血液制品生产包括从原料血浆接收、入库贮存、复检、血浆组分分离、血液制品制备、检定到成品入库的全过程。本附录自 2020 年 10 月 1 日起施行。

↗ **《药品生产质量管理规范(2010 年修订)》生物制品附录修订稿的公告** 2020 年 4 月 26 日,国家药监局关于发布《药品生产质量管理规范(2010 年修订)》生物制品附录修订稿的公告(2020 年第 58 号)。《中华人民共和国药品管理法》和《中华人民共和国疫苗管理法》实施后,国家药品监督管理局按照《药品生产质量管理规范(2010 年修订)》第三百一十条规定,对《生物制品》附录进行了修订,作为《药品生产质量管理规范(2010 年修订)》配套文件。生物制品的生产和质量控制应当符合本附录要求和国家相关规定,本附录主要内容共八章六十三条,适用范围包括:①微生物和细胞培养,包括 DNA 重组或杂交瘤技术;②生物组织提取;③通过胚胎或动物体内的活生物体繁殖。本附录自 2020 年 7 月 1 日起施行。

(贾夏怡)

进出口药品管理

↗ **国家药监局、海关总署增设无锡航空口岸、江阴港口岸为药品进口口岸** 2020 年 9 月 2 日,国家药监局与海关总署发布《关于增设无锡航空口岸、江阴港口岸为药品进口口岸的公告》。公告的具体内容为:①自本公告发布之日起,除《药品进口管理办法》第十条规定的药品外,其他进口药品(包括麻醉药品、精神药品)可经由无锡航空口岸、江阴港口岸进口。②增加无锡市市场监督管理局为口岸药品监督管理部门,由其承担无锡航空口岸、江阴港口岸药品进口备案的具体工作。③增加无锡市药品安全检验检测中心为口岸药品检验机构。自本公告发布之日起,无锡市药品安全检验检测中心开始承担无锡航空口岸、江阴港口岸的药品口岸检验工作。

↗ **国家药监局、海关总署、市场监管总局关于实施《进口药材管理办法》有关事项的公告** 2020 年 1 月 6 日国家药监局、海关总署和市场监管总局发布关于实施《进口药材管理办法》有关事项的公告(2020 年第 3 号)。公告的具体内容包括:国家药监局确定的口岸药品检验机构负责进口药材的口岸检验工作。对于首次进口药材的申请与审批:①对 2020 年 1 月 1 日前国家药品监督管理局已正式受理,但未完成审批的申请,仍按原有关规定审批,申请人也可以申请撤回提交的申请。②首次进口药材,申请人应当登录国家药品监督管理局网站网上办事大厅,通过"法人服务"项下办理首次进口药材申请,并按《进口药材管理办法》要求向所在地省级药品监督管理部门报送有关资料,取得《进口药材批件》。③各省级药品监督管理部门通过国家药品监管专网受理首次进口药材申请,并按《进口药材管理办法》规定实施审批。对于

中国药学年鉴 CHINESE PHARMACEUTICAL YEARBOOK 2020-2021

进口药材的备案:药材进口单位和口岸药品监督管理部门按照《国家药监局关于启用新版药品和药材进口备案管理系统的公告》(2019 年第 107 号)提示,登录备案系统相应窗口在线办理进口药材备案。国家药品监督管理局已对 2006 年、2011 年发布的两批《非首次进口药材品种目录》进行了修订、合并,原有目录予以废止。凡申请进口列入目录中的药材品种,申请人无须取得《进口药材批件》,直接按照《办法》规定向口岸药品监督管理部门进行非首次进口药材备案,各口岸药品监督管理部门应按非首次进口药材进行形式审查。

↗ **国家药监局试点启用麻醉药品和精神药物进出口电子准许证** 2020 年 12 月 29 日,国家药监局发布《关于试点启用麻醉药品和精神药物进出口电子准许证的公告》(2020 年第 148 号),自 2020 年 12 月 31 日起,试点启用麻醉药品和精神药物进出口电子准许证。公告的具体内容如下:①试点时间为 2020 年 12 月 31 日至 2021 年 12 月 31 日。②试点范围为自 2020 年 12 月 31 日起核发的麻醉药品和精神药物进出口准许证。③试点期间,麻醉药品和精神药物进出口电子准许证与纸质版同步发放,具有同等法律效力。④企业须先行在国家药监局网上办事大厅注册并实名认证后,进入"我的证照"栏目,查看下载麻醉药品和精神药物进出口电子准许证。也可登录"中国药监 APP",查看麻醉药品和精神药物进出口电子准许证。

(贾夏怡)

药品标准化工作

↗ **《中华人民共和国药典》2020 版颁布实施** 2020 年 7 月 3 日,国家药监局和国家卫健委联合发布 2020 年版《中华人民共和国药典》(以下简称《中国药典》)。本版药典由凡例、品种正文和通用技术要求构成。2020 年版《中国药典》新增品种 319 种,修订 3 177 种,不再收载 10 种,品种调整合并 4 种,共收载品种 5 911 种。一部中药收载 2 711 种,其中新增 117 种、修订 452 种。二部化学药收载 2 712 种,其中新增 117 种、修订 2 387 种。三部生物制品收载 153 种,其中新增 20 种、修订 126 种;新增生物制品通则 2 个、总论 4 个。四部收载通用技术要求 361 个,其中制剂通则 38 个(修订 35 个)、检测方法及其他通则 281 个(新增 35 个、修订 51 个)、指导原则 42 个(新增 12 个、修订 12 个);药用辅料收载 335 种,其中新增 65 种、修订 212 种。2020 年版《中国药典》自 2020 年 12 月 30 日起实施。自实施之日起,所有生产上市药品应当符合本版《中国药典》相关技术要求。

↗ **国家药监局组织编制的 10 个药品追溯相关标准汇总**

2019 至 2020 年,国家药监局共发布实施了 10 个药品追溯相关标准。10 个标准分别为《药品上市许可持有人和生产企业追溯基本数据集》《药品经营企业追溯基本数据集》《药品使用单位追溯基本数据集》《药品追溯消费者查询基本数据集》《药品追溯数据交换基本技术要求》《药品信息化追溯体系建设导则》《药品追溯码编码要求》《药品追溯系统基本技术要求》《疫苗追溯基本数据集》和《疫苗追溯数据交换基本技术要求》。已发布的 10 个药品追溯标准可分为药品追溯基础通用标准、疫苗追溯数据及交换标准、药品(不含疫苗)追溯数据及交换标准 3 大类。3 大类标准既相互协调,又各有侧重,将有助于打通各环节、企业独立系统之间的壁垒,有利于构建药品追溯数据链条,有利于实现全品种、全过程药品追溯。第 1 类,药品追溯基础通用标准,包括《药品信息化追溯体系建设导则》《药品追溯码编码要求》《药品追溯系统基本技术要求》等 3 个标准,从药品追溯统筹指导、夯实基础角度出发,提出了药品追溯体系建设总体要求、药品追溯码编码要求和药品追溯系统基本技术要求。第 2 类,疫苗追溯数据及交换标准,包括《疫苗追溯基本数据集》《疫苗追溯数据交换基本技术要求》等 2 个标准,考虑到疫苗单独立法的情况及其管理的特殊性,从疫苗生产、流通到接种等环节,提出了追溯数据采集、存储及交换的具体要求。第 3 类,药品(不含疫苗)追溯数据及交换标准,包括本次发布的《药品上市许可持有人和生产企业追溯基本数据集》等 5 个标准。其中:《药品上市许可持有人和生产企业追溯基本数据集》《药品经营企业追溯基本数据集》《药品使用单位追溯基本数据集》《药品追溯消费者查询基本数据集》等 4 个标准,针对不同追溯体系建设参与方,在药品(不含疫苗)生产、经营、使用和消费者查询等不同环节,提出了追溯数据采集、储存及交换的内容和格式要求;《药品追溯数据交换基本技术要求》提出了药品信息化追溯体系不同信息系统之间数据传输和交换的具体技术要求,包括追溯数据的交换方式、数据格式、数据内容和安全要求等,辅助实现药品信息化追溯体系内追溯数据的共享与交换。

↗ **《阿达木单抗注射液生物类似药临床试验指导原则》发布** 2020 年 8 月 3 日,国家药监局药品审评中心发布《阿达木单抗注射液生物类似药临床试验指导原则》(以下简称《指导原则》)。阿达木单抗(adalimumab)是在中国仓鼠卵巢细胞中表达的重组全人源化肿瘤坏死因子 α(tumor necrosis factor,TNFα)单克隆抗体注射液。《指导原则》在《生物类似药研发与评价技术指导原则(试行)》基础上,结合阿达木单抗的特点,重点探讨当前普遍关注的临床研究策略和临床试验设计问题,为阿达木单抗生物类似药的临床研发提供参考。内容包括:阿达木单抗生物类似药概述、临床试验路径、临床试验设计要点等。

↗ **《贝伐珠单抗注射液生物类似药临床试验指导原则》发布** 2020 年 8 月 3 日，国家药监局药品审评中心发布《贝伐珠单抗注射液生物类似药临床试验指导原则》（以下简称《指导原则》）。贝伐珠单抗（bevacizumab）是由 Roche Pharma（Schweiz）Ltd. 研发的，由中国仓鼠卵巢细胞表达的特异性靶向游离血管内皮生长因子（vascular endothelial growth factor，VEGF）研制的重组人源化 IgG1 单克隆抗体，通过阻断游离 VEGF 与其受体（Flt-1 和 KDR）结合，抑制肿瘤新生血管生成，发挥抗肿瘤作用。《指导原则》明确了贝伐珠单抗生物类似药的临床试验方案设计及审评条件，以规范和促进我国贝伐珠单抗生物类似药的研发。内容包括：贝伐珠单抗生物类似药概述、临床试验路径和临床试验设计要点等。

↗ **《注射用曲妥珠单抗生物类似药临床试验指导原则》发布** 2020 年 7 月 20 日，国家药监局药品审评中心发布《注射用曲妥珠单抗生物类似药临床试验指导原则》（以下简称《指导原则》）。曲妥珠单抗（Trastuzumab）是由 Roche Pharma（Schweiz）Ltd. 研发的一种重组 DNA 人源化单克隆抗体，含人 IgG1 亚型框架，互补决定区源自鼠抗 p185 HER2 抗体，能够特异性地作用于人表皮生长因子受体-2（human epidermal growthfactor receptor-2，HER-2）的细胞外部位第 IV 亚区，竞争性阻断人体表皮生长因子与 HER2 的结合，从而抑制肿瘤细胞的生长。《指导原则》结合该品种的特点对曲妥珠单抗生物类似药的临床试验策略和方案设计要点进行设计，为研发相关人员提供参考。内容包括：曲妥珠单抗生物类似药概述、临床试验路径、临床试验设计要点等。

↗ **我国主导制定的《肠道病毒 71 型（EV71）灭活疫苗指导原则》成为国际标准** 2020 年 12 月 30 日，在第 72 届世界卫生组织（WHO）生物制品标准化专家委员会（ECBS）会议上，由我国主导制定的《肠道病毒 71 型（EV71）灭活疫苗的质量、安全性及有效性指导原则》（以下简称《EV71 疫苗指导原则》）获审议通过。该文件为全球 EV71 疫苗的研发、生产、评价以及应用提供了基本规范，为全球 EV71 疫情防控提供了关键指南。目前，《EV71 疫苗指导原则》已在 WHO 官网发布，成为正式国际标准。《EV71 疫苗指导原则》的通过，对于全球重症手足口病疫情防控，以及我国 EV71 疫苗通过 WHO 预认证，进入联合国疫苗采购清单，进入国际市场至关重要。

↗ **《古代经典名方关键信息考证原则》及《古代经典名方关键信息表（7 首方剂）》印发** 2020 年 11 月 11 日，国家中医药管理局、国家药监局联合发布《古代经典名方关键信息考证原则》《古代经典名方关键信息表（7 首方剂）》。7 首方剂包括：苓桂术甘汤、温经汤、一贯煎、桃红四物汤、升陷汤、枇杷清肺饮和二冬汤。古代经典名方关键信息考证以"传承精华、古为今用、古今衔接、凝聚共识"为原则。在关键信息考证总则的指导下，制定基原、炮制、剂量及煎煮法、功能主治的考证细则，以解决在考证过程中可能涉及的具体问题。每首方剂关键信息包括两部分内容，第一部分内容为基本信息，第二部分内容为现代对应信息。古代经典名方 7 首方剂的关键信息表内容包括方剂出处、处方、制法及用法、药味名称、基原及用药部位、炮制规格、折算剂量，用法用量，功能主治。

↗ **《急性细菌性皮肤及皮肤结构感染抗菌药物临床试验技术指导原则》发布** 2020 年 10 月 13 日，国家药监局药品审评中心发布《急性细菌性皮肤及皮肤结构感染抗菌药物临床试验技术指导原则》（以下简称《指导原则》）。内容包括概述、临床试验规划和方案，适用于在急性细菌性皮肤及皮肤结构感染患者人群中开展的治疗用抗菌药物临床试验，由各种细菌，尤其多重耐药菌所致的急性细菌性皮肤及皮肤结构感染，不包括真菌性、寄生虫性急性皮肤及皮肤结构感染。此外，《指导原则》适用于全身给药（口服或静脉注射给药）的抗菌药物的临床试验，包括作为单药使用的抗菌药物、与其他阳性药物联合使用的抗菌药物。

↗ **《社区获得性细菌性肺炎抗菌药物临床试验技术指导原则》发布** 2020 年 10 月 13 日，国家药监局药品审评中心发布了《社区获得性细菌性肺炎抗菌药物临床试验技术指导原则》。内容包括概述、临床试验规划和方案，适用于在社区获得性细菌性肺炎患者人群中开展的治疗用抗菌药物临床试验，包括由细菌和非典型病原体（肺炎支原体、肺炎衣原体、嗜肺军团菌）所致的社区获得性细菌性肺炎，不包括病毒感染所致的社区获得性肺炎。此外，《指导原则》适用于全身给药（口服或静脉注射给药）的抗菌药物的临床试验，包括作为单药使用的抗菌药物，也包括与其他阳性药物联合使用的抗菌药物。

↗ **2020 年药品说明书修订情况** 2020 年国家药监局发布 48 期公告对 54 个药品的说明书进行了修订，具体内容见表 3。

表3　2020年药品说明书修订情况

序　号	药品名称/剂型	药品说明书修订事项
1	骨肽类注射剂〔骨肽注射液、骨肽氯化钠注射液、注射用骨肽和注射用骨肽（Ⅰ）〕	对【不良反应】和【注意事项】等项进行修订
2	银杏叶口服固体制剂：银杏叶片、银杏叶胶囊、银杏叶软胶囊、银杏叶颗粒、银杏叶丸、银杏叶分散片、银杏叶滴丸、银杏茶颗粒	对【不良反应】【禁忌】及【注意事项】等项进行修订
3	银杏叶液体制剂：银杏叶酊、银杏叶滴剂、银杏叶口服液	对【不良反应】【禁忌】及【注意事项】等项进行修订
4	银杏酮酯口服制剂：银杏酮酯分散片、银杏酮酯滴丸、银杏酮酯胶囊、银杏酮酯片、银杏酮酯颗粒、杏灵分散片、杏灵滴丸	对【不良反应】【禁忌】及【注意事项】等项进行修订
5	华佗再造丸	对【不良反应】【禁忌】及【注意事项】等项进行修订
6	吡哌酸药品（包括吡哌酸片、吡哌酸胶囊和吡哌酸颗粒）	对【不良反应】和【禁忌】等项进行修订
7	甲磺酸阿帕替尼片	对【不良反应】和【注意事项】等项进行修订
8	伸筋丹胶囊	对【不良反应】和【禁忌】进行修订
9	穿心莲内酯片等口服制剂（包括片、分散片、胶囊、软胶囊、滴丸5种剂型）	对【不良反应】【禁忌】和【注意事项】等项进行修订
10	对乙酰氨基酚常释及缓释制剂	对【不良反应】和【注意事项】等项进行修订
11	复方甘草片	对【不良反应】和【注意事项】等项进行修订
12	双氯芬酸钠栓	对【不良反应】和【注意事项】等项进行修订
13	曲安奈德注射剂（醋酸曲安奈德注射液、曲安奈德注射液）	对【不良反应】和【注意事项】等项进行修订
14	普罗布考	对【不良反应】和【注意事项】等项进行修订
15	安乃近片	对【不良反应】和【注意事项】等项进行修订
16	复方青蒿安乃近片	对【不良反应】和【注意事项】等项进行修订
17	重感灵片（胶囊）	对【不良反应】和【注意事项】等项进行修订
18	氢化可的松注射液	对【不良反应】和【注意事项】等项进行修订
19	注射用氢化可的松琥珀酸钠	对【不良反应】和【注意事项】等项进行修订
20	烟酸注射剂（烟酸注射液、注射用烟酸）	对【不良反应】【禁忌】及【注意事项】等项进行修订
21	冠心苏合丸等制剂	对【警示语】【不良反应】【禁忌】及【注意事项】等项进行修订
22	复方丹参等制剂〔复方丹参丸、复方丹参片、复方丹参胶囊、复方丹参软胶囊、复方丹参肠溶胶囊、复方丹参喷雾剂（复方丹参气雾剂）、复方丹参颗粒、复方丹参滴丸、复方丹参口服液〕	对【不良反应】【禁忌】及【注意事项】等项进行修订
23	注射用巴利昔单抗	对【不良反应】项进行修订
24	双黄连颗粒等口服制剂（包括颗粒剂、糖浆剂、片剂、泡腾片、分散片、咀嚼片、含片、合剂、滴丸、硬胶囊、软胶囊、滴剂）	对【不良反应】【禁忌】及【注意事项】等项进行修订
25	含硼酸及硼酸盐药品（包括硼酸软膏、硼酸洗液、硼酸氧化锌软膏、硼酸氧化锌冰片软膏、复方磺胺氧化锌软膏、冻疮膏、复方薄荷柳酯搽剂、复方麝香草酚撒粉、复方苦参水杨酸散、鞣柳硼三酸散、水杨酸复合洗剂、复方氧化锌水杨酸散、复方马勃水杨酸散、水杨酸氧化锌软膏、硫磺硼砂乳膏、硼酸冰片滴耳液、丁硼乳膏、复方硼砂含漱液）	对【不良反应】【禁忌】及【注意事项】等项进行修订
26	脑心通制剂（包括片剂、胶囊剂、丸剂）	对【不良反应】【禁忌】和【注意事项】等项进行统一修订
27	颈康制剂（包括片剂、胶囊剂）	对【不良反应】【禁忌】及【注意事项】等项进行修订
28	银黄丸	由处方药转化为非处方药，并按照国家药监局发布的该非处方药说明书范本进行修订
29	多烯磷脂酰胆碱注射液	对【不良反应】和【注意事项】等项进行修订
30	注射用七叶皂苷钠	对【不良反应】和【注意事项】等项进行修订
31	多库酯钠丹蒽醌胶囊	对【不良反应】和【注意事项】等项进行修订
32	川贝枇杷制剂（包括糖浆剂、膏剂、颗粒剂、片剂、胶囊剂）	对【不良反应】【禁忌】及【注意事项】等项进行修订
33	垂体后叶注射液	对【不良反应】和【注意事项】等项进行修订
34	硫代硫酸钠注射剂	对【不良反应】和【注意事项】等项进行修订
35	维生素 B_2 注射剂	对【不良反应】和【禁忌】等项进行修订
36	保济口服液	对其非处方药说明书范本进行修订
37	阿达帕林凝胶	由处方药转化为非处方药，总局发布品种名单及其非处方药说明书范本
38	双唑泰乳膏	由处方药转化为非处方药，总局发布品种名单及其非处方药说明书范本
39	咳特灵制剂（包括颗粒剂、片剂、胶囊剂）	对警示语、【不良反应】【禁忌】【注意事项】和【药物相互作用】等项进行修订

（续表）

序 号	药品名称/剂型	药品说明书修订事项
40	正天制剂（包括丸剂、胶囊剂）	对其处方药的【不良反应】【禁忌】及【注意事项】项和非处方药说明书范本进行修订
41	黄连上清制剂（包括丸剂、片剂、颗粒剂、胶囊剂）	对【不良反应】【禁忌】及【注意事项】等项进行修订
42	注射用辅酶 A	对警示语、【不良反应】【注意事项】及特殊人群用药项进行修订
43	三金制剂（包括片剂、胶囊剂和颗粒剂）	对【不良反应】【禁忌】及【注意事项】等项进行修订
44	多种微量元素注射液（Ⅱ）	对【不良反应】【禁忌】等项进行修订
45	门冬氨酸鸟氨酸注射剂（包括门冬氨酸鸟氨酸注射液、注射用门冬氨酸鸟氨酸）	对【不良反应】【注意事项】【禁忌】【孕妇及哺乳期妇女用药】【儿童用药】及【老年用药】项进行修订
46	癃闭舒制剂（包括胶囊剂、片剂）	对【不良反应】【禁忌】和【注意事项】等项进行修订
47	麝香保心丸	对【不良反应】【禁忌】和【注意事项】等项进行修订
48	鼻炎康片	对【不良反应】【禁忌】【注意事项】及【药物相互作用】等项进行统一修订
49	盐酸西替利嗪口服制剂	对【不良反应】和【禁忌】等项进行修订
50	氨基葡萄糖制剂	对【不良反应】和【注意事项】等项进行修订
51	心脑康制剂（包括片剂、胶囊剂）	对【不良反应】【禁忌】和【注意事项】等项进行修订
52	甲紫溶液	添加警示语、对【适应证】【用法用量】【不良反应】【禁忌】【注意事项】【孕妇及哺乳期乳女用药】【儿童用药】及【药理毒理】等项进行修订
53	秋水仙碱片	添加警示语、对【不良反应】【禁忌】【注意事项】及【药物相互作用】等项进行修订
54	苯溴马隆口服制剂	对【不良反应】【禁忌】及【注意事项】等项进行修订

（贾夏怡）

药品检验工作

↗ **2020 年全国药监部门查处制售假劣药品概况** 2020 年全国各级药品监督管理部门认真贯彻落实习近平总书记有关药品安全"四个最严"要求，组织开展对药品生产经营企业的监督检查，严厉打击制售假劣药品违法行为。2020 年全国共查处生产销售和使用假劣药案件 7 361 件，货值金额 52 317.17 万元，罚款 129 534.26 万元，吊销许可证 38 件，移送司法机关 168 件。案件涉及原料药、化学药品等各类药品。

↗ **2020 年颁布的药品补充检验方法汇总** 2020 年国家药监局共发布 6 项药品补充检验方法的公告，概况见表 4。

表4 2020 年颁布的药品补充检验方法汇总

序 号	药品名称	检验物质	检验方法
1	金鸡丸	毛两面针素	照薄层色谱法（《中国药典》2015 年版通则 0502）测定；照高效液相色谱法（《中国药典》2015 年版通则 0512）测定；必要时，可采用高效液相色谱-质谱联用方法验证
2	金鸡片	毛两面针素	照薄层色谱法（《中国药典》2015 年版通则 0502）测定；照高效液相色谱法（《中国药典》2015 年版通则 0512）测定；必要时，可采用高效液相色谱-质谱联用方法验证
3	金鸡颗粒	毛两面针素	照薄层色谱法（《中国药典》2015 年版通则 0502）测定；照高效液相色谱法（《中国药典》2015 年版通则 0512）测定；必要时，可采用高效液相色谱-质谱联用方法验证
4	风湿二十五味丸	松香酸	照高效液相色谱法（《中国药典》2015 年版通则 0512）测定；必要时，可采用高效液相色谱-质谱联用方法验证
5	参三七伤药胶囊（片）	松香酸	照高效液相色谱法（《中国药典》2015 年版通则 0512）测定；必要时，可采用高效液相色谱-质谱联用方法验证
6	参三七伤药胶囊（片）	苏丹红Ⅳ	照高效液相色谱法（《中国药典》2015 年版通则 0512）测定；必要时，可采用高效液相色谱-质谱联用方法验证

↗ **2020 年全国药品抽检工作电视电话会议召开** 2020 年 7 月 22 日，全国药品抽检工作电视电话会议召开。会议贯彻落实 2020 年全国药品监督管理暨党风廉政建设工作会议精神，全面总结 2019 年以来药品抽检工作，交流工作经验，分析当前工作形势和存在的问题，研究部署下一阶段工作任务。2019 年国家药监局完成《药品质量抽查检验管理办法》修订，制定并出台了《药品抽样原则及程序》，从组织管理、计划制定、样品抽取、购样结算、检验复验、监督管理和信息发布等方面对药品抽检的制度体系进行全方位革新。基于新冠疫情，2020 年各级药品监管部门和药品检验机构坚守岗

位、履职尽责、勇于担当,一方面紧抓疫情防控相关药品抽检,另一方面紧抓年度计划药品抽检,各项工作开局良好、进展顺利。

■ 国家组织药品集中采购和使用中选药品专项检查工作调度视频会召开 2020 年 4 月 17 日,国家药监局召开国家组织药品集中采购和使用中选药品专项检查工作调度视频会议,对专项检查工作进行再部署、再要求,抓实抓细中选药品质量监管,保障人民群众用药安全。会议要求各级药监部门进一步提高政治站位,充分认识做好中选药品质量监管工作的重要意义;进一步增强风险意识,对各种风险因素坚持底线思维,对解决问题要一抓到底。此外,按照专项检查工作要求,进一步完善工作方案、细化工作措施、明确任务分工,抓实抓细各项工作落实。具体工作有:①落实持有人主体责任。要求企业按照药监部门核准的生产工艺进行生产,生产过程持续合规,严格变更管理,坚决防止企业将成本风险转化为质量风险。②落实属地监管责任。地方药监部门要强化问题导向和风险管理,加强中选药品监督检查和抽检。督促持有人建立完善信息化追溯体系,落实中选药品"一物一码"追溯要求。督促中选药品配送单位、零售企业持续合规。督促企业及时将产能情况如实向联合采购办公室报告。要采取有效措施妥善处置风险隐患,坚决查处各类违法行为。③要加强政策宣传,回应社会关切。要加大对各项法规的宣贯,做好政策解读,使各有关单位深入领会法规政策内涵,形成保障药品质量安全的合力。 (贾夏怡)

新药审批

■ 《中药新药研究各阶段药学研究技术指导原则(试行)》印发 2020 年 11 月 2 日,国家药监局药品审评中心发布了《中药新药研究各阶段药学研究技术指导原则(试行)》(以下简称《指导原则》)。主要内容包括概述、一般原则和基本内容三大部分。《指导原则》主要针对中药新药申请临床试验、Ⅲ期临床试验前、申请上市许可及上市后研究各阶段需要完成的药学主要研究内容提出基本要求,为中药新药研究提供参考。本《指导原则》自 2020 年 11 月 2 日起施行。

■ 《中药新药用药材质量控制研究技术指导原则(试行)》发布 2020 年 10 月 10 日,国家药监局药品审评中心发布了《中药新药用药材质量控制研究技术指导原则(试行)》(以下简称《指导原则》)。药材是中药新药研发和生产的源头,其质量是影响中药新药安全、有效和质量可控的关键因素。为完善中药制剂质量控制体系,加强药品质量的可追溯性,为中药制剂提供安全有效、质量稳定的药材,基于全过程质量控制和风险管控的理念,针对药材生产的关键环节和关键质控点制定本《指导原则》,内容包括概述、基本原则和主要内容三部分,对药材基原与药用部位、产地、种植养殖、采收与产地加工、包装与贮藏及质量标准等内容进行深入阐释,旨在为中药新药用药材的质量控制研究提供参考。本《指导原则》自 2020 年 10 月 10 日起施行。

■ 《中药新药用饮片炮制研究技术指导原则(试行)》印发 2020 年 10 月 10 日,国家药监局药品审评中心发布了《中药新药用饮片炮制研究技术指导原则(试行)》(以下简称《指导原则》)。中药新药用饮片炮制与新药制剂的质量控制和临床疗效密切相关,需要在新药研制阶段遵循中医药理论,围绕新药特点和研究设计需要开展研究。为指导中药新药用饮片炮制研究,为中药制剂生产提供安全、有效和质量稳定的饮片,制定本《指导原则》,内容包括概述、基本原则和主要内容三部分,对炮制工艺、炮制用辅料、饮片标准、包装与贮藏等内容进行详细阐释,旨在为中药新药用饮片炮制的研究提供参考。本《指导原则》自 2020 年 10 月 10 日起施行。

■ 《中药新药质量标准研究技术指导原则(试行)》发布 2020 年 10 月 10 日,国家药监局药品审评中心发布了《中药新药质量标准研究技术指导原则(试行)》(以下简称《指导原则》)。中药质量标准是中药新药研究的重要内容。中药质量标准研究应遵循中医药发展规律,坚持继承和创新相结合,体现药品质量全生命周期管理的理念;在深入研究的基础上,运用现代科学技术,建立科学、合理、可行的质量标准,保障药品质量可控。研究者应根据中药新药的处方组成、制备工艺、药用物质的理化性质、制剂的特性和稳定性的特点,有针对性地选择并确定质量标准控制指标,还应结合相关科学技术的发展,不断完善质量标准的内容,提高中药新药的质量控制水平,保证药品的安全性和有效性。本《指导原则》内容包括概述、基本原则和主要内容三部分,旨在为我国中药新药质量标准研究提供技术指导,重点阐述中药新药质量标准研究及质量标准制定的基本要求,天然药物的质量标准研究也可参照本指导原则。本《指导原则》自 2020 年 10 月 10 日起施行。

■ 2020 年在中国进口注册的境外已上市原研药汇总 2020 年国家药监局药品审评中心共审评通过 74 个在中国进口注册的境外已上市原研药,详见表 5。

表 5　2020 年境外已上市药品在中国进口注册汇总

序 号	药品名称	获批时的适应证小结（具体详见药品说明书）
1	阿巴西普注射液	类风湿关节炎
2	阿贝西利片	激素受体（HR）阳性、人表皮生长因子受体（HER2）阴性的局部晚期或转移性乳腺癌
3	马来酸阿伐曲泊帕片	择期行诊断性操作或手术的慢性肝病相关血小板减少症
4	阿加糖酶嶙 α 注射用溶液	法布雷病
5	阿替利珠单抗注射液	联合含铂化疗用于初治广泛期小细胞肺癌
6	艾地骨化醇软胶囊	绝经后女性骨质疏松症
7	艾度硫酸酯酶 β 注射液	黏多糖贮积症 II 型
8	艾托格列净片	配合饮食和运动改善成人 2 型糖尿病患者的血糖控制
9	达依泊汀 α 注射液	需血液透析的慢性肾病患者的贫血
10	地舒单抗注射液	骨折风险增高的绝经后妇女的骨质疏松症
11	甘精胰岛素注射液	需胰岛素治疗的成人 2 型糖尿病
12	格隆溴铵福莫特罗吸入气雾剂	慢性阻塞性肺疾病
13	氯化镭[²²³Ra]注射液	伴骨转移且无已知内脏转移的去势抵抗性前列腺癌
14	马来酸奈拉替尼片	HER2 阳性早期乳腺癌的强化辅助治疗
15	普拉曲沙注射液	复发或难治性外周 T 细胞淋巴瘤
16	维奈克拉片	联合阿扎胞苷用于不耐受强诱导化疗的急性髓系白血病
17	盐酸安非他酮缓释片（II）	抑郁症
18	盐酸帕洛诺司琼软胶囊	预防中度致吐性化疗引起的恶心和呕吐
19	盐酸曲唑酮缓释片	抑郁症
20	注射用贝林妥欧单抗	复发或难治性前体 B 细胞急性淋巴细胞白血病
21	注射用恩美曲妥珠单抗	HER2 阳性高复发风险早期乳腺癌的辅助治疗
22	注射用拉罗尼酶浓溶液	黏多糖贮积症 I 型
23	注射用维布妥昔单抗	CD30 阳性淋巴瘤：复发或难治性系统性间变性大细胞淋巴瘤和经典型霍奇金淋巴瘤
24	布罗利尤单抗注射液	中度至重度斑块状银屑病
25	氘丁苯那嗪片	与亨廷顿病有关的舞蹈病；成人迟发性运动障碍
26	度普利尤单抗注射液	中重度特应性皮炎
27	多拉米替片	用于无 NNRTI 类药物、拉米夫定或替诺福韦病毒耐药的成年人免疫缺陷病毒（HIV-1）感染患者
28	多拉韦林片	与其他抗反转录病毒药物联合用于无 NNRTI 类耐药的 HIV-1 感染成年患者
29	枸橼酸西地那非片	成人肺动脉高压
30	克立硼罗软膏	2 岁及以上轻中度特应性皮炎患者的局部外用治疗
31	拉考沙胺口服溶液	用于 4 岁及以上癫痫部分性发作患者
32	拉那利尤单抗注射液	预防遗传性血管性水肿的发作
33	拉替拉韦钾咀嚼片	与其他抗反转录病毒药物联合用于体重大于 11 公斤儿童的 HIV-1 感染
34	利伐沙班片	与阿司匹林联合用于降低主要心血管事件风险
35	氯苯唑酸葡胺软胶囊	转甲状腺素蛋白淀粉样变性多发性神经病 I 期症状
36	氯苯唑酸软胶囊	成人野生型或遗传型转甲状腺素蛋白淀粉样变性心肌病
37	咪康唑口腔贴片	成人口咽念珠菌病的局部治疗
38	萘哌地尔片	前列腺增生症引起的排尿障碍
39	普卢利沙星片	敏感菌引起的急性单纯性及复杂性下尿路感染、慢性支气管炎急性发作、急性细菌性鼻窦炎
40	塞奈吉明滴眼液	成人中度（持续性角膜上皮缺损）至重度（角膜溃疡）神经营养性角膜炎
41	他克莫司颗粒	预防和治疗儿童肝肾脏移植术后的移植物排斥反应
42	替格瑞洛分散片	降低心血管死亡、心肌梗死和卒中的发生率
43	盐酸奥洛他定滴眼液	过敏性结膜炎相关的眼痒
44	注射用头孢比罗酯钠	医院获得性肺炎、社区获得性肺炎
45	注射用维得利珠单抗	成人中重度溃疡性结肠炎和中重度克罗恩病
46	左西孟旦注射液	传统治疗疗效不佳且需增加心肌收缩力急性失代偿心力衰竭
47	布罗利尤单抗注射液	A 型血友病常规预防、出血事件的按需治疗和控制，以及围手术期出血的管理
48	注射用 A 型肉毒毒素	暂时性改善中重度皱眉纹
49	阿帕他胺片#	转移性内分泌治疗敏感性前列腺癌
50	阿替利珠单抗注射液#	与贝伐珠单抗联合用于既往未接受过全身系统性治疗的不可切除肝细胞癌
51	贝伐珠单抗注射液#	复发性胶质母细胞瘤
52	布地奈德福莫特罗吸入粉雾剂（II）#	哮喘
53	地舒单抗注射液#	多发性骨髓瘤和实体肿瘤的骨转移

（续表）

序号	药品名称	获批时的适应证小结（具体详见药品说明书）
54	恩扎卢胺软胶囊#	非转移性去势抵抗性前列腺癌
55	甲磺酸达拉非尼胶囊#	与曲美替尼联用于 BRAF V600 突变的黑色素瘤的辅助治疗
56	甲磺酸仑伐替尼胶囊#	进展性、放射性碘难治性、晚期分化型甲状腺癌
57	来那度胺胶囊#	联合利妥昔单抗用于经治的滤泡性淋巴瘤
58	利拉鲁肽注射液#	用于伴有心血管疾病的 2 型糖尿病成人患者
59	纳武利尤单抗注射液#	既往接受过两种或两种以上全身性治疗的晚期胃或胃食管连接部腺癌
60	帕博利珠单抗注射液#	局部晚期或转移性食管鳞状细胞癌的二线治疗;既往未接受过全身系统性治疗的转移性或不可切除的复发性头颈部鳞状细胞癌
61	普乐沙福注射液#	与粒细胞集落刺激因子联合用于多发性骨髓瘤患者自体移植前的造血干细胞动员
62	曲美替尼片#	与甲磺酸达拉非尼联用于 BRAF V600 突变的黑色素瘤的辅助治疗
63	塞瑞替尼胶囊#	间变性淋巴瘤激酶阳性的晚期非小细胞肺癌
64	司库奇尤单抗注射液#	用于活动性强直性脊柱炎的成人患者
65	西妥昔单抗注射液#	既往未接受过全身系统性治疗的复发和/或转移性头颈部鳞状细胞癌
66	盐酸帕洛诺司琼注射液#	预防术后恶心呕吐
67	乙磺酸尼达尼布软胶囊#	系统性硬化病相关间质性肺疾病;具有进行性表型的其他慢性纤维化性间质性肺疾病
68	注射用贝利尤单抗#	与常规治疗联合用于活动性系统性红斑狼疮 5 岁及以上患者
69	阿达木单抗注射液#	4 岁及以上儿童与青少年重度慢性斑块状银屑病;非感染性葡萄膜炎
70	恩曲他滨替诺福韦片#	HIV-1 暴露前预防
71	乌司奴单抗注射液/乌司奴单抗注射液（静脉输注）#	成人中重度活动性克罗恩病患者
72	左乙拉西坦注射用浓溶液#	4 岁以上儿童及成人癫痫患者部分性发作
73	富马酸卢帕他定片*	过敏性鼻炎和荨麻疹
74	盐酸二甲双胍片*	2 型糖尿病

#为新增适应证品种；* 是国内已有仿制品种上市的境外生产原研药，不纳入 2020 年统计范围内。

（贾夏怡）

↗ 2020 年批准的新药（化学药品）

药品名称	剂型	规格	批准文号	申请单位
盐酸可洛派韦胶囊	胶囊剂	60mg	H20200001	北京凯因科技股份有限公司
左奥硝唑片	片剂	0.25g	H20200002	南京圣和药业股份有限公司
苯环喹溴铵鼻喷雾剂	喷雾剂	(1)5ml:5mg,每瓶 50 喷,每喷含苯环喹溴铵 90μg (2)10ml:10mg,每瓶 100 喷,每喷含苯环喹溴铵 90μg	H20200003	银谷制药有限责任公司
甲磺酸阿美替尼片	片剂	55mg(按 $C_{30}H_{35}N_7O_2$ 计)	H20200004	江苏豪森药业集团有限公司
泽布替尼胶囊	胶囊剂	80mg	H20200005	百济神州(苏州)生物科技有限公司
注射用苯磺酸瑞马唑仑	注射剂	25mg(按 $C_{21}H_{19}BrN_4O_2$ 计)	H20200006	宜昌人福药业有限责任公司
依达拉奉右茨醇注射用浓溶液	注射剂	5ml:依达拉奉 10mg 与右茨醇 2.5mg	H20200007	先声药业有限公司
盐酸拉维达韦片	片剂	0.2g(以 $C_{42}H_{50}N_8O_6$ 计)	H20200008	歌礼药业(浙江)有限公司
盐酸恩沙替尼胶囊	胶囊剂	25mg(按 $C_{26}H_{27}Cl_2FN_6O_3$ 计)	H20200009	贝达药业股份有限公司
盐酸恩沙替尼胶囊	胶囊剂	100mg(按 $C_{26}H_{27}Cl_2FN_6O_3$ 计)	H20200010	贝达药业股份有限公司
奥氮平口溶膜	膜剂	5mg	H20200011	江苏豪森药业集团有限公司
奥氮平口溶膜	膜剂	10mg	H20200012	江苏豪森药业集团有限公司
环泊酚注射液	注射剂	20ml:50mg	H20200013	辽宁海思科制药有限公司
氟唑帕利胶囊	胶囊剂	50mg	H20200014	江苏恒瑞医药股份有限公司
磷酸依米他韦胶囊	胶囊剂	0.1g(以 $C_{49}H_{58}N_8O_6$ 计)	H20200015	宜昌东阳光长江药业股份有限公司
奥布替尼片	片剂	50mg	H20200016	广州诺诚健华医药科技有限公司
索凡替尼胶囊	胶囊剂	50mg	H20200017	和记黄埔医药(苏州)有限公司

（孙友松）

↗ 2020 年批准的新药（中药）

药品名称	剂型	规格	批准文号	申请单位
桑枝总生物碱	—	—	Z20200001	广西五和博澳药业有限公司
桑枝总生物碱片	片剂	50mg(含桑枝总生物碱按 1-脱氧野尻霉素计)	Z20200002	北京五和博澳药业有限公司
筋骨止痛凝胶	凝胶剂	每支装 15g(每 1g 相当于饮片 1g,含薄荷脑 3.6mg)	Z20200003	江苏康缘药业股份有限公司
连花清咳片	片剂	每片重 0.46g(相当于饮片 1.84g)	Z20200004	石家庄以岭药业股份有限公司

（孙友松）

↗ 2020 年批准的新药（生物制品）

药品名称	剂型	规格	批准文号	申请单位
吸附无细胞百白破联合疫苗	注射剂	每瓶 0.5ml。每 1 次人用剂量 0.5ml，含无细胞百日咳疫苗效价不低于 4.0IU，白喉疫苗效价不低于 30IU，破伤风疫苗效价不低于 40IU	S20200001	北京民海生物科技有限公司
冻干鼻喷流感减毒活疫苗	鼻用制剂	复溶后每瓶 0.2ml。每 1 次人用剂量为 0.2ml，含 A（H1N1）型和 A（H3N2）型流感减毒活病毒滴度均应不低于 6.9lg EID50，B 型流感减毒活病毒滴度应不低于 6.4lg EID50	S20200002	长春百克生物科技股份公司
四价流感病毒裂解疫苗	注射剂	每瓶（支）0.5ml。每 1 次人用剂量为 0.5ml（成人及 3 岁以上儿童），含各型流感病毒株血凝素应为 15μg	S20200003	长春生物制品研究所有限责任公司
重组结核杆菌融合蛋白（EC）	注射剂	每瓶 0.3ml。每 1 次人用剂量为 0.1ml，含 5U 重组结核杆菌融合蛋白（EC）	S20200004	安徽智飞龙科马生物制药有限公司
重组结核杆菌融合蛋白（EC）	注射剂	每瓶 0.5ml。每 1 次人用剂量为 0.1ml，含 5U 重组结核杆菌融合蛋白（EC）	S20200005	安徽智飞龙科马生物制药有限公司
重组结核杆菌融合蛋白（EC）	注射剂	每瓶 1.0ml。每 1 次人用剂量为 0.1ml，含 5U 重组结核杆菌融合蛋白（EC）	S20200006	安徽智飞龙科马生物制药有限公司
四价流感病毒裂解疫苗	注射剂	0.5ml/瓶。本品每 1 次人用剂量为 0.5ml，含各型流感病毒株血凝素 15μg	S20200007	武汉生物制品研究所有限责任公司
门冬胰岛素注射液	注射剂	3ml：300 单位（笔芯）	S20200008	甘李药业股份有限公司
人胰岛素注射液	注射剂	3ml：300 单位（笔芯）	S20200009	宜昌东阳光长江药业股份有限公司
四价流感病毒裂解疫苗	注射剂	每支 0.5ml。每 1 次人用剂量为 0.5ml（成人及 3 岁以上儿童），含各型流感病毒株血凝素应为 15μg	S20200010	北京科兴生物制品有限公司
人凝血因子Ⅷ	注射剂	200IU/瓶，复溶后体积为 10ml/瓶	S20200011	广东双林生物制药有限公司
注射用伊尼妥单抗	注射剂	50mg/支	S20200012	三生国健药业（上海）股份有限公司
贝伐珠单抗注射液	注射剂	100mg（4ml）/瓶	S20200013	信达生物制药（苏州）有限公司
人凝血因子Ⅸ	注射剂	500IU/10ml/瓶	S20200014	山东泰邦生物制品有限公司
静注人免疫球蛋白（pH4）	注射剂	2.5g/瓶（5%，50ml）	S20200015	河北大安制药有限公司
静注人免疫球蛋白（pH4）	注射剂	2.5g/瓶（5%，50ml）	S20200016	新疆德源生物工程有限公司
人凝血酶原复合物	注射剂	300IU/瓶，复溶后体积 20ml。每瓶含人凝血因子Ⅸ 300IU、因子Ⅱ 300IU、因子Ⅶ 300IU、因子Ⅹ 300IU	S20200017	河北大安制药有限公司
人凝血因子Ⅷ	注射剂	200IU/瓶	S20200018	山西康宝生物制品股份有限公司
注射用曲妥珠单抗	注射剂	150mg/瓶	S20200019	上海复宏汉霖生物制药有限公司
阿达木单抗注射液	注射剂	40mg（0.8ml）/瓶；40mg（0.8ml）/支（预充式注射器）	S20200020	信达生物制药（苏州）有限公司
A 群 C 群脑膜炎球菌多糖结合疫苗	注射剂	按标示量复溶后每瓶 0.5ml，每 1 次人用剂量 0.5ml，含与破伤风类毒素结合的 A 群脑膜炎球菌多糖 10μg、C 群脑膜炎球菌多糖 10μg，乳糖 5.0～10.0mg	S20200021	成都欧林生物科技股份有限公司
利妥昔单抗注射液	注射剂	100mg（10ml）/瓶	S20200022	信达生物制药（苏州）有限公司
人凝血酶原复合物	注射剂	每瓶含人凝血因子Ⅸ 300IU、人凝血因子Ⅱ 300IU、人凝血因子Ⅶ 120IU、人凝血因子Ⅹ 300IU，复溶后体积 10ml	S20200023	广东卫伦生物制药有限公司
门冬胰岛素 30 注射液	注射剂	3ml：300 单位	S20200024	甘李药业股份有限公司
人凝血酶原复合物	注射剂	每瓶含人凝血因子Ⅸ 400IU、Ⅱ 因子 400IU、Ⅶ 因子 200IU、Ⅹ 因子 400IU	S20200025	华润博雅生物制药集团股份有限公司
阿达木单抗注射液	注射剂	40mg/0.8ml/瓶	S20200026	上海复宏汉霖生物制药有限公司
23 价肺炎球菌多糖疫苗	注射剂	0.5ml/瓶（支），含纯化的 23 种血清型（1、2、3、4、5、6B、7F、8、9N、9V、10A、11A、12F、14、15B、17F、18C、19A、19F、20、22F、23F 和 33F）肺炎球菌多糖各 25μg	S20200027	北京科兴生物制品有限公司
人凝血酶原复合物	注射剂	300IU（15ml）/瓶，每瓶含Ⅸ因子 300IU、Ⅱ因子 300IU、Ⅶ因子 120IU、Ⅹ因子 300IU，复溶后体积为 15ml	S20200028	成都蓉生药业有限责任公司
新型冠状病毒灭活疫苗（Vero 细胞）	注射剂	0.5ml/支。每 1 次人用剂量 0.5ml，含灭活新型冠状病毒抗原 6.5U	S20200029	北京生物制品研究所有限责任公司
新型冠状病毒灭活疫苗（Vero 细胞）	注射剂	0.5ml/瓶。每 1 次人用剂量 0.5ml，含灭活新型冠状病毒抗原 6.5U	S20200030	北京生物制品研究所有限责任公司

（孙友松）

中国药学年鉴 CHINESE PHARMACEUTICAL YEARBOOK 2020-2021

药学人物
Prominent Figures

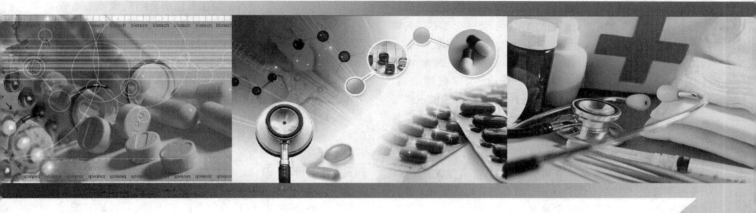

人物简介

周其林

——2019 年度国家自然科学奖一等奖

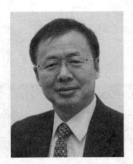

周其林

周其林,1957 年 2 月出生于江苏南京,有机化学家,中国科学院院士,南开大学化学学院教授、博士生导师。1982 年毕业于兰州大学化学系,同年考入中科院上海有机化学研究所,1987 年获博士学位。1988 年至 1996 年先后在华东理工大学、德国 Max-Planck 研究所、瑞士 Basel 大学、美国 Trinity 大学做博士后。1996 年至 1999 年分别任华东理工大学副教授、教授、博士生导师。1999 年任南开大学化学学院教授。2009 年当选中国科学院院士。2010 年当选中国化学会副理事长。2013 年当选英国皇家化学会 Fellow。

周其林教授主要从事金属有机化学、有机合成方法学、不对称催化、生物活性化合物和手性药物合成等研究。他发展了一类全新的手性螺环催化剂。这类催化剂在许多不对称合成反应中都表现出优异的催化效率和对映选择性,在国际上产生了重要影响,并成功用于多种手性药物的生产。

周其林教授课题组发表研究论文 240 余篇,出版著作 14 本(章),申请发明专利 13 项。2005 年获中国化学会有机化学委员会"有机合成创造奖";2006 年获中国化学会"黄耀曾金属有机化学奖";2007 年和 2013 年两次获天津市自然科学一等奖;2007 年获日本学术振兴会讲座奖;2010 年获中国侨界贡献奖(创新人才);2012 年获中国化学会"手性化学奖";2018 年获中国化学会化学贡献奖;同年荣获全国教书育人楷模称号和"未来科学大奖"——物质科学奖;2019 年获国家自然科学一等奖;2020 年荣获"全国先进工作者"。曾被评为"天津市劳动模范""天津市优秀科技工作者"和"全国优秀科技工作者"。目前担任《化学学报》主编,CCS Chemistry 副主编,Acc Chem Res、Angew Chem Int Ed、Chem Sci、J Org Chem、Adv Synth Catal、J Mol Catal Chem、Asian J Org Chem、Tetrahedron、Tetrahedron Lett、Helvetica Chimica Acta、Topics in Organometallic Chemistry 等期刊和丛书编委和顾问编委。

2020 年 1 月 10 日,国家科学技术奖励大会在北京人民大会堂隆重举行,南开大学周其林院士团队的"高效手性螺环催化剂的发现"项目荣获国家自然科学奖一等奖。

吴以岭

——2019 年度国家科学技术进步奖一等奖

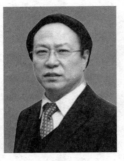

吴以岭

吴以岭,1949 年 10 月出生于河北省衡水市故城县,中国工程院院士,主任医师、教授,博士生导师,著名中医心脑血管病专家,中医络病学学科创立者和学科带头人。现任河北医科大学学术副校长,络病研究与创新中药国家重点实验室主任、国家中医药管理局重点研究室(心脑血管络病)主任、国家心血管病中心专家委员会副主任委员、国家中医药管理局络病重点研究室主任,兼任中国中西医结合学会副会长、中华中医药学会副会长、中华中医药学会络病分会主任委员,第三批全国名老中医,河北省首届十二大名中医。2019 年,当选为中国中医科学院学部委员。

1982 年,吴以岭从南京中医学院硕士研究生毕业,被分配到河北省中医院心血管内科工作;1992 年 6 月 16 日,创办石家庄开发区医药研究所;2006 年 10 月,注册成立北京以岭药业有限公司;11 月,成立北京以岭医药研究院有限公司;2013 年 10 月,成立英国卡迪夫大学——以岭医药研究院医药研究中心;2014 年 7 月,设立全资子公司——以岭万洲国际制药有限公司。

吴以岭继承创新首次形成"络病证治"体系,创立中医络病学新学科,先后两次作为首席科学家主持完成国家 973 计划项目,系统构建脉络学说,形成指导心脑血管病变防治的系统理论,尤其是在抑制稳定动脉粥样硬化斑块、防治急性心肌梗死无再流、急性脑梗死、心律失常、慢性心力衰竭、糖尿病微血管并发症等方面取得了重要进展,被项目专家委员会评价为:中医药治疗微血管病变取得重大突破。以络病理论为指导开辟心脑血管病、心律失常、慢性心力衰竭治疗新策略,研制通心络胶囊、参松养心胶囊、芪苈强心胶囊等系列创新药物。

"络病理论及其应用研究"项目获 2006 年国家科技进步奖二等奖;2014 年"中医络病诊疗方法"被列为国家级非物质文化遗产代表性项目。以第一完成人获国家科技发明奖二等奖 1 项、国家科技进步奖二等奖 3 项、省部级一等奖 5 项及何梁何利奖;主编《络病学》专著获中华中医药学会学术著作一等奖;主编新世纪全国高等中医药院校创新教材——《络病学》在国内 40 余家高等医学院校及新加坡中医学院开课,英文版向海外发行,繁体版在台湾地区发行;建立三大络病专业委员会以及国内 28 省市络病专业委员会,欧洲、加拿大络病学会;创立"理论-临床-新药-教学-产业"五位一体发展新模式,对推动中医药学术发展与现代化做出贡献。

截至 2019 年 6 月,吴以岭以第一完成人先后获得国家科技发明奖二等奖 1 项、国家科技进步奖二等奖 3 项、省部级一等奖 5 项。2020 年 1 月 10 日,国家科学技术奖励大会在北京人民大会堂隆重举行,由中国工程院院士吴以岭领衔团队完成的"中医脉络学说构建及其指导微血管病变防治"项目荣获国家科学技术进步奖一等奖。据悉,该奖系年度生命科学领域的唯一一项国家科技进步一等奖,也是年度生命科学领域的最高奖。

黄璐琦
——2019 年度国家科学技术进步奖二等奖

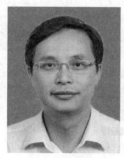

黄璐琦

黄璐琦,1968 年 3 月 12 日出生于江西省婺源县,教授,博士生导师,中国工程院院士,中国中医科学院院长,国家中医药管理局副局长,中国中医科学院研究生院院长,中国医学科学院学部委员,中国科学技术协会第十届全国委员会副主席。

1989 年 7 月,黄璐琦在江西中医药学院获学士学位。1992 年 7 月,在中国中医科学院中药研究所获硕士学位。1995 年 7 月,在北京医科大学(现北京大学医学部)获博士学位。1997 年 11 月起,先后担任过中国中医科学院中药研究所副所长、代所长、所长,中国中医科学院副院长。2012 年 12 月,出任中药资源中心主任。2015 年 8 月起,任中国中医科学院党委常委、常务副院长,并继续兼任中药资源中心主任。2018 年 12 月起,任中国中医科学院院长、中国中医科学院研究生院院长。

黄璐琦主要从事中药资源和分子生药学的研究工作。黄璐琦作为中国中药资源普查试点工作专家指导组组长,牵头编制了《全国中药资源普查技术规范》,组织实施第四次全国中药资源普查试点工作;提出并发展了"分子生药学"和道地药材形成的理论;建立了珍稀濒危常用中药资源五种保护模式和中药材鉴别新方法,使分子鉴别方法首次收载于国家药典。

截至 2020 年 7 月,黄璐琦在中国国内外一级刊物发表论文 500 余篇,主编著作 17 部。黄璐琦先后获国家科学技术进步二等奖 4 项(第一完成人 3 项,第二完成人 1 项),获国家发明专利 11 项。2014 年"中药材生产立地条件与土壤微生态环境修复技术的研究与应用"项目获国家科技进步奖二等奖;2011 年"道地药材形成机理研究及应用"项目获国家科技进步奖二等奖;2008 年"珍稀濒危常用中药资源五种

保护模式的研究"项目获国家科技进步奖二等奖;2003 年"栝楼属植物的系统演化及其药材的分子鉴定研究"项目获国家科技进步奖二等奖。2020 年,由黄璐琦院士领衔团队完成的"雪莲、人参等药用植物细胞和不定根培养及产业化关键技术"项目荣获国家科学技术进步奖二等奖。

刘红宁
——2019 年度国家科学技术进步奖二等奖

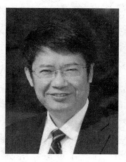

刘红宁

刘红宁,男,汉族,1957 年 7 月出生,江西赣县人,医学博士,教授,硕士研究生导师,曾任江西中医药大学(原江西中医学院)党委书记,兼任世界中医药联合会中药制剂专业委员会副主任委员,中华中医药学会中药制剂专业委员会副主任委员,中国医药促进会中药资源专业委员会副主任委员,江西省药学会副会长,江西省中医药学会副会长,江西省卫生经济学会副会长,中国音乐治疗学会副理事长,江西省高校心理健康教育研究会会长,江西省科学技术进步奖、技术发明奖评审委员会委员,江西省科技评估中心科技项目评估咨询专家。

1982 年,刘红宁毕业于江西中医学院药学系中药专业,毕业后留校任教;1984 年 4 月任江西中医学院团委书记;1988 年 12 月任江西中医学院党委宣传部部长、副教授;1993 年任江西中医学院药学系主任;1996 年任江西中医学院副院长、教授;2001 年 8 月起任江西中医学院党委副书记、院长;2009 年任江西中医学院党委副书记、院长,主持党委、行政工作;2010 年 2 月 26 日起任江西中医学院党委书记。

研究领域:①中医病因病机研究:围绕"滋阴预防肿瘤"方向开展研究,探索建立恶性肿瘤与代谢性疾病等重大疾病的中医防治方案,形成传承、创新中医基础理论新格局。承担了滋阴中药预防肿瘤国家自然科学基金项目等国家级项目和赣鄱英才"555"计划等省重大项目,首次提出了"阴虚是导致肿瘤发生的主要因素"的中医肿瘤病因病机假说,通过临床和基础实验研究,阐明了不同归经滋阴中药对不同肿瘤有预防作用的病机。②中药药性研究,通过承担国家重大基础研究发展计划(973 计划)项目"中药寒热药性与生物效应评价模式研究"等课题,运用代谢物组学建立了寒热药性标志物的判别方法,运用能量代谢效应建立了中药寒热药性与能量相关的决策树差别模式,明确了寒热药性与能量代谢的关系。根据中药不同功效,从不同角度探索中药功效与中医病因病机的内在联系,探索中药治疗疾病的中医原理。

刘红宁长期从事中医药学、健康产业、管理学、心理学等教学科研工作;主持 973 计划项目课题、国家"重大新药创

制"科技重大专项、国家重点研发计划"中医药现代化研究"重点专项等省部级以上课题 30 余项;荣获国家科技进步奖二等奖、国家教学成果一、二等奖、省科技进步一等奖、省教学成果一等奖等省部级以上奖励 23 项;主编教材、专著 7 部,副主编 1 部,获发明专利 3 项,在学术刊物上发表学术论文 160 余篇。

2020 年,由刘红宁领衔团队完成的"中药制造现代化——固体制剂产业化关键技术研究及应用"项目荣获国家科学技术进步奖二等奖。

王振国
——2019 年度国家科学技术进步奖二等奖

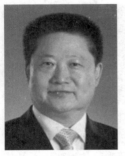

王振国

王振国,男,1963 年 1 月出生,医学博士,山东省政府"泰山学者攀登计划"专家,山东中医药大学副校长,中医文献与文化研究院院长,二级教授,博士生导师,中医医史文献学国家重点学科带头人;兼任科技部国家 973 项目中医理论专题第三届专家组成员、中华医学会医史学分会主任委员、中华中医药学会医史文献分会主任委员、国家中医药管理局中医药重点学科建设专家委员会副秘书长、国家中医药管理局中医药古籍保护与利用能力建设项目办公室主任、国家中医药管理局中医学术流派重点研究室主任、山东省人文社会科学研究基地"中医药文献与文化研究中心"主任等。国家 973 项目"中药药性理论相关基础问题研究"首席科学家。曾获"国家科技进步二等奖""全国优秀科技工作者""全国五一劳动奖章""山东省省级教学名师""全国中医药高等学校教学名师"等荣誉,享受国务院政府特殊津贴。

研究方向(领域):①中医古籍整理与经典理论诠释;②中药药性理论研究;③中医学术流派研究。治学主张以古籍整理为基础和起点,通过对理论与实践经验的载体——文献文本的整理与解析,关注中医药"有什么"的问题;寻绎中医学术流变的脉络,"辨章学术,考镜源流",研究学术流派及其评价方法,重在解决中医理论"是什么"的问题;以中医理论体系一些核心问题为切入点(药性理论、脏腑理论),运用现代科学方法进行解析,冀能回答"为什么"的问题。在中医理论的近代嬗变、重构及其影响、中药药性理论科学内涵与表征方法、当代中医学术流派评价体系构建等方面有许多开创性工作。

主要研究课题:①中药药性理论相关基础问题研究(国家重点基础研究发展计划"973 计划"[2007CB512600]);②丹参深度开发、产业升级关键技术研究和科技示范(国家重点研发计划[2017YFC1702703]);③中医药传统知识与技术挖掘示范研究(国家中医药管理局行业科研专项[201507006]);④中医药古籍保护与利用能力建设(国家公共卫生资金项目[2010GJ01]);⑤基于知识云的中医经方信息服务和精准化靶向虚拟筛选研究(山东省重点研发项目[2016CYJS08A01-1]);⑥中医学术流派研究(国家中医药管理局重点专项[2010ZX01]);⑦基于发生学的系统脏腑理论构建问题研究(教育部博士点基金课题[20050441006])。

主要获奖成果:①"基于中医原创思维的中药药性理论创新与应用"项目获国家科技进步二等奖(2019);②"中药寒热药性科学内涵及其表征体系的研究与应用"项目获山东省科技进步奖一等奖(2013);③"中医学术流派研究与评价体系的建立及应用"项目获中华中医药学会李时珍医药创新奖(2015);④"基于"三元论"的中药药性评价体系构建与应用"项目获教育部高等学校科学研究优秀成果奖(科学技术)二等奖(2017);⑤其他:山东省科技进步三等奖 2 项,山东省社会科学优秀成果三等奖 2 项,中华中医药学会科学技术奖及著作奖二等奖各 1 项,山东省高校优秀科研成果奖(自然科学类)一、二等奖各 1 项。

主要著作:①*History and Development of Traditional Chinese Medicine*(中国科学出版社、荷兰 ISO Press、日本 Ohmsha 出版,1999);②《中国古代医学教育与考试制度研究》(齐鲁书社 2006);③《争鸣与创新:中医学术流派研究》(华夏出版社,2011);④《中国中医药学科史》(北京科学技术出版社,2014)

主要古籍整理成果:①《两宋名家方书精选丛书》(上海科学技术出版社,2003);②《中医经典必读丛书》(中国中医药出版社,2006);③《齐鲁未刊医籍拾珍》(人民军医出版社,2014);④《圣济总录校注》(上海科学技术出版社,2015);⑤《中国古医籍整理丛书》(400 种,中国中医药出版社,2013-2018);⑥《中医古籍整理规范》(中国中医药出版社,2012)。

主要教育教学成果:①《中外医学史》(王振国、张大庆主编)全国中医药行业"十二五"规划教材(中国中医药出版社,2013);②《中外医学史》(王振国、张大庆主编)全国中医药行业"十三五"规划教材(中国中医药出版社,2016);③《中医文献学》课程(主讲)教育部国家级精品课程(2010);国家精品资源共享课程(2014);④山东省优秀教学团队(中医文献学教学团队);⑤中医传统教育模式的创新研究及其当代应用实践(山东省省级教学成果二等奖)。

2020 年 1 月,由王振国领衔团队完成的"基于中医原创思维的中药药性理论创新与应用"项目荣获国家科学技术进步奖二等奖。

中国药学年鉴 CHINESE PHARMACEUTICAL YEARBOOK 2020-2021

张 强
——2019 年度国家科学技术进步奖二等奖

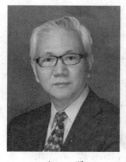

张 强

张强,男,1958 年出生。北京大学药学院教授、博士生导师。973 首席科学家,北京市重点实验室主任,创新团队负责人。现任中国药学会常务理事、中国药学会药剂专业委员会名誉主任委员、中国药学会纳米药物专业委员会副主任委员、国家药典会委员制剂专业委员会副主任、国家重大科学研究计划首席科学家、中国药学杂志(中英文版)和药学学报(中英文版)副主编、*J Controlled Release* 等国际杂志编委等。曾任世界控释协会(CRS)中国分会首任主席、中国药学会药剂专委会主任委员、国家重点室副主任等。

1982 年毕业于北京医学院,1995 年在华西医科大学获得博士学位,1982—1992 年就职于医药总局四川抗菌素工业研究所,先后任课题组长、研究室副主任;1989—1990 年在日本国福冈大学药学部工作;1995 年就职于北京医科大学(北京大学),先后任药剂教研室主任、药剂系主任,药学院副院长等。

研究领域:分子药剂学与创新制剂临床转化,包括难溶药物、抗癌药物、大分子药物的新型递送系统的基础研究与临床转化。

长期从事创新药物制剂的研究与开发,目前承担国家 973、自然基金委重大项目、重大新药创制专项、教育部创新团队、北京市重点实验室项目等。在 AFM, ACS Nano, ADDR, JCR, Biomaterials 等本领域国际一流杂志上发表 SCI 论文 300 多篇,SCI 引用进入药理毒理学 ESI 排名的前 1%。率领北大药剂学科获得全国第一个药剂学创新团队,在重大专项药剂平台的申请与结题中名列前茅,973 纳米研究结题评为第一并再度获得立项,建立了全院第一个北京市重点实验室。完成创新制剂研究 30 余项,申请发明专利 50 多项,开发上市多个创新制剂,有的产生了重大社会经济效益。获教育部自然科学奖一等奖、中国药学会科技一等奖、吴杨奖一等奖等,是全国优秀科技工作者和国务院政府特殊津贴获得者。

长期主讲主课,积极开设新课,获得学生好评。主编参编 15 部教材专著。主编中央广播电视大学教材并电视授课。已培养研究生 120 多名,很多已成为单位领导或学术骨干。先后获得北京大学国华杰出学者,北京大学十佳教师、北京大学十佳党员标兵、北京大学方正奖教金、北京大学医学部优秀教师、北京大学医学部良师益友等光荣称号。

2020 年 1 月,由张强教授团队"药物新制剂中乳化关键技术体系的建立与应用"项目荣获国家科学技术进步奖二等奖。

陈代杰
——2019 年度国家科学技术进步奖二等奖

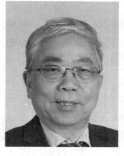

陈代杰

陈代杰,男,1957 年 4 月出生,上海人,研究员,博士生导师。1994 年加入九三学社。现任上海交通大学长聘特聘教授,上海交通大学药学院"抗耐药菌新药发现与机制研究"实验室主任,兼任上海医药工业研究院研究员。先后历任中国医药工业研究总院副院长、学术委员会主任,九三学社第十三届中央委员会委员,九三学社上海市第十六届委员会常委。上海市第十二届政协常委。

陈代杰,1989 年毕业于上海医药工业研究院微生物药学专业;1982 年 2 月—1983 年 8 月上海淮海制药厂助理工程师;1983 年 8 月—1989 年 11 月上海医药工业研究院理学硕士、博士;1989 年 12 月—1990 年 12 月日本东京微生物化学研究所客座研究员;1991 年 1 月—2001 年 4 月上海医药工业研究院正研、博导、院长助理;2001 年 4 月—2003 年 3 月上海来益生物药物研究开发中心主任;2003 年 4 月上海医药工业研究院正研、博导、副院长;2017 年上海交通大学药学院,特聘教授,博士生导师,校科学工作委员会专家。2021 年 6 月 2 日,入选中国工程院 2021 年院士增选第二批有效候选人名单。

研究领域:微生物药物制备工艺研究;益生菌产品开发与药效及机制研究;新型抗生素发现与开发;细菌耐药机制研究。

研究方向:一是"从有到优"——突破重大微生物药物产业化关键技术;二是"从无到有"——抗耐药菌新药发现与机制研究;三是"从多到少"——训育不同微生物功能菌群,开发抗生素废弃物多级厌氧处理产业化技术。

主要研究内容:①化学合成源小分子抗耐药菌新药发现与机制研究;②微生物源小分子抗耐药菌新药发现与机制研究;③天然化合物(中药)源小分子抗耐药菌新药发现与机制研究;④微生物药物的开发研究;⑤微生物药物的工艺研究。

主要成果和奖励:授权发明专利 41 项;出版译著 3 本、编著 5 本、规划教材 1 本,科普著作 2 本;发表文章 200 多篇(SCI 63 篇)。省部级奖:①"环孢菌素 A 发酵新工艺"获 2004 年上海市科技进步奖一等奖;②"万古霉素产业化关键技术及其应用"获 2006 年上海市科技进步奖一等奖;③2006 年上海市优秀学科带头人(B 类);④2006 年上海优秀发明人。

国家科技奖:①"孢菌素 A 生产新工艺关键技术及其应用环"获 2005 年度国家科技进步奖一等奖;②"万古霉素关键技术研究及产业化"获 2007 年度国家科学技术进步奖二等奖;③"依替米星和庆大霉素联产的绿色、高效关键技术创新及产业化"获 2019 年度国家科学技术进步奖二等奖。

杜冠华
——2019 年度国家科学技术进步奖二等奖

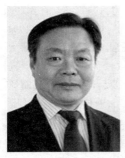

杜冠华

杜冠华,男,1956 年 12 月生,山东滕州人,博士,研究员,博士生导师,现任中国医学科学院、中国协和医科大学药物研究所副所长,药物筛选中心主任,兼任中国药理学会秘书长,国家 863 计划主题专家,亚洲西太平洋地区药理学家联合会执行委员会委员。山东大学药学院特聘教授,山西大学特聘教授,国际欧亚科学院院士。

1978—1982 年毕业于山东医科大学药学院,获学士学位;1986—1989 年毕业于同济医科大学,获医学硕士学位;1992—1995 年毕业于中国协和医科大学,获博士学位。1995—1998 年 Universityofliege,Belgium 博士后,研究神经生物化学。1998 年就职于中国医学科学院中国协和医科大学药物研究所。2019 年 11 月 16 日,当选国际欧亚科学院院士。

研究领域:主要从事药物发现的理论和技术研究,特别是在高通量药物筛选、神经药理学和心脑血管药理学领域进行了大量研究工作,主持建立了我国第一个高通量药物筛选体系。

发表论文 100 余篇,主编或参编著作《实验药理学》《组合化学原理、技术及应用》《神经精神疾病合理用药》《内分泌代谢疾病合理用药》《药学科学前沿与发展方向》《中国药学科学发展战略与新药研究开发》《神经药理学研究进展》等 20 余部;主持翻译《药理学原理:药物治疗学的病理生理基础》(第二版);还兼任《医药导报》副主编,《药学学报》《中国临床药理学与治疗学》《国外医学·药学分册》《过程工程学报》《中国药理学与毒理学杂志》《中国药学杂志》、*Marine Drugs*、《中国药理学通报》《基础医学与临床》《生物信息学》等刊物编委,*Life Sciences* 审稿人等职务。

主持完成 863、国家自然科学基金、科技部 1035 计划、科技部公益重大项目等国家科研项目十余项,研究工作取得良好进展。主持完成的"高通量药物筛选技术体系的研究和应用"成果,经初评为北京市科技进步奖二等奖和中华医学科技进步奖三等奖;利用研究的技术体系,开展药物筛选工作,为本单位和国内科研机构进行药物筛选 60 余万样品次,发现一批具有研究开发价值的活性化合物,有些已经进入深入研究阶段。

2020 年 1 月 10 日,中共中央、国务院在北京隆重召开 2019 年度国家科学技术奖励大会。杜冠华为第一完成人的成果"头孢西酮钠等系列头孢类药物共性关键技术及产业化"荣获国家科技进步奖二等奖。该项目突破并解决我国头孢类产品的共性关键技术难题,为缩短我国头孢类抗感染药物与国际先进水平的差距奠定了基础,为推动我国在该领域的科学技术进步贡献了力量。该项目实现了头孢类药物技术创新和产业化。

李亚平
——2020 年度国家自然科学奖二等奖

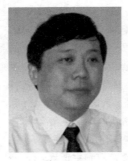

李亚平

李亚平,汉族,出生于湖北安陆,研究员,博士生导师,药物制剂研究中心主任,国家重大科学研究计划项目首席科学家,中国药学会药剂专业委员会委员,上海市药学会药剂专业委员会委员,国家新药审评专家。

1984—1987 年湖北省制药工业学校读书;1987—1993 年在湖北安陆制药厂工作;1996 年获沈阳药科大学理学硕士学位,进入中国科学院上海药物研究所工作;2001 年获复旦大学理学博士学位;2001—2002 年,德国慕尼黑大学(LMU)药物研究中心博士后;2003 年在美国加州大学旧金山分校(UCSF)担任高级访问学者。现任中国科学院上海药物研究所烟台分所所长,博士生导师,国家重大科学研究计划项目首席科学家,中国药学会药剂专业委员会委员,上海市药学会药剂专业委员会委员,国家新药审评专家。

研究方向:基于纳米技术的药物靶向输送;核酸药物非病毒载体及其导入系统;药物新剂型与新制剂的研究开发。

承担项目:主持或参加承担过的科研项目包括"973"与"863"项目、国家重大新药创制关键技术项目、国家杰出青年科学基金、国家基金委重点项目、中科院战略先导 A 和重要方向性项目,以及上海市科技创新行动计划项目等。迄今在 *Nat Med*,*Adv Mater*,*ACS Nano*,*Adv Drug Deliv Rev*,*Adv Funct Mater*,*Nanotoxicology*,*Small*,*Biomaterials*,*J Control Release* 等国际重要学术期刊上发表 SCI 论文 100 余篇;在新药研究方面,已获得新药证书 9 项,临床批件 5 项(创新药物临床批件 4 项),已报 SFDA 的新药 3 项;申请专利 60 余项(授权 20 项);3 名博士生获中国科学院优秀博士论文,2 名博士生获中国科学院三好学生标兵。

科研成果:在基于纳米技术新型药物递释系统的应用基础研究以及将基础研究成果向临床应用转化方面取得了一系列重要进展,主要包括:①设计构建了多种显著提高耐药肿瘤治疗效果或抗肿瘤转移的新型纳米载药系统,初步揭示了纳米载药系统在细胞内的释药行为对其降低肿瘤耐药效果的影响与机制;发现还原响应性 RCP/shMdr1 复合物纳米粒(RCPN)与 DOX 联合用药能有效抑制耐药肿瘤生长;发现共输送 DOX 或 PTX 与 RNA 可通过实现化疗药物和 RNA 在耐药肿瘤的共定位和靶向分布,提高疗效,降低毒副作用;

中国药学年鉴 CHINESE PHARMACEUTICAL YEARBOOK 2020-2021

②发现共输送 shTwi 和 PTX 的纳米载体系统（PTPN）能同时抑制肿瘤的转移和生长，在转移性肿瘤治疗中具有协同增效作用；发现 TSP/shP65 复合物纳米粒（TSN）能阻断肿瘤转移的 NF-κB 信号通路，抑制肿瘤转移和生长等；③发展了提高核酸药物转染效率的新技术，设计合成了一系列新的阳离子聚磷腈衍生物和聚（β-氨基酯）（PAE），构建了多种新的纳米载体用于核酸药物的有效输送；发现智能化多功能纳米自组装体（INA）在体内外均显示高的转染效率，极具开发潜力；④采用纳米技术将坎地沙坦酯、替尼泊苷等难溶药物的口服吸收提高了 10 倍以上；提出先将药物与磷脂制备成磷脂复合物，再与胆酸盐和磷脂通过自组装制备混合胶束的新策略，将水溶性和脂溶性均较差的黄豆苷元口服生物利用度提高了 9 倍；采用现代制剂技术将我国拥有自主知识产权的非腺苷类治疗乙肝的创新药物异噻氟啶的口服生物利用度从 4% 提高到 27%，并获得临床批件。

获奖及荣誉：①药明康德生命化学学者奖（2013）；②上海药学科技一等奖（2013，2009）；③中科院优秀研究生指导导师；④上海市优秀学术带头人（2011）；⑤中国科学院"百人计划"入选者（2010）；⑥上海市领军人才（2010）；⑦中科院朱李月华优秀教师奖（2010）；⑧国家杰出青年科学基金获得者（2009）；⑨国家重大科学研究计划首席科学家（2009）。

2021 年 11 月 3 日，2020 年度国家科学技术奖励大会在北京人民大会堂隆重举行。李亚平研究员团队科研项目"新型纳米载药系统克服肿瘤化疗耐药的应用基础研究"荣获 2020 年度国家自然科学奖二等奖。

秦勇
——2020 年度国家技术发明奖二等奖

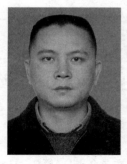

秦 勇

秦勇，男，1967 年生，教授，博士生导师，四川大学华西药学院院长，国家杰出青年科学基金获得者（有机化学），全国百篇优博论文指导教师（药学），兼任重庆大学创新药物研究中心和重庆大学化学化工学院教授，创新药物研究中心主任。

教育背景：1989 年本科毕业于云南大学化学系；1992 年 7 月在中科院成都有机所获理学硕士学位；1995 年在中科院化学研究所获理学博士学位；1995—1996 年，在中科院成都有机化学研究所任助理研究员、副研究员；1996—2000 年，美国佛蒙特大学化学系博士后；2000—2003 年，美国圣地亚哥制药公司 Triad Therapeutics Inc. 公司任研究科学家；2011—2014 年兼任重庆大学药学院教授；2003 年至今，四川大学华西药学院教授。

研究领域：目前主要从事具有重要生理活性的天然产物的全合成及药物化学研究。

研究方向：开展具有抗癌活性的吲哚生物碱的全合成及化学生物学研究；激酶 GSK-3β 和激酶 CDK 5 选择性抑制剂的设计和合成；基于手性叔丁基亚磺酰胺的不对称合成研究。

主持在研科研项目：国家自然科学基金重点项目（21732005）；国家自然科学基金面上项目（21572139）；科技部重大新药专项子课题（2018ZX09711003-015）。

获奖情况：2004 年，第四批四川省卫生厅学术技术带头人；2004 年，四川省杰出青年；2005 年，四川省青年科技奖；2009 年新世纪百千万人才工程国家级人选；2009 年，享受国务院政府特殊津贴专家；2009 年，成都市有突出贡献的优秀专家；2009 年，国家自然科学基金杰出青年基金获得者；2010 年，第八批四川省学术和技术带头人；2010 年，获教育部百篇全国优秀博士学位论文指导教师；2013 年，获首届中国化学会"维善天然产物合成奖"；2016 年，获中国国家知识产权局第十八届中国专利奖优秀奖；2017 年，获教育部自然科学奖一等奖；2017 年，四川省卫生计生首席专家；2018 年，获第三届中国药学会——以岭生物医药创新奖。

在 2020 年度国家科学技术奖励大会上，华西药学院秦勇教授牵头的"奥利司他不对称催化全合成关键技术与产业化"项目获得国家技术发明奖二等奖。

商洪才
——2020 年度国家科学技术进步奖二等奖

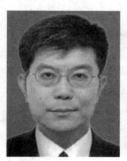

商洪才

商洪才，男，1972 年生，博士，研究员，博士研究生导师。现任北京中医药大学东直门医院常务副院长、北京中医药大学中医内科学教育部和北京市重点实验室主任、心血管病研究所副所长。国家万人计划——科技创新领军人才，科技部创新人才推进计划-中青年科技创新领军人才。目前兼任：中国中医药信息学会临床研究分会会长、世界中医药学会联合会中药上市后再评价专委会副会长、临床科研统计专委会副会长、中国民族医药学会信息与大数据分会副会长、中国医师协会中西医结合心血管专家委员会副主任委员、中国中西医结合学会心血管病专业委员会常委、临床研究方法专业组组长，TMR Modern Herbal Medicine 杂志主编，TMR、Journal of Integrative Medicine、《世界科学技术-中医药现代化》杂志副主编。

1994 年毕业于天津中医学院中医系中医专业，获得医学学士学位；2002 年毕业于天津中医学院中医内科学专业，获得医学硕士学位，2005 年毕业于天津中医学院中医内科学专业，获得医学博士学位。

主要研究方向：中医临床证据评价、效应特点及其机制。

主持完成国家自然科学基金青年基金项目1项，国家自然科学基金重大研究计划面上项目1项，中国博士后科学基金1项；参加国家"攻关"、国家重大新药创制专项、"863""973"、国家中医药行业专项及省部级项目12项；获得国家科技进步奖3项；省部级1等奖6项，2等奖1项，3等奖1项；获得发明专利2项；2007年全国优秀博士论文提名奖，天津市优秀博士论文获得者；2009年度入选教育部新世纪优秀人才计划；2011年度获天津市青年科技奖；同年成为天津市131创新型人才培养工程第一层次人选。发表学术论文120篇，其中第一或通讯作者60篇，SCI收录28篇，Medline收录10篇；副主编著作3部，参编著作4部；培养研究生10名。

2020年度国家科学技术奖励大会在北京人民大会堂隆重召开。商洪才研究员作为第一完成人所开展的"中医药循证研究'四证'方法学体系创建及应用"研究项目荣获2020年度国家科学技术进步奖二等奖。

刘昌孝
——2020年度国家科学技术进步奖二等奖

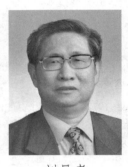

刘昌孝

刘昌孝，男，1942年5月15日出生于湖南省郴州市永兴县洋塘乡，1965年毕业于北京医学院药学系（现北京大学药学院），我国著名药代动力学专家，中国工程院院士、研究员、博士生导师。1992年获国务院政府特殊津贴，2003年当选中国工程院院士。现任天津中医药大学中药学院院长，天津药物研究院学术委员会主任和名誉院长，释药技术与药代动力学国家重点实验室主任，国家纳米研究院纳米生物医药评价研究中心主任，并担任中国药典委员会执行委员、中国药理学会副理事长、中国药学会副常务理事、中国药理学会药物代谢专业委员会主任、天津药学会会长、天津药理学会理事长、国际外源物代谢研究会（ISSX）中国办事处主任。

1965年7月毕业于北京医学院药学系（现北京大学药学院）；1965年8月至1969年12月，北京医药工业研究院从事药理和药代研究；1970年1月至1982年2月，湖南医药工业研究所从事药理和药代研究；1982年3月至今，天津中医药大学、天津中药研究所、天津医药工业研究所和天津药物研究院从事药理和药代研究；1986—1987年在瑞典，高级访问学者，从事药代研究。

刘昌孝院士是我国药代动力学的学科开拓者和学科带头人之一。1968年建立了国内第一个药代动力学实验室，1975年在国内第一次将药代动力学研究用于新药评价，1980年出版了国内第一本药代动力学专著，1995年建立了国内第

一个部级药代动力学重点实验室，2003年建立了国内第一个省部共建国家药代动力学重点实验室。在已鉴定的"实用药物动力学计算程序研究"中提出模型优化、自动运算和数据批处理方案，使之广泛应用于药代动力学研究，被国内外4700多篇研究论文应用和引用。刘院士从事药代动力学研究50余年，承担了50多项国家和部省重大研究项目，如国家863、973、国家科技攻关、国家新药基金项目和国家自然科学基金项目等，带领完成近150个新药的药代动力学研究，获得国际、国家和省部级科技成果奖励40余项，在国内外发表论文400多篇，出版中英文学术专著18本。刘昌孝院士为我国药动学、药物评价学、中药现代化发展奠定了基础，做出了卓越贡献，被誉为"当代神农"、我国药代动力学"开山鼻祖"。

1975—1978年，刘昌孝院士带领团队开展并完成血吸虫病治疗新药硝着胶研究，获全国科学大会奖；1999年获世界医学金奖；2000年获德国医学研究成就奖；1992年获得国务院政府津贴，曾被评为省市先进工作者，劳动模范和全国劳动模范；2000年获得首次香港紫荆花医学成就奖和医学创新奖；2003年12月当选中国工程院院士。

2021年刘昌孝主持的项目"基于'物质-药代-功效'的中药创新研发理论与关键技术及其应用"获2020年度国家科学技术进步奖二等奖。

张志荣
——2020年度国家科学技术进步奖二等奖

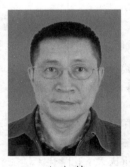

张志荣

张志荣，男，博士，四川大学教授、博士生导师，华西药学院院长、靶向药物及释药系统教育部重点实验室主任，国家杰出青年科学基金获得者，享受国务院政府特殊津贴专家。兼任国务院学位委员会药学学科评议组成员（第5～6届）；中国药学会理事（20～23届）、常务理事（21～22届）、药剂学专委会委员（20～23届）、副主任（21～22届）；中国颗粒学会常务理事暨生物颗粒专委会副主任；国家973计划健康科学领域专家咨询组专家；国家药典委员会委员（第7～11届）暨药用辅料与药包材专委会主任（第9～10届）；国家仿制药质量和疗效一致性评价专家委员会成员；普通高等医药院校"十三五"药学类规划教材（科学出版社）专家委员会主任；全国高等学校药学专业教材（人民卫生出版社）评审委员会副主任；四川省药学会理事长（2003—2016）、名誉理事长（2016—至今）；《华西药学杂志》《中国药剂学杂志》（网络版）主编；《中国药学年鉴》副主编；《药学学报》《国际药学研究杂志》《中国药学杂志》、*Asian Journal of Pharmaceutical Sciences*、

Chinese Herbal Medicine 等 10 余个杂志编委。

1982 年，本科毕业于四川医学院药学专业，获学士学位；1982—1988 年，任华西医科大学药学院毒物分析和仪器分析教员、助教、讲师；1993 年，研究生毕业于华西医科大学药剂学专业，获理学博士学位；1993 年，任华西医科大学药学院药剂学副教授、副院长；1997 年，破格晋升药剂学教授，被聘为博士研究生导师。

1999 年 1 月至 2017 年 6 月，任华西医科大学药学院（四川大学华西药学院）院长；1999 年 1 月至 2005 年 12 月兼任四川大学药物研究所所长；1999 年 4 月至 2004 年 8 月兼任中日合资四川华星中医药有限公司董事长；2000 年 4 月至 2003 年 6 月，兼任四川大学华西制药厂厂长、党总支书记。

研究方向：靶向药物与释药系统研究。

学术成果：在药物递释系统特别是靶向给药系统及新药开发研究等方面做了一些有价值的工作。负责国家自然科学基金重大项目 1 项、杰出青年科学基金项目 1 项、重点项目 2 项、面上项目 8 项，国家 973 计划课题 1 项，国家"863"计划课题 2 项，国家"十一五"重大科技专项"重大新药创制"平台项目 2 项，部省级项目 10 余项；主编、副主编出版专著、教材、参考书 12 部；以第一或通讯作者发表论文 300 余篇，其中 SCI 收录 130 余篇；主研、参研新药 20 余个，其中 7 个投产上市，3 个已载入《中国药典》和《国家基本药物目录》；授权发明专利 15 项，申请 PCT 1 项；获四川省科技进步奖一等奖 4 项、二等奖 2 项、三等奖 2 项；指导的博士研究生论文获全国百篇优秀博士论文奖 1 篇，提名奖 1 篇。

主持项目：①生物大分子药物高效递释系统（国家自然科学基金重大项目）；②针对急性胰腺炎的胰腺和肺双器官靶向递药系统研究（国家自然科学基金重大项目）；③药物新剂型新制剂的应用基础研究（重庆药友制药有限公司合作项目）。

2021 年 11 月，张志荣主持的项目"静脉注射用脂质类纳米药物制剂关键技术及产业化"项目荣获 2020 年度国家科学技术进步奖二等奖。

石远凯
——2020 年度国家科学技术进步奖二等奖

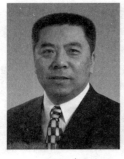

石远凯，博士，教授，博士研究生导师。现任中国医学科学院肿瘤医院副院长、肿瘤内科主任、教授、博士研究生导师，中华医学会血液学分会副主任委员，《中华肿瘤学》杂志副主编，国际抗癌联盟委员。兼任中国抗癌协会理事、中国新医药博士联谊会理事、北京市医学教育协会理事、国家药品监督管理局国家药品审评专家，《白血病·淋巴

石远凯

瘤》杂志副主编、《中华医学杂志》等国内十余种专业杂志的编委、*Leukemia and Lymphoma* 等国内外多种杂志的审稿人、美国临床肿瘤学会会员、美国血液学会会员、亚洲临床肿瘤学会会员。

1978—1984 年在中国医科大学医疗系日文医学专业读大学本科；1985—1988 年在中国医科大学攻读肿瘤学硕士学位；1988—1992 年在中国协和医科大学攻读肿瘤学博士学位；1989—1992 年在日本大阪大学留学；1996—1997 年在美国阿拉巴马大学伯明翰分校作访问学者；2000 年在美国德克萨斯 M. D. Anderson 肿瘤中心作访问学者；1992—2005 年任中国医学科学院肿瘤医院肿瘤研究所内科副主任；2005 年起任内科主任；1998—2001 年任中国医学科学院肿瘤医院肿瘤研究所党委副书记；2001 年起任中国医学科学院肿瘤医院研究所副所长。

石远凯教授师从我国著名肿瘤内科专家、中国工程院院士、广州南洋肿瘤医院名誉院长孙燕院士，长期从事恶性肿瘤的临床与基础研究，在恶性淋巴瘤、肺癌、乳腺癌、消化系统肿瘤、泌尿生殖系统肿瘤和儿童肿瘤等恶性实体瘤的内科治疗方面积累了丰富的临床经验，最早在我国开展实体瘤的自体造血干细胞移植，具有较深的造诣。并承担了国家"九五""十五"攻关课题等多项部委级科研课题。石远凯教授研究领域主要集中在恶性淋巴瘤、肺癌、乳腺癌以及消化系统肿瘤的内科治疗及其与分子预后指标的相关性、高剂量化疗联合自体外周血造血干细胞移植等方面，进行了多种抗肿瘤新药的临床研究。先后在国内外发表论文 110 余篇，主编或参加了十余部学术专著的编写，培养了十多位博士和硕士研究生。1997 年获得"全国中青年医学科技之星"和"茅以升北京青年科技奖"并享受"国务院政府特殊津贴"；2000 年作为第一完成人获得北京市科技进步奖二等奖、2002 年获得"卫生部有突出贡献中青年专家"、2004 年入选"新世纪百千万人才工程国家级人选"、2005 年入选"协和骄子"。

获奖成果：2016 年 12 月获药明康德生命化学研究奖杰出成就奖；2017 年 5 月获全国创新争先奖章；2021 年 11 月，石远凯主持的项目"聚乙二醇定点修饰重组蛋白药物关键技术体系建立及产业化"获 2020 年度国家科学技术进步奖二等奖。

获奖人物名录

↗ **2019 年度何梁何利基金科技奖** 何梁何利基金 2019 年度颁奖大会于 11 月 18 日在北京钓鱼台国宾馆举行。本年度何梁何利基金授予 1 位科技工作者（中国探月工程总指挥吴伟仁）"科学与技术成就奖"，20 位科技工作者"科学与技

术创新奖"，35 位科技工作者"科学与技术进步奖"，其中生物医药领域获奖名单如下。

科学与技术进步奖

胡海岚　生命科学奖　浙江大学

季维智　生命科学奖　昆明理工大学

杨　辉　生命科学奖　中国科学院上海生命科学研究院

范先群　医学药学奖　上海交通大学

耿美玉　医学药学奖　中国科学院上海药物研究所

刘中民　医学药学奖　上海市东方医院

王松灵　医学药学奖　首都医科大学

吴效科　医学药学奖　黑龙江中医药大学附属第一医院

庾石山　医学药学奖　中国医学科学院药物研究所

科学与技术创新奖

刘　真　青年创新奖　中国科学院上海生命科学研究院

↗ **2019 年"吴杨奖"**　2019 年 12 月 10 日，第二十届吴阶平-保罗·杨森医学药学奖（吴杨奖）颁奖典礼暨报告会在首都医科大学举行。15 位来自中国医药卫生领域的优秀工作者秉持着顽强拼搏、坚持不懈的创新精神及其在各自领域所作的突出贡献荣获该奖项。第二十届吴杨奖获奖名单如下。

特殊贡献奖

于德泉　中国医学科学院药物研究所

（以下排名不分先后）

基础医学领域

董　晨　清华大学医学院

李毓龙　北京大学生命科学学院

临床医学领域

李为民　四川大学华西医院

薛富善　首都医科大学附属友谊医院

张福仁　山东省皮肤病性病防治研究所

梁廷波　浙江大学医学院附属第一医院

沈建雄　中国医学科学院北京协和医院

王　硕　首都医科大学附属天坛医院

药学领域

秦　勇　四川大学华西药学院

杨茂君　清华大学生命科学学院

张伶俐　四川大学华西第二医院

果德安　中国科学院上海药物研究所

公共卫生领域

李丽萍　汕头大学医学院伤害预防研究中心

施小明　中国疾病预防控制中心环境与健康相关产品安全所

↗ **2019 年度"求是奖"**　9 月 21 日晚，2019 年度"求是奖"颁奖典礼在清华大学蒙民伟音乐厅隆重举行。"求是终身成就奖"授予了物理学家杨振宁先生，邵峰、颜宁两位学者分享

了今年的"求是杰出科学家奖"。流感等重要病原致病机制防控团队和 12 名青年科学家分获"求是杰出科技成就集体奖"和"求是杰出青年学者奖"。其中生物医药类如下。

求是杰出科学家奖

颜　宁　普林斯顿大学

邵　峰　北京生命科学研究所

求是杰出科技成就集体奖

流感等重要病原致病机制与防控团队

高　福　中国科学院微生物研究所，中国疾病防控中心

刘翠华　中国科学院微生物研究所

刘　军　中国疾病预防控制中心病毒病预防控制所

施　一　中国科学院微生物研究所

舒跃龙　中山大学公共卫生学院（深圳）

王大燕　中国疾病预防控制中心病毒病预防控制所

严景华　中国科学院微生物研究所

生命科学与医学

彭　敏　清华大学

苏士成　中山大学

周　青　浙江大学

↗ **2019 年"谈家桢生命科学奖"**　2019 年 10 月 27 日，第十二届"谈家桢生命科学奖"颁奖典礼在南开大学举行。经评选，今年共有 16 位科学家获奖。获奖名单如下。

谈家桢生命科学成就奖

林鸿宣　中国科学院上海植物生理生态研究所

邵　峰　北京生命科学研究所

谈家桢　生命科学国际合作奖

Dinshaw J Patel　美国纪念斯隆-凯特琳癌症中心

谈家桢临床医学奖

黄晓军　北京大学人民医院血液科

贾伟平　上海交通大学附属第六人民医院

谈家桢生命科学产业化奖

魏东芝　华东理工大学鲁华生物技术研究所

谈家桢生命科学创新奖

陈　鹏　北京大学

樊春海　上海交通大学

李　涛　军事医学研究院

李晓明　浙江大学

李毓龙　北京大学

刘万里　清华大学

柳振峰　中国科学院生物物理研究所

王　磊　复旦大学

王晓群　中国科学院生物物理研究所

杨运桂　中国科学院北京基因组研究所

↗ **2019 年度"药明康德生命化学研究奖"**　2019 年 12 月 8

日,第十三届"药明康德生命化学研究奖"在北京公布评选结果,20位科学家获奖。获奖名单如下。

杰出成就奖获

元英进　天津大学

刘万里　清华大学生命科学学院

杨　辉　中国科学院神经科学研究所

科技成果转化奖

杜　杰　首都医科大学附属北京安贞医院

学者奖获得者

王　初　北京大学化学与分子工程学院

王　迪　浙江大学基础医学院

王　焱　中国医学科学院阜外医院

叶定伟　复旦大学附属肿瘤医院

毕锡和　东北师范大学化学学院

朱　军　北京大学肿瘤医院

许　悦　北京生命科学研究所

刘光慧　中国科学院动物研究所

刘志博　北京大学化学与分子工程学院

刘青松　中国科学院合肥物质科学研究院

肖百龙　清华大学药学院

汤文军　中国科学院上海有机化学研究所

周文浩　复旦大学附属儿科医院

钱志勇　四川大学华西医院生物治疗国家重点实验室

高　强　复旦大学附属中山医院

裴剑锋　北京大学前沿交叉学科研究院

↗ **2019年度中华中医药学会科学技术奖·中青年创新人才及优秀管理人才奖**

中青年创新人才

何蓉蓉　暨南大学

何庆勇　中国中医科学院广安门医院

于海洋　天津中医药大学

林　生　中国医学科学院药物研究所

郭　娟　中国中医科学院中药资源中心

王　毅　浙江大学

高　建　大连医科大学附属第二医院

张爱华　黑龙江中医药大学

曲　凡　浙江大学医学院附属妇产科医院

葛广波　上海中医药大学

优秀管理人才

朱立春　秦皇岛市中医医院

韩振蕴　北京中医药大学

陈心智　吉林省中医药科学院

朱立国　中国中医科学院望京医院

唐旭东　中国中医科学院

熊　磊　云南中医药大学

杨金生　国家中医药管理局对台港澳中医药交流合作中心

许克祥　福建中医药大学

↗ **2019年度中华中医药学会科学技术奖·岐黄国际奖获奖**

艾伦·本树山(澳大利亚)Alan Bensoussan　西悉尼大学Western Sydney University

樊台平(英国)Tai Ping Fan　剑桥大学University of Cambridge

↗ **2019年度李时珍医药创新奖获奖**

李盛华　甘肃省中医院

李　梢　清华大学

张敏州　广东省中医院

↗ **2019年度中国药学会-以岭生物医药奖**　2019年7月26日,中国药学会组织专家对第四届中国药学会-以岭生物医药奖进行了评选,最终决定授予贾彦兴等11位学者第四届中国药学会-以岭生物医药奖,其中创新奖3名、青年奖8名。名单如下。

创新奖

贾彦兴　北京大学药学院

李卓荣　中国医学科学院医药生物技术研究所

马双成　中国食品药品检定研究院

蔡本志　哈尔滨医科大学附属第二医院

青年奖

甘　勇　中国科学院上海药物研究所

唐　娟　空军军医大学基础医学院

王红胜　中山大学药学院

王　兰　中国食品药品检定研究院

吴志生　北京中医药大学中药学院

占昌友　复旦大学基础医学院

张　宇　沈阳药科大学

↗ **2019年中国药学会-施维雅青年医院药学奖**　2019年6月14日,中国药学会组织专家对第七届中国药学会-施维雅青年医院药学奖申报候选人进行评选,决定授予文睿婷等8位青年学者第七届中国药学会-施维雅青年医院药学奖。名单如下:

文睿婷　北京大学人民医院

史　琛　华中科技大学同济医学院附属协和医院

李　娜　福建医科大学附属协和医院

何敬成　南方医科大学顺德医院

张程亮　华中科技大学同济医学院附属同济医院

陈卓佳　中山大学附属肿瘤医院

楼　燕　浙江大学医学院附属第一医院

蔡骅琳　中南大学湘雅二医院

2019 年中国药学会-施维雅青年药物化学奖　2019 年 7 月 16 日,中国药学会组织专家对第二十二届中国药学会-施维雅青年药物化学奖候选人进行评选,决定授予庄春林等 5 位青年学者第二十二届中国药学会-施维雅青年药物化学奖。名单如下:

庄春林　复旦大学
李达翃　沈阳药科大学
李序文　中国科学院上海药物研究所
欧阳亮　四川大学
徐晓莉　中国药科大学

2020 年度何梁何利基金科技奖　11 月 3 日,何梁何利基金 2020 年度颁奖大会在北京举行。2020 年度何梁何利基金“科学与技术成就奖”授予国家呼吸系统疾病临床医学研究中心钟南山院士和敦煌研究院名誉院长樊锦诗研究员。另有 30 位和 20 位科技工作者荣获“科学与技术进步奖”和“科学与技术创新奖”。其中生物医药领域获奖名单如下。

科学与技术成就奖
钟南山　成就奖　国家呼吸系统疾病临床医学研究中心
科学与技术进步奖
程和平　生命科学奖　北京大学分子医学研究所
季加孚　医学药学奖　北京大学肿瘤医院
卢光明　医学药学奖　中国人民解放军东部战区总医院
沈　锋　医学药学奖　海军军医大学东方肝胆外科医院
吴德沛　医学药学奖　苏州大学附属第一医院
徐兵河　医学药学奖　中国医学科学院肿瘤医院
朱　兰　医学药学奖　中国医学科学院北京协和医院
科学与技术创新奖
张　澄　青年创新奖　山东大学齐鲁医院
贾振华　产业创新奖　河北以岭医药研究院有限公司
何　黎　区域创新奖　昆明医科大学第一附属医院

2020 年“吴杨奖”　第二十一届吴阶平—保罗·杨森医学药学奖(简称“吴杨奖”)颁奖典礼暨报告会于 12 月 16 日在清华大学附属北京清华长庚医院举行。15 位中国医药卫生领域的优秀工作者秉持顽强拼搏、坚持不懈的创新精神及其在各自领域所作的突出贡献荣获该奖项。第二十一届“吴杨奖”名单如下。

特殊贡献奖
曾　光　中国疾病预防控制中心
基础医学领域
赵世民　复旦大学附属妇产科医院
李晓明　浙江大学医学院脑科学与脑医学学院
临床医学领域

于凯江　哈尔滨医科大学附属第一医院重症医学科
王卫庆　上海交通大学医学院附属瑞金医院
韩　英　空军军医大学第一附属医院
王锡山　中国医学科学院肿瘤医院
张建国　首都医科大学附属北京天坛医院
许　迅　上海交通大学附属第一人民医院
药学领域
肖小河　解放军总医院第五医学中心全军中医药研究所
柳　红　中国科学院上海药物研究所新药研究国家重点实验室
梁争论　中国食品药品检定研究院肝炎病毒和肠道病毒疫苗室
童荣生　四川省医学科学院·四川省人民医院药学部
公共卫生领域
赵文华　中国疾病预防控制中心营养与健康所
董小平　中国疾病预防控制中心全球公共卫生中心所

2020 年度“求是杰出青年学者奖”　2020 年度“求是杰出青年学者奖”,共有 12 名学者获奖。其中生物医药类有:

生命科学与医学
陈勇华　中国科技大学
李　莹　北京脑科学与类脑研究中心
闫创业　清华大学

2020 年“谈家桢生命科学奖”　2020 年 10 月 23 日,第十三届“谈家桢生命科学奖”颁奖典礼在中山大学举行。经评选,本届共有 17 位科学家获奖。获奖名单如下:

谈家桢生命科学成就奖
张明杰　香港科技大学
徐华强　中国科学院上海药物研究所
谈家桢生命科学国际合作奖
王小凡　美国杜克大学
谈家桢临床医学奖
王拥军　首都医科大学附属北京天坛医院
董家鸿　清华大学附属北京清华长庚医院
蔡秀军　浙江大学医学院附属邵逸夫医院
谈家桢生命科学产业化奖
邢婉丽　清华大学医学院
谈家桢生命科学创新奖
田志喜　中国科学院遗传与发育生物学研究所
苏士成　中山大学
杨海涛　上海科技大学免疫化学研究所
娄智勇　清华大学医学院
秦成峰　军事科学院军事医学研究所微生物流行病研究所
鲁伯埙　复旦大学

曾　艺　中国科学院分子细胞科学卓越创新中心
雷群英　复旦大学基础医学院
蔡时青　中国科学院脑科学与智能技术卓越创新中心
薛天　中国科学技术大学生命科学与医学部

↗ **2020 年度"药明康德生命化学研究奖"**　2020 年 12 月 19 日,第十四届"药明康德生命化学研究奖"颁奖典礼成功在"云端"举办,这也是该奖项十四年历程中最特殊的一次颁奖典礼。受新冠疫情影响,本届颁奖典礼首次在线公布评选结果。上海科技大学杨海涛、上海交通大学转化医学研究院樊春海、浙江大学医学院胡海岚等 3 人获颁"杰出成就奖";中山大学附属肿瘤医院徐瑞华获颁"科技成果转化奖";中国科学院上海有机化学研究所董佳家等 16 人获颁"学者奖"名单如下。

杰出成就奖
杨海涛　上海科技大学
樊春海　上海交通大学转化医学研究院
胡海岚　浙江大学医学院

科技成果转化奖
徐瑞华　中山大学附属肿瘤医院

学者奖
董佳家　中国科学院上海有机化学研究所
周　强　西湖大学
谭敏佳　中国科学院上海药物研究所
姚　骏　清华大学生命学院
谭　斌　南方科技大学
黄　聿　香港中文大学生物医学学院
贾　力　闽江学院
柳素玲　复旦大学生物医学研究院/附属肿瘤医院
郝海平　中国药科大学
万　谦　华中科技大学药学院
许叶春　中国科学院上海药物研究所
孙　强　中国科学院脑科学与智能技术卓越创新中心
徐　菲　上海科技大学

李　炯　四川大学华西医院生物治疗国家重点实验室
纪立农　北京大学人民医院
朱继东　中国科学院上海有机化学研究所

↗ **2020 年度中华中医药学会科学技术奖·中青年创新人才及优秀管理人才奖**

中青年创新人才
蔡　雄　湖南中医药大学
吕　诚　中国中医科学院中医临床基础医学研究所
杨子峰　广州医科大学附属第一医院
张维库　中日友好医院
张　萍　解放军总医院医疗保障中心
李　军　北京中医药大学
田贵华　北京中医药大学东直门医院
徐世军　成都中医药大学
王　彬　北京中医药大学东直门医院

优秀管理人才
孙士江　河北省中医院
崔应麟　河南省中医院
周　华　上海中医药大学附属曙光医院
林美珍　广东省中医院
史渊源　北京中医药大学
朱明军　河南中医药大学第一附属医院
钮立卫　金木集团有限公司

↗ **2020 年度中华中医药学会科学技术奖·岐黄国际奖**
徐启河(英国)　英国伦敦大学伦敦国王学院
王琛琛(美国)　美国塔夫茨大学医学院/塔夫茨医学中心

↗ **2020 年度李时珍医药创新奖**
李佃贵　河北省中医院
林　毅　广东省中医院
高　伟　首都医科大学

学会与学术活动

Associations and Academic Activities

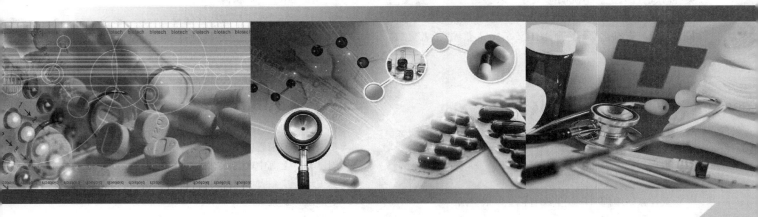

2019 年

➚ **2019 年中国药学大会** 2019 年 9 月 5～7 日,2019 年中国药学大会在河北石家庄召开,主题为"推进药学科学发展,服务健康中国战略"。会议由中国药学会、石家庄市人民政府主办,河北省药学会、河北医科大学承办。来自科研院所、高等院校、医疗机构、医药企业、监管机构等领域的 1 700 余人参会。会议围绕总结新中国成立 70 年来医药事业发展的重大成就,探讨了新时代药物创新的新理论、新方法、新技术、新进展。中国药学会理事长孙咸泽,国家药品监管局副局长颜江瑛,石家庄市人民政府副市长周刚等出席大会开幕式并讲话。开幕式上,中国药学会宣布成立战略发展专家委员会;发布了第五批过度重复药品提示信息公告和两个中国药学会团体标准——《医疗机构静脉用细胞毒性药物调配操作质量管理工作规范》《药物流行病学研究方法学指南》;颁发了第十四届中国药学会科学技术奖、第四届中国药学会——以岭生物医药奖、第七届中国药学会——施维雅青年医院药学奖。大会报告环节,国家药监局政策法规司刘沛司长介绍了将于 2019 年 12 月 1 日施行的新修订《药品管理法》的修订背景、原则和主要内容。中国工程院院士张伯礼、王广基、张英泽、田志刚,中国工程院外籍院士王存玉,中国科学院院士邓子新、岳建民,分别就中医药发展机遇、药代动力学新技术在新药研究及临床应用中的探索、临床医学创新与转化、肿瘤免疫治疗、以癌症干细胞为靶点开发新药、合成生物学驱动智能生物制造、在中草药中发现新药等主题作了报告。会议期间,71 位特邀专家在 13 个分会场作专题报告。分会场主题包括 2019 年全国生化与生物技术药物高峰论坛、2019 药剂学青年科学家论坛、药品质量安全与精准药物分析技术论坛、医院药学学科发展与创新药学服务研讨会、GCP 高峰论坛、海洋药物博士论坛、老年药学论坛、纳米药物青年学者论坛、青年药学人才创新发展研讨会、罕见病多学科合作论坛、静脉用药安全研讨会、经济合理用药与药物综合评价、抗肿瘤用药研讨会等。 (杨世民 李友佳)

➚ **第十九届中国药师周大会** 2019 年 11 月 2 日,由中国药学会主办,重庆医科大学、重庆药学会、中国药学会科技开发中心承办的第十九届中国药师周在重庆开幕。工业和信息化部、国家卫生健康委、国家药监局等国家部委有关领导、两院院士、中国药学会领导、中国药学会 24 届理事会理事以及医疗机构、高等院校、科研院所、医药企业代表、新闻媒体记者等近 3 000 人参会。大会以"凝聚药师智慧助力健康中国"为主题,学习贯彻习近平新时代中国特色社会主义思想和党的十九大精神,聚焦新中国成立 70 年来我国医药卫生事业取得的重大成就,围绕实施"健康中国"战略,就我国医药创新战略和发展规划、新时代药学服务发展模式、科技创新和科学传播融合等重大问题进行交流和研讨。开幕式由中国药学会副理事长兼秘书长丁丽霞主持,中国药学会理事长孙咸泽在开幕式致辞,中国药学会副理事长、中国工程院院士丁健作了大会主题报告。中国药学会科技开发中心主任周颖玉作中国药学会全国医药经济信息网 2019 年工作报告。大会发布了《2019 年中国药学会医院用药监测报告》。该报告基于全国医药经济信息网网员医院报送的药品使用数据,运用统计学方法进行深度挖掘与科学分析形成,分析了年度医院药品使用及近 5 年趋势变化情况,可为相关政府部门政策制定、各级医疗机构药品使用管理及医药行业发展趋势判断提供科学数据支撑。会议期间,召开了中国药学会 24 届理事会第四次会议,表彰了 2019 年度中国药学会优秀药师,以及中国药学会全国医药经济信息网信息管理优秀单位和个人、信息工作先进单位和个人、科技传播优秀单位,以及"药娃杯"药学科普作品征集活动优秀个人(药学科普之星)和优秀组织等。大会举办了医药政策论坛、第二届医药信息和利用研讨会、药物治疗前沿创新论坛、科学传播论坛、药学服务经典案例分享论坛、药学服务 V 课堂等 6 个分论坛;还开展了"安全用药健康中国"系列科普活动、"科海扬帆梦想启航"中国药学会科普公益活动、"礼赞共和国奋进新时代——药师您好"安全用药科普活动等。

(杨世民 李友佳)

➚ **第十一届中国药师大会** 2019 年 11 月 2 日,由中国药师协会、国家卫生健康委合理用药专家委员会主办的第十一届中国药师大会在山东泰安举办。会议主题为"凝心聚力重构价值",来自全国各医疗机构负责人、药剂科主任、药师,药品生产、流通企业负责人、药品连锁及单体药店负责人及执业药师等共计 800 余人参会。中国药师协会会长张耀华、中国医药卫生文化协会会长陈啸宏、国家卫健委医政医管局局长张宗久在开幕式上致辞。会上,中国医药创新促进会执行会长宋瑞霖、中检院生物制品检定所所长沈琦、北京医院药学部主任胡欣等分别围绕新形势下中国药师的地位和作用、血液制品的安全性及临床应用、重新修订《药品管理法》的风险管控及医院用药安全等主题作了报告。会议发布了《抗肿瘤药物处方审核专家共识——肝癌》。会议期间,成立了中国药师协会临床试验用药品管理工作委员会、罕见病用药工作委员会。会议围绕药学实践与服务创新、居家药学与患者教育、临床试验药物管理、罕见病用药、肿瘤专科药师和中药临床药师队伍建设以及青年药师未来发展等内容举办了相应的分论坛。

(杨世民 李友佳)

➚ **2019 年第十三届中国药物制剂大会** 2019 年 10 月 11～13 日,由中国药学会主办,中国药学会药剂专业委员会、国际控释协会中国分会、绿叶制药集团暨长效和靶向制剂国家重点实验室、中国医药工业信息中心、烟台大学药学院、中国科学院上海药物研究所烟台分所、滨州医学院药学院、山东省药学会承办的2019年第十三届中国药物制剂大会在山东烟台召开。大会以"创新与转化"为主题，国内外药剂学领域学者、药品监管部门领导、医药科研院所专家、青年学者、行业协会负责人、制药企业管理人员等近2 000人参会。会议就新时代药物制剂领域科技创新、成果转移转化、药物制剂行业发展进行了探讨与分析，并对药剂学新理论、新技术、新产品和政策法规进行了交流。美国麻省理工学院 Prof. Robert S. Langer 以"Advances in Drug Delivery and Cellular Therapies"为题同参会嘉宾进行了视频报告。中国工程院院士、中国药科大学教授王广基以"精准医学背景下药代动力学新技术在药物和纳米中制剂成药性研究中的探索"为主题作了报告。中国药学会药物制剂专业委员会主任委员、复旦大学药学院教授陆伟跃同与会嘉宾分享了"药剂学基础研究的发展战略思考"。北京大学药学院教授张强以"难溶性药物口服纳米制剂的转运机制及临床转化研究"为主题作了报告。绿叶制药集团有限公司全球研发总裁李又欣博士同与会嘉宾分享了"复杂注射剂国际开发途径比较与绿叶经验"。本次大会设立基础药剂学论坛、国际控释协会中国分会年会论坛、工业药剂学论坛、药学监管与政策法规研究论坛和复杂制剂临床研究论坛5个分论坛，124位专家就靶向递送策略与应用、控制释放策略与应用、药学监管与政策法规研究、复杂制剂临床研究、长效制剂研究与开发、脂质体制剂开发与应用、药物制剂表征与技术评价研究、新型药用辅料及药包材研究、经皮制剂研究与开发等方面进行专题报告。大会还进行了壁报论文展示评比，展出论文145篇，评出优秀论文16篇。

（杨世民　李友佳）

第29届全国医院药学学术年会暨第79届世界药学大会卫星会　2019年11月8～10日，由中国药学会医院药学专业委员会主办，湖南省药学会、中南大学湘雅二医院承办的"第29届全国医院药学学术年会暨第79届世界药学大会卫星会"在湖南长沙召开。近2 000名医院药学工作代表参会，以"拓展药学服务、彰显药师价值"为主题，对医院药学学科建设、医院药学服务转型、药师服务能力提升、药学服务社会化、互联网与AI助力医院药学创新实践及质控与绩效管理等方面进行探讨。开幕式由中国药学会医院药学专业委员会副主任委员翟所迪教授主持，中国药学会医院药学专业委员会第六届主任委员朱珠教授等致开幕词。年会开幕式举行了药师宣誓仪式。在大会报告环节，中国药学会监事长陈凯先研究员、中国管理科学研究院健康中国研究中心主任高星教授、浙江省人民医院院长葛明华教授分别作了题为"不忘初心，勇担使命，创新成才——寄语青年药学科技工作者""健康中国，药师履职行动""从院长视角谈医院药学学科建设"的主题报告。朱珠教授作了"第五、六届医院药学专业委员会工作要点汇报"。年会设十个分会场交流，并安排

了FIP卫星会分享第79届世界药学大会暨国际学术交流的内容。年会期间还进行了中国药学会第七届医院药学专业委员会换届选举工作。

（杨世民　李友佳）

中国药学会药物临床试验伦理学研究专业委员会成立大会暨第一次学术会议　2019年2月24日，中国药学会药物临床试验伦理学研究专业委员会成立大会暨第一次学术会议在北京召开。会议由中国药学会主办，中国药学会药物临床试验伦理学研究专业委员会和中关村玖泰药物临床试验技术创新联盟承办。王辰院士当选中国药学会第一届药物临床试验伦理学研究专业委员会主任委员，翟晓梅、赵俊、赵秀丽、高申教授当选副主任委员。南京医科大学第一附属医院赵俊、南方医科大学许重远、上海市精神卫生中心沈一峰、首都医科大学附属北京佑安医院王美霞、首都医科大学附属北京同仁医院赵秀丽分别作了题为"新时期临床研究的机遇与挑战""新形势下伦理工作面临的变革及单一伦理审查的概念和挑战""伦理委员会审查能力提升的实践与思考""国内外区域伦理委员会研究进展及北京地区工作设想""新药临床试验方案的伦理审查"的专题报告。专业委员会还邀请专家就2016年出台的《涉及人的生物医学研究伦理审查办法》进行了解读，与会代表就区域伦理委员会等热点问题进行了讨论。

（李友佳）

中欧传统药监管与研发交流研讨会　2019年3月25～26日，由中国药学会和药物信息协会共同主办的中欧传统药监管与研发交流研讨会在北京召开，来自我国及欧盟药品监管机构、科研机构及行业的70余名代表参会议。中国药学会理事长孙咸泽出席会议开幕式并致辞。中国药学会药物分析专业委员会主任委员马双成、临床中药学专业委员会主任委员肖小河、中药和天然药物专业委员会副主任委员屠鹏飞参会并作了报告。19名来自中、欧药品监管部门、科研机构、生产企业的专家就传统药法律法规、审评审批、临床研究、质量控制和市场发展等方面的经验、问题和挑战进行了研讨。

（李友佳）

第十一届药源性疾病与安全用药中国论坛　2019年3月30～31日，由药物不良反应杂志社、中国药理学会药源性疾病学专业委员会联合首都医科大学宣武医院、中国老年保健医学研究会老年合理用药分会、中国药学会医院药学专业委员会、北京药理学会等学术团体主办的"第十一届药源性疾病与安全用药中国论坛"在北京召开。论坛主题为"医药携手，'药'无伤害"，重点关注新上市药品的临床合理使用和安全性。来自全国各省、自治区、直辖市的医药学工作者以及WHO国际药物监测合作中心和美国的专家近1 000人参会。国家药监局药品评价中心沈传勇主任等8位专家分别作了题为"2018年我国药品不良反应概况""向生命致敬"

中国药学年鉴　CHINESE PHARMACEUTICAL YEARBOOK　2020-2021

"队列事件监测探究""大数据在药物警戒中的应用：全球视野""我国乙型肝炎、丙型肝炎防治现状和目标""脂肪堆积相关慢性疾病管控的理论与实践""药品生命周期风险管理的思考""2018年我国临床用药安全之我见"的主题报告。论坛共设10个分会场，主题包括"中华医学会《药物不良杂志》第五届编委会第二次工作会议暨安全用药专家研讨会""安全用药科研课题申报与高质量论文撰写培训""肿瘤靶向药物与免疫抑制剂的挑战和机遇""心血管新药临床使用的安全性""慢病治疗暨基层合理用药与管理的新理念""抗病毒新药临床应用的安全性""中医药安全用药的新挑战""国家带量采购中标药品疗效与安全性评价""用药安全的新技术及新机遇"和"药师转型及药学服务新模式"等。本届论坛共征集到114个安全用药科普视频，198篇参会论文，并选出20个优秀视频和22篇优秀论文。

（李友佳）

第三届中美双边药理学术会议 2019年4月7日，第三届中美双边药理学术会议（The 3nd CNPHARS-ASPET Joint Symposia on Pharmacology）在美国奥兰多市召开，会议由中国药理学会和美国药理学与实验治疗学学会共同主办。来自中美两国共约100余人参会。本次中美双边药学论坛主题为"Parkinson's and Alzheimer Diseases：Neuronal Mechanism and Therapeutic Discoveries to Combat Neurodegenerative Diseases"。学术报告由会议双方主席HabibehKhoshbouei教授和魏伟教授共同主持。上半场学术报告围绕帕金森病生理机制与治疗药物展开，中国医学科学院药物研究所杜冠华教授作了题为"The Mechanism of Baicalein Inhibits Tremor and Other Symptoms in Parkinson's Disease Animal Models"的报告；美国俄克拉荷马医学研究基金会的Dr. Mike Beckstead作了题为"Impaired Dopamine Neuron Physiology Precedes Disruption of Somatodendritic Morphology in a Progressive Mouse Model of Parkinson's"的报告。会议下半场为阿尔海默茨病专场，北京放射医学研究所马百平教授作了题为"Discovery and research of Timosaponin BII as anti-dementia drug"的报告；佛罗里达大西洋大学脑研究所主任Dr. Randy D Blakely作了题为"A Novel Mechanism Required for Glial Support of DA Neuron Survival Revealed via C. elegans Forward Genetics"的报告。

（李友佳）

中国药学会医药信息专业委员会成立大会 2019年4月12日，中国药学会医药信息专业委员会成立大会在北京召开。全国政协教科卫体委员会副主任、中国药学会理事长孙咸泽，北京大学人民医院院长姜保国教授，中国药学会副理事长张晓东等领导及专委会代表参会。张晓东副理事长代表学会组织工作委员会介绍了医药信息专业委员会筹备及成立过程，宣读了第一届主任委员、副主任委员、委员名单。北京大学人民医院副院长王天兵教授当选为主任委员、

北京医院药剂科主任胡欣、复旦大学附属华山医院药学部主任钟明康、首都医科大学附属北京同仁医院院长助理王家伟、广东省人民医院药学部主任赖伟华、中国药学会科技开发中心主任周颖玉当选为副主任委员，43位来自医药信息领域的专家学者当选为专业委员会第一届委员。与会代表就医药信息技术应用、医药信息标准化建设、信息体系的共享共建等话题进行了讨论。

（李友佳）

中国药学会药学服务专业委员会学术年会 2019年8月10～11日，由中国药学会药学服务专业委员会主办、中国药学会科技开发中心承办的中国药学会药学服务专业委员会学术年会在北京举办。来自全国的400余名药学服务工作者参会。主论坛期间，来自国家卫健委、中国人民解放军总医院、北京朝阳医院的专家学者分别就药品供应保障改革、药政工作新任务、医药卫生领域国家科技重大专项进展、药学服务模式转型、喹诺酮的再评价和进展等话题作了报告。大会还设置了专家论坛、创新论坛、处方审核论坛、科研论坛、药物治疗案例论坛、"科学有意思"现场脱口秀环节等板块。来自全国各地的药学服务工作者围绕如何提高药学服务质量、迎接药师的机遇和挑战、药物的综合评价、基于互联网的慢病管理药学服务、药品治疗进展、个体化药物治疗、新药物与药物经济学研究等话题进行了交流和探讨。

（李友佳）

第十六届全国肿瘤药理与临床化疗学术会议 2019年4月17～20日，2019医学前沿论坛暨第十六届全国肿瘤药理与临床化疗学术会议在陕西西安召开。会议由中国工程院医药卫生学部和中国抗癌协会抗癌药物专业委员会、中国药理学会肿瘤药理专业委员会联合主办，西安交通大学医学部、西安交通大学附属陕西省肿瘤医院承办。来自全国各地约500多名代表参会。会议特邀国内外专家就近年来肿瘤药理及临床肿瘤药物治疗的新进展、新动向作专题学术报告。中国抗癌协会理事长樊代明院士作了"医学的反向研究"的报告；中国医学科学院药物所所长蒋建东研究员作了"新型肿瘤治疗药物绿原酸"的报告；昆明动物所陈策实研究员和西安交大二附院张王刚教授分别作了"植物天然产物抗乳腺癌的研究""CAR-T治疗复发难治性多发性骨髓瘤的临床研究"的报告。会议设立了四个分会场，与会专家就"AKR1C1调控STAT3促肺癌转移的作用及机制研究""抗幽门螺杆菌抗体奶和疫苗的临床应用研究""METTL14通过m6A表观修饰移植造血干细胞分化的作用与机制""胰岛素生长因子受体（IGF-1R）在结直肠发病方面新功能研究"等专题进行报告交流。会议征集到120余篇论文，选出13篇进行了分会报告，并提供了壁报交流。

（李友佳）

中华医学会临床药学分会2019年全国学术会议 2019

年 4 月 26～28 日,由中华医学会、中华医学会临床药学分会主办,湖北省医学会、华中科技大学同济医学院附属协和医院、华中科技大学同济医学院附属同济医院承办的"中华医学会临床药学分会 2019 年全国学术会议"在湖北武汉召开。会议主题为"转型发展服务临床",来自全国 15 000 名药学工作者参会。大会开幕式上宣布了"吴阶平医学基金会立项名单(2018 年)"、新增的临床药师规范化培训师资(学员)中心名单以及优秀临床药师、优秀论文获奖、优秀组织奖、特别贡献奖等名单。河北医科大学第三医院张英泽院士等四位专家分别作了题为"论医学创新的十大关系""跨界融合协同创新——未来医院发展转型的思考""Pharmacist's'Green Book'in precision cancer medicine—we help from bench to bedside""历史是一种药"的主题报告。大会设立十三个分论坛,研讨主题包括药物经济学与临床用药评价,肿瘤药物治疗创新、先锋、实践,麻精与高危药品管理,慢病管理与药学服务延伸,临床药师工作实践与科研思路培养,临床药师规范化培训及药事监管,临床药学学科建设及人才培养,中药传承与创新,药学门诊与家庭药学服务,药学服务信息化与人工智能,特殊患者的安全合理用药,聚焦合理输液前沿、构建安全输液体系,青年药师论坛与优秀论文交流,"健康药知道"首届药学科普大赛等。

(李友佳)

↗ **第十次全国麻醉药理学术会议** 2019 年 4 月 26～28 日,由中国药理学会、中国药理学会麻醉药理专业委员会、广西医师协会主办,广西医师协会麻醉学医师分会、广西医科大学承办的中国药理学会麻醉药理专业委员会第十次全国麻醉药理学术会议在广西南宁举办。从事药理学教学与研究的教师、广西医师协会麻醉学医师分会全体委员、麻醉医师等区内外 500 余名代表参会。大会邀请了包括中国科学院张旭院士在内的神经科学、麻醉学、药理学专家 26 人和区内 40 名麻醉专家做了学术报告。大会设有 6 个分会场,进行了 69 场专题学术报告。张旭院士、熊利泽教授分别就初级感觉神经元种类及其病理改变、践行围术期医学等主题作大会主旨演讲。分会场俞卫锋教授、王立平教授、喻田教授、黄志力教授等麻醉学、药理学专家就麻醉机制、麻醉药物基因组学、睡眠觉醒机制等重要领域的最新研究热点问题作了专题学术报告;会议期间,还举办了麻醉药理青年学者论坛。

(李友佳)

↗ **2019 年紫禁城国际药师论坛** 2019 年 5 月 2～4 日,由中国健康促进基金会、中国药师协会、中关村卓益慢病防治科技创新研究院、美国卫生系统药师协会、日本病院药剂师协会、中日医学科技交流协会、药学工具网、《药品评价》杂志社共同发起的 2019 紫禁城国际药师论坛在北京召开。会议主题为"能力与责任、服务与付费——药师再行动",来自 20 个国家及地区 2 000 余名药学、医学专家学者参会。会议内

容涵盖处方审核与药师能力、特殊人群用药、肿瘤用药安全与个体化、人文话题、抗菌治疗、新药发布等 14 个国际分论坛,5 个中文分论坛、4 场国际研讨会,同时还设有"药健康"科普中国行半决赛、总决赛,第五届 MKM 中国药师职业技能大赛总决赛,2019 紫禁城国际药师论坛青年药师辩论等。论坛设置展览展示区、图书区等活动区域,组织了多场药学实践交流会共邀请国内、国际共 300 余名专家参与授课。通过国际合作课题、聘请国际顾问等形式,与美国、俄罗斯等国家相关社会团体及机构建立合作关系,为中国药师搭建了国际化的交流平台。会议研讨内容主要包括药师能力与责任、药学服务与付费、处方审核与药师能力、儿童用药可及性、妇儿用药安全与管理、基于真实世界研究的药物经济学、家庭药师服务模式与可持续发展、抗菌治疗联合行动-新数据、新指南、新进展、慢病药物治疗管理服务路径与标准、药品一致性评价的国际经验与政策激励、药物创新发展、药学服务产业发展、营养支持中药师的价值、智能与个体化用药、中药药学服务与创新等。

(李友佳)

↗ **中华中医药学会医院药学分会 2019 年学术年会** 2019 年 5 月 24～26 日,由中华中医药学会主办,中华中医药学会医院药学分会、安徽省中医药学会、安徽中医药大学承办的中华中医药学会医院药学分会 2019 年学术年会在安徽合肥举行。来自全国各地近 700 名医院药学专家及代表参会。北京大学医学部史录文教授、中国医学科学院魏建和教授、中国食品药品检定研究院马双成教授、第二军医大学附属长征医院陈万生教授分别就新形势下的医疗机构药事管理、从源头开始抓中药饮片质量、中药质量存在问题、临床效应导向的中药质量标准研究等内容作了大会主题报告。随后卫星会上,江苏省中医院姚毅教授和安徽中医药大学附属医院童佳兵博士分别围绕中西医复方制剂的合理使用、中西药复方制剂的组方特色及应用作了专题讲座。会议设置了中药与临床、中药质控中心建设、中药临床药师培养三个分会场。分别就中药临床专业学科建设的思考、配方颗粒与传统饮片的药物经济学分析、中药饮片临床应用现代化研究与实践、枳实枳壳的本草考证与当前商品介绍、传染病防控历史及中医药应用、现代中药关键技术及质量控制、各省中药质控中心建设情况、中药临床药师培训、日常工作经验和合理用药等内容作了报告和交流。

(李友佳)

↗ **2019 年中国药品质量安全年会暨药品质量技术培训会** 2019 年 6 月 4～5 日,由中国食品药品检定研究院主办,四川省食品药品检验检测院、《药物分析杂志》《中国药事》杂志协办的 2019 中国药品质量安全年会暨药品质量技术培训会在四川成都召开。年会主题为"确保药品安全维护公众健康"。来自全国检验检测机构、生产企业、研发单位、高等院校和科研院所及行业协会的专家及同行 1 500 余人参会。除

主会场外,会议还设置了中药、化学药品、生物制品、医疗器械、药用辅料和包装材料、诊断试剂6个分会场,围绕药品器械检验的新技术、新手段、新方法进行探讨。会议期间发布了药品2018年国家监督抽检情况报告,通报了药械抽检结果,探讨了上市后监管的质量问题。　　　　（李友佳）

📈 **第三届中国药学会基层医院药学学术年会** 2019年6月14~16日,由中国药学会医院药学专业委员会主办、基层药学学组、广西壮族自治区药学会、柳州市妇幼保健院联合承办的第三届基层医院药学学术年会在广西柳州召开。会议主题为"转变基层药学服务模式,促进基层临床合理用药"。来自全国183家医疗机构的625名基层药师或临床医务人员参会。中国药学会医院药学专业委员主任委员朱珠教授、全国合理用药监测系统孙忠实主任、北京和睦家医院张海莲主任、中日友好医院王鹤尧教授、首都医科大学附属北京潞河医院陈世财主任等分别作了专题报告。会议围绕医疗政策及药事管理工作的难点和焦点问题,开展学术探讨,在医改经验、药学服务、临床科研、药师门诊、处方审核、药事管理、慢病管理等方面的内容为基层药师开展专项培训。学术年会同期举办了国家级继续医学教育项目"药师服务技能培训班",来自92家各级医疗机构的300余名基层药师接受了处方审核、特殊人群用药、处方点评、临床用药风险防范、抗凝患者药物管理要点、基层药师科研、慢病管理等药学服务知识与技能专项培训。会议共收到会议论文100篇。　　　　（李友佳）

📈 **第九届全国药物分析大会** 2019年6月14~16日,由中国医药生物技术协会药物分析技术分会主办,武汉大学药学院承办的第九届全国药物分析大会在湖北武汉召开。大会主题是"药物分析新时代协同合作与创新发展",来自全国各大高校等单位的近400名药物分析学领域专家学者及相关企业代表参会。会议通过大会报告、邀请报告、口头报告、墙报和新产品新技术展示等,就药物分析新方法、生物药物分析、中药分析、化学药物分析和分析药理学等话题展开了交流。主题报告内容包括"仿肝肾器官芯片研制及在药物毒性分析中的应用""药物分析学科的探索与发展""纳米生物及药物分析-机遇及挑战""网络药理学桥接的黄芩汤联用伊立替康减毒增效质控标志物发现""药物分析新方法研究"等。此外,大会还安排了38个邀请报告、59个口头报告共102个报告以及118个墙报展,评选了10个优秀青年报告奖和10个优秀墙报奖。会议共收到论文220余篇。（李友佳）

📈 **2019年第九届药物毒理学年会** 2019年6月22~25日,以"新时代新技术新策略新健康"为主题的2019年第九届药物毒理学年会在湖北武汉召开。会议由中国药理学会安全药理学专业委员会牵头,中华中医药学会中药毒理学与

安全性研究分会、中国毒理学会中药与天然药物毒理专业委员会、中国药理学会药物毒理专业委员会、中国毒理学会药物毒理与安全性评价专业委员会、中国毒理学会生殖毒理专业委员会、中国毒理学会遗传毒理专业委员会和中国毒理学会毒理研究质量保证专业委员会、中国药学会药物安全评价研究专业委员会联合主办。来自国内外监管机构、药物安评机构、研发机构、生产企业、科研院校等近800位专家学者参会。会议邀请中国医学科学院药物研究所杜冠华教授、国家药审和器审中心相关部门专家及中国、美国、日本、韩国等国内外知名专家教授进行了大会特邀报告。同时还设立了药审和政策法规、新技术新方法研究、药物毒性评价、中药与天然药物毒性评价、安全药理五个分会场。70余位行业内学科带头人、技术骨干在分会场中与参会代表分享了各自的研究成果、交流了管理经验,共同展示当今毒理学及相关领域的新技术、新政策和科技新成果。大会共收到学术论文摘要近500篇,涵盖国内外药物毒理学研究进展、政策法规和技术指南、前沿技术方法、发展动向等多方面的内容。大会期间,举行了中国药理学会安全药理学专业委员会换届选举会议、中国毒理学会毒理研究质量保证专业委员会第三次QA职业资格认证考试、中华中医药学会中药毒理学与安全性研究分会成立党工作小组、中国毒理学会遗传毒理专业委员会等5个专委会召开体内彗星试验联合验证Ⅱ阶段总结会。

（李友佳）

📈 **第十六届全国抗感染药物临床药理学术会议和第四届全国细菌耐药监测大会** 2019年6月28~30日,第十六届全国抗感染药物临床药理学术会议、第四届全国细菌耐药监测大会、第三届北大医学感染论坛在四川成都联合召开。会议由国家卫生计生委合理用药专家委员会、北京大学临床药理研究所、北京大学医学部、中国药师协会和中国药理学会临床药理专业委员会共同主办。来自国内外的临床、药学、微生物、感控等多学科专业人士1 000余人参会。大会报告中,国家卫生健康委员会医政医管局医疗与护理处副处长张文宝对我国现阶段抗菌药物管理相关工作进行介绍;中国农业大学沈建忠院士作了"中国动物源性细菌耐药现状"的报告;国家卫生计生委合理用药专家委员会办公室副主任刘晓琳汇报了2018年全国细菌耐药监测结果;北京大学临床药理研究所吕媛教授作了"抗菌药物折点分析与应用"的报告;浙江大学医学院附属邵逸夫医院副院长俞云松教授作了"如何设计CRE感染治疗中国方案"的报告。分论坛上,与会专家围绕"临床药理与感染性疾病诊治""临床微生物与细菌耐药监测""感染性疾病的诊治"三个主题作了报告和探讨。

（李友佳）

📈 **第七届中国药学会生物技术药物质量分析研讨会** 2019年7月17~19日,由中国药学会主办,中国药学会生物

药品与质量研究专业委员会承办的第七届中国药学会生物技术药物质量分析研讨会在北京召开。来自中国食品药品检定研究院、国家药典委员会以及国内外生物制药企业、高等院校和科研院所的 350 多位从事生物制药研究开发和质量分析的代表参会。研讨会围绕生物活性分析方法开发与验证、生物类似药、新型抗体药物、抗体偶联药物、其他创新生物制品等内容进行了研讨。专家报告涉及的内容有：《中国药典》2020 年版治疗性生物制品质量体系的考量；生物类似药开发、比对研究与质量控制；生物制品用辅料的风险和质量控制；生物技术药物质量控制与新版药典重组细胞因子标准提高研究；智能质谱 BioAccord 系统用于生物药特性分析与 QC 检测；创新抗体偶联药物开发中的理化分析与功能研究；生物药生产工艺变更过程中的质量考量与研究；单抗 N 糖测定方法的验证和药典收录进展；甘精胰岛素肽图分析的方法优化与研究；单抗药物电荷异质性表征的新进展；高分辨质谱的 HCP 检测 & 非变性条件下电荷异质性表征、单克隆抗体药物的糖基化修饰表征；单克隆抗体药物体内生物分析方法-免疫法与质谱法比对研究；创新单抗药物的抗原结合表位研究及其意义；生物药的高通量质谱结构表征等。会议期间还组织了生物活性、理化特性等的 3 个技术培训。

（李友佳）

↗ **第十届中国医院药学政策论坛** 2019 年 7 月 19 日，由中国医药创新促进会、中国药师协会和中国医院协会共同主办的第十届中国医院药学政策论坛在黑龙江哈尔滨召开。来自全国各地代表约 400 余人参会，论坛以主题报告、专题讨论形式，围绕深化医改新形势下药师价值及药学服务内涵进行探讨，并对药师工作相关的热点政策及产业趋势等进行交流。高雄医学大学药学系谭延辉教授等分别作了题为"新药准入医保的价值评估及药学服务的价值呈现""新时代如何提升药师地位的思考""如何发挥临床药师在真实世界及药物经济学研究中的优势、指导临床合理用药""基于文献和医疗大数据探索儿童用药临床综合评价方法""社会学视角下的罕见病""青出于蓝：生物药与生物类似药""典型国家生物类似药政策体系及对我国的启示"的主题报告。专题讨论环节主要围绕"提升药师地位、发挥药师作用""带量采购药品落地医院"两个专题展开交流探讨。 （李友佳）

↗ **第六届中国药学会药物检测质量管理学术研讨会**
2019 年 8 月 8 ~ 10 日，由中国药学会主办，天津市药学会、天津市药品检验研究院承办的第六届中国药学会药物检测质量管理学术研讨会在天津市召开。来自全国食品药品检验检测机构、科研院所、高等院校、医药企业领域的 280 余名代表参会。会议邀请中国工程院刘昌孝院士等 7 位专家，分别就基于中药质量标志物的中药质量追溯体系建设、检验检测机构资质管理改革与发展、世界卫生组织对国家监管机构建

立质量管理体系的要求、《中国药典》2020 年版编纂进展等内容作大会特邀报告。会议设立实验室管理和检测技术两个分会场，6 位专家针对新药杂质和基因毒杂质及药物质量分析技术作专题培训报告。研讨会征集论文 132 篇，集中论述实验室质量管理实践、药品应急检验的质量控制、药品检验仪器数字化、检测实验室信息化发展现状及经验、药品仪器设备及数据完整性、实验室认证认可、统计分析在药品检测质量管理的应用等热点难点问题。 （李友佳）

↗ **2019 中国药物化学学术会议暨中欧药物化学研讨会**
2019 年 8 月 15 ~ 18 日，由中国药学会主办、四川大学生物治疗国家重点实验室和华西药学院共同承办的 2019 中国药物化学学术会议暨中欧药物化学研讨会在四川成都召开。会议的主题为"聚焦新靶标、新技术、新分子，助推原创药物研发和转化"，中欧药物化学专场会议议题为"探索肿瘤免疫治疗新方法"。来自中国各大高校、研究所、医院和医药研发企业，以及美国、欧洲等国家的药物化学领域共 3 600 余名代表参会。会议开幕式上进行了"中国药学会—施维雅青年药物化学奖"颁奖仪式。会议除大会主会场外，还设立了 12 个分会场，包括青年学者论坛、人工智能与药物分子设计、药物化学前沿领域及热点问题、靶向药物研究前沿、药物合成新方法与新工艺、化学生物学及相关领域、天然药物（及中药）化学前沿研究、药用材料化学相关前沿研究、免疫治疗、生物治疗相关前沿研究、核酸药物前沿研究、国家新药成果转移转化试点示范项目专场、新药创新研发促进医药产业转型发展企业论坛等。大会共安排报告 265 个，其中大会特邀报告 13 个，分会场邀请报告 130 个，口头报告 122 个。此外，还有 397 篇论文参加墙报展示交流。同期还举办了第二届中欧药物化学研讨会，5 位来自欧洲、美国和中国的著名学者作大会报告，围绕探索肿瘤免疫治疗新方法等热点议题进行交流和研讨。 （李友佳）

↗ **第十六届全国生化与分子药理学学术会议** 2019 年 8 月 21 ~ 24 日，由生化与分子药理学专业委员会主办，烟台大学分子药理和药物评价教育部重点实验室、滨州医学院方剂效应与临床评价国家中医药管理局重点研究室承办，《中国药理学报》编辑部、《药学学报》编辑部和山东大学（威海）海洋学院协办的第十六届全国生化与分子药理学学术会议在山东烟台召开。来自国内生化及分子药理学相关领域专家和科研人员近 400 人参会。会议特邀中国医学科学院药物研究所杜冠华研究员等 17 位国内高校及科研院所的专家、学者作特邀报告。此外，研讨会还安排了 44 个专题报告，以及第二届青年学者论坛，内容涉及生化与分子药理学领域的最新成果。会议期间，还召开了中国药理学会生化与分子药理学专业委员会。本次年会共收到参会稿件 209 篇。

（李友佳）

中国药学年鉴 CHINESE PHARMACEUTICAL YEARBOOK 2020-2021

↗ 中华中医药学会第十二次全国临床中药学学术年会
2019 年 8 月 22～24 日，由中华中医药学会主办，中药基础理论分会及辽宁中医药大学承办的第十二次全国临床中药学学术年会在辽宁沈阳召开。来自 47 家单位的专家学者、青年教师、研究生代表共计 189 人参会。大会主题为"中药原创思维的理论与应用"。大会特邀中华中医药学会中药基础理论分会名誉主任委员高学敏教授、辽宁中医药大学原副校长康廷国教授、广西中医药大学原副校长邓家刚教授分别作了题为"传承经典，循证导航，全面提升中成药的科技水平""以牛蒡子为例，论中药质量标志物体系的构建""中药反向功效的基本认识与研究策略"的主旨报告。北京中医药大学张冰教授等 18 名专家也分别作了专题报告。会议还开设了"国家自然基金申报专题"学术沙龙、《中药学》课程教学改革研讨论坛等多种形式的学术交流平台。　　（李友佳）

↗ 2019 年儿童合理用药大会　2019 年 8 月 23～25 日，由国家卫生计生委合理用药专家委员会及中国药师协会，联合华中科技大学同济医学院附属协和医院及武汉医学会儿科分会共同举办的 2019 年儿童合理用药大会在湖北武汉召开。大会以"关注危急重症护航儿童健康"为主题，来自全国儿童健康事业的一线工作者 2 000 余人参会。主论坛上，国家卫生计生委合理用药专家委员会儿童用药专业组顾问陆权教授等分别做了题为"构建儿童专科医院安全用药管理体系""整合医学在儿科领域的应用""细菌耐药监测与抗菌药物管理之儿科应用""危重症患儿出凝血问题如何识别与处理""儿童重症风湿性疾病的治疗""重症患儿药物治疗 PK/PD 策略""儿童急性中毒的早期识别与解救""SCMC 抗菌药物在重症感染患儿中的合理使用""危重症儿童的营养支持""糖皮质激素在儿童危重症应用""镇痛镇静药物在重症患儿应用"的主题报告。会议设置了四大专题论坛，内容分别围绕"儿童合理用药普及与患者教育""儿童药物精准治疗""基层儿童合理用药专项内容培训""南北协和病例讨论会"等展开。专题论坛后，又设置了五大分论坛，分别就"哮喘与儿童合理用药""检验与合理用药""儿童神经性疾病与合理用药""感染与儿童合理用药""小儿血液疾病与合理用药"等问题展开探讨。　　（李友佳）

↗ 第九届全国治疗药物监测学术年会　2019 年 8 月 29～31 日，由中国药理学会治疗药物监测研究委员会和苏州大学附属第一医院共同举办的"第九届全国治疗药物监测学术年会"在江苏苏州召开。药学专业学会领导、TDM 专委会委员、全国各地的同道 1500 余人参会。会议期间召开了第三届中国药理学会治疗药物监测研究专业委员会（TDM 专委会）换届会议，苏州大学附属第一医院缪丽燕教授当选为第三届中国药理学会治疗药物监测研究专业委员会主任委员。大会以"新观念、新技术、新发展"为主题。大会报告主题包括"依洛尤单抗在超高危冠心病患者中的应用""Therapeutic drug monitoring in kidney transplant patients-the clinician's view""万古霉素治疗药物监测，我们还需要做些什么""用户画像与药学服务"等。会议设立了主委论坛，就学科发展及个体化合理用药等一系列主题进行了学术报告。会议还设立了 16 个分会场，包括 TDM 分析技术、定量药理、循证药学、风险管理、临床药师、儿童 TDM、中药临床、抗感染 TDM、免疫抑制、神经与精神、肿瘤 TDM、替考拉宁 TDM、前沿技术分享等

↗ 第八届中国药学会医院抗肿瘤药学大会　2019 年 9 月 6～7 日，由中国药学会医院药学专业委员会、浙江省抗癌协会主办，肿瘤药学学组、中国科学院大学附属肿瘤医院（浙江省肿瘤医院）承办的第八届中国药学会医院抗肿瘤药学大会在浙江杭州召开。来自全国 400 多名肿瘤药学学者代表参会。主论坛上，浙江省人民医院院长葛明华教授等分别做了大会主旨报告，内容包括从院长视角谈医院药学学科建设、铂类药物基因组学研究与个体化治疗、化疗药物 TDM 研究进展、大剂量甲氨蝶呤循证临床用药指南的制定、晚期胃癌免疫治疗进展、Cancer-specific Nanotheranostics and patient-derived xenografts to improve bladder cancer care 等。会议设立 4 个分会场，主题包括抗肿瘤药物进展与实践、新型抗肿瘤药物实践与青年药师论坛、肿瘤患者服务与合理用药分会场、肿瘤专科临床药师能力提升培训班等。会议聚焦抗肿瘤药物的合理使用及精准药物治疗，从基础、临床及转化三个层面助力肿瘤药学的实践与发展：重点关注国内外肿瘤治疗领域的前沿动态、新型抗肿瘤药物治疗的进展与临床应用；系统分享多学科框架下药物治疗管理路径，肿瘤药学学科建设及基于临床问题的科研设计及思路等。　　（李友佳）

↗ 2019 年中国药学会药物分析专业委员会学术年会
2019 年 9 月 19 日，由中国药学会药物分析专业委员会主办，中国药学会编辑出版部、《药物分析杂志》编辑部、重庆市食品药品检验检测研究院、重庆大学承办的"2019 年中国药学会药物分析专业委员会学术年会暨《中国药学杂志》岛津杯第十四届全国药物分析优秀论文评选交流会"在重庆召开。大会主题为"创新精准药物分析，保障药品质量安全"，会议内容包括大会报告，以中药分析、化学药分析、生物生化药物分析为主题的 3 个分论坛报告，以及"岛津杯"优秀论文评选交流会等，来自国内高校、科研院所、企事业单位等 1 000 余位代表参会。天津药物研究院新药评价研究中心刘昌孝院士、中国食品药品检定研究院金少鸿教授分别作了题为"基于中药质量标志物的中药质量追溯系统建设"和"药物分析在药品技术监管中的地位和作用"的主题报告。此次《中国药学杂志》岛津杯第十四届全国药物分析优秀论文评选交流会共收到参评论文 312 篇，期间共有 215 篇论文参与口头交

流,21篇论文参与壁报交流。交流会论文涉及内容包括平衡溶解度试验基本程序和技术要求、人血白蛋白中杂蛋白的生物质谱分析、化妆品中香精致敏原的检测方法研究、基于游离脂肪酸靶向脂质组学的脑缺血再灌注血浆生物标志物、食品中兽药残留高通量快速筛查的方法研究等内容。

(李友佳)

↗ **中华中医药学会中药炮制分会 2019 年学术年会** 2019 年 9 月 20~22 日,由中华中医药学会主办,中华中医药学会中药炮制分会、中国中药协会中药饮片专业委员会、天津盛实百草药业有限公司共同承办的"中华中医药学会中药炮制分会 2019 年学术年会暨换届选举会议"在天津召开,来自全国各地从事中药炮制教学、科研、产业的从业者 400 余人参会。会议主题为"共建共享创业创新",会议期间选举产生了分会新一届委员会,辽宁中医药大学贾天柱教授当选为主任委员。换届会议后,举行了中华中医药学会中药炮制分会党的工作小组成立会议。学术报告环节,贾天柱教授对中药炮制分会过去四年的工作进行了总结和汇报。中国中药协会中药饮片专业委员会任玉珍理事长,世界中医药联合会炮制分会主任委员、南京中医药大学蔡宝昌教授等国内外著名专家及优秀青年学者,分别就各自研究成果做学术报告,参会代表就中药炮制领域进行了学术交流。

(李友佳)

↗ **第七届全国眼科药学学术会议** 2019 年 9 月 20~22 日,由中国药学会医院药学专业委员会主办,中国药学会医院药学专委会眼科药学学组和山西省眼科医院共同承办的第七届全国眼科药学学术会议在山西太原举办。会议以"眼科药学服务的创新与发展"为主题,对眼科药学学科发展、服务内涵、医院药师服务能力、眼科慢病用药管理及眼科规范用药等方面进行交流。来自全国各地 213 名眼科医师和药师代表参会。会议邀请了国内著名眼科临床专家和药学专家就"眼科处方与医嘱审核基本要素及示例、眼科处方审核依据及流程、眼科常用的给药方式、眼科常用药物分类及特点、眼科处方审核要点及示例、感染性角膜炎治疗探索等内容进行了授课和交流。期间还举行了优秀论文评选、科普微视频大赛,与会代表就医院药学服务内涵、医院药师服务能力及眼科临床规范用药等方面进行交流。

(李友佳)

↗ **2019 全国药物流行病学学术年会** 2019 年 9 月 20~22 日,由中国药学会药物流行病学专委会主办,武汉大学中南医院和药物流行病学杂志社共同承办的 2019 全国药物流行病学学术年会在湖北武汉召开。会议主题为"从真实世界数据到真实世界证据"。来自全国 17 个省、直辖市药品不良反应监测中心、疾控中心、大学、医院、科研机构、制药企业及医药科技企业 300 余人参会。大会设有主会场、两个分会场、三个会议主题板块和壁报交流展示。三个会议主题包括合理用药研究专题报告、真实世界研究经验分享和优秀论文交流。会议围绕药物流行病学研究方法、真实世界研究案例、药物上市后再评价、循证药学、用药警戒、合理用药和药物及经济学等展开交流和讨论。

(李友佳)

↗ **2019 中国(澳门)传统医药国际合作论坛** 2019 年 9 月 25~26 日,由国家中医药管理局、澳门特区政府主办,粤澳合作中医药科技产业园承办的"2019 中国(澳门)传统医药国际合作论坛"在澳门召开。论坛以"共享传统医药成果深化国际交流合作"为主题,来自中国以及欧盟、东盟、葡语系国家和地区的 700 余人参加,共同探讨传统医药的合作与发展。论坛设商贸对接会、投融资论坛与科技成果对接会三大分论坛,针对传统医药贸易合作、产品展示及中医药科技成果转化等进行交流。论坛开幕式上,由澳门特别行政区行政长官崔世安等嘉宾与各高等院校代表共同启动了"粤港澳大湾区中医药科技成果转化基地"。该基地是由粤澳合作中医药科技产业园发起,与粤港澳大湾区范围内部分高等院校共同成立。该基地汇聚了来自中国内地及澳门近 10 所高等院校的科技成果,通过产业园平台进行孵化和转化,努力建设成为立足大湾区、面向国际的中医药科技成果转化枢纽平台。

(李友佳)

↗ **第三十届全国儿科药学学术年会暨第十一届全国儿科中青年药师论文报告会** 2019 年 9 月 25~28 日,第三十届全国儿科药学学术年会暨第十一届全国儿科中青年药师论文报告会在甘肃兰州召开。会议由中国药学会医院药学专业委员会主办,中国药学会医院药学专业委员会儿科药学专业组、甘肃省妇幼保健院承办,《儿科药学杂志》、中关村精准医学基金会协办。来自全国 53 家医院的专家学者参加了本次大会。会议主题为"精准领航用药,呵护儿童健康",来自国内外 400 多名儿科药学、儿科临床及各界同仁参会。大会就当前国内外前沿的儿科药学专业领域学科发展动向设了特邀、主旨及专题报告。会议还设全国儿科中青年药师论文大赛、全国儿科临床规范用药演讲大赛总决赛、全国儿科药师审方培训等。会议收集到论文投稿 200 篇,共遴选选出了 12 篇中青年优秀论文现场汇报交流及 22 篇优秀论文壁报交流。

(李友佳)

↗ **第四届药品安全与政策国际论坛暨 ISPOR 中国西北分会成立大会** 2019 年 9 月 27~29 日,第四届药品安全与政策国际会议暨 ISPOR 中国西北分会成立大会在陕西西安召开。会议由西安交通大学药品安全与政策研究中心、美国哈佛医学院人口医学系、陕西省卫生改革发展研究中心、国际药物经济学和结果研究学会(International Society for Pharmacoeconomics and Outcomes Research, ISPOR)中国西北分会联合主办。来自国内外的专家、学者和领导 300 余人参会。

中国药学年鉴

CHINESE PHARMACEUTICAL YEARBOOK 2020-2021

开幕式后,十位来自全球知名高校的专家学者从不同方面对药品安全与政策领域的国际前沿研究工作作了报告,内容包括:从科学、政治和经济学的交叉点视角出发的医疗体系中的癌症药物治疗;药物政策对用药安全的影响;医生药品处方行为与人群药物利用;药师在药品安全中的作用;社会药学视角下的高质量药物利用;药品供应链管理的挑战与机遇;公共疫苗项目实施的成本效益;医师在医疗费用控制中的角色;卫生服务的"真实世界研究";中国药品安全与政策研究。在"药事管理"和"药物经济学"两个分会场上,共有20余位学者分享了药事管理与药物经济研究领域的最新成果,共同谋划药品安全与政策研究、药物经济研究的重点领域。同时,ISPOR 中国西北分会第一届执行委员会正式成立,西安交通大学药学院方宇教授担任主任委员。（李友佳）

第十九届中药和天然药物学术研讨会暨中药高等教育发展 60 年高峰论坛 2019 年 9 月 27～29 日,由中国药学会中药和天然药物专业委员会主办,河南中医药大学、河南省药学会中药和天然药物专业委员会承办的"第十九届中药和天然药物学术研讨会暨中药高等教育发展 60 年高峰论坛"在河南郑州召开。来自全国各地共 600 余位专家学者参会。大会特邀中国工程院院士刘昌孝等 25 位中药天然药研究领域的专家、学者作了专题报告,主题内容包括天然来源抗艾滋病毒活性二萜的识别与富集;中药材品质提升工程技术;重大慢病的化学调控;中药资源化学学科建立与发展为药材合理生产和资源有效利用提供新动能;有毒中药研究策略;中药资源的现代研究;中药的历史、现状和未来发展;中药和天然药物中新奇结构萜类及其聚合物的研究;中药药性理论的创新与应用;黄连治疗消渴病的药效物质及其作用机制;中药活性成分研究与创新药物的发现;对中药化学研究之浅见;发展大健康产业应高度重视药食两用物质的研发;中药安全性评价与个性化用药;基于早期 ADME 属性的中药分子毒理研究;岭南中草药活性成分研究;创新中药研发对策;我国中药新药创制转化历程与前景展望;世界传统医药之旅;中药药效物质基础的研究等。（李友佳）

第四届中国临床合理用药大会 2019 年 9 月 27～29 日,由中国医药教育协会、中国医药教育协会临床合理用药专业委员会主办,江苏省苏北人民医院、扬州市药学会承办,以"责任、创新、合理、安全"为主题的第四届中国临床合理用药大会在江苏扬州举行。来自全国 1 500 余名代表参会。中国科学院院士陈润生教授、英国伦敦大学药学院院长 Duncan、国家卫生健康委员会医管中心药械处赵靖处长、中国工程院院士王广基教授分别在主会场作了专题讲座。本次大会共开设了 1 个主论坛、15 个专题论坛和卫星会。主论坛还进行了临床合理用药示范基地授牌、合理用药科普资源总库上线、合理用药科普宣教表彰、大会学术论文表彰、中国

临床合理用药大会火炬传递等内容。（李友佳）

第七届定量药理学与新药评价国际会议 2019 年 10 月 8～10 日,由中国药理学会定量药理学专业委员会主办,广东省药理学会、广州医科大学附属第五医院、广州医科大学药学院、广州医科大学第六医院联合承办的第七届定量药理学与新药评价国际会议在广州召开。会议主题为"创新、应用",来自中国、美国、日本、韩国等国内外 400 余名代表参会。会场设大会报告、学术专题讨论、圆桌讨论及壁报展、亚洲定量药理学论坛、建模与模拟专场、临床试验与个体化用药专场等交流形式。会上近 50 名海内外讲者作了专题报告,与会代表围绕基于模型的新药研发策略;观点和案例、细胞治疗试验中的定量药理学思考、计算机模拟引导的创新药临床试验设计、定量药理学中的新技术和新方法、生物药研发中的定量药理学方法等内容展开研讨。（李友佳）

2019 年中国药学会药物临床评价研究专业委员会年会 2019 年 10 月 18～20 日,由中国药学会药物临床评价研究专业委员会主办,首都医科大学附属北京朝阳医院承办的 2019 年中国药学会药物临床评价研究专业委员会学术年会在北京召开。400 余位来自全国各地的临床研究、药物审评、临床评价领域的专家与代表参会。年会以"规范药物临床评价,聚焦药物真实世界研究,保障临床用药安全"为主题,突出"示范 GCP 平台建设""真实世界研究""创新药物临床药理研究设计与审评思路及案例解析""定量药理学在创新药研发中的应用""临床研究数据化发展与网络共享平台""一致性评价""抗菌药物临床评价的新思路与新技术应用"等热点难点问题的研讨,会议既有国内外药物临床评价研究的新理念、新技术,也有国家药物临床评价政策法规解读;既有临床评价方法的规范和共识,也有针对疑难问题的探索。大会设有一个主会场两个分论坛,共有近 30 场专题报告和两场圆桌论坛。大会对专委会的创建与发展有突出贡献的专家颁发了终身成就与突出贡献奖项,对青年优秀论文颁发了奖项。（李友佳）

世界中医药学会联合会中药鉴定专业委员会换届大会暨第六届学术年会 2019 年 10 月 23～25 日,由世界中医药学会联合会主办,浙江中医药大学和黑龙江中医药大学联合承办的"2019 世界中医药学会联合会中药鉴定专业委员会换届大会第六届学术年会"在杭州召开。来自中国、日本和加拿大的 200 多位专家学者参会。会议期间,举行了理事会换届选举暨第二届理事会成立大会以及第六届年会学术报告会。王喜军教授继续担任第二届理事会会长,主持学会的全面工作。第六届年会期间,来自日本、加拿大、中国的 21 位知名学者作了以"中药鉴定——传承创新及国际化"为主旨的特邀报告,与参会代表就推动中药鉴定学学科领域向纵

深方向拓展、进步的事宜进行了探讨。 （李友佳）

第五届中国药物基因组学学术大会

2019 年 10 月 31 日—11 月 1 日，由科学技术部火炬高技术产业开发中心、陕西省科学技术厅、中共西安市委、西安市人民政府、陕西省西咸新区开发建设管理委员会、中国药理学会药物基因组学专业委员会、深圳证券交易所共同主办的第五届中国药物基因组学学术大会在陕西西安举行。来自国内外著名院士、专家、知名生物医药企业代表和投资机构等 500 多人参会。大会以"个体化用药与百姓健康"为主题，就精准医疗、组学技术、基因编辑、生物制造、新药研发、生物大数据及人工智能等国际前沿生物技术所取得的成就进行交流。会议期间举行了院士专家论坛，并辅以研讨会、成果展示展览和科普宣传等多种形式，共同探讨科技成果转化的新机遇、新模式。中国工程院周宏灏院士等专家分别作了题为"药物基因组学——个体化医学的进展与挑战""VFAs-based Biorefinery and Bioprocessing""人红细胞代用品——血养液的研发"的主题演讲。大会设置了药物基因组学与个体化用药专场、前沿生物技术专场、生物医药技术研发与产业化专场、生物技术的应用与发展专场、精准医学临床应用案例分享等多个专场，就各自领域内的研究话题与成果展开交流。 （李友佳）

第十四届海洋药物学术年会暨 2019 国际海洋药物论坛

2019 年 11 月 11~14 日，由中国药学会海洋药物专业委员会、中国生物化学与分子生物学海洋专业分会、中国微生物学会海洋微生物学专业委员会、中国海洋湖沼学会药物学分会联合主办的第十四届海洋药物学术年会暨 2019 国际海洋药物论坛在广州召开。大会以"探知深蓝，协同攻坚，提升海洋药物源头创新"为主题，国内外共计 500 余名海洋药物领域的专家学者及研究生参加。期间，来自中国、美国、加拿大、韩国、匈牙利、新西兰等国家和地区的知名学者应邀作大会报告和分会报告。大会同时设立了海洋药物青年学者论坛，邀请了本领域优秀青年学者交流报告。大会就海洋药物先导化合物发现、活性功能分子的大规模制备技术、候选药物及新药研究、海洋生物功能制品等相关学科领域的新进展和新成果进行了交流和探讨。 （李友佳）

2019 第十七届国际新药发明科技年会

2019 年 11 月 15~17 日，由科技部国际人才研究中心，南京市江宁区人民政府，中国技术创业协会生物医药园区发展联盟，江苏省药学会主办的 2019 第十七届国际新药发明科技年会在江苏南京举行。来自 50 多个国家和地区的专家及行业代表 500 余人参会。大会设立 1 个主论坛和 14 个专题论坛。专题论坛涉及的内容包括解码疾病机制和药物发现、药理学和毒理学的最新进展、药物发现的新技术、新型治疗靶点、药物化学和

药物发现、药物递送系统和技术创新、全新的生物疗法发现、天然产物药物发现和治疗、癌症与肿瘤、中枢神经系统和神经退行性疾病、临床研究和临床试验、医药制造及综合服务、智慧新药筛选、免疫治疗峰会、生药加工工艺和海外学子药学论坛等。会议期间还设置了药物发现外专就业招聘会、未来导师见面会、城市生物产业发展咨询会、生物产业园区推介会、创新药物发现技术产品展览等活动。 （李友佳）

第二十届全国药学史本草学术研讨会

2019 年 11 月 16 日，第二十届全国药学史本草学术研讨会暨广东省药学会岭南中草药资源专业委员会第四届学术年会、广东省药学会药学史专业委员会第七届学术年会在广东珠海召开，来自全国各地的专家学者共 120 余人参会，大会共征集论文 80 余篇。会议由中国药学会药学史专业委员会主办，广东省药学会、暨南大学、中国中医科学院中国医史文献研究所共同承办。大会主论坛上，中国中医科学院中药研究所郝近大研究员、暨南大学岭南传统中药研究中心曹晖教授、香港卫生署邬家林教授分别作了题为"《中国药典》与《中国植物志》所载植物拉丁名的异同""本草学与博物学""钩吻药名辨析"的主旨报告。分会场上，20 余位专家学者分别对所研究的领域作报告。会议追溯了《中华本草》的编撰历程，还举办了青年学术沙龙论坛。 （李友佳）

中华中医药学会中药鉴定分会第十六次学术交流会

2019 年 11 月 16~18 日，由中华中医药学会主办，中华中医药学会中药鉴定分会、中国中医科学院中药资源中心、安徽中医药大学、安徽省食品药品检验研究院承办的中华中医药学会中药鉴定分会第十六次学术交流会暨换届选举会议在安徽合肥召开。会议主题为：中药鉴定"传承？创新？发展"。来自全国各高校、科研院所和医院的 230 多位从事中药鉴定的代表参会。期间，中华中医药学会中药鉴定分会举行了换届选举会议，中国工程院院士、中国中医科学院院长黄璐琦研究员当选名誉主任委员，中国中医科学院中药资源中心袁媛研究员当选主任委员。在中药鉴定分会第十六次学术交流会上，黄璐琦院士、解放军总医院第五医学研究中心肖小河研究员、辽宁中医药大学康廷国教授等来自全国 30 多家单位的 36 位专家教授进行了学术报告。与会代表围绕中药鉴定新思路、新方法、新技术，道地药材及其品质评价，中药质量的科学监管，新版《中国药典》热点品种讨论，经典名方相关研究等主题进行了交流讨论。 （李友佳）

中华中医药学会中药临床药理分会 2019 年学术年会暨换届选举会议

2019 年 11 月 21~22 日，由中华中医药学会主办，成都中医药大学附属医院、中药临床药理分会承办的中华中医药学会中药临床药理分会 2019 年学术年会暨换届选举会议在四川成都举行。会议主题为"协调、和合、共进"，

来自全国各临床试验机构、科研院所、合同研究组织和企业代表200余人参会。会议换届选举产生了分会新一届委员会及党的工作小组,中国中医科学院胡镜清教授被选举为中药临床药理分会主任委员。会议就近年来中药临床药理领域研究与实践中的热点问题进行讨论与交流。国内多名专家、学者分别作了"中医学关系本体论属性及其评价问题思考""中医证候新药临床研究思路与方法""中药临床研发常见问题分析""健康医疗大数据背景下的泛知情及伦理审查探讨""基于'剂量-暴露-效应'的中药Q-marker发现与确立研究"的主题报告。随后,会议设立中药注射剂再评价、上市后再评价临床价值发掘案例分析及讨论、真实世界研究的伦理问题进行了研讨。

(李友佳)

↗ **2019年第十九届中国生物制品年会** 2019年11月29~30日,由中国疫苗行业协会(原中国医药企业发展促进会)、中国药学会生物药品与质量研究专业委员会、中华预防医学会生物制品分会、中国医药生物技术协会疫苗专业委员会和中国微生物学会生物制品专业委员会共同主办的"第十九届中国生物制品年会暨庆祝中国生物百年华诞大会"在北京召开。会议主题为"回顾中国生物制品百年历史传承、展示新中国生物制品70年成就、推动生物制品技术创新发展"。来自国内外生物医药领域的专家学者、企业家、研究机构、行业协会及企业代表共3 000余人出席了本次会议。大会主题报告由中国工程院王军志院士主持。中国工程院樊代明院士、中国科学院高福院士、中国工程院赵铠院士分别作了题为"反向医学研究""健康中国与科技创新""中国疫苗百年发展史略"的主题报告。除主会场外,还设置了"疫苗研发与质量""疫苗临床应用""疫苗预认证""重组治疗性生物制品""细胞治疗与基因治疗""血液制品""肉毒毒素技术""生物医药投融资""生物制药工程技术""生物制药设备与材料"等10个分会场。与会代表围绕生物医药领域的最新进展、国内外相关领域的最新研究成果及我国生物医药研发政策法规等开展学术交流与报告。

(李友佳)

↗ **第五届《药学学报》药学前沿论坛暨第四届表观遗传与生物医药研发国际学术大会** 2019年11月29至12月1日,第五届《药学学报》药学前沿论坛暨第四届表观遗传与生物医药研发国际学术大会在广州召开。会议由《药学学报》中英文两刊编委会、中国药理学会表观遗传药理学专业委员会主办,广州医科大学、广东省药理学会承办,近600人参会。主论坛设置有10个大会报告,主题包括肿瘤微环境与靶向治疗研究进展、生物学驱动的药物设计——例解微观结构与宏观性质的优化、中药质量核心问题及对策、阿尔茨海默病发病机制和药物靶点研究新进展、表观重编程技术与细胞生物学治疗的研究、天然产物是发现生物功能分子的重要资源、Biological control of interactions at the Nanoscale:from

protein corona to shape recognition、长春胺类生物碱的不对称催化全合成、Cancer immunotherapy by targeting TGF-beta/Smad3、药物制剂创新与产业化进展等。大会设置7个分论坛,主题包括药物设计与先导物发现、药物分子靶标与作用机制、药物质量控制与体内过程、药物递送系统与新技术新方法、中药现代化与分子生药学、表观遗传与创新药物研发、药学青年论坛等。会议为参会的青年科研人员提供了口头报告、墙报展示机会。

(李友佳)

↗ **2019年中国药学会药物经济学专业委员会年会暨第三届中国药物经济学青年学者论坛** 2019年11月30日至12月1日,中国药学会药物经济学专业委员会年会暨第三届中国药物经济学青年学者论坛在天津举办。会议由中国药学会药物经济学专业委员会、国际卫生经济学与结果研究学会(ISPOR)北京分会、天津大学主办,北京大学中国卫生经济研究中心、天津大学药学院医药政策与经济研究中心承办。450余名相关政策决策、学术界、产业界的领导专家与青年学者参会,针对药物经济学理论方法学研究、实践应用等多个学科前沿热点开展学术交流。天津大学吴晶教授等9位专家在大会主论坛分别做了题为"中国医疗保障制度发展展望""医保主导下的药品集中采购机制与发展趋势""全民医保引领下的药品价格形成机制与支付标准思考""大数据驱动的医疗管理研究:探索与实践""在美国开展基于药学实践的研究""健康偏好用于研究特殊人群资源分配的挑战:以罕见病为例""全球视野下药物经济学评价指南之路""中国医改现况呼唤药物经济学评价与指南引领""《中国药物经济学评价指南2019》内容解读"的学术报告。论坛设有三个分会场,共包括药物经济学模型与评价、疗效证据整合与间接比较、真实世界数据与证据、健康相关生命质量与健康效用、药物政策研究以及医院药物经济学评价6个主题,27位青年学者分享了各自领域的研究成果。

(李友佳)

↗ **中国药学会2019年全国地方药学会改革创新发展研讨会** 2019年12月13~14日,由中国药学会主办、河南省药学会承办的2019年全国地方药学会改革创新发展研讨会在河南郑州召开。来自全国各省、自治区、直辖市药学会的理事长、副理事长、秘书长、副秘书长等40余名代表参会。中国药学会孙咸泽理事长、中国科协学会党建研究会常务副理事长李桐海、北京京师律师事务所律师薛梦溪分别以"深度融合跨学科发展创建中国特色的一流学会""以主题教育为引导开创学会党建工作新局面""社会团体活动中的法律风险防范"为题作了主题报告。13日下午各地方药学会经验交流讨论阶段,北京、新疆、广西、安徽、湖南、山东、重庆、河南等8个地方药学会代表先后作主题发言;与会代表就学会改革创新发展中面临的各项问题展开讨论。14日,由中国药学会张晓东副理事长带队前往河南省信阳市开展了"不忘初心、牢记使命"主题教育——2019 年全国地方药学会党建强会活动。

(李友佳)

⤢ **第十二届全国抗炎免疫药理学学术交流会** 2019 年 12 月 13～15 日,由中国药理学会抗炎免疫药理学专业委员会主办,广东省药理学会联合主办,南方医科大学承办的第十二届全国抗炎免疫药理学术交流会在广州举行。来自全国各地的 148 所高校、研究所、医院及企业的 396 名专家学者参会。大会进行了专委会换届选举工作,南方医科大学刘叔文教授当选主任委员,同时,成立了第一届专委会青年委员会。大会特邀报告环节,安徽医科大学魏伟、陆军军医大学李晓辉、中国科学院上海药物所研究员左建平、香港中文大学(深圳)叶德全、澳门科技大学周华、军事科学院军事医学研究院周文矗及中山大学崔隽等作了主题报告,内容涉及抗炎免疫药理专委会的发展历史、孕期的炎症反应与后代心血管疾病的关系、炎症免疫与心血管疾病、自身免疫性疾病机制与新药研究等相关研究领域。大会还邀请了 28 名专家做专题报告,同时设置了青年优秀论文的评选。 (李友佳)

⤢ **中国药学会药学科技前沿座谈会** 2019 年,经中国药学会常务理事审议通过,决定成立中国药学会战略发展专家委员会。2019 年 12 月 28 日上午,中国药学会药学科技前沿座谈会在北京召开。中国药学会相关领域的领导专家 50 余人参会。座谈会上,学会战略专家委员会名誉主委桑国卫院士指出,中国药学会战略发展专家委员会要为国家政策制定、产业发展发挥科技支撑作用。孙咸泽理事长在总结讲话中表示,中国药学会战略发展专家委员会要以专家为主体,积极搭建平台,组织专家参与学会承担的医药卫生领域法律、法规、规章、标准等制修订工作,参加学会战略发展相关专题调研或课题研究工作,参加学会标准化咨询、培训和考评工作,承担相关专题授课或讲座,参加药学应急救援与事故调查技术服务工作,参加学会为政府部门和会员单位提供的相关服务工作。学会战略专家委员会副主任委员张礼和、陈志南、黄璐琦、李松、王军志、李大魁等专家分别进行了主题发言;学会战略专家委员会成员吴海东、张清奎、张伟波、石远凯、周德敏、任进、许重远、俞雄等专家分别结合自身学科与领域,就药学科技前沿问题,医药产业发展与挑战等提出了意见建议。 (李友佳)

2020 年

⤢ **2020 年中国药学大会** 2020 年 9 月 7～8 日,由中国药学会、山东省人民政府主办,山东省市场监督管理局、济南市人民政府、山东省药品监督管理局承办,济南市市场监督管理局、山东省药学会、齐鲁制药集团有限公司、南京海辰药业股份有限公司协办的 2020 年中国药学大会在山东济南召开。大会以"发扬抗击新冠肺炎精神推动药学事业高质量发展"为主题,围绕加强建设疫病防控和公共卫生应急体系以及建设世界科技强国的宏伟目标,探讨我国新时代药物创新的新理论、新方法、新技术、新进展。中国药学会常务理事、理事、监事,山东省、济南市有关部门领导,科研院所、高等院校、医疗机构、医药企业、监督管理等领域专家学者 280 余人参会。大会邀请全国政协何维副主席、国际药学联合会主席和 6 位院士、专家作大会主题报告。何维副主席作题为《面向社会主义现代化强国目标的中国药物研发》的主旨报告。中国药物研发必须围绕积极应对人口老龄化、新发突发重大传染病和慢性疾病的健康威胁,必须实现由"疾病治疗为中心"向"以促进健康为中心"的历史性转变。学会副理事长、空军军医大学教授陈志南院士作题为《COVID-19 发病特点及其防控策略》的报告。中国工程院院士、中国食品药品检定研究院研究员王军志作题为《疫苗监管科学在新冠疫苗研发中发挥的作用》。军事医学研究院生物工程研究所所长陈薇、中国中医科学院院长黄璐琦、中国科学院上海药物研究所研究员蒋华良、温州医科大学校长李校堃院士委托研究人员分别围绕抗新冠药物、疫苗以及相关诊断治疗产品研发、中药活性成分合成生物学进展、疫苗监管科学进展等主题做专题报告。大会以线上线下结合方式,设置了新冠肺炎疫情防控研讨会、2020 年生物技术药物高峰论坛、医院药学高质量发展研讨会、药剂学青年科学家论坛、海洋药物博士论坛、纳米药物创新与转化论坛等 11 个分会场,其中 5 个分会场为现场加网络直播,6 个分会场为网络直播。120 位专家在分会场作报告。大会还颁发了第十五届中国药学会科学技术奖,其中提高难溶性药物疗效与候选药物成药性的载药系统研究等 3 个项目荣获一等奖。黄璐琦、张玉、马双成、石远凯、刘东、刘焱斌、杨忠奇、张强、张小波、赵立等 10 位专家学者获评中国药学会 2020 年最美科技工作者。会议期间,中国药学会发布了"第六批过度重复药品提示信息公告"和"团体标准《毒性病理学术语集(第一版)》"。

(杨世民 李友佳)

⤢ **第二十届中国药师周** 2020 年 11 月 26～29 日,以"推动药学发展,守护全民健康"为主题的第二十届中国药师周在江苏苏州举办。会议由中国药学会主办,苏州市人民政府支持,中国药学会科技开发中心、江苏省药学会、苏州大学、苏州市药学会承办。国家药品监督管理局、工业和信息化部、国家卫生健康委员会等国家部委有关领导、两院院士、中国药学会领导及医疗机构、高等院校、科研院所、医药企业等代表参加了本次大会。会议在中国药学会科技开发中心网络教育平台同步直播。全国政协副主席、农工党中央常务副主席何维为大会发来致辞视频,中国药学会理事长、全国政协教科卫体委员会副主任孙咸泽致开幕词,国家药品监督管

中国药学年鉴 CHINESE PHARMACEUTICAL YEARBOOK 2020-2021

理局副局长颜江瑛出席大会开幕式并致辞。会上发布了中国药学会团体标准《医疗机构胰岛素安全使用管理规范》《中国药物经济学评价指南2020》以及《2020年上半年中国药学会医院用药监测报告》。对2020年度中国药学会优秀药师进行了表扬。在大会报告环节，中国药学会副理事长、中国工程院院士陈志南展望了COVID-19预防治疗新策略，国家卫生健康委药物政策与基本药物制度司副司长张锋进行了"加快建立中国药品临床综合评价制度机制"的报告，国家药监局药品监督管理司司长袁林对《医药代表备案管理办法（试行）》进行了解读。会议同期，召开了2020年全国医药经济信息网工作会议。中国药学会科技开发中心主任周颖玉作2020年度中国药学会全国医药经济信息网工作总结汇报。大会期间对中国药学会全国医药经济信息网信息管理优秀单位和个人、信息工作先进单位和个人、科技传播优秀单位，2020年药学科普作品征集活动优秀单位和个人等进行了表扬。大会还举办了医药政策高峰论坛、第三届医药信息研究与利用研讨会、药物治疗前沿创新发展论坛、"安全用药战疫同行"——科学传播论坛、战疫烽火论坛、论剑——药学服务经典案例分享交流论坛、健康中国"药"你知道——药学服务V课堂（儿童用药专题）7个分论坛，与会代表围绕相关主题进行交流研讨。会议期间，还召开了中国药学会医药信息、科学传播专业委员会工作会议。　（杨世民　李友佳）

第十二届中国药师大会　2020年10月16~17日，由中国药师协会和国家卫生健康委合理用药专家委员会主办的第十二届中国药师大会在北京召开。大会以"能力创造价值"为主题，会议以现场加视频会议的形式召开，上百位药师现场参会，近3万名医药工作者在线上观看了会议。原卫生部党组书记、部长高强，原国家食品药品监督管理局副局长、原中国执业药师协会会长张文周，国家卫生健康委医政医管局监察专员焦雅辉，中国药师协会会长、国家卫生健康委合理用药专家委员会委员兼办公室主任张耀华，中国民族卫生协会会长吴英萍，中国医院协会秘书长田家政出席了大会。国家卫生健康委医政医管局监察专员焦雅辉在讲话中肯定了药师群体作为医疗团队的重要力量，在疫情防控、药品保障供应和合理用药指导方面发挥的积极作用。她指出，要深刻认识到，药学服务是实现健康中国战略的重要保障，药学服务转型是深化医改的重要一环，推动药学事业发展，是维护百姓健康的根本要求所在，是全面建成小康社会的重要保障，也是中国共产党的初心和使命的内在要求。要高质量推动药学服务迈向新台阶，一要推进分级诊疗建设，构建上下贯通的药学服务体系；二要加快药学服务转型，提供高质量药学服务；三要加强药师队伍建设，充分调动药师队伍积极性；四要积极推进"互联网+药学服务"健康发展。主论坛环节，华中科技大学同济咸宁医院院长杜光围绕中药在抗击新型冠状病毒肺炎中的作用作了报告。北京协和医院药剂科

研究员朱珠作了"药师胜任力评价标准的实践与思考"的报告。百济神州总裁吴晓滨作了"把握历史机遇，迎接中国医药产业下一个十年"的报告。大会设有六个分论坛，论坛报告的内容涉及居家药学服务、慢病用药管理、肿瘤药学服务与科研、罕见病用药、治疗药物监测与药物临床研究等。　（杨世民　李友佳）

30届全国医院药学学术年会暨第80届FIP学术信息卫星会　2020年10月24~31日，由中国药学会医院药学专业委员会主办，湖北省药学会、华中科技大学附属协和医院承办的"第30届全国医院药学学术年会暨第80届FIP学术信息卫星会"在湖北武汉以线上线下结合的方式召开。开幕式上举办了中国药学会医院药学专业委员会30周年纪念章颁发仪式。同期，联合发布了《医院药学学科发展报告》《质子泵抑制剂优化应用专家共识》和《新型冠状病毒肺炎临床合理用药专家共识》。大会以"创新药学服务、引领科学发展"为主题，共设立18个分论坛。主论坛上，中国中医科学院张伯礼院士等四位专家分别作了题为"中医药在抗击新冠肺炎疫情中的贡献""新冠抗疫与可持续发展的经济学思考""疫局变局新局——医院药学高质量发展之路""基于互联网诊疗的药品服务新模式"的主题报告。分论坛上，邀请院士、知名医院药学专家、相关专业领域学科带头人等对医院药学学科发展、医院药学服务内涵、医院药师服务能力、药学服务社会化、处方审核以及慢病用药管理、药学科研与实践、药学质控与绩效管理、后疫情时代下的药学服务、医院药学人才培养、精准用药与个体化治疗理论与实践、特殊人群的合理用药、调剂流程标准化、合理用药规范化、多学科交流促进医院药学学科发展、感染性疾病药物治疗、真实世界研究与药品临床综合评价、生物制剂及生物类似药与肿瘤治疗、DRGs与合理用药管理、基层医疗机构+非公医疗机构药学服务与发展分论坛、医疗机构精细化药学管理、互联网助力药学服务发展等主题进行交流探讨。　（杨世民　李友佳）

中华医学会临床药学分会2020年全国学术会议　2020年8月8日至9月6日，为期5个周末（每周六、日）的中华医学会临床药学分会2020年全国学术会议围绕"转型发展提质增效"的主题，以"线上+线下"两种方式联合举办，线下会议在郑州召开。大会由中华医学会、中华医学会临床药学分会主办，在线正式注册代表14179人，5期累积观看大会直播的代表达到6.5万余人。会上举行了《基层医疗机构合理用药指南》发布会和《一生健康的用药必知》科普丛书新书发布会。会议围绕19个领域开展了115个学术专题报告，邀请了来自国内外117位专家、学者交流经验。主论坛上，特邀国家卫健委赵靖，郑州大学第一附属医院赵杰，解放军总医院肿瘤内科白莉，华中科技大学附属协和医院张玉，山西医科大学第二人民医院侯锐钢分别就"后疫情时代的药

事管理""守土尽责齐抗疫、人民药师为人民——分会抗疫事迹汇报及药学服务转型思考""PD-1/PD-L1 抑制剂的作用机制以及临床进展""疫情期间援鄂工作与药学服务汇报"为大会作专题报告。 　　　　　　　　　　（杨世民　李友佳）

中国——埃及药学领域专家抗击新冠疫情研讨会

2020 年 5 月 9 日，由中国药学会主办，中国药学会医院药学专业委员会承办的中国——埃及药学领域专家抗击新冠疫情研讨会通过网络会议的形式举办。共有来自中国、埃及和中东地区其他国家的 6 000 余名药师上线参加，其中中国 2 297 名，埃及 2 459 名，中东地区其他国家 1 538 名。学术交流环节，中国药学会医院药学专业委员会主任委员张玉教授等分别作了题为"药学服务中药师的作用和管理策略""武汉一线抗疫诊疗及感染防控相关经验""COVID-19 大流行：药师的作用和药学服务策略"的专题报告。埃及临床药剂师协会创办者 Sherif Kamal 教授介绍了疫情给医院工作带来的挑战，指出药师需要参与到整个医疗方案的制定和管理当中，并积极参与临床研究，同时重点关注药物警戒；埃及资深社区药学专家 Ahmed EI Shafey 分享了埃及社区医生抗击疫情的一线经验；埃及开罗大学药学院药理毒理学教授 AshrafBahgat 分享了在抗击疫情过程中，磷酸羟氯喹、阿奇霉素和瑞德西韦等新型冠状病毒肺炎潜在治疗药物使用的一些经验和思考。中国药学会副秘书长何莉作会议总结发言，她指出广大药师和药学科技工作者要发挥科学精神，在做好药学服务和科学普及的同时，积极推进特效治疗药物和疫苗的研发，为疫情防控提供更多科学的证据和更有力的武器。 　　　　　　　　　　　　　　　　　　　（李友佳）

2020 年紫禁城国际药师论坛

2020 年 5 月 14 ~ 21 日，2020 年紫禁城国际药师论坛举行。大会以"变革与创新——驱动药学服务高质量发展"为主题，采用线上线下相结合的方式进行。线下于 2021 年 5 月 14 日 ~ 16 日在北京召开，线上于 2021 年 5 月 17 ~ 21 日开展，围绕药学相关政策及动态、药师队伍人才培养及技能提升、药师药学服务模式创新等相关话题进行探讨。大会共邀请主持人、点评、讨论嘉宾 450 多人，总计报告 360 余篇。大会设立 40 余个分会场，超过 300 个国内外药学前沿话题进行线上交流，内容涵盖药学人才培养、药物警戒、真实世界研究、药师胜任力提升、标准研究、大数据、政策研讨、药物治疗管理、家庭药师等学术内容。同时大会利用互联网全景技术，将壁报交流活动搬到了线上，突破传统线下交流形式，让观众通过手机随时随地浏览所有壁报。 　　　　　　　　　　　　（李友佳）

第十二届药源性疾病与安全用药中国论坛

2020 年 5 月 28 至 6 月 6 日，由药物不良反应杂志社、中国药理学会药源性疾病学专业委员会联合中国老年保健医学研究会老年

合理用药分会、国家卫生健康委员会 INRUD 中国中心组临床安全用药组和上海市药学会主办的"第十二届药源性疾病与安全用药中国论坛"在线上召开。本届论坛主题为"安全用药，我行动"。会议期间，近 200 位国内外专家学者与 75 万余听众相聚云端，分享最新安全用药成果。开幕式上为优秀论文、案例报告、科普微视频获奖者举行了颁奖仪式。主论坛上复旦大学附属华山医院张文宏教授、中国工程院院士廖万清教授等八位专家分别作了题为"新冠肺炎抗病毒治疗探索""机缘型科学研究之路""来自武汉一线的观察：COVID19 发病机制和治疗之己见""2019 年我国药品不良反应监测概况""2019 年临床安全用药监测网年度报告""患者安全新挑战""药源性肝病新进展""新冠病毒受体 ACE2 与降压药物安全性""新修药品法与医院药学发展"的主旨报告。大会还设置了 25 个分论坛，分论坛主题包括基层医疗机构药事管理、抗感染药物和抗病毒药物的安全性、疫情常态化下的慢病管理、新型抗肿瘤药物和儿童血液肿瘤药物治疗安全、药品价格的合理性、药师多点执业、头孢菌素和青霉素的皮试问题等。 　　　　　　　　　　　　　　　（李友佳）

第十一届中国医院药学政策论坛

2020 年 7 月 17 日，由中国医药创新促进会和中国药师协会共同主办的第十一届中国医院药学政策论坛以线上形式召开。本届药学论坛围绕"药学服务模式创新与发展""医保与药学服务价值"两大主题进行。第一阶段主题报告围绕"药学服务模式创新与发展"进行探讨，华中科技大学同济医学院附属协和医院张玉等专家分别作了题为"变革下医院药学的'变'与'不变'""药学服务与实践标准化建设""国家药物政策与医院药品准入和医师处方行为影响的思考""中国 DRG 发展与药师价值""医院进药运用科学循证的 HTA 决策流程""药学部门管理目标及绩效策略""创新药物设计实现智能降糖"的主题报告，并围绕"新形势下临床药学创新服务模式带来思考与实践"进行主题讨论。第二阶段主题报告环节围绕"医保与药学服务价值"展开，复旦大学公共卫生学院胡善联教授等专家分别作了题为"医保控费条件下如何做好药事服务工作""医保与药学服务价值""创新药物准入与目录动态调整""多元化的付费主体与多样化的药学服务""商业医保与三医联动的机遇与挑战""医保管理动态分享"的主题报告，并围绕"医保与药学服务价值"进行主题讨论。 　　　（李友佳）

第七届中国药学会药物检测质量管理学术研讨会

2020 年 7 月 17 ~ 18 日，第七届中国药学会药物检测质量管理学术研讨会在线上召开，由中国药学会主办，河南省药学会、河南省食品药品检验所承办。本次研讨会旨在研讨《中华人民共和国药品管理法（2019 修订）》《中华人民共和国疫苗管理法》颁布实施后药物检测质量管理领域面临的新形势，探讨如何运用现代质量管理技术和方法，保障药品质量

中国药学年鉴　CHINESE PHARMACEUTICAL YEARBOOK　2020-2021

安全。会议邀请中国食品药品检定研究院邹健副院长作了《新形势下药品检验机构实验室质量管理的挑战与应对》大会特邀报告。中国合格评定认可委员会毕玉春、国家药品监督管理局政策法规司孙京林、河南省食品药品检验所李振国、仲景宛西制药股份有限公司高松、沃特世科技(上海)宋兰坤、岛津企业管理(中国)李晓东等专家学者，分别就"近年来申请认可的药品检验机构变化趋势分析""上市许可持有人制度下的质量管理体系""持续提升检验能力，确保检验结果准确""中药标准化推动中药现代化""液相色谱与质谱技术在疫苗应用进展""二维切割技术的分析应用""显微质谱成像及探针电喷雾离子化技术的应用""从中国药典2020的修订看杂质分析发展趋势"等作了专题报告。研讨会征集到论文78篇。 (李友佳)

↗ 第十七届全国抗感染药物临床药理学术会议和第五届全国细菌耐药监测大会

2020年7月31日至8月2日，由国家卫生计生委合理用药专家委员会、北京大学医学部、北京大学临床药理研究所和中国药师协会共同主办的第十七届全国抗感染药物临床药理学术会议、第五届全国细菌耐药监测大会、第四届北大医学感染论坛以视频直播的形式召开。50余位相关领域专家及5万余名临床、药学、微生物、感控等多学科专业人士在线下或线上参会。国家卫生健康委员会医政医管局医疗管理处王曼莉调研员等多位专家分别作了主题报告，内容包括关于做好新形势下抗菌药物临床应用管理工作的通知的解读、黏菌素耐药基因研究的最新进展、抗菌药物管理的公共卫生意义、对武汉和北京新冠肺炎患者诊治的经验、碳青霉烯类药物治疗重症感染的地位、新冠肺炎疫情下抗菌药物应用和细菌耐药状况、抗菌药物注射剂一致性评价、新冠疫情对感染疾病科建设的启示、万古霉素治疗严重MRSA感染的治疗药物监测指南(2020版)、DRGs下的HAP诊治体会等。全国抗菌药物临床应用监测网负责人杨小强主任在会上对2019年门诊处方抗菌药物使用率、住院患者抗菌药物使用率、住院患者手术预防用抗菌药物使用率和住院患者抗菌药物使用强度等主要监测指标和几类重点监测抗菌药物使用强度，以及儿童群体抗菌药物使用率和使用强度等大数据指标进行了报告。会议期间还举办了"耐药背景下喹诺酮药物的合理应用""耐药监测与抗菌药物合理使用""临'微'受命，有'感'而悟""感染病例大咖谈""临床微生物与细菌耐药监测""感染性疾病诊治"等专题会议。 (李友佳)

↗ 2020第十届中国药品质量安全大会

2020年8月6~8日，由中国社会科学院食品药品产业发展与监管研究中心、北京中培科检信息技术中心主办，药安汇信息技术(北京)有限公司承办的2020第十届中国药品质量安全大会在江苏苏州召开。大会以"促进药品质量安全专业技术人员交流与信息分享，展示国内外药品质量安全技术研究成果，指导药品质量安全技术应用和创新，提升药品质量安全管理能力"为宗旨，旨在促进我国药品质量安全水平的提升。会议包括6大主题报告、40余位演讲专家，来自300余家制药企业、900余名家代表参会。同时来自国内外50余家仪器厂商集中演示了各自的新技术与解决方案。会议邀请多位专家作了专题报告，内容包括:浅谈药品记录与数据管理要求、赛默飞拉曼光谱新技术:药物研发与质控的新利器、信息技术与药品质量安全、基于工业4.0的环境监测解决方案、制药业害虫风险评估与管控、浅谈《药品生产监督管理办法》药品上市许可持有人、GXP连续监测的未来展望、苏州医药高质量发展交流分享等。 (李友佳)

↗ 2020年儿童合理用药大会

2020年8月28~30日，由国家卫生健康委合理用药专家委员会、中国药师协会联合主办，天津市儿童医院、天津市医学会联合协办的2020年儿童合理用药大会在天津市召开。大会以"保护儿童远离感染"为主题。来自全国儿童健康事业的一线工作者800余人参会。国家卫生健康委医政医管局医疗管理处王曼莉等10余位专家分别作了主题报告，内容包括新形势下我国抗菌药物临床应用管理、《中国儿童肺炎支原体感染实验室诊断规范和临床实践专家共识》解读、新型传染性疾病的挑战和应对、中国儿童细菌耐药性变迁分析等。大会还设立了"细菌耐药和合理用药""儿童感染的多学科团队协作"两个分论坛，同时设立了"儿童抗病毒治疗合理用药""儿童的用药安全与药源性疾病""儿童常见病诊疗与合理用药""儿童抗菌药的合理应用与管理"四个专题共50多场学术报告。会议形式除专题报告外，还设置了圆桌讨论环节，针对热点焦点问题进行的提问和总结。 (李友佳)

↗ 2020年中国儿童用药发展论坛

2020年8月31日，由中国医药工业信息中心和首都医科大学附属北京儿童医院联合主办的中国儿童用药发展论坛在北京举行。工业和信息化部、国家药典委员会、国家药品监督管理局、国家卫生健康委员会以及医药相关领域领导、专家和企业代表近200人参会。国家卫生健康委员会药政司药品目录管理处处长刘嘉楠等10位专家分别作了题为"鼓励研发申报儿童药品清单的评估""儿童用药相关政策及研发现状调研""儿童用药风险管理与保险制度建设研究""分子医学助力儿童罕见病的精准治疗""临床需求导向的儿童用药创新研发""中国儿童用药大数据平台建设总体方案与实施进展""儿童制剂创新研发关键技术""儿童用药研发现状及趋势""儿童口服液体制剂的技术难点及研发策略""中间产品制备儿童用药的法律与政策路径研究"的专题报告。会议还设立了圆桌讨论，就儿童用药临床试验中的药害事件、儿童用药目前存在的问题、儿童用药产学研医合作等问题展开了交流。 (李友佳)

第五届中国临床合理用药大会 2020年9月11~13日，由中国医药教育协会、联合国国际生态生命安全科学院主办，中国医药教育协会临床合理用药专业委员会、同济大学附属东方医院承办的第五届中国临床合理用药大会在上海召开。大会以"责任·创新·合理·安全"为主题，采取线上、线下融合的方式进行。上海、浙江、山东、河南、陕西、宁夏等地区的200余名药学、医学人员到场参会。来自全国的10万余名医学、药学同仁通过网络在线观看。国家药监局南方医药经济研究所林建宁所长在大会上作了题为《对我国医药经济运行趋势的几点思考》主题报告；临床一线抗疫专家、抗击新冠肺炎疫情受到表彰的复旦大学附属华山医院感染科主任、肝病中心联合主任，上海市新型冠状病毒肺炎医疗救治专家组组长张文宏作了题为《从抗击新冠看抗菌药物的精准管控》主题报告。大会设主论坛1个，分论坛14个，邀请130余位专家、学者在大会上分享思想、交流经验。大会还进行了中国医药教育协会临床合理用药基地授牌仪式和第六届中国临床合理用药大会交接仪式。 （李友佳）

中国药学会工业药剂学专业委员会成立大会暨第一届学术会议 2020年9月17日，中国药学会工业药剂学专业委员会成立大会暨第一届学术会议在上海召开。会议采用线上与线下相结合的模式，线下参会人员200人，线上参会人员达800余人，王健当选主任委员。专委会第一届学术会议以中国制剂工业创新发展为主题，组织安排学术报告，报告内容涉及新型制剂的产业化、新型制剂的智能制造、药用辅料的研发策略、新型药品包装容器、新型制剂制造装备、仿制药质量一致性评价、药品监管科学与科学监管等。四川大学华西药学院张志荣教授等9位专家分别作了题为"静脉注射用磷脂——药物超分子聚集体冻干纳米乳剂研究""药品监管科学的初步实践""渗透泵控释片的智能制造关键技术研究""基于生产全过程质控中成药智能制造研究""上药集团仿制药质量一致性评价介绍""从可立袋到多室袋——科伦在输液领域的创新""新时代中国药用辅料开发策略""新型膜剂智能制造关键装备的设计与试制""我国新型冠状病毒疫苗研发的最新进展"的专题报告。 （李友佳）

2020年中华中医药学会中药临床药理分会学术年会暨首届证候类中药创新发展高峰论坛 2020年9月18日，2020年中华中医药学会中药临床药理分会学术年会暨首届证候类中药创新发展高峰论坛通过北京、武汉两地，线上线下结合形式召开。会议由中华中医药学会中药临床药理分会、中国中医科学院中医基础理论研究所主办，近5万人次注册参会。年会围绕中医药研发创新，以"中医药理论、人用经验、临床试验"为导向，促"政、产、学、研、金、服、用"相融合为主题，主要囊括了7个主论坛及平行分论坛：新政策引领新机遇、临床试验聚焦问题研讨、基于人用历史中药新药研发关键技术研讨、重大公共卫生事件下发挥的重要作用分析、证候类中药临床研究主题报告、中医药开发趋势、金融资本助力新药研发。与会代表共同探讨了中医药领域新技术、新发展、新方向；针对中医药领域前沿学术知识和疑难问题，与会专家代表们进行了探讨交流。 （李友佳）

中国药学会医药生物分析专业委员会成立大会暨第一次学术会议 2020年9月18日，中国药学会医药生物分析专业委员会成立大会暨第一次学术会议在上海召开。全国相关领域专家和代表等50余人现场参会，部分医药生物分析工作者参加了线上会议。中国科学院上海药物所钟大放研究员当选主任委员。在学术会议中，中国医学科学院药物研究所张金兰研究员、钟大放研究员、华中科技大学姜宏梁教授、上海交通大学附属第一人民医院的范国荣教授、军科正源（北京）药物研究公司总经理董菁博士、中南大学湘雅三医院阳国平教授、中国科学院上海药物研究所刘佳分别作了题为"中药多成分药代动力学探索研究""创新药物的代谢和药动学研究""非临床和临床研究中生物分析的关键考虑因素""药物代谢分析的临床转化研究与精准药学服务""生物分析在生物技术药物研发中的机遇和挑战""临床试验生物样本编码和标签行业指南建议""抗新冠病毒药物瑞德西韦的代谢和药动学研究进展"的专题报告。 （李友佳）

2020年全国药物化学研讨会 2020年9月18~19日，由中国药学会主办，中国药学会药物化学专业委员会、中山大学药学院、广东省药学会药物化学专业委员会等单位共同承办的2020年全国药物化学研讨会在广州举办。会议的主题为"新药让生活更美好"。本次研讨会采用现场研讨和线上直播相结合的方式进行，会议最高在线人数达到1.3万人。会议采用大会报告、邀请报告、墙报展示及自由讨论等多种形式，设立青年学者论坛（托举工程）、人工智能与药物分子设计、药物化学前沿领域及热点问题、重大疾病靶标和新药前沿研究、药物合成新方法与新工艺、化学生物学及相关领域、天然药物（及中药）化学前沿研究、企业论坛共8个分论坛，与会代表围绕药物化学及相关领域最新的研究进展，交流新成果、新技术、新经验，分析药物化学发展趋势和前沿动向，研讨药物化学所面临的机遇、挑战和发展。 （李友佳）

第三十一届全国儿科药学学术年会暨第十二届全国儿科药学中青年药师论文报告会 2020年9月23~26日，第三十一届全国儿科药学学术年会暨第十二届全国儿科药学中青年药师论文报告会在上海举办。大会由中国药学会医院药学专业委员会主办，中国药学会医院药学专业委员会儿科药学专业组、复旦大学附属儿科医院承办，《中国药学杂志》、中关村精准医学基金会协办。会议主题为"传承、融合、创新、发展"，采用线上线下的方式召开。大会设置了特邀学术报告、大会主旨报告、中美儿科药学连线、儿科临床规范用药演讲大赛总决赛、全国儿科中青年药师论文报告会等学术交流板块。中科院上海药物研究所陈凯先院士等5位专家分别作了题为"以创新驱动我国医药产业新跨越""以价值导向的药学服务""我国临床药学教学与实践的思考""从新冠防控看医药学科发展的现状和挑战""医疗卫生行业发展趋势思考"的专题报告。大会还特设了全国儿科中青年药师合理用药优秀示范例线上评审暨线下儿科临床规范用药演讲大赛总决赛，以此平台来推动专科临床药师在实践中分享患儿药物治疗监护优秀病例，总结提升药学监护质量，提升专业服务能力。 （李友佳）

第十届全国治疗药物监测学术年会 2020年9月24日~27日，由中国药理学会治疗药物监测研究专业委员会和中国科技大学附属第一医院（安徽省立医院）共同主办，安徽省药理学会治疗药物监测研究专业委员会承办，中国药学会循证药学专委会、中国药师协会治疗药物监测药师分会、药物治疗网协办的"第十届全国治疗药物监测学术年会"在安徽合肥召开。学术会议期间，张玉奎院士、周彩存教授、蔡泳教授就大会主题作了学术报告。治疗药物监测专委会缪丽燕教授、张相林教授、翟所迪教授、张伶俐教授、赵荣生教授、肇丽梅教授分别就《治疗药物监测（TDM）结果解读专家共识》《抗肿瘤生物类似药TDM专家共识》《万古霉素治疗药物监测指南（2020年版）》《抗肿瘤药物暴露防护指南》《中国药理学会治疗药物监测研究专业委员会治疗药物监测指南的制订指南》《大剂量甲氨蝶呤临床用药指南》《色谱技术用于治疗药物监测质量保证的专家共识》等专家共识进行了发布。大会设立主委论坛，中日友好医院张相林教授等专家就学科发展、个体化合理用药和疫情期间药学服务等主题进行了学术报告。以药物个体化治疗及相关学术领域为主题，大会设立了抗感染、临床药师、神经与精神、肿瘤、分析技术、免疫抑制、风险管理、国际交流、循证药学、定量药理、基层药师等13个分论坛，以及抗体类药物体内浓度测定方法与评价、精准用药辅助决策系统软件2个分享会。 （李友佳）

第八届中国药学会生物技术药物质量分析研讨会
2020年9月25日，第八届中国药学会生物技术药物质量分析研讨会以线上网络直播形式召开。会议由中国药学会主办、中国药学会生物药品与质量研究专业委员会承办。来自中国食品药品检定研究院、生物制药企业、高等院校和科研院所的众多业内专家和药学同仁齐聚云端，会议共覆盖全国30多个省市，共计3 780人次参会收看。中国食品药品检定研究院生检所重组药物室饶春明研究员等3位专家分别作了题为"重组药物质量控制研究""人乳头瘤病毒疫苗的质量评价方法研究""基因治疗药物质量控制研究"的主题报

告。国家药典委员会赵雄研究员、北京三元基因药业股份有限公司刘金毅研究员以及中国食品药品检定研究院的多位专家分别针对生物技术产品国家标准更新、干扰素抗新冠病毒的基础及临床研究进展、单抗分子大小变异体测定法（CE-SDS法）的研究进展、重组糖蛋白类激素iCIEF法电荷异质性分析研究、Vero细胞宿主蛋白标准化研究、病原体核酸检测标准物质研制现状与思考、质粒DNA构象检测CE法的研究、质谱技术新进展及在疫苗和基因治疗质量分析中的应用、生物制药中辅料分析解决方案、针对巨噬细胞药物靶标CD47的新型bioassay的研发进展和应用以及基于Orbitrap高分辨质谱对单抗药物的深度表征——单抗序列的确证和HCP的分析作了报告。 （李友佳）

2020中国制药工程大会 2020年10月14~16日，由中国食品药品国际交流中心、国家药品监督管理局食品药品审核查验中心与国际制药工程协会主办的2020中国制药工程大会在江苏南京召开。来自国内外药品监管部门、学术机构、行业协会和业界的近600名代表参会。大会结合《药品管理法》《疫苗管理法》《药品生产监督管理办法》和2020版《中国药典》等法规要求，围绕药品生产全生命周期设置专题，内容涉及国际法规更新、药品生产政策法规、药品生产与质量管理、制药行业信息化、口服固体制剂的智能制造、生物制药生产工艺和安全、细胞与基因治疗、连续生产和智能制造合理高效的生物设施、MAH模式下的药品质量监管、ICH产品生命周期管理的技术和法规等。 （李友佳）

中华中医药学会李时珍研究分会换届选举会议暨第十三届李时珍医药论坛 2020年10月16~17日，由中华中医药学会主办，河北省中医院承办的"中华中医药学会李时珍研究分会换届选举会议暨第十三届李时珍医药论坛"在天津召开。本次大会以"弘扬时珍精神、服务健康中国"为主题，采用"线上+线下"相结合的方式，来自全国各地从事李时珍学术思想研究、中药药理等领域的近200位代表参加了会议，4 600余人线上观看会议。会议期间召开了分会换届选举会议，选举产生了中华中医药学会李时珍研究分会第六届委员会。河北中医学院党委副书记、河北省中医院党委书记孙士江当选为主任委员。国医大师李佃贵教授、全国名中医陈宝贵教授、全国名中医刘启泉教授分别就"从抗疫谈中医药的传承与创新""《本草纲目》说参茸""李时珍四时用药理论应用与体会"做了学术报告。孙士江教授以"从历史视域下探析本草著作发展"为题做报告，黄必胜教授、梅全喜教授等围绕李时珍医药研究进行了探讨交流。 （李友佳）

第三届中国中药资源大会 2020年10月17~18日，由中国自然资源学会中药及天然药物资源研究专业委员会等中药资源领域12家学术团体联合发起主办，南京中医药大

学、江苏省中药资源产业化过程协同创新中心承办的第三届中国中药资源大会在江苏南京召开。大会以"中药资源与产业高质量发展"为主题，通过线上、线下同步召开，220余名参会代表出席线下大会，来自全国中药资源领域2000余名代表注册观看大会直播。中国中医科学院院长黄璐琦、上海中医药大学中医药高质量发展研究院院长苏钢强、南京中医药大学教授段金廒等专家分别以"全国中药材生产'八化'发展报告""写在山川大地上""药材生产过程副产物的资源化利用途径及其产业发展的认识与实践"等为题作了报告。会议还邀请多名专家学者围绕中药资源与产业高质量发展的主题进行了交流讨论。大会期间同时举办"中药资源化学与循环利用学习班"国家级继续教育培训班。　　（李友佳）

↗ **中华中医药学会第十三次全国临床中药学学术年会**
2020年10月23～26日，由中华中医药学会主办，中华中医药学会中药基础理论分会、浙江医院、浙江中医药大学共同承办的"中华中医药学会中药基础理论分会第十三次全国临床中药学学术年会"在浙江杭州召开。来自全国各中医药院校、部分设置中医药专业的综合性大学、医学院校等研究机构以及医疗机构等66家单位的专家学者、青年教师、研究生代表共计281人参会。北京中医药大学张冰教授等10余位专家分别作了学术报告。大会除设置主会场外，还设置了教学论坛和青年论坛两个分会场。教学论坛上，6位临床中药学一线教师分享了教育教学经验。青年论坛上，10所高校的青年教师和研究生代表从中药药性理论、中药新资源到眼、内分泌、肿瘤、骨伤、神经等临床各科进行了学术交流。

（李友佳）

↗ **第十届全国妇产科药学大会**　2020年10月27～29日，由中国药学会科技开发中心主办，中国药学会医院药学专业委员会妇产科药学学组承办，首都医科大学附属北京妇产医院协办的第十届全国妇产科药学大会在线上举办。大会的主题是优生优育与药物治疗管理，来自全国各大医院的妇产科及药学专家、药学同仁共400余名代表参会。会议邀请11位专家通过学术交流和工作汇报的形式，围绕优生优育与药物治疗管理这一主题展开探讨与分享。在妇幼健康政策研读专场，主要围绕我国妇幼保健现状和发展对策、HPV疫苗与宫颈癌前病变、药物暴露与妊娠风险等内容进行探讨。在出生缺陷研究专场，主要围绕出生缺陷队列研究进展、建立出生人口队列开展重大出生缺陷风险研究、药品上市后安全性循证评价方法与实践、妊娠用药登记的建立与探索等内容进行探讨。在药物与优生优育专场，主要围绕优生优育与药物治疗、《中国医疗机构药品评价与遴选快速指南》解读、妊娠期化疗药的合理使用等内容进行探讨。会议期间，首都医科大学附属妇产医院药事部冯欣主任就2020年度妇产科药学学组工作进行了报告并提出2021年工作计划。（李友佳）

↗ **中华中医药学会首届基层中医药协同创新发展大会**
2020年10月30日至11月1日，由中华中医药学会主办、李时珍医药集团支持的中华中医药学会首届基层中医药协同创新发展大会在福建厦门召开。会议以"传承创新，共建共享"为主题，来自全国各地的600余位代表参会，对基层中医药适宜技术的普及与推广、基层中医疗机构、药品服务机构整合发展等方面进行了研讨。开幕式上，中华中医药学会组织编写的《基层中医药适宜技术丛书》和培训项目正式发布，为中医适宜技术在基层的推广普及提供途径。会议特邀国内多位专家进行了专题报告，内容包括基层中医药的机遇与挑战、打造"互联网＋中医服务"的新模式、大数据背景下中医药基层健康服务体系构建与应用、中医治未病思想指导下的灸法应用与发展、推拿技术在基层临床开展的优势、刮痧疗法的传承与发展、颈椎病防治、非物质文化遗产点穴防治青少年近视眼等。

（李友佳）

↗ **2020年中国药学会药学服务专业委员会学术年会**
2020年11月13～14日，由中国药学会药学服务专业委员会主办、江苏省药学会承办的2020年中国药学会药学服务专业委员会学术年会在江苏南京召开。来自全国各地的400余名药学服务工作者参会。国家卫生健康委员会医政医管局医疗管理处张文宝处长、南京市卫生健康委员会彭宇竹副主任、首都医科大学附属北京朝阳医院童朝晖院长等嘉宾分别就药学服务的政策与方向、医院药学学科建设与发展、疫情期间的医疗应对等话题进行了主题报告。大会还设置了六个分论坛：药物临床应用综合评价、临床药师工作绩效评价、互联网＋药学服务、调剂自动化与药学服务精细化、紧急状态下的药学服务、个体化用药与药学服务，邀请了来自全国的30多位专家及药师分享各自领域内最新的研究成果，针对药学服务发展的热点、难点进行了交流。　（李友佳）

↗ **2020年中国药学会制药工程专业委员会学术年会暨工作年会**　2020年11月17～18日，由中国药学会制药工程专业委员会主办，上海交通大学药学院、上海方予健康医药科技有限公司和抗感染新药研发国家重点实验室（广东东阳光药业有限公司）承办、百世传媒合办的2020年中国药学会制药工程专业委员会学术年会在上海举行。来自高校、企业、科研院所的制药界同仁近300人参会。会议以推动制药工程新技术、新理论的产业化、工程化发展，加快制药企业的转型升级，促进制药人才培养为目标，对最新医药政策和高端制剂技术进行了解读与探讨。中国工程院院士陈芬儿教授等专家分别就长春碱不对称合成路线优化与技术难点攻关、工业规模的抗真菌抗生素生物合成路线、绿色生物制造业意义与发展的报告，近20多年来微生物制药工艺创新的思路及产业化应用、合成生物学高效制备天然产物的关键技术突破、如何利用协同催化策略实现天然产物和药物分子的绿色合成、在新冠肺炎防治中中药及其他保健品的研发策略、晶体技术在医药工业中的应用和具体实例进行了报告。

（李友佳）

↗ **2020 中国生物制品年会** 2020 年 11 月 19～21 日，由中国疫苗行业协会、中国药学会生物药品与质量研究专业委员会、中华预防医学会生物制品分会、中华预防医学会疫苗与免疫分会、中国医药生物技术协会疫苗专业委员会和中国微生物学会生物制品专业委员会联合主办，中国食品药品检定研究院、中国生物技术股份有限公司、中国医学科学院医学生物学研究所支持的 2020 中国生物制品年会在广东珠海召开。来自全国生物制品领域的 4 000 余名代表参会。会议聚焦"生物医药创新与公共卫生安全"，围绕疫苗研发与质量、重组治疗性生物制品、细胞治疗与基因治疗、疫苗预防接种、疫苗临床研究、疫苗大数据与人工智能、血液制品、生物制药工程技术、狂犬病防控、抗体药物产业化、生物制药设备与材料创新、肉毒毒素与生物技术新材料、体外诊断试剂、温度敏感性药品供应链质量风险管控等内容开设 14 个分论坛，邀请生物医药领域专家进行学术报告交流。会议期间还召开了中国疫苗行业协会第三届第六次理事会会议、中国药学会生物药品与质量研究专业委员会第三届委员会会议、中华预防医学会生物制品分会第七届委员会会议、中华预防医学会疫苗临床研究专业委员会委员会议以及中国疫苗行业协会预防接种专业委员会委员会议。

（李友佳）

↗ **中华中医药学会中成药分会 2020 年学术年会** 2020 年 11 月 20～22 日，由中华中医药学会主办，中华中医药学会中成药分会、江西中医药大学联合承办的中华中医药学会中成药分会 2020 年学术会议在江西南昌举行。来自全国各地的专家学者共计 320 余人以线上线下的形式围绕"彰显中医药优势，推动高质量发展"的主题参会，共同探讨中医药的传承创新发展。大会主题报告上，浙江中医药大学现代中药与健康产品研究所所长吕圭源教授等 8 位专家学者分别作了题为"补益中成药养生保健作用研究""中医香疗产业发展的核心科学问题""中成药制备工艺关键技术分析""中药科学发展：新时代，新策略""中药制药装备自动化信息化研究""中医药法实施后医院制剂的发展机遇与挑战""已上市中成药工艺变更的技术要求与策略""中药制药工艺与装备发展的现状与展望"的主题报告。与会代表围绕中成药优势特色研究与新药研发、中药质量提升与产业高质量发展研究、中医经典名方产品研发与创新、医院中药制剂的研发与市场转化、中医药健康产品开发与应用等内容展开了交流探讨。

（李友佳）

↗ **第十届全国药物分析大会** 2020 年 11 月 21～23 日，由中国医药生物技术协会药物分析技术分会，西安交通大学药学院承办的第十届全国药物分析大会在陕西西安召开。会议主题为"新时代新机遇交叉合作与创新发展"，60 余所高校、科研院所、企业及医院的 500 余位代表参会。本次会议设立 7 个分会场，囊括药物分析新方法、分析药理学、生物药物分析、中药分析等。139 位领域专家和学者聚焦药物分析的热点和难点，带来各自领域的专题报告，内容包含 COVID-19 冠状病毒疫苗研发、古方比较学、质谱成像、微流控单细胞分析、代谢组学、毛细管电泳/电色谱-质谱联用技术与方法、生物色谱技术、固相微萃取新材料、生物传感器、生物信息学、生物药物分析等。大会共收到 70 余篇论文摘要。

（李友佳）

↗ **中华中医药学会中药炮制分会 2020 年学术年会** 2020 年 11 月 27～29 日，由中华中医药学会主办，中华中医药学会中药炮制分会、浙江厚达智能科技股份有限公司承办的中华中医药学会中药炮制分会 2020 年学术年会在浙江杭州召开。来自全国 20 多个省、自治区、直辖市的高校、科研院所、医疗机构、中药企业的专家和代表近 400 人参会。大会主题为"中药炮制新技术、新观点、新饮片"。中华中医药学会中药炮制分会主任委员贾天柱教授对炮制分会在福州举办"雷公杯"全国中药炮制青年教师授课与技能交流暨中药炮制传承与创新沙龙等近一年来的工作进展情况进行总结，并对下一阶段的工作进行了安排。26 位专家学者分别做了大会报告，内容包括云中药炮制"正""精华"及重大问题分析、关于中药产地加工与炮制一体化标准制定的思考、中药炮制贵在适中与守正创新、《中药炮制简史》一书的编写汇报、智慧中药房——中药煎剂的守正创新、电磁连续炒药流水线在中药炮制自动化智能化生产过程的应用、黄芩饮片品规古今差异及内涵挖掘、酒女贞子抗糖尿病肾病炮制增效机制研究、基于多数据融合的莪术饮片数字智能化质量分析、中药炮制新思路、新策略等。会议还举行了中华中医药学会中药炮制分会中药炮制学科发展报告发布仪式。

（李友佳）

↗ **第六届《药学学报》药学前沿论坛暨第十五届中国药学会青年药学论坛** 2020 年 11 月 27～29 日，第六届《药学学报》药学前沿论坛暨第十五届中国药学会青年药学论坛在山东烟台召开。该论坛由《药学学报》的中英文两刊编委会、中国药学会主办，烟台大学分子药理和药物评价教育部重点实验室承办。会议采用线下线上两种方式结合召开，线下来自全国各地专家学者近 300 人参加，线上累计在线 4 万余人次。大会围绕防治新冠病毒的疫苗、药物研究进展，抗心脑血管、抗肿瘤、抗精神神经等疾病的药物研究前沿热点进行交流讨论。论坛设置了主会场报告 9 个，设置了 7 个分论坛 100 余个专题报告、青年药学论坛报告。论坛期间举办了《药学学报》中、英文刊编者、读者、作者见面会，召开了《药学学报》中、英文刊编委会 2020 年工作会议，进行了"优秀青

年论文""优秀壁报论文"评选。　　　（李友佳）

2020 全国药物流行病学学术年会　2020 年 11 月 28～29 日，由中国药学会药物流行病学专业委员会主办，武汉大学中南医院和药物流行病学杂志社共同承办的 2020 全国药物流行病学学术年会在武汉采用线上线下相结合的方式召开。会议主题是"疫情防控背景下的合理用药与指南解读"。会议通过网络直播和现场两种方式举行。大会报告阶段，北京大学詹思延教授等 5 位来自国内外的药物流行病学专家、药品监督管理部门的领导围绕大会的主题做了报告，内容包括最新的药物流行病学研究的方法，英国药物流行病学新进展，我国药物警戒的立法、进展、面临的挑战及未来展望，新药品管理法的法治精神及医药机构法律责任等。分论坛主题包括药物经济学与合理用药管理，国家集采 &DRGs 支付下抗菌药物管理等。会议共收到交流论文 80 篇。（李友佳）

中华中医药学会医院药学分会 2020 年学术年会　2020 年 11 月 28～30 日，由中华中医药学会主办，中华中医药学会医院药学分会、中国药学会临床中药学专业委员会、北京中医药学会中药人才培养工作委员会、北京中医药大学东方医院、北京中医药大学临床中药学重点专科联盟共同承办的"中华中医药学会医院药学分会 2020 年学术年会""暨中国药学会临床中药学专业委员会年会""暨北京中医药学会中药人才培养工作委员会年会"采用线上线下的形式举行。来自全国分会常务委员、药学专家、学者及部分药师等近 200人参加线下会议，同期 2.5 万人参加了线上直播。主论坛上，首都医科大学北京中医医院院长刘清泉教授等 15 位专家分别就中医药在抗击新冠疫情中的作用、中药的守正与创新、新冠疫情的前世今生——与病毒共舞、中药质量控制现状及未来发展方向、经典名方研发的三条路径、网络药理学的进展、中医药辩证治疗感冒经方临床经验介绍、人工智能在药学服务的应用、道地药材优形优质研究、药学服务的创新与发展、中药传统炮制、中药安全性研究、紧跟政策做好医疗机构药事管理等专题作了报告。　　（李友佳）

第四届中国药学会基层医院药学学术年会　2020 年 12月 5～6 日，由中国药学会医院药学专业委员会主办，中国药学会医院药学专业委员会基层药学学组、山东省药学会儿科药学专业委员会、青岛市药学会、青岛市妇女儿童医院联合承办的第四届基层医院药学学术年会在山东青岛召开。会议主题为"创新基层药学服务模式，促进基层临床合理用药"。会议采取云直播加现场参会相结合的方式进行，150余名基层药师及同仁现场参会，2.4 万余人次通过网络观看云直播会议。会议邀请了国内医疗卫生行政管理部门和学会相关领导、全国知名医药专家、基层药学工作者进行大会报告。报告主要内容涵盖基层医疗机构药事管理和安全用药、国家基本药物政策、儿童药品临床综合评价、儿科药物临床规范应用与风险管控、DRGs 下的合理用药与临床药学新定位、创新的药师胜任力考评工具 OSCE、用药咨询中的人文与沟通、药师循证思维和药学循证实践、居家药学服务、特殊药品管理、基于互联网的药学科普、药房信息化与自动化、基层临床药学学科发展、基层药学服务经验分享、抗癫痫药物治疗、孕激素合理使用等。　　（李友佳）

中国药学会 2020 年全国地方药学会改革创新发展研讨会　2020 年 12 月 20 日，由中国药学会主办、重庆药学会承办的 2020 年全国地方药学会改革创新发展研讨会在重庆市召开。全国各省、自治区、直辖市药学会的理事长、副理事长、秘书长、副秘书长等 40 余名代表参会。孙咸泽理事长以"学习贯彻党的十九届五中全会精神，为建设社会主义现代化医药强国贡献力量"为题作报告。报告指出学习贯彻五中全会精神是当前和今后一个时期的重要政治任务，要深刻领会其重大意义和核心要义，准确把握"十四五时期"战略机遇期的新特征，坚持党的全面领导，依靠创新提供发展动力、深挖发展潜力、实现更大发展。丁丽霞秘书长传达了中国科协 2020 年全国学会工作会议精神。会议安排了各地方药学会经验交流讨论，地方药学会代表先后就学会改革创新发展中积累的成功经验、面临的问题及今后的工作安排展开讨论。

（李友佳）

世界中医药学会联合会中药鉴定专业委员会第七届学术年会、世界中医药学会联合会药用植物资源利用与保护专业委员会学术年会　2020 年 12 月 22～25 日，2020 年中国药学会中药资源专业委员会学术年会暨世界中医药学会联合会中药鉴定专业委员会第七届学术年会、世界中医药学会联合会药用植物资源利用与保护专业委员会学术年会在广西南宁召开。会议由中国药学会中药资源专业委员会、世界中医药学会联合会中药鉴定专业委员会和世界中医药学会联合会药用植物资源利用与保护专业委员会主办，中国中医科学院中药资源中心、广西壮族自治区药用植物园、黑龙江中医药大学和天津大学联合承办。会议以"中药资源与人类命运共同体构建"和"中药资源鉴定与中药质量溯源"为主题，采取线上线下相结合的方式进行。来自全国各地的中药资源、中药鉴定领域专家学者、学生、企业管理人员约 180 余人参加了线下会议。中国工程院院士黄璐琦院士作了题为"多学科交叉，促进中药传承创新"的主题报告。30 多位来自全国各地的中药资源领域专家们作了专题报告。与会专家与学者们就中药资源与人类命运共同体构建、中药资源鉴定与中药质量溯源等问题以及中药资源保护与中药质量、中药资源开发利用等热点问题进行了交流和探讨。　（李友佳）

第十七次全国临床药理学学术会议　2020 年 12 月 25～

26 日,由中国药理学会临床药理学专业委员会主办,北京大学第一医院、北京大学临床药理研究所和北京大学医药管理国际研究中心承办的第十七次全国临床药理学学术会议召开。会议采用线下线上相结合的方式,设立北京和合肥两个线下分会场,来自全国各省市高校、研究院所、医疗机构、医药企业及相关政府部门等从事临床药理学相关领域研究的 500 余名专家、学者在线上线下参会。大会以"聚焦转化、推动创新"为主题。会议期间召开了中国药理学会临床药理学专委会换届会议,北京大学临床药理研究所崔一民教授当选新一届主任委员。国家药监局药品审评中心、海南省药品和医疗器械审评服务中心魏春敏教授就新法规下临床药理学在药物研发中的作用进行了解读,对临床药理学面临的机遇与挑战进行了分析。北京市卫生健康委员会科教处宋玫处长围绕北京市医药创新行动计划与研究型病房建设展开了探讨,介绍了北京市推动医药健康协同创新工作现状及期待。安徽医科大学临床药理研究所魏伟教授报告了新冠病毒感染性疾病流行期间用药的考虑和临床药理转化研究。大会还邀请到安徽医科大学临床药理所张玲玲教授 9 位专家进行了专题报告。

(李友佳)

↗ **2020 年中国药学会专业委员会工作会议暨学会创新发展研讨会** 2020 年 12 月 27 日,2020 年中国药学会专业委员会工作会议暨学会创新发展研讨会在北京召开。孙咸泽理事长、丁丽霞副理事长兼秘书长、李波副理事长、王生田监事,学会各专业委员会主任委员、副主任委员、秘书以及学会副秘书长、办事机构各部门负责人、实体机构负责人等领导专家 50 余人出席本次会议。孙咸泽理事长向会议作题为"学习贯彻党的十九届五中全会精神,为建设社会主义现代化医药强国贡献力量"的报告,丁丽霞副理事长兼秘书长传达了中国科协 2020 年全国学会工作会议精神。医院药学专业委员会张毕奎副主任委员,中药资源专业委员会兰青山副主任委员,药物分析专业委员会马双成主任委员,药物临床评价研究专业委员会许重远主任委员代表本专业委员会作了交流发言,分别汇报了本专业委员会 2020 年工作总结及 2021 年工作计划。其他专业委员会进行了书面交流。在交流研讨阶段,学会各专业委员会结合本专业本领域发展情况,对学会"十四五"发展规划提出意见和建议。 (李友佳)

↗ **中国药学会战略发展专家委员会座谈会** 2020 年 12 月 27 日,中国药学会战略发展专家委员会座谈会在北京召开。学会战略发展专家委员会名誉主任委员桑国卫、全国政协教科卫体委员会副主任孙咸泽,学会战略发展专家委员会主任委员陈志南等专家出席本次会议。会议由主任委员陈志南主持。孙咸泽理事长作了题为"贯彻落实党的十九届五中全会精神,推动学会高质量发展"的主题报告。学会战略专家委员会委员曲凤宏、李松、肖小河、张伟、郝海平等专家分别进行了主题发言。与会专家对如何提升学术引领,服务健康中国建设;如何推动药学学科发展;学会"十四五"发展规划等方面建言献策,同时也对药品监管工作提出了意见建议。

(李友佳)

药学书刊

Pharmaceutical Publications

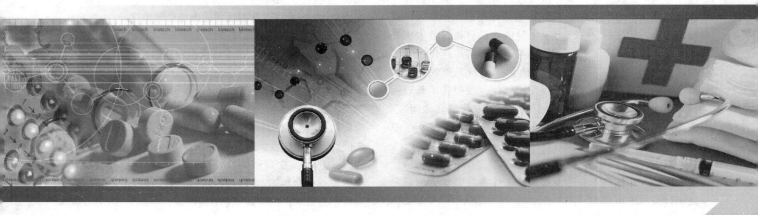

2019 年药学图书出版书目选录

"艾"的力量：祛寒湿、疗百病、养容颜
胡维勤　主编
中国纺织出版社　152 页　16 开　45.00 元

"最强大脑"速记中药学
林勇凯　史俊恒　张还添　主编
广东科技出版社　246 页　32 开　20.00 元

《海药本草》辑校
李　珣　著
北京科学技术出版社　124 页　16 开　500.00 元

《神农本草经》精注易读本
（清）孙星衍　辑注
中国中医药出版社　431 页　16 开　298.00 元

《药物分析》基础设计综合实验指导
马东来　李　菁　郑玉光　主编
中国纺织出版社　123 页　大 32 开　45.00 元

《中国药典》2020 年版四部通则：草案
国家药典委员会　编
中国医药科技出版社　361 页　大 16 开　230.00 元

《中华人民共和国药品管理法》及相关材料汇编
《中国医药报》社　编
中国医药科技出版社　205 页　大 32 开　36.00 元

100 种海洋中药效验方临床应用便览
邓家刚　覃文慧　侯小涛　主编
广西科学技术出版社　180 页　16 开　68.00 元

100 种食用及药用昆虫图鉴
车晋滇　编著
化学工业出版社　200 页　大 32 开　49.80

2009～2018 年内蒙古自治区深化医药卫生体制改革研究
范艳存　张　楠　李　敏等　著
内蒙古大学出版社　301 页　16 开　48.00 元

2019 国家执业药师考试 30 天冲刺跑（4 版，全 7 册）
国家执业药师资格考试研究组　编
中国医药科技出版社　928 页　大 16 开　295.00 元

2019 国家执业药师考试必备考点速记（5 版，全 7 册）
宿　凌　葛　阳　吕　琳等　主编
中国医药科技出版社　1 440 页　32 开　218.00 元

2019 国家执业药师考试辅导用书（13 版，全 7 册）
宿　凌　王　建　陈有亮　主编
中国医药科技出版社　2 194 页　16 开　185.00 元

2019 国家执业药师考试教材精讲（全 7 册）
宋粉云　总主编
中国医药科技出版社　1 494 页　16 开　248.00 元

2019 国家执业药师考试精讲（5 版，全 7 册）
国家执业药师考试精讲编写组　编
中国医药科技出版社　1 565 页　16 开　236.00 元

2019 国家执业药师考试历年真题解析与避错（4 版，全 7 册）
国家执业药师资格考试研究组　编
中国医药科技出版社　1 994 页　16 开　318.00 元

2019 国家执业药师考试习题与解析（11 版，全 7 册）
杨世民　总主编
中国医药科技出版社　2 205 页　16 开　641.00 元

2019 国家执业药师资格考试冲刺模拟 6 套试卷（全 7 册）
医学教育网　编著
云南科技出版社　1 239 页　16 开　252.00 元

2019 国家执业药师资格考试辅导讲义（全 7 册）
国家执业药师资格考试辅导用书编写组　编
人民卫生出版社　2 311 页　16 开　460.00 元

2019 国家执业药师资格考试辅导讲义同步练习题集：解析版（全 7 册）
国家执业药师资格考试辅导用书编写组　编
人民卫生出版社　1 747 页　16 开　366.00 元

2019 国家执业药师资格考试考试大纲（7 版）
国家食品药品监督管理总局　制定
中国医药科技出版社　129 页　大 16 开　49.00 元

2019 国家执业药师资格考试临考冲刺模拟试卷（2 版，全 7 册）
田　燕　蒋　妮　高　萌等　编
中国中医药出版社　7 册　16 开　266.00 元

2019 国家执业药师资格考试全考点实战通关必备（全 14 册）
刘　丹　衣　铖　刘恩钊等　编著
人民卫生出版社　1 982 页　16 开　475.00 元

2019 国家执业药师资格考试推荐辅导用书（全 7 册）
执业药师考试研究专家组　编
世界图书出版西安有限公司　7 册　16 开　266.00 元

2019 国家执业药师资格考试要点轻松练（全 7 册）
朱鹏飞　段洪云　编著
华中科技大学出版社　2 737 页　16 开　499.00 元

2019 国家执业药师资格统一考试系列辅导用书 决胜 2019（全 7 册）
博学堂国家药考命题研究中心组　编
湖南科学技术出版社　1 213 页　16 开　336.00 元

2019 中药学（士、师、中级）应试指导及历年考点串讲
郑　倩　王广伟　主编
北京航空航天大学出版社　666 页　16 开　119.00 元

2020 全国卫生专业技术资格考试指导 药学（士、师、中级）（全 3 册）

全国卫生专业技术资格考试用书编写专家委员会编写

人民卫生出版社 2 208 页 16 开 455.00 元

30 种常用中药材规范化种植技术

陈贵林等 编著

中国农业出版社 240 页 大 32 开 28.00 元

35 种中草药主要病虫害原色图谱

何运转 谢晓亮 刘廷辉等 主编

中国医药科技出版社 454 页 16 开 158.00 元

550 种中药使用图典

老中医养生堂 编著

福建科学技术出版社 585 页 16 开 118.00 元

66 种山野菜栽培与食用药用大全

吴伟刚 沈凤英 主编

化学工业出版社 325 页 大 32 开 49.80

GMP 教程(4 版)

梁毅 主编

中国医药科技出版社 307 页 大 16 开 59.00 元

GSP 实务(2 版)

张瑜 主编

中国医药科技出版社 359 页 大 16 开 65.00 元

SPSS 医药统计教程

高祖新 言方荣 王菲 主编

人民卫生出版社 230 页 16 开 43.00 元

阿胶百科知识

秦玉峰 主编

中国中医药出版社 196 页 16 开 68.00 元

安徽省中药饮片炮制规范:2019 年版

安徽省药品监督管理局 编著

安徽科学技术出版社 400 页 16 开 188.00 元

岜山药膳

孙启玉 著

科学出版社 326 页 16 开 268.00 元

白及生态种植技术研究

吴明开 编著

科学出版社 129 页 16 开 99.00 元

白簕生物生态学及栽培技术研究

肖娟 主编

科学出版社 157 页 16 开 90.00 元

白藜芦醇基础与临床

高海青 李保应 马亚兵 主编

人民卫生出版社 367 页 16 开 70.00 元

白天临证 夜间读书:经方治疗疑难病实录

何庆勇 著

人民卫生出版社 330 页 16 开 68.00 元

百病国医外治特效方

胡璘媛 林亚明 主编

化学工业出版社 269 页 16 开 48.00 元

百岁药王孙思邈的养生细节

李丛 编著

中国医药科技出版社 196 页 16 开 39.80

半个世纪的坚守与辉煌:李国桥青蒿抗疟团队光影记忆

张晓红 朱世哲 李剑 主编

广东科技出版社 271 页 16 开 168.00 元

半夏泻心汤

蔡毅东 温艳东 主编

中国中医药出版社 360 页 大 32 开 49.00 元

北方中药材栽培实用技术

谢利德等 主编

北京大学医学出版社 277 页 大 16 开 150.00 元

北美注册药师临床实践指南

(美)S. Scott Sutton 主编

西安交通大学出版社 1 097 页 大 16 开 698.00 元

本草备要

(清)汪昂 著辑

中国医药科技出版社 169 页 大 32 开 17.80

本草纲目续编(全 5 本)

张志斌 郑金生 于大猛 编著

科学出版社 4 417 页 16 开 2500.00 元

本草纲目研究札记

张志斌 郑金生 主编

科学出版社 703 页 16 开 268.00 元

本草纲目引文溯源(全 4 本)

郑金生 张志斌 主编

科学出版社 3 531 页 16 开 1350.00 元

本草纲目影校对照

张志斌 郑金生 编

科学出版社 626 页 16 开 266.00 元

本草精华系列丛书(全 10 本)

赵中振 郭平 洪雪榕等 主编

中国中医药出版社 2 203 页 大 32 开 490.00 元

本草秘本三种

裘庆元 辑

中国中医药出版社 339 页 大 32 开 55.00 元

本草世界

本草菌 著

清华大学出版社 305 页 大 32 开 128.00 元

本草衍义(2 版)

(宋)寇宗奭 著

中国医药科技出版社 124 页 大 32 开 18.00 元

标准化煎药中心基本要求

世界中医药学会联合会 编

中国药学年鉴 CHINESE PHARMACEUTICAL YEARBOOK 2020-2021

中医古籍出版社　16 页　大 16 开　36.00 元

表观遗传药理学

余细勇　李学军　段大跃　主编

科学技术文献出版社　384 页　16 开　118.00 元

濒危药用植物金铁锁研究

钱子刚　李国栋　主编

云南科技出版社　166 页　16 开　40.00 元

冰片的历史溯源及当代应用

黄玉珊　周　松　周　军　著

科学出版社　149 页　16 开　98.00 元

博士教你识中药

黄汉超　主编

暨南大学出版社　193 页　16 开　60.00 元

不孕不育名方精选(2 版)

庞保珍　庞清洋　编著

河南科学技术出版社　303 页　大 32 开　39.00 元

采药去:在博物王国遇见中药(2 版)

段　煦　著

中国中医药出版社　203 页　16 开　78.00 元

蔡氏妇科丸散露酒膏丹辑录

佚　名　著

上海科学技术出版社　309 页　16 开　128.00 元

蚕桑资源药用研究

魏克民　主编

浙江大学出版社　345 页　16 开　89.00 元

藏药志:汉、藏

中国科学院西北高原生物研究所　编著

青海人民出版社　758 页　16 开　298.00 元

藏药制剂微生物限度检查方法适用性研究汇编

滕宝霞　杨平荣　主编

兰州大学出版社　972 页　16 开　238.00 元

草医草药

穆　毅　编著

太白文艺出版社　477 页　16 开　56.00 元

草原药王:蒙古族科学家占布拉道尔吉的故事

文　润　著

内蒙古少年儿童出版社　175 页　大 32 开　56.00 元

产科用药处方分析

张为远　冯　欣　主编

人民卫生出版社　390 页　16 开　79.00 元

常见疾病临床药学监护案例分析(全 6 册)

沈甫明　林厚文　范国荣等　主编

科学出版社　1 991 页　32 开　360.00 元

常见中草药高效种植与采收加工

李典友　编著

河南科学技术出版社　258 页　大 32 开　45.00 元

常见中草药应用图册

马华强　主编

福建科学技术出版社　296 页　大 32 开　35.00 元

常用花类中草药图典

王柳萍　辛　华　黄克南　主编

福建科学技术出版社　228 页　16 开　45.00 元

常用药物临床特点与合理应用

谭晓莉　主编

中国纺织出版社　147 页　16 开　58.00 元

常用有毒中药的临床研究

苏凤哲　主编

中国医药科技出版社　286 页　16 开　49.00 元

常用中西药的药理作用

杜宏梅等　主编

吉林科学技术出版社　419 页　大 16 开　100.00 元

常用中药材品种真伪鉴别与应用

广东省药品检验所　编

广东科技出版社　204 页　大 32 开　98.00 元

常用中药饮片临床应用

吴建华　孙　静　主编

陕西科学技术出版社　195 页　17cm　25.00 元

常用中药饮片炮制规范及操作规程研究

于江泳　陆兔林　主编

中国医药科技出版社　1 011 页　大 16 开　299.00 元

超说明书用药

徐　峰　黄　瑾　许铁峰　主编

上海科技教育出版社　224 页　16 开　48.00 元

超药品说明书用药参考(2 版)

张　波　郑志华　李大魁　主编

人民卫生出版社　666 页　大 32 开　66.00 元

陈卫川中回医临床实用配伍药对

陈卫川　陈　堃　曹维宏　主编

阳光出版社　188 页　大 32 开　46.00 元

成方切用

(清)吴仪洛　辑

中国医药科技出版社　331 页　大 32 开　29.80

成骨维生素 K2:走出盲目补钙的误区

王家治　雷　泽　主编

科学出版社　122 页　16 开　49.80

川派中医药肿瘤贯珠集

张瑞明　由凤鸣　主编

四川科学技术出版社　397 页　16 开　68.00 元

穿龙薯蓣天然抗氧化化合物提取分离及药理活性研究

夏广清　马　强　主编

吉林大学出版社　119 页　16 开　56.00 元

传统中药饮片炮制图谱

谢　明　主编

福建科学技术出版社　366 页　大 16 开　198.00 元

纯中药治疗 2 型糖尿病实践录

庞国明　著

中国中医药出版社　235 页　16 开　79.00 元

淳六味道地药材栽培实用新技术

郑平汉　编著

西北农林科技大学出版社　266 页　大 32 开　38.00 元

从 0 到 100：医药营销实战攻略

韦绍锋　冯高雅　主编

中国商业出版社　289 页　16 开　68.00 元

从海上到上海：口述诚意药业成长史

吴逢旭　吴文汇　著

浙江人民出版社　367 页　16 开　70.00 元

崔振儒经验方论

崔振儒　主编

科学出版社　164 页　16 开　68.00 元

代谢综合征的中医药防治

俞　捷　范　源　主编

科学出版社　211 页　16 开　128.00 元

当代经方名家临床之路（2 版）

李赛美　主编

中国中医药出版社　173 页　16 开　49.00 元

当代临床药学研究与实践

孙　谦　周　慧　徐国秀　主编

吉林科学技术出版社　264 页　16 开　50.00 元

当代名医效方精选

张景祖　主编

郑州大学出版社　270 页　16 开　48.00 元

迪庆植物藏药精选 100 味

杨青松　杨重文　主编

云南科技出版社　162 页　16 开　198.00 元

典型环境药物的深度氧化处理技术

阳　海　著

湘潭大学出版社　167 页　16 开　48.00 元

典型天然药物的化学成分及其研究开发新探

李常风　著

吉林大学出版社　270 页　16 开　58.00 元

调脂药物治疗的药学监护

杨　敏　劳海燕　主编

人民卫生出版社　134 页　16 开　36.00 元

侗族医药文化及侗族药物

袁涛忠　郭伟伟　主编

贵州科技出版社　394 页　大 16 开　258.00 元

毒理学试验原理

（美）Frank　A. Barile　著

科学出版社　312 页　16 开　150.00 元

独立全解《经方实验录》医案（2 版）

鲍艳举　花宝金　编著

中国中医药出版社　290 页　16 开　78.00 元

读故事　识本草：中药入门读本

毛国强　谭秀敏　李兰兰　主编

吉林大学出版社　274 页　大 32 开　59.80

杜仲良种繁育和高效栽培技术与宁夏引种栽培

何兴东等　编著

南开大学出版社　96 页　16 开　28.00 元

儿科疾病用药策略

张红霞等　主编

科学技术文献出版社　272 页　16 开　80.00 元

儿科药学理论与实践

马海红　编著

科学技术文献出版社　214 页　16 开　48.00 元

儿科治疗药物监测与合理用药

王　丽　主编

人民卫生出版社　542 页　16 开　75.00 元

儿童用药家庭必备方案

刘子琦　著

河南科学技术出版社　245 页　大 32 开　62.90

发现本草之旅. 贰

丁兆平　著

中国医药科技出版社　396 页　大 32 开　49.00 元

法定药用植物志，华东篇. 第三册

赵维良　主编

科学出版社　631 页　大 16 开　418.00 元

方回春堂传统膏方制作技艺

丁　黎　俞柏堂　编著

浙江摄影出版社　177 页　大 32 开　36.00 元

方剂必背轻松记

严哲琳　编著

人民卫生出版社　351 页　32 开　45.00 元

方剂学

李　冀（英）赵凯存　主编

中国中医药出版社　294 页　16 开　148.00 元

方剂学备考十日通

叶品良　陈西平　主编

中国医药科技出版社　212 页　大 32 开　25.00 元

方剂学核心考点速记（2 版）

王绍辉　刘同祥　主编

中国医药科技出版社　267 页　大 32 开　23.00 元

方剂学核心知识点全攻略

杨　桢　高　琳　主编

中国医药科技出版社　200 页　大 32 开　25.00 元

方剂与中成药

王丽岩　刘海洋　闫　晨　主编

中国协和医科大学出版社　391 页　16 开　58.00 元

方药量效学

仝小林　主编

中国中医药出版社　151 页　16 开　40.00 元

防风生理生态学特性及色原酮生物合成的分子机制研究

韩忠明等　编著

吉林科学技术出版社　129 页　16 开　35.00 元

肺病百方临床应用

付　义　刘　青　主编

中国中医药出版社　380 页　大 32 开　49.00 元

分子生药学

袁　媛　刘春生　主编

人民卫生出版社　190 页　16 开　48.00 元

福建道地药材

王　宫　黄泽豪　主编

福建科学技术出版社　173 页　16 开　118.00 元

福州高级科技专家名录·医药卫生卷2

福州市科学技术协会　编

福建科学技术出版社　288 页　16 开　57.00 元

妇科病与维生素

（美）Helen Saul Case　著

华龄出版社　256 页　大 32 开　26.00 元

附子汤质量控制方法学及治疗慢性心衰药效学实验研究

王　瑞　著

吉林大学出版社　236 页　16 开　76.00 元

傅山医药手稿研究

张兴元　郭文平　刘润兰　编著

中国中医药出版社　258 页　大 16 开　298.00 元

甘肃省中医药传统知识荟萃

潘　文　主编

甘肃科学技术出版社　105 页　16 开　28.00 元

甘肃中医药产业创新发展战略与路径研究

罗　臻　著

清华大学出版社　213 页　16 开　98.00 元

甘肃中医药产业发展的思考与探索

李应东　主编

甘肃科学技术出版社　299 页　16 开　98.00 元

高等药理学（2 版）

丁　健　主编

科学出版社　734 页　大 16 开　150.00 元

高等职业学校专业教学标准·医药卫生大类 I

教育部行业职业教育教学指导委员会工作办公室　编

国家开放大学出版社　199 页　16 开　52.00 元

高效液相色谱法波长切换技术在中药质量评价中的应用

研究

张振秋　李可强　刘振东等　著

辽宁科学技术出版社　270 页　16 开　50.00 元

高血压：患者用药手账

范倩倩　刘震宇　主编

人民卫生出版社　93 页　16 开　26.00 元

高血压药物治疗的药学监护

陈　英　林英忠　主编

人民卫生出版社　150 页　16 开　30.00 元

膏方治百病

杜同仿　主编

中国中医药出版社　260 页　大 32 开　38.00 元

根茎类中药材规范化栽培技术

沈凤英　李迎春　张明柱　主编

中国农业科学技术出版社　272 页　16 开　58.00 元

跟刘渡舟学用经方

张文选　王建红　著

中国医药科技出版社　452 页　16 开　96.00 元

跟师名中医经验录：严冰临床用药经验

严晓枫　主编

东南大学出版社　213 页　16 开　48.00 元

工业药剂学（4 版）

潘卫三　杨星钢　主编

中国医药科技出版社　501 页　大 16 开　85.00 元

工业药剂学实验指导

金　青　主编

化学工业出版社　94 页　16 开　25.00 元

公立医院药品供应物流模式研究：以江西省为例

吴登丰　著

中国商务出版社　218 页　16 开　55.00 元

古籍整理之本草彩色药图系列（全 5 本）

杨卫平　冯　泳　总主编

贵州科技出版社　1 121 页　大 16 开　522.00 元

古今特效养生药酒方

杨静娴　主编

中国医药科技出版社　253 页　16 开　58.00 元

古药今用·脾胃篇

饶线明　黄君阳　编著

吉林大学出版社　352 页　16 开　68.00 元

骨伤科药膳精编

谢　艳　刘晓红　梁国辉　主编

中国人口出版社　356 页　16 开　65.00 元

骨伤中草药使用图册

李声国　戴义龙　编著

福建科学技术出版社　331 页　16 开　65.00 元

关于持续做好抗菌药物临床应用管理工作的通知专家解读

马小军　史录文　林丽开　主编

中国协和医科大学出版社　101 页　大 32 开　28.00 元

冠心病用药与自然疗法

唐金艳等　主编

金盾出版社　130 页　16 开　36.00 元

广东省中医院药物临床试验机构管理制度与标准操作规程（SOP）汇编

张　勋　梁伟雄　主编

中山大学出版社　320 页　16 开　62.00 元

广西民族医药验方（全 4 本）

广西民族医药研究院　编

广西科学技术出版社　1602 页　16 开　130.00 元

广西医药卫生体制改革实践与探索

唐　宁　廖品琥　主编

广西科学技术出版社　328 页　16 开　98.00 元

贵州省药品微生物检验方法汇编

罗　曼　王　俊　主编

贵州科技出版社　279 页　16 开　58.00 元

贵州省志：1978～2010·卷三十一·食品药品监督管理

贵州省地方志编纂委员会　编

贵州人民出版社　554 页　大 16 开　380.00 元

贵州省中药材大品种产业链·第二部

贵州省科学技术情报研究所　贵州省科技发展战略研究院　编

贵州科技出版社　268 页　16 开　52.00 元

桂北药用植物资源现代研究

杨　丹　程忠泉　刘贤贤　主编

河海大学出版社　549 页　16 开　128.00 元

国家基本药物处方集·化学药品和生物制品

姚文山　主编

天津科学技术出版社　499 页　16 开　98.00 元

国家基本药物处方集·化学药品和生物制品：2018 年版

国家基本药物临床应用指南和处方集编委会　编写

人民卫生出版社　866 页　16 开　126.00 元

国家基本药物临床应用指南·化学药品和生物制品：2018 年版

国家基本药物临床应用指南和处方集编委会　编写

人民卫生出版社　569 页　16 开　96.00 元

国家基本药物临床应用指南·中成药：2018 年版

国家基本药物临床应用指南和处方集编委会　编写

人民卫生出版社　306 页　16 开　66.00 元

国家药典中草药图鉴

林余霖　主编

福建科学技术出版社　800 页　大 32 开　98.00 元

国家医保药品临床应用手册·西药：2019 年版

张志清　主编

人民卫生出版社　908 页　16 开　120.00 元

国家医保药品临床应用手册·中成药：2017 年版

梅全喜　曾聪彦　主编

人民卫生出版社　516 页　16 开　76.00 元

国医大师唐祖宣《中医实践精华录》丛书（全 11 本）

唐祖宣　编

新华出版社　6 286 页　16 开　1980.00 元

过程分析技术在生物制药工艺开发与生产中的应用

（美）Cenk Undey/Duncan Low/Jose C. Menezes 等　主编

化学工业出版社　261 页　16 开　98.00 元

海南黎药·第二辑·抗风湿药

唐　菲　林天东　著

海南出版社　116 页　16 开　108.00 元

海南黎药·第三辑·补益药

唐　菲　林天东　著

海南出版社　173 页　16 开　108.00 元

海南中药资源图集·第三集

代正福　彭　明　戴好富　主编

云南科技出版社　306 页　大 32 开　68.00 元

海上丝绸之路与中医药文化的海外传播：以中医药文化在东南亚的传播和影响为中心

冯立军　著

黑龙江教育出版社　305 页　大 32 开　60.00 元

海上中医名家膏方经验集

吴银根　王庆其　颜乾麟　主编

人民卫生出版社　501 页　16 开　99.00 元

海洋药物资源开发与利用

陈　宁　编著

化学工业出版社　202 页　16 开　68.00 元

合成药物及其构效关系研究

童国通　著

吉林科学技术出版社　127 页　16 开　38.00 元

菏泽地产药材栽培和采收技术

沙启营　袁继承　郗文起等　主编

吉林科学技术出版社　173 页　16 开　98.00 元

黑老虎植物资源的研究与利用

梁忠厚　易　鹊　主编

中国林业出版社　185 页　16 开　55.00 元

呼吸系统疾病治疗药物处方集

陆丛笑　唐启令　主编

人民卫生出版社　546 页　大 32 开　53.00 元

胡希恕经方二百首辨析

胡希恕　撰著

中国中医药出版社　188 页　16 开　56.00 元

胡希恕经方用药心得十讲：经方用药初探

冯世纶　主编

中国药学年鉴

CHINESE PHARMACEUTICAL YEARBOOK

2020-2021

中国中医药出版社 374 页 16 开 98.00 元

湖北红安中药植物志

李长乐 董昌山 周志祥 主编

华中科技大学出版社 380 页 16 开 248.00 元

湖北省中药材质量标准:2018 年版

湖北省药品监督管理局 编

中国医药科技出版社 294 页 大 16 开 320.00 元

湖湘地产中草药鉴别与应用

欧阳荣 张裕民 主编

湖南科学技术出版社 396 页 大 16 开 296.00 元

护理药理学

杨丽珠 田健 王嗣雷 主编

北京大学医学出版社 361 页 16 开 56.00 元

花、果、种子中药材规范化栽培技术

吴伟刚 李迎春 张明柱 主编

中国农业科学技术出版社 261 页 16 开 58.00 元

化学制药工艺学(5 版)

赵临襄 主编

中国医药科技出版社 408 页 大 16 开 75.00 元

患者评估与用药指导

刘月丽 林明琴 曾祥周 李佩琼 著

海南出版社 408 页 16 开 49.80

黄煌经方助记手册

王晓军 黄煌 编著

中国中医药出版社 199 页 32 开 39.00 元

黄煌名医工作室·经方半月谈

苏巧珍 雒晓东 梅莉芳 主编

河南科学技术出版社 207 页 16 开 48.00 元

黄仕沛经方亦步亦趋录:方证相对医案与经方问对(2 版)

何莉娜 潘林平 杨森荣 主编

中国中医药出版社 266 页 16 开 78.00 元

基层合理用药与管理

王育琴 迟春花 赵光斌 主编

人民卫生出版社 697 页 16 开 88.00 元

基层医疗卫生机构安全用药手册

黎月玲 熊慧瑜 主编

科学出版社 404 页 16 开 160.00 元

基础群体药动学和药效学分析

焦正 主编

科学出版社 256 页 16 开 120.00 元

基于本体数据库的多标签预测模型及生物医药数据挖掘研究

程翔 编著

天津大学出版社 75 页 16 开 36.00 元

基于膜过程的中药制药分离技术:基础与应用

郭立玮 朱华旭 主编

科学出版社 558 页 大 16 开 200.00 元

基于药品专利诉讼战略的技术创新研究

刘立春 著

法律出版社 194 页 大 32 开 57.00 元

基于脂质的纳米载体在药物递送和诊断中的应用

(巴基)Shah Muhammad Raza/Imran Muhammad/Ullah Shafi 原著

科学出版社 298 页 16 开 150.00 元

吉林省志·医药志:1986～2000

吉林省地方志编纂委员会 编

吉林人民出版社 535 页 大 16 开 268.00 元

吉林省中药材标准(第一册)

吉林省药品监督管理局 编

吉林科学技术出版社 399 页 大 16 开 350.00 元

急诊用药速览(3 版)

张志清 樊德厚 主编

化学工业出版社 638 页 大 32 开 68.00 元

计算机辅助药物设计理论及应用

胡建平等 编著

科学出版社 362 页 16 开 98.00 元

济世中医本草解析:彩色图文本

蔡锦芳 主编

中医古籍出版社 199 页 16 开 68.00 元

加速康复外科围术期常用药物手册

时程程 主编

中国医药科技出版社 207 页 32 开 25.00 元

家庭小药箱

张晨雯 主编

山东科学技术出版社 152 页 16 开 38.00 元

家用中药保平安

金亚明 主编

江苏凤凰科学技术出版社 191 页 16 开 42.00 元

简明毒性活性草药图考

吕允方 编著

上海世界图书出版公司 360 页 16 开 280.00 元

建昌帮中药炮制技术

胡志方 陈建章 主编

中国中医药出版社 215 页 16 开 59.00 元

江苏中药志·第一卷

南京中医药大学 主编

江苏凤凰科学技术出版社 547 页 大 16 开 220.00 元

江西省中药资源植物图鉴·草本类:Ⅰ

何国平 主编

江西科学技术出版社 245 页 16 开 198.00 元

姜黄资源高值化开发与利用

李湘洲 周军 旷春桃 著

化学工业出版社 225 页 16 开 80.00 元

降糖药临床试验及糖尿病热点问题专家评论
　　陈　刚　温俊平　主编
　　中南大学出版社 216 页 16 开 120.00 元

绛雪园古方选注(2 版)
　　(清)王子接　著
　　中国医药科技出版社 230 页 大 32 开 28.00 元

教你巧用常见中草药
　　陈建华　司静宇　主编
　　科学出版社 91 页 大 32 开 20.00 元

金世元学术思想与用药经验
　　金世元　原著
　　人民卫生出版社 374 页 16 开 69.00 元

京西医药文化
　　政协北京市门头沟区学习与文史委员会　编
　　团结出版社 359 页 16 开 58.00 元

经典老药阿司匹林的研究与应用
　　李剑勇　刘希望　秦　哲　主编
　　中国农业科学技术出版社 405 页 16 开 168.00 元

经典名方 100 首研究精要
　　刘菊妍　刘　强　主编
　　中国医药科技出版社 555 页 大 16 开 198.00 元

经典文化与本草食养全民读本(全 6 本)
　　陈永灿　主编
　　上海科学技术出版社 680 页 大 32 开 180.00 元

经典药方快速查
　　武建设　主编
　　江苏凤凰科学技术出版社 249 页 32 开 39.80

经方扶阳三十年:伤寒论教程
　　赵　杰　著
　　中国中医药出版社 255 页 16 开 78.00 元

经方临证实践录,伤寒篇
　　麻春杰　任存霞　主编
　　中国中医药出版社 402 页 大 32 开 48.00 元

经方妙用:纯中医辨治肿瘤五十年
　　刘亚娴　著
　　中国中医药出版社 174 页 16 开 49.00 元

经方启示录:北京中医药大学国医堂带教实录
　　毛进军　著
　　中国中医药出版社 263 页 16 开 79.00 元

经方实践方法
　　冯向东　著
　　人民卫生出版社 263 页 16 开 55.00 元

经方温化发微
　　赵　亮　著
　　中国中医药出版社 175 页 16 开 49.00 元

经子医读·医药医事篇
　　严世芸　朱伟常　主编
　　中国中医药出版社 243 页 大 32 开 69.00 元

晶型药物(2 版)
　　吕　扬　杜冠华　主编
　　人民卫生出版社 430 页 16 开 99.00 元

晶型药物研发理论与应用
　　张建军　钱　帅　高　缘　主编
　　化学工业出版社 334 页 16 开 198.00 元

精编药理学与临床药物治疗(2 版)
　　刘　平　主编
　　吉林科学技术出版社 336 页 16 开 85.00 元

精彩诗图话中药
　　周超凡　王崇焕　主编
　　中国科学技术出版社 271 页 16 开 78.00 元

精选黄芪方 309 首
　　付雪艳　主编
　　东南大学出版社 113 页 16 开 50.00 元

颈肩腰腿痛妙法良方(2 版)
　　赵熠宸　主编
　　化学工业出版社 257 页 16 开 49.80

九种体质养生膏方(2 版)
　　尤　虎　编著
　　中国中医药出版社 212 页 16 开 58.00 元

救荒本草:汉英对照
　　(明)朱　橚　原著
　　苏州大学出版社 363 页 16 开 88.00 元

救荒本草:普及本
　　阎玉凝　主编
　　北京科学技术出版社 312 页 大 32 开 79.00 元

局方选讲
　　王世民　韩仲成　白小丁　编著
　　山西科学技术出版社 267 页 16 开 45.00 元

具有抗肿瘤活性的 Cu 配合物设计、合成及作用机制研究
　　胡继勇　著
　　中国矿业大学出版社 148 页 16 开 35.00 元

康美·中国中药材价格指数报告·2018
　　康美药业股份有限公司　编著
　　华南理工大学出版社 181 页 16 开 58.00 元

抗癌秘验方(3 版)
　　杨建宇　林才志　冯　利　主编
　　化学工业出版社 365 页 大 32 开 39.80

抗癌食疗药膳方(3 版)
　　魏素丽　杨建宇　林才志　主编
　　化学工业出版社 263 页 大 32 开 39.80

抗癌中草药(3 版)

林才志　杨建宇　王晓婷　主编
化学工业出版社　317 页　大 32 开　38.00 元

抗病毒中草药的研究与应用
田景振　侯　林　主编
山东科学技术出版社　394 页　16 开　49.80

抗病毒中成药的研究与应用
田景振　崔清华　主编
山东科学技术出版社　316 页　大 32 开　28.00 元

抗菌药物的临床应用
魏　健　著
吉林科学技术出版社　222 页　16 开　48.00 元

抗凝(栓)门诊药师实践管理手册
郑英丽　主编
上海世界图书出版公司　118 页　32 开　48.00 元

抗生素生物技术(2 版)
王以光　王　勇　编著
化学工业出版社　459 页　16 开　148.00 元

抗体偶联药物及其细胞代谢动力学
陈枢青　詹金彪　编著
浙江大学出版社　156 页　16 开　108.00 元

抗肿瘤药物 PD-1/PD-L1 抗体专利技术分析研究
林志坚　徐飞虎等　著
科学技术文献出版社　131 页　16 开　49.00 元

兰疗方　兰疗药解
(荷兰)安米的尔　原著
北京科学技术出版社　436 页　16 开　700.00 元

榄香烯脂质体抗肿瘤中西医结合基础与临床研究:分子配伍研发抗癌新药理论与实践
谢　恬　程海波　主编
人民卫生出版社　284 页　16 开　80.00 元

老鹳草的研究
孙仁爽　著
吉林大学出版社　164 页　16 开　68.00 元

老号话非遗:国家非遗昆中药传统中药制剂的传承
昆明中药厂有限公司　编
云南人民出版社　241 页　16 开　58.00 元

老挝人民民主共和国草药典·2019 年版·第一卷
老挝人民民主共和国草药典编写委员会　编
人民卫生出版社　309 页　16 开　99.00 元

老中医教你单味中药去心火
谢文英　编著
安徽科学技术出版社　263 页　16 开　29.80

老中医四季药膳
武建设　主编
江苏凤凰科学技术出版社　161 页　16 开　36.00 元

雷公藤研究

秦万章　主编
科学出版社　638 页　16 开　260.00 元

李时珍医药学全集(上下册)
王　剑　孙士江　主编
中国中医药出版社　1689 页　大 16 开　480.00 元

丽水特色中药·第一辑
刘　敏　姚国平　范　蕾等　主编
科学技术文献出版社　337 页　大 32 开　68.00 元

辽河流域制药废水处理与资源化技术
曾　萍　宋永会　编著
中国环境出版集团　249 页　16 开　65.00 元

猎药师:发现新药的人
(美)Donald R. Kirsch/Ogi Ogas　著
中信出版集团　235 页　大 32 开　58.00 元

临床常见病诊断与用药
刘传夫等　主编
吉林科学技术出版社　436 页　16 开　115.00 元

临床常见疾病用药技术
刘芳霞　王舒宁　陈华英等　主编
吉林科学技术出版社　328 页　16 开　155.00 元

临床常见疾病中医药调养与护理
吴绪平　黄智琼　主编
中国医药科技出版社　406 页　16 开　59.00 元

临床常用中药饮片鉴别
赵奎君　刘春生　主编
人民卫生出版社　238 页　16 开　79.00 元

临床常用中药与不良反应
荆玉玲　主编
黑龙江科学技术出版社　291 页　大 32 开　38.00 元

临床妇儿常见疾病诊护与用药策略
刘芳等　主编
科学技术文献出版社　365 页　16 开　80.00 元

临床合理用药(上下册)
郭成金等　主编
吉林科学技术出版社　581 页　16 开　150.00 元

临床路径治疗药物释义·感染性疾病分册(上下册)
《临床路径治疗药物释义》专家组　编
中国协和医科大学出版社　1132 页　16 开　298.00 元

临床路径治疗药物释义·皮肤病及性病学分册:2019 版
临床路径治疗药物释义专家组　编
中国协和医科大学出版社　533 页　16 开　139.00 元

临床内科常见病与药物应用
郭玲等　主编
吉林大学出版社　171 页　16 开　68.00 元

临床内科常见病诊护与用药
史志勤等　主编

科学技术文献出版社　376 页　16 开　108.00 元

临床内科药物治疗学

陈仁国　著

吉林科学技术出版社　430 页　16 开　110.00 元

临床实用药学(2 版)

于喜昌　主编

吉林科学技术出版社　352 页　16 开　90.00 元

临床药理学

张　喆　朱　宁　陈爱芳　主编

吉林科学技术出版社　206 页　16 开　55.00 元

临床药理学学习指导与习题集(2 版)

李　俊　主编

人民卫生出版社　393 页　16 开　55.00 元

临床药师工作手册·抗栓治疗

葛卫红　徐　航　主编

人民卫生出版社　228 页　大 32 开　48.00 元

临床药物学进展

赵学友　著

吉林科学技术出版社　236 页　16 开　98.00 元

临床药物学研究

刘翠玲　著

吉林科学技术出版社　211 页　16 开　98.00 元

临床药物应用

巩聿清等　主编

科学技术文献出版社　431 页　16 开　64.00 元

临床药物应用实践

周林光　吴　韶　李素娟等　主编

河南大学出版社　210 页　大 16 开　80.00 元

临床药物应用与疾病诊疗

仲伟营　著

吉林科学技术出版社　523 页　16 开　135.00 元

临床药物治疗理论与应用

周长芳等　主编

天津科学技术出版社　313 页　16 开　98.00 元

临床药物治疗学

董　莉　杨　夏　田　伟等　主编

吉林科学技术出版社　320 页　大 16 开　88.00 元

临床药学实践

韩淑兰　著

汕头大学出版社　168 页　16 开　78.00 元

临床药学实训

杨长青　主编

人民卫生出版社　104 页　16 开　35.00 元

临床医院药学

王兴征　主编

天津科学技术出版社　177 页　16 开　58.00 元

临床用药相关问题:病例与评析

翟晓波　张誉艺　著

上海世界图书出版公司　260 页　16 开　220.00 元

临床用药与儿科疾病诊疗

王燕等　主编

吉林科学技术出版社　563 页　16 开　88.00 元

临床用药指导

白秋江　黄正明　丁小英等　主编

科学出版社　592 页　16 开　298.00 元

临床中药辨证配伍

王　辉　主编

郑州大学出版社　98 页　16 开　23.00 元

临床中药学

陈绍红　主编

山东科学技术出版社　279 页　16 开　48.00 元

临床中药药理及配伍应用研究

温福玲等　主编

汕头大学出版社　195 页　16 开　68.00 元

临证拾遗方

秦世云　编著

中医古籍出版社　205 页　大 32 开　24.00 元

临证针药

蔡立皓　主编

江西科学技术出版社　174 页　大 32 开　58.00 元

零售药店 GSP 飞行检查实务

郑彦云　谢名雁　主编

人民卫生出版社　215 页　16 开　38.00 元

岭南常见药用植物识别图鉴

刘基柱　杨　全　罗景斌　主编

羊城晚报出版社　340 页　大 16 开　168.00 元

岭南地产药鉴别与应用

林　华　钟燕珠　主编

科学出版社　292 页　16 开　88.00 元

岭南药用植物识别与使用手册

姬生国　主编

人民卫生出版社　310 页　16 开　108.00 元

岭南中草药迁地保护植物图谱

徐鸿华　李　薇　詹若挺　主编

华中科技大学出版社　398 页　16 开　228.00 元

岭南中草药资源概览

宋　卉　黄珊珊　王少静　主编

广东高等教育出版社　140 页　16 开　36.00 元

岭南中药博物馆中草药腊叶标本档案辑录

崔穗旭　主编

广东科技出版社　202 页　大 16 开　128.00 元

刘保和抓主症用方传承录

曹丽静　主编

中国中医药出版社　320 页　16 开　98.00 元

刘文峰运用中药黄芪临床经验

王德惠　雷立涛　李晋宏　主编

天津科学技术出版社　83 页　大 32 开　38.00 元

柳致和堂丸散膏丹释义

（清）柳宝诒等　著

中国医药科技出版社　95 页　16 开　29.00 元

六经方证实践录

徐凤新　著

中国中医药出版社　308 页　16 开　59.00 元

六盘山中药材发展战略研究

韩蕊莲　梁宗锁　马志科等　编著

中国林业出版社　255 页　16 开　78.00 元

娄绍昆讲经方

娄莘杉　编著

中国中医药出版社　240 页　大 32 开　49.00 元

娄绍昆经方医案医话

娄莘杉　编著

中国中医药出版社　275 页　大 32 开　55.00 元

罗田中草药名录

蔡炳文　主编

科学出版社　187 页　16 开　78.00 元

迈向药物创新之路："1035 工程"实施回顾

陈传宏　陈凯先　主编

高等教育出版社　415 页　16 开　103.50

漫话中药：本草春秋

张慧卿　王怡超　苏永华　主编

上海科学技术出版社　101 页　16 开　38.00 元

毛德西用药十讲（2 版）

毛德西　编著

北京科学技术出版社　227 页　16 开　59.00 元

耄耋人生笔记：哈志年医药卫生文集

哈志年　著

国家图书馆出版社　150 页　16 开　128.00 元

梅州中草药图鉴·Ⅰ

廖富林　杨和生　牟利辉等　编著

暨南大学出版社　129 页　16 开　59.00 元

美国药品流通监管

陈永法　主编

中国医药科技出版社　260 页　大 32 开　55.00 元

美国药品申报管理

丁锦希　主编

中国医药科技出版社　724 页　大 32 开　116.00 元

美国注射剂协会技术报告汇编：1 号、30 号和 48 号

中国医药设备工程协会　译

中国质检出版社　139 页　16 开　198.00 元

美容方剂应用

冯居秦　杨国峰　王景洪　主编

华中科技大学出版社　119 页　16 开　36.00 元

美容中药方剂学（3 版）

黄丽平　姜醒　主编

人民卫生出版社　355 页　16 开　58.00 元

美沙酮门诊：戒毒工作实录

李华　著

广西师范大学出版社　248 页　大 32 开　45.00 元

蒙东地区药用植物栽培技术

贾俊英　杨恒山　主编

中国农业科学技术出版社　234 页　16 开　68.00 元

蒙药材性状及显微鉴别彩色图鉴

内蒙古自治区药品检验研究院　中国食品药品检定研究院　编

内蒙古人民出版社　192 页　大 16 开　300.00 元

蒙药毒理学与安全性评价方法

常福厚　主编

科学出版社　276 页　16 开　168.00 元

蒙药植物：蓝盆花

李旭新　著

吉林大学出版社　114 页　大 32 开　38.00 元

蒙药治疗布鲁氏菌病的临床研究

翟景波　著

吉林科学技术出版社　129 页　16 开　35/cny50？

蒙医药法律保护研究

白迎春　著

辽宁大学出版社　197 页　16 开　35.00 元

泌尿系统疾病合理用药

邬时民　陈刚　主编

华东理工大学出版社　176 页　大 32 开　32.00 元

泌尿系统疾病治疗药物处方集

王荣梅　于金龙　主编

人民卫生出版社　574 页　大 32 开　56.00 元

秘传中药外治特效方（2 版）

全国中药外治专业委员会　编

河南科学技术出版社　292 页　16 开　58.00 元

密克罗尼西亚联邦药用植物图鉴

王清隆　顾文亮　主编

中国农业科学技术出版社　128 页　16 开　68.00 元

民国时期医药卫生文献集成（全 45 册）

路丽明　编

上海科学技术文献出版社　23 739 页　16 开　31 500.00 元

民间医药传承与保护：邢台市中医药传统知识调查报告

安建波　主编

中医古籍出版社　166 页　16 开　60.00 元

名方·名医临证集

何庆勇　主编

中国中医药出版社　284 页　16 开　65.00 元

名方配伍分析与应用

孙世发　主编

河南科学技术出版社　669 页　16 开　198.00 元

名老中医张素清辨治心系疾病精准用药研究

梁君昭　赵瑜飞　主编

陕西科学技术出版社　248 页　16 开　52.00 元

耐多药结核病防治技术手册

王卫华　彭鹏　主编

湖北科学技术出版社　132 页　16 开　28.00 元

耐药结核病化学治疗指南·2019 年

肖和平　主编

人民卫生出版社　141 页　大 32 开　25.00 元

内分泌科疾病临床治疗与合理用药

杨晓静等　主编

黑龙江科学技术出版社　194 页　大 16 开　128.00 元

内科疾病诊断与药物治疗

吕晓伟　主编

云南科技出版社　74 页　16 开　35.00 元

内科疾病诊疗与临床合理用药

冷维萍等　主编

黑龙江科学技术出版社　220 页　16 开　78.00 元

宁夏栽培中药材

李明　张新慧　编著

阳光出版社　511 页　16 开　168.00 元

欧美日药典药包材标准选编

国家药典委员会　中国医药包装协会　组织编译

化学工业出版社　485 页　16 开　258.00 元

排污单位自行监测技术指南教程·原料药制造

生态环境部生态环境监测司　中国环境监测总站　编著

中国环境出版集团　403 页　大 32 开　85.00 元

培哚普利降压家族产品文献荟萃

王继光　主编

北京大学医学出版社　27 页　大 16 开　28.00 元

皮肤病妙法良方(2 版)

赵熠宸　主编

化学工业出版社　246 页　16 开　59.00 元

破茧成蝶:中国医药企业转型之路

(美) Axel Baur/Franck Le Deu/周高波　主编

上海交通大学出版社　141 页　16 开　48.00 元

齐鲁本草

孙启玉　张贵君　编著

科学出版社　1 070 页　大 16 开　698.00 元

奇方妙药精粹

郑楚　编著

中医古籍出版社　230 页　16 开　68.00 元

乔富渠医药文集

乔富渠　著

陕西科学技术出版社　351 页　16 开　120.00 元

秦岭常见药用植物图鉴

吴振海　马西寅　王俊波　著

陕西科学技术出版社　340 页　大 16 开　180.00 元

青海省濒危中藏药材资源可持续利用研究

邢小方等　主编

青海民族出版社　189 页　16 开　82.00 元

卷耳药香·浅尝(青囊)

陈仁寿　主编

中国医药科技出版社　219 页　大 32 开　39.00 元

清代辽宁中医药文化遗产拾珍

吕凌　袁佺　张晨　著

中国中医药出版社　342 页　大 32 开　38.00 元

祛病有方

程乐卿　主编

青岛出版社　280 页　32 开　32.00 元

祛风湿药的药理作用和临床应用

王鸿梅　著

吉林科学技术出版社　163 页　大 16 开　42.00 元

全标原版本草纲目(上下册)

张志斌　郑金生　校点

科学出版社　2 176 页　16 开　696.00 元

全国卫生专业技术资格考试习题集丛书:2020 药学(师) 练习题集、精选习题解析(全 2 册)

陈有亮　傅强　主编

人民卫生出版社　477 页　16 开　131.00 元

全国卫生专业技术资格考试习题集丛书:2020 药学\|(士)同步练习题集、模拟试卷(全 2 册)

张彦文　毛静怡　主编

人民卫生出版社　417 页　16 开　141.00 元

全汉三国六朝唐宋方书辑稿(全 11 本)

范行准　辑佚

中医古籍出版社　2666 页　大 32 开　282.00 元

全科医生诊疗与处方手册

戴德银　田卫卫　张德云　主编

化学工业出版社　772 页　大 32 开　68.00 元

缺血性心脑血管疾病的初步研究及药物治疗

王立英　刘絮　周艳　著

吉林大学出版社　147 页　16 开　40.00 元

缺血再灌注损伤与中医药:复方中药改善缺血再灌注引起的脏器微循环障碍的机理

韩晶岩　主编

中国中医药出版社　314 页　16 开　128.00 元

热病中药方剂

李建宇　赵敬昌　主编

河南科学技术出版社　381 页　大 32 开　59.00 元

热河满族常用药栽培技术

苏占辉　曹　凯　谢利德等　主编

中医古籍出版社　190 页　16 开　75.00 元

人工合成抗菌药不良反应分析与处理

张建平　宋　涛　楚　溪　主编

中国纺织出版社有限公司　143 页　大 32 开　49.00 元

日本汉医古方派研究

贾春华　著

中国中医药出版社　210 页　大 32 开　69.80

日照实用中药

毛晖明　主编

山东人民出版社　512 页　16 开　74.00 元

乳腺癌合理用药指南

徐兵河　主编

人民卫生出版社　165 页　大 32 开　26.00 元

瑞竹堂经验方(2 版)

(元)沙图穆苏　著

中国医药科技出版社　109 页　大 32 开　15.00 元

三明草药(第四辑)

宋纬文　主编

福建科学技术出版社　419 页　16 开　148.00 元

山东食品药品监督管理年鉴·2019

山东省药品监督管理局　编

线装书局　448 页　大 16 开　300.00 元

山东中药资源精要

张永清　主编

中国医药科技出版社　543 页　大 16 开　158.00 元

山药实用种植技术

赵新梅　主编

云南科技出版社　81 页　大 32 开　36.00 元

商洛道地药材志

谢晓林　主编

陕西科学技术出版社　178 页　大 16 开　168.00 元

上海生物医药行业受技术性贸易措施影响评估报告

上海市生物医药行业协会　编

中国商务出版社　132 页　16 开　68.00 元

上海市细菌耐药、抗菌药物应用和医院感染监测报告·2018 年度

衣承东　王明贵　主编

上海科学技术出版社　107 页　16 开　68.00 元

上海中医药大学年鉴·2019

《上海中医药大学年鉴》编纂委员会　编

上海浦江教育出版社　499 页　16 开　180.00 元

少数民族药临床用药指南

中国民族医药学会　组织编写

中国中医药出版社　293 页　大 32 开　55.00 元

邵阳医药人物录

赵平原　徐慰慈　主编

光明日报出版社　384 页　16 开　100.00 元

畲药学

程科军　金　叶　主编

科学出版社　213 页　16 开　98.00 元

舌尖上的鱼腥草

钟　军　戴林建　著

中国农业科学技术出版社　104 页　大 32 开　28.00 元

舌尖上的中药

李祎晗　编著

华夏出版社　294 页　16 开　59.00 元

深化中国医药卫生体制改革：建设基于价值的优质服务提供体系

世界银行　世界卫生组织　著

中国财政经济出版社　341 页　大 16 开　120.00 元

神经内科疾病临床治疗与合理用药

张金福等　主编

黑龙江科学技术出版社　202 页　大 16 开　128.00 元

神经系统疾病治疗药物处方集

崔学艳　朱梅佳　主编

人民卫生出版社　555 页　大 32 开　55.00 元

神木市常见中草药图谱

刘永林　刘明霞　姜　林　编著

陕西科学技术出版社　293 页　大 16 开　198.00 元

神木市地产药材手册

贾　蘅　编著

陕西科学技术出版社　196 页　16 开　98.00 元

神农本草经药物解读：从形味性效到临床·5

祝之友　主编

人民卫生出版社　170 页　16 开　42.00 元

神奇本草

邵国杰　编著

中国中医药出版社　217 页　16 开　58.00 元

生命的守护神：药食同源中药植物多醣体

黄明达　主编

上海科学普及出版社　107 页　16 开　36.00 元

生物产业发展重大行动计划研究

谭天伟等　著

科学出版社　364 页　16 开　198.00 元

生物活性肽功能与制备

罗永康　主编

中国轻工业出版社　191 页　16 开　68.00 元

生物技术制药概论(4 版)

姚文兵　主编

中国医药科技出版社　284 页　大 16 开　48.00 元

生物类似药的研究设计和统计分析

(美)周贤忠　原著

北京大学医学出版社　296 页　16 开　110.00 元

生物药剂学(5 版)

程　刚　主编

中国医药科技出版社　235 页　大 16 开　42.00 元

生物药剂学实验与指导(2 版)

刘建平　主编

中国医药科技出版社　83 页　大 16 开　19.00 元

生物药剂学与药物动力学

余敬谋　黄建耿　主编

华中科技大学出版社　350 页　16 开　69.80

生物药剂学与药物动力学实验

胡巧红　主编

科学出版社　122 页　16 开　39.80

生物药物分析(3 版)

张怡轩　主编

中国医药科技出版社　389 页　大 16 开　69.00 元

生物药物检验技术

刘　洋　张可君　主编

化学工业出版社　260 页　16 开　49.80

生物医药建模方法

吕丹等　编著

人民卫生出版社　300 页　大 32 开　69.00 元

生物制品检验技术操作规范

中国食品药品检定研究院　组织编写

中国医药科技出版社　414 页　16 开　398.00 元

生物制药工程原理与技术

郑裕国　邹树平　主编

高等教育出版社　224 页　16 开　35.00 元

生物制药工艺学

葛驰宇　肖怀秋　主编

化学工业出版社　201 页　16 开　38.00 元

生物制药工艺学(5 版)

高向东　主编

中国医药科技出版社　535 页　大 16 开　95.00 元

生物制药工艺学实验与指导(2 版)

何书英　主编

中国医药科技出版社　245 页　大 16 开　45.00 元

生物制药技术专业综合技能训练(技能鉴定)

王玉亭　李艳萍　主编

中国医药科技出版社　206 页　大 16 开　42.00 元

生药学实验(3 版)

殷　军　主编

中国医药科技出版社　158 页　16 开　29.00 元

生药学实验教程

王丽红　包淑云　主编

中国医药科技出版社　213 页　大 16 开　42.00 元

生药学现代实验技术

周　涛　江维克　主编

福建科学技术出版社　176 页　16 开　36.80

生药学与天然药物化学实验

陈立娜　何立巍　主编

化学工业出版社　211 页　16 开　38.00 元

盛丽先儿科临证医方集解

王海云　主编

浙江大学出版社　238 页　小 16 开　68.00 元

诗香本草:读诗歌识中药

刘纪青　著

中国中医药出版社　206 页　16 开　48.00 元

施今墨对药临床经验集:百年巨匠

吕景山　著

山西科学技术出版社　381 页　16 开　60.00 元

施仁潮说中医膏方 200 首

施仁潮　著

中国医药科技出版社　208 页　16 开　45.00 元

施仁潮说中医经典名方 100 首

施仁潮　著

中国医药科技出版社　296 页　16 开　49.00 元

十年一觉经方梦

杨大华　著

中国中医药出版社　262 页　大 32 开　49.00 元

十药神书注解

陈修园　著

福建科学技术出版社　22 页　16 开　16.00 元

石斛栽培技术

崔现亮　主编

北京大学出版社　198 页　16 开　39.00 元

实用方剂与中成药

赵珍东　蓝永锋　主编

重庆大学出版社　313 页　16 开　46.00 元

实用方剂与中成药(3 版)

姚丽梅　刘　瑶　主编

化学工业出版社　255 页　16 开　49.80

实用抗高血压个体化药物治疗手册

栾家杰　主编

安徽科学技术出版社　312 页　16 开　47.00 元

实用临床药剂学

邢永超　著

吉林科学技术出版社　168 页　16 开　45.00 元

实用临床药物学，中成药卷

徐世军　主编

中国医药科技出版社　879 页　大 16 开　225.00 元

实用临床药物研究

王燕等　主编

科学技术文献出版社　167 页　16 开　88.00 元

实用临床药物治疗学，总论

（美）Caroline S. Zeind/Michael G. Carvalho　主编

人民卫生出版社　112 页　大 16 开　65.00 元

实用临床药学实践

张海滨等　主编

天津科学技术出版社　144 页　16 开　79.00 元

实用临床诊疗与药学指南（2 版）

李铭笙等　主编

吉林科学技术出版社　467 页　16 开　115.00 元

实用临床中药学

马海燕　著

吉林科学技术出版社　226 页　16 开　98.00 元

实用麻醉药理学

白日虹　谭　健　王如凤等　主编

云南科技出版社　148 页　大 32 开　56.00 元

实用脑科药物学

冯计富　周惠成　主编

吉林科学技术出版社　599 页　大 16 开　155.00 元

实用配方颗粒临床调剂外治学

李元文　孙占学　主编

人民卫生出版社　536 页　16 开　87.00 元

实用特效药疗食疗千方

王啸天　编著

中医古籍出版社　417 页　16 开　128.00 元

实用眼科药物学

王　云　曹岐新　王建琴　编著

贵州科技出版社　80 页　16 开　26.00 元

实用药理学与临床药物治疗

王　敏等　主编

吉林科学技术出版社　604 页　大 16 开　155.00 元

实用药物临床研究 A-Z

刘　川　孙华龙　编

化学工业出版社　567 页　大 32 开　98.00 元

实用药物治疗学（2 版）

刘　冰　毕艳华　李聃　编著

吉林科学技术出版社　179 页　16 开　45.00 元

实用医药英语

江晓东　谢家鑫　邬文婷　主编

重庆大学出版社　244 页　16 开　60.00 元

实用中草药彩色图集

张晓燕　谢勇　主编

中国中医药出版社　761 页　大 32 开　168.00 元

实用中药材传统鉴别手册·第一册

马双成　魏　锋　主编

人民卫生出版社　458 页　16 开　198.00 元

实用中药学（2 版）

龙凤来　赵珍东　主编

重庆大学出版社　327 页　16 开　53.00 元

实用中药学与西药学临床指南

吕福杰等　主编

天津科学技术出版社　593 页　16 开　88.00 元

实用中医药膳学

史丽萍　应森林　主编

中国医药科技出版社　330 页　16 开　58.00 元

食品药品监管工作创新与实践探索·全 4 册

《食品药品监管工作创新与实践探索》编委会　编

光明日报出版社　2375 页　16 开　890.00 元

世界中医药教育概览

张伯礼　主编

中国中医药出版社　212 页　16 开　88.00 元

首批优质中药饮片质量标准

张　村　刘　颖　主编

科学出版社　520 页　16 开　368.00 元

四百味药性歌括解

郭岁洋　主编

甘肃科学技术出版社　392 页　16 开　79.00 元

四川省阿坝藏族羌族自治州壤塘县中藏药资源名录

慕泽泾　刘　翔　主编

中国医药科技出版社　197 页　16 开　30.00 元

四季本草手记：洞察自然中的健康本源

李　萍　著

人民卫生出版社　359 页　大 32 开　56.00 元

宋代医学方书的形成与传播应用研究

韩　毅　著

广东人民出版社　798 页　16 开　150.00 元

苏沈良方（2 版）

（宋）沈　括　苏　轼　著

中国医药科技出版社　144 页　大 32 开　21.00 元

索瓦日巴（藏医药）：中华民族医药学中的瑰宝

西藏自治区藏医院　编著

四川民族出版社　189 页　大 16 开　360.00 元

探秘三七

马双成　主编

人民卫生出版社　158 页　大 32 开　35.00 元

探索药品专利链接制度

程永顺　吴莉娟　著

知识产权出版社　156 页　16 开　49.00 元

碳青霉烯类药物临床应用精要

刘又宁　主编

人民卫生出版社　229 页　16 开　48.00 元

汤头歌诀

(清)汪　昂　原著

江苏凤凰科学技术出版社　334 页　16 开　68.80

汤液本草(2 版)

(元)王好古　著

中国医药科技出版社　146 页　大 32 开　18.00 元

糖尿病药物注射临床护理管理手册

邢秋玲　王晓云　刘素波　主编

天津科技翻译出版有限公司　152 页　32 开　38.00 元

桃江县中药志

何　强　主编

湖南科学技术出版社　504 页　16 开　380.00 元

特金罕山国家自然保护区药用植物图谱

鲍布日额　奥·乌力吉　主编

内蒙古科学技术出版社　445 页　大 16 开　178.00 元

疼痛药物治疗的药学监护

陆　进　樊碧发　主编

人民卫生出版社　395 页　16 开　68.00 元

藤黄属植物苯甲酮类化合物研究概况

蒋孟圆　高雪梅　著

科学出版社　172 页　16 开　96.00 元

体内药物分析(4 版)

赵云丽　主编

中国医药科技出版社　309 页　大 16 开　53.00 元

体外诊断试剂检验技术

中国食品药品检定研究院　组织编写

中国医药科技出版社　867 页　16 开　458.00 元

天目山常见药用植物图鉴

蒋金火　李　攀　主编

浙江大学出版社　490 页　大 32 开　98.00 元

天然本草:养出百岁人生

罗玉敏　主编

中国医药科技出版社　143 页　16 开　35.00 元

天然药物化学(2 版)

冯彬彬　田仁君　主编

中国医药科技出版社　290 页　大 16 开　55.00 元

天然药物化学(3 版)

孔令义　主编

中国医药科技出版社　508 页　大 16 开　89.00 元

天然药物化学实验教程

张羽男　王存琴　主编

中国医药科技出版社　199 页　大 16 开　38.00 元

天然药物化学实验与指导(3 版)

冯　锋　罗建光　主编

中国医药科技出版社　146 页　大 16 开　29.00 元

天然药物化学实验指导

孙春龙　主编

冶金工业出版社　141 页　大 32 开　16.00 元

天然药物化学实验指导与习题集

李亚军　主编

天津科学技术出版社　154 页　大 16 开　36.80

天然药物化学史话

史清文　顾玉诚　主编

科学出版社　425 页　16 开　258.00 元

天然药物学实验指导与习题集

贺百花　主编

天津科学技术出版社　160 页　大 16 开　38.80

铁杆中医彭坚汤方实战录:疗效才是硬道理

彭　坚　著

北京科学技术出版社　268 页　16 开　59.00 元

桐柏山区木本药用植物

孙国山　鄢广运　李光华等　主编

黄河水利出版社　203 页　16 开　65.00 元

图解食疗本草大全

周元明　范丽丽　张爱珍　主编

化学工业出版社　181 页　16 开　78.00 元

土家医药医疗标准

中国民族医药学会

中国中医药出版社　150 页　大 16 开　78.00 元

土家族抗肿瘤药物集

龙奉玺　唐东昕　主编

中国中医药出版社　265 页　16 开　69.00 元

完善我国中药饮片质量监管体系研究

张　雪　著

辽宁大学出版社有限责任公司　158 页　大 32 开　16.00 元

危害食品药品安全犯罪典型类案研究

张伟珂　著

研究出版社　311 页　大 32 开　58.00 元

微生态制剂的应用研究(2 版)

李维炯　主编

化学工业出版社　226 页　16 开　68.00 元

微生物发酵制药技术

朱术会　主编

中国农业出版社　221 页　16 开　40.00 元

微生物天然药物化学研究

张勇慧　主编

华中科技大学出版社　332 页　16 开　89.00 元

维生素传

顾君华　著

中国农业科学技术出版社　422 页　16 开　298.00 元

未来药物：关于人类生命与健康的奇思妙想

中国药学会　编

中国科学技术出版社　202 页　大 32 开　52.00 元

温州草药凉茶习俗与中医药文化

胡　臻　编著

厦门大学出版社　256 页　16 开　72.00 元

文小叔有医说医：中医药文化传承心录

文泉杰　著

天津科学技术出版社　248 页　大 32 开　45.00 元

我国药品安全相关法律责任体系研究：以市场主体责任为视角

刘志强　著

上海交通大学出版社　91 页　16 开　48.00 元

乌拉特前旗常见药用植物图鉴

李旻辉　乔永胜　张春红　主编

北京科学技术出版社　525 页　大 16 开　698.00 元

吴正翔血液病遣方用药集萃

吴昆仑　吴　眉　主编

科学出版社　126 页　16 开　65.00 元

武义寿仙谷中药炮制技艺

李明焱　徐子贵　编著

浙江摄影出版社　145 页　大 32 开　30.00 元

细胞外超氧化物歧化酶在野百合碱与低氧诱导的肺动脉高压模型中的作用研究

徐大春　徐亚伟　胡大一　著

同济大学出版社　67 页　16 开　55.00 元

细菌耐药危机下的挑战与对策：专家视角

夏照帆　沈建忠　主编

人民卫生出版社　192 页　16 开　140.00 元

先进制药技术发展

中国工程院　编著

高等教育出版社　170 页　16 开　60.00 元

鲜冬虫夏草的研究与应用

梅全喜　李文佳　主编

中国中医药出版社　236 页　16 开　62.00 元

现代临床实用药物学（2 版）

张艳等　主编

吉林科学技术出版社　470 页　16 开　120.00 元

现代临床药剂学（2 版，上下册）

王兆军等　主编

吉林科学技术出版社　518 页　16 开　135.00 元

现代临床药物学新进展

郑荣先等　编著

吉林科学技术出版社　230 页　大 16 开　60.00 元

现代临床药物学指南

何　勇等　主编

天津科学技术出版社　309 页　16 开　88.00 元

现代临床药物应用

梁　娜等　主编

吉林大学出版社　258 页　16 开　60.00 元

现代临床药学概要

苗　万等　主编

科学技术文献出版社　546 页　16 开　128.00 元

现代临床药学基础与应用

孙清海　孟丽娟　陈晓健　主编

吉林科学技术出版社　147 页　16 开　63.00 元

现代临床用药诊疗学

靳淑委　主编

延边大学出版社　67 页　16 开　29.00 元

现代名医圆机活法与达方效药丛书·哮喘卷

邢　斌　主编

中国中医药出版社　486 页　大 32 开　79.00 元

现代内科药物治疗学

朱　艳　主编

吉林科学技术出版社　432 页　16 开　45.00 元

现代生物技术与中医药学

周　凯　编

浙江工商大学出版社　123 页　大 32 开　32.00 元

现代药剂学

冯　涛　主编

云南科技出版社　150 页　16 开　45.00 元

现代药剂学基础研究

郝　威　著

吉林科学技术出版社　159 页　16 开　45.00 元

现代药理学与药物治疗基础

张茂清　编著

吉林科学技术出版社　601 页　大 16 开　218.00 元

现代药物基础与临床用药

秦文敏　主编

黑龙江科学技术出版社　272 页　大 16 开　128.00 元

现代药物临床应用精要

唐志刚　王迎春　赖玲林　主编

河南大学出版社　210 页　大 16 开　82.00 元

现代药物治疗学与安全用药

蒋光美　著

吉林科学技术出版社　160 页　16 开　68.00 元

现代医学研究与药剂应用
赵　倩　编著
吉林科学技术出版社　168 页　16 开　48.00 元

现代中药合理应用
马永会　主编
黑龙江科学技术出版社　263 页　大 32 开　38.00 元

现代中药药理与方剂学(2 版)
董振飞等　主编
吉林科学技术出版社　223 页　16 开　60.00 元

消化系统病症中医处方配伍要旨
韩首章　编著
辽宁科学技术出版社　296 页　16 开　75.00 元

消化系统疾病治疗药物处方集
鲁春燕　张建娜　主编
人民卫生出版社　404 页　大 32 开　45.00 元

小白杏杏仁油指纹图谱与生物学功能研究
田洪磊　詹　萍　谈思维　著
北京邮电大学出版社　182 页　大 32 开　59.00 元

小病药治
金　锐　著
科学技术文献出版社　273 页　大 32 开　49.80

小大夫抄方日记:万文蓉教授针药结合临证思辨带教实录
万文蓉　编著
中国中医药出版社　322 页　大 32 开　48.00 元

小陇山药用植物图谱
杨志刚　主编
科学出版社　202 页　16 开　220.00 元

小学生中医药文化知识普及读本
《小学生中医药文化知识普及读本》编委会　编
金盾出版社　90 页　大 32 开　12.60

心力衰竭:新药与治疗策略
樊朝美　张　健　主编
科学出版社　372 页　16 开　98.00 元

心力衰竭合理用药指南(2 版)
杨杰孚　张　健　主编
人民卫生出版社　222 页　大 32 开　40.00 元

心律失常合理用药指南(2 版)
张　澍　杨新春　主编
人民卫生出版社　161 页　大 32 开　50.00 元

心脑血管药理学(3 版)
缪朝玉　主编
科学出版社　772 页　16 开　198.00 元

心血管疾病的致病机制及蒙药对其干预作用研究
王　羽　著
吉林大学出版社　197 页　大 32 开　48.00 元

心血管疾病药理学分析

刘　韬　著
世界图书出版广东有限公司　122 页　16 开　32.00 元

心血管疾病药物临床试验设计与实施
孙宁玲　袁　洪　主编
人民卫生出版社　275 页　16 开　79.00 元

心血管系统疾病治疗药物处方集
王晓军　孟祥磊　主编
人民卫生出版社　596 页　大 32 开　58.00 元

心血管药物应用精要. 中文翻译版
(南非) Lionel H. Opie/Bernard J. Gersh 原著
科学出版社　688 页　大 32 开　139.00 元

新编汉英中医药分类词典(2 版)
谢竹藩　谢　方　编著
外文出版社　1 069 页　16 开　198.00 元

新编历代方论
连建伟　沈淑华　编著
人民卫生出版社　195 页　16 开　45.00 元

新编临床常用中草药图谱
叶寿东　编著
广东科技出版社　587 页　大 32 开　180.00 元

新编临床药理及药物应用(2 版)
王生寿等　主编
吉林科学技术出版社　144 页　16 开　40.00 元

新编临床药物学
冯卫平　著
吉林科学技术出版社　154 页　16 开　40.00 元

新编临床中西医药物应用
刘维兵　王永泉　钟　薇等　主编
吉林科学技术出版社　199 页　16 开　68.00 元

新编七言归类药性歌括解
汤铁强　汤　澜　汤　咏等　编著
黑龙江科学技术出版社　353 页　大 32 开　39.80

新编实用中医中药学(2 版)
于喜昌　程　明　主编
吉林科学技术出版社　347 页　16 开　90.00 元

新编小方大辞典
孙世发　主编
河南科学技术出版社　1 541 页　大 16 开　398.00 元

新编药物治疗学
陆　军　陈　虹　主编
吉林科学技术出版社　227 页　16 开　60.00 元

新编药学临床应用与管理
黄卫娟　廖志概　张亚美等　主编
吉林科学技术出版社　676 页　16 开　175.00 元

新编药学实验教程(全 2 册)
何　勤　尹红梅　主编

中国药学年鉴　CHINESE PHARMACEUTICAL YEARBOOK　2020-2021

四川大学出版社　492 页　16 开　86.00 元

新编医院药事管理制度(2 版)

徐建江　编著

吉林科学技术出版社　303 页　16 开　80.00 元

新编中成药大全

孙世发　主编

河南科学技术出版社　667 页　16 开　198.00 元

新编中西皮肤药物手册

马振友　李　斌　李元文　主编

河南科学技术出版社　514 页　16 开　128.00 元

新会陈皮的研究与应用

梅全喜　杨得坡　主编

中国中医药出版社　282 页　16 开　68.00 元

新疆软紫草及菊苣药理作用研究

秦冬梅　蔡　钢　胡利萍著

吉林科学技术出版社　155 页　16 开　40.00 元

新疆维吾尔自治区中医药传统知识荟萃

王先敏　刘　伟　主编

新疆人民卫生出版社　167 页　16 开　35.00 元

新疆维吾尔自治区中医医院中药饮片规格等级手册

田红林等　主编

新疆人民卫生出版社　129 页　16 开　68.00 元

新疆药用植物珍品

李永和　聂继红　主编

新疆人民卫生出版社　216 页　大 16 开　158.00 元

新食疗本草

杨　力　胡献国　编著

青岛出版社　454 页　大 32 开　59.90

新型药物递释系统的工程化策略及实践

张奇志　蒋新国　主编

人民卫生出版社　451 页　16 开　89.00 元

新药的故事

梁贵柏　著

译林出版社　210 页　大 32 开　49.00 元

新药研究与评价实验教程

陈基快　张晓芳　主编

第二军医大学出版社　102 页　大 32 开　18.00 元

新野县中医药志

王广见　主编

郑州大学出版社　573 页　大 16 开　180.00 元

新中国地方中草药文献研究:1949 ~ 1979 年·1949 ~ 1979 年中国地方中草药发展史研究

张瑞贤　张　卫　刘更生等　主编

广东科技出版社/北京科学技术出版社　298 页　16 开　198.00 元

新中国地方中草药文献研究:1949 ~ 1979 年,采收栽培卷(全 6 卷)

张瑞贤　张　卫　刘更生等　主编

广东科技出版社/北京科学技术出版社　10 787 页　16 开　293.00 元

新中国地方中草药文献研究:1949 ~ 1979 年·东北普查卷(全 3 卷)

张瑞贤　张　卫　刘更生等　主编

广东科技出版社/北京科学技术出版社　5 688 页　16 开　155.00 元

新中国地方中草药文献研究:1949 ~ 1979 年·华北普查卷(全 7 卷)

张瑞贤　张　卫　刘更生等　主编

广东科技出版社/北京科学技术出版社　12 494 页　16 开　320.00 元

新中国地方中草药文献研究:1949 ~ 1979 年·华东普查卷(全 19 卷)

张瑞贤　张　卫　刘更生等　主编

广东科技出版社/北京科学技术出版社　36 799 页　16 开　1 000.00 元

新中国地方中草药文献研究:1949 ~ 1979 年·华南普查卷(全 11 卷)

张瑞贤　张　卫　刘更生等　主编

广东科技出版社/北京科学技术出版社　20 145 页　16 开　547.00 元

新中国地方中草药文献研究:1949 ~ 1979 年·华中普查卷(全 9 卷)

张瑞贤　张　卫　刘更生等　主编

广东科技出版社/北京科学技术出版社　16 127 页　16 开　437.00 元

新中国地方中草药文献研究:1949 ~ 1979 年·炮制鉴定卷(全 5 卷)

张瑞贤　张　卫　刘更生等　主编

广东科技出版社/北京科学技术出版社　10 266 页　16 开　278.00 元

新中国地方中草药文献研究:1949 ~ 1979 年·其他卷(全 5 卷)

张瑞贤　张　卫　刘更生等　主编

广东科技出版社/北京科学技术出版社　7 892 页　16 开　215.00 元

新中国地方中草药文献研究:1949 ~ 1979 年,土单验方卷(全 9 卷)

张瑞贤　张　卫　刘更生等　主编

广东科技出版社/北京科学技术出版社　18 234 页　16 开　493.00 元

新中国地方中草药文献研究:1949 ~ 1979 年·西北普查卷(全 6 卷)

张瑞贤　张　卫　刘更生等　主编

广东科技出版社/北京科学技术出版社　11 900 页

16 开　323.00 元

新中国地方中草药文献研究:1949~1979 年·西南普查卷(全 11 卷)

张瑞贤　张　卫　刘更生等　主编

广东科技出版社/北京科学技术出版社　21 231 页

16 开　575.00 元

新中国地方中草药文献研究:1949~1979 年·制剂化学药理卷(全 5 卷)

张瑞贤　张　卫　刘更生等　主编

广东科技出版社/北京科学技术出版社　10 847 页

16 开　294.00 元

新资源的发现及功效研究

江维克　周　涛　黄璐琦　主编

上海科学技术出版社　184 页　大 16 开　158.00 元

袖珍抗感染用药手册(3 版)

卢洪洲　董　平　主编

上海科学技术出版社　473 页　32 开　38.00 元

盱江中草药图谱

饶　军　黄文华　郑小吉　编

江西科学技术出版社　324 页　16 开　198.00 元

徐书屡用屡效方

徐　书　著

中国中医药出版社　164 页　16 开　48.00 元

学中医　用本草

邓杨春　主编

中国中医药出版社　174 页　16 开　49.00 元

血竭·没药

王常婷　著

海峡文艺出版社　210 页　大 32 开　35.00 元

血糖解方

(美)Mark Hyman　著

电子工业出版社　361 页　16 开　78.00 元

血液和肿瘤专业实用药物学

余健民　(美)乐泉　主编

江西科学技术出版社　1117 页　16 开　200.00 元

循证中医药安全性证据研究与实践

谢雁鸣　主编

人民卫生出版社　431 页　16 开　108.00 元

循证中医药临床研究方法(2 版)

刘建平　主编

人民卫生出版社　385 页　16 开　68.00 元

延年秘录·影印本

佚　名　撰

中医古籍出版社　154 页　大 32 开　23.00 元

颜德馨用药经验集

颜新　颜乾麟　主编

人民卫生出版社　345 页　16 开　78.00 元

颜正华中药歌诀 500 首白话解读本

常章富　主编

中国中医药出版社　479 页　大 32 开　68.00 元

眼科病与维生素

(美)Robert G. Smith　著

华龄出版社　201 页　大 32 开　26.00 元

眼科用药 450 问

郁引飞　唐细兰　主编

人民卫生出版社　340 页　大 32 开　39.00 元

杨震相火气机学说研习实践录·方药新知集

杨　震　著

中国中医药出版社　293 页　16 开　89.00 元

仰天山药用植物

马成亮　齐　勇　郑磊等　著

吉林大学出版社　180 页　大 32 开　38.00 元

养生食疗与药膳

张洪洲　编著

中国人口出版社　236 页　16 开　48.00 元

药,你用对了吗(全 4 本)

许杜鹃　总主编

科学出版社　504 页　大 32 开　120.00 元

药厂 GMP 应知应会

王恒通　王桂芳　主编

中国医药科技出版社　234 页　16 开　48.00 元

药店经营与管理(3 版)

吴　锦　主编

浙江大学出版社　243 页　16 开　49.00 元

药房工作实务

王　梅　主编

化学工业出版社　262 页　16 开　39.00 元

药海情

李焕德　著

湖南文艺出版社　266 页　大 32 开　68.00 元

药害狙击

程桂斌　著

北京日报出版社　322 页　大 32 开　58.00 元

药剂学(4 版)

唐　星　主编

中国医药科技出版社　564 页　大 16 开　89.00 元

药剂学基础与临床

王　蕾　王永杰　孙国先等　主编

吉林科学技术出版社　355 页　大 16 开　88.00 元

药剂学基础与临床研究

王英婷等　主编

科学技术文献出版社　238 页　16 开　88.00 元

药剂学临床应用研究

北京医轩国际医学研究院　编

江西科学技术出版社　225 页　大 16 开　120.00 元

药剂学实验

史彦斌　主编

兰州大学出版社　136 页　16 开　18.00 元

药剂学实验操作技术

刘　芳　高　森　主编

北京科学技术出版社　94 页　16 开　45.00 元

药剂学实验教程(2 版)

彭海生　鄢海燕　主编

中国医药科技出版社　131 页　大 16 开　28.00 元

药剂学双语实验

崔亚男　李万忠　主编

中国医药科技出版社　79 页　16 开　16.00 元

药剂学项目化实训指导

郑　姗　夏忠锐　张志宇　主编

科学出版社　376 页　16 开　79.80

药剂学学习指导与习题集(2 版)

郭维儿　赵黛坚　主编

化学工业出版社　150 页　16 开　29.00 元

药界时代风云:中国医药行业浓墨重彩四十年

申敬旺　主编

化学工业出版社　430 页　大 16 开　198.00 元

药理学

陈俊荣　凌伯勋　主编

人民卫生出版社　378 页　16 开　87.00 元

药理学

陈　秋　刘昌发　主编

郑州大学出版社　315 页　16 开　59.00 元

药理学

杜开南　苗久旺　主编

上海交通大学出版社　298 页　16 开　59.00 元

药理学

顾　军　主编

中国医药科技出版社　314 页　16 开　59.00 元

药理学

江永南　王　晖　主编

中国医药科技出版社　477 页　大 16 开　86.00 元

药理学

刘金义　李　融　主编

中南大学出版社　278 页　16 开　52.00 元

药理学

马月宏　赵　琼　曾碧映　主编

湖南科学技术出版社　413 页　16 开　84.00 元

药理学

秦红兵　邓庆华　张　郴　主编

高等教育出版社　398 页　16 开　54.00 元

药理学

孙秀兰　主编

中国医药科技出版社　269 页　16 开　66.00 元

药理学

严　菲　吴　倩　主编

江苏大学出版社　428 页　16 开　68.00 元

药理学

杨胜萍　毛玉霞　周　斌　主编

湖北科学技术出版社　296 页　16 开　58.00 元

药理学

于爱霞　主编

河南科学技术出版社　344 页　16 开　60.00 元

药理学

张　丽　主编

中国纺织出版社有限公司　263 页　16 开　68.00 元

药理学

高春艳　杜景霞　曹　华　主编

华中科技大学出版社　418 页　16 开　69.00 元

药理学

胡鹏飞　赵佩君　主编

华中科技大学出版社　168 页　16 开　49.80

药理学

李建恒　主编

科学出版社　311 页　16 开　69.80

药理学(2 版)

季　晖　主编

东南大学出版社　335 页　16 开　45.00 元

药理学(2 版)

刘克辛　主编

高等教育出版社　505 页　16 开　64.80

药理学(2 版)

石京山　杨　俭　主编

高等教育出版社　452 页　16 开　62.80

药理学(2 版)

孙宏丽　田卫东　主编

人民卫生出版社　328 页　16 开　58.00 元

药理学(2 版)

杨丽珠　贾　雷　主编

中国医药科技出版社　483 页　大 16 开　80.00 元

药理学(3 版)

马越鸣　主编

上海科学技术出版社　401 页　16 开　58.00 元

药理学(4 版)
　　闫素英　鲁开智　王传功　主编
　　人民卫生出版社　362 页　16 开　56.00 元
药理学(5 版)
　　李　玲　邓雪松　沈华杰　主编
　　北京大学医学出版社　291 页　16 开　45.00 元
药理学(5 版)
　　刘晓东　主编
　　中国医药科技出版社　494 页　大 16 开　89.00 元
药理学(8 版)
　　王开贞　李卫平　主编
　　人民卫生出版社　358 页　16 开　56.00 元
药理学基础(2 版)
　　卢　佳　主编
　　人民卫生出版社　253 页　16 开　45.00 元
药理学理论与实践(2 版)
　　王建行等　主编
　　吉林科学技术出版社　193 页　16 开　50.00 元
药理学实验及学习指导
　　李卫平　张　莹　主编
　　人民卫生出版社　231 页　16 开　34.00 元
药理学实验教程
　　梁燕妮　田春林　陈超杰　主编
　　电子科技大学出版社　184 页　16 开　48.00 元
药理学实验教程
　　黄丽萍　唐　灿　主编
　　中国医药科技出版社　166 页　大 16 开　35.00 元
药理学实验教程(2 版)
　　何　颖　吴　艳　主编
　　北京大学医学出版社　111 页　16 开　20.00 元
药理学实验与学习指导
　　王　梅　主编
　　中国医药科技出版社　159 页　大 16 开　38.00 元
药理学实验与指导(4 版)
　　龚国清　主编
　　中国医药科技出版社　348 页　大 16 开　58.00 元
药理学实验指导
　　李茂凯　王仕翠　主编
　　江苏大学出版社　132 页　16 开　29.80
药理学习题集(4 版)
　　孙建宁　主编
　　中国中医药出版社　302 页　16 开　55.00 元
药理学学习指导
　　杨俊卿　杨俊霞　主编
　　科学出版社　162 页　16 开　42.00 元
药理学学习指导

　　尹龙武　李新才　主编
　　科学技术文献出版社　299 页　16 开　59.00 元
药理学学习指导与习题集(4 版)
　　乔国芬　主编
　　人民卫生出版社　314 页　16 开　43.00 元
药理学易考易错题精析与避错
　　王芙蓉　李茂峰　主编
　　中国医药科技出版社　239 页　16 开　39.00 元
药理学与毒理学实验(3 版)
　　邹莉波　主编
　　中国医药科技出版社　148 页　16 开　28.00 元
药理与药物临床治疗
　　何开琴　著
　　吉林科学技术出版社　519 页　16 开　135.00 元
药理作用和临床应用
　　陈　媛　郑云霞　李心红　著
　　吉林科学技术出版社　283 页　16 开　128.00 元
药品购销两票制政策透视：中英双语版
　　陈　昊　著
　　科学技术文献出版社　159 页　16 开　48.00 元
药品监督管理典型案例及其评析
　　刘作翔　主编
　　中国医药科技出版社　264 页　16 开　48.00 元
药品检验仪器操作规程及使用指南
　　中国食品药品检定研究院　组织编写
　　中国医药科技出版社　893 页　16 开　528.00 元
药品降解的有机化学
　　(美)李　敏　著
　　化学工业出版社　247 页　16 开　128.00 元
药品经营质量管理：GSP 实务(3 版)
　　梁　毅　主编
　　中国医药科技出版社　208 页　大 16 开　48.00 元
药品流通与营销
　　黄素臻　武卫红　主编
　　中国医药科技出版社　217 页　大 16 开　39.00 元
药品市场营销学(2 版)
　　杨文章　主编
　　中国医药科技出版社　219 页　大 16 开　45.00 元
药品谈判：理论、机制及实践
　　龚文君　著
　　社会科学文献出版社　254 页　16 开　98.00 元
药品物流管理
　　鲁群岷　舒　炼　主编
　　重庆大学出版社　193 页　16 开　32.00 元
药品营销心理学(3 版)
　　丛　媛　主编

中国药学年鉴

CHINESE PHARMACEUTICAL YEARBOOK

2020-2021

人民卫生出版社　171 页　16 开　38.00 元

药品营销原理与实务(3 版)

章　蓉　主编

中国轻工业出版社　324 页　16 开　50.00 元

药品与包装相容性理论与实践

马玉楠　蔡　弘　骆红宇　主编

化学工业出版社　496 页　16 开　318.00 元

药品质量管理技术:GMP 教程(2 版)

郑一美　主编

化学工业出版社　209 页　16 开　39.00 元

药品质量管理统计技术

徐　宁　纪海英　主编

中国医药科技出版社　150 页　16 开　30.00 元

药品注册申报实务

万仁甫　主编

中国医药科技出版社　364 页　16 开　55.00 元

药师处方审核培训教材

吴新荣　杨　敏　主编

中国医药科技出版社　773 页　16 开　138.00 元

药师手册(4 版)

赵汉臣　喻维新　张晓东　主编

中国医药科技出版社　1186 页　16 开　338.00 元

药食同源

蔡宛如　主编

浙江科学技术出版社　612 页　16 开　78.00 元

药食同源植物产业化关键技术研究:以木姜叶柯为例

伍贤进　李胜华　曾军英等　著

科学出版社　239 页　16 开　139.00 元

药食验方

袁忠勰　主编

上海科学技术文献出版社　431 页　大 32 开　68.00 元

药事法规(2 版)

杨瑞虹　主编

高等教育出版社　246 页　16 开　43.00 元

药事管理学(6 版)

杨世民　主编

中国医药科技出版社　408 页　大 16 开　79.00 元

药事管理与法规

田　磊　编著

中国中医药出版社　270 页　32 开　39.00 元

药事管理与法规

汪丽华　李君　李卫平　主编

中国协和医科大学出版社　272 页　16 开　40.00 元

药事管理与法规

张　珏　刘清新　孟　俊　主编

中国协和医科大学出版社　287 页　16 开　49.00 元

药事管理与法规

李洁玉　杨冬梅　卞晓霞　主编

高等教育出版社　304 页　16 开　42.00 元

药事管理与法规(2 版)

田　侃　主编

上海科学技术出版社　210 页　16 开　35.00 元

药事管理与法规(2 版)

张琳琳　侯　沧　主编

中国医药科技出版社　457 页　大 16 开　78.00 元

药事管理与法规(7 版)

国家药品监督管理局执业药师资格认证中心　组织
编写

中国医药科技出版社　544 页　大 16 开　145.00 元

药肆文化

荆丽娟　编撰

上海科学技术出版社　196 页　16 开　48.00 元

药王寿养集

(唐)孙思邈　原著

中医古籍出版社　124 页　大 16 开　148.00 元

药物的奥秘

罗华军　主编

化学工业出版社　129 页　16 开　38.00 元

药物的故事与事故

李定国　主编

湖北科学技术出版社　278 页　16 开　58.00 元

药物动力学模型的修正

刘欠宁　著

经济管理出版社　119 页　16 开　68.00 元

药物动力学与药物检验

刘玉芹　张海波　高寿婉　著

世界图书出版广东有限公司　109 页　16 开　29.80

药物毒理学(4 版)

向　明　季　晖　主编

中国医药科技出版社　239 页　大 16 开　45.00 元

药物毒理学实验指导和习题集

郝丽英　胡慧媛　主编

清华大学出版社　143 页　16 开　39.80

药物分析

杭太俊　主编

化学工业出版社　489 页　16 开　65.00 元

药物分析

张玉霖　杨亦雯　李春英　主编

吉林科学技术出版社　260 页　16 开　70.00 元

药物分析

贡济军　主编

中国中医药出版社　445 页　16 开　86.00 元

药物分析(4 版)

于治国 主编

中国医药科技出版社 388 页 大 16 开 65.00 元

药物分析技术

王白雪 杨曾 张嘉杨 主编

中国石化出版社 364 页 16 开 68.00 元

药物分析技术(2 版)

金虹 杨元娟 彭裕红 主编

中国医药科技出版社 307 页 大 16 开 58.00 元

药物分析技术技能综合实训

欧阳卉 王启海 主编

中国医药科技出版社 169 页 大 16 开 45.00 元

药物分析教学研究

马卫兴 著

南京大学出版社 182 页 大 32 开 30.00 元

药物分析实验教程

邹纯才 张开莲 主编

中国医药科技出版社 127 页 大 16 开 28.00 元

药物分析实验实训教程

唐倩 曾雪 主编

人民卫生出版社 103 页 16 开 25.00 元

药物分析项目化实训指导

吴颖 孙国兵 主编

科学出版社 195 页 16 开 39.80

药物合成反应

辛炳炜 孙昌俊 曹晓冉 主编

化学工业出版社 610 页 16 开 198.00 元

药物合成反应(2 版)

姚其正 主编

中国医药科技出版社 539 页 大 16 开 88.00 元

药物合成反应简明教程(2 版)

罗军 魏运洋 张树鹏 主编

科学出版社 396 页 16 开 128.00 元

药物合成反应实验(3 版)

翟鑫 主编

中国医药科技出版社 75 页 16 开 19.00 元

药物合成反应实验教程

沈广志 主编

中国医药科技出版社 83 页 大 16 开 22.00 元

药物化学

段学民 朱五福 田维亮 主编

东北林业大学出版社 173 页 16 开 45.00 元

药物化学

范铮 刘莉 吴松权 主编

吉林科学技术出版社 99 页 16 开 38.00 元

药物化学

郭晔红 李欠 马海鸿 主编

吉林科学技术出版社 99 页 16 开 38.00 元

药物化学

叶发青 李飞 主编

华中科技大学出版社 414 页 16 开 72.00 元

药物化学(2 版)

徐峰 陶雪芬 主编

化学工业出版社 282 页 16 开 45.00 元

药物化学(2 版)

黄金敏 方应权 主编

中国医药科技出版社 393 页 大 16 开 68.00 元

药物化学(3 版)

葛淑兰 张彦文 主编

人民卫生出版社 428 页 16 开 68.00 元

药物化学实验

李飞 杨家强 主编

华中科技大学出版社 121 页 16 开 39.80

药物化学实验教程

李福荣 马宇衡 主编

中国医药科技出版社 97 页 大 16 开 25.00 元

药物化学实验双语教程

李雯 刘宏民 主编

化学工业出版社 142 页 16 开 29.80

药物化学实验指导与习题集

贺灵芝 主编

天津科学技术出版社 112 页 大 16 开 36.80

药物化学双语实验

温新民 綦慧敏 主编

中国医药科技出版社 82 页 16 开 16.00 元

药物化学总论(4 版)

郭宗儒 著

科学出版社 429 页 16 开 138.00 元

药物基因组学在疾病治疗中的个体化应用研究

杨焕新 著

海洋出版社 215 页 16 开 66.00 元

药物简史:鸦片、奎宁、阿司匹林与我们的抗病故事

(英)Druin Burch 著

中信出版集团 295 页 大 32 开 48.00 元

药物经济学(4 版)

孙利华 主编

中国医药科技出版社 185 页 大 16 开 35.00 元

药物经济学实证研究

胡善联 主编

复旦大学出版社有限公司 482 页 16 开 135.00 元

药物警戒:回顾过去与展望未来

(瑞典)I. Ralph Edwards/Marie Lindquist 编著

中国药学年鉴

CHINESE PHARMACEUTICAL YEARBOOK

2020-2021

西安交通大学出版社　238 页　大 32 开　180.00 元

药物临床试验伦理审查
　　宋茂民　主编
　　北京科学技术出版社　231 页　16 开　88.00 元

药物色谱分析实验与指导
　　郑 枫　主编
　　中国医药科技出版社　168 页　大 16 开　35.00 元

药物筛选和成药性评价的基础与实践
　　皮荣标　主编
　　中山大学出版社　217 页　16 开　45.00 元

药物设计:方法、概念和作用模式
　　(德) Gerhard Klebe　著
　　科学出版社　718 页　16 开　380.00 元

药物生产与合成技术研究
　　夏 然　马学骥　王占勇著
　　天津科学技术出版社　283 页　16 开　48.00 元

药物相互作用基础与临床(3 版)
　　刘治军　韩红蕾　主编
　　人民卫生出版社　1339 页　大 16 开　288.00 元

药物学基础
　　王 静　主编
　　吉林科学技术出版社　211 页　16 开　30.00 元

药物学基础(4 版)
　　张 庆　主编
　　高等教育出版社　307 页　16 开　42.50

药物学基础与临床常用药物
　　吴 平等　主编
　　黑龙江科学技术出版社　218 页　大 16 开　128.00 元

药物研发基本原理:中文翻译版
　　(美) Benjamin E. Blass　原著
　　科学出版社　460 页　16 开　238.00 元

药物与临床(2 版)
　　赵志宇　著
　　吉林科学技术出版社　336 页　16 开　85.00 元

药物与母乳喂养
　　(美) Thomas W. Hale/Hilary E. Rowe　主编
　　上海世界图书出版公司　1 077 页　大 32 开　390.00 元

药物制剂工:基础知识 + 初中高级工
　　国家中医药管理局职业技能鉴定指导中心　组织编写
　　中国医药科技出版社　598 页　大 16 开　198.00 元

药物制剂工程
　　吴海霞　胡宗礼　陆云华等　主编
　　吉林科学技术出版社　149 页　16 开　38.00 元

药物制剂工程技术与设备(3 版)
　　张洪斌　主编
　　化学工业出版社　416 页　16 开　68.00 元

药物制剂工程学实验指导
　　杨 群　张 锴　黄绳武　主编
　　上海交通大学出版社　176 页　16 开　59.00 元

药物制剂技术
　　周广芬　周朝桂　主编
　　中国石油大学出版社　252 页　16 开　41.80

药物制剂技术
　　刘 汉　蒋 诚　曹建平　主编
　　西安交通大学出版社　434 页　16 开　78.00 元

药物制剂技术(2 版)
　　张炳盛　王 峰　主编
　　中国医药科技出版社　406 页　大 16 开　68.00 元

药物制剂技术专业综合技能训练(技能鉴定)
　　李忠文　主编
　　中国医药科技出版社　217 页　大 16 开　39.00 元

药物转运体
　　孙 进　主编
　　人民卫生出版社　519 页　大 16 开　168.00 元

药物综合知识与技能
　　焦鲁青等　主编
　　天津科学技术出版社　505 页　大 16 开　88.00 元

药性备查目录·通治验方·蔡小荪验案集存
　　蔡小荪　总主编
　　上海科学技术出版社　262 页　16 开　128.00 元

药学(师)资格考试高频考点串讲
　　卫生专业职称考试研究组　编写
　　中国医药科技出版社　502 页　16 开　79.00 元

药学(士)资格考试高频考点串讲(2 版)
　　卫生专业职称考试研究组　编写
　　中国医药科技出版社　421 页　16 开　69.00 元

药学(中级)资格考试高频考点串讲
　　卫生专业职称考试研究组　编写
　　中国医药科技出版社　507 页　16 开　79.00 元

药学(中级)资格考试同步题库
　　卫生专业技术资格考试研究专家组　编写
　　中国医药科技出版社　270 页　16 开　49.00 元

药学导论
　　黄欣碧　主编
　　苏州大学出版社　141 页　16 开　33.00 元

药学服务综合实训
　　张 庆　曹 红　主编
　　中国医药科技出版社　428 页　16 开　65.00 元

药学化学实验
　　闫云辉　主编
　　郑州大学出版社　184 页　16 开　29.00 元

药学数理统计方法(2 版)

项荣武　主编

中国医药科技出版社　316 页　大 16 开　59.00 元

药学细胞生物学(3 版)

徐　威　主编

中国医药科技出版社　467 页　大 16 开　78.00 元

药学信息检索与利用(4 版)

毕玉侠　主编

中国医药科技出版社　275 页　大 16 开　49.00 元

药学综合考研考点突破图解

贾跃进　主编

中国医药科技出版社　443 页　大 32 开　68.00 元

药学综合考研全真模拟试卷

贾跃进　主编

中国医药科技出版社　192 页　大 16 开　29.00 元

药学综合考研真题精析与试题精编

贾跃进　主编

中国医药科技出版社　326 页　大 32 开　48.00 元

药学综合实验教程

韩　军　主编

中国医药科技出版社　324 页　大 16 开　52.00 元

药学综合知识与技能

葛淑兰　黄　欣　主编

中国医药科技出版社　231 页　大 16 开　42.00 元

药用辅料和药品包装材料检验技术

中国食品药品检定研究院　组织编写

中国医药科技出版社　673 页　16 开　418.00 元

药用辅料学

王世宇　主编

中国中医药出版社　308 页　16 开　68.00 元

药用高分子材料学(5 版)

徐　晖　主编

中国医药科技出版社　186 页　大 16 开　39.00 元

药用基础化学

潘　琼　李彦升　主编

西北工业大学出版社　140 页　16 开　46.80

药用基础化学(2 版,上下册)

陈任宏　董会钰　王秀芳等　主编

化学工业出版社　657 页　16 开　108.00 元

药用昆虫九香虫

侯晓晖　编著

科学出版社　104 页　16 开　58.00 元

药用拉丁语(3 版)

孙启时　主编

中国医药科技出版社　126 页　大 16 开　25.00 元

药用真菌

翁　梁　朱燕玲　李士广等　编著

中国轻工业出版社　190 页　大 32 开　36.00 元

药用植物保护学

陈　君　丁万隆　程惠珍　主编

电子工业出版社　741 页　16 开　498.00 元

药用植物品质生物学

卢善发等　编著

科学出版社　429 页　16 开　298.00 元

药用植物学

纪宝玉　高德民　主编

中国协和医科大学出版社　334 页　16 开　69.80

药用植物学(2 版)

林美珍　张建海　主编

中国医药科技出版社　278 页　大 16 开　78.00 元

药用植物学实验教程

税丕先　主编

中国医药科技出版社　110 页　大 16 开　25.00 元

药用植物学实验与指导(3 版)

王旭红　主编

中国医药科技出版社　175 页　大 16 开　46.00 元

药用植物学实验指导与习题集

贺百花　主编

天津科学技术出版社　153 页　大 16 开　38.80

药用植物学双语实验

王建安　许崇梅　主编

中国医药科技出版社　92 页　16 开　16.00 元

药用植物学野外实践

于俊林　汪荣斌　主编

北京科学技术出版社　221 页　16 开　56.00 元

药用植物栽培技术

吉林省教育系统科教兴农专家组　编

吉林出版集团股份有限公司　163 页　大 32 开　51.40

药用植物栽培技术

李旻辉　主编

中国协和医科大学出版社　466 页　16 开　68.00 元

药用植物栽培学

巢建国　张永清　主编

人民卫生出版社　426 页　16 开　85.00 元

药用植物栽培学(3 版)

郭巧生　主编

高等教育出版社　504 页　16 开　58.00 元

药用植物种苗繁育概论

卢宝伟　著

中国海洋大学出版社　291 页　16 开　72.00 元

药用植物资源开发利用与保护

赵　锋　著

电子科技大学出版社　136 页　16 开　38.00 元

药用植物资源学英语阅读

史钰军　王慧中　主编

浙江工商大学出版社　258 页　16 开　58.00 元

药源性疾病

刘皋林　吕迁洲　张　健　主编

人民卫生出版社　692 页　16 开　148.00 元

药征

(日)吉益东洞　著

中国医药科技出版社　77 页　16 开　20.00 元

药知道:青少年版

李岩　主编

中国医药科技出版社　123 页　大 32 开　25.00 元

药治通义

(日)丹波元坚　撰

中国医药科技出版社　159 页　16 开　32.00 元

药中的分子奥秘

张国庆　著

中国科学技术大学出版社　42 页　大 32 开　40.00 元

野生人参鉴别技术

李桂生　著

科学出版社　190 页　大 16 开　268.00 元

野外常见中草药图鉴

戴义龙　主编

福建科学技术出版社　502 页　16 开　98.00 元

野鸦椿生物学与药用化学

邹双全等　著

中国林业出版社　257 页　16 开　60.00 元

医疗卫生系统公开招聘工作人员考试核心题库·药学专业知识:2019 版

中公教育医疗卫生系统考试研究院　编著

上海世界图书出版公司　306 页　16 开　58.00 元

医门课徒录系列丛书(全 11 本)

周正祎　著

中国中医药出版社　2468 页　16 开　395.00 元

医药产品预测:如何应对行业未来

(英)Arthur G. Cook　著

化学工业出版社　156 页　16 开　68.00 元

医药代理商经营全指导:新环境新管理

戴文杰　著

中华工商联合出版社有限责任公司　207 页　16 开　168.00 元

医药第三终端从控销到动销:诊所基层医疗

王祥君　张芳文　著

中华工商联合出版社有限责任公司　271 页　16 开　125.00 元

医药电子商务(3 版)

陈玉文　主编

中国医药科技出版社　291 页　大 16 开　52.00 元

医药高等数学·英文改编版

(美)Laurence　D. Hoffmann 等　原著

科学出版社　107 页　16 开　79.80

医药化学实验指导

叶国东　主编

科学出版社　93 页　16 开　29.00 元

医药基础化学实验

李　君　主编

化学工业出版社　167 页　16 开　35.00 元

医药基础化学实验与习题指导

李祥子　冯志君　主编

科学出版社　223 页　16 开　52.00 元

医药拉丁语(2 版)

严玉平　主编

上海科学技术出版社　136 页　16 开　28.00 元

医药类大学生职业发展与就业指导

于美亚　编著

中国传媒大学出版社　255 页　16 开　39.80

医药伦理学(5 版)

赵迎欢　主编

中国医药科技出版社　324 页　大 16 开　59.00 元

医药商品学(4 版)

刘　勇　主编

中国医药科技出版社　298 页　大 16 开　55.00 元

医药生物学常用仪器技术介绍

董馨忆　著

云南科技出版社　203 页　16 开　30.00 元

医药市场营销学(2 版)

唐代芬　张嘉杨　主编

中国石化出版社　212 页　16 开　46.00 元

医药市场营销学(4 版)

宋跃晋　黄　哲　主编

中国医药科技出版社　251 页　大 16 开　59.00 元

医药数理统计教程

马寨璞　编著

科学出版社　226 页　16 开　59.80

医药卫生法学

刘　霞　石俊华　主编

法律出版社　313 页　大 32 开　72.00 元

医药文化史(2 版)

(德)Bernt Karger-Decker　著

三联书店　424 页　16 开　78.00 元

医药文献检索与利用

刘　川　侯　艳　刘　辉　主编

中国药学年鉴

CHINESE PHARMACEUTICAL YEARBOOK

2020-2021

四川大学出版社　221 页　16 开　36.00 元

医药信息技术基础(2 版)

庞　津　主编

中国医药科技出版社　390 页　大 16 开　68.00 元

医药信息检索

孙　玲　主编

中国中医药出版社　282 页　16 开　58.00 元

医药行业大趋势(全 2 本)

孙　峰　林丽开　黄　诚　主编

中国协和医科大学出版社　953 页　16 开　258.00 元

医药行业质量管理小组活动培训教材

中国医药质量管理协会　编

化学工业出版社　463 页　16 开　98.00 元

医药应用文写作(3 版)

张月亮　主编

人民卫生出版社　283 页　16 开　46.00 元

医药营销:诊所开发维护与动销

张江民　著

中华工商联合出版社有限责任公司　203 页　16 开
125.00 元

医药专利的产业化

侯庆辰　著

知识产权出版社　217 页　16 开　60.00 元

医院药学

杨长青　主编

中国医药科技出版社　443 页　大 16 开　75.00 元

医院药学(2 版)

杨长青　主编

中国医药科技出版社　291 页　大 16 开　55.00 元

医院药学副主任、主任药师资格考试习题精编

高级卫生专业技术资格考试命题研究委员会　组编

上海科学技术出版社　384 页　16 开　118.00 元

以患者为中心的全方位药学服务实践

向大雄　朱运贵　主编

湖南科学技术出版社　284 页　16 开　80.00 元

疫苗的史诗:从天花之猖到疫苗之殇

(法)Jean-François Saluzzo　著

中国社会科学出版社　370 页　大 32 开　69.00 元

疫苗遗传学

褚嘉祐　主编

上海科学技术出版社　225 页　16 开　119.00 元

银杏:栽培、药效研究与应用

黄和平　黄　鹏　栗进才　主编

化学工业出版社　141 页　16 开　58.00 元

饮片验收经验

王满恩　赵　昌　主编

山西科学技术出版社　654 页　大 16 开　198.00 元

隐形的控制:药品、知识产权与国际贸易协定

韩冰等　著

中国社会科学出版社　122 页　16 开　48.00 元

印会河理法方药带教录

徐　远　主编

中国科学技术出版社　234 页　16 开　35.00 元

婴童药录

王　烈　撰著

吉林科学技术出版社　454 页　大 32 开　50.00 元

蛹虫草的功效与应用

张　勋　刘宝岩　主编

河南科学技术出版社　146 页　大 32 开　23.00 元

用药安全

(英)Mary P. Tully/Bryony Dean Franklin　主编

科学技术文献出版社　397 页　16 开　99.00 元

有毒动物药用资源与利用

赵　锋　著

电子科技大学出版社　154 页　16 开　48.00 元

右江流域中医药(壮瑶医药)基础与应用研究

唐汉庆　主编

江苏凤凰科学技术出版社　254 页　16 开　309.00 元

愚公甄药诀 360 味

李建忠　主编

山西科学技术出版社　360 页　大 32 开　120.00 元

云南民族药大辞典(上下册)

郑　进　张　超　钱子刚　主编

上海科学技术出版社　3171 页　大 16 开　1280.00 元

云南省龙陵县中药材汇编

张林辉　沈富广　刘光华　主编

中国农业出版社　269 页　16 开　128.00 元

云南省绿春县常见药用植物图鉴

李海涛　罗跃良　张丽霞　编著

云南科技出版社　345 页　大 16 开　198.00 元

云南省生物医药和大健康产业发展综合分析报告:2016～2017

云南省生物医药产业推进组办公室　编

云南科技出版社　122 页　16 开　49.00 元

云南省食品与药品安全知识读本

邵维庆　周建于　翁稚颖　主编

云南科技出版社　107 页　大 32 开　25.00 元

云南省志:1978～2005 卷四十·食品药品监督管理志

云南省地方志编纂委员会　编纂

云南人民出版社　547 页　16 开　320.00 元

云南天然药物图鉴(第十卷,索引)

云南省药物研究所　编著

云南科技出版社　677 页　大 16 开　280.00 元

中国药学年鉴　CHINESE PHARMACEUTICAL YEARBOOK　2020-2021

云南中草药实用栽培技术
　　《云南中草药实用栽培技术》编委会　编
　　云南科技出版社　366 页　16 开　58.00 元

云南主要药用植物开发与利用
　　李雯等　编著
　　云南科技出版社　134 页　大 16 开　88.00 元

张志聪用药心法
　　李成文　主编
　　人民卫生出版社　223 页　16 开　48.00 元

张仲景 50 味药证(4 版)
　　黄煌　编著
　　人民卫生出版社　466 页　大 32 开　78.00 元

昭苏亚高原野生药用植物图谱
　　敬松　刘秋琼　主编
　　中国中医药出版社　284 页　16 开　180.00 元

赵国定经典医案及用药经验
　　宋琦　主编
　　上海科学技术出版社　159 页　16 开　45.00 元

赵洪钧医学真传(续):方药指迷
　　赵洪钧　著
　　学苑出版社　416 页　16 开　78.00 元

浙产道地药材保护和发展对策
　　何伯伟　主编
　　中国农业科学技术出版社　258 页　16 开　58.00 元

浙江常用中草药图鉴(第一册)
　　熊耀康　张水利　主编
　　人民卫生出版社　247 页　32 开　56.00 元

浙江道地药材古代炮制研究
　　江凌圳　黄飞华　主编
　　上海科学技术出版社　231 页　16 开　78.00 元

浙江省医院细菌耐药检测年鉴·2017
　　吕时铭　谢鑫友　俞云松　著
　　浙江大学出版社　259 页　16 开　70.00 元

珍稀药用真菌:桑黄
　　邹莉　孙婷婷　编著
　　东北林业大学出版社　233 页　16 开　68.00 元

珍珠囊补遗药性赋:白话解读本
　　(金)李东垣　著
　　中国中医药出版社　313 页　大 32 开　39.80

郑启仲中医儿科用药经验
　　郑攀　郑宏　主编
　　人民卫生出版社　257 页　16 开　59.00 元

知道合方:合方临床三十年得失录
　　贾春华　主编
　　中国中医药出版社　263 页　大 32 开　68.00 元

止痛化癥胶囊:药学·药效学·临床研究

李平亚　主编
　　化学工业出版社　296 页　16 开　198.00 元

制药工程安全与环保
　　廖千家骅　郭瑞昕　主编
　　天津科学技术出版社　296 页　16 开　48.00 元

制药工程生产实习
　　张珩　王凯　主编
　　化学工业出版社　200 页　16 开　36.00 元

制药工程制图(2 版)
　　韩静　主编
　　中国医药科技出版社　167 页　大 16 开　45.00 元

制药工程专业实验
　　胡国勤　侯翠红　主编
　　郑州大学出版社　188 页　16 开　39.00 元

制药工艺学(2 版)
　　叶勇　编
　　华南理工大学出版社　415 页　16 开　45.00 元

制药过程安全与环保
　　姚日生　边侠玲　主编
　　化学工业出版社　255 页　16 开　42.00 元

制药企业估值约束研究:竞争、研发与专利保护
　　葛锐　著
　　经济科学出版社　173 页　大 32 开　42.00 元

制药设备与车间设计(3 版)
　　郭永学　主编
　　中国医药科技出版社　513 页　大 16 开　89.00 元

制药设备与工艺验证
　　马义岭　郭永学　主编
　　化学工业出版社　368 页　16 开　98.00 元

制药生产实习指导,中药制药
　　何志成　主编
　　化学工业出版社　110 页　16 开　28.00 元

制药原理与设备(2 版)
　　王沛　主编
　　上海科学技术出版社　245 页　16 开　45.00 元

智慧中医药社区卫生服务
　　潘华峰　主编
　　湖北科学技术出版社　203 页　16 开　78.00 元

中草药化妆品
　　冯居秦　赵丽　杨国峰　主编
　　华中科技大学出版社　147 页　16 开　39.80

中草药全图鉴
　　温玉波　李海涛　主编
　　江苏凤凰科学技术出版社　350 页　16 开　59.80

中草药识别应用全图鉴
　　李薇　马卓　杨响光　编著

化学工业出版社 613 页 32 开 128.00 元

中成药处方点评的理论与实践

金 锐 张 冰 主编

人民卫生出版社 420 页 16 开 65.00 元

中成药临床应用手册(2版)

黄世敬 翁维良 主编

河南科学技术出版社 364 页 16 开 99.00 元

中成药实用手册丛书(全5本)

梅全喜 李 楠 周本杰等 主编

人民卫生出版社 1497 页 大 32 开 181.00 元

中成药药物经济学评价技术手册

史录文 主编

中国协和医科大学出版社 168 页 16 开 69.00 元

中共中央国务院关于促进中医药传承创新发展的意见

人民出版社 18 页 大 32 开 2.50

中国"药食同源"研究.总第一辑

胡文臻 孙多龙 主编

中国社会科学出版社 257 页 16 开 88.00 元

中国道地药材——苍术

郭兰萍 黄璐琦 主编

上海科学技术出版社 264 页 16 开 128.00 元

中国方药医学

蔡定芳 著

上海科学技术出版社 446 页 大 16 开 148.00 元

中国仿制药蓝皮书:2018版

中国医学科学院药物研究所 中国医药工业信息中心 中国食品药品检定研究院 编

中国协和医科大学出版社 177 页 32 开 36.00 元

中国基本药物制度实施后效果评价的实证研究

卞 鹰 著

山东大学出版社 185 页 16 开 36.00 元

中国近代牌匾的中医药元素

詹 强 著

浙江大学出版社 255 页 16 开 98.00 元

中国抗菌药物管理和细菌耐药现状报告·2019

国家卫生健康委员会 编

中国协和医科大学出版社 137 页 16 开 68.00 元

中国慢性疾病防治基层医生诊疗手册,药物治疗指导分册:2019年版

赵志刚 主编

北京大学医学出版社 625 页 32 开 88.00 元

中国企业社会责任报告指南4.0之医药流通行业

李松涛等 著

经济管理出版社 202 页 16 开 68.00 元

中国秦岭经济植物图鉴(上下册)

刘文哲 主编

世界图书西安出版公司 527 页 16 开 398.00 元

中国人参史

宋承吉 主编

辽宁科学技术出版社 345 页 16 开 120.00 元

中国畲药图谱

雷后兴 雷建光 王晓杭等 主编

天津科学技术出版社 492 页 大 32 开 198.00 元

中国畲药植物图鉴·下卷

沈晓霞 梅旭东 王志安 江建铭 编著

浙江科学技术出版社 461 页 大 16 开 300.00 元

中国生物产业发展报告·2018

国家发展和改革委员会高技术产业司 中国生物工程学会 编写

化学工业出版社 471 页 16 开 128.00 元

中国药科大学校史

王儒年 主编

南京大学出版社 257 页 16 开 118.00 元

中国药品检验标准操作规范·2019年版

中国食品药品检定研究院 组织编写

中国医药科技出版社 754 页 16 开 498.00 元

中国药品流通行业发展报告·2019

邓金栋 温再兴 主编

社会科学文献出版社·皮书出版分社 420 页 16 开 198.00 元

中国药事法理论与实务(3版)

邵 蓉 主编

中国医药科技出版社 311 页 大 16 开 62.00 元

中国药学年鉴·2017

彭司勋 主编

中国医药科技出版社 392 页 大 16 开 320.00 元

中国药用植物特有种

黄璐琦 马小军 主编

人民卫生出版社 612 页 16 开 228.00 元

中国医药产业创新生态系统研究

李 波 著

中国石油大学出版社 154 页 大 32 开 30.00 元

中国医药物流发展报告·2019

中国物流与采购联合会医药物流分会 编

中国财富出版社 289 页 16 开 280.00 元

中国医药学教程

蔡定芳 董竞成 主编

复旦大学出版社 382 页 16 开 80.00 元

中国医药学理论基础

蔡定芳 著

上海科学技术出版社 357 页 大 16 开 128.00 元

中国医药研发40年大数据

陆　涛　李天泉　主编
中国医药科技出版社　404 页　16 开　78.00 元

中国医院药师核心能力现状调研和分析
胡晋红　孙　艳　朱　珠　主编
北京大学医学出版社　427 页　16 开　185.00 元

中国制药产业技术创新激励效应研究
刘素坤　著
首都经济贸易大学出版社　169 页　16 开　39.00 元

中国制药工业发展报告·2019 版
佘鲁林　温再兴　主编
社会科学文献出版社　432 页　16 开　198.00 元

中国中草药图典(上下册)
李　勇　主编
青岛出版社　799 页　大 16 开　398.00 元

中国中药材种子原色图典
黄璐琦　主编
福建科学技术出版社　529 页　大 16 开　480.00 元

中国中药区划
张小波　黄璐琦　主编
科学出版社　361 页　16 开　198.00 元

中国中药资源大典·海南卷(全 4 本)
黄璐琦　总主编
北京科学技术出版社　3 734 页　大 16 开　3920.00 元

中国中医药发展报告·2019
毛嘉陵　主编
社会科学文献出版社　355 页　16 开　158.00 元

中国中医药年鉴·行政卷·2019
《中国中医药年鉴(行政卷)》编委会　编
中国中医药出版社　609 页　大 16 开　398.00 元

中国中医药年鉴·学术卷·2019
《中国中医药年鉴(学术卷)》编委会　编
上海辞书出版社　535 页　大 16 开　280.00 元

中国中医药文化与产业发展报告:2017-2018
毛嘉陵　主编
社会科学文献出版社　294 页　16 开　98.00 元

中华当代名中医八十家经验方集萃
连建伟　主编
知识产权出版社　811 页　16 开　280.00 元

中华膏滋
侯　斌　彭少芳　程井军等　主编
世界图书出版西安有限公司　266 页　16 开　68.00 元

中华精品药膳制作
范文昌　主编
化学工业出版社　151 页　16 开　49.80

中华人民共和国药典:2015 年版:二部注释
国家药典委员会　编

中国医药科技出版社　2023 页　大 16 开　980.00 元

中华人民共和国药典中成药薄层色谱彩色图集·第一册
国家药典委员会　编
中国医药科技出版社　752 页　大 16 开　880.00 元

中华人民共和国药典中药材薄层色谱彩色图集·第三册
国家药典委员会　编
中国医药科技出版社　458 页　大 16 开　580.00 元

中华人民共和国药品管理法·修订本
中国民主法制出版社　72 页　大 32 开　8.00 元

中华人民共和国药品管理法释义
袁杰等　主编
中国民主法制出版社　295 页　16 开　58.00 元

中华人民共和国医药卫生法律法规全书(6 版)
中国法制出版社　710 页　大 32 开　98.00 元

中西皮肤外用制剂手册
马振友　杨志波　张宝元　主编
河南科学技术出版社　509 页　16 开　138.00 元

中药材百科
薛丽君　主编
黑龙江科学技术出版社　448 页　16 开　68.00 元

中药材概论
孟宪生　主编
化学工业出版社　249 页　16 开　55.00 元

中药材加工、鉴质实用技术
周志杰　谷佳林　尹　鑫　主编
中国农业大学出版社　146 页　大 32 开　28.00 元

中药材商品规格等级标准汇编(全 2 册)
黄璐琦　詹志来　郭兰萍　主编
中国中医药出版社　1728 页　大 16 开　450.00 元

中药材选育新品种汇编:2003～2016
魏建和　杨成民　主编
中国农业科学技术出版社　281 页　大 32 开　80.00 元

中药材栽培技术与安全利用
常　瑛　著
中国农业科学技术出版社　235 页　大 32 开　29.80

中药材栽培技术与开发
易　鹊　梁忠厚等　编著
中国林业出版社　142 页　16 开　55.00 元

中药材质量新说
安好义　编著
四川科学技术出版社　494 页　大 16 开　598.00 元

中药材种子种苗标准研究
黄璐琦　陈　敏　李先恩　主编
中国医药科技出版社　909 页　大 16 开　298.00 元

中药储存与养护(2 版)
陈　文　刘　岩　主编

中国药学年鉴　CHINESE PHARMACEUTICAL YEARBOOK　2020-2021

中国药学年鉴

CHINESE PHARMACEUTICAL YEARBOOK

2020-2021

中国医药科技出版社　277页　大16开　55.00元

中药传承游学记

朋汤义　著

安徽科学技术出版社　128页　大32开　26.00元

中药传统技能实训（下册）

陶岚岚　主编

中国劳动社会保障出版社　114页　大32开　13.00元

中药调剂（2版）

张晶　魏国栋　主编

中国医药科技出版社　278页　大16开　55.00元

中药调剂指南

欧阳荣　刘绍贵　主编

湖南科学技术出版社　317页　大32开　45.00元

中药分析实验（3版）

刘晓秋　主编

中国医药科技出版社　124页　16开　25.00元

中药分析习题集

王淑美　刘晓秋　主编

中国中医药出版社　180页　16开　36.00元

中药分析学（2版）

贡济宇　张丽　主编

人民卫生出版社　332页　16开　65.00元

中药分析学（3版）

刘丽芳　主编

中国医药科技出版社　413页　大16开　75.00元

中药粉末显微鉴定技术

梁永枢　张翘　主编

广东高等教育出版社　120页　16开　35.00元

中药复方益糖康干预代谢综合征的疗效评价及其代谢组学研究

杨宇峰　主编

吉林大学出版社　143页　16开　34.00元

中药歌诀诗词鉴赏

方石林　王炜　主编

湖南科学技术出版社　153页　大16开　80.00元

中药功效速记（2版）

李兴广　温乔　主编

科学出版社　274页　大32开　39.00元

中药和食物对检验结果的影响

胡晓波　主编

科学出版社　171页　16开　80.00元

中药化学成分程序化分离制备

王晓　杨滨　主编

化学工业出版社　467页　16开　198.00元

中药化学实验操作技术

关颖丽　王甫成　马菁菁　主编

北京科学技术出版社　113页　16开　45.00元

中药化学与天然药物化学实验指导

杨武德　柴慧芳　主编

中国中医药出版社　123页　16开　28.00元

中药技能实训与实验

田春雨　李继安　吴范武等　主编

学苑出版社　238页　16开　86.00元

中药加工技术

于海帅　主编

化学工业出版社　208页　16开　39.80

中药鉴定技术（2版）

陈育青　李建民　主编

中国医药科技出版社　456页　大16开　108.00元

中药鉴定与养护

周媛　主编

中国农业大学出版社　378页　16开　65.00元

中药经皮给药与功效性化妆品

冯年平　朱全刚　主编

中国医药科技出版社　460页　16开　118.00元

中药里的定海神针：血药三七

谢海涛　编著

云南科技出版社　252页　大32开　38.00元

中药理论学研究

王永耀　编著

辽宁科学技术出版社　470页　16开　128.00元

中药理性撰要

梁传亭　梁家胜　梁家汇　著

中医古籍出版社　822页　16开　300.00元

中药临方炮制技巧

邵林　邵新　丁娟娟　编著

山东科学技术出版社　302页　大16开　180.00元

中药炮制

戴传勇　曾洁琼　主编

中国农业大学出版社　222页　16开　48.00元

中药炮制工

国家中医药管理局职业技能鉴定指导中心　组织编写

中国医药科技出版社　335页　大16开　138.00元

中药炮制工程学

陆兔林　主编

化学工业出版社　233页　16开　45.00元

中药炮制技术

鞠成国　李慧芬　主编

中国协和医科大学出版社　402页　16开　60.00元

中药炮制技术（2版）

车勇　陈美燕　主编

中国医药科技出版社　343页　大16开　65.00元

中药炮制技术：双色版
白而力　李　君　刘岩　主编
郑州大学出版社　213 页　16 开　42.00 元

中药炮制学（3 版）
张春凤　主编
中国医药科技出版社　302 页　大 16 开　58.00 元

中药炮制学实验（2 版）
王延年　主编
中国医药科技出版社　106 页　16 开　20.00 元

中药配方颗粒标准汤剂与质量标准研究·第一册
程学仁　魏梅　主编
人民卫生出版社　768 页　16 开　450.00 元

中药配伍禁忌
段金廒　主编
科学出版社　846 页　16 开　498.00 元

中药生产与加工
庄义修　付绍智　主编
人民卫生出版社　313 页　16 开　58.00 元

中药微量元素大典
李增禧　主编
世界图书出版广东有限公司　659 页　大 16 开　800.00 元

中药新药成药性风险管理研究
佟笑　陈玉文　著
辽宁大学出版社　156 页　16 开　38.00 元

中药学
李飞雁　主编
中国协和医科大学出版社　459 页　16 开　68.00 元

中药学
钟赣生　陈蔚文　赵中振　主编
中国中医药出版社　390 页　16 开　198.00 元

中药学（2 版）
李森　郑小吉　主编
中国医药科技出版社　316 页　大 16 开　58.00 元

中药学概论
刘红燕　朱姝　主编
中国医药科技出版社　145 页　16 开　35.00 元

中药学核心考点速记
王绍辉　主编
中国医药科技出版社　320 页　大 32 开　29.00 元

中药学核心知识点全攻略
黄斌　主编
中国医药科技出版社　244 页　大 32 开　28.00 元

中药学金考点（4 版）
国家执业药师资格考试研究组　编写
中国医药科技出版社　440 页　17cm　48.00 元

中药药理学（3 版）

徐宏喜　主编
上海科学技术出版社　323 页　16 开　58.00 元

中药药理与应用
雷霞　主编
中国协和医科大学出版社　365 页　16 开　55.00 元

中药药物代谢动力学的研究方法及模型应用
刘涛　著
吉林大学出版社　172 页　大 32 开　58.00 元

中药药学服务
王丽霞　宋英　主编
人民卫生出版社　300 页　16 开　52.00 元

中药饮片标准汤剂·第二卷
陈士林　刘安　主编
科学出版社　499 页　大 16 开　198.00 元

中药饮片注册标准研究概要
肖永庆　张村　主编
科学出版社　196 页　大 16 开　128.00 元

中药有故事
郑宇东　著
郑州大学出版社　272 页　16 开　49.00 元

中药植物雌激素与中西医结合临床应用
张宁　主编
吉林科学技术出版社　480 页　16 开　68.00 元

中药指纹学
孙国祥　侯志飞　编著
化学工业出版社　472 页　16 开　198.00 元

中药制剂分析
刘斌　刘丽芳　主编
人民卫生出版社　382 页　16 开　69.00 元

中药制剂技术
王琳　张福华　许卫军　主编
同济大学出版社　255 页　16 开　78.00 元

中药制剂技术与设备养护综合实训
颜仁梁　周在富　主编
中国医药科技出版社　139 页　大 16 开　29.00 元

中药制剂检验技术
阮洪生　李玉琴　主编
中国协和医科大学出版社　291 页　16 开　48.00 元

中药制剂学实验与指导（2 版）
高缘　主编
中国医药科技出版社　136 页　大 16 开　25.00 元

中药制药工程学
万海同　主编
化学工业出版社　316 页　16 开　65.00 元

中药质量标志物理论与实践
刘昌孝　张铁军　主编

科学出版社 762 页 16 开 298.00 元

中药专业立体化实训教程
陆艳琦 张晓霞 主编
郑州大学出版社 140 页 16 开 29.00 元

中医参西方药参考
罗桂林 著
湖南科学技术出版社 103 页 16 开 68.00 元

中医簇药学
骆杰伟 郑姜钦 主编
福建科学技术出版社 371 页 16 开 96.00 元

中医单方应用大全
黄国健 程革 主编
中国医药科技出版社 715 页 大 32 开 98.00 元

中医方剂大辞典(第九册,2 版)
彭怀仁 王旭东 吴承艳等 主编
人民卫生出版社 819 页 大 16 开 228.00 元

中医方剂入门
赵春杰 编著
中医古籍出版社 228 页 16 开 68.00 元

中医膏方学
周端 陈昕琳 主编
中国中医药出版社 175 页 16 开 48.00 元

中医临证对药大全
王道瑞 主编
中国中医药出版社 259 页 大 32 开 49.00 元

中医特效处方集·2·激发人体自愈功能
王宝林 编著
中医古籍出版社 416 页 16 开 108.00 元

中医药大学生创业指导
翟双庆 王艳茹 主编
西南财经大学出版社 207 页 16 开 39.80

中医药大学生职业发展与就业指导
曹世奎 郑伟峰 主编
中国中医药出版社 205 页 16 开 55.00 元

中医药定量研究方法
(美)周贤忠 原著
上海科学技术出版社 245 页 16 开 78.00 元

中医药基础
王文 王玉霞 蔡伟 主编
高等教育出版社 394 页 16 开 53.00 元

中医药健康养老服务发展战略研究报告
王国强 杨文明 主编
中国中医药出版社 301 页 大 32 开 48.00 元

中医药戒毒与经方对毒品戒断干预机理研究
张沁园 邓华亮 主编
山东大学出版社 197 页 大 32 开 30.00 元

中医药科研思路与方法(2 版)
胡鸿毅 主编
人民卫生出版社 234 页 16 开 48.00 元

中医药美发秘方精粹
王智民 刘晓谦 主编
中国中医药出版社 163 页 大 32 开 48.00 元

中医药膳传统技艺
曹音 主编
江苏大学出版社 189 页 16 开 58.00 元

中医药文化概览
毛国强 李兰兰 谭秀敏 主编
吉林大学出版社 140 页 大 32 开 39.80

中医药文化故事
周锋 编译
重庆大学出版社 149 页 大 32 开 25.00 元

中医药文化精选读本:中学版
毛国强 主编
中国医药科技出版社 121 页 16 开 39.00 元

中医药学概论(2 版)
翟华强 安冬青 王燕平 主编
中国中医药出版社 612 页 16 开 98.00 元

中医药学概论(2 版)
张虹 孙涛 主编
中国医药科技出版社 419 页 大 16 开 78.00 元

中医药学概论(3 版)
郭姣 主编
中国医药科技出版社 438 页 大 16 开 79.00 元

中医药学基础(4 版)
周蓓 主编
中国医药科技出版社 482 页 大 16 开 79.00 元

中医药与中华文明简述:宝库、钥匙、瑰宝、结晶
苟天林 编著
中国中医药出版社 249 页 16 开 78.00 元

中医药知识产权案例汇编
韩成云 编著
科学技术文献出版社 217 页 16 开 59.00 元

中医药治疗艾滋病研究进展:中医药治疗艾滋病实践论文汇编(五)
王健 徐立然 郭会军 主编
中医古籍出版社 774 页 大 16 开 268.00 元

中医诊断与临床用药
王漫漫 冯宇飞 著
汕头大学出版社 171 页 16 开 78.00 元

中医症状要药治疗学
姚重华 编著
吉林科学技术出版社 191 页 16 开 48.00 元

中医中药难字字典
　　李顺保　付国英编
　　学苑出版社　240 页　32 开　58.00 元
肿瘤内科临床药历规范
　　曹伟灵　高文斌　陈盛阳　主编
　　科学出版社　309 页　16 开　98.00 元
肿瘤治疗药物处方集
　　陈　旭　徐云峰　主编
　　人民卫生出版社　388 页　大 32 开　45.00 元
肿瘤治疗药学监护路径
　　曾卫强　沈　静　龚　倩　主编
　　上海世界图书出版公司　387 页　大 32 开　48.00 元
仲景文化与河南中医药强省建设
　　王秋安　刘保庆　主编
　　河南大学出版社　206 页　16 开　39.00 元
重磅生物药专利解密
　　郭　雯　主编
　　知识产权出版社　217 页　16 开　68.00 元
重读《金匮》：三十年临证经方学验录
　　余泽运　著
　　中国科学技术出版社　372 页　16 开　48.50
重庆渝北中草药
　　陈朝晖　主编
　　福建科学技术出版社　324 页　16 开　158.00 元
竹节参种质资源与皂苷应用基础研究
　　张　来　主编
　　科学出版社　170 页　16 开　108.00 元
专科药物治疗健康教育
　　李明华　蓝　俊　编著
　　华中科技大学出版社　210 页　16 开　39.80
专利视域下的中药创新
　　袁红梅　王海南　杨舒杰著
　　上海科学技术出版社　320 页　16 开　118.00 元
专利文献研究·2018·医药制药
　　国家知识产权局专利局专利文献部　组织编写

　　知识产权出版社　669 页　16 开　190.00 元
壮瑶医药防治情志病证
　　庞宇舟　张　曼　武　丽　主编
　　天津科学技术出版社　143 页　16 开　46.00 元
壮药材铁皮石斛、拳卷地钱的研究
　　朱　华　滕建北　梁子宁　主编
　　广西科学技术出版社　97 页　16 开　35.00 元
壮药选编（下册）
　　黄瑞松　主编
　　广西科学技术出版社　668 页　大 16 开　380.00 元
壮药学
　　秦华珍　徐冬英　主编
　　中国中医药出版社　341 页　16 开　99.00 元
壮药学基础
　　温海成　韦　威　主编
　　广西科学技术出版社　420 页　16 开　128.00 元
壮医方剂学
　　秦华珍　钟　鸣　主编
　　中国中医药出版社　246 页　16 开　76.00 元
壮医药文化
　　庞宇舟　方　刚　主编
　　广西科学技术出版社　403 页　16 开　39.00 元
自然药观
　　王海军　著
　　学苑出版社　312 页　16 开　68.00 元
祖剂（全 6 册）
　　（明）施　沛　撰
　　复旦大学出版社　6 册　大 16 开　860.00 元
最新临床药物手册：配合 2015 版药典（5 版）
　　师海波　王克林　主编
　　辽宁科学技术出版社　1 316 页　大 32 开　88.00 元
最新药品微生物限度检查方法适用性研究汇编
　　滕宝霞　主编
　　兰州大学出版社　693 页　16 开　158.00 元

（赵　莉）

2019 年药学期刊名录

↗ 2019 年药学期刊概览

名称	主办单位	创刊年份	刊期	主编	国内统一连续出版物号（CN）	国际标准连续出版物号（ISSN）	定价/期	出版地	网址	中国知网（2019）综合影响因子	复合影响因子
安徽医药	安徽省药学会	1997	月刊	徐恒秋	34-1229/R	1009-6469	25.00	合肥市	http://www.ahyyzz.cn	0.936	1.036
安徽中医药大学学报	安徽中医药大学	1981	双月刊	周美启	34-1324/R	2095-7246	10.00	合肥市	http://xuebao.ahtcm.edu.cn	0.776	1.079
北方药学	内蒙古自治区食品药品学会	2004	月刊	王玉杰	15-1333/R	1672-8351	12.00	呼和浩特市	http://www.nmgbfyx.com	0.190	0.234
北京中医药	北京中医药学会、北京中西医结合学会、北京市中药研究所	1982	月刊	屠志涛	11-5635/R	1674-1307	18.00	北京市	http://www.bjtcm.net	0.723	1.022
北京中医药大学学报	北京中医药大学	1959	月刊	王永炎	11-3574/R	1006-2157	28.00	北京市	http://xb.bucm.edu.cn	1.233	1.646
长春中医药大学学报	长春中医药大学	1985	双月刊	冷向阳	22-1375/R	2095-6258	30.00	长春市	http://qks.ccucm.edu.cn	0.905	1.178
成都中医药大学学报	成都中医药大学	1958	季刊	余曙光	51-1501/R	1004-0668	10.00	成都市	http://xuebao.cdutcm.edu.cn/	0.795	1.122
当代医药论丛	吉林省当代医药论丛杂志社有限公司	2003	半月刊	欣 格	22-1407/R	2095-7629	28.00	吉林市	http://www.ddyylczz.com		
东方药膳	湖南中医药大学	1995	半月刊	彭清华	43-1461/R	1671-3591	10.00	长沙市	http://www.eastyaoshan.com		
东南国防医药	南京军区医学科学技术委员会	1986	双月刊	苏 皖	32-1713/R	1672-271X	15.00	南京市	http://dngfyy.paperopen.com/	0.821	0.884
毒理学杂志	北京市预防医学研究中心、北京大学医学部公共卫生学院	1987	双月刊	高 星	11-5263/R	1002-3127	8.00	北京市	http://www.dlxzzbjb.cn/	0.500	0.708
儿科药学杂志	重庆医科大学附属儿童医院、中国药学会儿科药学专业组	1995	月刊	李 秋	50-1156/R	1672-108X	9.00	重庆市	http://www.ekyxzz.com.cn	0.802	0.892
福建医药杂志	福建省医学会	1979	双月刊	林才经	35-1071/R	1002-2600	16.00	福州市	http://www.fjyyzz.cn	0.236	0.292
福建中医药	福建省中医药学会、福建中医药大学	1956	双月刊	李灿东	35-1073/R	1000-338X	10.00	福州市	http://fjzyy.fjtcm.edu.cn	0.326	0.556
甘肃医药	甘肃省医学科学研究院	1982	月刊	夏小军	62-1076/R	1004-2725	7.00	兰州市	http://gsyy.gszlyy.com/	0.223	0.315
甘肃中医药大学学报	甘肃中医药大学	1984	双月刊	李金田	62-1214/R	1003-8450	10.00	兰州市	http://gszyxyxb.gszy.edu.cn/	0.456	0.668
广东药科大学学报	广东药科大学	1985	双月刊	郭 姣	44-1733/R	2096-3653	10.00	广州市	http://branch.gdpu.edu.cn/xuebao/	0.755	1.024
广西中医药	广西中医药大学、广西中医药学会	1977	双月刊	唐 农	45-1123/R	1003-0719	9.80	南宁市	http://gxzy.chinajournal.net.cn	0.374	0.573
广西中医药大学学报	广西中医药大学	1998	季刊	唐 农	45-1391/R	2095-4441	12.80	南宁市	http://gszb.cbpt.cnki.net	0.361	0.560
广州医药	广州市第一人民医院	1970	双月刊	黄达德	44-1199/R	1000-8535	8.00	广州市	http://gzyy.cbpt.cnki.net	0.455	0.529
广州中医药大学学报	广州中医药大学	1984	月刊	王省良	44-1425/R	1007-3213	20.00	广州市	http://xb.zyyy.com.cn	1.220	1.628
贵阳中医学院学报	贵阳中医学院	1979	双月刊	刘兴德	52-5011/G2	1002-1108	12.00	贵阳市	http://xuebao.gzy.edu.cn/	0.630	0.838
贵州医药	贵州省医药卫生学会办公室	1976	月刊	徐秀菽	52-1062/R	1000-744X	12.00	贵阳市	http://gzyi.chinajournal.net.cn	0.658	0.706
国际生物制品学杂志	中华医学会、上海生物制品研究有限责任公司	1978	双月刊	晏子厚	31-1962/R	1673-4211	6.00	上海市	http://www.ijbiol.com	0.088	0.112
国际药学研究杂志	军事医学科学院毒物药物研究所、中国药学会	1958	月刊	刘克良	11-5619/R	1674-0440	20.00	北京市	http://www.pharmacy.ac.cn	0.619	0.823
国际医药卫生导报	中华医学会、国际医药卫生导报社	1995	半月刊	钟国华	44-1417/R	1007-1245	15.00	广州市	http://www.imhgn.com	0.179	0.189
国际中医中药杂志	中华医学会、中国中医科学院中医药信息研究所	1978	月刊	曹洪欣 李宗友	11-5398/R	1673-4246	20.00	北京市	http://gjzy.cintcm.com	0.393	0.450
国外医药抗生素分册	中国医药集团总公司四川抗菌素工业研究所、中国医学科学院医药生物技术研究所	1980	双月刊	苟小军	51-1127/R	1001-8751	12.00	成都市	http://www.worldnotes.cn	0.529	0.658
哈尔滨医药	哈尔滨市医学会	1981	双月刊	孙 然	23-1164/R	1001-8131	9.00	哈尔滨市	http://www.hrbyybjb.org.cn	0.216	0.276
海峡药学	中国药学会福建分会	1988	月刊	张炳祥	35-1173/R	1006-3765	10.00	福州市	http://www.fjhxyx.com	0.195	0.255
河北医药	河北省医学情报研究所	1972	半月刊	狄 岩	13-1090/R	1002-7386	8.00	石家庄市	http://www.hebimi.cn	0.889	0.977
河北中医药学报	河北中医学院	1986	双月刊	高维娟	13-1214/R	1007-5615	5.00	石家庄市		0.802	1.155
黑龙江医药	黑龙江省食品药品监督管理干部学校	1988	双月刊	邢艳萍	23-1383/R	1006-2882	16.00	哈尔滨市		0.184	0.227
黑龙江医药科学	佳木斯大学	1972	双月刊	江清林	23-1421/R	1008-0104	15.00	佳木斯市		0.204	0.242
黑龙江中医药	黑龙江省中医药科学院	1958	双月刊	王 顺	23-1021/R	1000-9906	5.00	哈尔滨市		0.171	0.262
湖北医药学院学报	湖北医药学院	1982	双月刊	涂汉军	42-1815/R	2096-708X	10.00	十堰市	http://yyyx.cbpt.cnki.net	0.177	0.254
湖北中医药大学学报	湖北中医药大学	1999	双月刊	王 华	42-1844/R	1008-987X	10.00	武汉市	http://hbzyy.cnjournals.com	0.861	1.156
湖南中医药大学学报	湖南中医药大学	1979	月刊	秦裕辉	43-1472/R	1674-070X	10.00	长沙市	http://210.42.176.130/hnzyydxxb/ch/index.aspx	1.261	1.571
华西药学杂志	四川大学、四川省药学会	1986	双月刊	张志荣	51-1218/R	1006-0103	15.00	成都市	http://hxyo.cbpt.cnki.net	0.682	0.804
化工与医药工程	中国石化集团上海工程有限公司	1980	双月刊	王江义	31-2101/TQ	2095-817X	15.00	上海市	http://www.cpessec.com	0.143	0.182

（续表）

名称	主办单位	创刊年份	刊期	主编	国内统一连续出版物号（CN）	国际标准连续出版物号（ISSN）	定价/期	出版地	网址	中国知网（2019）综合影响因子	复合影响因子
淮海医药	蚌埠市医学科学情报站	1983	双月刊	刘雪洁	34-1189/R	1008-7044	8.00	蚌埠市		0.243	0.300
环球中医药	中华国际医学交流基金会	2008	月刊	王永炎 张伯礼	11-5652/R	1674-1749	30.00	北京市	http://www.hqzyy.com/	0.783	1.138
吉林医药学院学报	吉林医药学院	1979	双月刊	蔡建辉	22-1368/R	1673-2995	11.00	吉林市	http://www.bjb.jlmu.cn	0.455	0.615
吉林中医药	长春中医药大学	1979	月刊	冷向阳	22-1119/R	1003-5699	20.00	长春市	http://qks.ccucm.edu.cn	1.143	1.562
家庭医药·快乐养生	广西科学技术协会	2002	月刊	吴孟超	45-1301/R	1671-4954	10.00	南宁市	http://www.jtyy.com		
家庭用药	中国科学院上海药物研究所、上海市药理学会	2001	月刊	冯林音	31-1845/R	1009-6620	10.00	上海市	http://www.shjtyy.com		
家庭中医药	中国中医科学院中药研究所	1993	月刊	张瑞贤	11-3379/R	1005-3743	16.00	北京市			
江苏医药	江苏省人民医院	1975	月刊	黄峻	32-1221/R	0253-3685	15.00	南京市	http://yiya.cbpt.cnki.net	0.508	0.568
江苏中医药	江苏省中医药学会、江苏省中西医结合学会、江苏省针灸学会	1956	月刊	黄亚博	32-1630/R	1672-397x	8.00	南京市	http://www.jstcm.com	0.742	1.041
江西医药	江西省医学会	1961	月刊	丁晓群	36-1094/R	1006-2238	10.00	南昌市	http://www.jxma.org	0.264	0.322
江西中医药	江西中医药大学、江西省中医药学会	1951	月刊	陈明人	36-1095/R	0411-9584	8.00	南昌市	http://www.ajutcm.com	0.415	0.652
江西中医药大学学报	江西中医药大学	1988	双月刊	陈明人	36-1331/R	2095-7785	10.00	南昌市	http://www.ajutcm.com	0.427	0.622
解放军医药杂志	解放军白求恩国际和平医院	1989	月刊	赵会懂	13-1406/R	2095-140X	20.00	石家庄市	http://mag.zgkw.cn/jfjyy	1.398	1.529
今日药学	广东省药学会、中国药学会	1991	月刊	郑志华	44-1650/R	1674-229X	15.00	广州市	http://www.jinriyaoxue.com	0.739	0.831
开卷有益求医问药	天津市医药集团有限公司	1981	月刊	张平	12-1216/R	1007-2950	8.00	天津市	http://www.tjyxzz.com		
抗感染药学	苏州市第五人民医院	2004	月刊	丁龙其	32-1726/R	1672-7878	12.80	苏州市	http://www.aiph.org.cn	0.421	0.483
辽宁中医药大学学报	辽宁中医药大学	1999	月刊	石岩	21-1543/R	1673-842X	10.00	沈阳市	http://lzxb.cbpt.cnki.net	0.909	1.257
临床合理用药杂志	河北省科学技术协会	2008	旬刊	马智	13-1389/R	1674-3296	10.00	北京市		0.245	0.306
临床药物治疗杂志	北京药学会	2003	月刊	李大魁 翟所迪	11-4989/R	1672-3384	18.00	北京市	http://www.lcywzlzz.com	0.767	0.909
临床医药实践	山西医科大学第二医院	1974	月刊	李保	14-1300/R	1671-8631	8.00	太原市	http://SXLC.chinajournal.net.cn	0.232	0.297
临床医药文献杂志（电子版）	中国医药科技出版社	2014	半周刊	李新刚	11-9355/R	2095-8242	28.00	北京市			
南京中医药大学学报（自然科学版）	南京中医药大学	1959	双月刊	范欣生	32-1247/R	1672-0482	12.00	南京市	http://xb.njutcm.edu.cn	1.331	1.922
内蒙古中医药	内蒙古自治区中医药研究所	1982	月刊	杨广源	15-1101/R	1006-0979	6.00	呼和浩特市	http://www.nmgzyyzz.com/	0.202	0.314
青岛医药卫生	青岛市医学会	1972	双月刊	王者令	37-1249/R	1006-5571	8.00	青岛市	http://qdyw.chinajournal.net.cn	0.162	0.195
青海医药杂志	青海省医药卫生学会联合办公室	1958	月刊	吴捷	63-1018/R	1007-3795	8.00	西宁市		0.075	0.096
山东医药	山东省立医院	1957	旬刊	赵家军	37-1156/R	1002-266X	18.00	济南市	http://sdyy.cbpt.cnki.net	1.031	1.136
山东中医药大学学报	山东中医药大学	1977	双月刊	武继彪	37-1279/R	1007-659X	12.00	济南市	http://sdyx.chinajournal.net.cn	0.688	0.931
山西医药杂志	山西医药卫生传媒集团有限责任公司	1957	半月刊	董海原	14-1108/R	0253-9926	5.00	太原市	http://www.sxyxqk.com	0.599	0.666
上海医药	上海医药行业协会	1979	半月刊	张永信	31-1663/R	1006-1533	10.00	上海市	http://www.上海医药杂志.com	0.498	0.613
上海中医药大学学报	上海中医药大学、上海市中医药研究院	1960	双月刊	陈凯先	31-1788/R	1008-861X	15.00	上海市	http://www.shzyyzz.com	0.797	1.121
上海中医药杂志	上海中医药大学、上海市中医药学会	1955	月刊	严世芸	31-1276/R	1007-1334	15.00	上海市	http://www.shzyyzz.com	0.843	1.216
神经药理学报	河北北方学院、中国药理学会	1984	双月刊	张丹参	13-1404/R	2095-1396	20.00	张家口市	http://www.actanp.com		
沈阳药科大学学报	沈阳药科大学	1957	月刊	毕开顺	21-1349/R	1006-2858	20.00	沈阳市	http://syyd.cbpt.cnki.net	0.609	0.759
时珍国医国药	时珍国医国药杂志社	1990	月刊	肖璜 周虹	42-1436/R	1008-0805	15.00	黄石市	http://www.shizhenchina.com	0.741	1.012
实用临床医药杂志	扬州大学、中国高校科技期刊研究会	1997	半月刊	史宏灿	32-1697/R	1672-2353	20.00	扬州市	http://www.jcmp.com.cn	0.793	0.865
实用药物与临床	辽宁省药学会和中国医科大学附属盛京医院	1998	月刊	张成普	21-1516/R	1673-0070	10.00	沈阳市	http://lylc.cbpt.cnki.net/	0.844	0.992
实用医药杂志	原济南军区联勤部卫生部	1984	月刊	康万军	37-1383/R	1671-4008	12.00	济南市	http://qeyy.cbpt.cnki.net	0.336	0.405
实用中医药杂志	重庆医科大学中医药学院	1985	月刊	曹文富	50-1056/R	1004-2814	12.00	重庆市	http://ZYAO.cbpt.cnki.net	0.258	0.405
食品与药品	山东省生物药物研究院	1991	双月刊	凌沛学	37-1438/R	1672-979X	15.00	济南市	http://sdpk.cbpt.cnki.net	0.691	0.878
世界科学技术—中医药现代化	中科院科技战略咨询研究院	1999	月刊	陈凯先	11-5699/R	1674-3849	58.00	北京市	http://www.wst.ac.cn	0.761	1.099
世界临床药物	上海医药工业研究院、中国药学会	1980	月刊	周斌	31-1939/R	1672-9188	26.00	上海市	http://www.jwph.com.cn	0.823	1.053
世界中医药	世界中医药学会联合会	2006	月刊	魏金明	11-5529/R	1673-7202	20.00	北京市	http://www.sjzyyzz.com	1.240	1.583
首都食品与药品	《首都食品与医药》杂志社	1994	半月刊	高军	10-1288/R	1005-8257	15.00	北京市	http://www.sdyyzz.com.cn	0.075	0.096

（续表）

名称	主办单位	创刊年份	刊期	主编	国内统一连续出版物号（CN）	国际标准连续出版物号（ISSN）	定价/期	出版地	网址	中国知网（2019）综合影响因子	中国知网（2019）复合影响因子
数理医药学杂志	武汉大学	1988	月刊	张选群 马建忠	42-1303/R	1004-4337	15.00	武汉市	http://slyy.chinajournal.net.cn	0.160	0.199
天津药学	天津市医药集团有限公司、天津市药学会	1989	双月刊	张 平	12-1230/R	1006-5687	10.00	天津市	http://pharm.com.cn/kw	0.554	0.737
天津医药	天津市医学科学技术信息研究所	1959	月刊	王建国	12-1116/R	0253-9896	10.00	天津市	http://www.tjyybjb.ac.cn	0.660	0.742
天津中医药	天津中医药大学、天津中医药学会、天津中西医结合学会	1984	月刊	张伯礼	12-1349/R	1672-1519	8.00	天津市	http://www.tjzhongyiyao.com	0.817	1.152
天津中医药大学学报	天津中医药大学	1982	双月刊	张伯礼	12-1391/R	1673-9043	6.00	天津市	http://www.tjzhongyiyao.com	0.888	1.228
天然产物研究与开发	中国科学院成都文献情报中心	1989	月刊	李伯刚	51-1335/Q	1001-6880	35.00	成都市	http://www.trcw.ac.cn	1.232	1.595
西北药学杂志	西安交通大学、陕西省药学会	1986	双月刊	杨世民	61-1108/R	1004-2407	12.00	西安市	http://XBYZ.cbpt.cnki.net	0.986	1.124
西部中医药	甘肃省中医药研究院、中华中医药学会	1988	月刊	潘 文	62-1204/R	1004-6852	8.00	兰州市	http://gszy.paperopen.com/	0.665	0.807
西藏医药	西藏医学会	1975	双月刊	王云亭	54-1030/R	1005-5177	16.00	拉萨市	http://xzyy.cbpt.cnki.net	0.074	0.084
西南国防医药	西部战区疾病预防控制中心	1973	月刊	牛文忠	51-1361/R	1004-0188	15.00	成都市		0.513	0.574
现代药物与临床	天津药物研究院、中国药学会	1980	月刊	邹美香	12-1407/R	1674-5515	40.00	天津市	http://www.tiprpress.com	1.170	1.281
现代医药卫生	重庆市卫生信息中心	1985	半月刊	杜晓锋	50-1129/R	1009-5519	18.00	重庆市	http://www.xdyyws.com/	0.306	0.383
现代中药研究与实践	安徽中医药高等专科学校	1987	双月刊	叶文才 姚应水	34-1267/R	1673-6427	10.00	芜湖市	http://jzzy.cbpt.cnki.net	0.690	0.922
现代中医药	陕西中医药大学	1981	双月刊	文颖娟	61-1397/R	1672-0571	8.00	咸阳市	http://xdzyy.sntcm.edu.cn/	0.319	0.492
新疆中医药	新疆维吾尔自治区中医药学会	1981	双月刊	周铭心	65-1067/R	1009-3931	10.00	乌鲁木齐市		0.314	0.524
亚太传统医药	中国民族医学会、湖北省科技信息研究院	2005	月刊	鄢 良 王尚勇	42-1727/R	1673-2197	18.00	武汉市	http://www.aptm.com.cn	0.384	0.608
药品评价	江西省药学会	2004	半月刊	母义明 赵志刚	36-1259/R	1672-2809	15.00	北京市		0.355	0.433
药物不良反应杂志	中华医学会	1999	双月刊	王育琴	11-4015/R	1008-5734	30.00	北京市	http://www.cadrj.com	0.595	0.648
药物分析杂志	中国药学会	1951	月刊	金少鸿	11-2224/R	0254-1793	60.00	北京市	http://www.ywfxzz.cn	1.235	1.469
药物流行病学杂志	中国药学会、武汉医药股份有限公司	1992	月刊	詹思延 辛华雯 翟所迪	42-1333/R	1005-0698	12.00	武汉市	http://www.cnjpe.org	0.665	0.789
药物评价研究	天津药物研究院、中国药学会	1978	月刊	汤立达	12-1409/R	1674-6376	30.00	天津市	http://www.tiprpress.com	1.247	1.479
药物生物技术	中国药科大学、中国医药科技出版社、中国药学会	1994	双月刊	王 旻	32-1488/R	1005-8915	40.00	南京市	http://www.ywswjs.com	0.632	0.810
药学服务与研究	第二军医大学	2001	双月刊	胡晋红	31-1877/R	1671-2838	15.00	上海市	http://pcarjournal.zgkw.cn	0.481	0.593
药学教育	中国药科大学	1985	双月刊	吴晓明	32-1352/G4	1007-3531	10.00	南京市	http://jiaoyu.cpu.edu.cn/	0.516	0.593
药学进展	中国药科大学、中国药学会	1959	月刊	陈凯先	32-1109/R	1001-5094	30.00	南京市	http://www.cpupps.cn	0.536	0.828
药学实践杂志	海军军医大学、中国药学会药事管理专业委员会	1983	双月刊	李捷玮	31-1685/R	1006-0111	16.00	上海市	http://www.yxsjzz.cn	0.717	0.933
药学学报	中国药学会、中国医学科学院药物研究所	1953	月刊	王晓良	11-2163/R	0513-4870	40.00	北京市	http://www.yxxb.com.cn	1.482	1.874
药学研究	山东省食品药品检验所、山东省药学会	1982	月刊	李 军	37-1493/R	2095-5375	10.00	济南市	http://www.yaoxueyanjiu.com	0.739	0.955
药学与临床研究	江苏省药学会	1993	双月刊	谈恒山	32-1773/R	1673-7806	15.00	南京市	http://www.pcr.org.cn	0.683	0.821
医药导报	中国药理学会、华中科技大学同济医学院附属同济医院	1982	月刊	杜 光	42-1293/R	1004-0781	25.00	武汉市	http://www.yydbzz.com	0.954	1.104
医药论坛杂志	中华预防医学会、河南省医学情报研究所	1980	月刊	刘雅莉	11-5479/R	1672-3422	15.00	郑州市	http://hyyx.cbpt.cnki.net	0.166	0.197
医药前沿	河北省疾病预防控制中心	2011	旬刊	崔 泽	13-1405/R	2095-1752	30.00	保定市	http://www.yyqyzz.net		
云南医药	云南省医学会	1958	双月刊	许男刚	53-1056/R	1006-4141	12.00	昆明市	http://www.yxweb.com.cn	0.129	0.168
云南中医中药杂志	云南省中医中药研究院、云南省中医药学会	1980	月刊	郑 进	53-1120/R	1007-2349	5.00	昆明市	http://yzyy.chinajournal.net.cn	0.291	0.476
浙江中医药大学学报	浙江中医药大学	1977	月刊	陈 忠	33-1349/R	1005-5509	10.00	杭州市	http://xuebao.zcmu.edu.cn	0.907	1.384
中草药	天津药物研究院、中国药学会	1970	半月刊	汤立达	12-1108/R	0253-2670	50.00	天津市	http://www.tiprpress.com	2.418	3.00元
中成药	国家食品药品监督管理局信息中心中成药信息站、上海中药行业协会	1978	月刊	陶建生	31-1368/R	1001-1528	40.00	上海市	http://www.zcyjournal.com	1.226	1.486
中国处方药	国家食品药品监督管理局南方医药经济研究所	2002	月刊	陶剑虹	44-1549/T	1671-945X	25.00	广州市	http://www.cpdrug.com/	0.233	0.318
中国当代医药	中国保健协会、当代创新（北京）医药科学研究院	1994	旬刊	王 霞	11-5786/R	1674-4721	20.00	北京市	http://www.dangdaiyiyao.com	0.299	0.358
中国海洋药物	中国药学会	1982	双月刊	管华诗	37-1155/R	1002-3461	16.00	青岛市	http://hyyw.journalsystem.net	0.532	0.673

（续表）

名称	主办单位	创刊年份	刊期	主编	国内统一连续出版物号(CN)	国际标准连续出版物号(ISSN)	定价/期	出版地	网址	中国知网(2019) 综合影响因子	中国知网(2019) 复合影响因子
中国合理用药探索	中国药师协会	2003	月刊	张耀华	10-1462/R	2096-3327	28.00	北京市	http://www.chinahlyy.com	0.686	0.749
中国基层医药	中华医学会、安徽医科大学	1994	半月刊	吴孟超 郑芙林	34-1190/R	1008-6706	15.00	淮南市	http://www.cjpmp.com	0.281	0.299
中国抗生素杂志	中国医药集团总公司四川抗菌素工业研究所、中国医学科学院医药生物技术研究所	1976	月刊	刘昌孝	51-1126/R	1001-8689	16.00	成都市	http://www.zgkss.com.cn	1.123	1.368
中国临床药理学与治疗学	中国药理学会	1996	月刊	黄志力	34-1206/R	1009-2501	25.00	芜湖市	http://www.cjcpt.com	1.068	1.271
中国临床药理学杂志	中国药学会	1985	半月刊	韩启德	11-2220/R	1001-6821	15.00	北京市		1.282	1.420
中国临床药学杂志	中国药学会主办	1992	双月刊	王红阳	31-1726/R	1007-4406	12.00	上海市	http://www.chinesejcp.net	0.498	0.558
中国民族民间医药	云南省民族民间医药学会	1992	半月刊	郑进	53-1102/R	1007-8517	16.00	昆明市	http://www.mzmjyy.com	0.334	0.505
中国民族医药杂志	内蒙古自治区中医研究所	1994	月刊	苏根	15-1175/R	1006-6810	8.00	呼和浩特市		0.101	0.134
中国生物制品学杂志	中华预防医学会,长春生物制品研究所有限责任公司	1988	月刊	杨晓明	22-1197/Q	1004-5503	15.00	长春市	http://www.zgswj.com.cn	0.437	0.548
中国实验方剂学杂志	中国中医科学院中药研究所、中华中医药学会	1995	半月刊	吴以岭	11-3495/R	1005-9903	48.00	北京市	http://www.syfjxzz.com	2.327	2.856
中国实用医药	中国康复医学会	2006	旬刊	姚树坤	11-5547/R	1673-7555	20.00	北京市	http://www.zgsyyy.com	0.229	0.276
中国食品药品监管	中国健康传媒集团	2003	月刊	赵燕宜	11-5362/D	1673-5390	28.00	北京市	http://www.cfdam-health.com/	0.301	0.476
中国现代药物应用	中国康复医学会	2007	半月刊	郭朋	11-5581/R	1673-9523	20.00	北京市	http://www.zgxdywyy.cn	0.226	0.277
中国现代医药杂志	北京航天总医院	1999	月刊	王建国	11-5248/R	1672-9463	8.00	北京市	http://www.zgxdyyzz.com.cn	0.323	0.378
中国现代应用药学	中国药学会	1984	半月刊	郑裕国	33-1210/R	1007-7693	40.00	杭州市	http://www.chinjmap.com	1.222	1.407
中国现代中药	中国中药协会、中国医药集团有限公司、中国中药有限公司	1999	月刊	肖培根 黄璐琦	11-5442/R	1673-4890	30.00	北京市	http://www.zgxdzy.net	1.029	1.328
中国乡村医药	中国农村卫生协会	1994	半月刊	朱宝铎	11-3458/R	1006-5180	8.00	北京市	http://www.ncwsxh.org	0.125	0.160
中国新药与临床杂志	中国药学会、上海市食品药品监督管理局科技情报研究所	1982	月刊	陈凯先	31-1746/R	1007-7669	12.00	上海市	http://xyyl.cbpt.cnki.net	0.959	1.110
中国新药杂志	中国医药科技出版社、中国医药集团总公司、中国药学会	1991	半月刊	桑国вал	11-2850/R	1003-3734	50.00	北京市	http://www.newdrug.cn	0.942	1.181
中国药店	中国整形美容协会	1994	月刊	张斌	11-4476/R	1009-5012	8.00	北京市	http://www.ydzz.com		
中国药房	中国医院协会、中国药房杂志社	1990	半月刊	张健	50-1055/R	1001-0408	15.00	重庆市	http://www.china-pharmacy.com	1.491	1.735
中国药剂学杂志(网络版)	沈阳药科大学	2003	双月刊	张志荣		2617-8117		沈阳市	http://pd.syphu.edu.cn/		
中国药科大学学报	中国药科大学	1956	双月刊	王广基	32-1157/R	1000-5048	40.00	南京市	http://www.zgykdxxb.cn	0.737	0.967
中国药理学通报	中国药理学会	1985	月刊	魏伟 李俊	34-1086/R	1001-1978	30.00	合肥市	http://www.zgylxtb.cn/	1.633	2.00 元
中国药理学与毒理学杂志	军事医学科学院毒物药物研究所、中国药理学会和中国毒理学会	1986	月刊	张永祥	11-1155/R	1000-3002	20.00	北京市	http://www.cjpt.ac.cn:81	0.580	0.781
中国药品标准	国家药典委员会	2000	双月刊	张伟	11-4422/R	1009-3656	12.00	北京市	http://ypbz.cnjournals.com	0.400	0.440
中国药师	国家食品药品监督管理局高级研修学院、武汉医药(集团)股份有限公司	1998	月刊	江德元 张生勇	42-1626/R	1008-049X	28.00	武汉市	http://www.zgys.org	0.778	0.914
中国药事	中国食品药品检定研究所	1987	月刊	桑国卫	11-2858/R	1002-7777	50.00	北京市	http://zgys.cnjournals.org	0.715	0.865
中国药物化学杂志	沈阳药科大学、中国药学会	1990	双月刊	张礼和	21-1313/R	1005-0108	20.00	沈阳市	http://zgyh.cbpt.cnki.net	0.311	0.390
中国药物经济学	中国中医药研究促进会	2006	月刊	刘国恩	11-5482/R	1673-5846	26.80	北京市	http://www.zgywjjxzz.com	0.348	0.427
中国药物警戒	国家食品药品监督管理局药品评价中心暨国家药品不良反应监测中心	2004	月刊	沈传勇	11-5219/R	1672-8629	10.00	北京市	http://www.zgywjj.com	0.791	0.880
中国药物滥用防治杂志	中国药物滥用防治协会、军事医学科学院毒物药物研究所	1995	双月刊	李锦	11-3742/R	1006-902X	18.00	北京市	http://www.cadapt.com.cn	0.464	0.623
中国药物评价	国家药品监督管理局信息中心	2011	双月刊	洪晓顺	10-1056/R	2095-3593	18.00	北京市	http://www.zgywpj.cn	0.657	0.824
中国药物依赖性杂志	北京大学、中国毒理学会	1992	双月刊	时杰	11-3920/R	1007-9718	10.00	北京市	http://nidd.bjmu.edu.cn	0.580	0.808
中国药物应用与监测	中国人民解放军总医院	2004	双月刊	郭代红	11-5227/R	1672-8157	9.00	北京市		0.958	1.052
中国药物与临床	中国医院协会	2001	半月刊	董海原	11-4706/R	1671-2560	10.00	太原市	http://www.sxyxqk.com	0.552	0.615
中国药学杂志	中国药学会	1953	半月刊	桑国卫	11-2162/R	1001-2494	30.00	北京市	http://www.zgyxzz.com.cn	1.141	1.420
中国药业	重庆市食品药品监督管理局	1992	半月刊	刘斌	50-1054/R	1006-4931	10.00	重庆市	http://www.zhongguoyaoye023.com	0.689	0.788
中国医药	中国医师协会	2006	月刊	杨秋	11-5451/R	1673-4777	18.00	北京市	http://www.chinamedicinej.com/	1.161	1.182
中国医药导报	中国医学科学院	1992	旬刊	王青	11-5539/R	1673-7210	20.00	北京市	http://www.yiyaodaobao.com.cn	0.925	1.088
中国医药导刊	国家食品药品监督管理局信息中心	1999	月刊	胡大一	11-4395/R	1009-0959	30.00	北京市	http://www.zgyydk.cn	0.648	0.752
中国医药工业杂志	上海医药工业研究院、中国药学会、中国化学制药工业协会	1970	月刊	周伟澄	31-1243/R	1001-8255	20.00	上海市	http://www.cjph.com.cn	0.512	0.659

（续表）

名称	主办单位	创刊年份	刊期	主编	国内统一连续出版物号(CN)	国际标准连续出版物号(ISSN)	定价/期	出版地	网址	中国知网(2019) 综合影响因子	复合影响因子
中国医药技术与市场	全国医药技术市场协会	1993	双月刊	黄美珠			OA刊/内刊	北京市	http://www.cpde.org.cn		
中国医药科学	海峡两岸医药卫生交流协会、二十一世纪联合创新医药科学研究院	2011	半月刊	詹洪春	11-6006/R	2095-0616	20.00	北京市	http://www.zgyykx.com/	0.348	0.402
中国医药生物技术	中国医药生物技术协会	2006	双月刊	蒋建东	11-5512/R	1673-713X	18.00	北京市	http://www.cmbp.net.cn	0.456	0.583
中国医药指南	中国保健协会	2003	旬刊	齐颖	11-4856/R	1671-8194	10.00	北京市	http://www.zgyyzn2004.com	0.117	0.149
中国医院药学杂志	中国药学会	1981	半月刊	张玉	42-1204/R	1001-5213	20.00	武汉市	http://www.zgyyyx.com	1.156	1.366
中国医院用药评价与分析	中国医药生物技术协会、重庆大学附属肿瘤医院	2001	月刊	张相林	11-4975/R	1672-2124	15.00	北京市	http://yypf-china.com	0.576	0.670
中国疫苗和免疫	中国疾病控制中心	1995	双月刊	赵铠	11-5517/R	1006-916X	10.00	北京市	http://zgjm.cbpt.cnki.net	1.627	1.756
中国制药信息	中国化学制药工业协会、中国医药集团公司	1984	月刊	潘广成			内刊免费	北京市	http://www.cpia.org.cn/data-library/pharmaceutical/default.html		
中国中药杂志	中国药学会	1955	半月刊	张伯礼	11-2272/R	1001-5302	50.00	北京市	http://www.cjcmm.com	2.412	2.972
中国中医药科技	中华中医药学会	1994	双月刊	陈可冀	23-1353/R	1005-7072	10.00	哈尔滨市	http://www.zgzyykjzzs.org.cn/	0.430	0.623
中国中医药图书情报杂志	中国中医科学院中医药信息研究所	1960	双月刊	崔蒙	10-1113/R	2095-5707	20.00	北京市	http://tsqb.cintcm.com	0.602	0.726
中国中医药现代远程教育	中华中医药学会	2003	半月刊	杨建宇	11-5024/R	1672-2779	15.00	北京市	http://www.zgzyyycjy.com	0.277	0.416
中国中医药信息杂志	中国中医科学院中医药信息研究所	1994	月刊	叶祖光	11-3519/R	1005-5304	30.00	北京市	http://xxzz.cintcm.com	0.940	1.290
中华中医药学刊	中华中医药学会、辽宁中医药大学	1982	月刊	石岩	21-1546/R	1673-7717	10.00	沈阳市	http://zhzyyxk.cbpt.cnki.net	1.306	1.705
中华中医药杂志	中华中医药学会	1986	月刊	余靖	11-5334/R	1673-1727	100.00	北京市	http://www.zhzyyzz.com	1.444	1.881
中南药学	湖南省药学会	2003	月刊	李焕德	43-1408/R	1672-2981	20.00	长沙市	http://znyx.cbpt.cnki.net	0.730	0.879
中药材	国家食品药品监督管理局中药材信息中心站	1978	月刊	元四辉	44-1286/R	1001-4454	35.00	广州市	http://zyca.chinajournal.net.cn	1.022	1.306
中药新药与临床药理	广州中医药大学、中华中医药学会	1990	月刊	王省良	44-1308/R	1003-9783	20.00	广州市	http://www.zyxy.com.cn	1.277	1.703
中药药理与临床	中国药理学会、四川省中医药科学院	1985	双月刊	赵军宁杜冠华	51-1188/R	1001-859X	30.00	成都市	http://zyyl.cbpt.cnki.net	1.079	1.379
中药与临床	成都中医药大学	2010	双月刊	彭成	51-1723/R	1674-926X	8.00	成都市	http://zylc.paperopen.com	0.444	0.644
中医药导报	湖南省中医药学会、湖南省中医药管理局、中华中医药学会、湖南中医药大学第一附属医院	1995	半月刊	詹鸣	43-1446/R	1672-951X	16.00	长沙市	http://www.zyydb.com	0.653	0.885
中医药管理杂志	中华中医药学会	1993	半月刊	曹正逵	11-3070/R	1007-9203	20.00	北京市		0.132	0.176
中医药临床杂志	中华中医药学会	1988	月刊	王健	34-1268/R	1672-7134	25.00	合肥市	http://ahlc.cbpt.cnki.net	0.562	0.846
中医药通报	中华中医药学会、厦门市中医学会	2002	双月刊	耿学斯	35-1250/R	1671-2749	60.00	厦门市	http://zyytbzz.cn	0.466	0.651
中医药文化	上海中医药大学、中华中医药学会	2005	双月刊	段逸山	31-1971/R	1673-6281	20.00	上海市	http://ygwz.cbpt.cnki.net	0.240	0.409
中医药信息	中华中医药学会、黑龙江中医药大学	1984	双月刊	匡海学	23-1194/R	1002-2406	6.00	哈尔滨市	http://zyyxx.hljucm.net	1.329	1.875
中医药学报	中华中医药学会、黑龙江中医药大学	1973	双月刊	匡海学	23-1193/R	1002-2392	6.00	哈尔滨市	http://zyyxb.hljucm.net/ch/index.aspx	0.981	1.386
肿瘤药学	湖南省肿瘤医院	2011	双月刊	任华益	43-1507/R	2095-1264	10.00	长沙市	http://www.zgzlyx.com	0.622	0.727
药学学报B（英文）	中国药学会、中国医学科学院药物研究所	2011	双月刊	蒋建东	10-1171/R	2211-3835	40.00	北京市	http://www.yxxb.com.cn:8081/apsb/EN/volumn/current.shtml	1.959	2.491
中国药理学报（英文版）	中国药理学会、中科院上海药物研究所	1980	月刊	丁建	31-1347/R	1671-4083	100.00	上海市	http://www.chinaphar.com	1.214	1.762
亚洲药物制剂科学（AJPS）（英文版）	沈阳药科大学	2006	双月刊	何仲贵	21-1608/R	1818-0876	60.00	沈阳市	https://ees.elsevier.com/ajps	0.252	0.425
亚洲传统医药（AJTM）（英文版）	沈阳药科大学	2006	双月刊	吴春福		1817-4337	60.00	沈阳市	http://asianjtm.syphu.edu.cn		
中草药（英文版）	天津药物研究院、中国医学科学院药用植物研究所	2009	季刊	刘昌孝	12-1410/R	1674-6384	35.00	天津市	http://www.tiprpress.com	0.853	1.119
中国天然药物（英文版）	中国药科大学、中国药学会	2003	月刊	吴晓明	32-1845/R	2095-6975	50.00	南京市	http://www.cjnmcpu.com/	0.790	1.086
中国药学（英文版）	中国药学会	1992	月刊	张礼和	11-2863/R	1003-1057	40.00	北京市	http://www.jcps.ac.cn	0.399	0.527
药物分析学报（英文版）	西安交通大学	1985	双月刊	贺浪冲	61-1484/R	2095-1779	50.00	西安市	http://www.journals.elsevier.com/journal-of-pharmaceutical-analysis/	0.372	0.593
世界中医药杂志（英文版）	世界中医药学会联合会	2015	季刊	果德安韩晶岩	10-1395/R	2311-8571	50.00	北京市	http://www.wjtcm.org/	0.271	0.292

注：1.复合影响因子和综合影响因子数据源自CNKI网站：http://epub.cnki.net/kns/in/

（赵莉）

2019 年 CSCD 收录的药学期刊

名　称	CSCD 2019～2020
北京中医药大学学报	C
毒理学杂志	C
国际药学研究杂志	—
华西药学杂志	E
解放军药学学报	—
南京中医药大学学报	C
沈阳药科大学学报	E
时珍国医国药	E
世界科学技术—中医药现代化	E
天然产物研究与开发	C
药物不良反应杂志	E
药物分析杂志	C
药学学报	C
中草药	C
中成药	C
中国海洋药物	C
中国抗生素杂志	C
中国临床药理学与治疗学	E
中国临床药理学杂志	C
中国生物制品学杂志	E
中国实验方剂学杂志	C
中国现代应用药学	C
中国新药与临床杂志	E
中国新药杂志	C
中国药科大学学报	C
中国药理学通报	C
中国药理学与毒理学杂志	—
中国药物化学杂志	E
中国药物依赖性杂志	E
中国药学杂志	C
中国医药工业杂志	E
中国中药杂志	C
中国中医药信息杂志	E
中华中医药杂志	E
中药新药与临床药理	C
中药药理与临床	C
Acta Pharmaceutica Sinica B	C
Acta Pharmacologica Sinica	C
Chinese Journal of Natural Medicines	C
Journal of Chinese Pharmaceutical Sciences	C
Journal of Pharmaceutical Analysis	C

注：CSCD 收录与否数据源自：中国科学院文献情报中心：http://sciencechina. cn/cscd_source. jsp

（赵　莉）

2019 年北大核心收录的药学期刊

名　称	北大核心（2018 版）
北京中医药大学学报	R2（6）
毒理学杂志	无
广州中医药大学学报	无
国际药学研究杂志	R9（16）
华西药学杂志	无
江苏医药	无

（续表）

名　称	北大核心（2018 版）
南京中医药大学学报》（自然科学版）	R2（15）
沈阳药科大学学报	R9（14）
时珍国医国药	R2（19）
世界科学技术—中医药现代化	R2（13）
天津医药	R（28）
天然产物研究与开发	R2（16）
药物分析杂志	R9（3）
药学学报	R9（1）
医药导报	R（27）
中草药	R2（1）
中成药	R2（8）
中国海洋药物	无
中国抗生素杂志	无
中国临床药理学杂志	R9（11）
中国生化药物杂志	无
中国实验方剂学杂志	R2（4）
中国现代应用药学	R9（5）
中国新药与临床杂志	R9（12）
中国新药杂志	R9（4）
中国药房	R9（15）
中国药科大学学报	R9（8）
中国药理学通报	R9（6）
中国药理学与毒理学杂志	R9（9）
中国药物化学杂志	R9（13）
中国药学杂志	R9（2）
中国医药工业杂志	R9（10）
中国医院药学杂志	R9（7）
中国疫苗与免疫	R1（15）
中国中药杂志	R2（2）
中华中医药学刊	R2（17）
中华中医药杂志	R2（7）
中药材	R2（10）
中药新药与临床药理	R2（14）
中药药理与临床	R2（12）

注：《北大核心期刊目录 2017 版》适用 2018—2022 年期刊。

2019 年中信所药学期刊影响因子

名　称	中国科技核心	
	核心影响因子	拓展影响因子
安徽医药	0.652	2.490
安徽中医药大学学报	0.623	1.483
北方药学		1.252
北京中医药	0.627	1.212
北京中医药大学学报	1.047	1.735
长春中医药大学学报	0.729	2.069
成都中医药大学学报		1.597
当代医药论丛		1.023
东南国防医药	0.632	1.705
毒理学杂志	0.445	0.568
儿科药学杂志	0.566	1.690
福建医药杂志		1.009
福建中医药		0.771

名　　称	核心影响因子	拓展影响因子
甘肃医药		0.796
甘肃中医药大学学报	0.970	无数据
广东药科大学学报	0.382	1.054
广西中医药		1.003
广西中医药大学学报		1.202
广州医药		1.277
广州中医药大学学报	0.985	2.326
贵州医药		2.492
贵州中医药大学学报		1.362
国际生物制品学杂志		0.139
国际药学研究杂志	0.539	0.868
国际医药卫生导报		1.056
国际中医中药杂志	0.352	0.934
国外医药抗生素分册		0.673
哈尔滨医药		1.277
海峡药学		0.979
河北医药	0.549	3.152
河北中医药学报	0.593	1.853
黑龙江医药		1.477
黑龙江医药科学		1.180
黑龙江中医药		无数据
湖北医药学院学报		—
湖北中医药大学学报	0.664	2.045
湖南中医药大学学报	0.884	2.031
华西药学杂志	0.617	0.876
化工与医药工程		无数据
淮海医药		1.266
环球中医药	0.647	1.338
吉林医药学院学报		0.860
吉林中医药	0.911	2.142
家庭医药-就医选药/家庭医药-快乐养生		0.134
家庭用药		无数据
家庭中医药		无数据
江苏医药		1.378
江苏中医药	0.576	1.537
江西医药		1.080
江西中医药		0.881
江西中医药大学学报		1.004
解放军药学学报		无数据
解放军医药杂志	1.037	3.113
今日药学		1.127
开卷有益求医问药		无数据
抗感染药学		1.410
辽宁中医药大学学报	0.746	1.740
临床合理用药杂志		1.498
临床药物治疗杂志	0.568	1.791
临床医药实践		1.049
临床医药文献杂志（电子版）		0.818
南京中医药大学学报（自然科学版）	1.048	2.113

名　　称	核心影响因子	拓展影响因子
内蒙古中医药		1.082
青岛医药卫生		1.357
青海医药杂志		0.487
山东医药	0.729	1.987
山东中医药大学学报	0.572	1.129
山西医药杂志		2.596
陕西中医药大学学报		0.904
上海医药		1.218
上海中医药大学学报	0.638	1.281
上海中医药杂志	0.729	1.431
神经药理学报		0.504
沈阳药科大学学报	0.522	0.746
时珍国医国药		1.105
实用临床医药杂志		4.686
实用药物与临床	0.645	1.686
实用医药杂志		无数据
实用中医药杂志		无数据
食品与药品	0.551	0.918
世界科学技术—中医药现代化	0.663	1.119
世界临床药物	0.653	1.544
世界中医药	1.00 元 1	2.942
首都食品与医药		1.131
数理医药学杂志		1.506
天津药学		无数据
天津医药	0.524	1.259
天津中医药	0.672	1.513
天津中医药大学学报	0.683	1.631
天然产物研究与开发	0.994	1.414
西北药学杂志	0.844	1.460
西部中医药	0.540	1.843
西藏医药		无数据
西南国防医药	0.354	1.393
现代药物与临床		3.179
现代医药卫生		1.232
现代中药研究与实践	0.562	1.071
现代中医药		0.874
新疆中医药		无数据
亚太传统医药		0.937
亚洲社会药学		无数据
药品评价		无数据
药物不良反应杂志	0.596	无数据
药物分析杂志	1.072	1.419
药物流行病学杂志	0.565	1.185
药物评价研究	0.921	2.501
药物生物技术	0.558	0.897
药学服务与研究	0.357	1.126
药学教育		1.253
药学进展		0.627
药学实践杂志	0.578	1.219
药学学报	1.387	1.667
药学研究		0.990

（续表）

名　称	中国科技核心	
	核心影响因子	拓展影响因子
药学与临床研究	0.541	1.328
医药导报	0.775	1.606
医药论坛杂志		0.767
医药前沿		0.241
云南医药		0.615
云南中医中药杂志		无数据
浙江中医药大学学报	0.710	1.618
中草药	2.169	2.855
中成药	1.036	1.648
中国处方药		1.389
中国当代医药		1.838
中国海洋药物	0.427	0.608
中国合理用药探索		1.454
中国基层医药		1.405
中国抗生素杂志	0.874	1.563
中国临床药理学与治疗学	0.885	1.579
中国临床药理学杂志	0.958	2.703
中国临床药学杂志	0.431	0.977
中国民族民间医药		0.846
中国民族医药杂志		0.525
中国生化药物杂志		无数据
中国生物制品学杂志	0.377	0.538
中国实验方剂学杂志	2.120	2.869
中国实用医药		1.691
中国食品药品监管		0.454
中国现代药物应用		1.789
中国现代医药杂志		1.290
中国现代应用药学	1.048	1.540
中国现代中药	0.908	1.331
中国乡村医药		0.769
中国新药与临床杂志	0.827	1.484
中国新药杂志	0.798	1.280
中国药店		无数据
中国药房	1.097	3.040
中国药剂学杂志（网络版）		无数据
中国药科大学学报	0.610	0.906
中国药理学通报	1.423	2.356
中国药理学与毒理学杂志	0.559	0.662
中国药品标准		0.520
中国药师	0.652	1.301
中国药事	0.537	1.283
中国药物化学杂志	0.294	0.315
中国药物经济学		1.446
中国药物警戒	0.679	1.432
中国药物滥用防治杂志		0.728
中国药物评价		1.283
中国药物依赖性杂志	0.435	0.785
中国药物应用与监测	0.704	1.638
中国药物与临床		2.237
中国药学杂志	0.924	1.483

（续表）

名　称	中国科技核心	
	核心影响因子	拓展影响因子
中国药业	0.521	1.848
中国医药	1.003	2.054
中国医药导报	0.660	2.475
中国医药导刊		2.644
中国医药工业杂志	0.437	0.702
中国医药技术与市场		无数据
中国医药科学		1.751
中国医药生物技术	0.571	0.696
中国医药指南		1.349
中国医院药学杂志	0.902	2.046
中国医院用药评价与分析	0.375	2.004
中国疫苗和免疫	1.303	2.033
中国制药信息		无数据
中国中药杂志	2.178	3.032
中国中医药科技		1.193
中国中医药图书情报杂志		1.119
中国中医药现代远程教育		0.959
中国中医药信息杂志	0.791	1.529
中华中医药学刊	1.083	2.231
中华中医药杂志	1.353	2.145
中南药学	0.642	1.049
中药材	0.827	1.271
中药新药与临床药理	1.100	1.605
中药药理与临床		1.559
中药与临床		无数据
中医药导报	0.543	1.241
中医药管理杂志		1.178
中医药临床杂志		1.169
中医药通报		0.971
中医药文化		0.534
中医药信息		2.404
中医药学报	0.782	1.647
肿瘤药学	0.471	1.258
Acta Pharmaceutica Sinica B	1.553	1.532
Acta Pharmacologica Sinica	1.074	1.595
Asian Journal of Pharmaceutical Sciences		无数据
Asian Journal of Traditional Medicines		无数据
Chinese Herbal Medicines	0.748	0.945
Chinese Journal of Natural Medicines	0.695	0.843
Journal of Pharmaceutical Analysis		0.456
Journal of Chinese Pharmaceutical Sciences	0.282	0.485
World Journal of Traditional Chinese Medicine	0.170	无数据

注：1.拓展影响因子数据源自《2020 版中国科技期刊引证报告（扩展版）》；2.核心影响因子数据源自《2020 版中国科技期刊引证报告（核心版）自然科学卷》

（赵　莉）

2020 年药学图书出版书目选录

"药"你知道:大众合理用药知识读本

王东兴　主编

清华大学出版社　292 页　16 开　69.00 元

"志玲博士"帮你越过儿童用药的 28 个雷区

李志玲　编著

上海科学技术出版社　149 页　16 开　48.00 元

《备急千金要方》药对

何庆勇　主编

中国中医药出版社　295 页　大 32 开　48.00 元

《江西省中医药条例》释义

《＜江西省中医药条例＞释义》编委会　编著

江西人民出版社　151 页　大 32 开　26.00 元

1000 种养生药膳

吴剑坤　于雅婷　主编

江苏凤凰科学技术出版社　543 页　16 开　78.00 元

11-13 世纪中医药学在西北边疆的传播:以黑水城文献为中心的研究

许生根　孙广文　著

凤凰出版社　224 页　16 开　79.00 元

1200 种中草药彩色图鉴:白金珍藏版

项金明　编著

福建科学技术出版社　1002 页　16 开　158.00 元

2016～2017 年嘉兴市医院细菌耐药监测年鉴

邵平扬　吴晓燕　主编

上海世界图书出版公司　163 页　16 开　170.00 元

2019 年中国药品蓝皮书

中国药品蓝皮书编委会　编写

中国医药科技出版社　484 页　16 开　118.00 元

2020 国家执业药师执业资格考试冲刺金卷(全 7 册)

国家执业药师资格考试辅导用书编写组　编

人民卫生出版社　7 册　16 开　336.00 元

2020 国家执业药师职业资格考试必备考点速记掌中宝(全 7 册)

宿凌　魏凯峰　李维凤等　主编

中国医药科技出版社　1972 页　32 开　289.00 元

2020 国家执业药师职业资格考试教材精讲(全 7 册)

宿凌　胡志强　李维凤等　主编

中国医药科技出版社　2047 页　16 开　369.00 元

2020 国家执业药师职业资格考试实战金题演练(全 7 册)

刘恩钊　刘丹　仇峰等　编著

人民卫生出版社　1276 页　16 开　432.00 元

2020 国家执业药师职业资格考试通关笔记与押题秘卷(全 7 册)

朱玉玲　梁艳　杨工昶等　主编

中国医药科技出版社　1646 页　16 开　292.00 元

2020 国家执业药师职业资格考试通关必做 2000 题(全 7 册)

贾娴　尚德阳　关枫等　主编

中国医药科技出版社　1948 页　大 16 开　612.00 元

2020 国家执业药师职业资格考试通关密押 6 套卷(全 7 册)

左根永　关枫　徐艳霞等　主编

中国医药科技出版社　7 册　16 开　168.00 元

2020 国家执业药师职业资格考试通关特训 1200 题(全 7 册)

国家执业药师资格考试研究组　编写

中国医药科技出版社　1432 页　16 开　339.00 元

2020 国家执业药师职业资格考试同步练习题集(全 7 册)

陈纭　梅全喜　王晶娟等　编著

人民卫生出版社　1789 页　16 开　464.00 元

2020 国家执业药师职业资格考试指南(全 7 册)

国家药品监督管理局执业药师资格认证中心　组织编写

中国医药科技出版社　3148 页　大 16 开　912.00 元

2020 国家执业药师资格考试梦想成真系列辅导丛书(全 7 册)

医学教育网　编著

云南科技出版社　1867 页　16 开　483.00 元

2020 年新版国家执业药师职业资格考试"润德保命 72 分"系列 1500 题系列(全 7 册)

润德教育　编著

高等教育出版社　2026 页　16 开　315.60

2020 药学(士)精选习题解析

张彦文　毛静怡　主编

人民卫生出版社　181 页　16 开　52.00 元

2020 药学(中级)精选习题解析

张勇　主编

人民卫生出版社　236 页　16 开　65.00 元

2020 药学(中级)练习题集

张勇　主编

人民卫生出版社　216 页　16 开　59.00 元

2020 中药学(师)习题精选

张贵君　主编

人民卫生出版社　294 页　16 开　65.00 元

2020 中药学(士)习题精选

张贵君　主编

人民卫生出版社　259 页　16 开　63.00 元

2020 中药学(中级)习题精选

张贵君　主编

人民卫生出版社　326 页　16 开　69.00 元

2021 国家执业药师职业资格考试指南(全 7 册)

国家药品监督管理局执业药师资格认证中心　组织编写

中国医药科技出版社 3 161 页 大 16 开 912.00 元

2021 药学(师)精选习题解析

方 浩 郭秀丽 主编

人民卫生出版社 197 页 16 开 68.00 元

2021 药学(师)模拟试卷

郭秀丽 主编

人民卫生出版社 1 册 16 开 98.00 元

2021 药学(师)同步练习题集

方 浩 主编

人民卫生出版社 245 页 16 开 72.00 元

2021 药学(士)模拟试卷

张彦文 毛静怡 主编

人民卫生出版社 217 页 16 开 85.00 元

2021 药学(士)同步练习题集

张彦文 毛静怡 主编

人民卫生出版社 200 页 16 开 59.00 元

2021 药学(中级)精选习题解析

张 勇 主编

人民卫生出版社 234 页 16 开 68.00 元

2021 药学(中级)模拟试卷

张 勇 主编

人民卫生出版社 216 页 16 开 96.00 元

2021 中药学(师)模拟试卷

罗 容 主编

人民卫生出版社 200 页 16 开 79.00 元

2021 中药学(士)模拟试卷

罗 容 主编

人民卫生出版社 200 页 16 开 89.00 元

2021 中药学(中级)模拟试卷

罗 容 主编

人民卫生出版社 201 页 16 开 78.00 元

450 种中草药彩色图鉴:修订版

戴义龙 编著

福建科学技术出版社 694 页 大 32 开 88.00 元

800 种中草药彩色图鉴

陈虎彪 杨 全 主编

福建科学技术出版社 494 页 16 开 98.00 元

Ⅰ 期临床试验设计与实施

崔一民 阳国平 主编

人民卫生出版社 372 页 16 开 128.00 元

CDR 临床用药手册

肖海鹏 主编

中国医药科技出版社 2 004 页 大 32 开 268.00 元

DK 家庭用药指南

英国 DK 出版社 著

电子工业出版社 496 页 大 32 开 148.00 元

FDA 风云史:美国食品和药品监管的台前幕后

康 墨 著

湖南科学技术出版社 509 页 16 开 98.00 元

ISO 中医药国际标准理论研究与实践

沈远东 主编

上海科学技术出版社 341 页 大 16 开 198.00 元

OSCE 药师胜任力考评工具与实践

朱 珠 陆 浩 主编

科学技术文献出版社 155 页 16 开 89.00 元

PK/PD 建模实践

(美)Joel S. Owen／Jill Fiedler-Kelly 著

化学工业出版社 275 页 16 开 98.00 元

RNA 疫苗:方法与操作.中文翻译版

(德)Thomas Kramps／Knut Elbers 原著

科学出版社 253 页 16 开 138.00 元

哀牢山-金沙江流域常见药用植物名录

张小波 董广平 主编

云南科技出版社 612 页 16 开 288.00 元

癌痛合理用药指南

王杰军 秦叔逵 主编

人民卫生出版社 198 页 大 32 开 36.00 元

艾滋病及其相关疾病常用药物与相互作用

卢洪洲 主编

上海科学技术出版社 186 页 16 开 48.00 元

安国中药志

安国中药志编纂委员会 编

河北人民出版社 358 页 16 开 280.00 元

安徽省中药饮片炮制规范:2019 年版增修订品种起草说明

安徽省药品监督管理局 编著

安徽科学技术出版社 432 页 16 开 298.00 元

安徽省重点中药资源图志

彭代银 主编

福建科学技术出版社 391 页 大 16 开 298.00 元

安眠药物的合理应用和替代治疗

刘艳骄 赵成思 蔡 霞等 编著

中国中医药出版社 160 页 大 32 开 32.00 元

按摩颐养方

施维才 颖黄 缨 主编

上海科学技术文献出版社 229 页 大 32 开 39.00 元

百药炮制

赵中振 主编

中国中医药出版社 246 页 大 32 开 49.00 元

百治百验效方集.贰

张 勋 张湖德 主编

中国科学技术出版社 274 页 16 开 35.00 元

百治百验效方集.叁

张　勋　张湖德　主编

中国科学技术出版社　274 页　16 开　35.00 元

半固体与液体制剂综合教程

郝晶晶　主编

中国医药科技出版社　293 页　大 16 开　59.00 元

半夏白术天麻汤

王育勤　王云亭　刘树权　主编

中国中医药出版社　362 页　大 32 开　49.00 元

半夏厚朴汤

周岳君　谢微杳　王宝庆　主编

中国中医药出版社　202 页　大 32 开　49.00 元

宝宝健康成长：询医问药宝典

王晓玲　主编

清华大学出版社　338 页　16 开　68.00 元

北方药材及种植

曹义国　编著

东北林业大学出版社　673 页　大 16 开　580.00 元

北方中药材种植与加工技术

张素君　主编

中国农业科学技术出版社　205 页　大 32 开　30.00 元

北京地区中草药识别手册

金　艳　鞠　海　李京生等　主编

中国中医药出版社　324 页　大 32 开　68.00 元

北京志．药品监督管理志

北京市地方志编纂委员会　编著

北京出版社　368 页　大 16 开　218.00 元

本草博物志

王家葵　著

北京大学出版社　405 页　大 32 开　98.00 元

本草从新

(清)吴仪洛　撰

中国医药科技出版社　309 页　16 开　68.00 元

本草纲目

(明)李时珍　著

崇文书局　212 页　大 32 开　34.80 元

本草纲目：真品插图典藏版

(明)李时珍　原著

江苏凤凰科学技术出版社　607 页　16 开　125.00 元

本草纲目白话精解

王竹星　主编

天津科学技术出版社　306 页　16 开　139.60

本草纲目药物古今图鉴(全 4 部)

郑金生　张志斌　编著

龙门书局,科学出版社　8 659 页　16 开　3 390.00 元

本草纲目原色图谱 800 例(全 4 册)

林余霖　编著

华龄出版社　811 页　16 开　360.00 元

本草笺谱

王家葵　著

三晋出版社　400 页　大 16 开　380.00 元

本草实用百科系列(全 3 册)

老中医养生堂　编著

福建科学技术出版社　1 077 页　大 32 开　174.00 元

本草拾趣：50 味中药,带你走进有趣的本草世界

洪钧寿　钱苏海　钱俊华　主编

中国中医药出版社　217 页　16 开　52.00 元

本草溯源：麻黄桂枝肉桂应用辑要

李成文　主编

中国医药科技出版社　377 页　16 开　78.00 元

本草文献十八讲

王家葵　著

中华书局　247 页　32 开　36.00 元

本草中药快速查用

许庆友　杨长春　主编

江苏凤凰科学技术出版社　367 页　32 开　49.80

扁仓探骊：山东省中医药传统知识保护名录

张成博　主编

山东科学技术出版社　359 页　16 开　98.00 元

波兰常用草药图谱

杨　全　程轩轩　主编

羊城晚报出版社　142 页　16 开　68.00 元

博济方

(宋)王衮　著

中国医药科技出版社　145 页　大 32 开　25.00 元

博学堂药考系列用书：快速突破 1200 题(全 7 册)

李军珂　王九芝　主编

湖南科学技术出版社　1 296 页　16 开　280.00 元

补续药性赋译释：图文版

辛海量　岳小强　主编

第二军医大学出版社　254 页　16 开　180.00 元

补益中药实用技巧

汤一鸣　徐步光　主编

浙江科学技术出版社　128 页　16 开　20.00 元

不孕不育名家食疗验方：沈坚华中医食疗心镜

谭桂云　沈瑞扬　主编

中国医药科技出版社　174 页　16 开　55.00 元

蔡甸区药用植物志

冯启光　吴亚立　张　宇　主编

湖北科学技术出版社　366 页　大 32 开　28.00 元

柴达木枸杞

海　平　王水潮　主编

上海科学技术出版社　622 页　大 16 开　398.00 元

柴嵩岩妇科用药经验
　　黄玉华　编著
　　中国中医药出版社　244 页　16 开　68.00 元

产业专利分析报告. 第 73 册, 新型抗丙肝药物
　　国家知识产权局学术委员会　组织编写
　　知识产权出版社　289 页　16 开　98.00 元

产业专利分析报告. 第 74 册, 中药制药装备
　　国家知识产权局学术委员会　组织编写
　　知识产权出版社　164 页　16 开　60.00 元

常见病的中医药认知
　　张　敏　主编
　　郑州大学出版社　168 页　16 开　33.00 元

常见病针药并治
　　钟光亮　夏会娟　主编
　　人民卫生出版社　265 页　大 32 开　39.00 元

常见病针药结合治疗
　　李丽霞　祝维峰　黄应杰　主编
　　中山大学出版社　251 页　16 开　68.00 元

常见病中西医合理用药手册: 连锁药店专用版
　　旷惠桃　周德生　兰红勤等　主编
　　湖南科学技术出版社　977 页　大 32 开　78.00 元

常见病中西医诊断及合理用药
　　刘　伟等　主编
　　吉林科学技术出版社　745 页　16 开　190.00 元

常见病中医处方与用药
　　张　翼　编著
　　化学工业出版社　413 页　大 32 开　38.00 元

常见恶性肿瘤: 中医药基础与临床的转化
　　徐振晔　林丽珠　祝利民等　编著
　　上海交通大学出版社　473 页　16 开　238.00 元

常见疾病药酒疗法
　　杨静娴　主编
　　中国医药科技出版社　287 页　16 开　59.00 元

常见十九种慢性疾病药物治疗与药学监护
　　沈　素　主编
　　人民卫生出版社　307 页　16 开　65.00 元

常见药物临床应用
　　伦志彩　代　伟　崔云涛等　主编
　　科学技术文献出版社　237 页　16 开　88.00 元

常见中药材栽培技术
　　何在佳　单永生　编著
　　天津科学技术出版社　170 页　16 开　45.00 元

常见中药临床应用
　　袁绍荣　著
　　吉林科学技术出版社　205 页　16 开　55.00 元

常用临床药物

　　王文萱　周安喜　石赵雁等　主编
　　科学技术文献出版社　463 页　大 16 开　128.00 元

常用青草药识别入门
　　路军章　周重建　编著
　　福建科学技术出版社　336 页　大 32 开　58.00 元

常用药品检验方法测量不确定度评定示例解析
　　李海芳　主编
　　甘肃科学技术出版社　205 页　16 开　39.00 元

常用药食菌
　　路　祺　黄冬成　单　林　主编
　　东北林业大学出版社　368 页　16 开　49.00 元

常用药物不良反应速查手册
　　何红梅　杨志福　主编
　　中国医药科技出版社　742 页　16 开　98.00 元

常用药物配伍禁忌速查手册
　　文爱东　石小鹏　主编
　　中国医药科技出版社　385 页　16 开　68.00 元

常用药物使用方法速查手册
　　张志清　王淑梅　主编
　　中国医药科技出版社　521 页　16 开　89.00 元

常用药物相互作用速查手册
　　文爱东　王婧雯　主编
　　中国医药科技出版社　336 页　16 开　65.00 元

常用易混中药快速鉴别
　　杨友良　主编
　　湖南科学技术出版社　187 页　大 16 开　158.00 元

常用中草药识别入门
　　路军章　周重建　编著
　　福建科学技术出版社　326 页　大 32 开　58.00 元

常用中草药野外识别图谱
　　林余霖　主编
　　北京出版社　705 页　小 32 开　85.00 元

常用中成药
　　孙洪胜　主编
　　山东科学技术出版社　215 页　大 16 开　42.00 元

常用中药材及混伪品种整理
　　罗　霄　文永盛　主编
　　四川科学技术出版社　468 页　大 16 开　480.00 元

常用中药材历史产区地图考
　　黄璐琦　主编
　　上海科学技术出版社　354 页　16 开　198.00 元

常用中药手绘彩色图谱 (第二部)
　　李越峰　郭清毅　严兴科　主编
　　甘肃科学技术出版社　239 页　16 开　56.00 元

常用中药速学速记图谱
　　刘红燕　朱　姝　吕颖玉　编著

中国医药科技出版社 257 页 大 32 开 35.00 元

常用中医药法律法规汇编：2020 年版

国家中医药管理局政策法规与监督司 编

中国中医药出版社 656 页 16 开 135.00 元

沉香的研究与应用

梅全喜 主编

中国中医药出版社 270 页 16 开 71.00 元

陈慎吾经方要义表解与伤寒心要九讲

陈慎吾 著

河南科学技术出版社 196 页 16 开 58.00 元

陈慎吾详解伤寒论方证与药证

陈慎吾 著

河南科学技术出版社 253 页 16 开 68.00 元

程丑夫临证用药传忠录

程丑夫 著

湖南科学技术出版社 355 页 16 开 68.00 元

赤峰常用中药材图谱

岳 玲 主编

内蒙古科学技术出版社 139 页 16 开 60.00 元

初中生学中医药（下）

《初中生学中医药（下）》编写组 编

江西科学技术出版社 67 页 16 开 15.00 元

传染病中医药防治与康复 25 讲

李 峰等 著

上海科学技术文献出版社 295 页 16 开 58.00 元

传统医药非物质文化遗产保护理论与实践

王凤兰等 著

苏州大学出版社 244 页 16 开 68.00 元

创新药物研发经纬

白东鲁 沈竞康 主编

化学工业出版社 538 页 16 开 298.00 元

纯中药治疗 2 型糖尿病实践录（2 版）

庞国明 著

中国中医药出版社 284 页 16 开 128.00 元

大别山中药材栽培与加工技术

张明菊 夏启中 编著

化学工业出版社 286 页 16 开 98.00 元

大建中汤基础与临床

高鹏飞 著

上海科学技术出版社 101 页 大 32 开 48.00 元

大数据挖掘技术及其在医药领域的应用

张文学 连世新 编著

燕山大学出版社 275 页 16 开 58.00 元

大医千金方

毛德西 主编

北京科学技术出版社 234 页 16 开 69.00 元

单方治大病

王世彪 何继红 编著

山西科学技术出版社 292 页 大 32 开 36.00 元

当代新疫苗（2 版）

杨晓明 主编

高等教育出版社 1 293 页 大 16 开 680.00 元

当归芍药散临床研究

孙 莉 贾秋颖 李爱峰 主编

科学技术文献出版社 218 页 16 开 58.00 元

道地药材标准汇编（上、下册）

黄璐琦 郭兰萍 詹志来 主编

北京科学技术出版社 1 396 页 大 16 开 680.00 元

道教与医药养生

申 琛 著

中州古籍出版社 89 页 大 32 开 19.00 元

地龙与地龙蛋白

周维官 主编

中国中医药出版社 206 页 大 32 开 38.00 元

东医小方：外感温热篇

周一品 著

科学技术文献出版社 180 页 大 32 开 68.00 元

斗"牛"战"狼"：秦万章皮肤病名药验方集萃

李 斌 主编

上海科学技术出版社 99 页 16 开 48.00 元

毒性中药医案应用点评

蒋希成 主编

中国中医药出版社 503 页 大 32 开 58.00 元

读懂医创板：医药大健康企业科创板上市案例解析

虞正春 高永华 主编

北京大学出版社 437 页 16 开 98.00 元

杜仲现代研究与临床应用

袁 颖 主编

上海科学技术文献出版社 164 页 16 开 48.00 元

短梗五加活性成分提取和分析技术

裴世春 金春彬 著

中国纺织出版社有限公司 141 页 16 开 68.00 元

鄂西常用药用植物图鉴

万定荣 主编

湖北科学技术出版社 532 页 16 开 398.00 元

儿科常见疾病药物治疗的药学监护

李智平 翟晓文 主编

人民卫生出版社 157 页 16 开 36.00 元

儿科疾病诊疗与临床合理用药

梁婵婵等 主编

新疆人民卫生出版社 218 页 16 开 40.00 元

儿科实用药物速查手册

魏克伦　李玖军　主编

科学出版社　692 页　大 32 开　99.00 元

儿科用药非临床安全性研究

孙祖越　周　莉　主编

上海科学技术出版社　743 页　大 16 开　398.00 元

儿童常见病用药手册：药店专用版

张守明　蔡晓卫　主编

中国医药科技出版社　202 页　大 32 开　53.00 元

儿童家庭护理指南：常见病护理·用药指导

杨静娴　主编

化学工业出版社　91 页　大 16 开　59.80

儿童肾病综合征药物治疗的药学监护

姜　玲　主编

人民卫生出版社　68 页　16 开　25.00 元

二甲双胍的基础与临床

叶山东　主编

中国科学技术大学出版社　359 页　16 开　88.00 元

发热门诊的标准化管理和中医药防控

张　玮　陈昕琳　主编

中国医药科技出版社　287 页　大 32 开　39.00 元

法定药用植物志，华东篇. 第四册

赵维良　主编

科学出版社　770 页　大 16 开　498.00 元

法定药用植物志，华东篇. 第五册

赵维良　主编

科学出版社　848 页　大 16 开　558.00 元

方剂学复习指导手册(2 版)

左铮云　丁　舸　姚凤云等　主编

中国中医药出版社　236 页　32 开　45.00 元

方剂学核心考点速记(3 版)

王绍辉　主编

中国医药科技出版社　267 页　大 32 开　23.00 元

方剂学随堂笔记与习题

于华芸　于鹰　主编

中国医药科技出版社　263 页　大 32 开　30.00 元

方药学(2 版)

袁　颖　都广礼　主编

上海科学技术出版社　225 页　16 开　48.00 元

非物质文化遗产吕氏膏药研发之路

吕秀兰　口述

郑州大学出版社　193 页　16 开　68.00 元

肺病方剂学

李建生　龙旭阳　主编

中国中医药出版社　300 页　16 开　95.00 元

肺病中药学

李建生　崔　瑛　主编

中国中医药出版社　255 页　16 开　85.00 元

肺系病证治妙方

程爵棠　程功文　编著

河南科学技术出版社　268 页　大 32 开　33.00 元

冯世纶经方医话

冯世纶　著

中国中医药出版社　138 页　16 开　39.00 元

浮选药剂的化学原理(3 版)

朱玉霜　朱建光　编著

中南大学出版社　638 页　16 开　160.00 元

福建滨海沙生药用植物图鉴

刘小芬　林　羽　徐　伟　主编

福建科学技术出版社　231 页　大 16 开　158.00 元

妇科疾病雌、孕激素药物治疗的药学监护

冯　欣　丁　新　主编

人民卫生出版社　178 页　16 开　38.00 元

妇幼疾病临床治疗用药

蒋陆霞　郭爱华　李影等　主编

科学技术文献出版社　216 页　16 开　48.00 元

附子汤质量控制方法学及治疗慢性心衰药效学实验研究

王　瑞　著

吉林大学出版社　236 页　16 开　76.00 元

阜新蒙古族自治县药用植物及常见植物图鉴

孙文松　李晓波　主编

辽宁科学技术出版社　534 页　16 开　300.00 元

甘肃连城国家级自然保护区药用植物图鉴

陈学林　主编

甘肃科学技术出版社　394 页　16 开　198.00 元

甘肃省食品药品监督管理年鉴. 2018

甘肃省食品药品监督管理局　编

甘肃文化出版社　610 页　大 16 开　230.00 元

肝病患者安全合理用药读本

武谦虎　主编

江苏凤凰科学技术出版社　222 页　32 开　26.00 元

苷类化合物的药理作用与应用

于　森　编著

化学工业出版社　229 页　16 开　98.00 元

感染性疾病药物临床试验设计与实施

范学工　魏　来　主编

人民卫生出版社　248 页　16 开　66.00 元

感染性疾病与抗微生物治疗(4 版)

王明贵　主编

复旦大学出版社　305 页　16 开　68.00 元

港澳药事法规

宿　凌　编著

暨南大学出版社　205 页　16 开　36.00 元

高等中医药院校质量文化追求与培育

　　郭宏伟　主编

　　中国中医药出版社　248 页　16 开　69.00 元

高血压药物治疗的药学监护

　　陈　英　林英忠　主编

　　人民卫生出版社　150 页　16 开　30.00 元

个性化药物：新药研发的未来

　　丁　健　主编

　　上海科学技术文献出版社　343 页　16 开　168.00 元

枸杞化学成分的医疗功能与实用配方精选

　　张　艳　戴治稼　主编

　　阳光出版社　108 页　大 32 开　56.00 元

枸杞子鉴定分析标准、质量控制与疗效

　　（美）Roy Upton/Cathirose Petrone　主编

　　阳光出版社　154 页　16 开　86.00 元

古丝绸之路对中医药传播与发展的影响

　　孙士江　曹东义　主编

　　世界图书出版广东有限公司　250 页　大 32 开　88.00 元

古中医医算史：伤寒方术　前传（上下册）

　　路　辉　著

　　中国中医药出版社　1 056 页　16 开　228.00 元

骨质疏松症药物治疗的药学监护

　　闫峻峰　包明晶　主编

　　人民卫生出版社　384 页　16 开　69.00 元

固体制剂综合教程

　　郝晶晶　主编

　　中国医药科技出版社　275 页　大 16 开　55.00 元

广东省医疗机构制剂规范.第六册

　　广东省药品监督管理局　编

　　广东科技出版社　319 页　大 16 开　168.00 元

广义中药学导论：中药大品种与大健康产业发展思路与路径

　　赵军宁　主编

　　上海科学技术出版社　558 页　大 16 开　298.00 元

贵州地道特色药材规范化生产技术与基地建设

　　杨小翔　冉懋雄　赵　致　编著

　　科学出版社　1 800 页　16 开　980.00 元

贵州省第四次中药资源普查工作进展：2019

　　贵州中医药大学　编著

　　福建科学技术出版社　88 页　16 开　45.00 元

贵州省中药资源普查标本图集.卷一

　　胡成刚　江维克　魏志丹　主编

　　贵州科技出版社　392 页　大 16 开　298.00 元

贵州铁皮石斛仿野生种植

　　罗晓青　编著

　　贵州科技出版社　100 页　16 开　36.00 元

贵州中草药资源图典（上下卷）

　　孙庆文　主编

　　贵州科技出版社　958 页　大 16 开　596.00 元

贵州中药资源发展报告：2019～2020

　　贵州中医药大学中药民族药资源研究院　国家中药材产业技术体系贵阳综合试验站　贵州省中药原料质量监测技术服务中心　编著

　　福建科学技术出版社　92 页　16 开　38.00 元

国家基本药物学：2018 年版（上下卷）

　　王相海　孙奎兴　于虹娥等　主编

　　中国海洋大学出版社　1 540 页　16 开　160.00 元

国家基本药物制度管理与实践

　　罗震旻　陈吉生　主编

　　科学出版社　250 页　16 开　120.00 元

国家基本医疗保险、工伤保险和生育保险药品目录.2019 年

　　国家医疗保障局　人力资源和社会保障部

　　人民卫生出版社　364 页　16 开　68.00 元

国家药物临床试验机构资格备案实训

　　胡锦芳　张玉爱　白　薇　主编

　　江西科学技术出版社　183 页　16 开　68.00 元

国家药物政策与基本药物制度：管理与实践

　　史录文　主编

　　人民卫生出版社　274 页　16 开　66.00 元

国家执业药师考试历年真题试卷全解：2015～2019（全 7 册）

　　左根永　牟瑞辰　黄　坤等　主编

　　中国医药科技出版社　1 029 页　16 开　191.00 元

国家执业药师职业资格考试考试大纲.2020（8 版）

　　国家药品监督管理局　制定

　　中国医药科技出版社　137 页　大 16 开　49.00 元

国家执业药师职业资格考试历年真题试卷全解：2016～2019（全 7 本）

　　左根永　牟瑞辰　黄　坤等　主编

　　中国医药科技出版社　1 033 页　16 开　191.00 元

海洋红树植物药用研究

　　易湘茜　邓家刚　高程海　主编

　　福建科学技术出版社　299 页　16 开　120.00 元

罕见病药物卫生技术评估专家共识：2019 版

　　中国罕见病联盟　组织编写

　　人民卫生出版社　35 页　大 32 开　15.00 元

汉方治验选读

　　杨大华　编著

　　中国中医药出版社　411 页　大 32 开　59.00 元

航空航天药理学

　　詹　皓　李明凯　主编

　　第四军医大学出版社　356 页　16 开　58.00 元

何复东五十年临证高效验方

　　严兴海　杨宇玲　刘　美　主编

中国药学年鉴

CHINESE PHARMACEUTICAL YEARBOOK

2020-2021

中国中医药出版社　321 页　大 32 开　55.00 元

河北省常见中药材采收、加工与炮制技术

　　郑玉光　马东来　主编

　　中国医药科技出版社　143 页　16 开　56.00 元

很灵很灵的老偏方,远离常见病:修订版(2 版)

　　臧俊岐　主编

　　黑龙江科学技术出版社　198 页　大 32 开　39.80

洪善贻膏方经验集

　　林　刚　主编

　　中国中医药出版社　279 页　大 32 开　49.00 元

呼吸系统药物临床应用

　　房洪英　主编

　　科学技术文献出版社　241 页　16 开　88.00 元

胡庆余堂:药在江南仁在心

　　王　艳　王　露　编著

　　杭州出版社　142 页　16 开　46.00 元

湖北土家族常用药用植物彩色图鉴:抗风湿及跌打损伤类

　　艾洪莲　编著

　　湖北科学技术出版社　220 页　16 开　78.00 元

互联网+中医药健康管理

　　廉永红著

　　吉林科学技术出版社　230 页　16 开　70.00 元

护理药理

　　褚　杰　朱艳丽　王志敏　主编

　　高等教育出版社　308 页　16 开　45.00 元

护理药理学

　　杨思思　严兴梅　主编

　　汕头大学出版社　247 页　16 开　43.00 元

护理药理学(2 版)

　　黄　刚　刘　丹　主编

　　人民卫生出版社　296 页　16 开　55.00 元

护理药理学(2 版)

　　叶宝华　秦红兵　主编

　　人民卫生出版社　249 页　16 开　53.00 元

护理药理学辅导

　　杨思思　严兴梅　主编

　　汕头大学出版社　159 页　16 开　28.50

华中地区常见常用药用植物图鉴

　　万定荣　林亲雄　刘新桥　主编

　　科学出版社　784 页　16 开　498.00 元

化学制药工艺与反应器(4 版)

　　陆　敏　蒋翠岚　主编

　　化学工业出版社　195 页　16 开　38.00 元

患者用药手账(全 9 本)

　　朱　珠　张晓乐　总主编

　　人民卫生出版社　629 页　16 开　234.00 元

黄煌经方基层医生读本

　　黄　煌　编著

　　中国中医药出版社　321 页　大 32 开　55.00 元

黄煌经方医话,临床篇(2 版)

　　黄　煌　著

　　中国中医药出版社　284 页　大 32 开　55.00 元

黄　精

　　斯金平　刘京晶　陈东红等　编

　　中国林业出版社　233 页　16 开　120.00 元

霍山石斛临床应用与名医实录

　　顺庆生　魏　刚　辛海量等　主编

　　四川科学技术出版社　108 页　16 开　88.00 元

基层部队安全用药速查手册

　　康阿龙　汤迎爽　张建春　主编

　　第四军医大学出版社　756 页　32 开　78.00 元

基层常见用药问题 300 例

　　王树平　编著

　　人民卫生出版社　263 页　大 32 开　38.00 元

基层医院胰岛素应用专家共识

　　周智广　主编

　　人民卫生出版社　74 页　16 开　59.00 元

基础与临床药理学

　　(美)Bertram G. Katzung／Anthony J. Trevor　主编

　　人民卫生出版社　955 页　16 开　428.00 元

基础与临床药理学(3 版)

　　杨宝峰　主编

　　人民卫生出版社　779 页　16 开　198.00 元

基于靶标的抗艾滋病药物研究

　　刘新泳　展　鹏　主编

　　人民卫生出版社　580 页　大 16 开　120.00 元

基于环糊精的超分子天然药物化学

　　杨丽娟　主编

　　科学出版社　113 页　16 开　88.00 元

基于竞争优势的藏药产业发展战略

　　陈维武　著

　　中国纺织出版社有限公司　157 页　16 开　78.00 元

基于药品可及性的专利法治研究

　　闫　海　王　洋　马海天等　著

　　法律出版社　203 页　大 32 开　69.00 元

吉林省中药材标准(第二册)

　　吉林省药品监督管理局　编

　　吉林科学技术出版社　389 页　大 16 开　268.00 元

吉林省中药配方颗粒标准(第一册)

　　吉林省药品监督管理局　编

　　吉林科学技术出版社　388 页　大 16 开　260.00 元

吉林省中药饮片炮制规范(第一册)

吉林省药品监督管理局 编

吉林科学技术出版社 266 页 大 16 开 160.00 元

急性缺血性脑卒中：药物、介入与手术技术

（韩）Jaechan Park 原著

世界图书出版西安有限公司 261 页 16 开 178.00 元

家庭安全用药

朱慧 主编

江西科学技术出版社 192 页 16 开 25.00 元

家庭医生签约药学服务清单研究

张新平 胡明 主编

华中科技大学出版社 316 页 16 开 146.00 元

家庭用药至关重"药"

李乐 著

清华大学出版社 310 页 大 32 开 49.80

家用中药补养全家

武建设 主编

江苏凤凰科学技术出版社 197 页 16 开 36.00 元

甲状腺疾病合理用药

李国辉 主编

人民卫生出版社 94 页 大 32 开 28.00 元

简明中药使用手册

李菊萍等 主编

云南科技出版社 455 页 16 开 98.00 元

健康产业与中医药大学生就业指导研究

卢江 编著

武汉大学出版社 335 页 16 开 66.00 元

江山中草药图鉴

江山市政协文化文史和学习委员会 江山市农业农村局 江山市中药材产业协会 编著

中医古籍出版社 604 页 大 16 开 368.00 元

江苏省中药饮片炮制规范：2020 年版（第一册）

江苏省药品监督管理局 编

江苏凤凰科学技术出版社 504 页 大 16 开 358.00 元

江苏医药产学研融合机制研究

曹阳 著

吉林大学出版社 128 页 16 开 68.00 元

江苏中药志（第二卷）

陈仁寿 刘训红 主编

江苏凤凰科学技术出版社 700 页 大 16 开 280.00 元

江苏中药志（第三卷）

陈仁寿 刘训红 主编

江苏凤凰科学技术出版社 667 页 大 16 开 280.00 元

江西省医疗机构制剂规程：2020 年版

江西省药品监督管理局 编

上海科学技术出版社 272 页 16 开 200.00 元

江浙沪名家膏方特色经验

苏克雷 朱垚 张业清 主编

中国中医药出版社 283 页 16 开 79.00 元

姜黄素：功能、制备及应用研究

马自超 陈文田 李海霞 编著

中国轻工业出版社 289 页 16 开 68.00 元

胶镶：蜂胶生物活性成分的现代化研究

李逐波 杨俊卿 主编

科学出版社 267 页 16 开 118.00 元

结核菌素与卡介苗及其应用

卢立国 叶隆昌 主编

苏州大学出版社 463 页 大 16 开 180.00 元

解读《药品生产监督管理办法》

张哲峰 主编

中国医药科技出版社 110 页 16 开 58.00 元

解读《药品注册管理办法》

张哲峰 侯雯 主编

中国医药科技出版社 137 页 16 开 58.00 元

解密经典老药传世名方

吴丽丽 编著

人民卫生出版社 149 页 16 开 39.00 元

金华中医药文化志

傅晓骏 朱杭溢 主编

中国中医药出版社 274 页 16 开 65.00 元

金匮方药新编

陈飞 太鑫 编著

黑龙江科学技术出版社 367 页 16 开 98.00 元

经典名方传承与现代制剂开发

李春花 姜建明 主编

中国医药科技出版社 248 页 16 开 72.00 元

经典名方开发指引

陈士林 刘安 主编

科学出版社 750 页 大 16 开 288.00 元

经典中成药

王辉 主编

中国中医药出版社 177 页 16 开 49.00 元

经方（第 3 辑）

李小荣 主编

中国医药科技出版社 144 页 大 32 开 22.00 元

经方（第 4 辑）

李小荣 主编

中国医药科技出版社 137 页 大 32 开 22.00 元

经方本草助读

谭杰中 著

辽宁科学技术出版社 273 页 大 32 开 49.00 元

经方辨治法度：古代经典核心名方临证指南

毛进军 著

中国药学年鉴

CHINESE PHARMACEUTICAL YEARBOOK

2020-2021

中国中医药出版社　301 页　16 开　79.00 元

经方抵当汤

　　张　玥　王雁南　刘　明　主编

　　中国中医药出版社　291 页　大 32 开　49.00 元

经方钩玄

　　李　延　毕焕洲　编著

　　中国中医药出版社　285 页　16 开　65.00 元

经方探源：经典经方医学概述

　　许家栋　主编

　　人民卫生出版社　300 页　16 开　72.00 元

经方研习：皮肤黏膜病的临证辨思

　　吴中平　梁青松著

　　上海科学技术出版社　236 页　16 开　98.00 元

经方医学讲义

　　冯世纶　主编

　　中国中医药出版社　238 页　16 开　79.00 元

经方源流临证探微

　　赖海标　编著

　　中国中医药出版社　282 页　大 32 开　49.00 元

经方中药学

　　刘志杰　主编

　　吉林大学出版社　294 页　16 开　75.00 元

经皮给药纳米技术

　　刘　卫　冯年平　主编

　　中国医药科技出版社　342 页　16 开　88.00 元

精编本草纲目中草药

　　周重建　高楠楠　谢　宇　编著

　　福建科学技术出版社　566 页　大 16 开　98.00 元

精彩诗图话方剂

　　周超凡　张静楷　主编

　　中国科学技术出版社　200 页　16 开　88.00 元

精神疾病药物临床试验设计与实施

　　赵靖平　王　刚　主编

　　人民卫生出版社　228 页　16 开　68.00 元

精神科常用药物手册

　　彭洪兴　刘　陈　赵　亮　主编

　　中国医药科技出版社　269 页　32 开　38.00 元

精神科合理用药手册（4 版）

　　喻东山　顾　镭　高伟博　主编

　　江苏凤凰科学技术出版社　499 页　大 32 开　49.00 元

精神科药物临床手册

　　（加）Ric M. Procyshyn/Kalyna Z. Bezchlibnyk-Butler/J. Joel Jeffries　主编

　　科学出版社　399 页　大 16 开　198.00 元

精神障碍疾病药物治疗的药学监护

　　张　峻　张毕奎　主编

人民卫生出版社　186 页　16 开　39.00 元

静脉用药集中调配实践与发展

　　缪丽燕　包健安　沈国荣　主编

　　人民卫生出版社　258 页　32 开　38.00 元

局部麻醉药物使用手册

　　齐庆岭　张广华　祁贵德等　主编

　　天津科学技术出版社　221 页　大 32 开　36.00 元

军队常用药物剂型应用指南

　　张　莉　李京洋　陈　莉　主编

　　黑龙江科学技术出版社　176 页　16 开　26.80

军事药学

　　刘岱琳　张　莉　李灵芝　主编

　　黑龙江科学技术出版社　342 页　16 开　28.80

抗癌中草药彩色图谱

　　姚　勤　谷　巍　陈孟溪　主编

　　湖南科学技术出版社　623 页　大 32 开　108.00 元

抗风湿中药学

　　李振彬　吴承艳　主编

　　河北科学技术出版社　441 页　16 开　120.00 元

抗精神病药的严重副作用

　　（美）Peter Manu/Robert J. Flanagan/Kathlyn J. Ronaldson 主编

　　人民卫生出版社　302 页　16 开　168.00 元

抗菌药物科学化管理：从理论到实践

　　（英）英国抗感染化疗学会　主编

　　人民卫生出版社　339 页　大 16 开　235.00 元

抗菌药物临床应用案例分析

　　徐彦贵　主编

　　中国医药科技出版社　331 页　16 开　75.00 元

抗菌药与超级细菌：天使与魔鬼的博弈

　　汤文璐　主编

　　人民卫生出版社　307 页　16 开　59.00 元

抗生素的故事：一颗改变人类命运的药丸

　　（美）William Rosen　著

　　中信出版集团　399 页　大 32 开　69.00 元

抗生素与耐药"君"：细菌耐药性危害和预防措施

　　王　伟　白　瑶　主编

　　中国人口出版社　92 页　大 32 开　28.00 元

考研中医综合研霸笔记中药学龙凤诀：2021

　　张　辉　张林峰　主编

　　中国中医药出版社　256 页　32 开　35.00 元

科学就医与合理用药

　　云南省人口和卫生健康宣传教育中心　编

　　云南科技出版社　12 页　大 32 开　11.00 元

口腔临床药物学（5 版）

　　王晓娟　主编

人民卫生出版社　200 页　16 开　50.00 元

口腔黏膜病临床药物手册

王冏珂　刘佳佳　金　鑫　主编

四川大学出版社　269 页　16 开　89.60

口炎清物质基础及组方规律研究

苏薇薇　姚宏亮　李楚源等　著

中山大学出版社　209 页　16 开　58.00 元

兰溪百草文化

林　鹏　林马松　编著

河海大学出版社　231 页　大 32 开　59.80

老城厢里话杏林：上海市黄浦区中医药文化历史撷菁

上海市黄浦区卫生健康委员会　主编

上海科学技术出版社　131 页　16 开　108.00 元

老年人合理用药

杜惠芳　主编

华龄出版社　111 页　16 开　30.00 元

老年人药源性疾病及风险防范

万　军　刘丽萍　主编

科学出版社　372 页　16 开　99.00 元

类乌齐县中藏药资源

危永胜　扎西达瓦　黎　勇　主编

中国纺织出版社有限公司　404 页　16 开　168.00 元

历代名医方论验案选

胡方林　廖　菁　主编

中国医药科技出版社　1 022 页　16 开　268.00 元

历代疫病中医防治试效方

朱向东　张　伟　主编

中国中医药出版社　222 页　大 32 开　35.00 元

历史时期武陵山区药材产地分布变迁研究：618-1840

胡安徽　著

厦门大学出版社　239 页　16 开　68.00 元

丽水特色中药. 第二辑

范　蕾　钟洪伟　李永福等　主编

中国农业科学技术出版社　382 页　大 32 开　70.00 元

利尿药

杨宝学　主编

中国医药科技出版社　376 页　16 开　85.00 元

连城客家民间草药文化

林百坤　主编

厦门大学出版社　282 页　16 开　82.00 元

连建伟方剂学批注

连建伟　著

中国中医药出版社　220 页　大 32 开　39.00 元

连锁药店店员中药基础训练手册

谢子龙　殷　旭　主编

湖南科学技术出版社　302 页　大 32 开　58.00 元

临床常见病的药物治疗与护理

杨一梅等　主编

吉林科学技术出版社　919 页　16 开　235.00 元

临床常见病诊断与用药（2 版）

刘传夫等　主编

吉林科学技术出版社　436 页　16 开　115.00 元

临床常用方剂与中成药

翟华强　王燕平　主编

人民卫生出版社　201 页　16 开　52.00 元

临床常用药品思维导图

瞿丽波　蔡德芳　李长琼　主编

辽宁科学技术出版社　262 页　大 16 开　68.00 元

临床常用药物应用指南

孙　健　著

吉林科学技术出版社　477 页　16 开　68.00 元

临床常用中草药彩色图鉴

谢　宇　刘学伟　主编

人民卫生出版社　307 页　大 32 开　88.00 元

临床合理用药（2 版）

郭成金等　主编

吉林科学技术出版社　581 页　16 开　150.00 元

临床疾病常用药物

武红莲　赵　霞　宋　瑞等　主编

科学技术文献出版社　495 页　大 16 开　128.00 元

临床抗精神病药物治疗

陈德柔　编著

暨南大学出版社　165 页　16 开　42.00 元

临床内科疾病诊疗与合理用药

刘则宗　胡丽丽　林　竹等　主编

吉林科学技术出版社　675 页　16 开　128.00 元

临床试验简史

郑　航　著

上海交通大学出版社　186 页　大 32 开　39.00 元

临床试验数据管理学

夏结来　黄　钦　主编

人民卫生出版社　544 页　16 开　118.00 元

临床试验数据监查委员会应用实践

（美）Susan S. Ellenberg/Thomas R. Fleming/David L. DeMets　原著

北京大学医学出版社　364 页　16 开　675.00 元

临床输液配伍禁忌速查手册

王淑梅　张志清　主编

中国医药科技出版社　313 页　16 开　65.00 元

临床药理学（2 版）

张　喆　朱　宁　陈爱芳　主编

吉林科学技术出版社　206 页　16 开　60.00 元

中国药学年鉴

CHINESE PHARMACEUTICAL YEARBOOK

2020-2021

临床药理学(4 版)

 王怀良 主编

 高等教育出版社 339 页 大 16 开 49.80

临床药理学 PBL 案例教程

 程 虹 吴东方 主编

 人民卫生出版社 227 页 16 开 49.00 元

临床药理学教程(3 版)

 陈 忠 汤慧芳 主编

 浙江大学出版社 328 页 16 开 75.00 元

临床药理学与药物治疗学

 周红宇 主编

 浙江大学出版社 388 页 16 开 79.00 元

临床药师工作手册,咳喘治疗

 葛卫红 总主编

 人民卫生出版社 206 页 大 32 开 48.00 元

临床药物警戒及用药安全

 靳茂礼 沈颜红 李永辉 主编

 科学技术文献出版社 230 页 16 开 80.00 元

临床药物理论与实践

 王佳佳 韩云娟 张季昕等 主编

 科学技术文献出版社 444 页 大 16 开 128.00 元

临床药物应用与疾病诊疗

 宋绪彬等 主编

 吉林科学技术出版社 467 页 16 开 118.00 元

临床药物应用治疗

 刘 畅 魏 建 庞力超等 主编

 科学技术文献出版社 287 页 大 16 开 148.00 元

临床药物治疗管理学:家庭药师版

 吴晓玲 赵志刚 于国超 主编

 化学工业出版社 446 页 16 开 158.00 元

临床药物治疗学

 苏湲淇 熊存全 邹艳萍 主编

 高等教育出版社 346 页 16 开 48.00 元

临床药物治疗学

 熊存全 秦红兵 姚 伟 主编

 中国医药科技出版社 243 页 大 16 开 49.00 元

临床药物治疗学(3 版)

 曹 红 主编

 人民卫生出版社 459 页 16 开 75.00 元

临床药物治疗学(3 版)

 李 雄 主编

 中国医药科技出版社 594 页 大 16 开 95.00 元

临床药物治疗学,神经系统疾病

 钟明康 王长连 洪 震等 主编

 人民卫生出版社 392 页 16 开 65.00 元

临床药物治疗学,消化系统疾病

 韩 英 高 申 文爱东等 分册 主编

 人民卫生出版社 326 页 16 开 68.00 元

临床药学(2 版)

 李焕德 主编

 中国医药科技出版社 289 页 大 16 开 55.00 元

临床药学的理论与实践

 张永恒 韩 晨 王慧欣 著

 黑龙江科学技术出版社 184 页 16 开 54.00 元

临床药学基础与经验

 李芳伶 陈健勇 朱永坤等 主编

 科学技术文献出版社 565 页 16 开 108.00 元

临床药学理论与实践应用

 苑兆乐等 主编

 吉林科学技术出版社 629 页 16 开 160.00 元

临床药学实践指导

 徐 峰 主编

 科学出版社 341 页 16 开 170.00 元

临床药学治疗精要

 余 亮 杨育辉 孟祥云等 主编

 科学技术文献出版社 450 页 16 开 108.00 元

临床医师处方手册丛书(6 本)

 李 东 杨卫青 陈广栋等 主编

 河南科学技术出版社 2 772 页 大 32 开 385.00 元

临床医药说文解字

 李定国 主编

 湖北科学技术出版社 323 页 16 开 48.00 元

临床用药与儿科疾病诊疗(2 版)

 王 燕等 主编

 吉林科学技术出版社 564 页 16 开 145.00 元

临床用药与药学管理规范

 陈剑钊等 主编

 黑龙江科学技术出版社 339 页 16 开 128.00 元

临床中西医药物应用

 徐明远等 主编

 黑龙江科学技术出版社 149 页 大 16 开 88.00 元

临床中药学

 刘红燕 马艳妮 主编

 中国中医药出版社 176 页 16 开 78.00 元

临床中医疗法与药物应用

 马传芳 唐 宁 田金臻等 主编

 吉林科学技术出版社 375 页 16 开 100.00 元

临证选方用药

 王晋源 著

 陕西科学技术出版社 236 页 16 开 58.00 元

灵芝 100 问:文化·认知·养生·栽培·产业

 何伯伟 李明焱 主编

中国农业科学技术出版社　157 页　大 32 开　46.00 元

灵芝的药理与临床

林志彬　杨宝学　主编

北京大学医学出版社　196 页　16 开　78.00 元

岭南特色药材薄层色谱指纹图谱

丁　平　主编

化学工业出版社　377 页　16 开　198.00 元

岭南特色中药化橘红的研究

苏薇薇　李沠霖　苏　畅等　著

中山大学出版社　235 页　16 开　58.00 元

岭南中草药活性成分和质量标准. 第一卷

叶文才　主编

科学出版社　407 页　16 开　268.00 元

六经八纲用经方:竹雨轩经方临证体悟(2 版)

张立山　著

中国中医药出版社　182 页　16 开　49.00 元

六盘水药用蕨类植物

向　红　主编

科学出版社　158 页　16 开　128.00 元

陇西县道地中药材规范化生产实用技术

毛正云　焦彦斌　主编

甘肃科学技术出版社　297 页　大 32 开　38.00 元

罗艳经方临证医案选

罗　艳　主编

中国中医药出版社　208 页　16 开　59.00 元

漫画天麻小百科

王靖漪　沈　霁　编著

上海科学普及出版社　130 页　32 开　35.00 元

慢性病药物治疗与管理

朱照静　主编

高等教育出版社　502 页　16 开　88.00 元

梅州中草药图鉴. Ⅱ

廖富林　杨和生　王　楠等　编著

暨南大学出版社　67 页　16 开　38.00 元

每日一学草药(3 册)

曾培杰　编著

中国科学技术出版社　810 页　大 32 开　90.00 元

美国药品监管科学研究

杨　悦　编著

中国医药科技出版社　384 页　16 开　98.00 元

蒙药鉴定技术与方法学

鲍布日额　著

内蒙古科学技术出版社　212 页　16 开　68.00 元

蒙药炮制方法研究

包明兰　主编

辽宁民族出版社　236 页　大 32 开　25.00 元

蒙医秘诀方海

占巴拉却吉丹森佛仁来　著

内蒙古科学技术出版社　477 页　大 32 开　68.00 元

免疫检查点抑制剂相关不良反应 200 例病例精评

张　力　编著

清华大学出版社　298 页　16 开　118.00 元

免疫力是最好的医生:68 个老偏方让你不招毒·少生病

柴小姝　著

天津科学技术出版社　227 页　16 开　59.90

苗族抗肿瘤药物集

唐东昕　龙奉玺　主编

中国中医药出版社　387 页　16 开　99.00 元

妙用膏方系列图书(3 本)

张　艳　卢秉久　朱爱松等　编著

中国中医药出版社　599 页　16 开　162.00 元

民族地区制造业集聚问题研究:基于吉林省延边地区医药产业集群化竞争力发展的探索

金　阳　高　斌　著

经济科学出版社　165 页　16 开　49.00 元

民族药成方制剂处方药材:品种、基源与标准

钟国跃　宋民宪　主编

人民卫生出版社　1 141 页　16 开　199.00 元

闽台药用植物图志(全 3 册)

陈菁瑛　黄世勋　林余霖　编著

福建科学技术出版社　1 318 页　大 16 开　980.00 元

名师经方讲录. 第八辑

李赛美　主编

中国中医药出版社　256 页　16 开　78.00 元

名师经方讲录. 第七辑

李赛美　主编

中国中医药出版社　316 页　16 开　89.00 元

名医指导高血压治疗用药

胡　予　主编

上海科学技术文献出版社　212 页　大 32 开　35.00 元

名医指导合理用药

何　蓉　杜文民　主编

上海科学技术文献出版社　180 页　大 32 开　30.00 元

名优中成药研究与应用系列(银杏内酯注射液)

赵军宁　陈士林　孙　毅　主编

化学工业出版社　259 页　16 开　128.00 元

纳他霉素生物合成的代谢调控

王大红　著

化学工业出版社　159 页　16 开　88.00 元

男科中成药用药速查

周　青　周　兴　主编

人民卫生出版社　149 页　16 开　40.00 元

男性保健药膳

田后谋　主编

世界图书出版西安有限公司　406 页　大 32 开　65.00 元

南方林下药用植物栽培

吴德峰　梁一池　徐家雄　主编

福建科学技术出版社　602 页　16 开　260.00 元

南方药用植物病虫害防治（下册）

陈菁瑛　陈景耀等　编著

中国农业出版社　385 页　16 开　80.00 元

南药古籍文献辑要

赵荣华　戴翥　主编

上海科学技术出版社　354 页　16 开　148.00 元

南药文化

裴盛基　张宇　主编

上海科学技术出版社　152 页　16 开　128.00 元

内分泌疾病临床用药指南

庞国明　张智民　倪青等　主编

科学出版社　305 页　16 开　108.00 元

内科护士安全用药操作手册

杨秀岭　主编

人民卫生出版社　1038 页　32 开　79.00 元

内科疾病诊治要点及合理用药

张宏才　陈国昌　刘彩红等　主编

吉林科学技术出版社　500 页　16 开　135.00 元

内科疾病综合诊治思路与用药指导

马洪梅　主编

天津科学技术出版社　219 页　16 开　128.00 元

内科中成药辨证论治

郭维　刘敬霞　主编

中国中医药出版社　303 页　16 开　68.50

内科中成药用药速查

刘平安　刘建和　主编

人民卫生出版社　446 页　16 开　69.00 元

内蒙古蒙药饮片炮制规范：2020 年版

内蒙古自治区药品监督管理局　编著

内蒙古人民出版社　612 页　大 16 开　210.00 元

宁夏枸杞标准汇编

宁夏回族自治区标准化研究院　中国标准出版社　编

中国标准出版社　380 页　大 16 开　98.00 元

女性生殖系统药物临床试验设计与实施

薛敏　肖松舒　主编

人民卫生出版社　214 页　16 开　65.00 元

品读本草

林悦理　编著

中山大学出版社　88 页　16 开　38.00 元

评估准入与调整：全球视角下的创新药物 HTA 评价与医保

管理

丁锦希　著

化学工业出版社　355 页　大 16 开　298.00 元

普济方集

阿格旺罗布桑丹必扎森　著

内蒙古科学技术出版社　145 页　大 32 开　22.00 元

祁门御医与中医药文化初探

胡永久　主编

吉林科学技术出版社　294 页　大 32 开　96.00 元

蕲艾的研究与应用

梅全喜　主编

中国中医药出版社　481 页　16 开　119.00 元

启航，2019 北京生物医药产业发展报告

北京生物医药产业发展报告编辑委员会　编

科学出版社　166 页　大 16 开　148.00 元

千岛湖常用道地中药材图鉴

郑平汉　主编

云南科技出版社　381 页　大 16 开　260.00 元

千古药王孙思邈

刘从明　主编

华龄出版社　216 页　16 开　68.00 元

前列腺增生中医调养方

王庆　主编

人民卫生出版社　244 页　大 32 开　38.00 元

秦巴草医草药与肾脏疾病

程小红　张晓凤　主编

陕西科学技术出版社　210 页　大 16 开　150.00 元

青草药识别与应用图谱

陈遇春　主编

中国医药科技出版社　716 页　大 16 开　238.00 元

青海班玛县药用植物图鉴

杨仕兵　李文渊　周玉碧　主编

青海人民出版社有限责任公司　362 页　16 开　158.00 元

青海省藏成药微生物限度检查方法

青海省药品检验检测院　青海省中藏药现代化研究重点实验室　编

甘肃民族出版社　164 页　大 16 开　80.00 元

青海省藏药材标准（第一册）：2019 年版

青海省药品监督管理局　青海省药品检验检测院　编

甘肃民族出版社　239 页　大 16 开　150.00 元

青囊辑便

（清）安怀堂主人　辑

中国中医药出版社　282 页　大 32 开　68.00 元

趣味中药

李鲜　张勤生　吴秀霞　主编

郑州大学出版社　114 页　16 开　98.00 元

全国中小学中医药文化知识读本：小学版（上下册）

王 琦 孙光荣 主编

中国中医药出版社 155 页 16 开 37.60

全国中小学中医药文化知识读本：中学版（上下册）

孙光荣 王 琦 主编

中国中医药出版社 145 页 16 开 39.60

全国中医药文化宣传教育基地名录

李和伟 主编

中国中医药出版社 173 页 16 开 89.00 元

全国中医药专业技术资格考试中药专业·（初级师）·考前
冲刺

全国中医药专业技术资格考试命题研究组 编

中国中医药出版社 179 页 16 开 49.00 元

全科医师处方手册

徐彦贵 王春荣 主编

科学出版社 839 页 大 32 开 120.00 元

全球产业链重塑背景下上海生物医药行业贸易发展研究报告

上海市生物医药行业协会 编

中国商务出版社 91 页 16 开 68.00 元

全质量管理下的临床药学建设与发展

王兴鹏 主编

科学出版社 269 页 16 开 140.00 元

泉港本草·第六辑：海洋药

泉州市泉港区中医药学会 编

福建科学技术出版社 233 页 16 开 136.00 元

群体药害事件与药品风险管理

丁玉峰 张 耕 林丽开 主编

中国协和医科大学出版社 422 页 16 开 112.00 元

让你用对药

李大魁 主编

化学工业出版社 232 页 16 开 58.00 元

让烧伤不留遗憾：中药治疗烧伤及疤痕案例精选

张培英 尚国庆 尚莉萍 编著

天津科学技术出版社 140 页 16 开 88.00 元

热河满族常用本草彩色图鉴

苏占辉 编著

中医古籍出版社 284 页 16 开 128.00 元

人源化单克隆抗体药物临床前研发风险管理研究

刘丹丹 陈玉文 著

辽宁大学出版社 258 页 16 开 68.00 元

认知科学与认知药理学

张均田 刘少林 主编

化学工业出版社 355 页 16 开 128.00 元

妊娠期药理学

（加）Donald R. Mattison 主编

天津科技翻译出版有限公司 416 页 大 32 开 68.00 元

日本汉方·生药制品的创新与保护

闫 娜 主编

知识产权出版社 355 页 16 开 100.00 元

日本历代名医秘传汉方宝典

刘国正 主编

河南科学技术出版社 217 页 16 开 48.00 元

汝城中药材图志

陈志强 何涌波 刘 浩 主编

福建科学技术出版社 269 页 大 16 开 198.00 元

三明乡土药膳

宋纬文 武松建 主编

福建科学技术出版社 414 页 16 开 168.00 元

三七总皂苷制剂临床应用

王 阶 主编

人民卫生出版社 155 页 16 开 42.00 元

山东药品监督管理年鉴（2020）

山东省药品监督管理局 编

九州出版社 190 页 大 16 开 128.00 元

山西食药用菌物种名录与产品开发

郭 尚 主编

中国农业科学技术出版社 170 页 16 开 68.00 元

山西药茶

《山西药茶》编委会 编

山西科学技术出版社 158 页 16 开 118.00 元

陕西省二级及以上公立医院总药师制度工作规范及标准

文爱东 刘 岭 主编

人民卫生出版社 358 页 16 开 88.00 元

陕西省志. 第七卷，经济，药品监督管理志

陕西省药品监督管理局 编

三秦出版社 706 页 16 开 558.00 元

陕西省中药配方颗粒标准（第一册）

陕西省药品监督管理局 编

陕西科学技术出版社 180 页 16 开 168.00 元

陕西子长药用植物资源图册

李 刚 主编

西北农林科技大学出版社 268 页 16 开 78.00 元

伤寒耕读录. 壹，理法方药，医海去芜存菁

张耕铭 著

中国中医药出版社 258 页 大 32 开 49.00 元

上海市细菌耐药、抗菌药物应用和医院感染监测报告（2019
年度）

衣承东 王明贵 主编

上海科学技术出版社 118 页 16 开 68.00 元

上海市医药卫生系统科研成果选编（2018）

金春林 主编

复旦大学出版社有限公司 230 页 16 开 80.00 元

上海中医药大学年鉴(2020)
　　《上海中医药大学年鉴》编纂委员会　编
　　上海浦江教育出版社　468 页　16 开　180.00 元

上市后临床研究规范(中华医学事务行业共识篇)
　　谷成明　贺李镜　李一　主编
　　科学技术文献出版社　259 页　16 开　89.00 元

少打针少吃药(100 个宝宝祛病小偏方)
　　辛海　编著
　　电子工业出版社　159 页　大 32 开　49.90

社会药房药学服务指南
　　魏骅　陶有福　主编
　　中国科学技术大学出版社　259 页　16 开　50.00 元

社区医疗机构常用药品处方集(全 2 篇)
　　史录文　翟所迪　曹俊岭　主编
　　中国协和医科大学出版社　1 104 页　大 32 开　148.00 元

神经系统疾病药物治疗与防控
　　郭玉峰　姚辉杰　苗国云等　主编
　　科学技术文献出版社　342 页　16 开　48.00 元

神农本草经:开方就是开时空(2 版)
　　陈润东　著
　　中国中医药出版社　226 页　16 开　59.00 元

神农本草经临证发微
　　叶显纯　叶明柱　著
　　人民卫生出版社　250 页　16 开　86.00 元

神农本草经校义
　　(清)王闿运　辑刻
　　华夏出版社　460 页　16 开　79.00 元

神奇的姜黄素:姜黄素应用于肿瘤防控的最新研究
　　许东晖　梅雪婷　主编
　　中山大学出版社　283 页　16 开　63.00 元

神奇的药酒:内分泌与代谢性疾病的克星
　　黄菲　刘超　主编
　　江苏凤凰科学技术出版社　145 页　大 32 开　38.00 元

肾癌药物药理学
　　杨洋　徐天瑞　李伟　主编
　　科学出版社　223 页　16 开　88.00 元

生理药理学:案例版
　　何玲　罗学刚　主编
　　科学出版社　336 页　16 开　85.00 元

生物等效性试验
　　李见明　阳国平　主编
　　人民卫生出版社　174 页　16 开　49.00 元

生物技术制药
　　姚清国　著
　　河北科学技术出版社　176 页　16 开　36.00 元

生物技术制药实验指南

　　董彬　主编
　　冶金工业出版社　116 页　大 32 开　28.00 元

生物药物分析与检验
　　郑越中　张正红　陈国强　主编
　　电子科技大学出版社　183 页　16 开　50.00 元

生物药物检测技术
　　熊竹　编著
　　化学工业出版社　207 页　16 开　69.00 元

生物药物检测技术
　　赵小平　李欣　编著
　　化学工业出版社　167 页　16 开　38.00 元

生物医药
　　王广基　主编
　　江苏凤凰科学技术出版社　158 页　16 开　48.00 元

生物医药领域 3D 打印专利导航
　　李学军　雷光华　主编
　　知识产权出版社　266 页　16 开　79.00 元

生物制品检验检疫技术
　　林金水　成娟丽　编著
　　科学技术文献出版社　308 页　16 开　56.00 元

生物钟与药代动力学
　　吴宝剑　主编
　　科学出版社　300 页　16 开　128.00 元

生药学
　　张俊　王高峰　张小年　主编
　　世界图书出版广东有限公司　289 页　大 16 开　68.00 元

生药学(4 版)
　　李萍　主编
　　中国医药科技出版社　403 页　大 16 开　70.00 元

诗经如画·本草如歌:遇见最美的本草(2)
　　楚林　著
　　中国中医药出版社　221 页　大 32 开　58.00 元

施今墨对药医案选
　　祝肇刚　祝勇　编著
　　人民卫生出版社　140 页　16 开　39.00 元

时方活用:纯中医辨治肿瘤五十年
　　刘亚娴　著
　　中国中医药出版社　226 页　16 开　59.00 元

实用常用药物与合理用药
　　刘辉　张英超　王海东等　主编
　　科学技术文献出版社　582 页　大 16 开　128.00 元

实用方剂与中成药
　　罗玲英　赵珍东　主编
　　中国医药科技出版社　395 页　16 开　69.00 元

实用抗感染治疗学(3 版)
　　汪复　张婴元　主编

人民卫生出版社 920 页 16 开 138.00 元

实用抗肿瘤本草图谱与验方

范育斌 编著

福建科学技术出版社 636 页 16 开 96.00 元

实用临床药物汇编

王晓蕾 段效勇 曲秀君等 主编

科学技术文献出版社 505 页 大 16 开 128.00 元

实用临床药物学诊断

辛本茹 倪 嘉 刘媛媛等 主编

科学技术文献出版社 295 页 16 开 88.00 元

实用临床药物应用

丁秀芹 主编

科学技术文献出版社 246 页 16 开 88.00 元

实用临床药物治疗学(17 本)

(美) Caroline S. Zeind/Michael M. Carvalho 主编

人民卫生出版社 2 508 页 大 16 开 1328.00 元

实用临床药学

张海滨 邵仕艳 李宝琴 主编

吉林科学技术出版社 225 页 16 开 75.00 元

实用临床中药学(2 版)

胡琼力 刘初容 梁东辉 主编

河南科学技术出版社 536 页 16 开 158.00 元

实用临床中医药学诊治

刘 喆 王纯丽 徐玉坤 主编

吉林科学技术出版社 183 页 16 开 98.00 元

实用偏方验方大全

杨晓光 赵春媛 主编

中国中医药出版社 404 页 16 开 98.00 元

实用细贵药材鉴定(2 版)

邓茂芳 主编

化学工业出版社 128 页 16 开 32.00 元

实用药物商品知识(4 版)

杨群华 刘 立 主编

化学工业出版社 357 页 16 开 49.80

实用药物学进展

王 潞 刘 青 赵 翔等 主编

科学技术文献出版社 248 页 16 开 88.00 元

实用药物与应用

冀洪波 著

天津科学技术出版社 397 页 16 开 88.00 元

实用药物制剂技术(2 版)

杨凤琼 兰小群 主编

化学工业出版社 285 页 16 开 54.00 元

实用中草药药理解析应用

钟 玲 编著

天津科学技术出版社 207 页 16 开 60.00 元

实用中药学与西药学新进展

张喜武等 主编

天津科学技术出版社 512 页 16 开 88.00 元

实用中药制剂生产技术

徐华玲 吕华瑛 郇玉龙 编著

西安交通大学出版社 222 页 大 16 开 78.00 元

实用中医常见病诊治与合理用药

李 峰 蒋鸿耀 朱晓东等 主编

中国海洋大学出版社 299 页 16 开 128.00 元

实用中医药防治疫病读本

柴可群 黄飞华 江凌圳 主编

中国中医药出版社 153 页 大 32 开 29.00 元

实用中医药膳食疗学

朱向东 冯胜利 主编

中国中医药出版社 190 页 16 开 49.00 元

食经药秘典:周德科普文集

周 德 主编

上海科学普及出版社 391 页 16 开 49.00 元

食疗本草

(唐)孟 诜 张 鼎 原著

苏州大学出版社 238 页 16 开 68.00 元

食疗颐养方

施维才 颖黄 缨 主编

上海科学技术文献出版社 222 页 大 32 开 39.00 元

食品药品安全犯罪的刑法规制

刘仁文等 著

中国社会科学出版社 422 页 16 开 158.00 元

食品药品安全监控若干问题研究

周 俊 著

郑州大学出版社 247 页 16 开 78.00 元

食品药品审核查验年度报告(2018 年)

云南省食品药品审核查验中心 编

云南人民出版社 54 页 16 开 25.00 元

食品药品微生物检验技术

王海霞 主编

黑龙江科学技术出版社 250 页 大 16 开 38.00 元

食物相克与药物相克

李春深 编著

天津科学技术出版社 248 页 16 开 58.00 元

食药用菌生产与消费

赵 旭 编著

云南科技出版社 215 页 16 开 36.00 元

数字化中药探索.Ⅲ,参芪扶正注射液基础研究与临床应用

曹 晖 黄文华 主编

人民卫生出版社 1 307 页 16 开 268.00 元

水产中草药资源调查及其抑菌效果评价:以华南农业大学

为例
徐民俊　主编
中国农业科学技术出版社　175 页　16 开　120.00 元

说三七皂苷成分药效与应用
辛文锋　主编
云南科技出版社　390 页　16 开　85.00 元

硕士研究生入学考试中医综合精华笔记·中药方剂中内分册
郑　婉　吴　丹　主编
中国中医药出版社　277 页　16 开　99.00 元

四川藏羌彝民族医药图鉴
赖先荣　杨福寿　张　丹　编著
四川民族出版社　552 页　大 16 开　268.00 元

四川省道地药材生产区划
赵军宁　方清茂　主编
四川科学技术出版社　652 页　大 16 开　680.00 元

四川省中药资源志要
方清茂　赵军宁　主编
四川科学技术出版社　1 229 页　大 16 开　520.00 元

松阳常用中草药（第一辑）
叶关毅　主编
浙江科学技术出版社　208 页　大 32 开　58.00 元

太白七药志
张登科　主编
人民卫生出版社　226 页　16 开　105.00 元

太阳草传奇：黄精养生文化探论
李良松　任再荣　编著
学苑出版社　197 页　大 32 开　48.00 元

太子参标准研究
周　涛　肖承鸿　杨昌贵　主编
中国医药科技出版社　240 页　16 开　79.00 元

探秘冬虫夏草
王淑红　康　帅　主编
人民卫生出版社　167 页　大 32 开　46.00 元

汤液本草
（元）王好古　著
中国医药科技出版社　217 页　16 开　48.00 元

疼痛管理与合理用药
曹烨君　主编
化学工业出版社　188 页　大 32 开　39.00 元

疼痛药物治疗学（2 版）
徐建国　黄宇光　杨建军　主编
人民卫生出版社　662 页　16 开　128.00 元

体外诊断产品研发与评价专家共识（全 3 册）
丛玉隆　童明庆　总主编
科学出版社　698 页　16 开　188.00 元

天门冬种质资源与药理及其疗养应用研究

欧立军　雷凌华　著
科学出版社　121 页　16 开　98.00 元

天然产物生物合成：化学原理与酶学机制
（美）Christopher T. Walsh/唐奕　主编
化学工业出版社　602 页　16 开　328.00 元

天然药物化学
李晓玲　岑妍慧　梁　慧　主编
吉林科学技术出版社　234 页　16 开　55.00 元

天然药物化学（3 版）
刘诗洙　主编
西安交通大学出版社　157 页　16 开　29.00 元

天然药物化学基础（2 版）
欧绍淑　花闻钊　主编
中国医药科技出版社　173 页　16 开　42.00 元

天然药物化学技术（2 版）
刘颖新　罗　兰　主编
人民卫生出版社　207 页　16 开　49.00 元

天然药物化学理论与研究方法
黄锁义　著
西北农林科技大学出版社　151 页　16 开　48.00 元

天然药物学
贾　雷　胡娟娟　郑小吉　主编
高等教育出版社　453 页　16 开　95.00 元

天然药物学基础与应用（2 版）
朱扶蓉　彭　学著　主编
人民卫生出版社　336 页　16 开　89.00 元

天然药物与药物性肝损伤：一个值得重视的临床问题
沈　洪　张振玉　主编
东南大学出版社　324 页　16 开　78.00 元

田基黄基于多学科组合技术的研究
苏薇薇　王永刚　姚宏亮等　著
中山大学出版社　199 页　16 开　58.00 元

铁皮石斛组织培养与集约化优质栽培技术
丁小余　薛庆云　牛志韬等　著
东南大学出版社　224 页　大 16 开　168.00 元

听老中医讲中药的故事（2 册）
谢英彪　刘史佳　汪义亮　主编
西安交通大学出版社　532 页　16 开　280.00 元

图解本草纲目
（明）李时珍　著
江苏凤凰科学技术出版社　616 页　16 开　78.00 元

图解神农本草经
高海波　谭兴贵　编
江苏凤凰科学技术出版社　492 页　16 开　78.00 元

图说亳州药市
张建华　编著

黄山书社　268页　大16开　210.00元

湾区岭南药馨香

　　潘华峰　主编

　　羊城晚报出版社　164页　16开　68.00元

完善中医药事业发展策略与机制研究

　　熊巨洋　著

　　科学出版社　257页　16开　150.00元

万山草药

　　刘志龙　梅全喜　主编

　　河南科学技术出版社　485页　16开　258.00元

王付方剂学讲稿：融媒体版(2版)

　　王付　编著

　　河南科学技术出版社　487页　16开　88.00元

王付经方"十八反"真传

　　王付　编著

　　河南科学技术出版社　455页　16开　88.00元

王付经方用量求真

　　王付　编著

　　河南科学技术出版社　581页　16开　98.00元

我国药品不良反应损害救济制度的构建

　　王瑛　著

　　法律出版社　300页　大32开　45.00元

我国医院高危药品风险管理与控制机制研究

　　黄锐　著

　　湖北科学技术出版社　210页　16开　68.00元

我国中医药旅游产业发展研究

　　祁超萍　著

　　中国市场出版社　345页　16开　99.00元

我们身边的药用植物

　　黄少华　刘光华　胡灿等　编著

　　西南交通大学出版社　101页　16开　56.00元

无梗五加生物活性成分提取纯化关键技术

　　冯颖　孟宪军　李斌著

　　中国轻工业出版社　249页　16开　68.00元

吴氏九世中医传奇秘验方

　　吴风平　编著

　　山西科学技术出版社　430页　大32开　55.00元

五官科疾病诊疗及药理学

　　董莹莹　李磊　张慧艳　主编

　　天津科学技术出版社　225页　16开　78.00元

五味子功能成分研究

　　高晓旭　卢春霞　李昌满　著

　　化学工业出版社　142页　16开　68.00元

五运六气临床用药指南：己亥年-癸卯年

　　邓杨春　著

　　中国中医药出版社　130页　大32开　25.00元

武安中药材

　　武安市农业农村局　编著

　　中国农业出版社　156页　大32开　30.00元

武简侯经方随证应用法

　　武简侯　著

　　中国中医药出版社　366页　16开　88.00元

武陵山区民族药用植物志(2册)

　　邓仕明　著

　　中国林业出版社　278页　16开　80.00元

武夷山野生药用植物资源

　　程松林　袁荣斌　刘勇　主编

　　科学出版社　243页　大16开　268.00元

西双版纳傣族常用药食两用植物

　　李学兰　林艳芳　主编

　　云南科技出版社　335页　大16开　268.00元

西学中临床处方用药手册

　　贾文魁　樊东升　主编

　　人民卫生出版社　346页　16开　69.00元

西医中成药合理用药速查丛书(全3册)

　　雷磊　周青　刘平安等　主编

　　人民卫生出版社　849页　16开　157.00元

吸入递送技术与新药开发

　　(意)Paolo Colombo/(澳)Daniela Traini/(意)Francesca Buttini　主编

　　辽宁科学技术出版社　181页　16开　120.00元

希望与恐惧之间

　　(美)Michael Kinch　著

　　中信出版集团　342页　大32开　79.00元

细菌真菌耐药监测实用手册

　　朱德妹　吴文娟　胡付品　主编

　　上海科学技术出版社　233页　16开　128.00元

细菌真菌药敏试验标准查询手册

　　胡付品　吴文娟　郭燕　主编

　　上海科学技术出版社　157页　16开　38.00元

鲜冬虫夏草的研究与应用

　　梅全喜　李文佳　主编

　　中国中医药出版社　236页　16开　62.00元

鲜龙葵果的研究与应用

　　梅全喜　张锦超　主编

　　中国中医药出版社　220页　16开　59.00元

县级综合医院临床药学骨干药师同质化培训手册

　　刘湘　刘世坤　曾建平　主编

　　人民卫生出版社　257页　16开　55.00元

现代临床药物应用

　　孙桂霞　著

　　黑龙江科学技术出版社　259页　16开　50.00元

现代临床用药理论与实践
　　张勤勇　孙　琴　蔡智文等　主编
　　科学技术文献出版社　581 页　16 开　108.00 元

现代实用临床药物
　　牛会霞　金文娟　李　靖等　主编
　　科学技术文献出版社　329 页　大 16 开　128.00 元

现代药物临床应用实践
　　张艳秋　主编
　　中国纺织出版社有限公司　187 页　大 16 开　78.00 元

现代药物学指南
　　赵立春等　主编
　　天津科学技术出版社　431 页　16 开　88.00 元

现代药学临床应用
　　田洪章　著
　　黑龙江科学技术出版社　247 页　16 开　68.00 元

现代中药基础研究与临床应用
　　余晓玲　李　雷　李　青　主编
　　上海交通大学出版社　426 页　16 开　98.00 元

现代中药制剂及药物应用
　　孙毅东　陈宝婷　吕玉玲　主编
　　中国纺织出版社有限公司　243 页　16 开　98.00 元

现代中药制剂设计
　　奉建芳　毛声俊　冯年平等　主编
　　中国医药科技出版社　530 页　大 16 开　128.00 元

香格里拉市药用植物图鉴
　　李国栋　李德佑　杨双七林等　主编
　　云南科技出版社　517 页　大 16 开　368.00 元

香药本草:修订版
　　李良松　编著
　　学苑出版社　331 页　16 开　128.00 元

消化系统肿瘤合理用药指南
　　沈　琳　主编
　　人民卫生出版社　274 页　大 32 开　36.00 元

小学生学中医药(下)
　　熊德梁　主编
　　江西科学技术出版社　67 页　16 开　15.00 元

小学生学中医药(中)
　　熊德梁　主编
　　江西科学技术出版社　66 页　16 开　15.00 元

小学生中医药小本草读本(全 6 册)
　　王方迺　主编
　　河北科学技术出版社　444 页　16 开　90.00 元

心系病证治妙方
　　程爵棠　程功文　编著
　　河南科学技术出版社　221 页　大 32 开　28.00 元

心血管药物和药理学发展研究

　　何　波　沈志强　陈　鹏　主编
　　世界图书出版广东有限公司　202 页　16 开　78.00 元

新编国家中成药(3 版)
　　宋民宪　杨　明　主编
　　人民卫生出版社　1 668 页　大 16 开　298.00 元

新编临床药物应用实践
　　高可新等　主编
　　江西科学技术出版社　146 页　大 16 开　88.00 元

新编临床药学理论与实践
　　张　丽　主编
　　天津科学技术出版社　189 页　16 开　65.00 元

新编泉州本草(上中下册)
　　政协泉州市委员会　编著
　　福建科学技术出版社　1 694 页　大 16 开　968.00 元

新编实用药物学
　　潘景芝　聂毓恬　严进红　主编
　　天津科学技术出版社　576 页　16 开　98.00 元

新编糖尿病中医药防治手册
　　王志刚　马小军　主编
　　兰州大学出版社　208 页　16 开　34.00 元

新编特效药酒大全
　　邵玉明　郭　力　主编
　　河南科学技术出版社　440 页　16 开　128.00 元

新编药剂学理论与临床
　　余细勇　主编
　　科学技术文献出版社　203 页　16 开　98.00 元

新编中草药全图鉴(4 册)
　　林余霖　李葆莉　主编
　　福建科学技术出版社　1 876 页　16 开　472.00 元

新编中国药材学(全 8 卷)
　　黄璐琦　总主编
　　中国医药科技出版社　3 452 页　大 16 开　2 270.00 元

新编中药学精要
　　张继红　刘　宇　张慧康　编著
　　中国纺织出版社　240 页　16 开　68.00 元

新方创用:纯中医辨治肿瘤五十年
　　刘亚娴　著
　　中国中医药出版社　118 页　16 开　39.00 元

新冠肺炎药物指导手册
　　杨宝峰　主编
　　人民卫生出版社　224 页　大 32 开　36.00 元

新会陈皮的研究与应用
　　梅全喜　杨得坡　主编
　　中国中医药出版社　283 页　16 开　73.00 元

新疆药用植物珍品
　　李永和　聂继红　主编

新疆人民卫生出版社　216页　大16开　228.00元

新平县药用植物

王艳芳　张丽霞　蒋建蓉　主编

云南科技出版社　432页　大16开　298.00元

新生儿医师手册：管理、操作、值班问题、疾病和药物

（美）Tricia Lacy Gomella　主编

上海科学技术出版社　1 192页　大32开　198.00元

新型冠状病毒肺炎常用中成药实用手册

翟华强　王燕平　杨毅恒等　主编

化学工业出版社　126页　16开　49.80

新型冠状病毒肺炎临床药物手册

范国荣　郑军华　主编

科学出版社　302页　大32开　80.00元

新型冠状病毒肺炎疫情防控药学服务指导手册

赵　杰　童荣生　闫峻峰等　主编

中华医学电子音像出版社　320页　大32开　36.00元

新修食疗本草

黄璐琦　张水寒　主编

上海科学技术出版社　585页　大16开　458.00元

新药的故事（2）

梁贵柏　著

译林出版社　216页　大32开　49.00元

新药非临床研究与开发

徐寒梅　主编

中国医药科技出版社　351页　16开　98.00元

新药研究与开发技术

陈小平　主编

化学工业出版社　324页　16开　68.00元

新鱼腥草素钠抗非小细胞肺癌作用机制初步研究

蒋日磊　著

同济大学出版社　134页　16开　68.00元

新中国地方中草药文献研究：1949～1979年中国地方中草药发展史研究

张瑞贤　张　卫　刘更生等　主编

北京科学技术出版社　298页　16开　198.00元

杏林要方

余元泰　编著

中国中医药出版社　374页　16开　99.00元

徐书用药如用兵（2册）

徐　书　著

中国中医药出版社　299页　16开　78.00元

徐宜厚皮肤病用药心得十讲（2版）

徐宜厚　著

中国医药科技出版社　353页　16开　59.00元

轩园医耘录：医案得失与方药心悟

赵学道　著

中国中医药出版社　368页　大32开　49.00元

血液病药物临床试验设计与实施

陈方平　李　昕　张凤奎　主编

人民卫生出版社　262页　16开　76.00元

燕山地区中药材种植与加工技术

苏占辉　编著

中医古籍出版社　266页　16开　58.00元

养生知药：药食两用中药鉴别食用图鉴

徐传庚　主编

中国医药科技出版社　430页　大32开　59.00元

瑶医药防治心身疾病基础理论及临床应用

张　曼　李　彤　戴建业　主编

广西科学技术出版社　160页　16开　32.00元

药材和饮片选用指南

徐惠芳　张义生　主编

湖北科学技术出版社　609页　大16开　298.00元

药店经营实务

张琳琳　陆桂喜　主编

人民卫生出版社　306页　16开　69.00元

药店零售与服务技术

王桂梅　于　勇　主编

中国医药科技出版社　274页　16开　58.00元

药店其实不难开（全4册）

南通森源展示展览有限公司　著

南京出版社　630页　大16开　1 980.00元

药店药师常见病用药指导手册

张石革　主编

中国医药科技出版社　463页　大32开　55.00元

药店营采商协同与实战

代　航　孔晓霞　主编

厦门大学出版社　204页　16开　80.00元

药房零售服务与技术

卢延颖　田　洋　主编

辽宁科学技术出版社　226页　16开　35.00元

药剂科规范与临床操作

刘　燕　主编

黑龙江科学技术出版社　190页　16开　50.00元

药剂学

杨红梅　主编

天津科学技术出版社　410页　16开　69.00元

药剂学

林凤云　李　芳　祁秀玲　主编

高等教育出版社　478页　16开　65.00元

药剂学（2版）

李范珠　主编

中国中医药出版社　404页　16开　79.00元

药剂学(3 版)

　　刘素兰　王　萍　主编

　　西安交通大学出版社　370 页　16 开　58.00 元

药剂学实验

　　李　瑞　丁志英　主编

　　华中科技大学出版社　138 页　16 开　36.00 元

药剂学实验

　　韩　丽　主编

　　中国医药科技出版社　203 页　大 16 开　48.00 元

药剂学实验教程

　　胡海燕　吴传斌　主编

　　中山大学出版社　232 页　16 开　40.00 元

药剂学实验与实训指导

　　朱丹丹　闫凤美　主编

　　上海浦江教育出版社　225 页　16 开　39.50

药剂学实验与指导(2 版)

　　周建平　蒋曙光　主编

　　中国医药科技出版社　212 页　大 16 开　40.00 元

药酒·药浴·药粥

　　李春深　编著

　　天津科学技术出版社　246 页　16 开　58.00 元

药理学

　　陈　玮　主编

　　中国协和医科大学出版社　520 页　大 32 开　68.00 元

药理学

　　杨　光　王雁群　何宁　主编

　　世界图书出版广东有限公司　236 页　大 16 开　58.00 元

药理学

　　周玖瑶　主编

　　中国医药科技出版社　341 页　大 16 开　69.00 元

药理学

　　宋晓亮　许超千　主编

　　人民卫生出版社　429 页　16 开　72.00 元

药理学

　　王　鹏　王世广　主编

　　郑州大学出版社　496 页　16 开　69.00 元

药理学(2 版)

　　刘建文　主编

　　华东理工大学出版社　402 页　16 开　198.00 元

药理学(3 版)

　　郑书国　洪宗元　主编

　　中国科学技术大学出版社　414 页　16 开　72.00 元

药理学(3 版)

　　刘　敏　高春艳　主编

　　西安交通大学出版社　334 页　16 开　58.00 元

药理学(3 版)

　　曹　红　邱模昌　主编

　　科学出版社　327 页　16 开　65.00 元

药理学:案例版(3 版)

　　吴基良　姚继红　主编

　　科学出版社　424 页　16 开　95.00 元

药理学基础

　　胡正强　冷子花　主编

　　天津科学技术出版社　198 页　16 开　42.80

药理学基础

　　赖文思　余卫强　荣小娟　主编

　　同济大学出版社　235 页　大 16 开　49.00 元

药理学基础(2 版)

　　程斯珍　毛秀华　主编

　　人民卫生出版社　284 页　16 开　58.00 元

药理学实践教程

　　张　郴　蒋琳　主编

　　世界图书出版广东有限公司　262 页　大 16 开　47.00 元

药理学实验操作技术(2 版)

　　李丽静　张　浩　侯　微　主编

　　北京科学技术出版社　108 页　16 开　45.00 元

药理学实验及学习指导

　　许卫锋　梁建云　主编

　　人民卫生出版社　242 页　16 开　39.00 元

药理学实验与学习指导(2 版)

　　朱玉泉　王会鑫　主编

　　西安交通大学出版社　153 页　16 开　30.00 元

药理学实验指导

　　张宝来　路　莉　主编

　　清华大学出版社　98 页　16 开　39.80

药理学速记(3 版)

　　阿虎医考研究组　编

　　中国医药科技出版社　456 页　32 开　44.00 元

药理学随堂笔记与习题

　　王芙蓉　主编

　　中国医药科技出版社　223 页　大 32 开　25.00 元

药理学习题集

　　纪影实　孙红霞　主编

　　吉林大学出版社　246 页　16 开　42.00 元

药理学与药物治疗学基础(2 版)

　　邱建波　主编

　　中国医药科技出版社　315 页　16 开　59.00 元

药理与用药指导

　　刘伟强　主编

　　黑龙江科学技术出版社　244 页　大 16 开　36.80

药品 GMP 实务

　　李桂荣　主编

中国药学年鉴　CHINESE PHARMACEUTICAL YEARBOOK　2020-2021

中国医药科技出版社　215 页　16 开　48.00 元

药品储存与养护技术（3 版）

何　红　厉　欢　主编

中国医药科技出版社　262 页　16 开　55.00 元

药品购销技术

叶　真　丛淑芹　主编

化学工业出版社　344 页　16 开　48.00 元

药品监督管理技能

罗　杰　主编

中国医药科技出版社　200 页　16 开　38.00 元

药品经营质量风险管理和检查概要

姚金成　张贵赋　龙慧玲等　主编

湖南科学技术出版社　267 页　大 16 开　62.00 元

药品流通"两票制"研究：赢在中国医药格局剧变之际

袁锡彬　著

复旦大学出版社　206 页　16 开　48.00 元

药品侵权问题研究

焦艳玲　著

法律出版社　356 页　大 32 开　58.00 元

药品生产质量管理工程（2 版）

朱世斌　曲红梅　主编

化学工业出版社　271 页　16 开　39.00 元

药品生产质量管理规范（GMP）实用教程（2 版）

万春艳　孙美华　主编

化学工业出版社　290 页　16 开　49.00 元

药品生产质量管理教程

罗晓燕　李晓东　主编

化学工业出版社　236 页　16 开　45.00 元

药品生物技术实训．基因工程、细胞工程、生物制品分册

李亚芹　主编

人民卫生出版社　216 页　16 开　59.00 元

药品市场营销学

魏保华　王高峰　郑　丽　主编

世界图书出版广东有限公司　233 页　大 16 开　53.00 元

药品说明书撰写指南

萧惠来　主编

化学工业出版社　372 页　16 开　96.00 元

药品营销网络与物流配送

李晓晖　杨　洋　编著

中国发展出版社　272 页　16 开　45.00 元

药品质量检测技术

郑　义　主编

中国农业出版社　159 页　16 开　30.00 元

药品追溯法规与标准规范

黄　果　陈　锋　主编

中国医药科技出版社　409 页　16 开　158.00 元

药企战略·运营与医药产业重构

杜　臣　著

中华工商联合出版社　298 页　16 开　125.00 元

药膳·汤膳·粥膳

李春深　编著

天津科学技术出版社　314 页　大 32 开　68.00 元

药商视阈下的宁波帮研究

陈厥祥　卢美芬　陈梓涛　著

宁波出版社　213 页　16 开　58.00 元

药师处方审核基本技能与实践

卢晓阳　主编

人民卫生出版社　721 页　16 开　158.00 元

药师说药．3 册

李天晓　林传钟　王心怡等　编著

广东科技出版社　436 页　大 32 开　89.40

药师用药交代实用手册

陈维红　主编

人民卫生出版社　504 页　16 开　78.00 元

药师咨询常见问题解答：面向患者，答疑解惑（4 版）

张石革　主编

化学工业出版社　653 页　大 32 开　49.80

药食同源养生方药集粹

乔　铁　梁可马　进　主编

辽宁科学技术出版社　321 页　大 32 开　36.00 元

药事法规概论（3 版）

巩海涛　田　洋　主编

中国医药科技出版社　229 页　16 开　48.00 元

药事管理教育与研究

杨世民　主编

西安交通大学出版社　427 页　16 开　108.00 元

药事管理学

于　滨　杨　茜　杨怀勇　主编

吉林科学技术出版社　202 页　16 开　49.80

药事管理与法规

巩海涛　蒋　琳　边虹铮　主编

世界图书出版广东有限公司　270 页　大 16 开　58.00 元

药事管理与法规实训（2 版）

杨冬梅　何晓丽　主编

东南大学出版社　176 页　16 开　32.00 元

药事管理与药剂学应用

姚再荣等　主编

中国纺织出版社有限公司　142 页　16 开　58.00 元

药饲观赏多用本草图鉴

罗超应　王贵波　主编

化学工业出版社　753 页　16 开　298.00 元

药物成瘾与运动康复

鲁春霞　郭　吟　胡　芳　著

人民体育出版社　229 页　大 32 开　66.00 元

药物代谢动力学技术在药物设计和开发中的应用

（美）Donglu Zhang/Sekhar Surapaneni　编

科学出版社　574 页　16 开　260.00 元

药物代谢与转运

吴宝剑　主编

科学出版社　162 页　16 开　98.00 元

药物毒理学

韩　峰　主编

华中科技大学出版社　254 页　16 开　69.80

药物毒理学研究进展

靳洪涛　宋海波　王海学　主编

中国协和医科大学出版社　204 页　16 开　108.00 元

药物分析

都述虎　冯雪松　曹伶俐　主编

华中科技大学出版社　422 页　16 开　69.90

药物分析

白艳红　代永霞　杨玉萍　主编

电子科技大学出版社　404 页　16 开　69.00 元

药物分析

舒璐俊　韩卿卿　梁建云　主编

吉林科学技术出版社　250 页　16 开　55.00 元

药物分析（3 版）

杨　红　朱丽波　主编

西安交通大学出版社　391 页　16 开　58.00 元

药物分析技术

戴笑娟　孙　辉　主编

西南交通大学出版社　308 页　16 开　56.00 元

药物分析技术（3 版）

陈　静　主编

中国医药科技出版社　355 页　16 开　68.00 元

药物分析实训教程

卫亚丽　著

知识产权出版社　160 页　16 开　50.00 元

药物分析实验

周　晋　主编

中国医药科技出版社　122 页　16 开　29.00 元

药物分析实验与指导（4 版）

宋　敏　主编

中国医药科技出版社　257 页　大 16 开　46.00 元

药物合成：路线设计策略和案例解析

张万年　盛春泉　主编

化学工业出版社　548 页　16 开　188.00 元

药物合成技巧与策略

刘宏民　杨　华　主编

河南科学技术出版社　376 页　大 16 开　199.00 元

药物合成技术（3 版）

李丽娟　主编

化学工业出版社　238 页　16 开　40.00 元

药物合成与天然产物结构分析的理论探究与实例解析

刘全礼　白万富　高博闻　主编

吉林大学出版社　178 页　16 开　40.00 元

药物化学

王　宁　刘修树　钟辉云　主编

高等教育出版社　334 页　16 开　45.00 元

药物化学（3 版）

郝艳霞　主编

化学工业出版社　289 页　16 开　48.00 元

药物化学（3 版）

尤启冬　主编

中国医药科技出版社　536 页　大 16 开　86.00 元

药物化学基础

刘开林　主编

中国医药科技出版社　272 页　16 开　51.00 元

药物化学简明教程

杜文婷　主编

化学工业出版社　145 页　16 开　38.00 元

药物化学理论探究

黄锁义　著

吉林大学出版社　126 页　16 开　65.00 元

药物化学实验

曹志凌　杨树平　主编

南京大学出版社　173 页　大 32 开　32.00 元

药物化学实验

赵　宏　陈毅平　主编

化学工业出版社　114 页　16 开　25.00 元

药物化学实验教程

刘　艳　于晓瑾　付　蕾　主编

中国中医药出版社　294 页　16 开　76.00 元

药物基本知识

吴国忠　主编

人民卫生出版社　209 页　16 开　48.00 元

药物基础与临床

郑　昆等　主编

天津科学技术出版社　405 页　大 16 开　128.00 元

药物经济学知识传播

胡善联　著

复旦大学出版社　316 页　16 开　88.00 元

药物临床试验管理基础

周宏灏　主编

人民卫生出版社　272 页　16 开　79.00 元

中国药学年鉴

CHINESE PHARMACEUTICAL YEARBOOK

2020-2021

药物临床试验管理学
程国华 李正奇 主编
中国医药科技出版社 277 页 大 16 开 69.00 元

药物临床试验实践与共识
杨忠奇 洪明晃 主编
中国医药科技出版社 238 页 大 16 开 59.00 元

药物设计学
唐赟 编著
化学工业出版社 361 页 16 开 58.00 元

药物生产与合成技术研究
夏然 马学骥 王占勇 著
天津科学技术出版社 283 页 16 开 76.00 元

药物贴敷(2 版)
张天生 主编
科学出版社 358 页 16 开 88.00 元

药物涂层球囊在心血管疾病中的应用(2 版)
季福绥 主编
人民卫生出版社 239 页 16 开 98.00 元

药物相互作用查询
白秋江 黄正明 雷兵团等 主编
科学出版社 906 页 大 16 开 398.00 元

药物学基础
赵丽娅 主编
河南科学技术出版社 214 页 16 开 48.50

药物学基础应用:中药、西药
李菊萍 周冉 李飞高 主编
云南科技出版社 611 页 16 开 120.00 元

药物学基础与临床
张爱华 著
黑龙江科学技术出版社 248 页 16 开 54.00 元

药物学基础与临床常用药物
唐士平等 主编
金盾出版社 228 页 16 开 30.00 元

药物学基础与临床实践
刘林夕等 主编
黑龙江科学技术出版社 218 页 16 开 128.00 元

药物学基础与临床应用
蒋赟 张霞 王冕等 主编
天津科学技术出版社 171 页 大 16 开 50.00 元

药物学临床诊疗常规
赵桂法等 主编
天津科学技术出版社 271 页 16 开 89.00 元

药物应用护理学习指导与能力训练
陈晓燕 主编
北京师范大学出版社 196 页 16 开 30.00 元

药物应用与公共职业卫生

药物应用与疾病诊疗
王丽 王科霖 王青等 主编
科学技术文献出版社 398 页 16 开 80.00 元

药物应用与疾病诊疗
刘欣等 主编
天津科学技术出版社 396 页 16 开 90.00 元

药物制剂工,基础知识 + 技师 + 高级技师
国家中医药管理局职业技能鉴定指导中心 组织编写
中国医药科技出版社 365 页 大 16 开 145.00 元

药物制剂技术
丁立 郭幼红 主编
高等教育出版社 497 页 16 开 68.00 元

药物制剂技术
李德鑫 刘裕红 吴敏 主编
西南交通大学出版社 307 页 16 开 49.00 元

药物制剂技术
杨凤琼 梁超峰 主编
中国医药科技出版社 411 页 16 开 79.00 元

药物制剂技术
张雪飞 文秀云 林拴宝 主编
世界图书出版广东有限公司 294 页 大 16 开 60.00 元

药物制剂技术(2 版)
吴旖 帅银花 主编
广东高等教育出版社 311 页 16 开 46.00 元

药物制剂技术(3 版)
郭常文 刘桂丽 主编
中国医药科技出版社 260 页 16 开 51.00 元

药物制剂技术实训教程(3 版)
王健明 李宗伟 主编
化学工业出版社 285 页 16 开 46.50

药物制剂技术实验指导
吕毅 主编
中国医药科技出版社 75 页 16 开 29.00 元

药物制剂检验
於学良 顾炳仁 主编
人民卫生出版社 348 页 16 开 75.00 元

药物制剂设备
孙传聪 翟树林 主编
中国医药科技出版社 182 页 大 16 开 38.00 元

药物制剂实训教程
范高福 刘修树 主编
化学工业出版社 283 页 16 开 48.00 元

药物制剂新技术与产品开发
洪怡 曹艳 卢山等 主编
华中科技大学出版社 314 页 16 开 49.80

药物制剂综合实训教程
胡英 张健泓 主编

人民卫生出版社 219 页 16 开 52.00 元

药物治疗管理教学与实践案例集

孙路路 闫素英 主编

人民卫生出版社 401 页 16 开 65.00 元

药械安全监测与评价概要

钟露苗 张贵赋 陈 希等 主编

湖南科学技术出版社 215 页 大 16 开 50.00 元

药学(士)资格考试精讲与历年考点串讲

高 建 陈 纭 主编

中国医药科技出版社 374 页 大 16 开 60.00 元

药学(中级)资格考试精讲与历年考点串讲

高 建 陈 纭 主编

中国医药科技出版社 453 页 大 16 开 75.00 元

药学(师)应试指导及历年考点串讲

吕竹芬 吴红卫 主编

中国人口出版社 376 页 大 16 开 99.00 元

药学(士)应试指导及历年考点串讲

吕竹芬 吴红卫 主编

中国人口出版社 338 页 大 16 开 99.00 元

药学(中级)应试指导及历年考点串讲

吕竹芬 吴红卫 主编

中国人口出版社 410 页 大 16 开 99.00 元

药学服务

蒋红艳 向 敏 范高福 主编

高等教育出版社 405 页 16 开 54.00 元

药学概论(5 版)

吴春福 主编

中国医药科技出版社 142 页 大 16 开 29.00 元

药学概论与临床合理用药

袁 援 范露露 乔跟强 主编

黑龙江科学技术出版社 204 页 16 开 52.00 元

药学化学实验(2 版,上下册)

王春华 主编

科学出版社 322 页 16 开 44.00 元

药学考点速记蓝宝书

医学教育网 著

云南科技出版社 269 页 16 开 46.00 元

药学理论与药物临床应用

时 慧 主编

中国纺织出版社有限公司 143 页 大 16 开 68.00 元

药学英语

林速容 赵 旦 主编

人民卫生出版社 226 页 16 开 69.00 元

药学英语

孟 莉 主编

安徽大学出版社 130 页 16 开 29.80

药学与药事管理

王彦辉等 主编

天津科学技术出版社 156 页 16 开 88.00 元

药学知识汇编

李建刚 主编

吉林科学技术出版社 686 页 16 开 175.00 元

药学专业实验

唐 赟 主编

化学工业出版社 302 页 16 开 48.00 元

药学专业实验教程

郑昌吉 主编

延边大学出版社 387 页 16 开 55.80

药学专业英语

张春玉 黄国辉 主编

化学工业出版社 154 页 16 开 36.00 元

药要怎么用:小知识,大作用:药学科普健康日历 2021

人卫药学 编

人民卫生出版社 1 册 32 开 98.00 元

药用辅料和药包材生产管理

王宝艺 刘 言 刘 文 主编

天津科学技术出版社 330 页 16 开 68.00 元

药用化学基础

赵志才 高雅男 主编

化学工业出版社 290 页 16 开 49.00 元

药用化学基础(2 版)

訾少锋 主编

化学工业出版社 234 页 16 开 42.00 元

药用化学基础(二)有机化学(3 版)

张雪昀 高 娟 主编

中国医药科技出版社 214 页 16 开 46.00 元

药用化学基础.一,无机化学(3 版)

张雪昀 倪 汀 主编

中国医药科技出版社 196 页 16 开 44.00 元

药用有机化学(3 版)

张 斌 申扬帆 主编

中国医药科技出版社 334 页 16 开 60.00 元

药用植物精油应用研究

赖普辉 侯敏娜 主编

天津大学出版社 219 页 16 开 45.00 元

药用植物学

龙敏南 张建海 主编

人民卫生出版社 271 页 16 开 78.00 元

药用植物学

王光志 高德民 主编

中国医药科技出版社 345 页 大 16 开 71.00 元

药用植物学(2 版)

赵志礼　严玉平　主编
上海科学技术出版社　360 页　16 开　68.00 元

药用植物学(4 版)
路金才　主编
中国医药科技出版社　368 页　大 16 开　68.00 元

药用植物学基础(3 版)
秦胜红　刘波　主编
中国医药科技出版社　333 页　16 开　65.00 元

药用植物学精解图典
邬家林　陈虎彪　主编
福建科学技术出版社　572 页　大 16 开　468.00 元

药用植物学实验
高德民　王光志　主编
中国医药科技出版社　124 页　大 16 开　39.00 元

药用植物学显微实验
彭华胜　主编
中国科学技术大学出版社　129 页　16 开　36.00 元

药用植物学野外实习教程
毛斌斌　主编
安徽大学出版社　121 页　16 开　25.00 元

药用植物育种学
杨生超　郭巧生　主编
高等教育出版社　358 页　16 开　52.00 元

药用植物栽培学(3 版)
董诚明　谷巍　主编
上海科学技术出版社　278 页　16 开　45.00 元

药用植物栽培学实验实习指导(2 版)
郭巧生　王建华　王长林　主编
高等教育出版社　176 页　16 开　28.00 元

药用植物组培快繁技术
莫小路　姚军　主编
化学工业出版社　195 页　16 开　45.00 元

药用资源在化妆品开发中的应用
张俊清　编
中国医药科技出版社　180 页　16 开　41.00 元

药源性损伤的认识和预防
王晔　主编
四川大学出版社　199 页　16 开　56.00 元

药妆品与美容实践
(美)Patricia K. Farris　原著
河南科学技术出版社　217 页　16 开　158.00 元

一分钟速查中草药全图鉴
温玉波　李海涛　主编
江苏凤凰科学技术出版社　543 页　16 开　78.00 元

一针二灸三中药:何天有学术思想与临床经验集
何天有　主编

中国医药科技出版社　384 页　大 32 开　48.00 元

医道华夏:传统中医药行业器具文物展
北京民俗博物馆　编
北京工艺美术出版社　165 页　大 16 开　298.00 元

医方拾遗.贰,临证二十年随笔
田丰辉　编著
中国科学技术出版社　186 页　16 开　35.00 元

医药高等数学(3 版)
秦侠　魏杰　主编
中国科学技术大学出版社　329 页　16 开　43.00 元

医药高等数学学习指导与数学实验(3 版)
秦侠　魏杰　陈涛　主编
中国科学技术大学出版社　235 页　大 32 开　22.00 元

医药计算机基础及应用(3 版)
刘长久　马昕　主编
中国医药科技出版社　280 页　16 开　69.00 元

医药健康板块股票投资指南
股震子　编著
中国宇航出版社　193 页　大 32 开　39.00 元

医药企业会计核算实务
陈跃州　著
吉林科学技术出版社　162 页　16 开　45.00 元

医药企业社会责任报告比较研究
褚淑贞　主编
江苏人民出版社　304 页　大 32 开　58.00 元

医药器械职场突围指南
凯叔 CALVIN　著
清华大学出版社　197 页　大 32 开　59.00 元

医药商品学(3 版)
周容　高丽丽　主编
中国医药科技出版社　357 页　16 开　69.00 元

医药市场营销
付晓娟　孙兴力　何巧　主编
高等教育出版社　425 页　16 开　58.00 元

医药市场营销技术(2 版)
刘徽　黄远珺　王力　主编
西安交通大学出版社　250 页　16 开　46.00 元

医药物理学
侯俊玲　刚晶　主编
中国医药科技出版社　314 页　大 16 开　65.00 元

医药物流管理技术
鲍宗荣　张晓军　主编
化学工业出版社　226 页　16 开　39.00 元

医药物流实务(2 版)
欧阳小青　主编
中国医药科技出版社　248 页　16 开　49.00 元

医药协作模式下急性胰腺炎的管理

    孔　瑞　李希娜　主编

    科学出版社　223 页　16 开　59.80

医药信息技术基础（3 版）

    晏峻峰　刘青萍　主编

    人民邮电出版社　232 页　16 开　45.00 元

医药信息技术基础实践指导（3 版）

    晏峻峰　刘青萍　主编

    人民邮电出版社　137 页　16 开　29.80

医药应用文写作（2 版）

    孙　晓　主编

    中国医药科技出版社　188 页　16 开　39.00 元

医药应用文写作实务

    罗兴洪　余曙光　主编

    中国医药科技出版社　195 页　16 开　39.00 元

医药英语

    黄光惠　周丽丽　主编

    中国医药科技出版社　260 页　大 16 开　75.00 元

医药营销策划与创新实践

    陈春干　著

    哈尔滨出版社　201 页　16 开　60.00 元

医药职业道德

    任文霞　主编

    中国医药科技出版社　104 页　16 开　25.00 元

医药职业道德

    赵　静　段立华　主编

    化学工业出版社　134 页　16 开　36.00 元

医药职业道德

    姜力源　主编

    中国医药科技出版社　128 页　大 16 开　35.00 元

医药资本论

    上海塔坚信息科技有限公司　著

    上海科学技术文献出版社　411 页　大 32 开　198.00 元

医院药师处方审核能力培训教材

    刘　东　李　娟　主编

    湖北科学技术出版社　228 页　16 开　58.00 元

颐养食方

    施　维才　颖　黄　缨　主编

    上海科学技术文献出版社　291 页　大 32 开　45.00 元

颐养汤头

    施　维才　颖　黄　缨　主编

    上海科学技术文献出版社　221 页　大 32 开　39.00 元

彝药制剂分析

    吕露阳　付春梅　张景勃　主编

    民族出版社　258 页　16 开　85.00 元

疫苗常识百问百答：科学认识疫苗接种有效预防和控制传

染病

    孙立华　主编

    中国医药科技出版社　118 页　16 开　32.00 元

疫苗工程学（3 版）

    窦　骏　主编

    东南大学出版社　435 页　16 开　69.00 元

疫苗竞赛：人类对抗疾病的代价

    （美）Meredith Wadman　著

    译林出版社　542 页　大 32 开　98.00 元

疫苗上市后临床研究与评价

    崔富强　杨　焕　主编

    北京大学医学出版社　155 页　16 开　48.00 元

疫苗学堂

    尹遵栋　郭浩岩　主编

    人民卫生出版社　200 页　大 32 开　49.00 元

疫苗遗传学

    褚嘉祐　主编

    上海科学技术出版社　225 页　16 开　119.00 元

疫苗与免疫

    傅传喜　主编

    人民卫生出版社　279 页　16 开　56.00 元

薏苡的现代研究

    戴好富　刘凡值　王宇光　主编

    中国农业出版社　152 页　大 32 开　88.00 元

淫羊藿多糖改善慢性疲劳综合征的效果与代谢机制研究

    池爱平　著

    陕西师范大学出版总社　97 页　16 开　35.00 元

饮片验收经验：非药典品

    王满恩　王丕明　孟武威　主编

    山西科学技术出版社　194 页　大 16 开　128.00 元

应用药理基础（3 版）

    黄　瀚　主编

    中国医药科技出版社　341 页　16 开　66.00 元

永嘉药膳

    滕益清　主编

    浙江科学技术出版社　79 页　16 开　47.00 元

用药护理

    黄幼霞　陈明珠　何　燕　主编

    上海科学技术出版社　266 页　大 16 开　59.00 元

用药信息透明的医生觉察压力与行为机制

    杨廉平　著

    中国社会科学出版社　163 页　16 开　59.00 元

用药珍珠囊·珍珠囊补遗药性赋：点校辑补本

    （元）李杲　著

    中国中医药出版社　370 页　16 开　98.00 元

柚皮苷非临床药代动力学研究

苏薇薇　杨翠平　刘孟华等　著

中山大学出版社　245 页　16 开　68.00 元

柚皮苷在幼年及老年大鼠体内的药代动力学研究

苏薇薇　曾璇　王声等　著

中山大学出版社　377 页　16 开　98.00 元

余国友中医药治疗消化系统肿瘤经验辑要

吴国琳　主编

科学出版社　299 页　16 开　98.00 元

遇见中医：一个医学小白的经方之路

陈权　编著

中国中医药出版社　318 页　大 32 开　49.00 元

粤港澳大湾区药用植物名录

金红　主编

广东科技出版社　348 页　16 开　188.00 元

粤港澳大湾区药用植物图鉴

金红　唐旭东　主编

科学出版社　447 页　大 16 开　498.00 元

云南道地药材鉴别与食用

赵仁　李文　主编

云南科技出版社　209 页　16 开　58.00 元

云南省泸西县第四次中药资源普查成果

吴丽华　主编

云南民族出版社　320 页　大 16 开　120.00 元

云南省生物医药发展研究

张荣平　贺震旦　孟庆红等　主编

云南大学出版社　542 页　16 开　138.00 元

云南省执业药师管理年度报告. 2019 年

云南省执业药师注册中心　著

云南科技出版社　71 页　16 开　48.00 元

云南省中药饮片产业及大品种分析

辛文锋　主编

云南科技出版社　158 页　16 开　65.00 元

云南昭通彝良县药用植物图鉴

钱均祥　赵艳丽　主编

云南科技出版社　407 页　大 16 开　180.00 元

云南昭通彝良县中药资源汇编

钱均祥　赵艳丽　主编

云南科技出版社　215 页　大 16 开　88.00 元

云南中药民族药创新发展研究

徐磊　叶金龙　主编

云南科技出版社　200 页　大 32 开　48.00 元

孕育健康好宝宝：孕产期用药必知

魏继福　徐阿晶　程虹　主编

人民卫生出版社　88 页　32 开　49.00 元

运动干预药物依赖人群的实证研究

黄健　著

九州出版社　207 页　大 32 开　58.00 元

在毒品抑或药物背后：基于社区戒毒药物维持治疗门诊的实证研究

张宁　著

上海社会科学院出版社　201 页　16 开　68.00 元

早期临床试验工作手册

王泽娟　主编

化学工业出版社　556 页　大 32 开　78.00 元

战"疫"一线——方舱医院药师工作手册

张玉　主编

湖北科学技术出版社　133 页　大 32 开　30.00 元

张恒春中医药

王伟杰　丁苏琴　杨琪等　编著

安徽科学技术出版社　149 页　16 开　48.00 元

漳州常用中草药图典

蔡少杭　章骏德　主编

福建科学技术出版社　362 页　大 16 开　138.00 元

浙产道地中药材生产技术手册

何伯伟　主编

中国农业科学技术出版社　128 页　大 32 开　36.00 元

真实世界证据在药品监管决策中的作用研究

丁伟　著

辽宁大学出版社　118 页　16 开　30.00 元

诊余方药漫笔

罗化云　著

人民卫生出版社　208 页　16 开　59.00 元

整体系统医药学探索

罗国安　王义明　著

科学出版社　935 页　16 开　328.00 元

郑钦安扶阳医学理法方药应用全解

傅文录　编著

河南科学技术出版社　256 页　16 开　49.00 元

知病晓药：肿瘤用药，药师有话说

张剑萍　郭澄　沈赞　主编

上海科学技术出版社　153 页　大 32 开　40.00 元

执业药师历年真题及冲刺模拟试卷（全 7 本）

张千　编

西北大学出版社　7 册　16 开　252.00 元

植物单宁化学及应用

石碧　曾维才　狄莹　编著

科学出版社　404 页　16 开　180.00 元

止咳平喘药物临床应用药学监护

谢娟　万自芬　主编

人民卫生出版社　190 页　16 开　39.00 元

制药分离工程

宋航　李华　主编

科学出版社　298 页　16 开　79.80

制药工程实训(2 版)

王　沛　主编

人民卫生出版社　126 页　16 开　25.00 元

制药工程实验

徐海星　主编

武汉理工大学出版社　169 页　16 开　49.00 元

制药工程原理与设备

王车礼　张丽华　主编

华中科技大学出版社　264 页　16 开　59.80

制药工程原理与设备(2 版)

姚日生　主编

高等教育出版社　269 页　16 开　34.30

制药工程制图

马　山　朱日然　康怀兴等　主编

吉林科学技术出版社　243 页　16 开　65.00 元

制药工程专业实验

刘美凤　主编

华南理工大学出版社　73 页　16 开　28.00 元

制药工程综合实验

叶　勇　刘华蕈　主编

华南理工大学出版社　130 页　16 开　28.00 元

制药配液风险控制相关技术考虑要点

国家药典委员会　中国食品药品国际交流中心　组织编写

中国医药科技出版社　458 页　16 开　158.00 元

制药设备

王　沛　王宝华　刘永忠　主编

同济大学出版社　298 页　大 16 开　65.00 元

制药设备概论(2 版)

张　玲　主编

中国医药科技出版社　294 页　16 开　58.00 元

制药设备使用与维护

于天明　朱国民　主编

中国医药科技出版社　212 页　大 16 开　39.00 元

制药设备与工艺

陈宇洲　主编

化学工业出版社　643 页　大 16 开　198.00 元

制药行业质量风险管理:实践指南:a practical guide

何国强　主编

化学工业出版社　328 页　16 开　168.00 元

治疗性疫苗(2 版)

闻玉梅　主编

科学出版社　380 页　16 开　168.00 元

治疗药物监测临床应用手册

张相林　主编

人民卫生出版社　401 页　大 32 开　49.00 元

治疗药物监测质控手册

张　峻　姚　勤　黄　桦　主编

云南科技出版社　205 页　16 开　39.00 元

智能药物的基因设计:16 项发明专利纪实:records of 16 invention patents

卢圣栋　编著

中国协和医科大学出版社　683 页　大 16 开　268.00 元

智能制造消费品工业方案,医药篇

工业和信息化部消费品工业司　著

电子工业出版社　263 页　大 32 开　75.00 元

中草药彩色图谱(5 版)

徐国钧　王　强　主编

福建科学技术出版社　1140 页　大 32 开　168.00 元

中草药故事精选

李淑珍　武　跃　段　云　主编

内蒙古人民出版社　458 页　16 开　68.00 元

中草药鉴别与应用

李春深　编著

天津科学技术出版社　309 页　大 32 开　68.00 元

中草药配对与禁忌

李春深　编著

天津科学技术出版社　250 页　16 开　58.00 元

中草药启蒙歌谣

王晓丽　王学荣　陈　洁　主编

河北科学技术出版社　河北教育出版社　112 页　大 32 开　25.00 元

中草药原色图谱 800 例.全 4 册

林余霖　编著

华龄出版社　806 页　16 开　360.00 元

中草药真伪鉴别原色图谱.全 4 卷

林余霖　李葆莉　魏建和　主编

华龄出版社　816 页　16 开　360.00 元

中成药商品学(3 版)

张小明　主编

中国医药科技出版社　319 页　16 开　59.00 元

中成药用药指南

杨静娴　主编

化学工业出版社　310 页　大 16 开　128.00 元

中等职业学校医药化工类虚拟仿真实训指导丛书,药物制剂技术篇

田　洋　孙　巍　主编

辽宁科学技术出版社　161 页　16 开　35.00 元

中国方剂大典

孙玉信　于丽芳　张跃红等　主编

山西科学技术出版社　1 194 页　16 开　298.00 元

中国药学年鉴

CHINESE PHARMACEUTICAL YEARBOOK

2020-2021

中国仿制药蓝皮书.2019 版

中国医学科学院药物研究所　中国医药工业信息中心
中国食品药品检定研究院　编

中国协和医科大学出版社　194 页　32 开　42.00 元

中国国家处方集,化学药品与生物制品卷(2 版)

《中国国家处方集》编委会

科学出版社　1 246 页　大 32 开　238.00 元

中国花药彩色图谱

邓家刚　王柳萍　黄克南　主编

化学工业出版社　500 页　大 32 开　98.00 元

中国居民用药安全指导

柯俊　主编

中国医药科技出版社　240 页　大 32 开　29.00 元

中国菌物药

李玉　包海鹰　主编

中原农民出版社　753 页　大 16 开　998.00 元

中国抗菌药物管理和耐药现状报告.2020

国家卫生健康委员会　编

中国协和医科大学出版社　130 页　16 开　78.00 元

中国抗体药产业健康发展报告

药品安全合作联盟　艾昆纬(IQVIA)中国　组织编写

化学工业出版社　166 页　大 16 开　100.00 元

中国冷背药材清源图鉴.全二册

彭华胜　黄璐琦　彭代银等　主编

福建科学技术出版社　1 278 页　大 16 开　980.00 元

**中国临床肿瘤学会(CSCO)蒽环类药物心脏毒性防治指南
(2020)**

中国临床肿瘤学会指南工作委员会　组织编写

人民卫生出版社　79 页　小 32 开　30.00 元

中国缅甸传统药物纲要

赵荣华　俞捷　孙永林　主编

上海科学技术出版社　248 页　16 开　98.00 元

中国民族药成药目录(全 2 卷)

中央民族大学中国民族药成药目录课题组　著

化学工业出版社　908 页　16 开　298.00 元

中国民族药医院制剂目录(第二卷)

中央民族大学民族药医院制剂目录课题组　编著

化学工业出版社　377 页　16 开　198.00 元

中国民族药医院制剂目录(第三卷)

中央民族大学民族药医院制剂目录课题组　编著

化学工业出版社　471 页　16 开　228.00 元

中国民族药医院制剂目录(第一卷)

中央民族大学民族药医院制剂目录课题组　编著

化学工业出版社　588 页　16 开　238.00 元

中国南药历史与文化概览

曾庆钱　主编

广东科技出版社　275 页　大 32 开　48.00 元

中国南药志(第一卷)

张荣平　赵荣华　主编

上海科学技术出版社　483 页　16 开　198.00 元

中国热区水果药用通鉴

张以山　明建鸿　主编

中国医药科技出版社　252 页　大 32 开　98.00 元

中国食品药品检验年鉴.2018

路勇　主编

中国医药科技出版社　200 页　16 开　298.00 元

中国食药用菌物:千菌方备药

卯晓岚　陈增华

科学出版社　1 210 页　大 16 开　1180.00 元

**中国细菌真菌感染诊治能力建设及抗菌药物临床应用管理
发展报告.2021**

马丽平　主编

清华大学出版社　150 页　16 开　78.00 元

中国新药注册与审评技术双年鉴.2020 年版

韩培　主编

中国医药科技出版社　529 页　大 16 开　158.00 元

中国药品流通行业发展报告.2020

邓金栋　温再兴　主编

社会科学文献出版社　374 页　16 开　198.00 元

中国药食同源资源开发与利用

田建平　胡远艳　主编

吉林大学出版社　297 页　16 开　92.00 元

中国药物经济学评价指南.2020

刘国恩　主编

中国市场出版社　299 页　16 开　99.00 元

中国药学学科史

中国科学技术协会　主编

中国科学技术出版社　300 页　16 开　108.00 元

中国药用植物.第六辑　(二十六-三十).5 册

叶华谷　张凤秋　王忠芹等　主编

化学工业出版社　2 100 页　大 32 开　415.00 元

中国药用植物叶绿体基因组图谱.第一册

刘昶　黄林芳　主编

科学出版社　429 页　16 开　288.00 元

中国药用植物志.第六卷,被子植物门,双子叶植物纲

艾铁民　主编

北京大学医学出版社　1 255 页　大 16 开　680.00 元

中国医疗体制改革中基本药物政策的效果评价

卞鹰　主编

山东大学出版社　266 页　16 开　70.00 元

中国医药物流发展报告(2020)

中国物流与采购联合会医药物流分会　京东物流

中国财富出版社有限公司　295 页　16 开　299.00 元

中国医药与治疗史：插图版

（美）TJ Hinrichs／Linda L. Barnes　编

浙江大学出版社　455 页　大 32 开　88.00 元

中国疫苗百年纪实. 全 2 卷

江永红　著

人民出版社　623 页　16 开　150.00 元

中国珍稀药用植物图典. 全 3 册

肖培根　陈士林　主编

湖南科学技术出版社　1 595 页　大 16 开　598.00 元

中国制药工业发展报告（2020）

温再兴　主编

社会科学文献出版社　314 页　16 开　198.00 元

中国中药材种业发展报告. 2019

黄璐琦　赵润怀　主编

中国医药科技出版社　232 页　大 16 开　68.00 元

中国中药资源大典，天津卷. 全 2 册

黄璐琦　总主编

北京科学技术出版社　1 627 页　大 16 开　1580.00 元

中国中药资源大典，重庆卷. 全 8 册

钟国跃　瞿显友　刘正宇　主编

北京科学技术出版社　6 147 页　大 16 开　6320.00 元

中国中药资源发展报告：2019

黄璐琦　主编

上海科学技术出版社　235 页　大 16 开　98.00 元

中国中医药年鉴（2020）学术卷

徐建光　主编

上海辞书出版社　549 页　大 16 开　280.00 元

中国中医药文化发展报告（2020）

毛嘉陵　主编

社会科学文献出版社　329 页　16 开　158.00 元

中国中医药政策与发展研究

李习平　唐昌敏　主编

华中科技大学出版社　325 页　16 开　148.00 元

中国壮药图鉴（下）

朱　华　戴忠华　编著

广西科学技术出版社　846 页　大 16 开　360.00 元

中国壮药原色鉴别图谱（全 5 册）

黄瑞松　黄汉儒　总主编

广西科学技术出版社　2 248 页　大 16 开　880.00 元

中国总药师制度的探索与实践

刘丽宏　主编

人民卫生出版社　128 页　大 32 开　38.00 元

中华人民共和国药典：2020 年版. 全 4 部

国家药典委员会　编

中国医药科技出版社　5 410 页　大 16 开　2980.00 元

中华医学百科全书，药学，药剂学

刘德培　总主编

中国协和医科大学出版社　464 页　大 16 开　350.00 元

中华医学百科全书，药学，药物分析学

刘德培　总主编

中国协和医科大学出版社　538 页　大 16 开　295.00 元

中华医学百科全书，中医药学，中药化学

刘德培　总主编

中国协和医科大学出版社　203 页　大 16 开　185.00 元

中华医学百科全书，中医药学，中药药理学

刘德培　总主编

中国协和医科大学出版社　482 页　大 16 开　360.00 元

中枢神经系统药物临床合理应用. 3 分册

封卫毅　孙　艳　总主编

科学出版社　428 页　16 开　128.00 元

中西医结合药理学

葛科立　李艳霞　李　翔　主编

科学技术文献出版社　317 页　16 开　88.00 元

中药材大百科

老中医养生堂　编著

福建科学技术出版社　404 页　16 开　68.00 元

中药材高效栽培与加工技术轻松学

贵州省农业农村厅组　编

中国农业出版社　89 页　大 32 开　35.00 元

中药材规范化种植技术（2 版）

李应军　主编

中国医药科技出版社　205 页　16 开　42.00 元

中药材国鉴大全：中药材知识轻松学

梁振钰　编著

天津科技翻译出版有限公司　338 页　大 32 开　58.00 元

中药材和饮片处方用名规范

孙　霈　主编

人民卫生出版社　265 页　16 开　69.00 元

中药材鉴定技术

徐兰程　卢海啸　辛桂瑜　主编

西安交通大学出版社　220 页　16 开　68.00 元

中药材商品学

周小江　郑玉光　主编

人民卫生出版社　236 页　16 开　56.00 元

中药材市场常见易混品种鉴别图集

罗　霄　雷　蕾　文永盛　主编

四川科学技术出版社　414 页　大 16 开　430.00 元

中药材优质高效栽培与加工

陈中建　邓爱明　王习著　主编

中国农业科学技术出版社　198 页　大 32 开　35.00 元

中药材栽培技术

中国药学年鉴　CHINESE PHARMACEUTICAL YEARBOOK　2020-2021

朱校奇　周佳民　主编
湖南科学技术出版社　199 页　大 32 开　45.00 元

中药产业创新发展研究
丰志培　著
中国科学技术大学出版社　194 页　大 32 开　50.00 元

中药成方制剂显微鉴别图典
马双成　魏　锋　主编
人民卫生出版社　623 页　16 开　298.00 元

中药传统炮制图鉴
王洪云　陈林兴　李　铭　主编
中国中医药出版社　194 页　大 32 开　39.00 元

中药大品种复方血栓通胶囊的研究
苏薇薇　龙超峰　刘　宏等　著
中山大学出版社　306 页　16 开　78.00 元

中药大品种科技竞争力研究报告
杨洪军　李　耿　主编
人民卫生出版社　240 页　16 开　120.00 元

中药调剂技术
管金发　杜明华　主编
化学工业出版社　316 页　16 开　48.00 元

中药调剂学(2 版)
翟华强　董志颖　郑敏霞　主编
中国中医药出版社　398 页　16 开　76.00 元

中药发酵技术
江　云　任玉珍　高　慧　主编
中国中医药出版社　235 页　16 开　78.00 元

中药法象：用形象的眼光看中药
彭　欣　王加锋　主编
中国医药科技出版社　233 页　16 开　75.00 元

中药防治痛风应用手册
王一飞　王治平　主编
人民卫生出版社　240 页　16 开　45.00 元

中药分离技术及实例分析
贾　安　丁　辉　黄小强　著
郑州大学出版社　261 页　16 开　59.00 元

中药分析学
王小平　主编
中国医药科技出版社　281 页　大 16 开　59.00 元

中药分析学
李萍　张振秋　主编
人民卫生出版社　253 页　16 开　58.00 元

中药高清原大图谱
王胜勇　莫结丽　林锦锋　主编
福建科学技术出版社　726 页　16 开　145.00 元

中药化学
高增平　吴锦忠　主编

中国医药科技出版社　443 页　大 16 开　89.00 元

中药化学
孔令义　冯卫生　主编
人民卫生出版社　382 页　16 开　69.00 元

中药化学基础(3 版)
赵　磊　主编
中国医药科技出版社　216 页　16 开　42.00 元

中药化学技术
郭素华　方应权　主编
人民卫生出版社　269 页　16 开　75.00 元

中药化学技术与天然药物化学实验指导
刘　亮　主编
北京大学医学出版社　101 页　16 开　20.00 元

中药化学实验
高增平　主编
中国医药科技出版社　87 页　大 16 开　29.00 元

中药鉴定技术(3 版)
丁冬梅　张福莹　主编
中国医药科技出版社　333 页　16 开　69.00 元

中药鉴定学(4 版)
李　峰　主编
中国医药科技出版社　526 页　大 16 开　138.00 元

中药鉴定学实验指导
谢冬梅　主编
中国科学技术大学出版社　184 页　16 开　36.00 元

中药鉴定学通论：方法・应用・图谱.2 册
范崔生全国名中医传承工作室　江中药业股份有限公司
主编
上海科学技术出版社　996 页　大 16 开　980.00 元

中药鉴定与应用
申　玲　编著
化学工业出版社　240 页　大 32 开　49.00 元

中药理论专论
朱建光　主编
中国中医药出版社　147 页　16 开　39.00 元

中药临床药师规范化培训大纲
曹俊岭　主编
人民卫生出版社　135 页　16 开　29.00 元

中药美国市场准入指南
中国医药保健品进出口商会　编
中国商务出版社　138 页　16 开　58.00 元

中药美洲大蠊大全
耿福能　主编
四川大学出版社　268 页　16 开　280.00 元

中药炮制技术(3 版)
冯建华　郑小吉　主编

中国药学年鉴　CHINESE PHARMACEUTICAL YEARBOOK　2020-2021

中国医药科技出版社　271 页　16 开　55.00 元

中药炮制简史

陈 缤　贾天柱　王祝举　编著

辽宁科学技术出版社　237 页　16 开　80.00 元

中药炮制学

钟凌云　李 楠　主编

中国医药科技出版社　534 页　大 16 开　99.00 元

中药炮制学实验

金传山　主编

中国科学技术大学出版社　82 页　16 开　26.00 元

中药炮制学实验

陆兔林　杨光明　主编

中国医药科技出版社　260 页　大 16 开　59.00 元

中药配对·能消百病(2 版)

袁建业　高俊杰　主编

化学工业出版社　164 页　16 开　49.80

中药飘香(上下册)

刘玉良　主编

浙江工商大学出版社　534 页　16 开　99.00 元

中药趣味知识读本

卫培峰　主编

陕西科学技术出版社　111 页　16 开　29.60

中药商品学

蒋桂华　都晓伟　主编

中国医药科技出版社　319 页　大 16 开　68.00 元

中药石斛类药材 HPLC 特征图谱

魏 刚　顺庆生　徐一新等　主编

四川科学技术出版社　166 页　大 16 开　198.00 元

中药提取方法与研究

杨永建　著

中国海洋大学出版社　241 页　16 开　60.00 元

中药提取分离技术(2 版)

韩继红　主编

化学工业出版社　178 页　16 开　39.00 元

中药望闻问切

朋汤义　著

人民卫生出版社　168 页　16 开　59.00 元

中药现代药理与应用

刘应柯　主编

科学技术文献出版社　365 页　16 开　88.00 元

中药学

崔 瑛　张一昕　主编

人民卫生出版社　379 页　16 开　89.00 元

中药学

张一昕　叶耀辉　主编

中国医药科技出版社　477 页　大 16 开　98.00 元

中药学

滕佳林　主编

山东科学技术出版社　155 页　大 16 开　30.00 元

中药学核心考点速记(3 版)

王绍辉　主编

中国医药科技出版社　320 页　大 32 开　29.00 元

中药学基础(2 版)

张 冰　主编

科学出版社　218 页　16 开　49.00 元

中药学基础(3 版)

李承革　主编

中国医药科技出版社　233 页　16 开　48.00 元

中药学考点速记蓝宝书

医学教育网　著

云南科技出版社　360 页　16 开　49.00 元

中药学随堂笔记与习题

张 艳　李明蕾　主编

中国医药科技出版社　240 页　大 32 开　28.00 元

中药药剂学

傅超美　刘中秋　主编

中国医药科技出版社　503 页　大 16 开　99.00 元

中药药剂学实验

何 宁　主编

中国科学技术大学出版社　177 页　16 开　36.00 元

中药药剂学实验

李小芳　邱智东　主编

中国医药科技出版社　167 页　大 16 开　41.00 元

中药药剂学实验操作技术(2 版)

杨守娟　姚慧敏　董 怡　主编

北京科学技术出版社　136 页　16 开　135.00 元

中药药理学

唐民科　徐海波　主编

中国医药科技出版社　314 页　大 16 开　66.00 元

中药药理学

陆 茵　戴 敏　主编

人民卫生出版社　355 页　16 开　78.00 元

中药药理与临床运用.上下册

沈丕安　编著

吉林科学技术出版社　1 066 页　大 16 开　600.00 元

中药药物经济学评价

孙 鹤　主编

中国医药科技出版社　176 页　大 32 开　35.00 元

中药饮片快速鉴定图谱

刘春生　肖 瑶　主编

化学工业出版社　218 页　16 开　68.00 元

中药原植物鉴定图典

陈虎彪　赵中振　主编
　　福建科学技术出版社　875 页　大 16 开　598.00 元

中药质量控制与分析
　　杨美华　主编
　　中国协和医科大学出版社　457 页　大 16 开　168.00 元

中药治疗阿尔茨海默病的现代研究
　　张文生　马　涛　主编
　　科学出版社　244 页　16 开　80.00 元

中药中真菌及真菌毒素污染研究与对策
　　杨美华　主编
　　人民卫生出版社　260 页　16 开　56.00 元

中药注射剂类过敏及溶血不良反应预警监测方法研究
　　窦德强　主编
　　辽宁科学技术出版社　391 页　16 开　180.00 元

中药专业（初级士）考前冲刺
　　全国中医药专业技术资格考试命题研究组　编
　　中国中医药出版社　190 页　16 开　49.00 元

中药专业（中级）考前冲刺
　　全国中医药专业技术资格考试命题研究组　编
　　中国中医药出版社　189 页　16 开　49.00 元

中药资源生态学
　　郭兰萍　谷　巍　主编
　　人民卫生出版社　251 页　16 开　58.00 元

中药资源与开发综合实验指导
　　王晓琴　包保全　薛培凤　主编
　　华中科技大学出版社　186 页　16 开　39.00 元

中药资源在食品开发中的应用
　　张俊清　编
　　中国医药科技出版社　182 页　16 开　42.00 元

中药足疗足浴治百病
　　魏素丽　杨建宇　王煜明　主编
　　化学工业出版社　212 页　16 开　39.80

中医博士教您自配药酒
　　魏陵博　编著
　　青岛出版社　128 页　16 开　45.00 元

中医方证代谢组学研究进展.2019 年卷
　　王喜军　主编
　　科学出版社　465 页　16 开　298.00 元

中医膏方治验
　　王绪前　编著
　　人民卫生出版社　193 页　16 开　42.00 元

中医古代肿瘤名论名方名案
　　浙江省中医药研究院　编
　　人民卫生出版社　924 页　16 开　158.00 元

中医良方大典,肿瘤卷
　　严世芸　总主编

上海科学普及出版社　939 页　大 16 开　298.00 元

中医脑病方药应用
　　王　蕾　主编
　　中国中医药出版社　339 页　大 32 开　49.00 元

中医全科门诊名医处方
　　李志更　岳利峰　张治国　主编
　　化学工业出版社　630 页　大 32 开　69.00 元

中医散剂兵阵
　　王宗堂　著
　　兰州大学出版社　116 页　16 开　28.00 元

中医药传承与文化自信
　　张义明　李慧慧　李　娜　主编
　　天津科学技术出版社　482 页　16 开　95.00 元

中医药故事
　　韩兴贵　何召叶　密　丽　主编
　　天津科学技术出版社　347 页　16 开　85.00 元

中医药国际合作与知识产权
　　李海燕　主编
　　科学出版社　264 页　16 开　98.00 元

中医药海外发展国别研究,欧洲卷
　　宋欣阳　主编
　　上海科学技术出版社　285 页　16 开　158.00 元

中医药抗菌及耐药作用分析报告
　　李宗友　主编
　　中医古籍出版社　507 页　大 16 开　138.00 元

中医药抗运动性疲劳研究:螺旋藻复方与针灸足三里
　　朱梅菊　著
　　人民卫生出版社　168 页　大 32 开　35.00 元

中医药临床大数据研究
　　吴嘉瑞　主编
　　中国医药科技出版社　417 页　16 开　148.00 元

中医药膳食养学
　　史丽萍　何富乐　主编
　　人民卫生出版社　294 页　16 开　59.00 元

中医药学概论
　　刘兰泉　王笑丹　主编
　　化学工业出版社　305 页　16 开　59.80

中医药学科发展报告.2018-2019,中药炮制
　　中华中医药学会　编著
　　中国科学技术出版社　260 页　16 开　85.00 元

中医药预防与诊疗感冒
　　刘恩钊　编著
　　化学工业出版社　102 页　16 开　28.00 元

中医药在德国
　　刘堂义　徐　红　王云飞　编著
　　上海世界图书出版公司　134 页　大 32 开　35.00 元

中医药在马耳他

李　艺　傅勤慧　宋欣阳　编著

上海世界图书出版公司　102 页　大 32 开　35.00 元

中医药在美国

朱清广　顾向晨　编著

上海世界图书出版公司　116 页　大 32 开　35.00 元

中医药在泰国

李诚敏　沈琴峰　编著

上海世界图书出版公司　128 页　大 32 开　35.00 元

中医药智能计算：浙江大学成果汇编

未来计算编委会　编

浙江大学出版社　306 页　16 开　120.00 元

中医中药在身边

戴恩来　主编

甘肃科学技术出版社　227 页　大 32 开　38.00 元

肿瘤药物治疗的药学监护

杜　光　主编

人民卫生出版社　274 页　16 开　59.00 元

肿瘤药物治疗方案及综合评价

李　秋　张晓实　主编

人民卫生出版社　550 页　16 开　198.00 元

肿瘤用药相关问题：病例与评析

翟晓波　张誉艺　著

上海世界图书出版公司　188 页　16 开　180.00 元

仲景方药学

龙旭阳　王辉　主编

中国中医药出版社　224 页　16 开　56.00 元

仲景经方案例导读

王振亮　主编

中国中医药出版社　217 页　16 开　56.00 元

重楼的研究与应用

杨光义　梅全喜　主编

中国中医药出版社　238 页　16 开　65.00 元

重症疾病药物治疗的药学监护

卜一册　高红梅　主编

人民卫生出版社　256 页　16 开　49.00 元

注射剂配伍禁忌查询

白秋江　李　庚　朱　杨　主编

科学出版社　140 页　大 16 开　68.00 元

注射药联合应用手册

魏敏杰　陈　磊　主编

科学出版社　609 页　大 32 开　108.00 元

抓主症选用中成药

龙一梅　主编

中国中医药出版社　246 页　大 32 开　39.80

壮瑶药常用化学对照品手册

刘布鸣　邱宏聪本书　主编

广西科学技术出版社　442 页　16 开　128.00 元

壮医药基本名词术语规范

黄汉儒　滕红丽　主编

广西科学技术出版社　129 页　16 开　28.00 元

秭归药用植物志

谭国际　主编

华中科技大学出版社　679 页　16 开　498.00 元

最新国家基本药物歌诀

李殊响　李凌霞　编著

中国协和医科大学出版社　481 页　大 32 开　96.00 元

（赵　莉）

2020 年药学期刊名录

2020 年药学期刊概览

名称	主办单位	创刊年份	刊期	主编	国内统一连续出版物号(CN)	国际标准连续出版物号(ISSN)	定价/期	出版地	网址	中国知网(2020) 综合影响因子	中国知网(2020) 复合影响因子
安徽医药	安徽省药学会	1997	月刊	徐恒秋	34-1229/R	1009-6469	25.00	合肥市	http://www.ahyyzz.cn	1.355	1.438
安徽中医药大学学报	安徽中医药大学	1981	双月刊	吴德玲	34-1324/R	2095-7246	10.00	合肥市	http://xuebao.ahtcm.edu.cn	1.040	1.368
北方药学	内蒙古自治区食品药品学会	2004	月刊	王 伟	15-1333/R	1672-8351	12.00	呼和浩特市	http://www.nmgbfyx.com	0.189	0.240
北京中医药	北京中医药学会、北京中西医结合学会、北京市中药研究所	1982	月刊	屠志涛	11-5635/R	1674-1307	20.00	北京市	http://www.bjtcm.net	0.856	1.072
长春中医药大学学报	长春中医药大学	1985	双月刊	仝小林	22-1375/R	2095-6258	30.00	长春市	http://czxx.cbpt.cnki.net	0.978	1.281
北京中医药大学学报	北京中医药大学	1959	月刊	王永炎	11-3574/R	1006-2157	28.00	北京市	http://xb.bucm.edu.cn	1.355	1.676
成都中医药大学学报	成都中医药大学	1958	季刊	余曙光	51-1501/R	1004-0668	10.00	成都市	http://xuebao.cdutcm.edu.cn/	0.824	1.211
当代医药论丛	吉林省当代医药论丛杂志社有限公司	2003	半月刊	欣 格	22-1407/R	2095-7629	28.00	吉林市	http://www.ddyylczz.com		
东南国防医药	南京军区医学科学技术委员会	1986	双月刊	苏 皖	32-1713/R	1672-271X	15.00	南京市	http://dngfyy.paperopen.com/	0.917	0.991
毒理学杂志	北京市预防医学研究中心、北京大学医学部公共卫生学院	1987	双月刊	高 星	11-5263/R	1002-3127	8.00	北京市		0.476	0.603
儿科药学杂志	重庆医科大学附属儿童医院	1995	月刊	李 秋	50-1156/R	1672-108X	9.00	重庆市	http://www.ekyxzz.com.cn	0.859	0.922
福建医药杂志	福建省医学会	1979	双月刊	林才というほ	35-1071/R	1002-2600	16.00	福州市	http://www.fjyyzz.cn	0.236	0.289
福建中医药	福建中医药大学、福建省中医药学会	1956	双月刊	李灿东	35-1073/R	1000-338X	18.00	福州市	http://fjzy.fjtcm.cn/	0.455	0.683
甘肃医药	甘肃省医学科学研究院	1982	月刊	夏小军	62-1076/R	1004-2725	7.00	兰州市		0.198	0.277
甘肃中医药大学学报	甘肃中医药大学	1984	双月刊	李金田	62-1214/R	1003-8450	10.00	兰州市	http://gszyyxb.gszy.edu.cn/	0.609	0.928
广东药科大学学报	广东药科大学	1985	双月刊	郭 姣	44-1733/R	2096-3653	10.00	广州市	http://branch.gdpu.edu.cn/xuebao/	0.689	0.924
广西中医药	广西中医药大学、广西中医药学会	1977	双月刊	尤剑鹏	45-1123/R	1003-0719	12.00	南宁市	http://gxzy.chinajournal.net.cn	0.431	0.626
广西中医药大学学报	广西中医药大学	1998	季刊	尤剑鹏	45-1391/R	2095-4441	12.80	南宁市	http://gszb.cbpt.cnki.net	0.409	0.563
广州医药	广州市第一人民医院	1970	双月刊	黄达德	44-1199/R	1000-8535	8.00	广州市	http://gzyy.cbpt.cnki.net	0.412	0.464
广州中医药大学学报	广州中医药大学	1984	月刊	王省良	44-1425/R	1007-3213	20.00	广州市	http://xb.zyyy.com.cn	1.294	1.725
贵州医药	贵州省医药卫生学会	1976	月刊	徐秀菽	52-1062/R	1000-744X	12.00	贵阳市	http://gzyi.cbpt.cnki.net	0.715	0.765
贵州中医药大学学报	贵阳中医药大学	1979	双月刊	刘兴德	52-1174/R2	2096-8426	12.00	贵阳市	http://www.gyzx.cbpt.cnki.net	0.647	0.920
国际生物制品学杂志	中华医学会、上海生物制品研究所有限责任公司	1978	双月刊	李秀玲	31-1962/R	1673-4211	6.00	上海市	http://www.ijbiol.com	0.146	0.162
国际药学研究杂志	军事医学科学院毒物药物研究所、中国药学会	1958	月刊	刘克良	11-5619/R	1674-0440	20.00	北京市	http://www.pharmacy.ac.cn:81	0.699	0.820
国际医药卫生导报	中华医学会、国际医药卫生导报社	1995	半月刊	钟国华	44-1417/R	1007-1245	15.00	广州市	http://www.imhgn.com		
国际中医中药杂志	中华医学会、中国中医科学院中医药信息研究所	1978	月刊	李宗友	11-5398/R	1673-4246	20.00	北京市	http://gjzy.cintcm.com/	0.671	0.717
国外医药抗生素分册	中国医药集团总公司四川抗菌素工业研究所、中国医学科学院医药生物技术研究所	1980	双月刊	郭晓强	51-1127/R	1001-8751	12.00	成都市	http://www.worldnotes.cn	0.657	0.799
哈尔滨医药	哈尔滨市医学会	1981	双月刊	孙 然	23-1164/R	1001-8131	9.00	哈尔滨市	http://www.hrbyybjb.org.cn	0.190	0.231
海峡药学	福建省药学会	1988	月刊	刘茂柏	35-1173/R	1006-3765	10.00	福州市	http://www.fjhxyx.com	0.208	0.258
河北医药	河北省医学情报研究所	1972	半月刊	狄 岩	13-1090/R	1002-7386	8.00	石家庄市	http://www.hebimi.cn	0.859	0.933
河北中医药学报	河北中医学院	1986	双月刊	高维娟	13-1214/R	1007-5615	5.00	石家庄市		1.027	1.365
黑龙江医药	黑龙江省食品药品监督管理干部学校	1988	双月刊	邢艳萍	23-1383/R	1006-2882	16.00	哈尔滨市		0.192	0.234
黑龙江医药科学	佳木斯大学	1972	双月刊	江清林	23-1421/R	1008-0104	15.00	佳木斯市		0.129	0.160
黑龙江中医药	黑龙江省中医药科学院	1958	双月刊	王 顺	23-1221/R	1000-9906	5.00	哈尔滨市		0.128	0.168
湖北医药学院学报	湖北医药学院	1982	双月刊	涂汉军	42-1815/R	2096-708X	10.00	十堰市	http://yyyx.cbpt.cnki.net	0.257	0.352
湖北中医药大学学报	湖北中医药大学	1999	双月刊	王 华	42-1844/R	1008-987X	10.00	武汉市	http://hbzyy.cnjournals.com	0.894	1.157
湖南中医药大学学报	湖南中医药大学	1979	月刊	秦裕辉	43-1472/R	1674-070X	10.00	长沙市	http://qkzzs.hnucm.edu.cn	1.214	1.535
华西药学杂志	四川大学、四川省药学会	1986	双月刊	张志荣	51-1218/R	1006-0103	15.00	成都市	http://hxyo.cbpt.cnki.net	0.867	1.037
化工与医药工程	中石化上海工程有限公司	1980	双月刊	王江义	31-2101/TQ	2095-817X	15.00	上海市	http://www.cpessec.com	0.108	0.153
淮海医药	蚌埠市医学科学情报站	1983	双月刊	鲍子雨	34-1189/R	1008-7044	8.00	蚌埠市	http://hhyy.cbpt.cnki.net	0.266	0.303
环球中医药	中华国际医学交流基金会	2008	月刊	王永炎 张伯礼	11-5652/R	1674-1749	30.00	北京市	http://www.hqzyy.com/	0.944	1.214
吉林医药学院学报	吉林医药学院	1979	双月刊	蔡建辉	22-1368/R	1673-2995	11.00	吉林市	http://www.bjb.jlmu.cn	0.539	0.769

名称	主办单位	创刊年份	刊期	主编	国内统一连续出版物号（CN）	国际标准连续出版物号（ISSN）	定价/期	出版地	网址	中国知网（2020）综合影响因子	复合影响因子
吉林中医药	长春中医药大学	1979	月刊	仝小林	22-1119/R	1003-5699	20.00	长春市	http://qks. ccucm. edu. cn	1.382	1.825
家庭医药-快乐养生	广西科学技术协会	2002	月刊	吴孟超	45-1301/R	1671-4954	10.00	南宁市	http://www. jtyy. com		
家庭用药	中国科学院上海药物研究所、上海市药理学会	2001	月刊	冯林音	31-1845/R	1009-6620	10.00	上海市	http://www. shjyy. com		
家庭中医药	中国中医科学院中药研究所	1993	月刊	张瑞贤	11-3379/R	1005-3743	16.00	北京市	http://weibo. com/jtzyy		
江苏医药	江苏省人民医院	1975	月刊	黄 峻	32-1221/R	0253-3685	15.00	南京市	http://yiya. cbpt. cnki. net	0.503	0.545
江苏中医药	江苏省中医药学会、江苏省中西医结合学会、江苏省针灸学会	1956	月刊	黄亚博	32-1630/R	1672-397x	8.00	南京市	http://www. jstcm. com	0.857	1.171
江西医药	江西省医学会	1961	月刊	丁晓群	36-1094/R	1006-2238	10.00	南昌市	http://www. jxma. org	0.316	0.356
江西中医药	江西中医药大学、江西省中医药学会	1951	月刊	陈明人	36-1095/R	0411-9584	8.00	南昌市	http://www. ajutcm. com	0.499	0.729
江西中医药大学学报	江西中医药大学	1988	双月刊	陈明人	36-1331/R	2095-7785	10.00	南昌市	http://www. ajutcm. com	0.586	0.810
解放军医药杂志	解放军白求恩国际和平医院	1989	月刊	赵会懂	13-1406/R	2095-140X	20.00	石家庄市	http://mag. zgkw. cn/jfjyy	1.374	1.496
今日药学	广东省药学会、中国药学会	1991	月刊	郑志华	44-1650/R	1674-229X	15.00	广州市	http://www. jinriyaoxue. com	0.754	0.832
开卷有益求医问药	天津市医药集团有限公司	1981	月刊	张 平	12-1216/R	1007-2950	8.00	天津市			
抗感染药学	苏州市第五人民医院	2004	月刊	丁龙其	32-1726/R	1672-7878	12.80	苏州市	http://www. aiph. org. cn	0.263	0.305
辽宁中医药大学学报	辽宁中医药大学	1999	月刊	关雪峰	21-1543/R	1673-842X	10.00	沈阳市	http://lzxb. cbpt. cnki. net	1.169	1.618
临床合理用药杂志	河北省科学技术协会、中国全科医学杂志社	2008	旬刊	马 智	13-1389/R	1674-3296	10.00	北京市		0.223	0.276
临床药物治疗杂志	北京药学会	2003	月刊	李大魁 翟所迪	11-4989/R	1672-3384	18.00	北京市	http://www. lcywzlzz. com	0.806	0.927
临床医药实践	山西医科大学第二医院	1974	月刊	李 保	14-1300/R	1671-8631	8.00	太原市	http://SXLC. chinajournal. net. cn	0.280	0.324
临床医药文献电子杂志	中国医药科技出版社	2014	周刊	李新刚	11-9355/R	2095-8242	28.00	北京市			
南京中医药大学学报（自然科学版）	南京中医药大学	1959	双月刊	范欣生	32-1247/R	1672-0482	25.00	南京市	http://xb. njutcm. edu. cn	1.652	2.105
内蒙古中医药	内蒙古自治区中医药研究所	1982	月刊	杨广源	15-1101/R	1006-0979	6.00	呼和浩特市	http://www. nmgzyyzz. com/	0.246	0.385
青岛医药卫生	青岛市医学会	1972	双月刊	王者令	37-1249/R	1006-5571	8.00	青岛市	http://qdyw. chinajournal. net. cn	0.158	0.188
青海医药杂志	青海省医药卫生学会联合办公室	1958	月刊	吴 捷	63-1018/R	1007-3795	8.00	西宁市		0.077	0.094
山东医药	山东省立医院	1957	旬刊	赵家军	37-1156/R	1002-266X	18.00	济南市	http://sdyy. cbpt. cnki. net	0.914	1.031
山东中医药大学学报	山东中医药大学	1977	双月刊	武继彪	37-1279/R	1007-659X	12.00	济南市	http://sdyx. chinajournal. net. cn	0.862	1.163
山西医药杂志	山西医药卫生传媒集团有限责任公司	1957	半月刊	董海原	14-1108/R	0253-9926	5.00	太原市	http://www. sxyxqk. com	0.636	0.694
陕西中医药大学学报	陕西中医药大学	1978	双月刊	刘 力	61-1501/R	2096-1340	8.00	西安市	http://tgxt. sntcm. edu. cn	0.501	0.742
上海医药	上海医药行业协会、上海市医药股份有限公司	1979	半月刊	张永信	31-1663/R	1006-1533	10.00	上海市	http://www. 上海医药杂志. com	0.485	0.599
上海中医药大学学报	上海中医药大学、上海市中医药研究院	1960	双月刊	陈凯先	31-1788/R	1008-861X	15.00	上海市	http://www. shzyyzz. com	1.031	1.393
上海中医药杂志	上海中医药大学、上海市中医药学会	1955	月刊	严世芸	31-1276/R	1007-1334	15.00	上海市	http://www. shzyyzz. com	1.057	1.417
神经药理学报	河北北方学院、中国药理学会	1984	双月刊	张丹参	13-1404/R	2095-1396	20.00	张家口市	http://www. actanp. com	0.405	0.566
沈阳药科大学学报	沈阳药科大学	1957	月刊	毕开顺	21-1349/R	1006-2858	20.00	沈阳市	http://syyd. cbpt. cnki. net	0.494	0.622
时珍国医国药	时珍国医国药杂志社	1990	月刊	肖 璃	42-1436/R	1008-0805	15.00	黄石市	http://www. shizhenchina. com	0.853	1.136
实用临床医药杂志	扬州大学、中国高校科技期刊研究会	1997	半月刊	史宏灿	32-1697/R	1672-2353	20.00	扬州市	http://www. jcmp. com. cn	0.840	0.913
实用药物与临床	辽宁省药学会、中国医科大学附属盛京医院	1998	月刊	张成普	21-1516/R	1673-0070	10.00	沈阳市	http://lylc. cbpt. cnki. net/	0.881	1.011
实用医药杂志	原济南军区联勤部卫生部	1984	月刊	康万军	37-1383/R	1671-4008	12.00	济南市	http://qeyy. cbpt. cnki. net	0.390	0.455
实用中医药杂志	重庆医科大学中医药学院	1985	月刊	曹文富	50-1056/R	1004-2814	12.00	重庆市	http://ZYAO. cbpt. cnki. net	0.297	0.449
食品与药品	山东省生物药物研究院	1991	双月刊	凌沛学	37-1438/R	1672-979X	15.00	济南市	http://sdpk. cbpt. cnki. net	0.767	1.028
世界科学技术—中医药现代化	中科院科技战略咨询研究院	1999	月刊	陈凯先	11-5699/R	1674-3849	58.00	北京市	http://www. wst. ac. cn	0.922	1.190
世界临床药物	上海医药工业研究院、中国药学会	1980	月刊	胡善联	31-1939/R	1672-9188	26.00	上海市	http://www. jwph. com	0.743	1.027
世界中医药	世界中医药学会联合会	2006	半月刊	魏金明	11-5529/R	1673-7202	20.00	北京市	http://www. sjzyyzz. com	1.278	1.583
首都食品与医药	首都食品与医药杂志社	1994	半月刊	高 军	10-1288/R	2096-8213	15.00	北京市	http://www. sdyyzz. com. cn	0.087	0.106
数理医药学杂志	武汉大学	1988	月刊	张选群 马建忠	42-1303/R	1004-4337	15.00	武汉市	http://slyy. chinajournal. net. cn	0.169	0.200
天津药学	天津市医药集团有限公司、天津市药学会	1989	双月刊	张 其	12-1230/R	1006-5687	10.00	天津市		0.549	0.661

(续表)

名称	主办单位	创刊年份	刊期	主编	国内统一连续出版物号(CN)	国际标准连续出版物号(ISSN)	定价/期	出版地	网址	中国知网(2020) 综合影响因子	复合影响因子
天津医药	天津市医学科学技术信息研究所	1959	月刊	王建国	12-1116/R	0253-9896	10.00	天津市	http://www.tjyybjb.ac.cn	0.765	0.854
天津中医药	天津中医药大学、天津中医药学会、天津中西医结合学会	1984	月刊	张伯礼	12-1349/R	1672-1519	15.00	天津市	http://www.tjzhongyiyao.com	0.998	1.338
天津中医药大学学报	天津中医药大学	1982	双月刊	张伯礼	12-1391/R	1673-9043	12.00	天津市	http://www.tjzhongyiyao.com	1.116	1.401
天然产物研究与开发	中国科学院成都文献情报中心	1989	月刊	李伯刚	51-1335/Q	1001-6880	40.00	成都市	http://www.trcw.ac.cn	1.352	1.728
西北药学杂志	西安交通大学、陕西省药学会	1986	双月刊	杨世民	61-1108/R	1004-2407	12.00	西安市	http://XBYZ.cbpt.cnki.net	1.178	1.386
西部中医药	甘肃省中医药研究院、中华中医药学会	1988	月刊	米登海	62-1204/R	1004-6852	8.00	兰州市	http://gszy.paperopen.com/	0.721	0.873
西藏医药	西藏医学会	1975	双月刊	王云亭	54-1030/R	1005-5177	16.00	拉萨市	http://xzyy.cbpt.cnki.net	0.078	0.095
西南国防医药	西部战区疾病预防控制中心	1973	月刊	胡小兵	51-1361/R	1004-0188	15.00	成都市	http://www.tiprpress.com	0.539	0.593
现代药物与临床	天津药物研究院、中国药学会	1980	月刊	杨宝峰	12-1407/R	1674-5515	40.00	天津市	http://www.tiprpress.com	0.880	0.992
现代医药卫生	重庆市卫生健康统计信息中心	1985	半月刊	杜晓锋	50-1129/R	1009-5519	18.00	重庆市	http://www.xdyyws.com	0.369	0.441
现代中药研究与实践	安徽中医药高等专科学校	1987	双月刊	姚应水	34-1267/R	1673-6427	10.00	芜湖市	http://jzzy.cbpt.cnki.net	0.755	1.004
现代中医药	陕西中医药大学	1981	双月刊	刘力	61-1397/R	1672-0571	8.00	咸阳市	http://tgxt.sntcm.edu.cn/	0.442	0.619
新疆中医药	新疆维吾尔自治区中医药学会	1981	双月刊	周铭心	65-1067/R	1009-3931	10.00	乌鲁木齐市		0.378	0.564
亚太传统医药	湖北省科技信息研究院、中华中医药学会	2005	月刊	鄢良 王尚勇	42-1727/R	1673-2197	18.00	武汉市	http://www.aptm.org	0.497	0.719
药品评价	江西省药学会	2004	半月刊	母义明 赵志刚	36-1259/R	1672-2809	15.00	北京市	http://www.yppjqk.com	0.177	0.210
药物不良反应杂志	中华医学会	1999	双月刊	王育琴	11-4015/R	1008-5734	25.00	北京市	http://www.cadrj.com	0.518	0.551
药物分析杂志	中国药学会	1951	月刊	金少鸿	11-2224/R	0254-1793	60.00	北京市	http://www.ywfxzz.cn	1.219	1.399
药物流行病学杂志	湖北省药品监督检验研究院、中国药学会、武汉大学中南医院	1992	月刊	詹思延 辛华雯 翟所迪	42-1333/R	1005-0698	12.00	武汉市	http://ywlxbx.cnjournals.org	0.650	0.709
药物评价研究	天津药物研究院、中国药学会	1978	月刊	王广基	12-1409/R	1674-6376	30.00	天津市	http://www.tiprpress.com	0.912	1.110
药物生物技术	中国药科大学、中国医药科技出版社、中国药学会	1994	双月刊	王旻	32-1488/R	1005-8915	40.00	南京市	http://www.ywswjs.com	0.533	0.672
药学服务与研究	海军军医大学	2001	双月刊	胡晋红	31-1877/R	1671-2838	15.00	上海市	http://pcarjournal.zgkw.cn	0.571	0.617
药学教育	中国药科大学	1985	双月刊	吴晓明	32-1352/G4	1007-3531	10.00	南京市	http://jiaoyu.cpu.edu.cn/	0.639	0.676
药学进展	中国药科大学、中国药学会	1959	月刊	陈凯先	32-1109/R	1001-5094	30.00	南京市	http://www.cpupps.cn	0.571	0.789
药学实践杂志	海军军医大学	1983	双月刊	李捷玮	31-1685/R	1006-0111	16.00	上海市	http://yxsj.smmu.edu.cn	0.877	1.140
药学学报	中国药学会、中国医学科学院药物研究所	1953	月刊	王晓良	11-2163/R	0513-4870	40.00	北京市	http://www.yxxb.com.cn	1.563	2.036
药学研究	山东省食品药品检验所、山东省药学会	1982	月刊	李军	37-1493/R	2095-5375	10.00	济南市	http://www.yaoxueyanjiu.com	0.740	0.995
药学与临床研究	江苏省药学会	1993	双月刊	谈恒山	32-1773/R	1673-7806	15.00	南京市	http://www.pcr.org.cn	0.624	0.759
医药导报	中国药理学会、华中科技大学同济医学院附属同济医院	1982	月刊	杜光	42-1293/R	1004-0781	25.00	武汉市	http://www.yydbzz.com	1.017	1.151
医药论坛杂志	中华预防医学会、河南省医学情报研究所	1980	月刊	刘雅莉	11-5479/R	1672-3422	15.00	郑州市	http://hyy.cbpt.cnki.net	0.171	0.201
医药前沿	河北省疾病预防控制中心	2011	旬刊	崔泽	13-1405/R	2095-1752	30.00	保定市	http://www.yyqyweb.com		
云南医药	云南省医学会	1958	双月刊	许勇刚	53-1056/R	1006-4141	12.00	昆明市	http://www.yxweb.com.cn	0.147	0.177
云南中医中药杂志	云南省中医中药研究院、云南省中医药学会	1980	月刊	郑进	53-1120/R	1007-2349	5.00	昆明市	http://yzyy.chinajournal.net.cn	0.369	0.549
浙江中医药大学学报	浙江中医药大学	1977	月刊	陈忠	33-1349/R	1005-5509	10.00	杭州市	http://xuebao.zcmu.edu.cn	0.858	1.148
中草药	天津药物研究院、中国药学会	1970	半月刊	刘昌孝 汤立达	12-1108/R	0253-2670	50.00	天津市	http://www.tiprpress.com	2.457	3.160
中成药	国家食品药品监督管理局信息中心中成药信息站、上海中药行业协会	1978	月刊	陶建生	31-1368/R	1001-1528	40.00	上海市	http://www.zcyjournal.com	1.358	1.668
中国处方药	国家食品药品监督管理局南方医药经济研究所	2002	月刊	周唯	44-1549/T	1671-945X	25.00	广州市	http://www.cpdrug.com/	0.265	0.329
中国当代医药	中国保健协会、当代创新(北京)医药科学研究院	1994	旬刊	王霞	11-5786/R	1674-4721	20.00	北京市	http://www.dangdaiyiyao.com	0.294	0.347
中国海洋药物	中国药学会	1982	双月刊	管华诗	37-1155/R	1002-3461	16.00	青岛市	http://hyy.journalsystem.net	0.500	0.669
中国合理用药探索	中国健康传媒集团、中国药师协会	2003	月刊	吴少祯	10-1462/R	2096-3327	48.00	北京市	http://www.chinahlyy.com	0.218	0.250
中国基层医药	中华医学会和安徽医科大学	1994	半月刊	吴孟超 郑芙林	34-1190/R	1008-6706	15.00	淮南市	http://www.cjpmp.com	0.518	0.537

名称	主办单位	创刊年份	刊期	主编	国内统一连续出版物号(CN)	国际标准连续出版物号(ISSN)	定价/期	出版地	网址	中国知网(2020) 综合影响因子	复合影响因子
中国抗生素杂志	中国医药集团总公司四川抗菌素工业研究所、中国医学科学院医药生物技术研究所	1976	月刊	刘昌孝	51-1126/R	1001-8689	16.00	成都市	http://www.zgkss.com.cn	1.171	1.422
中国临床药理学与治疗学	中国药理学会	1996	月刊	黄志力	34-1206/R	1009-2501	25.00	芜湖市	http://www.cjcpt.com	1.069	1.273
中国临床药理学杂志	中国药学会	1985	半月刊	韩启德	11-2220/R	1001-6821	15.00	北京市		1.181	1.324
中国临床药学杂志	中国药学会主办	1992	双月刊	王红阳	31-1726/R	1007-4406	12.00	上海市	http://www.chinesejcp.net	0.520	0.559
中国民族民间医药	云南省民族民间医药学会	1992	半月刊	郑进	53-1102/R	1007-8517	16.00	昆明市	http://www.mzmjyy.com	0.275	0.418
中国民族医药杂志	内蒙古自治区中医药研究所	1994	月刊	苏根元	15-1175/R	1006-6810	8.00	呼和浩特市	http://www.zgmzyyzz.com	0.087	0.123
中国生物制品学杂志	中华预防医学会、长春生物制品研究所	1988	月刊	杨晓明	22-1197/Q	1004-5503	15.00	长春市	http://www.zgswj.com	0.552	0.643
中国实验方剂学杂志	中国中医科学院中药研究所、中华中医药学会	1995	半月刊	吴以岭	11-3495/R	1005-9903	48.00	北京市	http://www.syfjxzz.com	2.414	3.038
中国实用医药	中国康复医学会	2006	旬刊	姚坤树	11-5547/R	1673-7555	20.00	北京市	http://www.zgsyyy.cn	0.208	0.252
中国食品药品监管	中国健康传媒集团	2003	月刊	吴少祯	11-5362/D	1673-5390	48.00	北京市	http://www.cfdam-health.com/	0.693	1.011
中国现代药物应用	中国康复医学会	2007	半月刊	郭朋	11-5581/R	1673-9523	20.00	北京市	http://www.zgxdywyy.cn	0.220	0.262
中国现代医药杂志	北京航天总医院	1999	月刊	王建国	11-5248/R	1672-9463	8.00	北京市	http://www.zgxdyyzz.com.cn	0.365	0.399
中国现代应用药学	中国药学会	1984	半月刊	郑裕国	33-1210/R	1007-7693	40.00	杭州市	http://www.chinjmap.com	1.048	1.212
中国现代中药	中国中药协会、中国医药集团有限公司、中国中药有限公司	1999	月刊	肖培根 黄璐琦	11-5442/R	1673-4890	40.00	北京市	http://www.zgxdzy.net	1.216	1.569
中国乡村医药	中国农村卫生协会	1994	半月刊	朱宝铎	11-3458/R	1006-5180	8.00	北京市	http://www.ncwsxh.org	0.131	0.170
中国新药与临床杂志	中国药学会、上海市食品药品监督管理局科技情报研究所	1982	月刊	陈凯先	31-1746/R	1007-7669	15.00	上海市	http://xyyl.cbpt.cnki.net	1.006	1.100
中国新药杂志	中国医药科技出版社、中国医药集团总公司、中国药学会	1991	半月刊	桑国卫	11-2850/R	1003-3734	50.00	北京市	http://www.newdrug.cn	0.995	1.193
中国药店	中国整形美容协会	1994	月刊	张斌	11-4476/R	1009-5012	8.00	北京市	http://www.ydzz.com		
中国药房	中国医院协会、中国药房杂志社	1990	半月刊	张健	50-1055/R	1001-0408	15.00	重庆市	http://www.china-pharmacy.com	1.409	1.657
中国药剂学杂志(网络版)	沈阳药科大学	2003	双月刊	张志荣		2617-8117		沈阳市	http://pd.syphu.edu.cn/		
中国药科大学学报	中国药科大学	1956	双月刊	王广基	32-1157/R	1000-5048	40.00	南京市	http://www.zgykdxxb.cn	0.868	1.137
中国药理学通报	中国药理学会	1985	月刊	魏伟 李俊	34-1086/R	1001-1978	30.00	合肥市	http://www.zgylxtb.cn/	1.638	2.038
中国药理学与毒理学杂志	军事医学科学院毒物药物研究所、中国药理学会、中国毒理学会	1986	月刊	张永祥	11-1155/R	1000-3002	20.00	北京市	http://202.38.153.236:81/Jweb_cjpt	0.649	0.801
中国药品标准	国家药典委员会	2000	双月刊	张伟	11-4422/R	1009-3656	12.00	北京市	http://ypbz.cnjournals.com	0.515	0.582
中国药师	国家食品药品监督管理局高级研修学院、武汉医药(集团)股份有限公司	1998	月刊	江德元 张生勇	42-1626/R	1008-049X	28.00	武汉市	http://zgyszz.cnjournals.org	0.763	0.862
中国药事	中国食品药品检定研究所	1987	月刊	桑国卫	11-2858/R	1002-7777	50.00	北京市	http://zgys.cnjournals.org	0.816	1.012
中国药物化学杂志	沈阳药科大学、中国药学会	1990	月刊	张礼和	21-1313/R	1005-0108	20.00	沈阳市	http://zgyh.cbpt.cnki.net	0.315	0.362
中国药物经济学	中国中药研究促进会	2006	月刊	刘国恩	11-5482/R	1673-5846	26.80	北京市	http://www.zgywjjxzz.com	0.496	0.632
中国药物警戒	国家食品药品监督管理局药品评价中心暨国家药品不良反应监测中心	2004	月刊	沈传勇	11-5219/R	1672-8629	10.00	北京市	http://www.zgywjj.com	1.006	1.095
中国药物滥用防治杂志	中国药物滥用防治协会、军事医学科学院毒物药物研究所	1995	双月刊	李锦	11-3742/R	1006-902X	18.00	北京市	http://www.cadapt.com.cn	0.408	0.545
中国药物评价	国家药品监督管理局信息中心	2011	双月刊	洪晓顺	10-1056/R	2095-3593	20.00	北京市	http://www.zgywpj.cn	0.650	0.776
中国药物依赖性杂志	北京大学、中国毒理学会	1992	双月刊	时杰	11-3920/R	1007-9718	10.00	北京市	http://nidd.bjmu.edu.cn	0.537	0.760
中国药物应用与监测	中国人民解放军总医院	2004	双月刊	郭代红	11-5227/R	1672-8157	9.00	北京市		0.839	0.919
中国药物与临床	中国医院协会	2001	半月刊	董海原	11-4706/R	1671-2560	10.00	太原市	http://www.sxyxqk.com	0.746	0.809
中国药学杂志	中国药学会	1953	半月刊	桑国卫	11-2162/R	1001-2494	30.00	北京市	http://www.zgyxzz.com.cn	1.037	1.263
中国药业	重庆市药品监督管理局	1992	半月刊	刘斌	50-1054/R	1006-4931	10.00	重庆市	http://www.zhongguoyaoye023.com	0.704	0.787
中国医药	中国医师协会	2006	月刊	杨秋	11-5451/R	1673-4777	18.00	北京市	http://www.chinamedicinej.com/	1.368	1.400
中国医药导报	中国医学科学院	1992	旬刊	王青	11-5539/R	1673-7210	20.00	北京市	http://www.yiyaodaobao.com.cn	0.970	1.115
中国医药导刊	国家药品监督管理局信息中心	1999	月刊	胡大一	11-4395/R	1009-0959	30.00	北京市	http://www.zgyydk.cn	0.666	0.770
中国医药工业杂志	上海医药工业研究院、中国药学会、中国化学制药工业协会	1970	月刊	周伟澄	31-1243/R	1001-8255	20.00	上海市	http://www.cjph.com.cn	0.639	0.826

（续表）

名称	主办单位	创刊年份	刊期	主编	国内统一连续出版物号（CN）	国际标准连续出版物号（ISSN）	定价/期	出版地	网址	中国知网（2020）综合影响因子	复合影响因子
中国医药科学	海峡两岸医药卫生交流协会、二十一世纪联合创新（北京）医药科学研究院	2011	半月刊	詹洪春	11-6006/R	2095-0616	20.00	北京市	http://www.zgyykx.com/	0.378	0.426
中国医药生物技术	中国医药生物技术协会	2006	双月刊	蒋建东	11-5512/R	1673-713X	18.00	北京市	http://www.cmbp.net.cn	0.623	0.676
中国医药指南	中国保健协会	2003	旬刊	齐颖	11-4856/R	1671-8194	20.00	北京市	http://www.zgyyzn2004.com	0.117	0.144
中国医院药学杂志	中国药学会	1981	半月刊	张玉	42-1204/R	1001-5213	20.00	武汉市	http://www.zgyyyx.com	1.139	1.290
中国医院用药评价与分析	中国医药生物技术协会、重庆大学附属肿瘤医院	2001	月刊	张相林	11-4975/R	1672-2124	15.00	北京市	http://yypf-china.com	0.688	0.825
中国疫苗和免疫	中国疾病控制中心	1995	双月刊	赵铠	11-5517/R	1006-916X	10.00	北京市	http://zgjm.cbpt.cnki.net	2.134	2.247
中国中药杂志	中国药学会	1955	半月刊	张伯礼	11-2272/R	1001-5302	50.00	北京市	http://www.cjcmm.com.cn	2.495	3.076
中国中医药科技	中华中医药学会	1994	双月刊	陈可冀	23-1353/R	1005-7072	10.00	哈尔滨市	http://www.zgzyykjzzs.org.cn/	0.602	0.778
中国中医药图书情报杂志	中国中医科学院中医药信息研究所	1960	双月刊	崔蒙	10-1113/R	2095-5707	20.00	北京市	http://tsqb.cintcm.com	0.491	0.645
中国中医药现代远程教育	中华中医药学会	2003	半月刊	杨建宇	11-5024/R	1672-2779	15.00	北京市	http://www.zgzyyycjy.com	0.300	0.443
中国中医药信息杂志	中国中医科学院中医药信息研究所	1994	月刊	叶祖光	11-3519/R	1005-5304	30.00	北京市	http://xxzz.cintcm.com	1.190	1.517
中华中医药学刊	中华中医药学会、辽宁中医药大学	1982	月刊	关雪峰	21-1546/R	1673-7717	10.00	沈阳市	http://zhzyyxk.cbpt.cnki.net	1.602	2.010
中华中医药杂志	中华中医药学会	1986	月刊	余靖	11-5334/R	1673-1727	100.00	北京市	http://www.zhzyyzz.com	1.668	2.083
中南药学	湖南省药学会	2003	月刊	李焕德	43-1408/R	1672-2981	20.00	长沙市	http://znyx.cbpt.cnki.net	0.705	0.857
中药材	国家药品监督管理局中药材信息中心站	1978	月刊	元四辉	44-1286/R	1001-4454	35.00	广州市	http://zyca.chinajournal.net.cn		
中药新药与临床药理	广州中医药大学、中华中医药学会	1990	月刊	王省良	44-1308/R	1003-9783	20.00	广州市	http://www.zyxy.com.cn	1.281	1.593
中药药理与临床	中国药理学会、四川省中医药科学院	1985	双月刊	赵军宁 杜冠华	51-1188/R	1001-859X	30.00	成都市	http://zyyl.cbpt.cnki.net	1.246	1.560
中药与临床	成都中医药大学	2010	双月刊	彭成	51-1723/R	1674-926X	8.00	成都市		0.522	0.871
中医药导报	湖南省中医药学会、湖南省中医药管理局	1995	月刊	詹鸣	43-1446/R	1672-951X	16.00	长沙市	http://www.zyydb.com	0.699	0.925
中医药管理杂志	中华中医药学会	1993	半月刊	曹正逵	11-3070/R	1007-9203	20.00	北京市		0.142	0.179
中医药临床杂志	中医药临床杂志社、中华中医药学会	1988	月刊	王健	34-1268/R	1672-7134	25.00	合肥市	http://ahlc.cbpt.cnki.net	0.590	0.870
中医药通报	中华中医药学会、厦门市中医药学会	2002	双月刊	耿学斯	35-1250/R	1671-2749	60.00	厦门市	http://zyytbzz.cn	0.632	0.904
中医药文化	上海中医药大学、中华中医药学会	2005	双月刊	刘红宁	31-1971/R	1673-6281	20.00	上海市	http://ygwz.cbpt.cnki.net	0.283	0.400
中医药信息	中华中医药学会、黑龙江中医药大学	1984	双月刊	匡海学	23-1194/R	1002-2406	10.00	哈尔滨市	http://zyyxx.hljucm.net	1.629	2.335
中医药学报	中华中医药学会、黑龙江中医药大学	1973	月刊	匡海学	23-1193/R	1002-2392	10.00	哈尔滨市	http://zyyxx.hljucm.net/ch/index.aspx	1.005	1.309
肿瘤药学	湖南省肿瘤医院	2011	双月刊	任华益	43-1507/R	2095-1264	10.00	长沙市	http://www.zgzlyx.com	0.563	0.638
药学学报B（英文）	中国药学会、中国医学科学院药物研究所	2011	双月刊	蒋建东	10-1171/R	2211-3835	40.00	北京市	http://www.yxxb.com.cn:8081/apsb/EN/volumn/current.shtml	2.057	2.557
中国药理学报（英文版）	中国药理学会、中科院上海药物研究所	1980	月刊	丁建	31-1347/R	1671-4083	100.00	上海市	http://www.chinaphar.com	1.302	1.729
亚洲药物制剂科学（AJPS）（英文版）	沈阳药科大学	2006	双月刊	何仲贵	21-1608/R	1818-0876	60.00	沈阳市	https://ees.elsevier.com/ajps	0.532	0.758
亚洲传统医药（AJTM）（英文版）	沈阳药科大学	2006	双月刊	吴春福		1817-4337	60.00	沈阳市	http://asianjtm.syphu.edu.cn		
中草药（英文版）	天津药物研究院、中国医学科学院药用植物研究所	2009	季刊	刘昌孝	12-1410/R	1674-6384	35.00	天津市	http://www.tiprpress.com	0.712	0.856
中国天然药物（英文版）	中国科学大学、中国药学会	2003	月刊	孔令义	32-1845/R	2095-6975	50.00	南京市	http://www.cjnmcpu.com/	1.072	1.392
中国药学（英文版）	中国药学会	1992	月刊	张礼和	11-2863/R	1003-1057	40.00	北京市	http://www.jcps.ac.cn	0.363	0.462
药物分析学报（英文版）	西安交通大学	1985	双月刊	贺浪冲	61-1484/R	2095-1779	50.00	西安市	http://www.journals.elsevier.com/journal-of-pharmaceutical-analysis/	0.685	0.806
世界中医药杂志（英文版）	世界中医药学会联合会	2015	季刊	果德安 韩晶岩	10-1395/R	2311-8571	50.00	北京市	http://www.wjtcm.org/	0.464	0.625

注:复合影响因子和综合影响因子数据源自 CNKI 网站:http://epub.cnki.net/kns/in/

（赵莉）

2020 年 CSCD 收录的药学期刊

名　称	CSCD 2019～2020
北京中医药大学学报	C
毒理学杂志	C
国际药学研究杂志	—
华西药学杂志	E
解放军药学学报	—
南京中医药大学学报	C
沈阳药科大学学报	E
时珍国医国药	E
世界科学技术—中医药现代化	E
天然产物研究与开发	C
药物不良反应杂志	E
药物分析杂志	C
药学学报	C
中草药	C
中成药	C
中国海洋药物	C
中国抗生素杂志	C
中国临床药理学与治疗学	E
中国临床药理学杂志	C
中国生物制品学杂志	E
中国实验方剂学杂志	C
中国现代应用药学	C
中国新药与临床杂志	E
中国新药杂志	C
中国药科大学学报	C
中国药理学通报	C
中国药理学与毒理学杂志	—
中国药物化学杂志	E
中国药物依赖性杂志	E
中国药学杂志	C
中国医药工业杂志	E
中国中药杂志	C
中国中医药信息杂志	E
中华中医药杂志	E
中药新药与临床药理	C
中药药理与临床	C
药学学报（英文）	C
中国药理学报（英文版）	C
中国天然药物（英文版）	C
中国药学（英文版）	C
药物分析学报英文版	C

注：1. CSCD 收录与否数据源自：中国科学院文献情报中心：http://sciencechina.cn/cscd_source.jsp

（赵　莉）

2020 年北大核心收录的药学期刊

名　称	北大核心（2017 版）
北京中医药大学学报	R2(6)
毒理学杂志	无
广州中医药大学学报	无
国际药学研究杂志	R9(16)
华西药学杂志	无
江苏医药	无

（续表）

名　称	北大核心（2017 版）
南京中医药大学学报（自然科学版）	R2(15)
沈阳药科大学学报	R9(14)
时珍国医国药	R2(19)
世界科学技术—中医药现代化	R2(13)
天津医药	R(28)
天然产物研究与开发	R2(16)
药物分析杂志	R9(3)
药学学报	R9(1)
医药导报	R(27)
中草药	R2(1)
中成药	R2(8)
中国海洋药物	无
中国抗生素杂志	无
中国临床药理学杂志	R9(11)
中国生化药物杂志	无
中国实验方剂学杂志	R2(4)
中国现代应用药学	R9(5)
中国新药与临床杂志	R9(12)
中国新药杂志	R9(4)
中国药房	R9(15)
中国药科大学学报	R9(8)
中国药理学通报	R9(6)
中国药理学与毒理学杂志	R9(9)
中国药物化学杂志	R9(13)
中国药学杂志	R9(2)
中国医药工业杂志	R9(10)
中国医院药学杂志	R9(7)
中国疫苗与免疫	R1(15)
中国中药杂志	R2(2)
中华中医药学刊	R2(17)
中华中医药杂志	R2(7)
中药材	R2(10)
中药新药与临床药理	R2(14)
中药药理与临床	R2(12)

注：1. 北大核心期刊目录 2017 版适用 2018—2022 年期刊。

2020 年中信所药学期刊影响因子

名　称	中国科技核心	
	核心影响因子	拓展影响因子
安徽医药	0.898	4.525
安徽中医药大学学报	0.912	2.077
北方药学		1.352
北京中医药	0.839	1.515
北京中医药大学学报	1.196	2.073
长春中医药大学学报	0.801	2.272
成都中医药大学学报		1.672
当代医药论丛		无数据
东南国防医药	0.739	1.911
毒理学杂志	0.393	0.594
儿科药学杂志	0.671	1.873
福建医药杂志		0.938
福建中医药		0.963

中国药学年鉴 CHINESE PHARMACEUTICAL YEARBOOK 2020-2021

（续表）

名　称	中国科技核心	
	核心影响因子	拓展影响因子
甘肃医药		0.839
甘肃中医药大学学报	1.134	
广东药科大学学报	0.503	1.003
广西中医药		1.075
广西中医药大学学报		1.398
广州医药		1.224
广州中医药大学学报	1.055	2.651
贵州医药		2.950
贵州中医药大学学报		—
国际生物制品学杂志		0.237
国际药学研究杂志	0.600	0.965
国际医药卫生导报		1.918
国际中医中药杂志	0.524	2.002
国外医药抗生素分册		0.896
哈尔滨医药		1.225
海峡药学		0.983
河北医药	0.575	2.833
河北中医药学报	0.841	2.320
黑龙江医药		1.469
黑龙江医药科学		1.080
黑龙江中医药		1.273
湖北医药学院学报		无数据
湖北中医药大学学报	0.724	2.266
湖南中医药大学学报	0.998	2.753
华西药学杂志	0.786	1.105
化工与医药工程		无数据
淮海医药		1.467
环球中医药	0.842	1.651
吉林医药学院学报		1.269
吉林中医药	1.152	2.397
家庭医药-就医选药		无数据
家庭用药		0.013
家庭中医药		无数据
江苏医药		1.451
江苏中医药	0.700	1.730
江西医药		1.214
江西中医药		1.062
江西中医药大学学报		1.297
解放军医药杂志	1.016	3.345
今日药学		1.254
开卷有益求医问药		无数据
抗感染药学		1.317
辽宁中医药大学学报	0.977	2.303
临床合理用药杂志		无数据
临床药物治疗杂志	0.611	1.923
临床医药实践		—
临床医药文献电子杂志		无数据
南京中医药大学学报（自然科学版）	1.408	2.446

（续表）

名　称	中国科技核心	
	核心影响因子	拓展影响因子
内蒙古中医药		0.993
青岛医药卫生		1.433
青海医药杂志		无数据
山东医药	0.688	1.647
山东中医药大学学报	0.734	1.507
山西医药杂志		3.179
陕西中医药大学学报		1.065
上海医药		1.282
上海中医药大学学报	0.894	1.744
上海中医药杂志	0.946	1.629
神经药理学报		无数据
沈阳药科大学学报	0.417	0.648
时珍国医国药		1.347
实用临床医药杂志	0.524	3.756
实用药物与临床	0.640	2.093
实用医药杂志		0.930
实用中医药杂志		1.126
食品与药品	0.591	1.068
世界科学技术—中医药现代化	0.789	1.358
世界临床药物	0.639	1.611
世界中医药	1.074	2.662
首都食品与医药		无数据
数理医药学杂志		1.435
天津药学		无数据
天津医药	0.607	1.328
天津中医药	0.900	1.798
天津中医药大学学报	0.965	1.858
天然产物研究与开发	1.142	1.545
西北药学杂志	1.012	1.947
西部中医药	0.642	1.916
西藏医药		无数据
西南国防医药	0.379	1.414
现代药物与临床		2.831
现代医药卫生		1.168
现代中药研究与实践	0.615	1.213
现代中药		0.976
新疆中医		1.243
亚太传统医药		0.985
药品评价		1.024
药物不良反应杂志	0.684	1.381
药物分析杂志	1.117	1.484
药物流行病学杂志	0.582	1.236
药物评价研究	0.768	1.877
药物生物技术	0.463	0.971
药学服务与研究	0.430	1.275
药学教育		1.477
药学进展		0.725
药学实践杂志	0.711	1.514

（续表）

名　称	中国科技核心	
	核心影响因子	拓展影响因子
药学学报	1.471	1.848
药学研究		1.063
药学与临床研究	0.502	1.233
医药导报	0.950	2.003
医药论坛杂志		0.842
医药前沿		无数据
云南医药		0.756
云南中医中药杂志		1.048
浙江中医药大学学报	0.762	1.632
中草药	2.191	3.052
中成药	1.152	1.994
中国处方药		1.500
中国当代医药		无数据
中国海洋药物	0.405	0.577
中国合理用药探索		1.275
中国基层医药		2.544
中国抗生素杂志	0.908	1.636
中国临床药理学与治疗学	1.005	1.729
中国临床药理学杂志	0.952	2.455
中国临床药学杂志	0.456	1.152
中国民族民间医药		—
中国民族医药杂志		0.574
中国生物制品学杂志	0.438	0.684
中国实验方剂学杂志	2.206	3.149
中国实用医药		无数据
中国食品药品监管		0.910
中国现代药物应用		无数据
中国现代医药杂志		—
中国现代应用药学	0.928	1.494
中国现代中药	1.051	1.562
中国乡村医药		0.692
中国新药与临床杂志	0.890	1.745
中国新药杂志	0.876	1.435
中国药店		无数据
中国药房	1.211	2.565
中国药剂学杂志(网络版)		无数据
中国药科大学学报	0.789	1.054
中国药理学通报	1.458	2.342
中国药理学与毒理学杂志	0.902	1.169
中国药品标准		0.709
中国药师	0.649	1.323
中国药事	0.676	1.365
中国药物化学杂志	0.305	0.288
中国药物经济学		1.570
中国药物警戒	0.907	1.582
中国药物滥用防治杂志		0.848
中国药物评价		1.238
中国药物依赖性杂志	0.385	0.860

（续表）

名　称	中国科技核心	
	核心影响因子	拓展影响因子
中国药物应用与监测	0.697	1.573
中国药物与临床		无数据
中国药学杂志	0.923	1.377
中国药业	0.547	1.795
中国医药	1.152	2.905
中国医药导报	0.732	2.304
中国医药导刊		—
中国医药工业杂志	0.524	0.893
中国医药科学		1.809
中国医药生物技术	0.532	0.844
中国医药指南		无数据
中国医院药学杂志	0.949	2.165
中国医院用药评价与分析	0.459	2.397
中国疫苗和免疫	1.589	2.508
中国制药信息		无数据
中国中药杂志	2.318	3.111
中国中医药科技		1.634
中国中医药图书情报杂志		0.982
中国中医药现代远程教育		1.095
中国中医药信息杂志	1.050	1.984
中华中医药学刊	1.339	3.186
中华中医药杂志	1.566	2.429
中南药学	0.611	1.067
中药材	0.831	1.300
中药新药与临床药理	1.093	1.691
中药药理与临床		1.688
中药与临床		无数据
中医药导报	0.604	1.273
中医药管理杂志		无数据
中医药临床杂志		1.435
中医药通报		1.316
中医药文化		0.510
中医药信息		3.153
中医药学报	0.824	1.889
肿瘤药学	0.385	1.304
Acta Pharmaceutica Sinica B	1.847	2.051
Acta Pharmacologica Sinica	1.212	1.456
Asian Journal of Pharmaceutical Sciences		—
Asian Journal of Traditional Medicines		无数据
Chinese Herbal Medicines	0.707	0.858
Chinese Journal of Natural Medicines	0.995	1.201
Journal of Pharmaceutical Analysis		0.700
Journal of Chinese Pharmaceutical Sciences	0.290	0.463
World Journal of Traditional Chinese Medicine	0.386	0.714

注:1.拓展影响因子数据源自 2021 年版中国科技期刊引证报告（扩刊版）;2.核心影响因子数据源自 2021 年版中国科技期刊引证报告(核心版)自然科学卷。

（赵　莉）

药学记事

Events

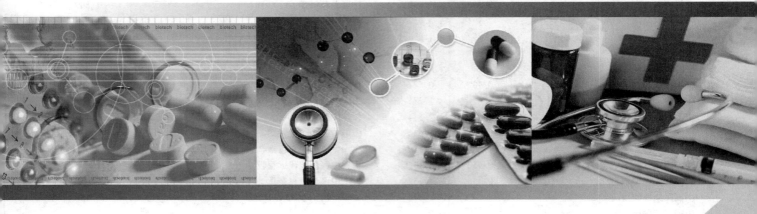

2019 年

1 月

2 日　贵阳中医学院更名为贵州中医药大学。至此，云南中医学院、西藏藏医学院、贵阳中医学院已相继完成更名，分别更名为云南中医药大学、西藏藏医药大学和贵州中医药大学。

2 日*　我国首个由研发机构作为药品上市许可持有人进行委托生产的中药新药品种——金蓉颗粒获批上市。

4 日*　国家药品监督管理局发布仿制药参比制剂目录（第十九批）。据统计，从 2017 年 3 月 17 日发布仿制药参比制剂目录（第一批），截至目前，国家药监部门共发布 19 批仿制药参比制剂目录。不同规格计算在内，共计 1 151 个品规。

8 日　2018 年度国家科学技术奖励大会在人民大会堂举行，278 个项目和 7 名科技专家获奖。约 30 个医药领域项目名列其中，"脑起搏器关键技术、系统与临床应用"项目获科技进步奖一等奖，其他项目分别获得自然科学奖、技术发明奖、科技进步奖二等奖（详见附录）。

10 日　由中国医药新闻信息协会政策研究中心、创新大健康产业联盟主办 2018（第三届）APEC 国际大健康会议在北京举办。

11 日　由中国中医药报社推选的"2018 年度中国中医药新闻人物"揭晓，中国中医科学院研究员屠呦呦当选。

11 日　中华医学科技奖（2018）颁奖大会在北京召开。80 项中西医科技成果获医学科学技术奖，其中 3 项中医药科技项目获奖。上海中医药大学附属龙华医院、北京中医药大学东直门医院的"斡旋三焦法治疗慢性肾病的机制与临床应用研究"获二等奖；上海中医药大学、上海市中西医结合医院等的"含黄酮类活性成分中药新型给药系统研究与推广应用"，上海中医药大学附属曙光医院、湖北省中医院的"补肾健脾论治慢性乙型肝炎的理论创新和临床实践"均获三等奖。

12 日　在中国中医药报创刊 30 周年座谈会上，2018 年中医药十大新闻揭晓（详见附录）。

30 日*　"共生中医"中医药跨界工程首届论坛在北京举行，聚焦中医新科技工具和创新服务系统设计，驱动中医药跨界工程与大健康产业发展。北京市中医管理局局长屠志涛、国医大师石学敏等出席论坛。

2 月

1 日*　教育部公布了首批省部共建协同创新中心的名单，上海中医药大学"上海中医药慢性病防治与健康服务省部共建协同创新中心"位列其中。

22 日　国家药品监管局批准了上海复宏汉霖生物制药有限公司研制的利妥昔单抗注射液（商品名：汉利康）的上市注册申请。该药是国内获批的首个生物类似药，主要用于非霍奇金淋巴瘤的治疗。

27 日　国家卫生健康委员会发布《罕见病诊疗指南（2019 年版）》。

3 月

5 日　国家医疗保障局发布《关于国家组织药品集中采购和使用试点医保配套措施的意见》，"4＋7"带量采购医保支付标准出台。

11 日　十三届全国人大二次会议新闻中心举行记者会，邀请国家市场监督管理总局局长张茅、国家药品监督管理局局长焦红、国家知识产权局局长申长雨就"加强市场监管维护市场秩序"相关问题回答中外记者提问。焦红重点介绍了国家药监局正在推进建立疫苗监管长效机制的相关举措。

15 日　十三届全国人大二次会议表决通过了关于政府工作报告的决议。在 2019 年政府工作任务中，直接涉及医药行业的修改有 9 处，分别为补充"加快儿童药物研发"，补充"加强罕见病用药保障"，补充"深化医保支付方式改革，优化医保支出结构"，补充"完善药品集中采购和使用机制"，补充"发展'互联网＋医疗健康'"，"加强基层医护人员培养"改为"加强基层医疗卫生机构能力建设和医护人员培养"，补充"抓好传染病、地方病、青少年近视防治"，补充"完善生育配套政策"，补充"加强健康教育和健康管理"。

17 日　国家药品监管局发布《关于开展药品零售企业执业药师"挂证"行为整治工作的通知》，决定在全国范围内开展药品零售企业执业药师"挂证"行为整治，整治工作为期 6 个月。

20 日　国家药品监管局、人力资源和社会保障部联合发布《关于印发〈执业药师职业资格制度规定〉〈执业药师职业资格考试实施办法〉的通知》。

21 日　中国健康传媒集团与重庆三峡医药高等专科学校在北京举行战略合作协议签约仪式。中国健康传媒集团董事长吴少祯、副总经理汪彦斌，重庆三峡医药高等专科学校党委委员、副校长沈力等出席签约仪式。

28 日　国家药品监管局药品审评中心发布关于第二批临床急需境外新药的公示，对遴选出的 30 个境外已上市的临床急需境外新药名单，按程序公示征求意见。此次公示的名单主要为罕见病药物，其中包括治疗涵盖肾上腺皮质癌的米托坦以及 Vigabatrin（治疗婴儿痉挛症；顽固性复杂性部分癫痫发作）、Edaravone（治疗肌萎缩侧索硬化，俗称"渐冻症"）等临床急需的药品。

28 日　国家药品监管局药品审评中心公示《化学仿制药参比制剂目录（第二十一批）》，发布 327 个化学仿制药参比制剂。

4 月

1 日　工信部规划司发布 2018 年国家新型工业化产业示范基地发展质量评价结果，并公布 28 家五星级示范基地，生物医药方面上海张江高科技园区上榜。

1 日*　公安部、国家卫生健康委、国家药监局联合发布公告，宣布从 5 月 1 日起将芬太尼类物质列入《非药用类麻醉药品和精神药品管制品种增补目录》。

17 日　国家医疗保障局正式公布《2019 年国家医保药品目录调整工作方案》。

17 日　"中国中医药科技期刊做精做强专家组"第二次工作会议在北京召开。会议公布了首部《中医药科技期刊评价指标体系及释义》，为高质量中医药科技期刊分级目录的产生提供了科学依据。

19 日　国家药品监督管理局食品药品审核查验中心发布《关于阿加曲班注射液等 2 个化学仿制药注射剂注册生产现场检查计划的通告》，计划对山东新时代药业有限公司的阿加曲班注射液（20ml：10 mg）和湖南赛隆药业有限公司的注射用帕瑞昔布钠（40 mg，以帕瑞昔布计）开展注册生产现场检查。

23 日　十三届全国人大常委会第十次会议分组审议药品管理法修订草案。这意味着颁布于 1984 年的《中华人民共和国药品管理法》（以下简称《药品管理法》）在 2001 年首次修订之后，迎来了第二次全面修订。

24 日　疫苗管理部际联席会议召开第一次全体会议。联席会议召集人、市场监管总局局长张茅和国家卫生健康委主任马晓伟出席会议并讲话，市场监管总局、国家卫生健康委、国家药监局、中央宣传部、中央编办、国家发展改革委、科技部、工业和信息化部、公安部、司法部、财政部、人力资源社会保障部、国务院国资委等成员单位的负责同志和联络员参加会议。

25 日　由山东中医药学会主办、潍坊市中医院承办的第四届华东地区基层中医药发展大会在潍坊市举行，华东六省一市的中医药从业者聚集一堂共商中医药振兴发展。

25 日　第二届"北京中医药大学岐黄奖"颁奖仪式在北京举行。本届"北京中医药大学岐黄奖"中医类、中药类获奖者分别为国医大师路志正、中国科学院院士陈竺。

30 日　国家药品监管局发布公告，经国家药监局与香港特别行政区政府卫生署审查，香港特别行政区养和医院有限公司综合肿瘤科专业通过药物临床试验机构资格认定检查，此外，威尔斯亲王医院、玛丽医院、香港眼科医院三家香港医疗机构 31 个专业已通过药物临床试验机构复查评估。上述四家医疗机构可接受药品注册申请人委托，开展经国家药监局批准的药物临床试验。

5 月

6 日*　《中国医药报》开通官方微博账号"中国医药报"。

8 日*　从中国医药保健品进出口商会举办的 2019 世界制药原料中国展（CPhI China）系列展会媒体发布会上获悉，2018 年我国植物提取物进出口总额创历史新高，总规模达 30.94 亿美元。其中，出口额为 23.68 亿美元，同比增长 17.79%。

9 日　国家药品监管局发布《2018 年度药品监管统计年报》。

9~10 日　国家药品监管局局长焦红在广东省调研对接支持粤港澳大湾区建设工作，并召开座谈会听取意见建议。

14 日　中国健康传媒集团与国家开放大学在北京签署战略合作协议。

17 日　国家药品监管局发布信息，非小细胞肺癌靶向药物达可替尼片（商品名：多泽润）获批上市。该药由美国辉瑞申报上市，用于表皮生长因子受体（EGFR）19 号外显子缺失突变或 21 号外显子 L858R 置换突变的局部晚期或转移性非小细胞肺癌（NSCLC）患者的一线治疗。

21 日　由国家药品监管局主办，中国食品药品检定研究院、中国药学会承办的 2019 年"药品科技活动周"启动仪式暨公众开放日活动在中检院举行。国家药监局党组成员、副局长徐景和出席并讲话，中国药学会理事长孙咸泽致辞，中检院院长李波主持。

23 日　国家药品监管局发布《中药保护品种公告（第

中国药学年鉴

CHINESE PHARMACEUTICAL YEARBOOK

2020-2021

4 号）》，批准新疆维吾尔药业有限责任公司生产的复方木尼孜其颗粒为首家中药二级保护品种，保护品种号为 ZYB2072019003，保护期限自公告日起 7 年。

27 日　辉瑞公司宣布其新型抗生素——思福妥 ZAV-ICEFTA（注射用头孢他啶阿维巴坦钠 2.5 g）于 5 月 21 日获国家药品监管局批准上市，该药将助力医生应对多重耐药革兰阴性菌感染引起的临床治疗需求未满足问题。

31 日　国家药品监管局发布信息，国产 1 类创新药本维莫德乳膏通过优先审评程序获批上市，用于局部治疗成人轻至中度稳定性寻常型银屑病。

6 月

20 日　国家药品监管局和海南省政府在海口市召开工作座谈会，共商推进海南自贸区医药领域创新发展大计。海南省省长沈晓明、国家药监局局长焦红出席会议。

21 日*　由中国食品药品检定研究院主办的"2019 中国药品质量安全年会暨药品质量技术培训会"在成都召开。会议设置了中药、化学药品、生物制品、医疗器械、药用辅料和包装材料、诊断试剂 6 个分会场，近 1 500 人参会。

21 日　"中印药品监管交流会"在上海召开。

27 日　国家药品监管局与中国中医科学院、北京中医药大学签署中药监管科学研究合作协议，成立中药监管科学研究中心、中药监管科学研究院。

29 日　历经最高立法机关三次审议，十三届全国人大常委会第十一次会议表决通过了《中华人民共和国疫苗管理法》。该法自 2019 年 12 月 1 日起施行。

7 月

1 日　国家药品监管局发布《2018 年度药品审评报告》。国家药监局药品审评中心全年审评通过 106 个新药（按品种统计），包含 2 个新中药复方制剂、9 个 1 类创新药和 67 个进口原研药；313 件药品注册申请被纳入优先审评程序，其中 83 个品种通过优先审评程序加速获批上市；57 个品种通过口服固体制剂仿制药质量和疗效一致性评价；第一批遴选的 48 个临床急需境外新药中，10 个品种已获批上市。

1 日　国家卫健委和国家中医药管理局发布《第一批国家重点监控合理用药药品目录（化药及生物制品）》，神经节苷脂等 20 种药品的使用将被重点监控。

5 日　全国首个综合性、公益性药品上市许可持有人（MAH）信息平台"药成"在泰州上线。药品上市许可持有人、生产企业和第三方服务机构今后可通过"药成"微信小程序，更便捷地寻找合作项目。

15 日　国家药品监管局发布首批重点实验室名单。首批重点实验室共 45 家，含中药 13 家、化药 8 家、生物制品 4 家、辅料包材 3 家、多领域交叉 5 家、医疗器械 8 家、化妆品 4 家。

18 日　国家药品监管局英文网站正式上线，这是国家药监局组建后，全面推进药品监管信息公开、加强与公众交流的又一重要举措。

25～26 日　2019 年全国药品监管政策法规工作会议在北京召开。

8 月

7 日*　科技部会同国家卫生健康委召开"重大新药创制"科技重大专项新闻发布会，集中发布新药创制专项自 2008 年启动以来的重大成果。统计显示，截至 2019 年 7 月，专项支持的 139 个品种获得新药证书，其中一类新药 44 个。

19 日　国家药品监管局发布新修订的《药品质量抽查检验管理办法》。

20 日　国家医保局、人社部正式发布新版《国家基本医疗保险、工伤保险和生育保险药品目录》。新版药品目录共纳入 2 643 个药品，其中新增品种 148 个，调出品种 150 个，将于 2020 年 1 月 1 日起正式实施。

25 日　由中国医药工业信息中心主办的 2019 年（第 36 届）全国医药工业信息年会在连云港开幕。会议发布了 2018 年度中国医药工业百强企业榜单。会议还发布了"2019 年中国医药研发产品线最佳工业企业""2019 年中国医药工业最具投资价值企业（非上市）"和"2019 年中国医药工业最具成长力企业"榜单，同时对中国医药企业社会责任优秀案例进行展示。

27 日　国家卫健委、工业和信息化部、国家药监局联合发布《第三批鼓励研发申报儿童药品清单》。此次发布的清单，包括阿司匹林口服溶液剂等 34 种药品，涉及鼻用喷雾剂、胶囊剂、颗粒剂等 11 种剂型。

26 日　第十三届全国人大常委会第十二次会议表决通过新修订《中华人民共和国药品管理法》。新修订《药品管理法》将于今年 12 月 1 日起正式施行。

9 月

6 日[*] 由中国健康传媒集团旗下《中国食品药品监管》杂志社编辑的内部刊物《药品监管科学研究》面世。

5～7 日 2019 年中国药学大会在石家庄市召开。此次大会主题是"推进药学科学发展,服务健康中国战略"。大会宣布成立战略发展专家委员会;颁发了第十四届中国药学会科学技术奖 15 项、第四届中国药学会—以岭生物医药奖、第七届中国药学会—施维雅青年医院药学奖。会议期间,71 位特邀专家在 13 个分会场作专题报告。中国药学会常务理事、监事,中国药学会科技奖等获奖代表,以及来自科研院所、高等院校、医疗机构、医药企业、监管机构等领域的 1 700 余人参会。

9～10 日 药品智慧监管技术交流培训会在北京举办。此次培训会是新一轮机构改革后药监系统首次举办的全国性网络安全和信息化工作培训会,也是《国家药品监督管理局关于加快推进药品智慧监管的行动计划》印发后的首个技术交流会。

17 日 由中国健康传媒集团主办、山东省药品监管局协办、《中国医药报》社承办的新修订《药品管理法》宣贯大会在济南召开。

18 日 第十届中国(泰州)国际医药博览会在泰州中国医药城开幕。

18～19 日 由中国健康传媒集团、泰州中国医药城联合主办的药品监管科学及立法研讨会在泰州举行。

20 日 由浙江省台州市人民政府、中国药科大学、浙江省药品监督管理局和中国药品监督管理研究会共同主办的"2019·第五届中国医药产业发展与监管(台州)论坛暨项目技术合作对接会"在台州举行。

20～21 日 由中国国家药品监督管理局和广西壮族自治区人民政府共同主办的第 5 届中国—东盟药品合作发展高峰论坛在南宁举行。国家药监局局长焦红、广西壮族自治区副主席李彬出席论坛并讲话。

23 日 国家卫生健康委、国家发展改革委、教育部、科技部、财政部、生态环境部、国家医保局、国家中医药局、国家药监局、国务院扶贫办等 10 部门联合发布《健康中国行动——癌症防治实施方案(2019—2022 年)》。

10 月

9 日 国家卫生健康委发布《第一批鼓励仿制药品目录》。

10 日 "2019 中国化学制药行业年度峰会"在南昌举办。会议发布了由中国化学制药工业协会、中国医药商业协会、中国非处方药物协会、中国医药企业发展促进会、国药励展展览有限责任公司共同组织推荐的"2019 中国化学制药行业优秀企业和优秀产品品牌榜"。其中包括 2019 中国医药行业企业集团十强、2019 中国化学制药行业优秀企业品牌、2019 中国化学制药行业优秀产品品牌及 2019 中国化学制药行业特设奖,共计四大板块 27 个奖项。

15 日 国家药品不良反应监测中心发布《国家药品不良反应监测年度报告(2018 年)》。

15 日 中国疫苗行业协会在北京举行成立大会。

17 日 由国家药品监督管理局主办,中国药学会、人民网健康频道承办的 2019 年全国安全用药月启动仪式暨第四届中国药品安全论坛在北京举办,启动仪式上中国药学会发布了"2019 年公众十大用药提示"。

20 日 由国家药品监督管理局指导、中国药品监督管理研究会主办的"第四届中国药品监管科学大会(2019)"在北京召开,大会主题为"新体制新要求新挑战——药品科学监管服务公众健康"。国家药监局党组成员、副局长徐景和出席并讲话。中国药品监督管理研究会会长邵明立主持会议。

22 日 联合国教科文组织公布 2019 年度联合国教科文组织—赤道几内亚国际生命科学研究奖获奖名单,共 3 人获奖,其中包括来自中国的屠呦呦。该奖项旨在奖励提高人类生活质量的杰出生命科学研究。

25 日 由国家药品监督管理局人事司、全国博士后管理委员会办公室、中国博士后科学基金会共同主办,国家药监局高级研修学院、中国食品药品检定研究院、清华大学药学院承办的第四届"全国药品安全与监管博士后论坛"在北京举办。

11 月

2 日 首个国产抗阿尔茨海默病创新药甘露特钠胶囊(有效成分:甘露寡糖二酸;商品名:九期一)获有条件批准上市,用于治疗轻度至中度阿尔茨海默病,改善患者认知功能。该药是以海洋褐藻提取物为原料制备获得的低分子酸性寡糖化合物,是我国拥有自主知识产权的创新药,获得国家"重大新药创制"科技重大专项支持。

2 日 第十九届中国药师周在重庆开幕。本届药师周活动以"凝聚药师智慧助力健康中国"为主题,围绕实施"健康中国"战略,就我国医药创新战略和发展规划、新时代药学服务发展模式、科技创新和科学传播融合等问题进行深入交流和研讨。开幕式上，发布了《2019 年中国药学会医院用药监测报告》。

7 日　2019 医药创新与发展国际会议在山东省烟台市开幕。

13~14 日　由国家药品监督管理局指导、中国健康传媒集团主办的 2019 智慧监管创新大会在北京举行。大会上发布了《2019 年药品舆情报告》。

21 日*　由国家药品监督管理局药品评价中心（国家药品不良反应监测中心）主办的第七届中国药物警戒大会在广州召开。

22 日　中国工程院公布 2019 年院士增选结果，共选举产生 75 位院士和 29 位外籍院士，其中医药卫生学部共有 10 人。

28 日　2018 年全国安全用药月活动之"寻找身边最美药师"活动最终入选人员名单揭晓，共有 10 名执业药师成为佼佼者。这 10 名"身边最美药师"是：新疆维吾尔自治区昌吉市乐普生医药有限责任公司王君兰、沈阳海王星辰医药有限公司李洋、江苏省连云港康济大药房有限公司吴舟、宁夏回族自治区益可思大药房连锁有限公司张永贵、上海市养和堂药业连锁经营有限公司乳山店陆萍、国药控股国大药房内蒙古有限公司一百四十一门店赵海霞、河南省医药超市有限公司侯惠鸣、山西仁和大药房连锁有限公司十六中店谢东杰、南京医药合肥大药房连锁有限公司合肥大药房魏雪鸿、上海华氏大药房有限公司魏骏。

28 日　国家医保局就 2019 年国家医保谈判准入药品名单召开新闻发布会。

29 日*　由沈阳药科大学主办的"药品监管科学高端论坛暨沈阳药科大学药品监管科学研究院成立大会"在沈阳召开。沈阳药科大学作为国家药品监督管理局药品监管科学研究基地正式揭牌运行。

12 月

1 日　《疫苗管理法》和新修订《药品管理法》正式施行，这在我国药品监管法治建设史上具有里程碑式意义。

13 日*　国家药品监督管理局批准齐鲁制药有限公司研制的贝伐珠单抗注射液（安可达）上市。该产品是国内获批的首个贝伐珠单抗生物类似药，主要用于晚期、转移性或复发性非小细胞肺癌、转移性结直肠癌的治疗。

20 日*　由中国行业报协会组织的第三十三届（2018 年度）中国产经新闻奖评选揭晓。中国医药报社共有 13 件作品获奖，获奖数量及奖项类别均创新高。

31 日　国家药品监督管理局发布，玉溪沃森生物技术有限公司申报的 13 价肺炎球菌多糖结合疫苗（以下简称 13 价肺炎结合疫苗）、厦门万泰沧海生物技术有限公司申报的双价人乳头状瘤病毒疫苗（大肠埃希菌）（馨可宁）获批上市。13 价肺炎结合疫苗是首个国产 13 价肺炎球菌多糖结合疫苗；馨可宁是首个获批的国产人乳头状瘤病毒疫苗，适用于 9~45 岁女性。

2020 年

1 月

6~7 日　2020 年全国卫生健康工作会议在北京召开。

7 日　《中国中医药报》社有限公司舆情监测研究中心联合全国中医药新媒体联盟共同发布 2019 年度全国中医药机构微信总榜单，包含"中医药政务""中医医院服务号""中医医院订阅号"等 6 个类别。

9 日　第二届海峡两岸应用国学论坛暨汤用彤学术奖颁奖仪式在北京举行。北京中医药大学国学院院长张其成获颁 2020 年"汤用彤国学奖"，以表彰他在易道文化和大医文化方面做出的杰出贡献。

9~10 日　2020 年全国中医药局长会议在北京召开。

10 日　2019 年度国家科学技术奖在北京揭晓，296 个项目获奖，其中国家自然科学奖 46 项、国家技术发明奖 65 项、国家科学技术进步奖 185 项。医药领域 35 个项目名列其中（详见附录）。

11 日　海南博鳌乐城国际医疗旅游先行区医疗药品监督管理局正式揭牌。这是全国首个由卫生健康部门和药监部门共同设立的医疗药品监管机构，创新实施了"卫生 + 药品"一体化监管模式，这是海南省政府创新监管模式的又一重大举措。

16~17 日　全国药品监督管理暨党风廉政建设工作会议在北京召开。

18~19 日　全国药品注册管理和上市后监管工作会议在北京召开。

20 日*　2019 年中医药十大新闻评选活动结果揭晓（详见附录）。

20 日　国家卫生健康委在北京召开媒体通气会，邀请钟南山、高福、曾光、李兰娟、袁国勇等国家卫生健康委高级别专家组成员，就武汉新型冠状病毒感染的肺炎疫情相关情况回答媒体提问。

25 日　国家中医药管理局组织中国中医科学院广安门医院、西苑医院中医专家组成医疗队，赶赴湖北省武汉市新型冠状病毒感染的肺炎防疫一线，参与疫病的防治工作。

2 月

3 日　国家科技应急攻关项目——中西医结合防治新冠状病毒感染的肺炎的临床研究在武汉启动，该项目由中国工程院院士张伯礼负责，已在中国临床试验注册中心完成注册，湖北省、京津冀地区和广东省多地区的医疗机构参与研究。目前，研究团队已完成研究数据库的构建及医务人员培训，正式开始纳入病例。

3 日　中共中央政治局常务委员会召开会议，听取中央应对新型冠状病毒感染的肺炎疫情工作领导小组和有关部门关于疫情防控工作情况的汇报，研究下一步疫情防控工作。中共中央总书记习近平主持会议并发表重要讲话。

3 日　国务院应对新型冠状病毒感染的肺炎疫情联防联控机制举行新闻发布会。

3 日　国家药品监督管理局召开党组扩大会议，传达学习贯彻习近平总书记在中央政治局常委会会议上的重要讲话精神，研究进一步落实中央决策部署，抓实抓细药监部门疫情防控各项工作。

4 日　国家药品监督管理局发布《关于严厉打击制售假劣药品医疗器械违法行为切实保障新型冠状病毒感染肺炎疫情防控药品医疗器械安全的通知》，要求全力保障疫情防控。

5 日　中共中央总书记习近平主持召开中央全面依法治国委员会第三次会议并发表重要讲话。习近平强调，要在党中央集中统一领导下，始终把人民群众生命安全和身体健康放在第一位，从立法、执法、司法、守法各环节发力，全面提高依法防控、依法治理能力，为疫情防控工作提供有力法治保障。

6 日　国务院总理、中央应对新型冠状病毒感染肺炎疫情工作领导小组组长李克强主持召开领导小组会议。

6 日　湖北省人社厅、省卫生健康委发布《关于给予张定宇和张继先同志记大功奖励的决定》。其中，湖北省中西医结合医院呼吸内科主任张继先凭借对传染病疫情的高度敏感，最早判断并坚持上报，是全省疫情上报"第一人"。

7 日　国家卫生健康委员会办公厅和国家中医药管理局办公室联合印发通知，根据近期中医药临床救治及疗效观察情况，推荐各地使用"清肺排毒汤"。

8 日　国务院联防联控机制召开新闻发布会，会上新闻发言人现场宣布了国家卫生健康委关于新型冠状病毒肺炎暂命名事宜的通知：新型冠状病毒感染的肺炎统一称谓为"新型冠状病毒肺炎"，简称"新冠肺炎"，英文名为"Novel coronavirus pneumonia"，简称为"NCP"。

8 日　国家药品监督管理局党组书记李利赴北京邦维高科特种纺织品有限公司，督导调研医用防护服生产供应和质量管理工作。李利强调，要深入学习贯彻习近平总书记重

要讲话和中共中央政治局常委会会议精神，按照中央应对新型冠状病毒感染肺炎疫情工作领导小组的部署要求，坚决服从大局、服从指挥，全力以赴做好医用防护服供应保障和质量管理，切实保障疫情防控工作需要。

10 日　中共中央总书记习近平在北京调研指导新型冠状病毒肺炎疫情防控工作时强调，当前疫情形势仍然十分严峻，各级党委和政府要坚决贯彻党中央关于疫情防控各项决策部署，坚决贯彻坚定信心、同舟共济、科学防治、精准施策的总要求，再接再厉、英勇斗争，以更坚定的信心、更顽强的意志、更果断的措施，紧紧依靠人民群众，坚决把疫情扩散蔓延势头遏制住，坚决打赢疫情防控的人民战争、总体战、阻击战。

11 日　国务院应对新型冠状病毒感染肺炎疫情联防联控机制举行新闻发布会，介绍切实加强疫情科学防控，有序做好企业复工复产工作有关情况。会议通报，据 2 月 10 日全国 22 个重点省份的最新数据显示，口罩企业的复工率已经超过 76%，防护服企业的复工率为 77%。

11 日　国务院总理李克强主持召开国务院常务会议，进一步部署在全力以赴抓好疫情防控同时，加强经济运行调度和调节，更好保障供给。

12 日　中共中央政治局常务委员会召开会议，听取中央应对新型冠状病毒感染肺炎疫情工作领导小组汇报，分析当前新冠肺炎疫情形势，研究加强疫情防控工作。中共中央总书记习近平主持会议并发表重要讲话。

13 日　中国务院总理、中央应对新冠肺炎疫情工作领导小组组长李克强主持召开领导小组会议。

14 日　中共中央总书记习近平主持召开中央全面深化改革委员会第十二次会议并发表重要讲话。习近平强调，确保人民群众生命安全和身体健康，是我们党治国理政的一项重大任务。既要立足当前，科学精准打赢疫情防控阻击战，更要放眼长远，总结经验、吸取教训，针对这次疫情暴露出来的短板和不足，抓紧补短板、堵漏洞、强弱项，该坚持的坚持，该完善的完善，该建立的建立，该落实的落实，完善重大疫情防控体制机制，健全国家公共卫生应急管理体系。

17 日　国务院总理、中央应对新冠肺炎疫情工作领导小组组长李克强主持召开领导小组会议。

19 日*　中共中央总书记习近平就关心爱护参与疫情防控工作的医务人员专门作出重要指示，强调医务人员是战胜疫情的中坚力量，务必高度重视对他们的保护、关心、爱护，从各个方面提供支持保障，使他们始终保持强大战斗力、昂扬斗志、旺盛精力，持续健康投入战胜疫情斗争。

23 日　统筹推进新冠肺炎疫情防控和经济社会发展工作部署会议在北京召开。中共中央总书记、国家主席、中央军委主席习近平出席会议并发表重要讲话。

26 日　中共中央政治局常务委员会召开会议，听取中央应对新型冠状病毒感染肺炎疫情工作领导小组汇报，分析当

中国药学年鉴 CHINESE PHARMACEUTICAL YEARBOOK 2020-2021

前疫情形势,研究部署近期防控重点工作。中共中央总书记习近平主持会议并发表重要讲话。

28 日　国务院总理、中央应对新冠肺炎疫情工作领导小组组长李克强赴国家新冠肺炎药品医疗器械应急平台考察。

3 月

2 日　中共中央总书记习近平在北京考察新冠肺炎防控科研攻关工作,代表党中央向奋斗在疫情防控科研攻关一线的广大科技工作者表示衷心的感谢和诚挚的问候

3 日　国务院总理李克强主持召开国务院常务会议,部署完善"六稳"工作协调机制,有效应对疫情影响促进经济社会平稳运行;确定支持交通运输、快递等物流业纾解困难加快恢复发展的措施;决定加大对地方财政支持,提高保基本民生保工资保运转能力。

4 日　中共中央政治局常务委员会召开会议,研究当前新冠肺炎疫情防控和稳定经济社会运行重点工作。中共中央总书记习近平主持会议并发表重要讲话。

10 日　在抗击新冠肺炎疫情的关键时刻,中共中央总书记习近平赴湖北省武汉市考察疫情防控工作。

23 日　中国食品药品检定研究院发布《国家药品抽检年报(2019 年)》。

26 日　国家主席习近平在北京出席二十国集团领导人应对新冠肺炎特别峰会。习近平强调,新冠肺炎疫情正在全球蔓延,国际社会最需要的是坚定信心、齐心协力、团结应对,全面加强国际合作,凝聚起战胜疫情强大合力,携手赢得这场人类同重大传染性疾病的斗争。

27 日　由中国医学科学院、北京协和医学院药物研究所与北京五和博澳药业有限公司共同研发申报的中药新药桑枝总生物碱片获批上市。该药主要成分为桑枝中提取得到的总生物碱,临床试验结果显示与安慰剂对照组间比较有统计学差异,可有效降低 2 型糖尿病受试者糖化血红蛋白(HbA1c)水平。

30 日　国家市场监督管理总局以总局 27 号令公布《药品注册管理办法》,以 28 号令公布《药品生产监督管理办法》,两部规章将于 2020 年 7 月 1 日起正式施行。

31 日　商务部、海关总署、国家药品监督管理局就有序开展医疗物资出口发布公告。根据公告,自 4 月 1 日起,出口新型冠状病毒检测试剂、医用口罩、医用防护服、呼吸机、红外体温计的企业向海关报关时,须提供书面或电子声明,承诺出口产品已取得我国医疗器械产品注册证书,符合进口国(地区)的质量标准要求。海关凭药品监督管理部门批准的医疗器械产品注册证书验放。

4 月

8 日　中共中央政治局常务委员会召开会议,中共中央总书记习近平主持会议并发表重要讲话。他指出,面对严峻复杂的国际疫情和世界经济形势,我们要坚持底线思维,做好较长时间应对外部环境变化的思想准备和工作准备。要统筹推进疫情防控和经济社会发展工作,外防输入、内防反弹防控工作决不能放松,经济社会发展工作要加大力度。要坚持在常态化疫情防控中加快推进生产生活秩序全面恢复,抓紧解决复工复产面临的困难和问题,力争把疫情造成的损失降到最低限度,确保实现决胜全面建成小康社会、决战脱贫攻坚目标任务。

9 日　第十一届药典委员会执行委员会会议日前在北京召开,会议审议并通过了《中国药典》2020 年版草案。

10 日　国家药品不良反应监测中心发布《国家药品不良反应监测年度报告(2019 年)》。

14 日　国务院联防联控机制举行新闻发布会,介绍新冠肺炎药物研发、疫苗研制等科研攻关进展。发布会通报,4 月 12 日、4 月 13 日由中生集团武汉生物制品研究所有限责任公司与中国科学院武汉病毒研究所联合申报研发的新型冠状病毒灭活疫苗(Vero 细胞)、北京科兴中维生物技术有限公司和北京科兴生物制品有限公司联合申报的新型冠状病毒(SARS-CoV-2)灭活疫苗先后获批进入临床试验。

26 日　国家药品监督管理局、国家卫生健康委发布公告,公布新修订的《药物临床试验质量管理规范》(以下简称《规范》),修订后的《规范》自 2020 年 7 月 1 日起施行。

26 日　武汉市肺科医院 77 岁的新冠肺炎患者丁某第二次核酸检测结果为阴性,临床症状解除,达到出院标准。至此,武汉市在院新冠肺炎患者清零。

29 日　中国中医科学院援鄂抗疫专题报告会召开,黄璐琦院士、仝小林院士及 8 位医疗队队员从医疗护理、科研攻关、物资保障等方面报告了前线工作情况、先进事迹和取得的成绩。

29 日　由陕西省药监局与西安交通大学合作共建的西北药品监管科学研究院揭牌仪式在西安交通大学举行,西安交通大学党委书记张迈曾、省药监局党组书记、局长应宏锋出席并讲话。

5 月

30 日　中国科技会堂举办了第二届全国创新争先奖表

彰奖励大会,其中,天津中医药大学校长张伯礼院士、中国中医科学院院长黄璐琦院士、中国中医科学院广安门医院研究员仝小林院士、中国中医科学院中药研究所陈士林获第二届全国创新争先奖章。

6 月

4 日　国务院总理、中央应对新冠肺炎疫情工作领导小组组长李克强主持召开领导小组会议。

7 日　国务院新闻办公室发布《抗击新冠肺炎疫情的中国行动》白皮书。这一白皮书是真实记录中国抗疫艰辛历程的重要文献,约 3.7 万字,包括前言、正文和结束语。正文分为四个部分,分别是中国抗击疫情的艰辛历程、防控和救治两个战场协同作战、凝聚抗击疫情的强大力量、共同构建人类卫生健康共同体。

7 月

2 日　国家药品监督管理局、国家卫生健康委联合发布公告,颁布 2020 年版《中华人民共和国药典》(以下简称《中国药典》)。新版《中国药典》将于今年 12 月 30 日起正式实施。

14 日　国家药品监督管理局药品审评中心(以下简称药审中心)发布《新冠肺炎疫情期间药物临床试验管理指导原则(试行)》(以下简称《指导原则》),对疫情期间应急批准的新冠肺炎药物(包括疫苗)临床试验和其他在研药物临床试验提出建议,供药物临床试验申办者和研究者参考。

23 日　国务院办公厅印发《深化医药卫生体制改革2020 年下半年重点工作任务》(以下简称《任务》),从加强公共卫生体系建设、深入实施健康中国行动、深化公立医院综合改革、深化医疗保障制度改革、健全药品供应保障体系、统筹推进相关重点改革六方面提出 26 条具体措施。

30 日　国家药品监督管理局发布《2019 年度药品审评报告》(以下简称《报告》)。

8 月

5 日　国家药品监督管理局发布《2019 年度药品监管统计年报》。

11 日　国家主席习近平签署主席令,根据十三届全国人大常委会第二十一次会议表决通过的全国人大常委会关于授予在抗击新冠肺炎疫情斗争中作出杰出贡献的人士国家勋章和国家荣誉称号的决定,授予钟南山"共和国勋章",授予张伯礼、张定宇、陈薇(女)"人民英雄"国家荣誉称号。

17 日　国家医疗保障局公布《2020 年国家医保药品目录调整工作方案》。

23 日　由国家药品监督管理局主办,中国药学会、中国食品药品检定研究院、中国健康传媒集团、新华网共同承办的 2020 年"药品科技活动周"启动仪式在北京举行。

30 日　2020 年(第 37 届)全国医药工业信息年会在广东省珠海市开幕。会上,备受关注的"2019 年度中国医药工业百强企业榜单"正式揭晓,"2020 年中国医药研发产品线最佳工业企业""2020 年中国医药工业最具投资价值企业(非上市)""2020 年中国医药工业最具成长力企业""2020年中国医药新锐创新力量"榜单同期发布。

9 月

7~8 日　由中国药学会、山东省人民政府主办的 2020年中国药学大会在山东济南召开。本次大会以"发扬抗击新冠肺炎精神推动药学事业高质量发展"为主题,围绕加强建设疫病防控和公共卫生应急体系及建设世界科技强国的宏伟目标,重点探讨我国新时代药物创新的新理论、新方法、新技术、新进展。

8 日　全国抗击新冠肺炎疫情表彰大会在北京人民大会堂隆重举行。中共中央总书记、国家主席、中央军委主席习近平向国家勋章和国家荣誉称号获得者颁授勋章奖章并发表重要讲话。

9~12 日　国家药品监督管理局局长焦红在山西省太原市、长治市调研药品监管工作和医药产业创新发展情况。

15~17 日　国家药品监督管理局党组书记李利在内蒙古自治区呼和浩特市、通辽市调研,并主持召开案件查办及"十四五"规划调研座谈会。

16 日　第 18 期《求是》杂志发表中共中央总书记、国家主席、中央军委主席习近平的重要文章《构建起强大的公共卫生体系,为维护人民健康提供有力保障》。

19 日　《中国中药资源大典——中药材系列》编撰出版会议暨《新编中国药材学》新书发布会在北京举行。

24 日　国家药品监督管理局与北京大学签署战略合作协议,共建北京大学国家药品医疗器械监管科学研究院,共同促进药品监管科学发展。国家药监局党组书记李利和北

中国药学年鉴

CHINESE PHARMACEUTICAL YEARBOOK

2020-2021

京大学校长郝平共同为北京大学国家药品医疗器械监管科学研究院揭牌。国家药监局局长焦红，北京大学常务副校长、医学部主任詹启敏分别致辞并签约。北京大学常务副书记刘玉村等出席活动。

24日* 中国科学院院士、上海中医药大学教授陈凯先和上海中医药大学教授陈红专共同撰写的社论《中医药防治COVID-19》在《医学前沿》(Frontiers of Medicine)在线发表。

25日 由国家药品监督管理局综合和规划财务司主办、中国药学会承办，以"科技战疫 创新强国"为主题的2020年药品安全科普讲解大赛在北京举办。

10 月

16日 在第51届全国药材药品交易会开幕式上，由中国中医科学院院长黄璐琦院士带领，中国中医科学院中药资源中心组织全国数十所科研、教学、监管、企业等单位共同起草的《道地药材标准汇编》在会上举办发布仪式，这也是我国中药发展史上第一部道地药材标准汇编。

24~25日 中国药品监督管理研究会第二次会员代表大会在北京召开。会议采用线上线下相结合方式举办，全面总结回顾建会7年的工作情况，制定未来5年发展规划，完成研究会理事会选举换届工作。

27~29日 首届全国中医药全民阅读研讨会暨第七届全国悦读中医活动工作会于在广州中医药大学召开。

11 月

3日 在国家药品监督管理局主办的2020年全国安全用药月启动仪式上，中国药学会发布了"2020年公众十大用药提示"，呼吁公众关注安全用药，学习用药常识，促进全民健康。

5日* 全国中医经典能力等级考试首次试点联考顺利开考，5 269名学生参加了考试。

20日 由中国教师发展基金会举办的第二届教学大师奖、杰出教学奖和创新创业英才奖(教育三大奖)颁奖典礼在广东省广州市举行。中国工程院院士、天津中医药大学校长张伯礼荣获教学大师奖。典礼后张伯礼院士表示，他将悉数捐出150万奖金给天津中医药大学"勇搏"基金。

26~29日 以"推动药学发展，守护全民健康"为主题的第二十届中国药师周在江苏苏州举行。

30日 全国中医药行业高等教育"十四五"规划教材建设专家论证会在北京召开。

12 月

2日 国务院副总理孙春兰、国务委员王勇在北京调研新冠病毒疫苗研发和生产准备工作，实地考察中国食品药品检定研究院、北京科兴公司、国药中生北京公司，深入了解新冠病毒疫苗科研攻关、生产车间建设、批签发准备等情况，充分肯定疫苗工作取得的成绩。

6日 "第三届全国《黄帝内经》知识大赛"新闻发布会暨启动仪式举行。本届大赛为期一年，全国400余家高校学子将齐聚互联网云端擂台，通过竞赛形式传承中医药文化。

10~13日 由中国医药科技出版社主办的全国高职高专院校药学类与食品药品类专业"十四五"规划教材(第四轮)建设论证会议暨主编人会议在海南博鳌召开。

11日 2020智慧监管创新大会在海南博鳌开幕，会议由国家药品监督管理局指导，中国健康传媒集团、海南博鳌乐城国际医疗旅游先行区管理局联合主办，国家药品监督管理局信息中心、海南省药品监督管理局协办，全国30个省(区、市)和新疆生产建设兵团药监局作为支持单位。

11日 中国健康传媒集团在2020智慧监管创新大会上发布了《2020年度药品舆情报告》(以下简称《报告》)

11日* 2020年全国中医药新闻宣传骨干培训班暨重庆市中医药宣传骨干培训班在重庆举办。

12日 在2020智慧监管创新大会上，由中国健康传媒集团中国医药报社组织编写、中国健康传媒集团中国医药科技出版社出版的《2019年中国药品蓝皮书》上市发行。

16日 上海中医药大学举行中医药国际标准化研究中心项目启动仪式，上海市副市长陈群等出席仪式。

22~23日 国家药品监督管理局分别在上海市、广东省深圳市举行药品审评检查长三角分中心、医疗器械技术审评检查长三角分中心、药品审评检查大湾区分中心、医疗器械技术审评检查大湾区分中心挂牌仪式。

29日* 由中国医药报社组织评选的"2020年度中国医药十大新闻"揭晓(详见附录)。

(注:* 为新闻事件报道日期)

附 录
Appendix

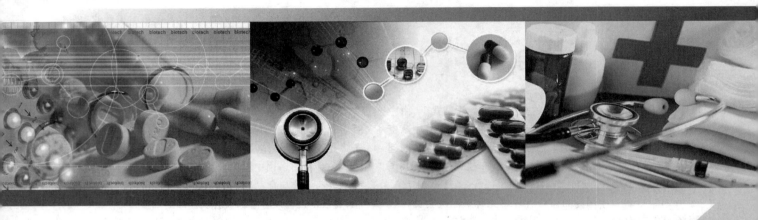

2019 年度中医药十大新闻揭晓

2019 年 1 月 11 日,由中国中医药报社推选的"2018 年度中国中医药新闻人物"揭晓,中国中医科学院研究员屠呦呦当选。1 月 12 日,在中国中医药报创刊 30 周年座谈会上,2018 年中医药十大新闻揭晓:

1. 习近平考察粤澳合作中医药科技产业园,提出推进中医药产业化。
2. 屠呦呦作为中医药行业唯一代表,入选改革开放 40 年百名改革先锋。
3. 中医药扶贫深入推进,助力打赢脱贫攻坚战。
4. 中国"藏医药浴法"成功列入人类非遗。
5. 纪念毛泽东西学中批示六十周年大会召开,中西医结合成果丰硕。
6. 国家中医药局与世卫组织签署合作备忘录,推动传统医学全球发展。
7. 国家中医药领军人才支持计划实施,99 名岐黄学者选出。
8. 首批古代经典名方目录发布,中医药法配套文件逐步完善。
9. 首次全国中医药健康文化知识大赛举办,大赛参与度超过 6 000 万人次。
10. 纪念李时珍诞辰 500 周年大会召开,各省积极推动中医药振兴发展。

2019 年度中国医药十大新闻

2019 年 12 月 31 日,由中国医药报社组织评选的"2019 年度中国医药十大新闻"揭晓:

1. 它们分别是:《疫苗管理法》和新修订《药品管理法》颁布实施。
2. 药品医疗器械审评审批制度改革持续推进。
3. 药品(疫苗)追溯体系建设有序推进。
4. 中国药品监管科学行动计划启动实施。
5. 医疗器械电子注册和医疗器械唯一标识(UDI)实施工作加速推进。
6.《国务院办公厅关于建立职业化专业化药品检查员队伍的意见》印发。
7. 国家药监局参加国际医疗器械监管机构论坛(IMDRF)管委会会议取得丰硕成果。
8. 医疗器械注册人制度试点扩大至 21 个省份。
9. 中检院王军志研究员当选中国工程院院士。
10. "寻找身边最美药师"活动评选结果揭晓。

2019 年度卫生健康十大新闻

1. 新中国 70 年健康事业发展成绩斐然。
2. 开展"不忘初心、牢记使命"主题教育。
3. 脱贫攻坚力度持续加大。
4. 卫生健康领域"基本法"出台。
5. 健康中国行动启动。
6. 全国中医药大会召开。
7. 构建全生命周期健康服务体系。
8. 新一轮医改走过 10 年。
9. 公立医院发展趋向优质高效。
10. 十部委出台文件促诊所发展。

2019 年度药品审评报告

2019 年是药品监管法律建设史上具有里程碑意义的一年,新制定的《疫苗管理法》是世界首部综合性疫苗管理法律,新修订的《药品管理法》是近 20 年来的一次全面修订,《疫苗管理法》《药品管理法》将党中央、国务院的部署,人民群众的期盼,审评制度改革的经验,以法律的形式固定下来,为巩固和推进药品审评审批制度改革提供了有力的法律保障。这一年,国家药品监督管理局药品审评中心(以下简称药审中心)在国家药品监督管理局(以下简称国家局)的坚强领导下,认真学习贯彻《药品管理法》《疫苗管理法》,持续推动药品审评审批制度改革,积极构建药品审评以流程为导向的科学管理体系,坚持依法依规、公开透明、服务为本、科学规范审评,切实保障药品安全有效可及,维护人民群众健康权益。

一、药品注册申请受理情况

2019 年,药审中心受理新注册申请 8 082 件(含器械组合产品 5 件,以受理号计,下同),其中需技术审评的注册申请 6 199 件(含 4 907 件需药审中心技术审评和行政审批的注册申请),直接行政审批(无需技术审评,下同)的注册申请 1 878 件。

(一)总体情况

药审中心受理的 8 077 件药品注册申请中,化学药注册申请受理量为 6 475 件,占 2019 年全部注册申请受理量的 80.2%。

2019 年,受理需技术审评的注册申请 6 199 件,较 2018 年增加 11.21%,其中化学药注册申请为 4 937 件,较 2018 年增长了 10.72%,占全部需技术审评的注册申请受理量的 79.64%;中药注册申请 257 件,较 2018 年降低了 14.33%;生物制品注册申请 1 005 件,较 2018 年增长了 23.3%。

药审中心受理 1 类创新药注册申请共 700 件(319 个品种),(化学药的品种数以活性成分统计,中药和生物制品的品种数均以药品通用名称统计,下同),品种数较 2018 年增长了 20.8%。其中,受理 1 类创新药的新药临床试验(IND)申请 302 个品种,较 2018 年增长了 26.4%;受理 1 类创新药的新药上市申请(NDA)17 个品种,较 2018 年减少了 8 个品种。

（二）国产创新药受理情况

药审中心受理国产 1 类创新药注册申请 528 件（244 个品种），其中受理临床申请 503 件（228 个品种），上市申请 25 件（16 个品种）。按药品类型统计，化学药 401 件（144 个品种），生物制品 127 件（100 个品种），创新药的适应证主要集中在抗肿瘤、抗感染和消化系统疾病领域。

（三）进口创新药及原研药受理情况

药审中心受理 5.1 类化学药进口原研药注册申请 157 件（92 个品种），受理 1 类进口创新药注册申请 172 件（75 个品种），创新药的适应证主要集中在抗肿瘤、内分泌和神经系统疾病领域。

（四）各类注册申请受理情况

1. 化学药注册申请受理情况

（1）药审中心受理化学药注册申请 6 475 件，其中受理化学药 IND 申请 694 件，较 2018 年增长了 51.9%；受理化学药 NDA 130 件，较 2018 年增长了 21.5%；受理仿制药上市申请（ANDA）1 047 件，较 2018 年增长了 6.6%；受理一致性评价补充申请 1 038 件（308 个品种），件数较 2018 年增长 71%。

在化学药 IND 申请中，受理国产化学药 IND 申请 444 件，受理进口 IND 申请 250 件。国产化学药 IND 申请的适应证主要集中在抗肿瘤、消化系统和抗感染药物领域，进口 IND 申请的适应证主要集中在抗肿瘤、抗感染药物和神经系统领域。

化学药 NDA 中，受理国产化学药 NDA 45 件，受理进口化学药 NDA 85 件。国产化学药 NDA 的适应证主要集中在抗肿瘤和抗感染药物领域，进口化学药 NDA 的适应证主要集中在抗肿瘤和神经系统领域。

（2）1 类化学药创新药受理情况

药审中心受理 1 类化学药创新药注册申请 573 件（219 个品种），品种数较 2018 年增加了 39.5%，其中受理 IND 申请 206 个品种，较 2018 年增长 46.1%；受理 NDA 13 个品种，较 2018 年减少了 3 个。

219 个品种的 1 类化学药创新药注册申请中，国产化学药创新药注册申请为 144 个品种，进口化学药创新药注册申请为 75 个品种。

2. 中药注册申请受理情况

药审中心受理中药注册申请 423 件，其中受理中药 IND 申请 17 件，受理中药 NDA 3 件，受理中药 ANDA 3 件。

（1）中药 IND 申请受理情况

在 17 件中药 IND 申请（5、6、8 类）中，适应证主要集中的治疗领域为消化、呼吸和骨科，占全部中药 IND 申请的 76%。

（2）中药新药受理情况

药审中心受理 5～6 类中药新药注册申请 18 件（18 个品

种，无 1～4 类中药注册申请），其中中药 IND 申请 15 件（15 个品种），中药 NDA 3 件（3 个品种），较 2018 年均有所减少。

3. 生物制品注册申请受理情况

药审中心受理生物制品注册申请 1 179 件，其中受理生物制品 IND 申请 310 件（预防用 IND 申请 7 件，治疗用 IND 申请 303 件），较 2018 年增长了 4%；受理生物制品 NDA 124 件（预防用 NDA 7 件，治疗用 NDA 117 件），较 2018 年增长了 45.9%。

（1）1 类生物制品创新药受理情况

药审中心受理 1 类生物制品创新药注册申请 127 件（100 个品种），件数较 2018 年增长了 3.3%，其中预防用生物制品 2 件，治疗用生物制品 125 件。1 类生物制品创新药注册申请中，IND 申请 121 件（96 个品种），较 2018 年增长了 8%；NDA 6 件（4 个品种，均为治疗用生物制品），较 2018 年减少了 5 件。

药审中心受理 1 类治疗用生物制品 IND 申请 119 件（95 个品种），适应证主要集中在抗肿瘤治疗领域，占全部 1 类治疗用生物制品 IND 申请的 69%。

二、药品注册申请审评审批情况

（一）总体完成情况

1. 全年审评审批完成情况

2015 年至 2018 年期间药审中心通过扩充审评通道、强化审评项目管理、大规模招聘人员、借调省局人员等措施多渠道扩增审评力量、提高审评效率，使得药品注册申请积压基本得以解决，药审中心的工作重点已经由解决药品注册申请积压逐渐过渡为提升药品注册申请的按时限审评审批率，2019 年药审中心实现了中药、化学药、生物制品各类注册申请按时限审评审批率超过 90%，基本完成了国务院《关于改革药品医疗器械审评审批制度的意见》（国发〔2015〕44 号，以下简称 44 号文件）确定 2018 年实现按规定时限审批的工作目标。

2019 年完成审评审批的注册申请共 8 730 件（含器械组合产品 5 件），其中完成需技术审评的注册申请 6 817 件（含 4 075 件需药审中心技术审评和行政审批注册申请），完成直接行政审批的注册申请 1 908 件。2019 年底在审评审批和等待审评审批的注册申请已由 2015 年 9 月高峰时的近 22 000 件降至 4 423 件（不含完成审评因申报资料缺陷等待申请人回复补充资料的注册申请），巩固了 44 号文件要求解决注册申请积压的改革成效。

2019 年 4 423 件在审评审批和等待审评审批的注册申请中，启动审评 3 334 件，审评结束等待核查 450 件，处于暂停审评计时等待关联品种（290 件）、等待申请人核对质标说明书包装标签工艺（235 件）、等待检验报告（36 件）等情况中的任务共 639 件。

完成技术审评的 6 817 件注册申请中，中药注册申请

300 件,生物制品注册申请 1 104 件,化学药注册申请为 5 413 件,化学药注册申请约占全部审评完成量的 79%。

2. 各类注册申请审评完成情况

药审中心完成 IND 申请审评 1 001 件(含 1 件器械组合产品),完成 NDA 审评 270 件(含 1 件器械组合产品),完成 ANDA 审评 1 664 件(含 3 件药械组合产品)。

3. 审评通过情况

2019 年,药审中心审评通过批准 IND 申请 926 件,审评通过 NDA 164 件,审评通过 ANDA 654 件,审评通过批准口服固体制剂一致性评价申请 260 件(按活性成分统计 95 个品种,按通用名统计 107 个品种),品种数较 2018 年(57 个品种)同比增长 66.7%。

审评通过上市 1 类创新药 10 个品种,审评通过进口原研药 58 个品种(含新适应证)。

(二)化学药注册申请审评完成情况

1. 总体情况

药审中心完成审评的化学药注册申请 5 413 件,其中完成化学药临床申请(IND 申请和验证性临床)共 746 件,完成化学药 NDA 156 件,完成化学药 ANDA 1 655 件。

2. 审评通过情况

药审中心完成审评的化学药 NDA 共 156 件,其中审评通过 88 件。药审中心完成审评的化学药 IND 申请 621 件,审评通过批准 IND 申请 599 件,其中批准 1 类化学药创新药 IND 申请 493 件(189 个品种)。

药审中心批准 IND 申请的 189 个 1 类化学药创新药中,抗肿瘤药物、消化系统疾病药物、抗感染药物和神经系统疾病药物较多,占全部创新药临床试验批准数量的 70%。

注:部分化学药创新药有多个适应证分布在不同的适应证分组中,故上图中各适应证分组创新药品种数之和大于 189 个。

(三)中药注册申请审评完成情况

1. 总体情况

药审中心完成审评的中药注册申请 300 件,其中完成 IND 申请 17 件,完成 NDA 3 件,完成 ANDA 6 件。

2. 审评通过情况

药审中心审评通过批准中药 IND 申请 15 件,审评通过中药 NDA 2 件(2 个品种,芍麻止痉颗粒、小儿荆杏止咳颗粒)。

药审中心审评通过批准的中药 IND 申请 15 件,涉及 10 个适应证领域,其中心血管、消化、肿瘤、呼吸、肾脏各 2 件,共占 67%。

(四)生物制品注册申请审评完成情况

1. 总体情况

药审中心完成审评的生物制品注册申请共 1 104 件,其中完成预防用生物制品 IND 申请(预防用 IND 申请)24 件,完成治疗用生物制品 IND 申请(治疗用 IND 申请)338 件,完成预防用生物制品 NDA(预防用 NDA)13 件,完成治疗用生物制品 NDA(治疗用 NDA)95 件,完成体外诊断试剂 NDA(体外诊断 NDA)2 件。

2. 审评通过情况

药审中心审评通过批准预防用 IND 申请 18 件、治疗用 IND 申请 294 件,审评通过预防用 NDA 5 件、治疗用 NDA 67 件、体外诊断 NDA 2 件。

(五)行政审批注册申请完成情况

1. 总体情况

2019 年,药审中心完成行政审批中药、化学药、生物制品注册申请 5 983 件,其中完成审评审批的注册申请(临床试验申请、一致性评价、补充申请、进口药品再注册申请及复审)4 075 件,完成直接行政审批的注册申请(无需技术审评的补充申请、临时进口申请)1 908 件。

2. 审评审批完成情况

4 075 件需药审中心审评审批的注册申请中,临床试验申请 1 124 件(含验证性临床)、一致性评价 345 件、补充申请 2 127 件、进口药品再注册申请 471 件、复审 8 件。按照临床试验 60 日默示许可制度,药审中心完成审评审批后发出临床试验通知书 1 178 份,含 1 066 份《临床试验通知书》和 112 份《暂停临床试验通知书》。因 ANDA 等注册申请在技术审评过程中需申请人补充临床试验,药审中心会以《临床试验通知书》的形式告知申请人,故临床试验通知书发出数量大于需药审中心审评审批的临床试验申请 1 124 件。

3. 直接行政审批完成情况

1 908 件药审中心技术审评的直接行政审批注册申请中,补充申请 1 491 件、临时进口申请 417 件。

1 908 件药审中心直接行政审批注册申请平均审批时限为 9.9 个工作日,其中有 1 905 件在法定的 20 日时限内完成,全年平均按时限完成率为 99.8%。

(六)优先审评情况

1. 优先审评品种纳入情况

根据原国家食品药品监督管理总局(以下简称原总局)《关于解决药品注册申请积压实行优先审评审批的意见》(食药监药化管〔2016〕19 号)和《关于鼓励药品创新实行优先审评审批的意见》(食药监药化管〔2017〕126 号),2019 年药审中心将 253 件(按通用名计 139 个品种)注册申请纳入优先审评程序,同比降低 19.2%,其中儿童用药和罕见病用药 52 件。

在已纳入优先审评的注册申请中,具有明显临床价值的新药占比 34%,所占比例最大,其次为同步申报品种(28.1%)。与 2018 年已纳入优先审评注册申请的结构相比较,具有明显临床价值的新药占比由 23% 增至 34%,按与原研药质量和疗效一致的标准完善后重新申报品种占比则由

16.6%降至7.9%,从数据变化上来看,仿制药数量逐渐减少,优先审评资源更多地聚焦到具有明显临床价值、临床急需和临床优势的药品上来。

2. 优先审评品种完成情况

2019年有143件注册申请(按通用名计82个品种)通过优先审评程序,得以加快批准上市,如我国自主研发的1类创新药注射用甲苯磺酸瑞马唑仑、甘露特钠胶囊,治疗罕见病法布雷病注射用阿加糖酶β,新型核因子κB受体激活因子配体(RANKL)抑制剂地舒单抗注射液,治疗糖尿病的聚乙二醇洛塞那肽注射液、治疗银屑病的本维莫德乳膏、非小细胞肺癌靶向治疗药物达可替尼片等药品。

(七)沟通交流情况

1. 总体情况

为进一步强化服务意识,为申请人研发创新提供便捷的指导和服务,药审中心不断丰富沟通交流渠道,提高沟通交流效率和质量,形成了沟通交流会议、一般性技术问题咨询、电话咨询、邮件咨询和现场咨询的多渠道、多层次的沟通交流模式。

2019年药审中心接收沟通交流会议申请2 633件,较2018年增长了32.8%,办理沟通交流会议申请1 871件,较2018年增长了41.1%。药审中心为保证会议质量、提高会议效率,按照国家局《关于发布药品研发与技术审评沟通交流管理办法的公告》(2018年第74号)相关要求,在会前严格筛选,剔除了存在重复提交和未提供有效会议资料等问题的会议申请,经过审核的会议申请,按时限要求尽快召开沟通交流会议。对于无需召开会议的申请,药审中心均采用书面回复的形式及时反馈申请人。

2019年在网络平台接收一般性技术问题咨询16 572个,较2018年增长了8.9%;接收电话咨询超过上万次,邮件咨询数千件,同时也面向社会提供现场咨询服务。

在药审中心所办理的1 871件沟通交流会议申请中,在药物研发关键阶段召开的Ⅱ类会议所占比例较大,为71.8%,而Ⅱ类会议中Pre-IND会议申请占比最多,为34.9%。

沟通交流会议的形式为电话会议、视频会议、面对面会议。2019年召开了沟通交流会议421次,较2018年(322次)增长30.7%。

3. 一般性技术问题答复情况

在药审中心网站上接收了社会公众16 572个一般性技术问题的咨询。总体上,按照内容分类,公众咨询的问题主要集中于原辅包(4 152个)、受理(1 846个)等方面;按照药品分类,公众咨询的问题主要集中于化学药物(9 743个),并且集中于化学药一致性评价(1 386个)、化学药受理(1 174个)等方面。

(八)核查检查情况

2019年,药审中心基于技术审评需要和申请人合规情况,启动核查任务1 230个,其中药学现场核查任务782个,临床试验数据核查任务446个,药理毒理研究核查任务2个。

2019年,药审中心接收核查报告1 242份,其中药学现场检查报告689份,临床试验核查报告551份,药理毒理研究核查报告2个。

此外,基于投诉举报和审评发现的问题,2019年药审中心启动有因检查12个,接收有因检查报告8份。

三、重点治疗领域品种

抗肿瘤药物:

1. 甲磺酸氟马替尼片,为我国首个具有自主知识产权的小分子Bcr-abl酪氨酸激酶抑制剂,适用于治疗费城染色体阳性的慢性髓性白血病慢性期成人患者,本品获批上市为此类患者提供了更好的治疗选择。

2. 达可替尼片,为第二代小分子表皮生长因子受体(EGFR)酪氨酸激酶抑制剂(TKI),适用于局部晚期或转移性表皮生长因子受体敏感突变的非小细胞肺癌患者的一线治疗。与第一代EGFR-TKI相比,本品可延长患者的生存期,为此类患者提供了更好的治疗手段。

3. 甲苯磺酸尼拉帕利胶囊,为一种高选择性的多聚腺苷5′二磷酸核糖聚合酶(PARP)抑制剂创新药物,适用于铂敏感的复发性上皮性卵巢癌、输卵管癌或原发性腹膜癌成人患者在含铂化疗达到完全缓解或部分缓解后的维持治疗,本品获批上市为此类患者提供了新的治疗选择。

4. 地舒单抗注射液,为核因子κB受体激活因子配体(RANKL)的全人化单克隆IgG2抗体,适用于治疗不可手术切除或者手术切除可能导致严重功能障碍的骨巨细胞瘤,属临床急需境外新药名单品种。本品获批上市填补了此类患者的治疗空白,满足其迫切的临床需求。

5. 达雷妥尤单抗注射液,为全球首个抗CD38单克隆抗体,也是用于治疗多发性骨髓瘤的首个单克隆抗体,适用于治疗既往经过蛋白酶体抑制剂和免疫调节剂治疗后无药可选的多发性骨髓瘤,本品获批上市为此类患者带来了治疗获益。

6. 利妥昔单抗注射液,为国内首个利妥昔单抗生物类似药注射液,同时也是国内首个上市的生物类似药,适用于治疗非霍奇金淋巴瘤,本品获批上市提高了此类患者的临床可及性。

7. 贝伐珠单抗注射液,为国内首个贝伐珠单抗注射液生物类似药,适用于治疗转移性结直肠癌,晚期、转移性或复发性非小细胞肺癌,本品获批上市将提高该类药品的可及性。

抗感染药物:

8. 格卡瑞韦哌仑他韦片,为全新的抗丙肝固定组合复方制剂,适用于治疗基因1、2、3、4、5或6型慢性丙型肝炎病毒(HCV)感染的无肝硬化或代偿期肝硬化成人和12岁至18

岁以下青少年患者,属临床急需境外新药名单品种。本品针对全基因型在初治无肝硬化患者中的治疗周期可缩短至 8 周,其获批上市将进一步满足临床需求,为丙肝患者提供了更多治疗选择。

9. 索磷韦伏片,为索磷布韦、维帕他韦、伏西瑞韦 3 种成分组成的固定复方制剂,适用于治疗慢性丙型肝炎病毒感染,属临床急需境外新药名单品种。本品可为全基因型既往直接抗病毒药物(DAA)治疗失败的丙肝患者提供高效且耐受的补救治疗方案,填补了临床空白。

10. 拉米夫定替诺福韦片,为拉米夫定和替诺福韦二吡呋酯的固定剂量复方制剂,适用于治疗人类免疫缺陷病毒-1(HIV-1)感染,属国内首个仿制药。拉米夫定片和替诺福韦二吡呋酯片的联合治疗方案为临床抗 HIV 的一线治疗方案,本品获批上市可提高患者的用药依从性。

11. 注射用头孢他啶阿维巴坦钠,为新型 β-内酰胺酶抑制剂,适用于治疗复杂性腹腔内感染、医院获得性肺炎和呼吸机相关性肺炎以及在治疗方案选择有限的成人患者中治疗由革兰阴性菌引起的感染。本品获批上市可解决日益突出的耐药菌感染所带来的巨大挑战,满足了迫切的临床治疗要求。

循环系统药物:

12. 波生坦分散片,为我国首个用于儿童肺动脉高压(PAH)的特异性治疗药物,属儿童用药且临床急需境外新药名单品种。PAH 是一种进展性的危及生命的疾病,国内尚无针对儿童 PAH 患者的特异性治疗药物,本品为针对儿童开发的新剂型,其获批上市解决了儿童 PAH 患者的用药可及性。

风湿性疾病及免疫药物:

13. 注射用贝利尤单抗,为一种重组的完全人源化 IgG2λ 单克隆抗体,适用于在常规治疗基础上仍具有高疾病活动的活动性、自身抗体阳性的系统性红斑狼疮(SLE)成年患者,是全球近 60 年来首个上市用于治疗 SLE 的新药。目前 SLE 治疗选择不多,本品获批上市满足了 SLE 患者未被满足的临床需求。

14. 阿达木单抗注射液,为国内首个阿达木单抗生物类似药,适用于治疗成年患者的类风湿关节炎、强直性脊柱炎和银屑病等自身免疫性疾病,本品获批上市将提高该类药物的临床可及性,有效降低患者经济负担。

神经系统药物:

15. 拉考沙胺片,为新型抗癫痫药物,适用于 16 岁及以上癫痫患者部分性发作的联合治疗,属国内首个仿制药,本品获批上市提高了此类患者的用药可及性,方便患者使用。

16. 咪达唑仑口颊黏膜溶液,为国内首家治疗儿童惊厥急性发作的口颊黏膜溶液,属儿童用药。小儿惊厥常为突然发作,静脉注射、肌内注射、直肠给药等给药方式较为困难,

口颊黏膜给药方式可弥补上述给药途径的不足,本品获批上市为此类患者提供了一项新的更便捷的给药方式。

镇痛药及麻醉科药物:

17. 水合氯醛灌肠剂,适用于儿童检查/操作前的镇静、催眠,以及监护条件下的抗惊厥的中枢镇静药物,属首批鼓励研发申报儿童药品清单品种。本品是适合儿童应用的剂型,其获批上市填补了国内儿童诊疗镇静用水合氯醛制剂无上市品种的空白,满足我国儿科临床迫切需求。

皮肤及五官科药物:

18. 本维莫德乳膏,为具有我国自主知识产权的全球首创治疗银屑病药物,具有全新结构和全新作用机制,适用于局部治疗成人轻至中度稳定性寻常型银屑病。本品获批上市为临床提供了一种新型的安全有效治疗药物选择。

19. 司库奇尤单抗注射液,为我国首个白介素类治疗中至重度银屑病药物,属临床急需境外新药名单品种。与 TNFα 类药物相比,本品疗效更好,其获批上市为此类患者提供了一种新作用机制的药物选择。

罕见病药物:

20. 依洛硫酸酯酶 α 注射液,为国内首个且唯一用于治疗罕见病 IVA 型黏多糖贮积症(MPS IVA, Morquio A 综合征)的酶替代治疗药物,属临床急需境外新药名单品种。黏多糖贮积症是严重危及生命且国内尚无有效治疗手段的疾病,本品获批上市填补了我国此类患者的用药空白。

21. 注射用阿加糖酶 β,为治疗罕见病法布雷病的长期酶替代疗法药物,属临床急需境外新药名单品种。法布雷病是严重危及生命且国内尚无有效治疗手段的疾病,已列入我国第一批罕见病目录,本品获批上市填补了国内此类患者的治疗空白。

22. 诺西那生钠注射液,为国内首个且唯一用于治疗罕见病脊髓性肌萎缩症的药物,属临床急需境外新药名单品种。本品有效解决了我国脊髓性肌萎缩症目前尚无有效治疗手段的临床用药急需。

23. 依达拉奉氯化钠注射液,适用于治疗罕见病肌萎缩侧索硬化(ALS),属临床急需境外新药名单品种。本品有效解决了目前我国 ALS 尚无有效治疗手段的临床用药急需。

预防用生物制品(疫苗):

24. 13 价肺炎球菌多糖结合疫苗,为具有自主知识产权的首个国产肺炎球菌结合疫苗,适用于 6 周龄至 5 岁(6 周岁生日前)婴幼儿和儿童,预防 1 型、3 型等 13 种血清型肺炎球菌引起的感染性疾病。本品是全球第二个预防婴幼儿和儿童肺炎的疫苗,其上市提高了该类疫苗的可及性,可更好的满足公众需求。

25. 重组带状疱疹(CHO 细胞)疫苗,适用于 50 岁及以上成人预防带状疱疹,属临床急需境外新药名单品种。随着年龄增长,带状疱疹患病风险升高,且其并发症严重影响患

者正常工作和生活,目前国内缺少对该疾病的有效预防和治疗手段,本品获批上市进一步满足了公众特别是我国老龄患者的临床用药需求。

26. 双价人乳头瘤病毒疫苗(大肠埃希菌),为首个国产人乳头瘤病毒(HPV)疫苗,适用于 9～45 岁女性预防由HPV16/18 引起的相关疾病,9～14 岁女性也可以选择采用0、6 月分别接种 1 剂次的免疫程序。本品可进一步缓解国内HPV 疫苗的供需紧张,有助于满足我国女性对 HPV 疫苗的临床需求。

中药新药:

27. 芍麻止痉颗粒,为白芍、天麻等 11 种药味组成的新中药复方制剂,属儿童用药,可治疗抽动-秽语综合征(Tourette 综合征)及慢性抽动障碍中医辨证属肝亢风动、痰火内扰者。本品可明显改善患儿的运动性抽动、发声性抽动,以及社会功能缺损,精神神经系统不良反应发生率明显低于已上市药品之一的阳性药盐酸硫必利片,为患儿尤其是轻中度患儿提供了一种更为安全有效的治疗选择,满足患者需求和解决临床可及性。

28. 小儿荆杏止咳颗粒,为荆芥、苦杏仁等 12 种药味组成的新中药复方制剂,属儿童用药,具有"疏风散寒、宣肺清热、祛痰止咳"的功效,适用于治疗小儿外感风寒化热的轻度支气管炎。本品在咳嗽、咳痰等主要症状改善和中医证候、疾病愈显率等方面具有明显疗效,不良反应较少,为急性支气管炎小儿患者提供了一种新的安全有效的治疗选择。

四、重点工作进展情况

(一)加快临床急需境外新药审评

继续贯彻国务院常务会议精神,落实加快境外已上市临床急需新药审评要求,提高公众用药可及性,在确定了第一批 48 个品种名单的基础上,药审中心组织专家遴选临床急需新药品种,梳理确定第二批 26 个品种名单。对于列入临床急需境外新药名单的品种,逐一与相关企业进行沟通,主动向相关企业宣传国家加快临床急需境外新药审评审批相关政策,对于存在困难的企业给予指导并帮助其尽快提出注册申请,同时明确临床急需新药审评审批相关工作程序和资料要求,接受药品境外临床试验数据,设立专门审评通道,加快审评速度。

通过上述举措,2019 年药审中心批准了 16 个用于治疗罕见病的、临床急需的药品,较 2018 年增长了 60%,均在规定时限内完成审评工作,罕见病药品在 3 个月之内完成审评,其他临床急需药品在 6 个月之内完成审评,大大缩短了临床急需境外新药在我国上市的时间差距。目前已有 26 个品种批准上市或完成审评,14 个品种正在进行技术审评,6个品种正在整理资料准备申报上市,11 个品种正在整理资料且尚未提出注册申请,11 个品种暂无申报上市计划,6 个品种暂无法与持有企业取得联系。

(二)大力开展仿制药一致性评价

一是规范参比制剂遴选程序,制定并由国家局发布《仿制药参比制剂遴选与确定程序》,自开展参比制剂遴选工作以来发布了 22 批 1 899 个品规(含注射剂参比制剂 402 个品规),2019 年发布了 3 批 748 个品规;二是积极梳理国内特有品种情况,经专家论证和征求意见,在药审中心网站发布《国内特有品种评价建议》,指导企业开展评价工作;三是加强信息公开和沟通交流,在药审中心网站开通"仿制药一致性评价专栏",及时公开通过一致性评价的品种说明书、企业研究报告及 BE 试验数据,举办一致性评价技术研讨班,做好相关政策和技术要求培训和宣讲,进一步加强与业界沟通交流,通过咨询日、申请人之窗、电话及公文等形式接受咨询,服务和指导企业申报;四是广泛调研,与专家和业界讨论,制定了《已上市化学注射剂一致性评价技术要求》《已上市化学注射剂一致性评价申报资料要求》《化学药品注射剂仿制药(特殊注射剂)质量和疗效一致性评价技术要求》,明确化学仿制药品注射剂一致性评价的整体研究思路和技术要求,以便企业能够更好地开展相关研究工作;五是 2019 年化学药生物等效性试验备案平台已收集 442 条信息,仿制药一致性评价生物等效性试验备案平台已收集 737 条信息。

(三)持续推动审评审批制度改革

1. 落实临床试验期间风险管理

2019 年新修订的《药品管理法》明确,"国家建立药物警戒制度,对药品不良反应及其他与用药有关的有害反应进行监测、识别、评估和控制。""药物临床试验期间,发现存在安全性问题或者其他风险的,临床试验申办者应当及时调整临床试验方案、暂停或者终止临床试验,并向国家药品监督管理部门报告。必要时,国家药品监督管理部门可以责令调整临床试验方案、暂停或者终止临床试验。"

2019 年药审中心接收到来自 164 家国内外研发企业、涉及 432 个试验药物的临床试验期间可疑且非预期严重不良反应(SUSAR)个例报告 117 140 份(涉及病例 43 131 例),其中中国境内 SUSAR 个例报告为 11 062 份(涉及病例 3 166例);自 2019 年 4 月 26 日开通了研发期间定期安全性更新报告(DSUR)的电子提交路径以来,已接收报告 585 份。

为更好地控制药物临床试验风险,药审中心开展了以下工作:一是强化临床期间安全性报告监测、审核、处理,逐步建立、厘清风险监测处理中各方的职责分工,规范相关工作机制和程序,有序开展药物临床期间风险管控工作。二是针对临床试验高风险药物(如 CAR-T 细胞治疗药物等)制定并实施重点监测方案。针对临床试验中存在的严重安全性风险的 13 个品种,提出了进一步的风险控制处理意见,积极与申请人进行风险沟通,通过督促申请人完善风险管理措施(例如修改临床试验方案、修改知情同意书、修改研究者手册、建议申请人主动暂停临床试验等),加强临床试验风险控制,切实保护受试者安全。

2. 优化合规审查检查工作程序

一是优化完善合规审查体系,探索建立审评工作基于品种风险因素、合规工作基于申请人合规风险因素双向并行式的风险管控模式;二是推进研发生产主体合规信息库建设,推动审评与检查工作并联开展,将启动检查节点前移至专业审评阶段。三是持续强化审评与检查检验同步开展及工作衔接程序,推进检查检验协调工作电子化,建立审评与检查检验定期沟通交流机制。

3. 实行原辅包与制剂共同审评审批

根据国家局《关于进一步完善药品关联审评审批和监管工作有关事宜的公告》(2019年第56号,以下简称56号公告),药审中心对原料药登记受理系统和技术审评系统进行了完善,更新原料药登记表格和相关行政许可文书,实现了仿制境内已上市药品制剂所用的原料药通过登记系统提出单独审评审批。将符合56号公告有关要求的15 538个原辅包产品推送至登记平台并标识为"A"。原辅包登记平台公示原料药、药用辅料和药包材共26 424个,其中原料药12 541个,药用辅料3 066个,药包材10 817个。

4. 推进中国上市药品目录集工作

自开展《中国上市药品目录集》工作以来,《中国上市药品目录集》共纳入药品1 055个(按品计,下同),其中进口原研药品484个,通过仿制药质量和疗效一致性评价的药品336个,按化学药品新注册分类批准的仿制药105个,创新药21个,其他药品109个。2019年共收录了430个品规,较2018年(424个品规)同比增长1.42%。

(四)构建药品审评流程导向科学管理体系

按照国家市场监督管理总局和国家局工作部署,为不断完善和优化审评审批流程、提高审评效率,全面提升药品审评工作水平,药审中心秉承以人民为中心的发展理念,成立了科学管理体系领导小组和效能办公室,坚持全面研究、试点先行和边试边改的原则,以实地走访调研、全员参与、群策群力等多种途径,对现有流程进行分解细化、优化提升,提出各类有针对性的改革措施,积极开展药品审评流程导向科学管理体系建设工作。在做好顶层设计、研究试点督办的基础上,以制度建设、效能监督为有效手段,全方位确保各项改革措施落到实处。把内部监督机制融入审评权力运行的全流程,加强效能监察工作,将各项改革措施落到实处并取得初步成效。此项工作为提高审评效率、统一审评尺度、提高药品审评报告质量等起到了有力的保障作用。

(五)扎实推进审评科学基础建设

1. 深度参与药品法律法规制修订

药审中心在积极参与《药品管理法》《疫苗管理法》等法律法规制修订工作的基础上,努力做好新修订的《药品注册管理办法》35个配套文件制修订工作。

2. 积极推进ICH工作继续深入

全力推动我国药品审评审批体系与国际接轨,积极参与ICH国际协调和指导原则转化实施工作。一是深入参与ICH议题协调工作,向30个ICH工作组派出53名专家,参与ICH大会和管委会各类会议20场,组织ICH相关专家会议263场,处理ICH相关事项327件;二是重点推进ICH三级指导原则实施工作,评估ICH指导原则国内实施情况,协助国家局发布适用及推荐适用43个ICH三级指导原则公告,协调原文翻译相应指导原则;三是组织开展ICH培训相关工作,ICH工作办公室与ICH秘书处及第三方密切合作,开展ICH指导原则培训16场,培训对象多达2 600人次,实现了对监管机构培训的目标,同时扩大了在业界的宣传和影响力。

3. 强化细化审评技术标准体系建设

开展以指导原则为核心的审评标准体系建设,统一审评尺度,提升审评质量和效率,减少审评自由裁量权。2019年完成《晚期非小细胞肺癌临床试验终点技术指导原则》等33个指导原则发布和公开征求意见,其中9个指导原则的制定旨在推动中药传承与新药研发,例如《中药新药质量标准研究技术指导原则》。2019年经国家局发布或已报送国家局的指导原则8个。为了配合好《药品注册管理办法》的实施,药审中心启动了5个指导原则制修订工作,立足于鼓励创新、支持研发、规范审评,科学高效的指导原则体系逐步形成。

4. 科学统筹审评质量管理体系建设

进一步推进药品审评和质量管理体系的结合和相互促进。将《质量手册》等体系文件与药品审评相关法规制度有机结合起来,让质量体系的各项要求能够贯彻落实到药审中心的各项工作当中去,一方面以质量目标为核心,科学运用信息系统工具,将审评监督管理工作日常化;另一方面以审评工作中发现的实际问题为导向,按照质量体系要求开展专项内部审核,高度重视国家局和申请人对药审中心审评业务的满意度和工作建议,及时制定改进措施并持续督促落实,提升质量管理体系在药品审评工作中的专业性,保证和提高药品审评质量和效率。

5. 优化完善eCTD系统建设

加强审评信息化系统建设,全面推进药品电子通用技术文档资料管理系统(以下简称eCTD系统)建设工作。一是制定eCTD技术规范和申报指南等技术文件,明确申请人进行资料准备和提交注册申请的技术要求;二是完成与国内外10家制药企业之间的系统测试工作,优化系统功能和流程,为eCTD系统上线运行积累了实际操作经验;三是完成与eCTD项目相配套系统的改造和集成工作,实现了药品注册、受理、审评等全流程电子化管理;四是建设eCTD专栏,为加强与申请人的沟通交流提供优质的服务保障。

(六)持续提升审评队伍能力

扎实开展审评员培训工作,不断推进药审中心培训工作制度化、规范化、系统化、专业化,进一步完善审评员培训管理制度体系,制定药审中心《员工培训管理办法》等制度文件,在政治理论知识、廉政保密教育、利益防范、法律法规、审评相关专业理论知识、审评实务、实践操作、综合管理相关专业理论知识、综合素质能力方面,对员工开展岗前培训、继续教育、任职培训和在职学历学位教育,组织部分资深审评员、应届毕业生开展实践培训,全面拓展审评工作视野,持续提升审评能力,不断建设高素质的药品审评人才队伍。继续深化与世界卫生组织、美国食品药品监督管理局、丹麦药品管理局等国际组织和药监机构的沟通交流,加强与国内高校、科研院所的合作,开展学术互动与交流,紧跟行业发展前沿,服务产业创新发展。

五、2020 年重点工作安排

2019 年,药品审评工作取得了一定进展,但仍存在着一些问题:一是药审中心的人员结构和能力还不能满足药物研发创新的需要,实现审评能力的现代化仍是摆在审评队伍建设面前的艰巨任务;二是随着"两法一办法"的落地实施,大量的配套文件、系统等调整工作有待尽快完成,在更高审评标准的要求下,保障审评质量和效率需要付出更大的努力;三是审评信息公开力度、面对面沟通交流会议承接能力等与申请人的期盼仍有一定差距。

2020 年药审中心将紧密围绕国家局工作部署,重点开展以下工作:

(一)积极推动规章制度体系完备

贯彻落实新修订的《药品管理法》《疫苗管理法》《药品注册管理办法》,加快制度制修订,根据实际情况继续起草《药品注册管理办法》配套文件;强化法规制度宣贯,持续开展"两法一办法"及相关配套规章制度的宣贯和解读;统筹协调贯彻落实新旧《药品注册管理办法》的顺利过渡和衔接,确保各项审评任务不断、不散、不乱。

(二)持续深化审评审批制度改革

进一步深化审评审批制度改革,提高审评服务水平,改进审评项目管理制度和流程,建立完善药品加快上市审评机制;继续坚持按时限审评的底线,对审评时限实施动态、持续管理和协调,确保注册申请不积压;加快临床急需境外新药、罕见病用药、儿童用药、重大传染病用药等的审评审批,鼓励新药境内外同步研发申报,推进境内外新药尽快上市,持续鼓励药品创新发展;扎实推进仿制药质量和疗效一致性评价工作,开展化学药品注射剂一致性评价,持续推进化学药品仿制药口服固体制剂一致性评价;完善参比制剂的遴选程序及要求。

(三)不断完善药品审评保障机制

确立以临床价值为核心的审评管理体系,完善以审评为主导、检查检验为支撑的技术审评体系,推动审评体系现代化;加快审评信息化建设,继续对 eCTD 系统进行测试,尽早实现按 eCTD 要求电子申报和审评;继续开展专家咨询委员会的组建工作,制定细化会议工作程序,建立相关工作规范;持续深化国际合作,加强监管机构之间的交流合作,深度参与 ICH 国际协调和指导原则制定;持续完善以指导原则为核心的审评标准体系,统一审评尺度;加强构建药物警戒一体化工作模式和系统建设,完善全生命周期的药物警戒机制。

(四)鼓励支持中医药传承创新发展

贯彻落实党中央、国务院《关于促进中医药传承创新发展的意见》,加强顶层设计,构建中医药理论、人用经验和临床试验相结合的注册审评体系,建立适合中药安全性、有效性和质量可控性的审评标准,健全优先审评制度;根据国家局安排,制定完善符合中医药特点的技术指导原则;鼓励古代经典名方中药复方制剂的研制、申报,推动中药的传承创新发展。

(五)持续推进流程导向科学管理体系建设

在前期的研究和试点基础上总结经验,持续推进流程导向的科学管理体系建设,结合上位法及配套文件的落地实施,保障体系建设改革措施切实发挥作用;加强制度和信息化建设,在研究和试点工作中不断探索和总结经验,进一步固化流程,保障各项改革措施实施的可持续性;加强效能监察力度,着力发现并解决各类潜在风险问题,不断提升审评科学管理水平;结合审评流程科学管理体系和质量管理体系成果,逐步构建和完善审评质量管理规范(GRP)。

(六)坚持推进深化"放管服"改革

深化"放管服"改革,增强服务意识,健全完善沟通服务机制,助推医药产业创新发展;深入落实《政府信息公开条例》,推进审评审批重点信息主动公开;公开受理和审批的相关信息,引导申请人有序研发和申请;加强对业界的宣传和引导,集中解决共性问题,提高申请人沟通效率。

(七)继续加强审评人才队伍建设

畅通审评员职业发展通道;进一步完善培训工作制度体系,不断提高培训的针对性和系统性,开展审评专业知识培训、英语培训、综合管理培训等各项培训工作;开展补充性招聘,引进临床、统计等紧缺专业人才。

苟日新,日日新,又日新。终日乾乾,与时偕行。药审中心以习近平新时代中国特色社会主义思想为指导,坚持以人民为中心的发展思想,全面落实"四个最严"要求,全面贯彻《药品管理法》《疫苗管理法》,持续深化药品审评审批制度改革,完善药物研发创新激励机制,激发创新力和竞争力,持续推动医药产业高质量发展,积极推进药品审评体系和药品审评能力现代化,努力建设具有国际影响力的、权威的、公众信赖的药品审评机构,加快新药好药上市,满足公众用药急需,保障公众用药权益,忠诚履行保护和促进公众健康的职责使命。

国家药品不良反应监测年度报告（2019 年）

为全面反映 2019 年我国药品不良反应监测情况,提高安全用药水平,更好地保障公众用药安全,国家药品不良反应监测中心组织编撰《国家药品不良反应监测年度报告（2019 年)》。

一、药品不良反应监测工作情况

2019 年,按照习近平总书记对食品药品"四个最严"要求,药品不良反应监测评价工作平稳有序开展,法规制度不断完善,监测评价体系逐步健全,报告数量和质量稳步提升,风险控制手段更加成熟,相关工作取得明显成效,为药品监管提供了有力支撑。

一是完善信息系统,进一步夯实监测评价工作基础。完善国家药品不良反应监测网络系统,药品上市许可持有人（以下简称持有人）直接报告药品不良反应监测系统正式运行,持有人不良反应监测工作得到有效推动。继续加强与医疗机构的合作,探索药品不良反应监测新模式,目前已在 189 家三级医疗机构建立药品不良反应监测哨点。2019 年全国 97.4% 的县级地区报告了药品不良反应/事件,全国每百万人口平均报告数达到 1 130 份,为监测评价工作深入开展奠定了坚实的基础。

二是加强科学评价,及时处置风险预警信号。建立健全日监测、周汇总、季度分析工作机制,同时密切关注国内外监管动态,紧密结合临床用药实际,不断强化对药品不良反应报告数据的分析评价。根据评价结果,及时发布药品安全警示信息。2019 年发布停止含呋喃唑酮复方制剂生产销售使用公告,发布药品说明书修订公告 27 期,发布《药物警戒快讯》12 期。继续优化预警管理平台功能,对预警信号做到早发现、早应对、早调查、早处置,切实保障公众用药安全。

三是强化规范建设,推进 ICH 相关指导原则转化实施。发布《上市药品临床安全性文献评价指导原则（试行)》《药品上市许可持有人药物警戒年度报告撰写指南（试行)》,指导持有人开展监测、报告、分析和评价工作。稳步推进国际人用药品注册技术协调会（ICH）E2B（R3）转化实施,发布《个例安全性报告 E2B（R3）区域实施指南》;促进监管活动医学词典（MedDRA）应用,开展疾病术语映射研究,加强对持有人和监测机构的培训,为全面实施 ICH 相关指导原则提供技术保障。

四是积极宣传引导,努力提高公众对不良反应的认知度。举办第七届中国药物警戒大会,促进药物警戒领域的学术交流和经验分享。组织开展药品不良反应监测业务培训,指导持有人落实安全主体责任,强化风险管理意识。充分借助全国安全用药月平台,利用网络、电视、报纸等媒体,积极宣传药品不良反应知识,开展公众开放日和城乡携手共建等形式多样的活动,努力提高公众对药品不良反应的认知度。

二、药品不良反应/事件报告情况

（一）报告总体情况

1. 2019 年度药品不良反应/事件报告情况

2019 年全国药品不良反应监测网络收到《药品不良反应/事件报告表》151.4 万份。1999 年至 2019 年,全国药品不良反应监测网络累计收到《药品不良反应/事件报告表》1,519 万份。

2. 新的和严重药品不良反应/事件报告情况

2019 年全国药品不良反应监测网络收到新的和严重药品不良反应/事件报告 47.7 万份;新的和严重药品不良反应/事件报告占同期报告总数的 31.5%。

2019 年全国药品不良反应监测网络收到严重药品不良反应/事件报告 15.6 万份,严重药品不良反应/事件报告占同期报告总数的 10.3%。

3. 每百万人口平均报告情况

每百万人口平均报告数量是衡量一个国家药品不良反应监测工作水平的重要指标之一。2019 年我国每百万人口平均报告数为 1 130 份。

4. 药品不良反应/事件县级报告比例?

药品不良反应/事件县级报告比例是衡量我国药品不良反应监测工作均衡发展及覆盖程度的重要指标之一。2019 年全国 97.4% 的县级地区报告了药品不良反应/事件。

5. 药品不良反应/事件报告来源

持有人、经营企业和医疗机构是药品不良反应报告的责任单位。按照报告来源统计,2019 年来自医疗机构的报告占 88.1%;来自经营企业的报告占 6.6%;来自持有人的报告占 5.2%;来自个人及其他报告者的报告占 0.1%。

6. 报告人职业

按照报告人职业统计,医生占 56.6%,药师占 22.3%,护士占 15.3%,其他职业占 5.8%。

7. 药品不良反应/事件报告涉及患者情况

2019 年药品不良反应/事件报告中,男女患者比为 0.86:1,女性略多于男性。14 岁以下儿童患者占 10.2%;65 岁及以上老年患者占 29.1%。

8. 药品不良反应/事件报告涉及药品情况

按照怀疑药品类别统计,化学药品占 84.9%、中药占 12.7%、生物制品占 1.6%,无法分类占 0.8%。

按照给药途径统计,2019 年药品不良反应/事件报告中,注射给药占 62.8%、口服给药占 32.5%、其他给药途径占 4.7%。注射给药中,静脉注射给药占 92.5%、其他注射给药占 7.5%。

9. 药品不良反应/事件累及器官系统情况

2019 年报告的药品不良反应/事件中,累及器官系统排名前 5 位的分别为皮肤及其附件损害、胃肠损害、全身性损害、神经系统损害和心血管系统损害。

（二）基本药物监测情况

1. 国家基本药物监测总体情况

2019 年全国药品不良反应监测网络共收到《国家基本药物目录》（2018 版）收载品种的不良反应/事件报告 68.0 万份，其中严重报告 7.6 万份，占 11.2%。报告涉及化学药品和生物制品占 89.5%，中成药占 10.5%。

2. 国家基本药物化学药品和生物制品情况分析

《国家基本药物目录》（2018 版）化学药品和生物制品部分共 417 个（类）品种。2019 年全国药品不良反应监测网络共收到国家基本药物化学药品和生物制品药品不良反应/事件报告 64.8 万例次，其中严重报告 8.8 万例次，占 13.5%。

2019 年国家基本药物化学药品和生物制品不良反应/事件报告，按照药品类别统计，报告数量排名前 5 位的分别是抗微生物药、心血管系统用药、抗肿瘤药、激素及影响内分泌药、治疗精神障碍药；累及器官系统排名前 5 位的是皮肤及其附件损害、胃肠损害、全身性损害、神经系统损害以及血液系统损害。

3. 国家基本药物中成药情况分析

《国家基本药物目录》（2018 版）中成药部分涉及共 268 个品种。2019 年全国药品不良反应监测网络收到国家基本药物中成药药品不良反应/事件报告 8.9 万例次，其中严重报告 6 692 例次，占 7.6%。2019 年国家基本药物中成药部分 7 大类中，药品不良反应/事件报告总数由多到少依次为内科用药、骨伤科用药、妇科用药、外科用药、耳鼻喉科用药、儿科用药、眼科用药。

以上监测数据表明，2019 年国家基本药物监测总体情况基本保持平稳。

（三）化学药品、生物制品监测情况

1. 总体情况

2019 年药品不良反应/事件报告中，涉及怀疑药品 163.5 万例次，其中化学药品占 84.9%，生物制品占 1.6%。2019 年严重不良反应/事件报告涉及怀疑药品 19.9 万例次，其中化学药品占 90.0%，生物制品占 1.9%。

2. 涉及患者情况

2019 年化学药品、生物制品不良反应/事件报告中，男女患者比为 0.86:1，女性多于男性。14 岁以下儿童患者的报告占 10.6%，65 岁及以上老年患者的报告占 29.0%。

3. 涉及药品情况

2019 年药品不良反应/事件报告涉及化学药品中，例次数排名前 5 位的类别依次为抗感染药、心血管系统用药、肿瘤用药、镇痛药、电解质、酸碱平衡及营养药。2019 年严重药品不良反应/事件涉及化学药品中，报告数量最多的为抗感染药，占 32.2%；其次是肿瘤用药，占 28.8%。按严重报告占本类别报告比例计算，肿瘤用药的严重报告比例最高，为

42.1%，其次是免疫系统用药，为 24.3%。

2019 年药品不良反应/事件报告涉及的生物制品中，抗毒素及免疫血清占 32.3%，细胞因子占 24.2%，血液制品占 4.7%。

按剂型统计，2019 年化学药品不良反应/事件报告中，注射剂、口服制剂所占比例分别为 66.2% 和 29.8%，其他剂型占 4.0%。生物制品中，注射剂、口服制剂占比分别为 97.5% 和 0.3%，其他制剂占 2.2%。

4. 总体情况分析

2019 年化学药品和生物制品不良反应/事件报告情况与 2018 年基本一致。从药品类别上看，抗感染药报告数量依然居首位，但占比延续了多年以来的下降趋势，提示其使用风险持续降低但仍需要关注；肿瘤用药占比呈上升趋势，其严重报告构成比居首位，提示应关注肿瘤用药的用药风险。从患者年龄看，65 岁及以上老年患者不良反应较 2018 年略有升高，提示应关注此类用药群体的用药安全。

（四）中药监测情况

1. 总体情况

2019 年药品不良反应/事件报告中，涉及怀疑药品 163.5 万例次，其中中药占 12.7%；2019 年严重不良反应/事件报告涉及怀疑药品 19.9 万例次，其中中药占 7.1%。

2. 涉及患者情况

2019 年中药不良反应/事件病例报告中，男女患者比为 0.82:1，女性多于男性。2019 年中药不良反应/事件报告中，14 岁以下儿童患者占 8.1%，65 岁及以上老年患者占 28.2%。

3. 涉及药品情况

2019 年药品不良反应/事件报告涉及的中药中，例次数排名前 5 位的类别分别是理血剂中活血化瘀药（28.4%）、清热剂中清热解毒药（11.4%）、补益剂中益气养阴药（6.8%）、开窍剂中凉开药（6.1%）、祛湿剂中清热除湿药（5.7%）。2019 年中药严重不良反应/事件报告的例次数排名前 5 位的类别分别是理血剂中活血化瘀药（39.8%）、补益剂中益气养阴药（13.0%）、开窍剂中凉开药（10.5%）、清热剂中清热解毒药（8.6%）、解表剂中辛凉解表药（3.8%）。

2019 年中药不良反应/事件报告按照给药途径分布，注射给药占 45.5%、口服给药占 46.4%、其他给药途径占 8.1%。注射给药中，静脉注射给药占 98.5%、其他注射给药占 1.5%。

4. 总体情况分析

2019 年中药不良反应/事件报告数量及严重报告占比与 2018 年相比均有所下降。从给药途径看，注射给药占比略有下降。从药品类别上看，活血化瘀药报告数量依然居首位，但占比略有下降。总体情况看，2019 年各类别中药不良反应/事件报告数量呈下降趋势，但仍需要关注用药安全。

三、相关风险控制措施

根据 2019 年药品不良反应监测数据和分析评价结果，

国家药品监督管理局对发现存在安全隐患的药品及时采取相应风险控制措施,以保障公众用药安全。

(一)发布停止生产销售使用含呋喃唑酮复方制剂公告。

(二)发布含头孢哌酮药品、丹参川芎嗪注射液、蟾酥注射液等药品说明书修订的公告 27 期,增加或完善 40 个(类)品种说明书中的警示语、不良反应、注意事项、禁忌等安全性信息。

(三)发布《药物警戒快讯》12 期,提示 68 个(类)品种的国外药品安全信息。

四、各论

根据药品不良反应监测结果以及公众关注情况,对抗感染药、心血管系统用药、注射剂、老年人用药的不良反应报告情况进行分析,并提示安全风险如下:

(一)关注抗感染药用药风险

抗感染药是指具有杀灭或抑制各种病原微生物作用的药品,包括抗生素、合成抗菌药、抗真菌药、抗病毒药等,是临床应用最为广泛的药品类别之一,其不良反应/事件报告数量一直居于首位,是药品不良反应监测工作关注的重点。

2019 年全国药品不良反应监测网络共收到抗感染药不良反应/事件报告 51.9 万份,其中严重报告 5.0 万份,占 9.7%。抗感染药不良反应/事件报告占 2019 年总体报告的 34.3%。

1. 涉及药品情况

2019 年抗感染药不良反应/事件报告数量排名前 3 位的药品类别分别是头孢菌素类、喹诺酮类、大环内酯类,严重不良反应/事件报告数量排名前 3 位的药品类别分别是头孢菌素类、喹诺酮类、抗结核病药。

2019 年抗感染药不良反应/事件报告中,注射剂占 80.7%、口服制剂占 16.5%、其他剂型占 2.8%;与药品总体报告剂型分布相比,注射剂比例偏高。严重不良反应/事件报告中,注射剂占 80.8%,口服制剂占 18.1%,其他剂型占 1.1%。

2. 累及器官系统情况

2019 年抗感染药不良反应/事件报告中,与抗感染药的整体报告相比,严重报告的全身性损害、免疫功能紊乱和感染、呼吸系统损害、心血管系统损害和肝胆损害构成比明显偏高。

抗感染药整体药品不良反应/事件报告中,口服制剂累及器官系统排名前 5 位的是胃肠损害、皮肤及其附件损害、神经系统损害、肝胆损害、全身性损害;注射剂累及器官系统排名前 5 位是皮肤及其附件损害、胃肠损害、全身性损害、免疫功能紊乱和感染、神经系统损害。

抗感染药严重药品不良反应/事件报告中,口服制剂累及器官系统排名前 5 位是皮肤及其附件损害、肝胆损害、胃肠损害、全身性损害、代谢和营养障碍;注射剂累及器官系统排名前 5 位是皮肤及其附件损害、全身性损害、呼吸系统损

害、免疫功能紊乱和感染、胃肠损害。

3. 监测情况分析及安全风险提示

近年来,抗感染药不良反应/事件报告占总体报告比例呈现持续下降趋势,说明国家加强抗感染药使用管理等措施取得一定实效,但其严重不良反应报告数量仍然很高,提示抗感染药的用药风险仍需继续关注。

(二)关注心血管系统用药风险

心血管系统用药是指用于心脏疾病治疗、血管保护、血压和血脂调节的药品,包括降血压药、抗心绞痛药、血管活性药、抗动脉粥样硬化药、抗心律失常药、强心药和其他心血管系统药。近年来,心血管系统用药不良反应/事件报告数量及严重报告占比均呈现上升趋势,提示应对该类药品风险给予更多关注。

2019 年全国药品不良反应监测网络共收到心血管系统用药的不良反应/事件报告 12.9 万例,占总体报告的 8.5%;其中严重报告 8 324 例,占 6.4%。

1. 涉及患者情况

按性别统计,2019 年心血管系统用药不良反应/事件报告中,女性患者比男性患者高 2.5 个百分点;严重报告中,男性患者比女性患者高 3.4 个百分点。

按年龄统计,2019 年心血管系统用药不良反应/事件报告中,45 ~ 64 岁与 65 岁及以上年龄组分别占 42.8% 和 45.6%,远高于其他年龄组比例;严重报告中,65 岁及以上年龄组占 51.9%。

2. 涉及药品情况

2019 年心血管系统用药不良反应/事件报告,数量排名前 3 位的药品类别是降血压药、抗心绞痛药、抗动脉粥样硬化药;心血管系统用药严重报告,数量排名前 3 位的药品类别是抗动脉粥样硬化药、降血压药、抗心绞痛药。

2019 年心血管系统用药不良反应/事件报告中,注射剂占 41.9%、口服制剂占 57.4%、其他剂型占 0.7%;严重报告中,注射剂占 51.4%、口服制剂占 47.6%、其他剂型占 1.0%。

3. 累及器官系统情况

2019 年心血管系统用药不良反应/事件报告中,口服制剂累及器官系统排名前 5 位是神经系统损害、胃肠损害、全身性损害、呼吸系统损害、皮肤及其附件损害;注射剂累及器官系统前 5 位是神经系统损害、皮肤及其附件损害、全身性损害、胃肠损害、血管损害和出凝血障碍。

4. 监测情况分析及安全风险提示

统计分析结果显示,心血管系统用药不良反应/事件报告中,65 岁及以上年龄组患者报告占比及严重报告占比均明显高于总体报告中该年龄组患者水平,提示老年患者是心血管系统用药的主要群体,医务人员和患者应关注发生严重不良反应的风险。

2019 年心血管系统用药不良反应/事件报告中,口服制

剂报告比例较注射剂高出 15.5 个百分点,提示心血管系统用药不良反应/事件报告更多来自口服给药途径。在该类药品口服制剂中,他汀类药品严重不良反应/事件报告数量最多,这可能与他汀类药品使用较多有关,他汀类药品除用于血脂代谢紊乱及相关心血管疾病的治疗,还用于此类疾病的预防;此外,不排除其中存在的不合理、不规范使用情况,提示医务人员和患者应关注此类药品的风险。

(三)关注注射剂用药风险

2019 年药品不良反应/事件报告按照剂型统计,整体报告中注射剂占 63.3%,严重报告中注射剂占 74.3%。所有注射剂报告中,化学药品注射剂占 86.9%,中药注射剂占 9.1%,生物制品占 1.6%,无法分类占 2.5%。

1. 药品情况

化学药品注射剂的报告数量排名前 3 位的药品类别是抗感染药,肿瘤用药,电解质、酸碱平衡及营养药。

中药注射剂报告数量排名前 3 位的药品类别是理血剂,补益剂,开窍剂。

2. 累及器官系统情况

2019 年注射剂不良反应/事件报告中,累及器官系统排名前 5 位的是皮肤及其附件损害、胃肠损害、全身性损害、神经系统损害、心血管系统损害。注射剂严重不良反应/事件中,累及器官系统排名前 5 位的是皮肤及其附件损害、全身性损害、血液系统损害、胃肠损害、呼吸系统损害。

3. 监测情况分析及安全风险提示

2019 年药品不良反应/事件报告按剂型统计,注射剂总体报告占比较高,与近年来注射剂报告总体情况基本相似。注射剂不良反应/事件报告中,严重报告占比高,不良反应表现以过敏反应或过敏样反应为主,不排除不合理、不规范使用情况,提示我们需继续关注注射剂的用药风险。

2019 年儿童药品不良反应/事件报告中,注射剂占 77.6%,口服制剂占 16.4%。提示儿童作为特殊用药人群,受脏器发育尚未完全等因素影响,对药物更为敏感,耐受性较差,其注射用药风险需重点关注。

(四)关注老年人用药安全

2019 年全国药品不良反应监测网络中 65 岁及以上老年患者相关的报告占 29.1%。老年患者严重报告占老年患者报告总数的 12.0%,略高于 2019 年总体报告中严重报告比例。

1. 涉及老年患者情况

2019 年老年患者药品不良反应/事件报告中,男女患者比为 0.95:1。老年患者年龄分布中 65～69 岁老年患者报告占 32.9%,70～74 岁老年患者报告占 25.3%。

2. 涉及药品情况

按照药品类别统计,化学药品占 86.6%,中药占 12.6%,生物制品占 0.8%。化学药品排名居前的药品类别是抗感染药、心血管系统用药、肿瘤用药、神经系统用药、电解质、酸碱平衡及营养药;中药排名居前的药品类别是理血剂、补益剂、祛湿剂、开窍剂、清热剂。

按照药品给药途径统计,注射给药占 67.0%、口服给药占 30.1%、其他给药途径占 2.9%。注射给药中,静脉注射给药占 92.7%、其他注射给药占 7.3%。

3. 累及器官系统情况

2019 年老年患者药品不良反应/事件报告中,累及器官系统排名前 5 位的是胃肠损害、皮肤及其附件损害、全身性损害、神经系统损害、心血管系统损害。化学药品、中药累及器官系统排名前 5 位与总体基本一致。

4. 监测情况分析及安全风险提示

2019 年老年患者药品不良反应/事件报告占整体报告的 29.1%;老年患者严重报告所占比例高于整体报告中严重报告比例,提示老年患者受基础疾病较多、机体代谢水平较差以及用药情况复杂等因素影响,发生药品不良反应的风险更大,因此应持续关注老年人群用药安全。

从 2019 年老年患者药品不良反应/事件报告统计数据看,在药品类别分布上,老年患者用药的化学药品中,心血管系统用药、神经系统用药的构成比高于该类别药品在化学药总体报告中的构成比,提示老年患者使用以上药品较多,不良反应发生情况较多。中药排名居前的药品类别为理血剂、补益剂、祛湿剂、开窍剂,这 4 类药品的使用与老年人疾病谱和生理特点有关。

五、有关说明

(一)本年度报告中的数据来源于国家药品不良反应监测数据库中 2019 年 1 月 1 日至 2019 年 12 月 31 日各地区上报的数据。

(二)与大多数国家一样,我国药品不良反应报告是通过自发报告系统收集并录入到数据库中的,存在自发报告系统的局限性,如漏报、填写不规范、信息不完善、无法计算不良反应发生率等。

(三)每种药品不良反应/事件报告的数量受到该药品的使用量和不良反应发生率等诸多因素的影响,故药品不良反应/事件报告数量的多少不直接代表药品不良反应发生率的高低或者严重程度。

(四)本年度报告完成时,其中一些严重报告、死亡报告尚在调查和评价的过程中,所有统计结果均为现阶段数据收集情况的真实反映,并不代表最终的评价结果。

(五)专业人士会分析药品与不良反应/事件的关联性,提取药品安全性风险信息,根据风险的普遍性或者严重程度,决定是否需要采取相关措施,如在药品说明书中加入安全性信息,更新药品如何安全使用的信息等。在极少数情况下,当认为药品的获益不再大于风险时,药品也会撤市。

(六)本年度报告数据均来源于全国药品不良反应监测网络,不包含疫苗不良反应/事件的监测数据。

2020 年中医药十大新闻揭晓

《中国中医药报》社有限公司主办的 2019 年中医药十大新闻评选活动结果揭晓,它们分别是:

1. 习近平总书记对中医药工作作出重要指示,强调要遵循中医药发展规律,传承精华,守正创新,为实现中华民族伟大复兴的中国梦贡献力量。

2. 中共中央、国务院印发《关于促进中医药传承创新发展的意见》,全国中医药大会在京召开。

3. 新中国 70 年中医药成就显著,屠呦呦被授予"共和国勋章"。

4.《中华人民共和国基本医疗卫生与健康促进法》强调"坚持中西医并重"。

5. 传统医学正式纳入国际疾病分类。

6. 国家中医药局坚持以人民为中心,开展"方便看中医,放心吃中药"主题教育专项行动取得实效。

7. 医联体建设坚持中西医并重,国家卫生健康委、国家中医药局发文强调"三个不得"。

8. 全球首个中医药循证医学中心成立。

9. 中医药扶贫深入开展,助力打赢脱贫攻坚战。

10. 中国公民中医药健康文化素养水平持续提升。

2020 年度中国医药十大新闻

12 月 29 日,由中国医药报社组织评选的"2020 年度中国医药十大新闻"揭晓。它们分别是:

1. 药监部门为打赢疫情防控阻击战贡献力量。

2. 我国医疗保障制度改革持续推进。

3.《药品注册管理办法》和《药品生产监督管理办法》发布,《中药注册分类及申报资料要求》等配套措施紧锣密鼓出台。

4. 2020 年版《中华人民共和国药典》颁布实施。

5.《化妆品监督管理条例》发布。

6. 化学药品注射剂仿制药一致性评价启动。

7. 我国首个使用境内真实世界数据的医疗器械获批上市。

8. 全国"两法"知识竞赛成功举办。

9.《医疗器械监督管理条例(修订草案)》通过。

10. 药品医疗器械监管创新持续推进。

2020 年度卫生健康十大新闻

1. 全国抗击新冠肺炎疫情斗争取得重大战略成果。

2. 健康扶贫目标任务如期完成。

3. 党的十九届五中全会明确 2035 年建成健康中国远景目标。

4. 积极构建人类卫生健康共同体。

5. 积极应对人口老龄化上升为国家战略。

6. 新制度新举措不断推动医改深化。

7.《基本医疗卫生与健康促进法》正式实施。

8. 全国抗击新冠肺炎疫情表彰大会隆重召开。

9. 我国首个新冠疫苗附条件上市。

10. 绩效考核助推公立医院实现高质量发展。

2020 年度药品审评报告

2020 年是极不平凡的一年,面对突如其来的新冠肺炎疫情,国家药品监督管理局药品审评中心(以下简称药审中心)在国家药品监督管理局(以下简称国家药监局)的坚强领导下,认真学习贯彻习近平总书记重要讲话和重要指示批示精神,闻令而动、尽锐出战,坚持人民至上、生命至上,超常规建立"早期介入、持续跟踪、主动服务、研审联动"全天候应急审评审批工作机制,加速推动新冠病毒疫苗和新冠肺炎治疗药物研发上市,充分发挥技术审评对疫情防控的科技支撑作用;主动服务于药监系统工作大局,紧紧围绕落实党中央国务院审评审批制度改革、贯彻《药品管理法》《疫苗管理法》《药品注册管理办法》、推动审评体系和审评能力现代化,统筹推进疫情防控和依法依规科学审评工作,不断提高审评质量和效率,不断加快新药研发上市步伐,为疫情防控和满足临床急需提供有效药物保障、为医药产业高质量发展提供有力促进作用,保障了人民群众用药安全有效可及,药品审评事业得到新发展、迈上新台阶、开创新局面。

一、药品注册申请审评审批情况

(一)总体完成情况

1. 全年审评审批完成情况

2020 年,根据《药品注册管理办法》(国家市场监督管理总局令第 27 号)、《国家药监局关于实施〈药品注册管理办法〉有关事宜的公告》(2020 年第 46 号,以下简称 46 号公告)及《药品注册管理办法》相关配套文件,药审中心完成中药(包括民族药,下同)、化学药、生物制品各类注册申请审评审批共 11 582 件(含器械组合产品 4 件,以受理号计,下同),较 2019 年增长 32.67%(如无说明,以注册申请件数计,下同)。其中,完成需技术审评的注册申请 8 606 件(含 5 674 件需药审中心技术审评和行政审批注册申请),较 2019 年增长 26.24%;完成直接行政审批(无需技术审评,下同)的注册申请 2 972 件。2020 年底正在审评审批和等待审评审批的注册申请已由 2015 年 9 月高峰时的近 22 000 件降至 4 882 件(不含完成技术审评因申报资料缺陷等待申请人回复补充资料的注册申请)。

完成 8 606 件需技术审评的药品注册申请中,化学药注册申请为 6 778 件,较 2019 年增长 25.22%;中药注册申请 418 件,较 2019 年增长 39.33%;生物制品注册申请 1 410 件,较 2019 年增长 27.72%;化学药注册申请约占全部技术审评完成量的 78.76%。

药审中心完成需技术审评的 8 606 件注册申请中,完成新药临床试验(IND)申请审评 1 561 件,较 2019 年增长 55.94%;完成新药上市申请(NDA)审评 289 件,完成仿制药上市申请(ANDA)审评 1 700 件;完成仿制药质量和疗效一致性评价(以下简称一致性评价)申请(以补充申请途径申报)1 136 件,较 2019 年增长 103.22%;完成补充申请技术审评 3250 件,较 2019 年增长 24.19%。

3. 审评通过情况

2020 年,药审中心审评通过批准 IND 申请 1 435 件,较 2019 年增长 54.97%;审评通过 NDA 208 件,较 2019 年增长 26.83%;审评通过 ANDA 918 件;审评通过批准一致性评价申请 577 件,较 2019 年增长 121.92%。

药审中心审评通过创新药 NDA 20 个品种,审评通过境外生产原研药品 NDA 72 个品种(含新增适应证品种)。

4. 审结注册申请任务按时限完成情况

2020 年,药审中心持续优化审评流程,严格审评时限管理,加强项目督导,加快审评速度,整体审评任务和重点序列审评任务按时限完成率均取得显著提升。全年审结注册申请任务整体按时限完成率为 94.48%,其中临床急需境外已上市新药注册申请审结任务整体按时限完成率为 100%,按默示许可受理注册申请的审结任务整体按时限完成率为 99.87%,直接行政审批的注册申请 100% 在法定的 20 个工作日内完成,且审批平均用时 11.8 个工作日。

2020 年的 NDA 年度整体按时限完成率已经有了很大的提升,例如:NDA 按时限完成率在 2020 年 12 月突破 80%,提升至 87.5%;ANDA 按时限完成率在 2020 年 12 月突破 90%,达到 93.85%;纳入优先审评程序的注册申请按时限完成率在 2020 年 10~12 月的月度按时限完成率连续达到 90% 以上,取得历史性突破。

(二)中药注册申请审评完成情况

1. 总体情况

2020 年,药审中心完成审评的中药注册申请 418 件。其中,完成 IND 申请 37 件,完成 NDA 8 件,完成 ANDA 3 件。

2. 审评通过情况

药审中心审评通过批准中药 IND 申请 28 件,审评通过中药 NDA 4 件(连花清咳片、筋骨止痛凝胶、桑枝总生物碱片及桑枝总生物碱)。

药审中心审评通过批准的中药 IND 申请 28 件,涉及 10 个适应证领域。其中,呼吸 7 件、骨科 4 件、消化 4 件,共占 53.57%。

(三)化学药注册申请审评完成情况

1. 总体情况

2020 年,药审中心完成审评的化学药注册申请 6 778 件。其中,完成化学药临床申请(IND 申请和验证性临床)共

1 086 件,较 2019 年增长 45.58%;完成化学药 NDA 163 件;完成化学药 ANDA 1 697 件;完成一致性评价申请 1 136 件,较 2019 年增长 103.22%;完成化学药补充申请 2 248 件,较 2019 年增长 23.72%。

2. 审评通过情况

药审中心完成审评的化学药注册申请中,审评通过批准 IND 申请 907 件,较 2019 年增长 51.42%;审评通过 NDA 115 件,较 2019 年增长 30.68%;审评通过 ANDA 918 件,较 2019 年增长 15.33%。

药审中心完成审评的化学药 IND 申请 960 件,审评通过批准 IND 申请 907 件。其中,1 类创新化学药 IND 申请 694 件(298 个品种),较 2019 年增长 40.77%,品种数较 2019 年增长 57.67%。

药审中心审评通过批准 IND 申请的 694 件 1 类创新化学药中,抗肿瘤药物、抗感染药物、循环系统疾病药物、内分泌系统药物、消化系统疾病药物和风湿性疾病及免疫药物较多,占全部创新药临床试验批准数量的 80.69%。

药审中心完成审评的化学药 NDA 共 163 件。其中,审评通过化药 NDA 115 件,审评通过 1 类创新化学药 NDA 14 个品种。

药审中心完成审评的一致性评价申请共 1 136 件,审评通过 577 件。其中,审评通过批准口服固体制剂一致性评价 456 件,审评通过批准注射剂一致性评价申请 121 件。

(四)生物制品注册申请审评完成情况

1. 总体情况

2020 年,药审中心完成审评的生物制品注册申请共 1 410 件。其中,完成预防用生物制品 IND 申请(预防用 IND 申请)27 件,完成治疗用生物制品 IND 申请(治疗用 IND 申请)537 件,较 2019 年增长 58.88%;完成预防用生物制品 NDA(预防用 NDA)9 件,完成治疗用生物制品 NDA(治疗用 NDA)108 件,完成体外诊断试剂 NDA(体外诊断 NDA)1 件。

2. 审评通过情况

药审中心审评通过批准生物制品 IND 申请 500 件,较 2019 年增长 60.26%。其中,预防用 IND 申请 19 件;治疗用 IND 申请 481 件,较 2019 年增长 63.61%。审评通过生物制品 NDA 89 件,较 2019 年增长 20.27%。其中,预防用 NDA 7 件;治疗用 NDA 81 件(制剂 77 件),较 2019 年增长 19.12%;体外诊断 NDA 1 件。

药审中心审评通过批准生物制品 IND 申请 500 件。药审中心审评通过生物制品 NDA 89 件。

(五)行政审批注册申请完成情况

1. 总体情况

2020 年,药审中心完成中药、化学药、生物制品各类注册申请行政审批共 8646 件,较 2019 年增长 44.51%。其中,完成审评审批的注册申请(临床试验申请、一致性评价申请、补

中国药学年鉴 CHINESE PHARMACEUTICAL YEARBOOK 2020-2021

充申请、境外生产药品再注册及复审)5 674件,较2019年增长39.24%;完成直接行政审批的注册申请(无需技术审评的补充申请、临时进口申请)2 972件,较2019年增长55.77%。

2. 需审评审批的注册申请完成情况

药审中心完成的需审评审批的5 674件注册申请中,临床试验申请1 686件(含验证性临床),较2019年增长50.00%;一致性评价申请623件,较2019年增长80.58%;补充申请2 860件,较2019年增长34.46%;境外生产药品再注册478件、复审27件。

3. 直接行政审批的注册申请完成情况

药审中心完成直接行政审批的2 972件注册申请中,按注册申请类型划分,补充申请2 537件、临时进口申请435件。按药品类型划分,中药153件、化学药2 411件、生物制品408件。

(六)注册申请不批准的主要原因及存在的问题

2020年,中药、化学药、生物制品各类药品注册申请因申报资料无法证明药品安全性、有效性或者质量可控性,以及未能按期提交补充资料等情形,导致审评结论为建议不批准的共367件。通过系统梳理上述注册申请不批准原因,从新药、仿制药等不同注册分类角度分析药品注册申请在研发和申报过程中存在的主要问题包括:

1. 新药申请

IND申请和研发中存在的问题主要有:正式申报前未开展沟通交流;开发立题依据不足,成药性存在严重缺陷;申报资料不足以支持开展药物临床试验或者不能保障临床受试者安全。具体表现包括:未沟通交流致使申报后发现研究信息严重缺项,无法在时限内完成补充研究;已有的研究结果提示药效作用弱,毒性大,临床获益和风险比值不合理;临床开发定位违背临床诊疗、用药的基本原则;已有的药学、临床前研究不符合临床试验要求;临床试验方案整体设计严重缺陷,风险控制措施不足;联合用药的非临床研究数据不充分;联合疫苗中单苗的数据不充分和/或免疫程序不一致。

NDA研发和申报中存在的问题主要有:研究质量控制和管理存在缺陷,导致已有的研究结果不能证明药品安全性、有效性和质量可控性;违反合规性要求。具体表现包括:关键临床研究设计存在重大缺陷,无法得出客观、有力的有效性、安全性证据;药学研究存在严重缺陷,无法证明产品的质量可控性;各开发阶段的研究受试样品不一致;注册核查中发现临床试验数据存在真实性问题。

2. 仿制药申请

仿制药一致性评价申请和上市申请中存在的问题主要有:仿制药研发立题不合理;申报资料无法证明仿制药与参比制剂(被仿制药品)的质量一致性。具体表现包括:仿制药的参比制剂已撤市,且已有更新换代安全性更好的产品满足

临床需求;样品复核检验不符合规定或分析方法存在严重缺陷;人体生物等效性试验结果表明不等效;样品稳定性研究结果、原料药起始物料选择等不符合仿制药上市技术要求;仿制药未按规定使用具有合法来源的原料药。

3. 补充申请

补充申请研究和申报中存在的问题主要有:申请资料未能充分说明变更的科学性和合理性,不足以支持变更事项;已有的研究结果不能保证变更后产品的安全性、有效性和质量可控性。具体表现包括:变更引起药用物质基础发生重大改变;药品说明书修改申请不符合说明书撰写的技术要求;用于支持变更的文献资料存在偏倚,或者临床安全性和有效性数据不充分。

4. 其他

其他药品注册申请在研发和申报中存在的问题主要有:生物类似药开发缺少相似性比较数据,药学比对研究中参照药选择存在缺陷;生物类似药临床前研究结果不足以支持其开展临床试验;天然药物的研究资料不符合国际多中心临床试验或我国天然药物评价基本技术要求。

(七)药品加快上市注册程序情况

创新是推动药品高质量发展的力量源泉,《药品注册管理办法》结合我国医药产业发展和临床需求实际,参考国际经验,设立了特别审批、突破性治疗药物、附条件批准、优先审评审批四个药品加快上市程序。《国家药监局关于发布<突破性治疗药物审评工作程序(试行)>等三个文件的公告》(2020年第82号),明确了加快通道的适用范围、适用条件、工作程序和政策支持等,既能显著提高相关程序执行过程中的可操作性,鼓励药物研制和创新,又能在全球抗击疫情的大背景下,依法依规对疫情防控所需药物实行特别审批,对于加快临床急需、临床价值突出、公共卫生急需等药物的上市具有重要推动作用。

1. 特别审批药物情况

在发生突发公共卫生事件的威胁时以及突发公共卫生事件发生后,国家药监局可依法决定对突发公共卫生事件应急所需防治药品实行特别审批。纳入实施特别审批程序的药物,国家药监局按照统一指挥、早期介入、快速高效、科学审批的原则,组织加快并同步开展药品注册受理、审评、核查、检验工作,并根据疾病防控的特定需要,限定其在一定的期限和范围内使用。

2020年新冠肺炎疫情在全球范围内不断蔓延,人民群众的生命安全受到严重威胁,药审中心闻令而动,第一时间科学、高效推进特别审评工作,按程序将59件中药、化学药、生物制品注册申请纳入特别审批程序并完成技术审评。建议附条件批准上市1件,为新型冠状病毒灭活疫苗(Vero细胞);建议批准临床试验申请53件,其中5件已进入Ⅲ期临床试验,批准化湿败毒颗粒、清肺排毒颗粒的临床试验申请;

批准了连花清瘟胶囊/颗粒、金花清感颗粒及血必净注射液等5件增加适应证的补充申请,加速了新冠病毒疫苗和新冠肺炎治疗药物的上市进程,初步满足了新冠肺炎疫情防控的需要。

2. 突破性治疗药物情况

突破性治疗药物指的是用于防治严重危及生命或者严重影响生存质量的疾病,且尚无有效防治手段或者与现有治疗手段相比有足够证据表明具有明显临床优势的创新药或者改良型新药等,申请人可在Ⅰ、Ⅱ临床试验阶段申请适用突破性治疗药物程序。根据《突破性治疗药物审评工作程序(试行)》,纳入到"突破性治疗"审评通道的药物,药审中心一是会优先处理相关沟通交流,加强指导并促进药物研发进程;二是在申报上市环节,该药物可适用优先审评审批程序,审评时限进一步缩短;三是上市申请阶段,药审中心会滚动接收其申报资料,并优先安排核查、检验等,可大大缩减新药从研发到上市的时间。2020年药审中心收到147件突破性治疗药物申请。经综合评估、公示,已将24件突破性治疗药物申请(21个品种)纳入突破性治疗药物程序。

3. 附条件批准药物情况

附条件批准上市,目的在于缩短药物临床试验的研发时间,使其尽早应用于无法继续等待的危重疾病或公共卫生方面急需的患者。药物有效性评价的指标为临床终点,符合附条件批准上市情形的药物,可使用替代终点、中间临床终点或早期临床试验数据来反映药物的有效性,当这些数据能够提示药品的获益大于风险时候,即可申请附条件批准上市。

对于若不尽早进行治疗则会在数月或者更短时间内导致死亡的疾病患者来说,附条件批准上市的药物,使得这些无法继续等待的患者能够延续生命、提高生存质量,消除重大突发公共卫生事件对于人民生命安全的威胁。2020年药审中心审评通过的新药上市申请中,共有15件注册申请经附条件批准后上市,覆盖了新型冠状病毒感染引起的疾病、非小细胞肺癌、卵巢癌等适应证。

4. 优先审评药物情况

(1)优先审评品种纳入情况

《药品注册管理办法》对优先审评审批程序的调整,是在多年实践经验基础上的优化,一是适用范围更多地向具有明显临床价值、临床急需和临床优势的药物聚焦,致力于将更多的临床价值显著、临床急需的短缺药品、防治重大传染病、罕见病、儿童用药、纳入突破性治疗程序、符合附条件批准的药品等纳入优先审评程序;二是审评时限的加速,药品上市许可申请的审评时限一般为200个工作日,与完整的申报路径相比,优先审评审批程序的审评时限缩短至130个工作日,其中临床急需境外已上市罕见病用药优先审评审批程序的审评时限为70个工作日。药审中心通过优化审评资源配置率,在高标准完成技术审评的前提下,力争按时限完成审评,推动纳入优先审评审批程序中的品种尽快获批上市。

根据《药品注册管理办法》、46号公告、《国家食品药品监督管理总局关于鼓励药品创新实行优先审评审批的意见》(食药监药化管〔2017〕126号,以下简称126号文件),2020年药审中心将219件(按通用名计127个品种)注册申请纳入优先审评审批程序。其中,144件注册申请按照126号文件规定的范围纳入优先审评审批程序,75件按照《药品注册管理办法》规定的范围纳入优先审评审批程序,包括42件儿童用药和罕见病用药。

按此前优先审评范围纳入的注册申请中,同步申报占比多达44%(64/144),具有明显临床价值的新药占比为20%,按与原研药质量和疗效一致的标准完善后重新申报品种占比则由7.9%降至4.2%。

按照《药品注册管理办法》优先审评范围纳入的注册申请中,符合附条件批准的药品占比为36%(27/75),创新药和儿童用药占比28%(21/75),优先审评资源已向具有明显临床价值的创新、急需药物倾斜。

(2)优先审评品种完成情况

2020年有217件注册申请(按通用名计121个品种)通过优先审评程序建议批准上市(含已上市药品新增适应证),审评通过件数较2019年增长51.7%,例如:我国自主研发的1类创新药甲磺酸阿美替尼片、泽布替尼胶囊、奥布替尼片等,治疗罕见病法布雷病阿加糖酶α注射用浓溶液,用于配合饮食控制及运动治疗2型糖尿病的中药新药桑枝总生物碱片、间变性淋巴瘤激酶抑制剂盐酸恩沙替尼胶囊、成人复发型多发性硬化治疗药物西尼莫德片等。

(八)药品注册现场核查相关情况

1. 总体情况

药审中心积极落实《药品注册管理办法》,转变药品注册核查理念,将注册现场核查启动工作模式由基于审评需要调整为基于风险启动,并联开展技术审评与注册现场核查工作;对于自2020年7月1日起受理的注册申请,在受理后40个工作日内决定是否启动相应注册现场核查任务。为便于申请人及时获知注册现场核查启动相关信息,完善药审中心网站申请人之窗栏目,开通递交注册现场核查用生产工艺与质量标准通道和查收注册现场核查电子通知函的功能。

2. 注册现场核查具体情况

2020年,药审中心基于品种因素和研发生产主体合规因素风险启动注册现场核查任务1 235个。其中,药学现场核查任务792个,临床试验数据核查任务439个,药理毒理研究核查任务4个。

药审中心接收核查报告818份。其中,药学现场核查报告449份,临床试验核查报告363份,药理毒理研究核查报告6份。

中国药学年鉴 CHINESE PHARMACEUTICAL YEARBOOK 2020-2021

（九）沟通交流情况

1. 总体情况

2020 年，药审中心在落实疫情防控要求的同时，尽量满足申请人的需要，全力保障各类沟通交流畅通。在推动新冠病毒疫苗和新冠肺炎治疗药物的研发方面，为 79 个新冠病毒疫苗、中医药、中和抗体（27 个）等新冠肺炎治疗药物，组织申请人与药审中心审评团队之间的沟通交流 5 600 余次，并针对新冠病毒疫苗、中和抗体等重点品种，单独设立了台账，动态跟进；在维护与申请人沟通桥梁方面，药审中心发布了《药物研发与技术审评沟通交流管理办法》《药审中心关于业务咨询服务联络方式的通知》，优化了电话咨询服务，每天有专人接听解答申请人咨询电话，根据咨询问题类型的不同设立了 8 个联系邮箱，及时解答处理申请人问题，不断提高沟通交流的质量和效率。

药审中心接收沟通交流会议申请 3 229 件，较 2019 年增长 22.64%，办理沟通交流会议申请 2 451 件，较 2019 年增长 31.00%。在网络平台接收一般性技术问题咨询 20 285 个，较 2019 年增长 22.41%；接收电话咨询超过上万次，邮件咨询数千件，同时也面向社会提供现场咨询服务。

2. 沟通交流会议申请的完成情况

药审中心所接收的 3 229 件沟通交流会议申请中，符合会议召开条件的，及时与申请人取得了联系，商议会议细节；无需召开会议的，以书面形式尽快回复了申请人。2020 年共办理了 2 451 件沟通交流会议申请。在药物研发关键阶段召开的 Ⅱ 类会议占比 76.42%，其中临床前（Pre-IND）申请占比 37.49%。

沟通交流会议的形式为电话会议、视频会议、面对面会议，共召开沟通交流会议 268 次，以书面形式回复两千余件。

3. 一般性技术问题答复情况

药审中心通过网上咨询平台共接收了 20 285 个一般性技术问题的咨询。按照内容分类，问题主要集中于受理（4 038 个）、原辅包（3 952 个）等方面；按照药品分类，问题主要集中于化学药（11 338 个）方面，其中化学药受理（2 396 个）、化学药一致性评价（1 258 个）。

二、药品注册申请受理情况

（一）总体情况

2020 年，根据 46 号公告、《国家药监局关于发布生物制品注册分类及申报资料要求的通告》（2020 年第 43 号）、《国家药监局关于发布化学药品注册分类及申报资料要求的通告》（2020 年第 44 号）、《国家药监局关于发布＜中药注册分类及申报资料要求＞的通告》（2020 年第 68 号）等，药审中心受理中药、化学药、生物制品各类注册申请共 10 245 件（含药械组合产品 6 件），较 2019 年增长 26.76%。其中，需技术审评的注册申请 7 147 件（含 5 695 件需药审中心技术审评和行政审批的注册申请），较 2019 年增长 15.29%；直接

行政审批的注册申请 3 092 件，较 2019 年增长 64.64%。

受理的 10 239 件药品注册申请中，化学药注册申请受理量为 7 901 件，较 2019 年增长 22.02%，占 2020 年全部注册申请受理量的 77.17%。

2. 药审中心的直接行政审批工作自 2017 年开始，故 2016 年无直接行政审批注册申请，所有受理注册申请均需技术审评。

2020 年受理的需技术审评的注册申请 7 147 件中，化学药注册申请为 5 402 件，较 2019 年增长 9.42%，占全部需技术审评的注册申请受理量的 75.58%；中药注册申请 315 件，较 2019 年增长 22.57%；生物制品注册申请 1 430 件，较 2019 年增长 42.29%。

（二）1 类创新药受理情况

2020 年，药审中心受理 1 类创新药注册申请共 1 062 件（597 个品种），较 2019 年增长 51.71%。其中，受理 IND 申请 1 008 件（559 个品种），较 2019 年增长 49.78%；受理 NDA 54 件（38 个品种），较 2019 年增长 100.00%。以药品类别统计，中药、化学药、生物制品 1 类创新药受理量分别为 14、752、296 件。以生产场地统计，境内生产药品 843 件，境外生产药品 219 件。

（三）各类注册申请受理情况

1. 中药注册申请受理情况

2020 年，药审中心受理中药注册申请 471 件。其中，受理中药 IND 申请 22 件，受理中药 NDA 6 件，受理中药 ANDA 1 件。

受理 1 类中药创新药注册申请 14 件。其中，受理 IND 申请 9 件（9 个品种），受理 NDA 5 件（5 个品种）。

2. 化学药注册申请受理情况

2020 年，药审中心受理化学药注册申请 7 901。其中，受理化学药 IND 申请 946 件，较 2019 年增长 36.31%；受理化学药 NDA 191 件，较 2019 年增长 46.92%；受理 ANDA 1 125 件，较 2019 年增长 7.45%；受理一致性评价申请 914 件，较 2019 年减少 11.95%。

药审中心受理 1 类创新化学药注册申请 752 件（360 个品种），较 2019 年增长 31.24%。其中，受理 IND 申请 721 件（339 个品种），较 2019 年增长 30.62%；受理 NDA 31 件（21 个品种），较 2019 年增长 47.62%。

药审中心受理化学药 5.1 类注册申请 160 件，较 2019 年增长 1.91%。其中受理临床试验申请（验证性临床）53 件，受理 NDA 107 件。

360 个品种的 1 类创新化学药注册申请中，境内生产化学药注册申请为 258 个品种，境外生产化学药注册申请为 102 个品种。

3. 生物制品注册申请受理情况

2020 年，药审中心受理生物制品注册申请 1 867 件。其

中,受理生物制品 IND 申请 580 件（预防用 IND 申请 25 件,治疗用 IND 申请 555 件）,较 2019 年增长 87.10%;受理生物制品 NDA 126 件（预防用 NDA 7 件,治疗用 NDA 117 件,体外诊断试剂 2 件）,较 2019 年增长 1.62%。

药审中心受理 1 类创新生物制品注册申请 296 件（223 个品种）,较 2019 年增长 133.07%。其中,受理预防用生物制品 5 件,受理治疗用生物制品 291 件;受理生物制品 IND 申请 278 件（211 个品种）,较 2019 年增长 129.75%;受理生物制品 NDA 18 件（12 个品种）,较 2019 年增长 200.00%。

4. 行政审批注册申请受理情况

（1）总体情况

2020 年,药审中心受理需中心行政审批的中药、化学药、生物制品各类注册申请 8 787 件,较 2019 年增长 29.51%。其中,受理需审评审批的注册申请（临床试验申请、一致性评价申请、补充申请、境外生产药品再注册及复审）5 695 件,较 2019 年增长 16.06%;受理直接行政审批的注册申请（无需技术审评的补充申请、临时进口申请）3 092 件,较 2019 年增长 64.64%。

（2）需审评审批的注册申请受理情况

药审中心受理 5 695 件需审评审批的注册申请中,临床试验申请 1 618 件（含验证性临床）、一致性评价申请 914 件、补充申请 2 827 件、境外生产药品再注册 328 件、复审 8 件。

（3）直接行政审批的注册申请受理情况

药审中心受理 3 092 件直接行政审批的注册申请中,按申请类型划分,补充申请 2 644 件、临时进口申请 448 件。按药品类型划分,中药 156 件、化学药 2 499 件、生物制品 437 件。

三、重点治疗领域品种

新冠病毒疫苗和新冠肺炎治疗药物:

1. 新型冠状病毒灭活疫苗（Vero 细胞）,为国内首个附条件批准的新冠病毒疫苗,也是全球首个新冠病毒灭活疫苗。适用于 18 岁及以上人群预防由新型冠状病毒（SARS-CoV-2）感染引起的疾病。

2. "三药"品种,为《新型冠状病毒肺炎诊疗方案（试行）》推荐药物,即连花清瘟颗粒/胶囊、金花清感颗粒和血必净注射液。连花清瘟颗粒/胶囊和金花清感颗粒新增适应证用于在新型冠状病毒肺炎的常规治疗中的轻型、普通型引起的发热、咳嗽、乏力,血必净注射液新增适应证用于新型冠状病毒肺炎重型、危重型的全身炎症反应综合征或（和）多脏器功能衰竭,其获批上市充分发挥了中医药在疫情防控中的作用。

3. 注射用西维来司他钠,为中性粒细胞弹性蛋白酶选择性抑制剂,适用于改善伴有全身性炎症反应综合征的急性肺损伤/急性呼吸窘迫综合征（ALI/ARDS）,是全球唯一用于

ALI/ARDS 的药物,其获批上市填补了我国 ALI/ARDS 药物治疗领域的空白,为我国呼吸系统危重症患者提供用药选择。

抗肿瘤药物:

4. 甲磺酸阿美替尼片,为我国首个具有自主知识产权的第三代靶向表皮生长因子受体（EGFR）小分子酪氨酸激酶抑制剂（TKI）创新药物,适用于治疗既往经 EGFR-TKI 治疗时或治疗后出现疾病进展,并且经检测确认存在 EGFR T790M 突变阳性的局部晚期或转移性非小细胞肺癌。本品疗效突出,脑转移病灶控制良好,其获批上市将显著改善该疾病治疗药物的可及性。

5. 索凡替尼胶囊,为多靶点、抗血管生成口服小分子酪氨酸激酶抑制剂,是国内首个用于治疗无法手术切除的局部晚期或转移性、进展期非功能性、分化良好（G1、G2）的非胰腺来源的神经内分泌瘤的创新药物。本品疗效突出,显著降低了此类患者的疾病进展和死亡风险,其获批上市填补了该疾病治疗领域的空白。

6. 注射用维布妥昔单抗,为全球首个 CD30 靶点抗体偶联药物（ADC）,也是国内首个用于恶性淋巴瘤患者的 ADC 药物,适用于治疗复发或难治性的系统性间变性大细胞淋巴瘤和经典型霍奇金淋巴瘤,本品获批上市为改善我国此类患者的长期生存提供了有效的治疗手段。

7. 注射用贝林妥欧单抗,为全球首个双特异性抗体（CD3 和 CD19 靶点）药物,也是我国首个用于肿瘤适应证的双特异性抗体药物,适用于治疗成人复发或难治性前体 B 细胞急性淋巴细胞白血病。对于化疗失败的复发或难治性急性淋巴细胞白血病患者,与标准化疗相比,本品可显著延长患者生存期,其获批上市为我国此类患者提供了更好的治疗手段。

8. 甲磺酸仑伐替尼胶囊,为多靶点、口服酪氨酸激酶抑制剂,是国内首个用于治疗进展性、局部晚期或转移性放射性碘难治性分化型甲状腺癌的小分子药物。本品疗效突出,其获批上市为我国此类患者提供了有效的治疗方案,填补了该治疗领域的空白。

抗感染药物:

9. 盐酸可洛派韦胶囊,为非结构蛋白 5A（NS5A）抑制剂,是我国具有自主知识产权的广谱、直接抗丙肝病毒创新药物,适用于与索磷布韦联用治疗初治或干扰素经治的基因 1、2、3、6 型成人慢性丙型肝炎病毒感染,可合并或不合并代偿性肝硬化,本品获批上市为我国慢性丙肝患者提供了一种新的治疗选择。

10. 恩曲他滨替诺福韦片,增加适应证用于降低成人和青少年（体重至少在 35 kg 以上）通过高风险性行为获得 HIV-1 的风险,是国内首个用于暴露前预防 HIV 的药物。HIV 感染是重大公共卫生问题,本品获批上市对于控制 HIV

传播具有重大意义。

循环系统药物：

11. 拉那利尤单抗注射液，为全人源化单克隆抗体（IgG1/K-轻链），是我国首个用于 12 岁及以上患者预防遗传性血管性水肿（HAE）发作的药物。HAE 疾病反复发作，近半数患者可出现上呼吸道黏膜水肿引发窒息而危及生命，本品获批上市为我国 HAE 患者预防发作提供了安全有效的治疗手段。

12. 氯苯唑酸软胶囊，为转甲状腺素蛋白（TTR）稳定剂，适用于治疗转甲状腺素蛋白淀粉样变性心肌病，以减少心血管死亡及心血管相关住院。该疾病是一种致命性疾病，属罕见病，本品为我国首个针对该病病因治疗的药物，其获批上市为我国此类患者提供了新的治疗手段。

呼吸系统药物：

13. 苯环喹溴铵鼻喷雾剂，为胆碱能受体拮抗剂，为我国首个具有自主知识产权用于变应性鼻炎的鼻用抗胆碱创新药物，适用于改善变应性鼻炎引起的流涕、鼻塞、鼻痒和喷嚏症状，本品其获批上市可为我国此类患者提供新的治疗选择。

14. 乙磺酸尼达尼布软胶囊，为小分子酪氨酸激酶抑制剂，具有抗纤维化作用，增加适应证用于治疗系统性硬化病相关间质性肺疾病（SSc-ILD）和具有进行性表型的慢性纤维化性间质性肺疾病（PF-ILD）。目前可用于 SSc-ILD 和 PF-ILD 的有效治疗方式有限，临床用药需求迫切，本品获批新增适应证可以填补该治疗领域空白，为我国此类患者提供药物选择。

神经系统药物：

15. 氘丁苯那嗪片，为囊泡单胺转运蛋白 2（VMAT2）抑制剂，是我国首个用于治疗与罕见病亨廷顿病有关的舞蹈病、迟发性运动障碍的药物，属临床急需境外新药名单品种，本品获批上市满足了我国此类患者迫切的临床需求。

16. 氯苯唑酸葡胺软胶囊，为转甲状腺素蛋白（TTR）稳定剂，是我国首个用于治疗成人转甲状腺素蛋白淀粉样变性多发性神经病 I 期症状患者、延缓周围神经功能损害的药物，属临床急需境外新药名单品种，其获批上市改变了该病无药可治的局面。

镇痛药及麻醉科药物：

17. 环泊酚注射液，为 GABAA 受体激动剂，是用于消化道内镜检查中镇静的创新药物。本品与临床常用麻醉镇静药物丙泊酚具有相似的药理机制，但具有起效快，注射痛少，呼吸抑制轻，恢复速度快等优势特征，其获批上市可为我国消化内镜检查操作用药提供新的选择。

皮肤五官药物：

18. 塞奈吉明滴眼液，为国内首个用于治疗神经营养性角膜炎（NK）的重组人神经生长因子（rhNGF）药物，属临床急需境外新药名单品种。NK 为罕见的退行性角膜疾病，可致盲，中重度 NK 手术治疗为侵入性操作，费用高且不能永久治愈，本品获批上市为我国此类患者提供了有效的治疗药物，预计将成为中重度 NK 患者的首选治疗。

19. 度普利尤单抗注射液，为重组人免疫球蛋白-G4 单克隆抗体，适用于治疗外用处方药控制不佳或不建议使用外用处方药的成人中重度特应性皮炎，属临床急需境外新药名单品种。与现有治疗方式相比，本品有明显临床优势，其获批上市为此类难治性严重疾病患者提供了治疗选择。

消化系统药物：

20. 注射用维得利珠单抗，为作用于人淋巴细胞整合素 α4β7 的人源化单克隆抗体，适用于治疗对传统治疗或肿瘤坏死因子 α（TNF-α）抑制剂应答不充分、失应答或不耐受的中度至重度活动性溃疡性结肠炎、克罗恩病，属临床急需境外新药名单品种。此类疾病存在迫切的临床治疗需求，特别是对于 TNF-α 拮抗剂治疗失败的患者，本品获批上市可为临床提供新的治疗选择。

外科药物：

21. 注射用丹曲林钠，适用于预防及治疗恶性高热（MH），是目前唯一一短时间内给药可改变该疾病转归的药物。MH 临床结局危重，死亡率高，其获批上市可改变目前国内 MH 无安全有效治疗手段的现状，满足迫切临床需求。

22. 他克莫司颗粒，适用于预防儿童肝脏或肾脏移植术后的移植物排斥反应，治疗儿童肝脏或肾脏移植术后应用其他免疫抑制药物无法控制的移植物排斥反应，属儿童用药，本品获批上市可极大解决我国儿科肝肾移植患者未满足的临床需求。

罕见病药物：

23. 注射用拉罗尼酶浓溶液，为国内首个用于罕见病黏多糖贮积症 I 型（MPS I, α-L-艾杜糖苷酶缺乏症）的酶替代治疗药物，属临床急需境外新药名单品种。黏多糖贮积症 I 型是一种严重危及生命且国内尚无有效治疗手段的遗传性罕见病，已列入我国第一批罕见病目录，本品获批上市填补了我国此类患者的用药空白。

24. 艾度硫酸酯酶 β 注射液，为国内首个用于罕见病黏多糖贮积症 II 型（MPS II，亨特综合征）的酶替代治疗药物。黏多糖贮积症 II 型是一种严重危及生命且国内尚无有效治疗手段的遗传性罕见病，已列入我国第一批罕见病目录，本品获批上市填补了我国此类患者的用药空白。

体内诊断试剂：

25. 重组结核杆菌融合蛋白（EC），适用于 6 月龄及以上婴儿、儿童及 65 周岁以下成人结核杆菌感染诊断，并可用于辅助结核病的临床诊断，为全球首个用于鉴别卡介苗接种与结核杆菌感染的体内诊断产品，其获批上市为临床鉴别诊断提供了新的手段。

预防用生物制品(疫苗):

26. 鼻喷冻干流感减毒活疫苗:为国内首家以鼻喷途径接种的疫苗,适用于 3(36 月龄)~17 岁人群用于预防由疫苗相关型别的流感病毒引起的流行性感冒,接种后可刺激机体产生抗流感病毒的免疫力。

中药新药:

27. 桑枝总生物碱片,其主要成分为桑枝中提取得到的桑枝总生物碱,是近 10 年来首个获批上市的抗糖尿病中药新药,适用于配合饮食控制及运动、治疗 2 型糖尿病。本品可有效降低 2 型糖尿病受试者糖化血红蛋白水平,其获批上市为 2 型糖尿病患者提供新的治疗选择。

28. 筋骨止痛凝胶,为醋延胡索、川芎等 12 种药味组成的中药复方新药,适用于膝骨关节炎肾虚筋脉瘀滞证的症状改善,具有"活血理气,祛风除湿,通络止痛"的功效。本品为外用凝胶制剂,药物中各成分通过透皮吸收而发挥作用,可避免肠胃吸收和肝脏首过代谢,其获批上市可为膝关节骨性关节炎患者提供新的治疗选择。

29. 连花清咳片,为麻黄、桑白皮等 15 种药味组成的中药新药,适用于治疗急性气管-支气管炎痰热壅肺证引起的咳嗽、咳痰等,具有"宣肺泄热,化痰止咳"的功效,其获批上市可为急性气管-支气管炎患者提供新的治疗选择。

四、全力做好应急审评工作

(一)加强统一领导,制定工作程序

按照国家药监局党组关于疫情防控应急审评审批工作部署,药审中心闻令而动,一是充分发挥集体决策作用,迅速成立抗新型冠状病毒药物特别审评领导小组,抽调 16 个部门 148 名骨干力量为工作小组成员,先后召开特别审评领导小组会议 6 次和领导小组专题会 18 次,明晰工作原则,优化工作流程,及时研究解决应急审评过程中遇到的问题,保证工作顺利推进、有序开展。二是制定工作程序,形成 1 个方案、2 个程序、1 个规范,即《药审中心抗新型冠状病毒药物特别审评工作方案》《关于新型冠状病毒(2019-nCoV)药物立项申请评议工作程序》《关于新型冠状病毒(2019-nCoV)药物特别专家组评估和审核工作程序》《国家药监局抗新型冠状病毒药物专家会议管理规范》。三是严格落实"安全守底线、疗效有证据、质量能保证、审评超常规"的工作要求,按照工作程序,依法依规、科学规范审评,标准不降,加速审批。

(二)发挥专家作用,解决技术难题

一是组建特别专家组。按照《国家食品药品监督管理局药品特别审批程序》(原国家食品药品监督管理局令第 21 号)规定和国家药监局新型冠状病毒感染肺炎疫情应对工作组药品组的决定,药审中心先后遴选出多位院士和知名专家组成了特别专家组,经国家药监局批准后开展工作。遇到新的技术难点问题时,听取专家意见建议后,由专家投票表决。二是注重发挥专家技术支撑作用。通过专家研讨会和专家

咨询会解决特定技术问题,例如针对 mRNA 新冠病毒疫苗在研发上存在的难点和潜在的风险,药审中心组织专家形成技术指导原则,以指导相关企业的研发。

(三)实时高效沟通,提高研发进度

一是遵循"早期介入、持续跟进、主动服务"的工作要求,第一时间组织审评力量对咨询品种或注册申请立项的科学性和可行性进行评议,并在 24 小时内与申请人进行沟通交流,保证申请人尽快提交特别审批注册申请。二是加强国际合作。积极参加世界卫生组织(WHO)、国际药品监管机构联盟(ICMRA)等组织召开的视频电话会议,共同探讨研发审评标准,了解新冠病毒疫苗研发信息,指导推动研发企业赴国外开展Ⅲ期临床试验。

(四)探索研审联动,坚持科学审评

一是探索建立研发审评联动工作机制。边研发、边提交、边审评,为新冠病毒疫苗研发争取到了宝贵时间,确保新冠病毒疫苗等研发走在世界前列。通过这种工作机制,大大缩短了审评时间。二是建立技术标准体系。针对新冠病毒的特点,及时制定新冠病毒疫苗、新冠肺炎治疗药物研发技术指导原则等 28 个技术文件,指导企业高标准研发,少走弯路,科学开展审评。

五、鼓励中药传承创新发展

贯彻落实习近平总书记关于中医药的重要指示精神、《中共中央 国务院关于促进中医药传承创新发展的意见》及国家药监局要求,药审中心从改革中药注册分类、健全中药技术指导原则等各方面积极鼓励中药守正创新。一是推动中药的传承发展。起草并由国家药监局发布《中药注册分类及申报资料要求》,丰富古代经典名方复方制剂的范围,促进古代经典名方中药复方制剂研发,推动其向新药转化。二是建立完善符合中药特点的质量控制体系。遵循中药特点和研发规律,将中药独特的理论体系和实践特点、中药制剂质量控制特点与药品质量控制的一般要求有机结合,研究构建完善符合中药制剂特点的质量控制方法和策略,制定《中药新药用饮片炮制研究指导原则(试行)》《中药新药质量标准研究技术指导原则(试行)》《中药复方制剂生产工艺研究技术指导原则(试行)》《中药生物效应检测研究技术指导原则(试行)》等 8 个技术指导原则。三是健全符合中药特点的审评体系。引入新工具、新方法、新标准用于中药疗效评价,细化申报资料要求,制定《中药新药用于慢性便秘临床研究技术指导原则》《中药新药用于糖尿病肾病临床研究技术指导原则》等技术指导原则,探索构建中医药理论、人用经验和临床试验相结合的审评证据体系。四是全力做好中药特别审评工作。充分发扬抗疫精神,制定了《用于新冠肺炎中药注册申请特别审批申报资料要求(试行)》《用于新冠肺炎中药注册申请特别审批技术指导原则(试行)》等,指导应急状态下的中药审评。截至 2020 年 12 月 31 日,"三方"中的清肺

排毒颗粒、化湿败毒颗粒的 IND 申请已获批准,"三药"连花清瘟颗粒/胶囊、金花清感颗粒、血必净注射液获批增加用于治疗新冠肺炎的适应证。五是赴武汉开展实地调研和座谈,持续推进中药监管科学"以临床价值为导向的中药安全性评价研究"课题研究。六是开展援疆援藏工作,赴西藏开展实地调研、与新疆维吾尔自治区药品监督管理局召开线上座谈交流会,支持民族药发展。

六、加强《药品注册管理办法》配套文件制修订

新修订的《药品注册管理办法》是贯彻党中央、国务院审评审批制度改革精神和落实新修订《药品管理法》的重要规章,考虑到药品注册管理中的具体技术要求,需要跟随技术发展的脚步不断调整完善,在规章中不适宜作出具体的规定,因此这些具体技术要求在《药品注册管理办法》发布后,以配套文件、技术指导原则等形式发布,既能更好地顺应药品研发的科学规律,也能确保新旧《药品注册管理办法》的平稳过渡和新《药品注册管理办法》的顺利实施。

根据国家局部署,药审中心统筹协调,加大配套文件的制修订力度,成立课题组,对重点难点问题开展调研攻关,充分听取专家、业界意见,力求达成共识,共参与了 48 个配套文件制修订工作,其中牵头起草配套文件 30 个。自开展工作以来,已基本完成配套文件公开征求意见工作,部分文件已经国家局审核同意后发布实施,有效确保了各项审评任务不断、不散、不乱,新旧注册相关规定的顺利过渡和实施。

七、加快审评技术标准体系建设

在药品审评和研发过程中,指导原则兼具监管依据和技术要求的双重职能。《药品注册管理办法》明确从事药物研制和药品注册活动,应当遵守有关法律、法规、规章、标准和规范;药审中心等专业技术机构,应当根据科学进展、行业发展实际和药品监督管理工作需要制定技术指导原则和程序,并向社会公布。

药品技术指导原则体系的建立与完善,是落实"四个最严"要求的最好实践,是药审中心推进审评体系和审评能力现代化的重要举措。药审中心通过"定标准、定程序、定计划"三步走的方式,统筹规划以指导原则为核心的审评标准体系建设,围绕药品研发需求和鼓励创新的原则,对标国际先进监管机构技术标准,加大指导原则制定和公开力度。2020 年共开展了 119 个技术指导原则制修订工作,根据《国家药监局综合司关于印发药品技术指导原则发布程序的通知》(药监综药管〔2020〕9 号)要求,截至 2020 年 12 月 31 日,药审中心已经国家药监局审查同意发布了 71 个指导原则。

在应对新型冠状病毒肺炎、促进新冠病毒疫苗和新冠肺炎治疗药物的研发和审评质量、速度方面,药审中心发布了《新型冠状病毒预防用疫苗研发技术指导原则(试行)》等 7 个指导原则;在着力提升中药材质量研究,鼓励中药研发与

创新方面,发布了《中药新药用药材质量控制研究技术指导原则(试行)》《中药复方制剂生产工艺研究技术指导原则(试行)》《中药新药用于慢性便秘临床研究技术指导原则》等 10 个指导原则;在鼓励儿童药物研发方面,发布了《真实世界研究支持儿童药物研发与审评的技术指导原则(试行)》等 3 个指导原则;在支持抗肿瘤药物研发,进一步满足申请人对具体抗肿瘤药物的个药指导原则需求方面,发布了《抗肿瘤药联合治疗临床试验技术指导原则》《注射用曲妥珠单抗生物类似药临床试验指导原则》等 22 个指导原则;在提高仿制药质量,推进仿制药一致性评价方面,规范审评标准和尺度,发布了《化学药品注射剂仿制药质量和疗效一致性评价技术要求》《化学药品注射剂(特殊注射剂)仿制药质量和疗效一致性评价技术要求》等 9 个指导原则。这些指导原则覆盖新冠应急审评标准、儿童用药、中药民族药技术标准体系、抗肿瘤药物研发及仿制药研发等热点难点问题,持续完善药品技术指导原则体系,有效推动药物研发创新,不断优化统一审评尺度,大力提升审评质量和效率,显著减少审评自由裁量权。

八、持续深化药品审评审批制度改革

(一)加快境外已上市临床急需新药审评

深入贯彻国务院常务会议精神,落实加快境外已上市临床急需新药审评要求,在确定了第一二批 74 个品种名单的基础上,国家药监局、国家卫生健康委组织有关专家研究论证,遴选临床急需新药品种,药审中心发布了第三批 7 个品种名单。对于符合《国家药品监督管理局 国家卫生健康委员会关于临床急需境外新药审评审批相关事宜的公告》(2018 年第 79 号)规定情形的品种,国家药监局会同国家卫生健康委已组织进行了充分遴选,基本解决了临床急需境外已上市新药在我国上市速度较慢的问题,进一步提高了公众用药的可及性。

2020 年,药审中心完成了 13 个用于治疗罕见病的、临床急需的药品的技术审评,均在规定时限内完成,罕见病药品在 3 个月之内完成审评,其他临床急需药品在 6 个月之内完成审评,大大缩短了临床急需境外新药在我国上市的时间差距。截至 2020 年 12 月 31 日,已发布的三批 81 个品种临床急需境外已上市新药中,已有 38 家企业的 48 个品种提出注册申请,其中 39 个品种已获批上市或完成审评,100% 在时限内完成审评工作。

(二)加速推动仿制药一致性评价工作

2020 年,药审中心采取切实有效措施加速推进仿制药一致性评价工作。

一是在口服固体制剂一致性评价工作的基础上,积极推进注射剂一致性评价工作。国家药监局于 5 月 12 日发布《关于开展化学药品注射剂仿制药质量和疗效一致性评价工作的公告》(2020 年第 62 号),正式启动注射剂一致性评价

工作。药审中心发布《化学药品注射剂仿制药质量和疗效一致性评价技术要求》《化学药品注射剂仿制药质量和疗效一致性评价申报资料要求》和《化学药品注射剂（特殊注射剂）仿制药质量和疗效一致性评价技术要求》等技术要求。针对正式启动前已有 620 件待审评的注射剂一致性评价申请，药审中心成立专项审评工作组，采取细化分类处理措施，严格执行一次性发补，明确注射剂一致性评价注册检查的随机原则，加快审评速度，在不到 5 个月的时间内完成了 620 件品种的审评，一致性评价按时限审评已进入常态化。

二是继续规范参比制剂遴选工作，强化服务与指导。药审中心发布《化学仿制药参比制剂遴选申请资料要求》（药审中心通告 2020 年第 32 号），进一步强调申请人的自查环节，提高参比制剂遴选工作效率。通过进一步规范内部审核、专家委员会审核等流程，2020 年优化了参比制剂遴选工作。自 2017 年 8 月开展一致性评价工作以来共发布参比制剂目录 35 批，涉及 3 963 个品规（1 703 个品种），其中包括注射剂参比制剂 975 个品规（405 个品种）。

三是加强信息公开和培训。2020 年 7 月举办线上化学仿制药注射剂一致性评价技术研讨会，对注射剂一致性评价技术要求、特殊注射剂技术要求、参比制剂申请资料要求等进行宣讲。

四是持续推进生物等效性试验备案工作。2020 年化学药生物等效性试验备案平台共收集了 672 条记录，仿制药一致性评价生物等效性试验备案平台共收集了 292 条记录。

（三）全面落实临床试验期间风险管理

为落实《药品管理法》《药品注册管理办法》中有关临床试验期间安全风险管理工作，药审中心在国家药监局指导下，发布了《药物临床试验期间安全信息评估与管理规范（试行）》《研发期间安全性更新报告管理规范（试行）》和《药物临床试验登记及信息公示管理规范（试行）》3 个配套文件。为进一步加强临床试验过程的安全信息监测、识别、评估和风险控制，制定了《药品审评中心药物临床试验期间安全信息评估与风险管理工作程序（试行）》，上线运行"临床试验期间安全风险管理系统"，对临床试验期间的安全信息，如可疑且非预期严重不良反应（SUSAR）和研发期间安全性更新报告（DSUR）等开展全过程信息系统化的风险评估。

2020 年药审中心接收来自国内外的 SUSAR 个例报告 164 403 份（涉及病例为 57 995 例）。其中，来自中国的 SUSAR 个例报告 17 243 份（涉及病例为 4 647 例）；接收 DSUR 共计 1 775 份；完成临床试验登记 2 610 项（含新冠病毒疫苗和新冠肺炎治疗药物）。对 18 个药物临床试验中存在的安全性风险，提出了进一步的风险控制处理意见，包括一般风险控制（如修改临床试验方案、修改知情同意书、修改研究者手册、补充完善风险控制措施）和建议申请人主动暂停临床试验等。

面对突如其来的严重新冠肺炎疫情，药审中心探索建立了申请人进行临床试验进展信息报告机制与通道，规范了相关工作程序与技术要求，发布了《新冠肺炎疫情期间药物临床试验管理指导原则（试行）》，制定了规范统一的《应急审批品种临床试验进展和安全监测工作文件》。通过每日和每周的动态风险沟通交流，实施有效的风险监测与风险控制。对 2020 年 2 月 2 日至 2020 年 12 月 31 日经特别审批程序批准 15 个疫苗、16 个生物制品、6 个化学药、2 个中药的临床试验共 39 个品种实施动态安全监测，完成了应急审批新冠病毒疫苗及新冠肺炎治疗药物临床试验进展及安全性监测报告共 195 份。

药审中心参加《药物警戒质量管理规范》（GVP）的起草工作，撰写临床试验期间药物警戒相关内容和要求。完成《临床试验期间安全信息管理：国际医学科学组织理事会（CIOMS）VI 工作组报告》的翻译与出版工作，召开"疫情期间临床试验管理及远程智能技术应用学术交流视频会议"，探索开展远程智能化临床试验的安全管理工作，稳步提升临床试验期间安全信息评估和风险管理能力。

（四）继续夯实审评科学基础建设

1. 审评质量管理体系建设

发挥审评质量管理体系对药品审评工作持续有效运行的保障作用。一方面是应对新法律规章实施对审评业务工作带来的风险和挑战，结合《药品注册管理办法》及其配套文件要求，及时组织对《质量手册》等体系文件进行全面修订，加强药品审评业务与质量体系的结合；另一方面是应对新冠肺炎疫情对审评工作带来的影响，通过开展药审中心专项内部监督检查，充分锻炼药审中心内审员队伍，及时发现存在的风险并组织改进；同时持续开展年度满意度调查工作，收集国家药监局和申请人对药审中心在落实新注册相关要求、应对新冠肺炎疫情风险防控时的意见和建议，为提高审评质量和效率提供思路，发挥质量体系对各项工作的支持作用。

2. 强化审评信息化建设

为确保各项审评改革工作执行过程中的规范化、标准化、数字化，药审中心大力推进信息化建设，依据《药品注册管理办法》和流程为导向的科学管理体系，以药品审评业务流程为基础，立足工作实际，对药品技术审评系统升级完善。新增发补前的专业审评问询和发补后的补充资料问询平台，优化沟通交流系统，加强审评期间与申请人的主动沟通交流，促进审评业务工作开展；新增异议处理审核和注册检验网络通道，调整优先审评审批系统，强化审核流程可操作性，保障审评审批工作顺利实施。开通受理网上预约通道，减少人员流动聚集，有效保障新冠肺炎疫情期间申请人受理业务的有序办理；增加突破性治疗药物程序，为鼓励创新和加快临床急需品种上市拓宽审评通道。通过信息化手段助力药品审评审批业务管理,强化网络信息安全保障,不断提升药品审评审批工作质量和效率。目前药审中心网站申请人之窗实名注册申请企业 10 674 家,基本实现了药品、原料药、辅料、包材注册申请人网上业务办理的全覆盖。

(五)积极推进流程导向科学管理体系建设

为贯彻党的十九届四中、五中全会精神,加强治理体系、治理能力建设,以流程导向科学管理体系建设为抓手,不断推进药品审评体系和审评能力的现代化。按照前期工作计划,药审中心已全面铺开任务受理、任务分配、专业审评、综合审评、沟通交流、专家咨询、书面发补、核查检验共 8 个子课题的科学管理体系试点建设,并印发《药审中心关于运行药品专业审评流程导向科学管理体系有关问题的通知》等 8 个文件,制定科学管理体系制度制修订计划(含 28 项制度),截至 2020 年 12 月 31 日已完成 14 项。注重试点建设成果的信息化,将各项措施纳入审评信息系统,增强措施执行的刚性约束,提高了科学监管和智慧审评能力。

形成按季度汇报机制,定期组织汇报试点运行情况。建立了改革措施管理台账,纳入了 58 项需要监督的改革措施,按月度对每项改革措施实施的责任落实、进展情况、新问题和解决建议予以一体化动态管理。召开了试点推进座谈会、子课题结题座谈会,对各子课题试点进度、成效、问题等进行总结分析。建立了促进试点建设的长效运行机制,常态化、一体化推进科学审评、高效审评和廉洁审评。

(六)持续开展 ICH 工作

切实推进我国药品审评审批体系与国际接轨,参与 ICH 指导原则的国际协调。一是积极参与 ICH 议题协调工作,自原国家食品药品监督管理总局 2017 年加入 ICH 以来,已向 36 个 ICH 工作组派出了 69 名专家,2020 年参与 ICH 工作组电话会 437 场。二是进一步推进 ICH 三级指导原则实施工作,国家药监局共发布了 3 个 ICH 指导原则适用及推荐适用公告。三是组织开展 ICH 指导原则培训工作,药审中心开展 ICH 指导原则线上培训共 15 场,主要围绕 29 个 ICH 指导原则的技术要点、实施现状、实施过程中可能存在的问题等内容进行宣贯。培训对象主要包括国家药监局相关司局、各直属单位、各省级药监局和省级药检机构的相关工作人员,共计 2 723 人观看培训直播,4 244 人观看直播回放。四是召开 ICH 指导原则和协调议题研讨会,为广泛听取行业及学界专家意见,2020 年药审中心共召开 ICH 国内专家研讨会 15 场,共计 312 人参会。

(七)加强审评队伍建设和管理

加强审评队伍建设,畅通审评员职业发展通道,开展主审审评员认定工作;完善聘期考核评价体系,加强员工聘期考核工作;开展补充性招聘,引进临床、统计等紧缺专业人才;加强员工培训,组织开展《药品注册管理办法》及配套文件系列讲座、实训、英语口语等培训。

九、加强服务指导、改进工作效率和作风

2020 年,药审中心驰而不息强化作风建设,积极服务药品高质量发展新要求。

一是紧密围绕新冠肺炎疫情防控大局,超常规创新开展应急审评审批,加强审评服务保障,全力做好新冠病毒疫苗审评过程中的各项工作。面对新冠肺炎疫情对新冠病毒疫苗药物的急迫需求,药审中心坚持尊重科学规律,建立早期介入,持续跟踪,主动服务、研审联动的工作机制,始终保持 24 小时与企业畅通沟通的状态,无论多晚,即使是凌晨 3-4 点钟,都会第一时间反馈研发企业诉求,在推动境外临床试验上强化担当,在创新审评审批中挖潜增效,成功高效推动国药集团新冠病毒疫苗附条件批准上市和 5 个疫苗品种进入Ⅲ期临床试验,确保中国新冠病毒疫苗走在世界前列,及时有力支撑了疫情防控大局。同时贯彻落实习近平总书记坚持中西医结合、中西药并用的重要指示精神,主动对接临床救治中应用的"三药三方"生产企业和研发单位,积极做好有效中药方剂转化产品注册和临床试验申请技术指导,确保中药第一时间用于新冠肺炎患者救治。这些成果不仅确保了防疫的应急所需,还为常态化疫情防控准备了重要的战略资源,不仅提振了国人战胜疫情的信心,还为全球疫情防控贡献了中国力量。

二是强化服务申请人沟通交流。在新冠肺炎疫情防控常态化的情况下,全面落实新冠肺炎疫情联防联控措施,最大限度减少人员流动聚集,阻断疫情传播扩散渠道,切实保障申请人的生命安全和身体健康,暂停现场咨询业务的同时开通了电话咨询业务。增设了 8 个联系邮箱,申请人可以邮件咨询问题并提供在审品种受理号等信息,项目管理人员将在 3 个工作日内与该受理号相关的申请人进行联系。通过不断丰富和拓展沟通交流的渠道和方式,服务和便利申请人;为鼓励创新,更好地体现沟通交流的服务属性,结合《药品注册管理办法》,从药物研制规律和注册要求出发,秉持为药品注册申请人服务的原则,修订后发布了《药物研发与技术审评沟通交流管理办法》。在保证受试者安全性的基础上,将Ⅱ类会议划分为依法应沟通交流、原则上应当沟通交流、可以沟通交流三类情形,并明确和细化了三类沟通交流的情形和要求;为提高沟通交流申请办理的可预见性和效率,药审中心通过持续优化沟通交流管理,细化环节时限控制,确保了申请人能够尽快享受到优质的沟通交流服务,努力满足申请人逐年增加的沟通交流需求,将 2020 年沟通交流申请办理量提升至 2019 年办理量的 1.31 倍,这也是 2016 年办理量的 11.35 倍。

三是持续改善内部工作作风,提高工作效率。这一年药审中心继续深化审评审批制度改革,持续优化审评流程,严格时限管理,实施审评任务分析会制度,加强项目督导,鼓励药品创新,推动仿制药高质量发展,审评质量和效率有了极

大地提升,2020 年全年审结任务整体按时完成率创历史新高。药品审评审批的可预期性进一步提高,顺利完成《"十三五"药品安全规划》涉及药品审评审批改革目标。通过 5 年来深化药品审评审批制度改革的不懈努力,药审中心实现了量变到质变的飞跃,药品平均审评时限大幅压缩,审评能力大幅提升,一大批创新药、临床急需药获批上市,累计通过和视同通过一致性评价审评的品种已达 445 个,为"十四五"药品审评事业的发展奠定了坚实的基础。

药审中心将深入梳理在提高审评效率、创新审评方式等方面的经验做法,使应急状态下的临时性措施,有序地上升为常态化审评工作长效机制,将被动选择但被实践证明长期有效的方法转化为常态化条件下提高审评能力的主动选择。

十、加大药品审评审批信息公开力度

药审中心持续推进技术审评的信息公开工作,提高药品审评审批工作透明度。一是完善信息公开制度,发布了《药品审评审批信息公开管理办法》,明确信息公开的范围、种类、时限等要求,为做好信息公开工作提供了制度依据。二是大力推动新药技术审评报告的公开,自开展工作以来已完成公开新药技术审评报告 316 个,指导行业研发,更好的服务药品注册申请人和公众。三是加大技术审评过程信息公开力度,通过药审中心网站向申请人进一步公开了审评排队信息、优先审评的状态信息、沟通交流申请及办理信息等信息,新增了"突破性治疗公示"的栏目,公开了"拟突破性治疗品种、异议论证结果"等信息。方便申请人查询信息,进一步拓宽了申请人的沟通渠道,及时回应社会关切,提高了审评审批工作的透明度。

十一、2021 年重点工作安排

2020 年,药品审评工作取得了一定进展,但仍存在着一些问题:一是注册申请申报量,特别是创新药申报量连年递增,药审中心审评队伍规模结构与审评任务量配比失衡;二是高层次及紧缺专业人才引进难、新进审评员急需长期专业培训等审评能力现代化短板问题突出;三是新旧注册相关规定过渡期间,应及时研究问题,给予相应的解决措施。2021 年药审中心将紧密围绕国家药监局工作部署,重点开展以下工作:

(一)积极推动制度体系建设

完善新《药品注册管理办法》配套文件,做好新旧注册相关规定过渡期相关工作,稳妥处理历史问题;继续开展药品审评流程导向科学管理体系建设工作,构建长效运行机制,完善药品技术指导原则体系,规范中心制度体系建设,推动审评体系和审评能力现代化;深入推进监管科学研究,深化与高校、科研院所合作,加快首批重点项目研究成果转化。

(二)毫不放松做好应急审评审批工作

始终保持应急工作状态,完善研审联动机制,坚持特事特办,促进包括中医药、抗体药物等新冠肺炎治疗药物的研发;持续做好应急审评审批核查检验协调工作;继续强化服务指导,持续跟进各条技术路线新冠病毒疫苗研发进展,依法依规严格审评,继续做好新冠肺炎治疗药物和新冠病毒疫苗审评工作;全面总结应急审评审批工作经验,完善审评审批制度体系,进一步激发药品创新发展活力。

(三)加快建立符合中医药特点的中药审评机制体系

构建中医药理论、中药人用经验和临床试验"三结合"的审评证据体系,组建古代经典名方中药复方制剂专家审评委员会,扎实推进中药审评审批改革;参考"三方"审评审批经验,逐步探索适合古代经典名方的中药复方制剂的审评指导原则和标准,完善符合中医药特点的技术指导原则;加快确有临床价值的中药新药审批,发挥中医药在疾病防治中的独特优势。

(四)持续深化审评审批制度改革

巩固按时限审评改革成果,完善项目管理工作机制;完善专家咨询委员会制度,解决争议重大疑难问题,利用巡视整改要求推动制度改革,加大审评审批信息公开力度,优化沟通交流制度,提高审评服务水平;细化上市药品变更管理技术要求,指导药品上市许可持有人开展上市后持续研究;进一步加强临床试验期间安全性评价及药物警戒体系建设;持续推进 ICH 指导原则在国内转化实施;加快审评数字化建设,推进 eCTD 系统使用。加快推进研发生产主体信息库建设。

(五)坚持鼓励药品研发创新

持续完善药品审评审批制度体系,坚持以安全有效为根本标准,优化审评资源配置,在创新药审评中探索实施"提前介入""研审联动""平行检验""前置检验"等方式;继续鼓励新药好药研发创新,强化沟通交流,优先配置资源,进一步细化和实施突破性治疗药物、附条件批准、优先审评、特别审批等加快审评程序,加快临床急需境外新药、罕见病用药、儿童用药、重大传染病用药等上市速度。

(六)推动仿制药高质量发展

持续完善仿制药参比制剂遴选,坚持标准不降低的原则,稳妥有序推进仿制药质量和疗效一致性评价;进一步完善仿制药相关技术指导原则和标准体系建设;以建立审评要点体系为基础,推动仿制药审评科学规范、标准,提高仿制药审评质量和效率。

(七)优化人才队伍建设

按照国家药监局统一部署,全力指导和推进长三角、大湾区两个分中心建设;以专业培训为抓手,进一步加强药品审评队伍能力建设;配合药品审评业务,积极开展人员招聘工作,加强队伍建设;进一步加强专业技术队伍建设,完善专业技术队伍晋升等制度;进一步严格人员招聘条件,规范人员离职,严格队伍管理。

十二、结语

大鹏一日同风起,扶摇直上九万里。2021 年是实施"十四五"规划的开局之年,药审中心将在国家药监局的坚强领导下,坚持以习近平新时代中国特色社会主义思想为指导,全面贯彻党的十九大和十九届二中、三中、四中、五中全会精神,坚持以人民为中心的发展思想,按照立足新发展阶段,贯彻新发展理念,构建新发展格局的要求,以习近平总书记"四个最严"要求为根本遵循,以鼓励创新推动药品高质量发展为主题,以深化药品审评审批制度改革为主线,以满足人民日益增长的美好生活需要为根本目的,以建设国际化现代化科学化药品审评机构为根本动力,坚持为国为民履职尽责,切实保障药品安全有效可及,保护和促进公众健康,努力实现"十四五"时期发展开好局、起好步,以优异成绩迎接中国共产党成立 100 周年。

国家药品不良反应监测年度报告
(2020 年)

为全面反映 2020 年我国药品不良反应监测情况,提高安全用药水平,更好地保障公众用药安全,国家药品不良反应监测中心组织编撰《国家药品不良反应监测年度报告(2020 年)》。

第 1 章 药品不良反应监测工作情况

2020 年,面对突如其来的新冠肺炎疫情,全国各级药品不良反应监测机构上下同心,全力以赴,按照习近平总书记对食品药品"四个最严"要求,药品不良反应监测评价工作平稳有序开展,法规制度不断完善,监测评价体系逐步健全,报告数量和质量稳步提升,风险控制手段更加成熟,各项工作取得明显成效,为药品监管提供了科学有力支撑。

一是强化顶层设计,规划体系能力建设目标。发布《关于进一步加强药品不良反应监测评价体系和能力建设的意见》,明确"十四五"期间监测评价体系和能力建设的六项目标、九项任务和三项保障,加快完善监测评价制度体系,不断提高监测评价能力。

二是落实法规要求,推动配套技术规范出台。发布《药物警戒委托协议撰写指导原则(试行)》,起草《药物警戒质量管理规范》,指导药品上市许可持有人(以下简称持有人)开展监测、报告、分析和评价工作,推动药物警戒制度建立健全。

三是科学分析评价,充分发挥技术支撑作用。密切关注国内外监管动态,强化监测数据分析评价。根据评价结果,及时发布药品安全警示信息。2020 年发布注销安乃近注射液等品种药品注册证书公告共 3 期,发布药品说明书修订公告共 47 期。

四是有效监测风险,保障疫情防控用药安全。面对疫情,全国各级监测机构迅速响应,密切跟进《新型冠状病毒肺炎诊疗方案》所列药品,重点关注相关预警信号、群体事件及药品不良反应报告情况,全面加强新冠肺炎防控及治疗药品监测、分析和评价,切实保障疫情防控用药安全。

五是升级信息系统,助力监测评价工作发展。加快转化实施 ICH E2B(R3)数据标准,建成兼容在线报告、网关传输、XML 文件递交多种报告途径的药品上市许可持有人直报系统。继续加强与医疗机构的合作,迄今为止,已在全国 366 家三级医疗机构建立药品不良反应监测哨点。

第 2 章 药品不良反应/事件报告情况

(一)报告总体情况

1. 2020 年度药品不良反应/事件报告情况

2020 年全国药品不良反应监测网络收到《药品不良反应/事件报告表》167.6 万份。1999 年至 2020 年,全国药品不良反应监测网络累计收到《药品不良反应/事件报告表》1 687 万份。

2020 年全国药品不良反应监测网络收到新的和严重药品不良反应/事件报告 50.6 万份;新的和严重药品不良反应/事件报告占同期报告总数的 30.2%。

2020 年全国药品不良反应监测网络收到严重药品不良反应/事件报告 16.7 万份,严重药品不良反应/事件报告占同期报告总数的 10.0%。

2. 每百万人口平均报告情况

每百万人口平均报告数量是衡量一个国家药品不良反应监测工作水平的重要指标之一。2020 年我国每百万人口平均报告数为 1 251 份。

3. 药品不良反应/事件县级报告比例

药品不良反应/事件县级报告比例是衡量我国药品不良反应监测工作均衡发展及覆盖程度的重要指标之一。2020 年全国 98.3% 的县级地区报告了药品不良反应/事件。

4. 药品不良反应/事件报告来源

持有人、经营企业和医疗机构是药品不良反应报告的责任单位。按照报告来源统计,2020 年来自医疗机构的报告占 85.4%;来自经营企业的报告占 10.6%;来自持有人的报告占 3.9%;来自个人及其他报告者的报告占 0.1%。

5. 报告人职业

按照报告人职业统计,医生占 55.3%,药师占 24.7%,护士占 13.7%,其他职业占 6.3%。

6. 药品不良反应/事件报告涉及患者情况

2020 年药品不良反应/事件报告中,男女性别比为 0.87:1,女性略多于男性。从年龄分布看,14 岁以下儿童占 7.7%,65 岁及以上老年患者占 30.3%。

7. 药品不良反应/事件报告涉及药品情况

按照怀疑药品类别统计,化学药品占 83.0%、中药占 13.4%、生物制品占 1.1%、无法分类者占 2.5%。

按照给药途径统计,2020 年药品不良反应/事件报告中,注射给药占 56.7%、口服给药占 38.1%、其他给药途径占 5.2%。注射给药中,静脉注射给药占 91.1%、其他注射给药占 8.9%。

8. 药品不良反应/事件累及器官系统情况

2020 年报告的药品不良反应/事件中,累及器官系统排名前 3 位依次为胃肠系统疾病、皮肤及皮下组织类疾病、全身性疾病及给药部位各种反应。

(二)基本药物监测情况

1. 国家基本药物监测总体情况

2020 年全国药品不良反应监测网络共收到《国家基本药物目录(2018 年版)》收载品种的不良反应/事件报告 83.0 万份,其中严重报告 8.8 万份,占 10.6%。报告涉及化学药品和生物制品占 88.1%,中成药占 11.9%。

2. 国家基本药物化学药品和生物制品情况分析

《国家基本药物目录(2018 年版)》化学药品和生物制品部分共 417 个(类)品种。2020 年全国药品不良反应监测网络共收到国家基本药物化学药品和生物制品药品不良反应/事件报告 78.1 万例次,其中严重报告 10.4 万例次,占 13.4%。

2020 年国家基本药物化学药品和生物制品不良反应/事件报告按照药品类别统计,报告数量排名前 5 位的分别是抗微生物药、心血管系统用药、抗肿瘤药、激素及影响内分泌药、治疗精神障碍药;累及器官系统排名前 5 位的是胃肠系统疾病、皮肤及皮下组织类疾病、全身性疾病及给药部位各种反应、各类神经系统疾病以及各类检查。

3. 国家基本药物中成药情况分析

《国家基本药物目录(2018 年版)》中成药共涉及 268 个品种。2020 年全国药品不良反应监测网络收到国家基本药物中成药不良反应/事件报告 10.5 万例次,其中严重报告 6358 例次,占 6.0%。2020 年国家基本药物 7 大类中成药中,药品不良反应/事件报告总数由多到少依次为内科用药、骨伤科用药、妇科用药、外科用药、耳鼻喉科用药、儿科用药、眼科用药。

以上监测数据表明,2020 年国家基本药物监测总体情况基本保持平稳。

(三)化学药品、生物制品监测情况

1. 总体情况

2020 年药品不良反应/事件报告中,涉及怀疑药品 179.8 万例次,其中化学药品占 83.0%,生物制品 1.1%。2020 年严重不良反应/事件报告涉及怀疑药品 21.3 万例次,其中化学药品占 90.3%,生物制品 1.2%。

2. 涉及患者情况

2020 年化学药品、生物制品不良反应/事件报告中,男女患者比为 0.86∶1,女性多于男性。14 岁以下儿童患者的报告占 7.7%,65 岁及以上老年患者的报告占 30.9%。

3. 涉及药品情况

2020 年药品不良反应/事件报告涉及的化学药品中,例次数排名前 5 位的类别依次为抗感染药、心血管系统用药、肿瘤用药、电解质/酸碱平衡及营养药、神经系统用药。2020 年严重药品不良反应/事件涉及化学药品中,报告数量最多的为肿瘤用药,占 32.2%;其次是抗感染药,占 28.3%。按严重报告占本类别报告比例计算,肿瘤用药的严重报告比例最高,为 41.5%,其次是免疫系统用药,为 21.4%。

2020 年药品不良反应/事件报告涉及的生物制品中,抗毒素及免疫血清占 37.8%,细胞因子占 27.7%,血液制品占 4.9%。

按剂型统计,2020 年化学药品不良反应/事件报告中,注射剂、口服制剂所占比例分别为 60.4% 和 35.0%,其他剂型占 4.6%。生物制品中,注射剂、口服制剂占比分别为 94.4% 和 0.3%,其他制剂占 5.3%。

4. 总体情况分析

2020 年化学药品和生物制品不良反应/事件报告情况与 2019 年基本一致。从不良反应涉及患者年龄看,14 岁以下儿童占比较 2019 年明显降低,提示儿童用药的安全性总体良好;65 岁及以上老年患者占比持续升高,提示临床应加大对老年患者安全用药的管理。从药品类别上看,抗感染药报告数量依然居于首位,但占比已连续 9 年呈下降趋势,反映出临床抗感染药的使用日趋合理;肿瘤用药占比依然呈上升趋势,其严重报告构成比居于首位,提示肿瘤用药的安全性风险需持续关注。从药品剂型上看,化学药品和生物制品报告中注射剂占比均出现较明显下降,与总体报告中注射剂不良反应的下降趋势基本一致。

(四)中药监测情况

1. 总体情况

2020 年药品不良反应/事件报告中,涉及怀疑药品 179.8 万例次,其中中药占 13.4%;2020 年严重不良反应/事件报告涉及怀疑药品 21.3 万例次,其中中药占 6.3%。

2. 涉及患者情况

2020 年中药不良反应/事件报告中,男女患者比为 0.82∶1,14 岁以下儿童患者占 6.0%,65 岁及以上老年患者占 28.1%。

3. 涉及药品情况

2020 年药品不良反应/事件报告涉及的中药中,例次数排名前 5 位的类别分别是理血剂中活血化瘀药(25.8%)、清热剂中清热解毒药(11.9%)、祛湿剂中清热除湿药(6.5%)、补益剂中益气养阴药(5.7%)、祛湿剂中祛风胜湿药(4.6%)。2020 年中药严重不良反应/事件报告的例次数排名前 5 位的类别分别是理血剂中活血化瘀药(41.2%)、补益剂中益气养阴药(12.7%)、开窍剂中凉开药(7.9%)、清热剂中清热解毒药(7.3%)、祛湿剂中清热除湿药(3.0%)。

2020年中药不良反应/事件报告按照给药途径统计,注射给药占33.3%、口服给药占56.4%、其他给药途径占10.3%。注射给药中,静脉注射给药占97.8%、其他注射给药占2.2%。

4. 总体情况分析

与2019年相比,2020年中药不良反应/事件报告数量有所上升,但严重报告占比有所下降。从给药途径看,注射给药占比下降较为明显。从药品类别上看,活血化瘀药的报告数量依然居首位,但占比略有下降。从总体情况看,2020年中药占总体不良反应/事件报告比例呈下降趋势,但仍需要注意安全用药。

第3章 相关风险控制措施

根据2020年药品不良反应监测数据和分析评价结果,国家药品监督管理局对发现存在安全隐患的药品及时采取相应风险控制措施,以保障公众用药安全。

发布关于注销安乃近注射液等品种、含磺胺二甲嘧啶制剂、羟布宗片药品注册证书的公告共3期。

发布甲磺酸阿帕替尼片、银杏叶片、复方甘草片等药品说明书修订公告共47期,增加或完善57个(类)品种说明书中的警示语、不良反应、注意事项、禁忌等安全性信息。

发布《药物警戒快讯》12期,报道国外药品安全信息61条。

第4章 各论

根据药品不良反应监测结果以及公众关注情况,对抗感染药、心血管系统用药、诊断用药、注射剂、老年人用药的不良反应报告情况进行分析,并提示安全风险如下:

(一)关注抗感染药用药风险

抗感染药是指具有杀灭或抑制各种病原微生物作用的药品,包括抗生素、合成抗菌药、抗真菌药、抗病毒药等,是临床应用最为广泛的药品类别之一,其不良反应/事件报告数量一直居于首位,是药品不良反应监测工作关注的重点。

2020年全国药品不良反应监测网络共收到抗感染药不良反应/事件报告49.5万份,其中严重报告4.9万份,占9.8%。抗感染药不良反应/事件报告占2020年总体报告的29.5%。

1. 涉及药品情况

2020年抗感染药不良反应/事件报告数量排名前3位的药品类别分别是头孢菌素类、喹诺酮类、青霉素类,严重不良反应/事件报告数量排名前3位的药品类别分别是头孢菌素类、喹诺酮类、抗结核病药。

2020年抗感染药不良反应/事件报告中,注射剂占76.0%、口服制剂占20.3%、其他剂型占3.7%;与药品总体报告剂型分布相比,注射剂比例偏高。严重不良反应/事件报告中,注射剂占78.8%、口服制剂占20.2%,其他剂型占1.0%。

2. 累及器官系统情况

2020年抗感染药不良反应/事件报告中,与抗感染药的整体报告相比,严重报告的全身性疾病及给药部位各种反应、免疫系统疾病、呼吸系统、胸及纵隔疾病、各类检查构成比明显偏高。

抗感染药整体药品不良反应/事件报告中,口服制剂累及器官系统排名前5位的是胃肠系统疾病、皮肤及皮下组织类疾病、各类神经系统疾病、肝胆系统疾病、全身性疾病及给药部位各种反应;注射剂累及器官系统排名前5位是皮肤及皮下组织类疾病、胃肠系统疾病、全身性疾病及给药部位各种反应、各类神经系统疾病、免疫系统疾病。

抗感染药严重药品不良反应/事件报告中,口服制剂累及器官系统排名前5位是皮肤及皮下组织类疾病、肝胆系统疾病、各类检查、胃肠系统疾病、代谢及营养类疾病;注射剂累及器官系统排名前5位是皮肤及皮下组织类疾病、全身性疾病及给药部位各种反应、免疫系统疾病、呼吸系统、胸及纵隔疾病、胃肠系统疾病。

3. 监测情况分析及安全风险提示

近年来,抗感染药不良反应/事件报告占总体报告比例呈现持续下降趋势,说明国家加强抗感染药使用管理等措施取得一定实效,但其严重不良反应报告数量仍然很高,提示抗感染药的用药风险仍需继续关注。

(二)关注心血管系统用药风险

心血管系统用药是指用于心脏疾病治疗、血管保护、血压和血脂调节的药品,包括降血压药、抗心绞痛药、血管活性药、抗动脉粥样硬化药、抗心律失常药、强心药和其他心血管系统用药。近年来,心血管系统用药不良反应/事件报告数量及严重报告占比均呈现上升趋势,提示应对该类药品风险给予更多关注。

2020年全国药品不良反应监测网络共收到心血管系统用药的不良反应/事件报告15.7万份,占总体报告的9.3%;其中严重报告9 008份,占5.7%。

1. 涉及患者情况

按性别统计,2020年心血管系统用药不良反应/事件报告中,女性患者比男性患者高2.6个百分点;严重报告中,男性患者比女性患者高2.1个百分点。

按年龄统计,2020年心血管系统用药不良反应/事件报告中,45~64岁与65岁及以上年龄组分别占43.5%和46.6%,远高于其他年龄组比例;严重报告中,65岁及以上年龄组占52.4%。

2. 涉及药品情况

2020年心血管系统用药不良反应/事件报告数量排名前3位的药品类别是降血压药、抗心绞痛药、抗动脉粥样硬化药；心血管系统用药严重报告数量排名前 3 位的药品类别是抗动脉粥样硬化药、降血压药、抗心绞痛药。

2020 年心血管系统用药不良反应/事件报告中，注射剂占 29.0%，口服制剂占 70.1%，其他剂型占 0.9%；严重报告中，注射剂占 44.1%，口服制剂占 55.4%，其他剂型占 0.5%。

3. 累及器官系统情况

2020 年心血管系统用药不良反应/事件报告中，口服制剂累及器官系统排名前 5 位是肝胆系统疾病、各类检查、各类神经系统疾病、全身性疾病及给药部位各种反应、皮肤及皮下组织类疾病；注射剂累及器官系统前 5 位是全身性疾病及给药部位各种反应、各类神经系统疾病、皮肤及皮下组织类疾病、心脏器官疾病、呼吸系统、胸及纵隔疾病。

4. 监测情况分析及安全风险提示

统计分析结果显示，心血管系统用药不良反应/事件报告中，65 岁及以上年龄组患者报告占比及严重报告占比均明显高于总体报告中该年龄组患者水平，提示老年患者是心血管系统用药的主要群体，医务人员和患者应关注发生严重不良反应的风险。

2020 年心血管系统用药不良反应/事件报告中，口服制剂的报告占比明显高于注射剂，提示心血管系统用药不良反应/事件报告更多来自口服给药途径，同时不排除与疫情期间患者的诊治方式发生变化有关。口服制剂中，硝苯地平不良反应/事件报告数量最多。这可能与高血压患者需要长期用药，使用较多有关；严重不良反应/事件报告中，他汀类药品报告数量最多。这可能与他汀类药品使用较多有关，他汀类药品除用于血脂代谢紊乱及相关心血管疾病的治疗，还用于此类疾病的预防；此外，不排除其中存在的不合理、不规范使用情况，提示医务人员和患者应关注此类药品的风险。

（三）关注诊断用药风险

诊断用药可分为医学影像学检查对比剂、器官功能检查用药以及其他诊断用药。临床使用较为广泛的诊断用药有 40 多个品种，以医学影像检查中使用的对比剂为主，其种类较多，常用的有用于心血管造影的含碘对比剂、用于磁共振的含钆对比剂以及消化道造影的硫酸钡等。近年来，含碘、含钆对比剂的相关风险有所增加，提示应对该类药品风险给予关注。

2020 年全国药品不良反应监测网络共收到诊断用药的不良反应/事件报告 1.7 万份，占总体报告的 1.0%；其中严重报告 2,934 份，占 17.2%。

1. 涉及患者情况

按性别统计，2020 年诊断用药不良反应/事件报告中，男性患者比女性患者高 7.9 个百分点；严重报告中，男性患者比女性患者高 4.6 个百分点。

按年龄统计，2020 年诊断用药不良反应/事件报告中，14 岁以下年龄组占 1.1%，15 ~ 44 岁年龄组占 18.7%，45 ~ 64

岁与 65 岁及以上年龄组分别占 50.2% 和 30.0%，高于其他年龄组比例；严重报告中，45 ~ 64 岁与 65 岁及以上年龄组分别占 48.0% 和 34.1%。

2. 涉及药品情况

2020 年诊断用药不良反应/事件报告数量排名前 3 位的药品是碘克沙醇、碘海醇、碘佛醇；诊断用药严重报告数量排名前 3 位的药品是碘克沙醇、碘海醇、碘佛醇。

3. 累及器官系统情况

2020 年诊断用药严重不良反应/事件报告累及器官系统排名前 5 位的是皮肤及皮下组织类疾病、免疫系统疾病、全身性疾病及给药部位各种反应、呼吸系统、胸及纵隔疾病、各类神经系统疾病。诊断用药严重不良反应/事件报告中，不良反应主要表现为皮疹、过敏性休克、瘙痒症、类速发严重过敏反应、呼吸困难、超敏反应、胸部不适、血压降低等。

4. 监测情况分析及安全风险提示

2020 年诊断用药不良反应/事件报告总数排名前 10 位品种主要为含碘对比剂和含钆对比剂，严重不良反应/事件报告与以上情况相似，其中含钆对比剂报告数量占比略有上升。2020 年诊断用药严重不良反应/事件报告相比于整体报告，免疫系统疾病和呼吸系统、胸及纵隔疾病排名上升，报告数占比增加。

诊断用药不良反应/事件报告中，45 岁及以上年龄组患者报告占比在 80% 以上，提示中老年患者是诊断用药使用后产生不良反应的主要群体，医务人员和患者应关注该群体发生严重不良反应的风险。

使用含碘或含钆对比剂的患者发生的过敏性休克等严重不良反应，时间过程通常比较短，抢救不及时甚至有致命危险。对过敏性休克等严重反应要着重于严密观察、及早发现并及时处理。造影检查室内要配备各种处理和抢救的药品和器械，要有掌握处理技能的医护人员在场。同时，为进一步保障公众用药安全，生产企业应加强含碘、含钆对比剂的上市后安全性监测与研究，并及时将产品安全性信息传达给医务人员及患者。

（四）关注注射剂用药风险

2020 年注射剂（不含疫苗）不良反应/事件与 2019 年同期相比，总体报告数小幅下降，严重报告数小幅增长。按照剂型统计，2020 年药品总体不良反应/事件报告中注射剂（不含疫苗）占 57.0%，严重报告中注射剂（不含疫苗）占 73.0%。按药品分类统计，注射剂（不含疫苗）总体报告中化学药品注射剂占 88.1%，中药注射剂占 7.8%，生物制品占 1.5%，无法分类者占 2.6%；注射剂（不含疫苗）严重报告中化学药品注射剂占 90.4%，中药注射剂占 6.1%，生物制品占 1.4%，无法分类者占 2.1%。

1. 药品情况

化学药品注射剂报告数量排名前 3 位的药品类别是抗

感染药，肿瘤用药，电解质、酸碱平衡及营养药。

中药注射剂总体报告涉及中药注射剂类别排名前5位的是理血剂、补益剂、开窍剂、清热剂、祛痰剂。

2. 累及器官系统情况

2020年注射剂总体不良反应/事件报告中，累及器官系统排名前5位的是皮肤及皮下组织类疾病、胃肠系统疾病、全身性疾病及给药部位各种反应、各类神经系统疾病和各类检查。注射剂严重不良反应/事件中，累及器官系统排名前5位的是血液及淋巴系统疾病、皮肤及皮下组织类疾病、各类检查、全身性疾病及给药部位各种反应和胃肠系统疾病。

3. 监测情况分析及安全风险提示

从剂型统计情况看，2020年注射剂（不含疫苗）不良反应/事件总体报告数量与2019年同期相比小幅下降，但占比仍然相对较高，与近年来总体情况基本一致。从用药人群统计情况看，儿童的注射剂（不含疫苗）不良反应/事件报告数量与2019年同期相比小幅下降，但总体占比仍相对较高。根据注射剂监测情况，建议临床医生用药前仔细阅读产品说明书，重点关注相关安全性内容，处方前进行充分的获益与风险分析，始终遵照"能吃药不打针，能打针不输液"的用药原则合理选择用药。儿童作为特殊用药人群，受脏器发育尚未完全等因素影响，对药物更为敏感，耐受性较差，更应谨慎用药。

（五）关注老年人用药安全

2020年全国药品不良反应监测网络中65岁及以上老年患者相关报告占30.3%，较2019年略有升高。2020年共收到老年患者严重报告占老年患者报告总数的11.5%，高于2020年总体报告中严重报告比例。

1. 涉及老年患者情况

2020年老年患者药品不良反应/事件报告中，男性和女性患者比例为0.97∶1。65～69岁老年患者报告占33.7%，70～74岁老年患者报告占26.4%。

2. 涉及药品情况

按照药品类别统计，化学药品占84.6%，中药占12.3%，生物制品占0.6%，无法分类者占2.5%。化学药品排名前5位的是抗感染药、心血管系统用药、肿瘤用药、神经系统用药、电解质、酸碱平衡及营养药；中药排名前5位的是理血剂、补益剂、祛湿剂、清热剂、开窍剂。

按照药品给药途径统计，注射给药占61.7%、口服给药占34.4%、其他给药途径占3.9%。注射给药中，静脉注射给药92.7%、其他注射给药占7.3%。

3. 累及器官系统情况

2020年老年患者药品不良反应/事件报告中，累及器官系统排名前5位的是胃肠系统疾病、皮肤及皮下组织类疾病、全身性疾病及给药部位各种反应、各类神经系统疾病、呼吸系统、胸及纵隔疾病，化学药品、中药累及器官系统排名前5位的与总体基本一致。

4. 监测情况分析及安全风险提示

2020年老年患者药品不良反应/事件报告占报告总数的30.3%，老年患者严重药品不良反应/事件报告所占比例高于总体报告中严重报告的构成比，提示老年患者受基础疾病较多、机体代谢水平较差以及用药情况复杂等因素影响，发生药品不良反应的风险更大，因此仍应持续关注老年人群用药安全。

从2020年统计数据看，在药品类别分布上，老年患者用药的化学药品中，与2019年相同，心血管系统用药、神经系统用药的构成比高于该类别药品在化学药品总体报告中的构成比，提示老年患者使用以上药品较多，不良反应发生情况较多；中药排名居前的药品类别为理血剂、补益剂、祛湿剂，这3类药品的使用与老年人疾病谱和生理特点有关。

第5章　有关说明

本年度报告中的数据来源于国家药品不良反应监测数据库中2020年1月1日至2020年12月31日各地区上报的数据。

与大多数国家一样，我国药品不良反应报告是通过自发报告系统收集并录入到数据库中的，存在自发报告系统的局限性，如漏报、填写不规范、信息不完善、无法计算不良反应发生率等。

每种药品不良反应/事件报告的数量受到该药品的使用量和不良反应发生率等诸多因素的影响，故药品不良反应/事件报告数量的多少不直接代表药品不良反应发生率的高低或者严重程度。

本年度报告完成时，其中一些严重报告、死亡报告尚在调查和评价的过程中，所有统计结果均为现阶段数据收集情况的真实反映，并不代表最终的评价结果。

本年度报告统计时采用监管活动医学词典（MedDRA），既往采用世界卫生组织不良反应术语集（WHO-ART）。MedDRA是在人用药品技术要求国际协调理事会（ICH）主办下编制的标准化国际医学术语集，用于与人用医疗产品相关的监管沟通和数据评估。

专业人士会分析药品与不良反应/事件的关联性，提取药品安全性风险信息，根据风险的普遍性或者严重程度，决定是否需要采取相关措施，如在药品说明书中加入安全性信息，更新药品如何安全使用的信息等。当药品的获益不再大于风险时，药品也会撤市。

本年度报告数据均来源于全国药品不良反应监测网络，不包含疫苗不良反应/事件的监测数据。

索引

Index

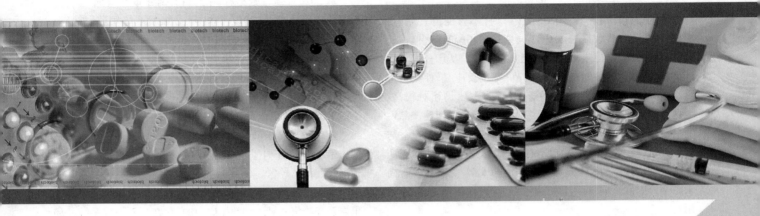

1980—2021 卷企事业机构索引

科研、情报机构

A

安徽省药物研究所　　　　　　　　1990: 84
　　　　　　　　　　　　　　　　2004: 129
安徽省医学科学研究所　　　　　　2001: 401
安徽省中药研究与开发重点实验室　2014: 213
安徽医科大学临床药理研究所　　　1987: 78
　　　　　　　　　　　　　　　　2000: 86

B

白求恩国际和平医院国家药品临床　2002-2003: 73
　研究基地
白求恩医科大学药物研究所　　　　1991: 69
北京生物医药分析测试中心　　　　2001: 110
北京生物制品研究所　　　　　　　2007: 149
北京生物制品研究所有限责任公司　2013: 228
北京师宏药物研制中心　　　　　　2008: 183
北京市集才药物研究所　　　　　　2002-2003: 69
北京市卫生局临床药学研究所　　　1985: 56
　　　　　　　　　　　　　　　　1997: 90
北京市中药科学研究所　　　　　　1987: 80
　　　　　　　　　　　　　　　　1996: 71
北京协和医院临床药理研究中心　　2001: 112
北京医科大学临床药理研究所　　　1986: 59
　　　　　　　　　　　　　　　　1999: 79
北京医科大学药物研究所　　　　　1988-1989: 91
北京医科大学天然药物及仿生药物　1995: 68
　国家重点实验室　　　　　　　　2002-2003: 70
北京颖新泰康科技有限公司　　　　2005: 136
北京制药厂制剂研究所　　　　　　1993: 67
北京制药工业研究所　　　　　　　1980-1982: 124
　　　　　　　　　　　　　　　　1995: 63
北京中医药大学中药研究所　　　　2001: 111

C

长春中医学院附属医院新药研究　　2005: 131
　开发中心
长沙创新中药现代化研究所　　　　2007: 152
常州药物研究所　　　　　　　　　2006: 230
成都中医药大学民族医药研究所　　2009: 179
成都中医药大学中药材标准化教　　1991: 70
　育部重点实验室
重庆市药物种植研究所　　　　　　2009: 177
重庆市中药研究院　　　　　　　　2005: 133
重庆医药工业研究所　　　　　　　1987: 81
重庆医药工业研究院　　　　　　　2002-2003: 64
创新药物非临床药物代谢及 PK-PD　2020-2021: 106
　研究北京市重点实验室
创新药物与高效节能降耗制药设备　2018-2019: 184
　国家重点实验室
创新中药关键技术国家重点实验室　2017: 91

D

大理大学药物研究所　　　　　　　2018-2019: 188
大连大学药物研究所　　　　　　　2013: 233
大连市医药科学研究所　　　　　　1991: 70
大同市药物研究所　　　　　　　　2006: 231
道地药材国家重点实验室培育基地　2015: 230
地产中药功效物质研究与利用山西　2018-2019: 180
　省重点实验室
第二军医大学基础部新药评审中心　2006: 229
第二军医大学药学院海洋药物研究　2006: 229
　中心
第三军医大学药学院新药研究中心　2010: 167
第四军医大学药物研究所　　　　　2005: 132
东北第六制药厂研究所　　　　　　1992: 85
东北制药总厂研究所　　　　　　　1991: 68
东北制药总厂制药工业研究院　　　2002-2003: 72
冬虫夏草繁育与产品研发国家中医　2018-2019: 184
　药管理局重点研究室

F

方剂效应与临床评价国家中医药管　2016: 223
　理局重点研究室
分子疫苗学和分子诊断学国家重点　2016: 225
　实验室
复旦大学药学研究所　　　　　　　2007: 150
福建省药物靶点发现与结构功能　　2020-2021: 105
　研究重点实验室
福建省医学科学研究所　　　　　　2010: 165
福建省中医药研究所　　　　　　　1985: 55

福建省中医药研究院	2000:87

G

甘肃省天然药物重点实验室	2007-154
甘肃省新药临床前研究重点实验室	2017:98
甘肃省新医药学研究所	1988-1989:96
甘肃省药物研究所	2002-2003:67
甘肃省医学科学研究院	2010:167
甘肃省医学科学院	2002-2003:67
甘肃省中医药研究院	2002-2003:77
广东省药物新剂型重点实验室	2008:187
广东省药物研究所	1983-1984:113
	1993:71
	2001:401
	2006:226
广东药学院药物研究所	1997:91
广西民族医药研究所	1998:68
广西药用资源化学与药物分子工程重点实验室	2015:234
广西壮族自治区药物研究所	1998:68
广西壮族自治区中医药研究所	1983-1984:114
	1996:71
	2005:133
广州光华制药厂研究所	1993:71
广州蛇毒研究所	2002-2003:76
广州市医药工业研究所	1990:82
广州市医药卫生研究所	1997:92
广州市中医中药研究所	1997:91
广州医学院广州蛇毒研究所	1991:69
广州制药厂研究所	1993:68
贵州省药物质量控制及评价技术工程实验室	2016:226
国家成都中药安全性评价中心	2004:127
国家传染病诊断试剂与疫苗工程技术研究中心	2017:97
国家计划生育委员会科学技术研究所	2001:401
国家计划生育委员会科学技术研究所药物研究室	1996:67
国家酶工程技术工业性试验基地	2000:83
国家医药管理局上海医药工业研究院	1980-1982:118
	1995:57
国家医药管理局上海医药设计院	1983-1984:111
	1995:60
国家医药管理局四川抗菌素工业研究所	1980-1982:118
	1995:61
国家医药管理局天津药物研究院	1991:67
国家医药管理局天津医药工业研究所	1983-1984:110
国家医药管理局天津中药研究所	1983-1984:111
国家医药管理局系统情报所和情报中心站	1980-1982:127
国家医药管理局信息中心	1996:72
国家人口计生委科学技术研究所药物与医用材料研究	2014:210
国家新药开发工程技术研究中心	1999:75
	2008:180
	2018-2019:178
国家药品监督管理局药品评价中心	2001:402
国家药品监督管理局培训中心	2001:402
国家药物及代谢产物分析研究中心	1995:67
	2011:201
国家中药现代化工程技术研究中心	2004:127
	2011:200
国家中医药管理局沈阳药科大学中药分析(三级)实验室	2004:124
国家中医药管理局沈阳药科大学中药化学(三级)实验室	2004:123
国家中医药管理局沈阳药科大学中药药理(三级)实验室	2004:124
国家中医药管理局沈阳药科大学中药质量分析(三级)实验室	2004:124

H

哈尔滨商业大学药物研究所	2010:162
哈尔滨医科大学临床药学药物研究所	1988-1989:94
	2002-2003:71
哈尔滨医科大学省部共建生物医药工程重点实验室	2020-2021:102
哈药集团生物工程有限公司哈药集团技术中心	2004:128
哈药集团制药总厂研究所	2002-2003:69
海军药学专科中心	2000:88
海南省药物研究所	2005:134
海洋药物教育部重点实验室	2017:95
杭州华大基因研究发展中心	2001:403
杭州民生药业集团有限公司技术中心	2005:135
河北省药物研究所	1986:65
河北省药物质量分析控制重点实验室	2015:231
河北省医学科学院	2001:404
河北省中医药研究院	2010:163
河南省医药工业研究所	1991:71

河南省中医研究所　　　　　　　1986: 65
河南省中医药研究院中药研究所　1996: 70
黑龙江省中医研究院　　　　　　1994: 72
黑龙江省中医研究院中药研究所　2008: 185
黑龙江省祖国医药研究所　　　　1980-1982: 123
黑龙江中医药大学中药研究所　　2002-2003: 71
湖北省暨武汉市中药现代化　　　2006: 231
　工程技术研究中心
湖北省医药工业研究所　　　　　1983-1984: 113
　　　　　　　　　　　　　　　1997: 88
湖北省医药工业研究院　　　　　2001: 404
湖北制药厂医药研究所　　　　　1992: 86
湖南省药用辅料工程技术研究中心　2015: 234
湖南省中医药研究所　　　　　　1983-1984: 113
　　　　　　　　　　　　　　　2005: 134
湖南省中医药研究院　　　　　　1998: 67
湖南省中医药研究院中药研究所　2008: 188
湖南医药工业研究所　　　　　　1990: 84
　　　　　　　　　　　　　　　2004: 129
华北制药厂抗生素研究所　　　　1987: 79
华北制药集团新药研究开发中心　1993: 150
　　　　　　　　　　　　　　　2000: 83
华侨大学分子药物学研究所　　　2011: 204
华西医科大学药物研究所　　　　1986: 61
　　　　　　　　　　　　　　　1999: 80
华中科技大学同济医学院临床药理　2002-2003: 77
　研究所
华中科技大学药物研究所　　　　2004: 126

J

吉林人参研究所　　　　　　　　1998: 70
吉林省药物研究所　　　　　　　1998: 70
　　　　　　　　　　　　　　　2000: 89
吉林省中医中药研究所　　　　　1983-1984: 112
吉林省中医中药研究院　　　　　1998: 69
暨南大学中药及天然药物研究所　2009: 177
济南军区军事医学研究所　　　　2001: 405
"基于靶点的药物设计与研究"　　2016: 222
　教育部重点实验室
佳木斯大学药物研究所　　　　　2001: 405
江南大学生物制药研究室　　　　2007: 151
江苏省海洋药物研究开发中心　　2006: 225
江苏省计划生育科学技术研究所　2006: 227
江苏省药物分子设计与成药性优化　2016: 224
　重点实验室
江苏省药物研究所　　　　　　　2008: 187
江苏省(扬子江)药物研究院　　　2014: 213

江苏省药物研究所药学研究基地　2014: 212
江苏省医药超分子材料及应用　　2007: 156
　重点实验室
江苏省医药工业研究所　　　　　2006: 227
　(江苏先声药物研究有限公司)
江苏省植物药深加工工程研究中心　2006: 226
江苏省中国科学院植物研究所　　1996: 66
　　　　　　　　　　　　　　　2000: 92
江苏省中医药研究所　　　　　　1997: 89
江苏省中医药研究院　　　　　　2002-2003: 79
江西东风制药厂抗生素研究所　　1993: 70
江西黎明制药厂医药化工研究所　1992: 88
江西省药物研究所　　　　　　　1990: 85
　　　　　　　　　　　　　　　2002-2003: 75
江西省中医药研究所　　　　　　1988-1989: 94
　　　　　　　　　　　　　　　2002-2003: 66
江西省中医药研究院　　　　　　2004: 130
金陵药业股份有限公司技术中心　2004: 130
晶型药物研究北京市重点实验室　2020-2021: 103
军事医学科学院毒物药物研究所　1985: 54
　　　　　　　　　　　　　　　1997: 85
　　　　　　　　　　　　　　　2013: 229
军事医学科学院新药研究中心　　1986: 56

K

抗炎免疫药物教育部重点实验室　2014: 214

L

兰州大学药物化学研究所　　　　2016: 226
兰州生物制品研究所　　　　　　2002-2003: 63
兰州医学院中草药研究所　　　　1992: 84
辽宁省阜新蒙医药研究所　　　　2016: 222
辽宁省药物研究所　　　　　　　1980-1982: 125
　　　　　　　　　　　　　　　1995: 65
　　　　　　　　　　　　　　　2009: 174
辽宁省医药工业研究院　　　　　2001: 405
辽宁省中药炮制工程技术研究中心　2013: 232
辽宁省中药研究所　　　　　　　1980-1982: 126
　　　　　　　　　　　　　　　1995: 66
辽宁医药工程设计研究所　　　　2001: 405

N

南华大学药物药理研究所　　　　2015: 233
南京工业大学药物研究所　　　　2007: 155
南京农业大学中药材研究所　　　2013: 234
南京军区南京总医院临床药理科　2000: 94
　　　　　　　　　　　　　　　2002-2003: 74
南京生物化学制药研究所　　　　1990: 83
　　　　　　　　　　　　　　　2002-2003: 66

南京苏中药物研究有限公司	2015:233	山东省医药工业研究所	1990:85
南京同仁堂洪泽中药材科技	2010:164		2002-2003:65
有限公司		山东省医药工业研究院	2001:408
南京药物研究所	1980-1982:122	山东省医药生物技术研究中心	2013:233
	1994:70	山东省中医药研究所	1980-1982:123
南京医药设计研究院	2001:406		1994:73
南京制药厂研究所	1993:68	山东省中医药研究院	2008:186
南京中西制剂研究所	2001:406	山东新华制药厂研究所	1990:86
南通市良春中医药临床研究所	2000:91	山西大学中医药现代研究中心	2010:164
内蒙古中蒙医研究所药物实验室	1987:81	陕西省天然药物研究与工程	1992:88
内蒙古自治区中蒙医研究所	2000:84	重点实验室	
内蒙古自治区中蒙医医院		陕西省西安制药厂研究所	1992:88
国家蒙药制剂中心	1987:81	山西省药物研究所	1991:71
宁波市微循环与莨菪类药研究所、	2010:165		2005:134
宁波戒毒研究中心		山西省医药与生命科学研究院	2008:185

Q

齐鲁制药有限公司药物研究院	2013:234	陕西省中药基础与新药研究重	2018-2019:185
青岛科技大学药物研究所	2007:152	点实验室	
青岛海洋大学海洋药物与食品	2000:85	山西省中医药研究院中药	1999:83
研究所		方剂研究所	
青岛药物研究所	2001:407	陕西省中医药研究院	1986:62
青海省藏医药研究所	2001:115		2002-2003:68
清华大学中药现代化研究中心	2009:172	陕西中药研究所	1987:80

S

			2002-2003:68
山东大学药学院生化与生物技术	2005:130	上海第四制药厂中心试验室	1993:69
药物研究所		上海放射性药物联合研究开发中心	2001:114
山东大学药学院生药学研究所	2015:232	上海三维药物研究中心	2008:184
山东大学药学院新药药理研究所	2005:129	上海市计划生育科学研究所	1996:68
山东大学药学院药物化学研究所	2005:129	上海市新药设计重点实验室	2017:92
山东鲁抗医药(集团)股份有限	1993:70	上海市医药管理局科技情报研究所	1996:73
公司研究所	2007:152	上海市中药研究所	1986:64
山东省高校生物医学工程技术重点	2018-2019:181		1996:69
实验室		上海市中医药研究院中药研究所	1991:70
山东省海洋药物科学研究所	1986:63		2001:113
	2001:115	上海医科大学抗生素研究所	1986:60
山东省天然药物工程技术研究中心	2005:130	上海医科大学临床药理研究所	1987:78
(烟台大学药学院)	2007:155	上海医药工业研究院	2007:148
山东省天然药物工程技术研究中心	2006:227	上海医药工业研究院创新药物与	2013:231
山东省生物药物研究所	1999:85	制药工艺国家重点实验室	
山东省生物药物研究院	2000:91	上海中药标准化研究中心	2016:221
	2001:117	上海中药现代化研究中心	2013:231
	2002-2003:78	沈阳军区军事医学研究所	2001:409
山东省药学科学院	2017:94	沈阳药学院中药天然药物研究所	1988-1989:92
山东省医学科学院药物研究所	2001:407	深圳市武大金球中药现代化工程	2007:153
	2002-2003:65	技术研究中心	
山东省医药工业设计院	2001:408	生命有机化学国家重点实验室	2011:195
		石家庄荣立药物研究所	2001:407
		石家庄市第一制药厂医药研究所	1992:87

四川长征制药厂研究所	1992: 89
四川大学靶向药物与新型给药系统重点实验室	2004: 125
四川大学华西医院国家药品临床研究基地	2005: 131
四川恒星生物医药有限公司	2007: 153
四川抗菌素工业研究所	2015: 236
四川省中药研究所	1980-1982: 118
	1995: 62
四川省中医药科学院	2009: 179
四川省中医药科学院中药药理毒理研究所	2013: 236
苏州中药研究所	2004: 129

T

天津市临床药物关键技术重点实验室	2018-2019: 179
天津市天津药业公司药物研究所	1992: 85
天津市医学科学技术信息研究所	2001: 410
天津市医药科学研究所	1993: 72
	2000: 81
	2006: 228
天津药物研究院	2001: 409
天然产物化学生物学教育部重点实验室	2017: 95
天然药物活性物质与功能国家重点实验室	2018-2019: 177
天然药物活性组分与药效国家重点实验室	2018-2019: 182
天然药物及仿生药物国家重点实验室	2011: 196
天士力集团有限公司研究院	1998: 62

W

潍坊医学院应用药理学重点实验室	2000: 86
卫生部北京生物制品研究所	1980-1982: 113
	1990: 86
卫生部长春生物制品研究所	1983-1984: 109
	1997: 86
卫生部成都生物制品研究所	1986: 56
	1997: 87
卫生部兰州生物制品研究所	1985: 53
卫生部上海生物制品研究所	1983-1984: 109
	1998: 64
卫生部武汉生物制品研究所	1985: 52
	1998: 64
微生物药物国家工程研究中心	2014: 210
武汉市药物依赖性康复研究所	2001: 410

武汉市医药工业研究所	1992: 84

X

西安交通大学医学院临床药理研究所	2004: 127
西北第二合成药厂研究所	1992: 86
西京医院国家药品临床研究基地	2002-2003: 352
西南大学现代生物医药研究所	2009: 178
西南合成制药厂合成药物研究所	1992: 87
西南制药一厂合成药物研究所	1993: 69
西藏自治区藏医药研究院	2010: 168
现代中药制剂教育部重点实验室	2014: 215
香港赛马会中药研究院	2009: 181
新疆维吾尔自治区维吾尔医药研究所	2014: 216
新疆维吾尔自治区药物研究所	1988-1989: 95
	2001: 110
心血管药物研究教育部重点实验室	2017: 93
新药研究国家重点实验室	2011: 195

Y

延边朝鲜族自治州民族医药研究所	2002-2003: 72
	1997: 89
烟台同和医药科技有限公司	2004: 131
扬州大学医学研究所	2005: 132
药物传输技术及新型制剂北京市重点实验室	2020-2021: 101
药物化学生物学国家重点试验室	2016: 220
药物先导化合物研究国家重点实验室	2011: 198
药物制剂国家工程研究中心	2011: 199
医药生物技术国家重点实验室	2011: 197
鹰潭市蛇伤防治研究所	2000: 90
应用有机化学国家重点实验室	1999: 76
原子高科股份有限公司	2008: 182
云南白药集团天然药物研究院	2006: 228
云南省农业科学院药用植物研究所	2011: 203
云南省天然药物药理重点实验室	2005: 135
云南省药物研究所	1983-1984: 114
云南省彝族医药研究所	2007: 154
云南省优势中药材规范化种植工程研究中心云南省中医中药研究所	2015: 236
	2006: 228

Z

漳州片仔癀药业股份有限公司技术中心	2010: 166
浙江大学-巴黎高师药物化学联合实验室	2017: 96

中国药学年鉴 CHINESE PHARMACEUTICAL YEARBOOK 2020-2021

浙江大学呼吸药物研究实验室 2001：116
浙江大学现代中药研究所 2009：176
浙江大学药物信息学研究所 2009：176
浙江大学药物制剂研究所 2009：176
浙江大学药学院药物分析与药物代 2018-2019：183
　谢研究室
浙江省人民卫生实验院药物研究所 1980-1982：120
浙江省医学科学院药物研究所 1994：70
浙江省中药研究所 1988-1989：95
浙江省中药研究所有限公司 2002-2003：75
浙江省中医药研究所 1983-1984：112
浙江省中医药研究院 1999：80
浙江医药股份有限公司新昌制药厂 2007：151
　研究院
中国科学院长春应用化学研究所 2001：412
　新药研究实验室
中国科学院广州生物医药与健康研 2009：172
中国科学院上海药物研究所 1980-1982：108
 2008：181
中国科学院上海药物研究所新药 1996：65
　研究国家重点实验室
中国科学院上海有机化学研究所 1990：81
 2006：225
中国科学院上海有机化学研究所 1998：62
　生命有机化学重点实验室
中国人民解放军药学情报中心 2006：229
中国人民解放军中药研究所 2009：173
中国协和医科大学基础医学院 2004：126
　基础医学研究所药理学系
中国药科大学新药研究中心 2002-2003：74
中国药物依赖性研究所 1998：66
中国医学科学院抗菌素研究所 1980-1982：112
中国医学科学院皮肤病研究所药物 1986：59
　研究室 1999：80
中国医学科学院血液学研究所 2000：82
中国医学科学院药物研究所 1980-1982：110
 1988-1989：96
中国医学科学院药物研究所国家药 2001：109
　物筛选中心
中国医学科学院药用植物研究所药 2016：220
　药用植物鉴定研究中心
中国医学科学院药用植物资源开发 1983-1984：115
　研究所 1994：63
中国医学科学院药用植物资源开发 1994：69
　研究所广西分所（广西药用植物园）
中国医学科学院药用植物资源开发 1986：57
　研究所海南分所 1994：67
中国医学科学院药用植物资源开发 1985：56

研究所云南分所 1994：66
中国医学科学院医学生物学研究所 1999：77
 2018-2019：186
中国医学科学院医药生物技术 1986：58
　研究所 1998：71
 2001：410
 2018-2019：179
中国医学科学院中国协和医科大学 2002-2003：70
　新药安全评价研究中心
中国医学科学院中国协和医科大学 2000：88
　医学信息研究所
中国医药国际交流中心 2001：412
中国医药集团四川抗生素工业 2011：202
中国医药研究开发中心 1988-1989：90
 2001：411
中国预防医学科学院寄生虫病 1987：79
　研究所药物化学、药理研究室 2002-2003：64
中国藏学研究中心藏医药研究所 2010：161
中国中医科学院广安门医院中药 2007：149
　研发中心
中国中医科学院中药研究所 2010：160
 2017：91
中国中医科学院中药资源中心 2015：230
中国中医科学院中医药信息研究所 2010：160
中国中医研究院基础理论研究所 2001：411
中国中医研究院中药研究所 1994：63
中国中医研究院中医药信息研究所 1999：78
中国中医药文献检索中心 1993：157
中南大学临床药理研究所 2006：230
中南民族大学民族药物研究所 2006：230
中山大学广东省中药上市后质量与 2018-2019：187
　药效再评价工程技术研究中心
中山大学药学院天然药物与中药 2013：235
　研究所
中山医科大学天然药物化学研究室 1988-1989：93
中药固体制剂制造技术国家工程研 2016：225
　究中心
中药基础与新药研究实验室 2020-2021：107
中药现代制剂技术教育部工程研究 2017：93
　中心
中药质量研究国家重点实验室 2011：199
中药制药共性技术国家重点实验室 2016：224
中药制药过程新技术国家重点 2011：198
　实验室
中医研究院中药研究室 1980-1982：113
遵义医学院基础药理省部共建 2015：235
　教育部重点实验室

中国药学年鉴
CHINESE PHARMACEUTICAL YEARBOOK 2020-2021

学　校

A

安徽安庆卫生学校药剂士专业	1985：105
安徽省安庆卫生学校	2006：279
安徽中医学院药学系	1985：99
鞍山卫生学校药剂士专业	1985：104

B

宝鸡市中医药学校	2001：414
北京军医学院	2001：414
北京市卫生学校药剂专业	1983-1984：175
北京市医药总公司职工大学	1987：133
北京医科大学药学院	1988-1989：151
	1997：155
北京医学院药学系	1980-80：212
北京中医学院中药系	1980-1982：213
北京中医药大学中药学院	2001：413
北京中医药进修学院	2001：413

C

长春中医学院中药系	1986：110
成都中医学院中药系	1980-1982：222
成都中医药大学药学院	1999：166
	2001：415
重庆工商大学药物化学与化学生物学研究中心	2014：210
重庆邮电大学生物信息学院	2006：279

D

第二军医大学药学系	1980-1982：223
第二军医大学药学院	1990：136
东北制药总厂职工大学	1987：134
	1997：157

F

福建医科大学药学院	2006：280
	2009：252
福建医药学校	1987：137

G

广东药学院	1994：130
广东医药学院药学系	1986：116
广西柳州市医药中等专业学校	2001：416
广西药科学校	2001：415
广西中医学院药学院	2007：235
广西中医学院中药系	1983-1984：172
广州市医药中专学校	1985：106
广州市中医学院中药系	1986：117

贵阳市卫生学校药剂士专业	1990：142
贵阳医学院药学系	1983-1984：172
贵阳医学院药学院	2006：280
贵阳中医学院中药系	1986：118

H

哈尔滨医科大学	2001：418
杭州医药职工中等专业学校	2001：418
河北省职工医学院药剂士专业	1985：103
河北医科大学药学院	2000：252
河北医学院药学系	1985：97
合肥工业大学	2009：253
河南大学药学院	2005：193
	2006：280
河南省南阳地区卫生学校药剂士专业	1990：141
河南省医药学校	2001：417
河南中医学院中药系	1985：99
黑龙江商学院中药系	1983-1984：168
黑龙江省卫生学校药剂士专业	1985：104
黑龙江中医学院中药系	1985：102
黑龙江中医药大学	2001：419
湖北省药检专科学校药学系	1986：115
湖北省医药学校	1983-1984：171
	2001：416
湖北省制药工业学校	1987：137
湖北中医学院	2001：417
湖南中医学院中药系	1986：116
湖南中医药大学药学院/创新药物研究所	2020-2021：104
华北煤炭医学院药学系	2006：280
	2007：235
华东化工学院化学制药专业及生化工程专业	1983-1984：168
华西医科大学药学院	1988-1989：154
	1999：165

J

吉林农垦特产专科学校药用植物系	1986：110
吉林省四平卫校	2001：419
	2006：281
佳木斯大学化学与药学院	2002-2003：250
佳木斯大学药学院	2009：254
佳木斯医学院药学系	1986：111
嘉兴学院医学院药学系	2001：420
江苏省常州医药技工学校	2001：420
	2007：234

江苏省盐城卫生学校	2001: 420
江苏省盐城卫生职业技术学院	2006: 284
江苏畜牧医学院动物药学系	2006: 281
江西中医学院药学系	1983-1984: 170

K

开封医学专科学校药学科	1986: 113

L

兰州医学院药学系	1983-1984: 173
辽宁中医学院中药系	1985: 98
泸州医学院药学院	2006: 281
	2007: 235

N

南京工业大学制药与生命科学学院	2006: 282
南京师范大学大学江苏省医药超分子材料及应用重点实验室	2009: 255
南京市医药中等专业学校	2001: 421
	2006: 282
南京药学院	1980-1982: 218
南京中医学院中药系	1980-1982: 220
内蒙古呼伦贝尔蒙医学校	2001: 421
内蒙古蒙医学院蒙药系	1994: 130
内蒙古医学院药学系	1983-1984: 167
宁夏卫生学校	1986: 107

S

山东大学药学院	2000: 252
山东省医药学校	2001: 422
山东省中医药学校中药专业	1983-1984: 176
山东医科大学药学系	1988-1989: 156
山东医学院药学系	1983-1984: 170
山东中医学院中药专业	1986: 112
汕头大学医学院	2001: 422
山西省中药材学校	1987: 135
山西医科大学药学院	2007: 236
山西医学院药学系	1986: 109
陕西中医学院药学系	1986: 118
上海第一医学院药学系	1980-1982: 215
上海生物制品学校	1990: 141
上海市医药学校	1987: 134
	2008: 229
上海医科大学药学院	1988-1989: 152
上海医药职工大学	1987: 134
上海中医学院中药系	1980-1982: 218
沈阳药学院	1980-1982: 214
	1990: 139
	1993: 127

首都医科大学	2001: 423
四川省成都中医学校中药士专业	1985: 107
四川省重庆药剂学校药剂士专业	1983-1984: 178
四川省中药学校	1983-1984: 177
四川医学院药学系	1980-1982: 221
苏州大学药学院	2007: 237
苏州大学医学院药学系	2001: 422

T

天津第二医学院药学系	1986: 108
天津市医药局职工大学	1987: 133
天津市制药学校	1987: 135
天津市中药学校	1983-1984: 175
同济医科大学药学系	1986: 114

W

温州医学院药学院	2006: 283
	2007: 237
武汉工业学院生物与制药工程系	2006: 282
武汉化工学院化工系化学制药专业	1985: 100
武汉理工大学化学工程学院制药工程系	2006: 283
无锡市医药中专学校、医药技校	2001: 423

X

西安交通大学药学院	2000: 253
西安医科大学药学系	1985: 102
西安医科大学药学院	1998: 144
西南交通大学药学院	2006: 284
	2007: 238
西藏大学医学院	2006: 283
西藏藏医学院	2001: 424
厦门大学药学院	2020-2021: 101
新疆维吾尔医学高等专科学校	2001: 424
新疆医学院药学系	1983-1984: 174
徐州医药中等专业学校	2000: 256

Y

延边卫生学校中药专业	1990: 141
延边医学院药学系	1983-1984: 167
云南中医学院中药系	1985: 101

Z

浙江大学药学院	2001: 425
浙江省卫生学校药剂专业	1988-1989: 153
	1983-1984: 178
浙江省医药学校	1987: 135
浙江医科大学药学系	1983-1984: 169
浙江医药职业技术学院	2001: 425

中国药学年鉴

CHINESE PHARMACEUTICAL YEARBOOK 2020-2021

浙江中医学院药学系　2001：425
镇江医学院　2001：426
郑州大学药学院　2006：284
中国药科大学　1986：119
　　1990：137
　　1993：128
　　1997：157
　　1998：143
　　2000：254
中国药科大学（成人高等教育）　1999：166
中国药科大学高等职业技术学院　2000：256
　　（江苏省药科学校）
中国药科大学国际医药商学院　1997：155
中国医科大学药学院　2006：285
中南大学药学院　2005：193
遵义医学院药学系　2002-2003：249

医药企业、药厂

A

安徽丰原集团丰原药业无为药厂　2007：289
安徽广生制药有限公司　2001：428
安徽金蟾生化股份有限公司　2005：240
安徽科苑药业有限公司　2001：427
安徽龙科马生物制药有限责任公司　2001：427
安徽省百春制药有限公司　2001：426
安徽省黄淮制药厂　1993：181
安徽省陇海制药厂　2001：427
安徽省全椒制药厂　1993：181
安徽新力药业股份有限公司　2001：428

B

包头第三制药厂　1994：180
北京第二制药厂　1988-1989：201
北京第三制药厂　1986：171
北京第四制药厂　1985：159
北京费森尤斯医药有限公司　2001：429
北京康卫医药咨询服务中心　2001：429
北京群英企业管理顾问有限公司　2001：428
北京时代汇杰企业管理顾问有限　2001：429
　　公司
北京同仁堂制药厂　1980-1982：255
　　1993：178
北京向阳制药厂　1992：208
北京新康制药厂　1992：211
北京医学院制药厂　1983-1984：245
北京制药厂　1980-1982：254

C

长春市人民制药厂　1993：186
长春制药厂　1986：171
长沙市中药一厂　1983-1984：245
长沙泰宝药业集团　2005：240
常州市第二制药厂　1994：177
常州制药厂　1985：164
成都恩威制药公司　1993：182
成都华神集团股份有限公司　2001：430
成都市制药十一厂　1993：185
成都蜀阳制药厂　1994：174
赤峰制药厂　1985：163
重庆桐君阁药厂　1980-1982：257
重庆制药五厂　1983-1984：250

D

大连制药厂　1985：161
大连中药厂　1986：168
大同制药厂　1986：168
东北第六制药厂　1985：160
东北制药总厂　1980-1982：259
德州制药厂　2001：430

E

峨眉山健康制药有限责任公司　2001：431

F

福建省泉州市赛霉安制药厂　1993：184
福建省三明制药厂　1992：210
福州抗菌素厂　1985：166
福州抗生素总厂　1993：149

G

甘肃省天水制药厂　1985：168
广东博罗先锋药业集团有限公司　2000：彩26
广东高盛医药发展有限公司　2000：彩25
广东华天宝药厂　1994：172
广东太阳神集团有限公司　1994：172
　　1996：176
广东省潮州市宏兴制药厂　1992：210
广东省东莞市中亚制药厂　1993：182
广东省佛山市制药厂　1992：211
广东省兴宁县制药厂　1993：185
广东新北江制药有限公司　2000：299
广东制药厂　1980-1982：264
广西柳州地区制药厂　1993：181
广西梧州市制药厂　1985：168
广西医药研究所制药厂　2001：432

广西玉林制药厂	1993：184	合肥医工医药有限公司	2001：433
广西珍珠公司珍珠制药厂	1993：184	黑龙江省佳木斯晨星制药厂	1993：181
广西资源县制药厂	1993：184	黑龙江省牡丹江红星制药厂	1993：183
广州白云山制药厂	1983-1984：244	黑龙江省望奎制药厂	1993：181
广州光华药业股份有限公司	2001：431	黑龙江省乌苏里江制药厂	1993：182
广州光华制药厂	1990：198	黑龙江中医学院中药厂	1994：179
广州何济公制药厂	1987：187	河南省开封制药厂	1987：186
广州华乐制药厂	1992：210	湖南古汉集团衡阳中药实业股份	1996：179
广州明兴制药厂	1992：210	有限公司	
	2001：432	湖南金沙药业股份有限公司	2005：241
广州潘高寿药业股份有限公司	1996：175	湖南省湘民制药厂	1993：183
广州奇星药厂	1994：174	湖南制药厂	1980-1982：262
广州奇星药业有限公司	1997：205	湖北制药厂	1983-1984：250
	2007：289	呼和浩特中药厂	1994：180
广州侨光制药厂	1985：167	华北制药厂	1980-1982：258
广州市山河药业科技有限公司	2001：431		1992：206
广州天心制药厂	1988-1989：202		1996：178
广州星群制药厂	1980-1982：263	华北制药股份有限公司	1997：204
广州兴华制药厂	1992：207		1998：162，182
广州中药三厂	1983-1984：244	华北制药集团新药研究开发有限	2002-2003：315
广州中药一厂	1980-1982：264	责任公司	
	1994：173，179	华西医科大学制药厂	1993：175
	1995：156		1995：155
	1999：199	汇仁集团有限公司	2001：433
桂林中药厂	1983-1984：250	**J**	
贵阳制药厂	1985：168	济南第二生物化学制药厂	1993：185
贵阳中药厂	1987：191	济南高华制药厂	2001：434
H		济南制药厂	1986：175
哈尔滨白天鹅制药厂	1993：182	吉林省临江制药厂	1993：182
哈尔滨里亚哈尔生物制品有限公司	2000：彩16	佳木斯化学制药厂	1985：162
哈尔滨松鹤制药厂	2001：433	江苏飞马药业有限公司	2006：348
哈尔滨制药厂	1983-1984：248	江苏恒瑞医药股份有限公司	2001：435
哈尔滨中药一厂	1993：173	江苏联环药业股份有限公司	2001：435
海南省海联制药厂	1994：180	江西博雅生物制药股份有限公司	2001：434
邯郸市制药厂	1983-1984：247	江西长江药业有限公司	2001：435
杭州第一制药厂	1980-1982：261	江西东风制药厂	1980-1982：261
杭州胡庆余堂制药厂	1980-1982：261	江西国药厂	1986：173
杭州桐君制药厂	1993：185	江西洪城制药厂	1993：183
合肥曼迪新药业有限责任公司	2007：289	江西九洲制药厂	1993：183
	2008：276	江西省黄岗山制药厂	1993：185
	2009：300	**K**	
合肥神鹿集团公司	1994：175	昆明白马制药厂	1993：181
	1996：179	昆明制药厂	1993：183
	1997：208	**L**	
	1999：199	辽宁抚顺青峰制药厂	1993：185

中国药学年鉴

CHINESE PHARMACEUTICAL YEARBOOK 2020-2021

辽宁省本溪第三制药厂 1993：176
辽源市制药一厂 1983-1984：251
柳州市制药厂 1986：175
鲁南制药有限公司 2001：436

M

闽东制药厂 1993：186

N

南京白水桥制药厂 1993：182
南京第二制药厂 1983-1984：249
南京南大药业有限责任公司 1998：185
　 2000：296
南京小营制药厂 1993：185
南京药学院制药厂 1983-1984：249
南京制药厂 1980-1982：263
南宁制药厂 1987：188
宁波制药厂 1987：186

Q

齐鲁制药厂 1992：202，208
　 1993：179
　 1996：177
青岛第二制药厂 1992：210
青岛第四制药厂 1992：210
青岛制药厂 1983-1984：248

S

三九医药股份有限公司 2001：437
山东泰邦生物制品有限公司 2014：211
山东达因海洋生物制药股份有限公司 2007：290
山东恒瑞医药科技发展有限公司 2007：290
山东济宁抗生素厂 1983-1984：243
山东金泰集团股份有限公司 2001：442
山东科兴生物制品有限公司 2001：440
山东鲁抗动植物生物药品事业部 2001：441
山东鲁抗医药（集团）股份有限公司 1993：174
山东鲁抗医药股份有限公司鲁原分公司 2001：441
山东省莒南制药厂 2001：440
　 2001：439
山东新华医药集团公司 1996：177
　 1998：162
　 1999：197
山东新华医药集团有限责任公司 2006：349
山东新华制药厂 1980-1982：262
　 1993：148
山东正大福瑞达制药有限公司 1998：185
　 1999：198

　 2000：295
　 2002-2003：315
山东淄博新达制药有限公司 2000：295
汕头市时代制药厂 1994：179
陕西大河药业有限责任公司 2006：350
陕西郝其军制药股份有限公司 2006：350
陕西康惠制药有限公司 2006：349
上海东海制药厂 1994：179
上海第二制药厂 1983-1984：242
上海第六制药厂 1983-1984：243
上海第三制药厂 1980-1982：259
上海第十二制药厂 1987：189
上海第四制药厂 1980-1982：260
上海第五制药厂 1983-1984：243
上海第十五制药厂 1987：190
上海第一制药厂 1992：209
上海黄浦制药厂 1992：209
上海葡萄糖厂 1990：197
上海新兴医保中心 1997：204
上海新兴医药开发中心 1994：177
上海新兴医药股份有限公司 2000：300
上海信谊制药厂 1980-1982：260
上海延安制药厂 1985：163
上海朝晖制药厂 1992：209
上海中华制药厂 1986：168
上海中药制药二厂 1983-1984：242
上海中药制药一厂 1980-1982：260
　 1993：178
沈阳东陵药业股份有限公司 2001：439
沈阳三生制药股份有限公司 2001：436
沈阳山之内制药（中国）有限公司 2001：437
沈阳市康卫制药厂 1993：184
沈阳市新城子制药厂 1993：184
沈阳药学院药厂 1983-1984：247
沈阳药学院华光制药厂 1993：181
深圳博大天然产物有限公司 1997：206
深圳长白山制药厂 1991：179
深圳大佛药业有限公司 2000：297
深圳同安制药厂 1993：184
深圳市博大生物技术有限公司 2007：291
深圳市药兴生物科技开发有限公司 2006：348
深圳亚洲医药有限公司 2001：437
　 1998：185
石家庄市第一制药厂 1986：172
石家庄制药集团有限公司 1999：202
四川大竹制药厂 1992：211

四川南充制药厂	1993:183	西安杨森制药有限公司	1992:197,208
四川省长征制药厂	1980-1982:256	西安杨森制药有限责任公司	2006:350
四川省内江生化制药厂	1992:211	西安正大制药有限公司	2000:299
四川升和制药有限公司	2001:438	西安制药厂	1980-1982:258
四川省遂宁生物化学制药厂	1993:185	西北合成药厂	1988-1989:203
四川蜀阳企业集团	1998:184	西南合成制药厂	1983-1984:247
	1999:201	西南制药三厂	1980-1982:257
四川医学院制药厂	1983-1984:246	西藏诺迪康药业股份有限公司	2002-2003:316
四川远大蜀阳药业有限公司	2001:437	西藏山南藏药厂	2001:446
四川制药厂	1980-1982:256	西藏自治区藏医院药厂	1996:178
苏州第二制药厂	1992:209	厦门鲎试剂实验厂	1997:207
苏州长征-欣凯制药有限公司	2001:442	新昌县诚欣胶囊有限公司	2005:241
苏州长征制药厂	1999:200	新昌制药厂	1999:199
苏州第六制药厂	1992:209	新疆湖光制药厂	1993:183
苏州第五制药厂	1992:209	新疆制药厂	1983-1984:251
苏州雷允上制药厂	1980-1982:263		
苏州庆谊包装容器有限公司	2001:442	**Y**	

T

		烟台中亚药业有限责任公司	2001:446
太原制药厂	1980-1982:259	杨凌富鑫生物工程有限公司	2006:351
唐山市第一制药厂	1987:189	扬州制药厂	1985:165
天津达仁堂制药厂	1980-1982:256	扬子江药业集团有限公司	1998:162
	1993:173	云南白药厂	1980-1982:258
天津大学无线电厂、精密仪器厂	2001:443	**Z**	
天津市氨基酸公司人民制药厂	1997:207		
天津市复兴制药厂	1992:208	湛江市卫生材料厂	1990:198
天津市力生制药厂	1980-1982:255	张家口市云峰制药厂	1986:175
天津市河北制药厂	1986:169	郑州化学制药厂	1988-1989:204
天津市和平制药厂	1985:159	郑州市嵩山制药厂	1988-1989:202
天津市新新制药厂	1986:170	中国大冢制药有限公司	1983-1984:245
天津天大开发科技有限公司	2005:242		2001:446
天津药典标准仪器厂	2001:443	中国陕西咸阳保健品厂	1992:203,208
天津药业集团有限公司	2001:444	中国医药集团总公司	2002-2003:316
天津制药厂	1980-1982:255	中美上海施贵宝制药有限公司	1991:179
通化东圣药业有限公司	2001:444		1992:208

W

		中美天津史克制药有限公司	1988-1989:201
威海亚太药业有限公司	2001:445		1992:220,208
武汉马应龙药业集团股份有限公司	2001:445	浙江省金华市第三制药厂	1993:182
武汉生物化学制药厂	1993:185	浙江省开化华康制药厂	1993:183
武汉市健民制药厂	1993:177	浙江省磐安制药厂	1993:182
武汉市中联制药厂	1980-1982:262	浙江省温州第三制药厂	1992:209
武汉制药厂	1980-1982:262	浙江省中药研究所制药厂	1994:179
无锡市第六制药厂	1992:199	珠海丽珠医药集团丽宝生物化学制药（厂）有限公司	1993:186

X

		珠海丽珠医药（集团）有限公司	1992:203
西安力邦医药科技有限责任公司	2006:351		1995:155
			1998:186

药检、监察机构

A

安徽省药品监督管理局 2001:448
安徽省药品检验所 2001:447

B

宝鸡市药品检验所 1987:277
北京市药品检验所 1980-1982:305

G

广东省廉江县药品检验所 1985:243
广东省药品检验所 2005:264
广西壮族自治区南宁市药检所 1995:237
广西壮族自治区食品药品检验所 2006:424
广西壮族自治区药品监督管理局 2001:448
国家药典委员会 2001:449
国内贸易部生化制药产品质量监督 1998:274
　检验测试中心

H

河南省药品检验所 1995:237
海南省食品药品监督管理局 2006:422
湖北省潜江县药品检验所 1986:246
湖北省药品检验所 2001:450
湖南省浏阳县药品检验所 1983-1984:345
湖南省岳阳市药品检验所 2001:449

J

江苏省常州市药品检验所 1988-1989:299
江苏省常州药品监督管理局 2001:452
江苏省昆山食品药品监督管理局 2006:423
　 2007:341
江苏省连云港市药品检验所 2001:450
江苏省南通药品监督管理局 2001:451
江苏省苏州药品监督管理局 2001:452
江苏省泰州药品监督管理局 2001:453
江苏省无锡药品监督管理局 2001:450
江苏省盱眙县药品检验所 1986:245
江节省盐城药品监督管理局 2001:451
江苏省镇江药品监督管理局 2001:451
江苏省药品检验所 1983-1984:342

L

连云港食品药品监督管理局 2007:340

N

内蒙古自治区哲里木盟药品检验所 1985:252
宁夏药品检验所 2005:265

Q

青海省药品检验所 1991:252

S

山东省药品监督管理局 2001:454
山东省淄博市药品监督管理局 2001:454
陕西省城固县药检所 1987:278
山西省晋城市中心血站 2001:453
陕西省药品检验所 1987:277
上海市药品检验所 1980-1982:306
四川省食品药品检验所 2007:342

T

天津市药品检验所 1980-1982:306
　 1990:273

W

卫生部生物制品检定所 1980-1982:303
卫生部细菌耐药性监测中心 1991:254
卫生部药品不良反应监察中心 1991:253
无锡食品药品监督管理局 2007:339
无锡市药品检验所 2001:455

X

西藏自治区食品药品监督管理局 2005:265
西藏自治区药品检验所 2001:455
新疆维吾尔自治区药品检验所 2001:456

Y

盐城市药品检验所 2007:342
宜昌市药品检验所 2000:372
伊克昭盟药品检验所 2001:456
云南省食品药品检验所 2005:424

Z

浙江省药品监督管理局 2001:457
浙江省药品检验所 2001:457
中国药品生物制品检定所 1991:251
　 2000:371
中国药品生物制品检定所中药 1991:252
　标本馆
中国医药国际交流中心 2006:424
总后卫生部药材处 1992:298

医院药学部、药剂科

D

第二军医大学长海医院药学部 1999:272
第四军医大学西京医院药品制剂科 2002-2003:352
第一军医大学南方医院药学部 2002-2003:351

H

哈尔滨医科大学附属第二医院 1992:261
　药学部
　 1993:240

湖南医科大学附属第二医院药剂科　1993：242

J

江苏省人民医院药剂科和临床药物　1993：243
　研究室

S

山东大学齐鲁医院国家药品临床　2005：354
　研究基地
上海长征医院药材科　1999：272
沈阳军区总医院药剂科　2002-2003：350

药品经营机构

B

北京化学试剂经营部　1985：148
北京新药特药商店　1983-1984：227
北京新药特药商店王府井门市部　1987：177

C

重庆长江药房　1991：172
重庆医药保健用品商店　1991：172

F

福建省漳州医药采购供应站　1988-1989：191

G

广州市医药公司　1990：189
广州医药采购供应站经营服务部　1985：150

H

哈尔滨医药公司新药特药商店　1987：177
杭州市医药采购供应站　1990：186
湖北省医药公司　1988-1989：189
淮南药品器械采购供应站　1994：176

J

金华医药采购供应站　1988-1989：191

Q

青岛国风集团胶南医药有限责任　2001：436
　公司
青岛健民药店　1986：161

S

山东省烟台医药采购供应站　1990：188
上海长征药店　1986：160
上海瑞典法玛西亚公司化学试剂　1987：178
　寄售中心
上海市第一医药商店　1983-1984：228
上海医药采购供应站药品商场　1987：179
上海医药邮购商店　1983-1984：228
深圳市一致医药连锁有限公司　2005：242

T

天津市光辉药店　1990：186
天津市医药公司新药特药经营部　1990：185
天津医药采购供应站药品医疗器械　1985：148
　经营服务部

Z

浙江温州医药商业集团有限公司　2001：447
中国医学科学院药用植物研究所　2013：228
中国医学科学院药物研究所　2013：227
中国医药公司北京采购供应站　1988-1989：190
中国医药公司上海采购供应站　1988-1989：192
中国医药公司上海化学试剂采购　1990：187
　供应站

1980—2021 卷药学人物索引

A

安登魁　1990：302
　　　　2002-2003：446

B

白东鲁　2002-2003：445

C

蔡定国　2001：363
蔡东晨　2001：363
蔡红娇　2004：408
蔡聿彪　1993：308
蔡孟深　1999：346
蔡永昆　1992：331
曹初宁　1983-1984：409
曹玉泉　1992：324
巢心明　1998：297
陈博君　1985：260
陈曾湘　1997：326
陈代杰　2006：487
　　　　2020-2021：337
陈芬儿　2004：412
　　　　2006：487
陈　钢　2001：367
陈钧鸿　1986：271
陈凯先　1998：302
陈可冀　1993：311
陈兰英　1990：299
陈　廉　1994：305
陈　璞　1983-1984：377
陈琼华　1985：273
陈士林　2017：260
陈思义　1983-1984：383
陈潇庆　1985：266
陈新谦　1985：271
陈　修　1996：272
陈震标　1985：268
陈志良　2002-2003：447
陈志南　2011：383
诚静容　1985：273

程卯生　2016：415
程翼宇　2005：360
池志强　1991：284
　　　　2002-2003：445

D

邓蓉仙　1998：296
邓子新　1996：285
　　　　2006：485
　　　　2009：394
丁光生　1987：313
丁　健　2009：395
丁列明　2016：414
杜冠华　2017：258
　　　　2020-2021：338
段金廒　2018-2019：461
段廷汉　1986：268

F

范礼理　2002-2003：453
樊水玉　2001：370
方　纲　1983-1984：380
方起程　1996：273
　　　　2002-2003：444
方人麟　1985：262
冯大为　1986：267
傅丰永　1980-1982：374
傅家钧　1992：329

G

高怡生　1983-1984：404
高永吉　2018-2019：459
高永良　2001：365
高　月　2008：349
龚雄麒　1994：303
顾杜新　1993：312
顾汉颐　1980-1982：372
顾学裘　1983-1984：412
管光地　1980-1982：361
管华诗　2010：343
果德安　2017：259
郭丰文　1985：269

郭鸿运　1987：309
郭　姣　2015：400
郭兰萍　2015：401
郭亚军　2008：347
郭宗儒　2000：403

H

韩　锐　1992：332
贺端湜　1994：310
贺浪冲　2013：416
洪　盈　1985：270
侯惠民　2009：394
胡富强　2018-2019：462
胡晋红　2001：366
胡乃钊　1983-1984：403
胡振凯　1980-1982：373
胡之璧　1996：276
华维一　1996：277
黄兰孙　1983-1984：413
黄　量　1985：275
黄璐琦　2009：396
　　　　2020-2021：335
黄鸣驹　1983-1984：388
黄鸣龙　1980-1982：375
黄胜白　1980-1982：381

J

嵇汝运　1985：272
　　　　2000：408
计志忠　1992：330
姜达衢　1983-1984：407
蒋华良　2008：348
江明性　1991：281
金国章　1995：258
　　　　2002-2003：455
金理文　1983-1984：413
金少鸿　2004：411
金蕴华　1993：309
金有豫　1992：328

K

孔令义　2016：416

匡海学	2008: 350

L

赖 衍	2014: 338
郎伟君	1996: 286
雷海鹏	1986: 270
雷兴翰	1983-1984: 393
李帮贤	1986: 273
李炳鲁	1980-1982: 367
李伯涛	1996: 280
李超进	1990: 306
李承祜	1983-1984: 394
李大鹏	2008: 347
李 端	2000: 405
李国桥	2006: 486
李浩然	2011: 384
李河民	1986: 274
李华祥	1991: 282
李惠庭	1999: 349
李家森	2001: 368
李家实	1999: 347
李 锦	2015: 402
李兰娟	2018-2019: 458
李连达	2005: 356
李澎涛	2007: 374
李 萍	2010: 345
李仁利	1994: 305
李瑞麟	2007: 376
李生文	1983-1984: 399
李维祯	1983-1984: 406
李 铣	1998: 301
	2004: 412
李校堃	2018-2019: 460
李晓玉	1999: 347
李兴隆	1980-1982: 368
李亚平	2020-2021: 338
李荫瑞	1995: 262
黎跃成	2004: 415
李振肃	1991: 285
李正化	1985: 276
李志中	1983-1984: 381
梁 仁	2000: 406
梁爱华	2001: 372
梁晓天	1987: 316

廖工铁	1986: 268
廖清江	1988-1989: 327
林 栋	1987: 317
林启寿	1980-1982: 372
林瑞超	2009: 396
林修灏	1986: 265
林志彬	1996: 278
凌沛学	2005: 349
	2008: 359
凌树森	2000: 404
凌一揆	1987: 320
刘 璞	1986: 273
刘宝善	1983-1984: 388
刘昌孝	2005: 356
	2020-2021: 340
刘存周	2002-2003: 448
刘耕陶	1990: 309
刘国华	1983-1984: 400
刘国杰	1985: 263
刘国卿	1994: 308
刘红宁	2020-2021: 335
刘建勋	2015: 401
刘丽琳	1988-1989: 324
刘维勤	1985: 268
刘席珍	1987: 308
刘益群	1994: 302
楼之岑	1985: 277
陆亦风	1996: 285
鲁桂琛	1999: 348
罗佳波	2004: 415
罗 潜	1985: 263
罗 旭	1987: 319
罗永章	2009: 397
龙 焜	1991: 284
龙在云	1980-1982: 378
吕富华	1983-1984: 397

M

马光辉	2010: 346
马清钧	2006: 488
马誉激	1980-1982: 364
蔓 焰	1983-1984: 399
孟目的	1983-1984: 382
孟 谦	1983-1984: 396

闵知大	1994: 306

P

潘启超	1995: 264
潘咸新	1986: 266
潘学田	1991: 287
裴 钢	2011: 382
裴 鉴	1983-1984: 379
彭司勋	1985: 274
	2000: 409

Q

齐谋甲	1988-1989: 329
钱伯文	1987: 311
钱乃正	1986: 266
乔冀民	1987: 307
乔明琦	2007: 376
秦伯益	1995: 267
秦 勇	2020-2021: 339

R

饶子和	2013: 414
任 进	2014: 339
阮学珂	1980-1982: 370

S

桑国卫	2000: 406
商洪才	2020-2021: 339
申甲球	1996: 275
沈倍奋	2014: 337
沈家祥	1987: 314
时惠麟	2015: 398
史 江	2001: 363
石远凯	2020-2021: 341
舒红兵	2011: 384
宋鸿锵	1986: 267
宋书元	1992: 323
	2001: 364
宋梧生	1980-1982: 368
宋振玉	1985: 264
苏中武	1987: 310
孙汉董	20054: 365
孙曼霁	1995: 266
孙南君	1990: 304
孙廷芳	1986: 274
孙晓波	2018-2019: 459

孙雄才　1985：259
孙毓庆　1994：303
孙曾培　1988-1989：325

T

谭炳杰　1983-1984：415
谭仁祥　2010：345
汤　光　1995：263
　　　　2004：411
汤腾汉　1983-1984：391
唐国裕　1991：281
唐希灿　2011：382
唐孝宣　1992：328
陶依嘉　2001：370
田景振　2009：397
童　村　1983-1984：395
涂国士　1985：275
屠鹏飞　2002-2003：454
　　　　2016：416
屠呦呦　2016：414

W

万德光　2004：414
汪殿华　1983-1984：405
王殿翔　1980-1982：369
汪　海　2007：374
汪　钟　1997：321
汪国芬　1986：270
王静康　2016：417
王军志　2005：358
王广基　2008：348
汪良寄　1983-1984：380
王　夑　1993：310
王荫椿　2002-2003：443
王绵之　1987：318
王明时　1995：265
王慕邹　2002-2003：447
王佩珊　1983-1984：381
王普善　2000：402
王其灼　1992：323
王　群　1986：275
王　锐　1997：320
王世椿　1986：272
王文梅　2007：375
王宪楷　1985：267

王孝涛　1995：260
王　序　1983-1984：385
王雪莹　1986：265
王以中　1983-1984：377
王拥军　2016：418
王永铭　1995：266
王有辉　1983-1984：384
王肇仪　1988-1989：323
王振纲　1988-1989：326
王振国　2020-2021：336
魏克民　2005：360
魏树礼　1998：298
翁尊尧　1991：283
伍朝辈　1992：327
吴如金　1993：314
乌苏日乐特　2002-2003：455
吴梧桐　1998：299
　　　　2002-2003：457
吴以岭　2010：344
　　　　2020-2021：334
伍裕万　1983-1984：397

X

奚念朱　1988-1989：328
肖培根　1993：314
　　　　2010：343
萧　伟　2016：418
肖小河　2007：375
肖义菊　1983-1984：402
肖倬殷　1985：264
谢成科　1983-1984：414
谢晶曦　1988-1989：326
谢培山　2002-2003：450
谢星辉　1996：273
谢毓元　1987：320
　　　　2004：409
谢远典　2001：369
谢宗万　1992：325
　　　　2002-2003：442
徐百汇　1983-1984：408
徐东铭　2004：413
徐国钧　1987：315
　　　　2002-2003：442
徐锦堂　1990：305
　　　　2002-2003：456

徐镜人　2001：368
徐珞珊　1997：320
徐　强　1996：285
徐绥绪　2002-2003：452
徐叔云　1990：307
徐仙洲　1983-1984：309
徐玉均　1980-1982：367
徐佐夏　1985：259
许汝正　1987：312
许文思　1987：321
许植方　1980-1982：379
胥　彬　1992：330
薛　愚　1983-1984：387

Y

晏朝福　1983-1984：308
严永清　2000：401
严　真　1990：300
颜正华　1987：312
杨宝峰　2005：357
　　　　2009：395
杨胜勇　2018-2019：463
杨松成　2001：366
杨藻宸　1993：308
药立波　2013：415
姚伟星　1997：324
姚新生　1997：323
叶桔泉　1983-1984：390
叶三多　1980-1982：377
叶文才　2004：414
　　　　2018-2019：458
叶雨文　1985：266
叶新山　2014：338
易绳初　1987：307
易杨华　2002-2003：452
殷晓进　2006：488
尤启冬　2017：258
於达望　1980-1982：361
于德泉　1994：307
　　　　2013：413
　　　　2016：415
余克建　2001：369
于如嘏　1986：272
庾石山　2015：399
俞永新　2001：369

玉文惠	1983-1984: 401	张嗣良	2004: 408	周宏灏	2006: 486	
袁承业	2007: 373	张天溉	1983-1984: 393		2018-2019: 459	
袁开基	1985: 260	张天禄	1995: 257	周后元	1997: 322	
袁士诚	1985: 267	张天民	1995: 259		2013: 413	
岳建民	2014: 337	张卫东	2018-2019: 461	周金黄	1983-1984: 403	
恽榴红	1999: 349	张为申	1980-1982: 365	周 俊	2007: 373	
Z		张 毅	1980-1982: 378	周廷冲	1985: 270	
曾广方	1980-1982: 376	张渊才	1998: 296	周同惠	1990: 301	
张伯礼	2005: 358	张紫洞	1986: 269	周太炎	1983-1984: 410	
	2006: 485	张正行	1997: 325		1999: 345	
	2015: 398	张致平	1990: 306	周其林	2020-2021: 334	
张昌绍	1980-1982: 366	张志荣	2020-2021: 340	周伟澄	1996: 285	
张椿年	1990: 309	赵承嘏	1980-1982: 364	周维善	2001: 362	
张纯贞	2007: 375	赵建辛	1986: 270	朱宝泉	1998: 303	
张辅忠	1980-1982: 362	赵士寿	1980-1982: 371	朱 晨	1988-1989: 323	
张福修	1985: 261	赵守训	1987: 314	朱淬砺	1983-1984: 383	
张和岑	1983-1984: 391	赵幼祥	1983-1984: 405	朱 颜	1980-1982: 370	
张鹤镛	1998: 300	赵燏黄	1980-1982: 363	朱大元	2002-2003: 450	
张钧田	1993: 313	赵新先	1997: 328	朱恒璧	1983-1984: 386	
	2004: 409	赵知中	1992: 326	朱慧秋	2001: 371	
张礼和	1996: 279	甄永苏	1990: 308	朱任宏	1983-1984: 392	
	2000: 410	郑昌亮	1990: 300	朱廷儒	1983-1984: 409	
	2005: 357	郑汉臣	2002-2003: 451	朱秀媛	1995: 260	
张楠森	1995: 256	郑 虎	1994: 309	朱兆云	2013: 414	
张培棪	1985: 265	郑启栋	1983-1984: 402	朱子清	1985: 261	
张其楷	1983-1984: 411	郑 寿	1980-1982: 380	邹邦柱	1987: 308	
张 强	2004: 410	郑尧新	1996: 275	邹节明	2002-2003: 449	
	2020-2021: 337	郑裕国	2015: 399	邹全明	2014: 339	
张汝华	1990: 303	周海钧	1991: 286			
张生勇	2001: 364					